Medizinisches Lexikon der Arbeitsmedizinischen Untersuchungen

Medizinisches Lexikon der Arbeitsmedizinischen Untersuchungen

Ärztliche Untersuchungen im Arbeitsverhältnis
Eignung · Vorsorge · Begutachtung

Thomas Giesen

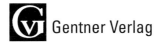 Gentner Verlag

Zum Autor

MinR Dr. med. Thomas Giesen – Facharzt für Arbeitsmedizin – Sozialmedizin – ist seit 1987 Leiter des Referates Arbeitsmedizin im Bundesministerium für Arbeit und Soziales, Jahrgang 1946, aufgewachsen im Ruhrgebiet, gelernter Möbeltischler, Abitur in Wanne-Eickel, Studium der Physik und der Medizin in Aachen, Berlin (FU) und Düsseldorf. 10 Jahre klinische Tätigkeit in Castrop-Rauxel und am Institut und Poliklinik für Arbeits- und Sozialmedizin der Justus Liebig Universität Gießen. Autor und Co-Autor zahlreicher Fachartikel und Standardwerke der Arbeitsmedizin und der Berufskrankheiten.

Rechtsstand des Buches: 30. April 2007

Bibliografische Information der Deutschen Bibliothek:
Die Deutsche Bibliothek verzeichnet diese Publikation in der Deutschen Nationalbibliografie;
detaillierte bibliografische Daten sind im Internet über http://dnb.ddb.de abrufbar.

ISBN 978-3-87247-701-9
© 1. Auflage, Gentner Verlag, Stuttgart 2007
Umschlaggrafik: GreenTomato GmbH, Bielefeld/Stuttgart
Herstellung: Druckerei Marquart GmbH, Aulendorf
Printed in Germany
Alle Rechte vorbehalten

Meinem Vater, der über 30 Jahre Knappschaftsarzt im Ruhrgebiet war, und

meinem Großvater, der nach dem 2. Weltkrieg in leitender Stellung in der Stahlwirtschaft an den Grundsätzen der christlichen Sozialethik mitgewirkt hat, gewidmet.

Vorwort

Ärztliche Untersuchungen im Arbeitsverhältnis sind gemäß der Definition des Fachgebietes arbeitsmedizinische Untersuchungen, da die an den Arzt gerichtete Fragestellung immer die Wechselbeziehung zwischen der beruflichen Tätigkeit und der Gesundheit der zu untersuchenden Beschäftigten (Arbeitnehmer, Versicherte) betrifft. In den Diskussionen zu den Mitwirkungs-, Duldungs- und sich aus dem Arbeitsverhältnis heraus ergebenden Treuepflichten und der Rechtsnatur des Untersuchungsanlasses kommt es nicht nur bei medizinischen Laien, z. B. auf Seiten der Sozialpartner, der Tarif- oder Arbeitsvertragsparteien oft zu Missverständnissen, die überwiegend auf unpräzise Begrifflichkeiten zurückzuführen sind. In der Arbeitsmedizin zum einen und im Arbeitsvertragsrecht wie auch im Arbeitsschutzrecht zum anderen sind vielfach Fragestellung und Schutzziel der verschiedenen Untersuchungen unterschiedlich festgelegt.

Neben der Fülle von Begrifflichkeiten kommen für das Verständnis erschwerend die unterschiedlichen Begriffs- und Denkwelten der hier interagierenden Fachdisziplinen, insbesondere der Medizin, der Juristik sowie der Ingenieurs- und Sozialwissenschaften hinzu. Der Jurist (Regelsetzer) hat gerne starre Definitionen und Grenzen (Geltungsbereich), die den Mediziner eher an ein Röhrenskotom erinnern. Der Ingenieur (Sicherheitsingenieur, Fachkraft für Arbeitssicherheit, TAD, Gewerbeaufsicht) denkt bevorzugt in Regelkreisen, die überwiegend funktionsorientiert naturwissenschaftlichen Grenzen folgen. Der Mediziner denkt zwar auch überwiegend in Regelkreisen, welche sich aber in einem Fließgleichgewicht des biologischen Systems Mensch mit sich ständig verändernden Randzonen bewegen. Insoweit sind die Grenzen zwischen Normal, Anomalie oder Regelwidrigkeit des Körpers oder des Geistes je nach Individuum fließend. Entsprechend unscharf sind die Übergänge zwischen Befindlichkeitsstörung, gesundheitlichen Beschwerden und Krankheitsgefühl (vgl. in Kap. 2 Abb. zu ➙ Arbeitsbedingte Erkrankungen).

Die Gesundheit am Arbeitsplatz ist kein Selbstzweck. Sie umfasst insbesondere drei Themenfelder, die sich mit ihren Strukturen und Kompetenzen ergänzen:

- medizinischer, technischer und sozialer Arbeitsschutz;
- Erhalt und Förderung der Gesundheit (Betriebliche Gesundheitsförderung);
- Erhalt oder Wiederherstellung der Beschäftigungsfähigkeit bis zum altersbedingten Ausscheiden (Demographischer Wandel) aus dem Erwerbsleben.

Im klassischen Arbeitsschutz sind die Grundpflichten des Arbeitgebers in Rechtsvorschriften geregelt. In einem modernen, wettbewerbsfähigen Betrieb gehört es zu einer guten Unternehmenskultur, die oft allgemein oder abstrakt gehaltenen Grundregeln mit Leben zu erfüllen. Dazu hat der Gesetzgeber bereits vor über 30 Jahren mit dem Arbeitssicherheitsgesetz (ASiG) dem Arbeitgeber fachkundige Berater zur Seite gestellt, die die gesamte Palette des Regelwerks überschauen und ihn bei der Auswahl der geeigneten Instrumente und deren Anwendung in seinem Unternehmen unterstützen.

Gebetsmühlenartige Forderungen von Laien und Interessenvertretern zum Modewort Deregulierung verkennen dabei, dass das komplexe Gebiet Schutz der Gesundheit am Arbeitsplatz, wie das Klavierspielen, zunächst einmal erlernt werden will. Das Abklimpern des Flohwalzers reicht allerdings nicht aus, um hochgesteckte unternehmenspolitische Ziele nachhaltig zu erreichen. Der Arbeitsmediziner mit seiner 11 Jahre umfassenden Qualifikation ist jedoch in der Lage, den Arbeitgeber mit unternehmerischem Weitblick bei seinen Entscheidungen wirkungsvoll zu unterstützen.

Das 21. Jahrhundert stellt heute an das Arbeitsleben Anforderungen, die mit Begriffen wie Ability- und Disability-Management oder Betriebliche Gesundheitsförderung (BGF) umschrieben werden können. Dabei ist nicht daran gedacht, die Unternehmen, Betriebe oder Verwaltungen zu Wellness-Tempeln umzufunktionieren und gar darüber die Wertschöpfung zu vernachlässigen. Es geht vielmehr um Erhalt und Nutzung von gesundheitlichen Ressourcen innovativer, motivierter und qualifizierter Mitarbeiter, die den wirtschaftlichen Erfolg im internationalen Wettbewerb garantieren und somit auch den eigenen Arbeitsplatz und die eigene Gesundheit sichern helfen.

Derartige unternehmenspolitische Ziele erfordern ein professionelles Gesundheitsmanagement, welches heute das als Global Player operierende Großunternehmen ebenso benötigt, wie der kleine oder mittelständische Handwerksbetrieb, um am Markt wettbewerbsfähig zu bleiben.

Diese Aufgabe wurde – wenn auch mit anderen Worten – dem Betriebsarzt bereits 1974 mit dem

Arbeitssicherheitsgesetz (ASiG) zugewiesen. Er ist der Profi, er ist der Gesundheitsmanager. Und viele Betriebsärzte und Arbeitsmediziner sind dabei, dieses Rollenverständnis sichtbarer und deutlicher zu machen. Der vielfach beschriebene demographische Wandel und die damit unvermeidbar einhergehenden altersphysiologischen Abbauprozesse waren schon immer ein Thema der Betriebsärzte, wenn sie sich um die oft schwierige und zeitaufwendige Eingliederung bzw. Wiedereingliederung der durch Alter oder Krankheit leistungsgewandelten Mitarbeiter gekümmert haben.

Dieses Lexikon soll helfen, den Dialog zwischen den in der Arbeitswelt Agierenden und Verantwortlichen zu erleichtern, ohne den Anspruch auf Vollkommenheit zu erheben. Es ist dem Verfasser ein besonderes Anliegen, nach langjähriger, oft kritischer Auseinandersetzung mit der Materie und den davon Betroffenen, insbesondere im Dreiecksverhältnis Arbeitgeber, Arbeitnehmer und Arzt mit einem Lexikon zum Verständnis und zur Versachlichung der komplexen Thematik beizutragen.

Jedes Kapitel hat eine kurze Einführung, die helfen soll, die Handhabung der 10 Sachkapitel des Lexikons zu erleichtern. Das hier beschriebene oder zitierte Regelwerk (vgl. z. B. die Kapitel 3 bis 10) unterliegt einem ständigen Anpassungsprozess an neuere rechtliche Vorgaben oder an einen verbesserten Erkenntnisstand. So war es notwendig, den geltenden Rechtsstand bei Redaktionsschluss am 30. April 2007 für die 1. Auflage als Grundlage zu nehmen, wohl wissend, dass bis zum Erscheinen oder Erwerb des Buches voraussichtlich gewisse Änderungen beschlossen sein werden. Anregungen zu Verbesserungen und Ergänzungen sind daher willkommen.

Neben den im Arbeitsverhältnis vorherrschenden Einstellungs-, Eignungs- oder Vorsorgeuntersuchungen gibt es noch das weite Feld der ärztlichen Begutachtungen mit den unterschiedlichsten Fragestellungen der Krankenversicherung (Arbeitsunfähigkeit – AUF), der Rentenversicherung (verminderte Erwerbsfähigkeit) und dem Schwerbehindertenrecht (GdB), wobei die Begutachtung der Berufskrankheiten (MdE) in diesem Rahmen nur gestreift werden kann.

Herrn Prof. Dr. med. Klaus Scheuch, Ordinarius für Arbeitsmedizin der Technischen Universität Dresden danke ich für die Unterstützung in medizinischen und Herrn MinR Hans-Peter Viethen, Leiter des Referates Recht des Arbeitsverhältnisses im Bundesministerium für Arbeit und Soziales danke ich für die Unterstützung in arbeitsrechtlichen Fragen. Vor allem aber sei insbesondere den ärztlichen Mitarbeitern der Bundesanstalt für Arbeitsschutz und Arbeitsmedizin (BAuA) gedankt, deren Fachwissen und Engagement in den jeweiligen Arbeitsgruppen dazu beigetragen hat, das hohe fachliche und wissenschaftliche Niveau der vielfältigen Begründungen und Technischen Regeln (vgl. Kap. 3 bis 10) zu erreichen.

Dr. med. Thomas Giesen, Bonn

Geleitwort

Arbeitsmedizinische Untersuchungen stellen eine wesentliche Säule der Prävention und Gesundheitsförderung im Betrieb und der Arbeitstätigkeit generell dar. Sie sind Bestandteil der medizinischen Primär-, Sekundär- und Tertiär-Prävention sowie der betrieblichen Gesundheitsförderung [DGAUM 2006: 1]. Ärztliches Handeln im Betrieb geht jedoch über die unmittelbare Untersuchung von Beschäftigten hinaus. Die Arbeitsmedizin gewährleistet die Einheit von Verhältnis- und Verhaltensprävention und stellt damit eine der effektivsten Formen von Prävention und Gesundheitsförderung dar. Mit arbeitsmedizinischen Vorsorgeuntersuchungen besteht ein wesentliches Potenzial zur Prävention chronischer Erkrankungen. Es werden auch die Arbeitnehmer erreicht, die ansonsten keinen Arzt aufsuchen oder sich keinen Gesundheitsprogrammen anschließen sowie sozial Benachteiligte, die sonst ebenfalls kaum einen ärztlichen Kontakt haben.

Ärztliche Untersuchungen im Arbeitsverhältnis dienen der Feststellung der Eignung, der Vorsorge und des Schutzes der Beschäftigten, der Begutachtung sowohl der Arbeitsbedingtheit von Gesundheitsschäden als auch der prognostischen Arbeitsfähigkeit. Arbeitsmedizinische Untersuchungen stellen eine wesentliche Methode zur Verwirklichung des Zieles der Arbeitsmedizin dar: „Förderung, Erhaltung und Mitwirkung bei der Wiederherstellung von Gesundheit sowie der Arbeits- und Beschäftigungsfähigkeit des Menschen" [DGAUM 2006: 2, S. 23]. Dabei geht die Arbeitsmedizin von der „Untersuchung, Bewertung, Begutachtung und Beeinflussung der Wechselbeziehungen zwischen Anforderungen, Bedingungen, Organisation der Arbeit sowie andererseits dem Menschen, seiner Gesundheit, Arbeitsfähigkeit sowie seinen Krankheiten" [DGAUM 2006: 2, S. 23] aus. Der unmittelbare ärztliche Kontakt zum Beschäftigten ist eine der wesentlichen Säulen der betrieblichen Prävention und Gesundheitsförderung, dessen Möglichkeit für die nachhaltige Gesundheit der Beschäftigten unseres Landes, die Zurückdrängung chronischer Erkrankungen, die Erhöhung der Lebensqualität, die Steigerung der Effektivität und Produktivität in unserer Wirtschaft bei weitem noch nicht vollständig genutzt wird.

Arbeitsmedizinische Untersuchungen vollziehen sich auf der Grundlage unterschiedlicher gesetzlicher und anderer Rahmenbedingungen. Die Durchschaubarkeit dieser verschiedenen Ebenen von Verordnungen, die daraus resultierenden unterschiedlichen Konsequenzen für Arbeitnehmer, Arbeitgeber und Betriebsarzt sind kaum überschaubar und durchschaubar. Seit Jahren wird eine Vereinfachung dieses gesamten Systems ärztlicher Untersuchungen im Arbeitsverhältnis angemahnt. Der Verdienst dieses Medizinischen Lexikons von Giesen besteht vor allem darin, dass eine klare Ordnung in dieses Gesamtsystem gebracht wird, umfangreiche Informationen vermittelt werden, eine Möglichkeit gefunden wurde, in diesem schwierigen Feld tatsächlich ein Lexikon zu gestalten. Damit ist dieses Buch nicht nur für den Betriebsarzt, sondern auch für andere Ärzte, für Arbeitgeber, Arbeitnehmer und andere Interessenten ein wichtiges, vor allem auch aktuelles Buch. Giesen kamen seine umfassenden medizinischen und auch juristischen Kenntnisse aus seiner langjährigen Tätigkeit in der Arbeitsmedizin wie auch in dem zuständigen Bundesarbeitsministerium zugute. Wie kaum ein anderer hat er sich in unserem Land mit dieser Problematik arbeitsmedizinischer Untersuchungen über Jahre beschäftigt. Dies führt zur verständlichen Lesbarkeit eines nicht immer leicht verdaulichen Gegenstandes.

Im Bereich der arbeitsmedizinischen Untersuchungen ist aufgrund der Veränderungen gesetzlicher und sonstiger Rahmenbedingungen einiges in Bewegung. Dieses Buch hilft, einen sachlichen und vor allem hoch kompetenten Bezug in diese Diskussionen einzubringen. Da es sehr breit gefasst ist, wird es nicht an Aktualität verlieren. Günstig ist, dass die wesentlichen ärztlichen Untersuchungen geschlossen dargestellt werden, insbesondere personalärztliche, Einstellungs-, Eignungs- und Tauglichkeits-, Allgemeine- und spezielle Vorsorgeuntersuchungen. Zum anderen ist der zweite Teil als Lexikon dargestellt, was einen schnellen Zugriff zur Beantwortung von Fragen erlaubt. Ergänzend werden die medizinischen wissenschaftlichen Begründungen für arbeitsmedizinische Untersuchungen zusammengestellt, die auch für den durchführenden Arzt sehr hilfreich sind. Durch die Übernahme dieser Begründungen ist ein geschlossenes Buch zu den arbeitsmedizinischen Untersuchungen entstanden. Ergänzt wird dies durch die Liste der Rechtsvorschriften bis zur Gebührenordnung für Arbeitsmediziner und zu einem Mustervertrag für Arbeitsmediziner.

Im Rahmen des betrieblichen Gesundheitsmanagements werden bisher arbeitsmedizinische Untersuchungen unterbewertet, nicht selten als „Untersuchungsmedizin" abgewertet.

Dies liegt unter anderem an der Unkenntnis der konkreten Durchführung, aber auch der mangelnden Flexibilität der Bestimmungen, der unzureichenden Ausrichtung auf tatsächliche Risiken und der bei aller Vorsorge möglichen negativen Konsequenzen für den Arbeitnehmer. Die Bedeutung ärztlicher individueller Untersuchungen im Zusammenhang mit Arbeit – Gesundheit – Arbeitsfähigkeit wird in den nächsten Jahren jedoch sprunghaft bei wachsender Flexibilisierung steigen. Ohne die verstärkte und effektive Nutzung des präventiven Potenzials von etwa 13 000 Ärzten mit arbeitsmedizinischer Fachkunde in einem System um die Gesundheit des Einzelnen in der Gesellschaft wird kaum eine effektive Lösung der Probleme möglich sein. Dies wird auch bedingt durch die steigende Rolle von Gesundheit als Wert, Produktivkraft und auch Markt, durch die zunehmende Bedeutung differentieller, individueller Arbeitsgestaltung, durch den demografischen Faktor, durch den ständigen Wandel der Arbeit mit neuen Gesundheitsfragen, der ständigen Anpassung an Neues in der Arbeit mit Risiken und Ressourcen, durch das Ansteigen arbeitsbezogener unspezifischer Gesundheitsstörungen, aber auch der wachsenden Bedeutung selbst produzierter Risiken durch Arbeitnehmer und Arbeitgeber, durch neue Chancen für chronisch Kranke und Behinderte in einer modernen Wirtschaft sowie durch den steigenden Gesundheitsmarkt als Tummelplatz schwer beweisbarer Unseriösität. (Arbeits)medizin hat auch eine Schutzfunktion für die Arbeitgeber in dieser Hinsicht.

Mit diesem Lexikon hat der Gentner Verlag die Serie von Lexika mit arbeitsmedizinischen und arbeitswissenschaftlichen Themen fortgesetzt. Damit wird der wachsenden Bedeutung von Gesundheit und Arbeitsfähigkeit in unserer Wirtschaft Rechnung getragen. Nach dem „Medizinischen Lexikon der beruflichen Belastungen und Gefährdungen", dem „Lexikon Arbeitsgestaltung" stellt dieses „Lexikon der Arbeitsmedizinischen Untersuchungen" auch eine Standortbestimmung ärztlichen und präventiven Handelns sowie eine Grundlage für die Qualitätssicherung von Prävention und Gesundheitsförderung im Betrieb dar.

Ich hoffe, dass das Lexikon eine weite Verbreitung und kontinuierliche Nutzung erfährt. Für den arbeitsmedizinisch tätigen Betriebsarzt ist dieses Buch eine unbedingte Notwendigkeit.

Prof. Dr. med. Klaus Scheuch, Dresden

Literatur

Deutsche Gesellschaft für Arbeitsmedizin und Umweltmedizin e. V. (Hrsg.): Arbeitsmedizin heute – Konzepte für morgen. Stuttgart: Gentner Verlag, 2006. ISBN 3-87247-686-6:

[1] Positionspapier Zukunft der arbeitsmedizinischen Prävention und Gesundheitsförderung, Vorstände der DGAUM und des VDBW vom 21. 04. 2004, S. 113–120

[2] Selbstverständnis eines Fachgebietes – Definition der Arbeitsmedizin, Scheuch, K., Münzberger, E., S 19–29

Inhalt – Hauptübersicht

Inhalt – Detailübersicht

3 Medizinisch-wissenschaftliche Begründungen 143

für arbeitsmedizinische Vorsorgeuntersuchungen bei biologischen Arbeitsstoffen
nach Anhang IV Biostoffverordnung (BioStoffV)

---

[1] Zu 6 biologischen Arbeitsstoffen liegen Erläuterungen nach BioStoffV und GenTSV – TRBA 310 vor (vgl. Kap. 4)

---

[2] Zu 6 biologischen Arbeitsstoffen liegen Erläuterungen nach BioStoffV und GenTSV vor (vgl. Kap. 3)

5 Medizinisch-wissenschaftliche Begründungen 233

für arbeitsmedizinische Vorsorgeuntersuchungen bei gefährlichen Stoffen und Tätigkeiten
nach Anhang V Gefahrstoffverordnung (GefStoffV)

---

[3] Für 7 Stoffe/Einwirkungen liegen Begründungen nach Anhang V GefStoffV bzw. nach TRGS 540 oder 907 vor
(vgl. Kap. 6)

---

[3] Für 7 Stoffe/Einwirkungen liegen Begründungen nach Anhang V GefStoffV bzw. nach TRGS 540 oder 907 vor (vgl. Kap. 6)

[4] Für 7 Stoffe/Einwirkungen liegen Begründungen nach Anhang V GefStoffV bzw. nach TRGS 540 oder 907 vor (vgl. Kap. 5)

---

[4] Für 7 Stoffe/Einwirkungen liegen Begründungen nach Anhang V GefStoffV bzw. nach TRGS 540 oder 907 vor (vgl. Kap. 5)

Abkürzungsverzeichnis

A

ABAS	Ausschuss für biologische Arbeitsstoffe
AbfG	Abfallgesetz
ABl.	Amtsblatt
Abl. EG	Amtsblatt der Europäischen Gemeinschaft
Abs.	Absatz
AD	Merkblätter der Arbeitsgemeinschaft Druckbehälter (herausgegeben vom VdTÜV)
ADR	Gesetz zu dem Europäischen Übereinkommen über die internationale Beförderung gefährlicher Güter auf der Strasse
ADNR	Verordnung über die Beförderung gefährlicher Güter auf dem Rhein
AETR	Europäisches Übereinkommen über die Arbeit des im internationalen Straßenverkehr beschäftigten Fahrpersonals
ÄnderungsV	Änderungsverordnung
AGLMB	Arbeitsgemeinschaft der leitenden Medizinalbeamten
AGW	Arbeitsplatzgrenzwert (vgl. MAK)
ALARA	As Low As Reasonably Achievable
amtl. Begr.	amtliche Begründung
Anh.	Anhang
Anl.	Anlage
Anm.	Anmerkung
AöR	Archiv des öffentlichen Rechts
ARE	Akute respiratorische Erkrankung
ArbSch.	Arbeitsschutz, Fachteil des Bundesarbeitsblattes
ArbSchG	Arbeitsschutzgesetz
ArbStättV	Arbeitsstättenverordnung
ArbZG	Arbeitszeitgesetz
Art.	Artikel
ARW	Allgemeiner Richtwert
ARW	Arbeitsplatz-Richtwert (vgl. AGW u. MAK)
Arzneimittel-VO	Verordnung über die Zulassung von Arzneimitteln, die mit ionisierenden Strahlen behandelt worden sind oder radioaktive Stoffe enthalten
ASiG	Arbeitssicherheitsgesetz
ASI	Asbestsanierung
ASU	*Arbeitsmedizin Sozialmedizin Umweltmedizin**

ATG	Ammoniumthioglykolat
AtomG	Atomgesetz
ATÜ	Arbeitsmedizinische Tauglichkeits- und Überwachungsuntersuchung (ehem. DDR)
AU	Arbeitsunfall
AU	Umgangssprachlich verkürzt für Arbeitsunfähigkeit (vgl. AUF, dagegen AU – Arbeitsunfall)
AÜG	Arbeitnehmerüberlassungsgesetz
AUF	Arbeitsunfähigkeit (vgl. AU)
Aufl.	Auflage
AVO	Ausführungsverordnung
AVV	Allgemeine Verwaltungsvorschrift
AWMF	Arbeitsgemeinschaft der wissenschaftlich-medizinischen Fachgesellschaften

B

BA	Bundesagentur für Arbeit (früher: Bundesanstalt für Arbeit/ Arbeitsamt)
BÄO	Bundesärzteordnung
Bafu	Bundesausführungsbehörde für Unfallversicherung
BAM	Bundesanstalt für Materialforschung und -prüfung
BAnz	Bundesanzeiger
BAPRO	Basisuntersuchungsprogramm (vgl. G – Grundsatz)
BArbBl.	Bundesarbeitsblatt
BAT	Biologischer Arbeitsplatz-Toleranzwert (vgl. BGW)
BAuA	Bundesanstalt für Arbeitsschutz und Arbeitsmedizin
BBergG	Bundesberggesetz
BCB	1,2-Dibrom-2,4-dicyanbutan
BDI	Bundesverband der Deutschen Industrie
BDSG	Bundesdatenschutzgesetz
Bek.	Bekanntmachung
BeKV	Berufskrankheiten-Verordnung (1976 – 1997)
BfS	Bundesamt für Strahlenschutz
BG	Berufsgenossenschaft
BG	*Die Berufsgenossenschaft**
BGB	Bürgerliches Gesetzbuch
BGBl.	Bundesgesetzblatt
BGF	Betriebliche Gesundheitsförderung

BGG	Grundsätze der Berufsgenossen-schaften (vgl. G)		BT	Bundestag
BGH	Bundesgerichtshof		BT-Drs.	Bundestags-Drucksache
BGI	Informationen der Berufsgenossen-schaften		BU	Berufsunfähigkeit (gRV/GRV)
			BUK	ehem. Bundesverband der Unfall-versicherungträger der öffent-lichen Hand (vgl. DGUV)
BGR	Regeln der Berufsgenossenschaften			
BGW	Biologischer Grenzwert (vgl. BAT)			
BGV	Verzeichnis der Vorschriften, Regeln und Hinweisen der gewerb-lichen Berufgenossenschaften (vgl. alte Bezeichnung VBG)		BVA	Bundesversicherungsamt
			BVerfG	Bundesverfassungsgericht
			BVerwG	Bundesverwaltungsgericht
BGV A1	UVV „Grundsätze der Prävention"		**C**	
BGV (Xy)	Unfallverhütungsvorschrift (Xy für Kennung der Vorschrift)		CAS-Nr.	Nummer des Chemical Abstract Servive
BImSchG	Bundesimmissionsschutzgesetz		CE	Europäisches Konformitätszeichen
BioStoffV	Biostoffverordnung		CEN	Europäisches Komitee für Normung
BIT	1,2-Benzisothiazolinon		CENELEC	Europäisches Komitee für elektro-technische Normung
BK	Berufkrankheit			
BKV	Berufskrankheiten-Verordnung (ab 1997)		CMI	5-Chlor-2-methyl-2,3-dihydro-isothia-zol-3-on
BKVO	Berufskrankheiten-Verordnung, 1. bis 7. (1925 bis 1976 – vgl. BeKV)		CPPD	N-Cyclohexyl-N'-phenyl-p-pheny-lendiamin
BKVO-DDR	Berufskrankheiten-Verordnung der ehem. DDR		CRS	congenitales Röteln-Syndrom
			CT	Computertomographie
BLB	Bundesverband der landwirt-schaftlichen Berufsgenossen-schaften		**D**	
			D/DA	Durchführungsanweisung
			DAN	Divers Alert Network
BMA	ehem. Bundesministerium für Arbeit und Sozialordnung		DBP	Dibutylphthalat
			DCHNA	Dicyclohexylnitrosamin
BMAS	Bundesministerium für Arbeit und Soziales		DCS	Dekompressionskrankheit (Caisson-Krankheit)
BMG	Bundesministerium für Gesundheit		DDR	Deutsche Demokratische Republik
BMGS	ehem. Bundesministerium für Gesundheit und Soziale Sicherung		DDR-BKVO	Berufskrankheiten-Verordnung der ehem. DDR
BMI	Bundesministerium für Inneres		DGAUM	Deutsche Gesellschaft für Arbeits-medizin und Umweltmedizin
BMJ	Bundesministerium der Justiz			
BMU	Bundesministerium für Umwelt, Naturschutz und Reaktorsicherheit		DGMP	Deutsche Gesellschaft für Medizinische Physik
BMVBS	Bundesministerium für Verkehr, Bau- und Stadtentwicklung		DGUV	Deutsche Gesetzliche Unfall-versicherung e. V. (Zusammen-schluss von HVBG und BUK)
BMVg	Bundesministerium für Verteidigung			
BMWA	ehem. Bundesministerium für Wirtschaft und Arbeit		DIN	Deutsches Institut für Normung (Deutsche Normen des Deutschen Normenausschusses
BMWi	Bundesministerium für Wirtschaft und Technologie			
BO-Ä	Berufsordnung für Ärzte		DIN EN	Deutsche Ausgabe einer Europäischen Norm
BPSV	bovine pustular stomatitis virus		DIN ISO	Deutsche Norm als Übernahme einer Norm der ISO
BReg	Bundesregierung			
BR	Bundesrat		DMPPD	N-dimethyl-1,3butyl-N'-phenyl-p-phenylendiamin
BR-Drs.	Bundesrats-Drucksache		DNCB	1-Chlor2,4dinitrobenzol
BSG	Bundessozialgericht		DSG	Datenschutzgesetz (vgl. BDSG)

Dt.ÄrzteBl.	*Deutsches Ärzteblatt**
DV/DVO	Durchführungsverordnung

E

EAA	Exogen allergische Alveolitis
EAF	EPEC-Adhärenz-Faktor (E. coli)
E. coli	Escherichia coli
EEA	Einheitliche Europäische Akte
EG	Europäische Gemeinschaft (vgl. EU)
EGKS	Europäische Gemeinschaft für Kohle und Stahl
EHEC	Enterohämmorrhagische E. coli-Stämme
EichG	Eichgesetz
EichO	Eichordnung (vgl. EO)
EIEC	Enteroinvasive E. coli-Stämme
EINECS	European Inventory of Existing Chemical Substances
ELINCS	European List of Notified Chemical Substances
ELISA	Enzyme-linked immuno sorbent assay (Antikörperbestimmung)
EMF	Elektromagnetische Felder
EMVG	Gesetz über die elektromagnetische Verträglichkeit von Geräten
Entsch.	Entscheidung
Env	Env-Genregion
EN	Europäische Norm
EO	Eichordnung (vgl. EichO)
Erl.	Erlass/Erläuterung
ETEC	Enterotoxigene E. coli-Stämme
ETU	Ethylenthioharnstoff
EU	– Europäische Union (vgl. EG)
EU	– Erwerbsunfähigkeit (gRV, gUV)
EuGH	Europäischer Gerichtshof
Euratom	Europäische Atomgemeinschaft
EUV	Vertrag über die Europäische Union
e.V.	eingetragener Verein
EWG	Europäische Wirtschafts- gemeinschaft

F

Facht.	Fachteil (z. B. Facht. Arbeitsschutz im BArbBl.)
FAS	Fachausschuss Strahlenschutz
FASI	Fachkraft für Arbeitssicherheit (ASiG)
FCA	Freund's sches Complement Adjuvanz
FeV	Fahrerlaubnisverordnung

G

G	Berufsgenossenschaftlicher Grundsatz für Arbeitsmedizinische Vorsorgeuntersuchungen
G.	Gesetz
GAA	Gewerbeaufsichtsamt
Gag	Gag-Genregion
GBl.	Gesetzblatt der ehem. DDR
GCB	Grüne Kaffeebohne
GdB	Grad der Behinderung
GefStoffV	Gefahrstoffverordnung
GG	Grundgesetz
GGBefG	Gesetz zur Beförderung gefährlicher Güter (Gefahrgut- transporte)
gKV/GKV	gesetzliche Krankenversicherung
GKV	Ganzkörper-Vibrationen
GMBl.	Gemeinsames Ministerialblatt der Bundesministerien
GMTG	Glycerylmonothioglykolat
GOÄ	Gebührenordnung für Ärzte
GPMT	Guineapig-Maximasions-Test
GQB	Gesellschaft zur Qualitätssicherung in der betriebsärztlichen Betreuung mbH des VDBW
gRV/GRV	gesetzliche Rentenversicherung
GT	Gereinigtes Tuberkulin
gUV/GUV	gesetzliche Unfallversicherung (vgl. GUV)
GUV	Gemeindeunfallversicherung
GVO	Gentechnisch veränderter Organismus

H

HDI	Hexamethylen-1,6-diisocyanat
HeilBerG	Heilberufegesetz (Ländergesetz)
HeilprG	Heilpraktikergesetz (Bundesgesetz)
HHPA	1,2-Cyclohexandicarbonsäure- anhydrid
HHT	Hämagglutinationshemmtest
HIG	Hämolysin-Gel-Test
HPN- Syndrom	High pressure nervous syndrome
HRR	Höchstrichterliche Rechtsprechung
HSA	Humanserumalbumin
HSM	Herzschrittmacher
HTHT	Hexahydro-1,3,5-tris(2-hydroxy- ethyl)-s-triazin
HVBG	ehem. Hauptverband der gewerb- lichen Berufsgenossenschaften (vgl. DGUV)

I

IAO	Internationale Arbeitsorganisation (vgl. ILO)
ICRP	International Commission on Radiological Protection
ICRU	International Commission on Radiation Units and Measurements
i. d. F.	in der Fassung
i. d. R.	in der Regel
IFA	(S. 175)
IfSG	Infektionsschutzgesetz
IFT	Immunfluorreszenztest
ILO	International Labour Office (vgl. IAO)
IPDI	Isophorondiisocyanat
IPPD	N-isopropyl-N'-phenyl-p-phenylendiamin
IPV	Inaktivierte Poliomyelitis Vakzine
ISH	Institut für Strahlenhygiene (vgl. BfS)
ISO	International Standard Organisation
IVDK	Informationsverbund Dermatologischer Kliniken
i. V. m.	in Verbindung mit

J

J	Joule (Maßeinheit)
JAV	Jahresarbeitsverdienst
JArbSchG	Jugendarbeitsschutzgesetz
JArbSchUV	Jugendarbeitsschutzuntersuchungsverordnung
JVEG	Justizvergütungs- und Entschädigungsgesetz

K

KBR	Komplementbindungsreaktion
KBV	Kassenärztliche Bundesvereinigung
KEG	Kommission der Europäischen Gemeinschaft
KI	Kanzerogenitätsindex
KV	Kassenärztliche Vereinigung
KrW/AbfG	Kreislaufwirtschafts- und Abfallgesetz

L

Lärm-Vibrations-ArbSchV	Lärm- und Vibrations-Arbeitsschutzverordnung

LA-RöV	Länderausschuss Röntgenverordnung
LASI	Länderausschuss für Arbeitsschutz und Sicherheitstechnik
LasthandhabV	Lastenhandhabungsverordnung
LBG	Landwirtschaftliche Berufsgenossenschaft
LBG-UVV	Unfallverhütungsvorschriften der Landwirtschaftlichen Berufsgenossenschaften
LINA	Lymphknotentest
LMBG	Lebensmittelbedarfsgegenständegesetz
LOAEL	Lowest observed adverse Effect Level
LSG	Landessozialgericht
LTBI	Latente tuberkulöse Infektion

M

MAR	Mikroagglutinationsreaktion
MBl.	Ministerialblatt
MBO-Ä	Muster-Berufsordnung für Ärzte (vgl. BO-Ä)
MDA	4,4-'Diaminodiphenylmethan
MdE	Minderung der Erwerbsfähigkeit
MDI	Diphenylmethan-4,4'-diisocyanat
MDK	Medizinischer Dienst der Krankenkassen
MedGV	Medizingeräteverordnung
MEST	Mouse Ear Swelling Test
MI	2-Methyl-2,3-dihydrothiazol-3-on
MPG	Medizinproduktegesetz
MSE	Muskel- und Skeletterkrankungen
MTA	Medizinisch Technische(r) Assistent(in)
MTR	Medizinisch Technische(r) Röntgenassistent(in)
MuSchG	Mutterschutzgesetz
MuSchRiV	Mutterschutzrichtlinienverordnung
m.w.N.	mit weiteren Nachweisen
MVA	Modifiziertes Vacciniavirus Ankara

N

NAG	N-Acetyl-β-glucosaminidase
NDI	Naphtylendiisocyanat
n. F.	neue Fassung
NgU	Nachgehende Untersuchung
NOAEL	No observed adverse Effect Level
Nr.	Nummer
NU	Nachuntersuchung

O

ODTS	Organic dust toxic syndrome
OECD	Organisation for Economic Cooperation and Development
OIT	N-Octylisothiazolinon
OLG	Oberlandesgericht
OPV	orale Polio-Vakzine
OVG	Oberverwaltungsgericht
OWiG	Gesetz über Ordnungswidrigkeiten

P

PADA	Phenyl-p-phenylendiamin
P-AP	p-Aminophenol
PAR	populationsattributales Risiko
PCB	Polychlorierte Biphenyle
PCR	Polymerase-Kettenraktion
PEL	Permissible Exposure Level
PEP	Passive Immunisierung
PFH	Phenol-Formaldehydharz
PMDA	Pyromellitsäuredianhydrid
pMDI	Polymeres Diphenylmethan-4,4'-diisocyanat
Pol	Pol-Genregion
ppb	parts per billion
PPD	p-Phenylendiamin
ppm	parts per million
PPS	Post-Poliomyelitis-Syndrom
PSA	Persönliche Schutzausrüstung
PSA	Phthalsäureanhydrid
PSA-BV	PSA-Benutzungsverordnung
PTB	Physikalisch-Technische-Bundesanstalt

Q

QS	Qualitätssicherung
QS-RL	Qualitätssicherungs-Richtlinie nach RöV

R

RAL	Deutsches Institut für Gütesicherung und Kennzeichnung e. V.
RAM	Reichsarbeitsministerium
RAST	Radio-Allergy-Sorbent-Test (Antikörperbestimmung)
RB	Rhizinusbohne
RBP	Retinol-bindendes Protein
RdErl.	Runderlass
Rdn. /RdNr	Randnummer
RdSchr.	Rundschreiben
RFFIT	rapid focus fluorescent inhibition test

RIBA	rekombinanter Immunoblot Assay (Test)
RöV	Röntgenverordnung
RR	relatives Risiko
RSI	Repetitive strain injurie
RSZ	Regionales Strahlenschutzzentrum
RT-PCR	reverser transcription polymerase chain reaktion
RVO	Reichsversicherungsordnung

S

S.	Seite
SAR	Spezifische Energieabsorptionsrate (Watt/kg)
SchwbG	Schwerbehindertengesetz (vgl. SGB IX)
SCV	small cell variants
SDS-PAGE	Sodiumdodecylsulfat-Poly-arylamidgel-Elektrophorese
SeemG	Seemannsgesetz
SG	Sozialgericht
SGB	Sozialgesetzbuch
SGB I	Erstes Buch Sozialgesetzbuch
SGB V	Fünftes Buch Sozialgesetzbuch (Krankenversicherung)
SGB VI	Sechstes Buch Sozialgesetzbuch (Rentenversicherung)
SGB VII	Siebentes Buch Sozialgesetzbuch (Unfallversicherung)
SGB IX	Neuntes Buch Sozialgesetzbuch (Teilhabe, Schwerbehinderung)
SGB X	Zehntes Buch Sozialgesetzbuch
SGB XI	Elftes Buch Sozialgesetzbuch (Pflegeversicherung)
SGG	Sozialgerichtsgesetz
SINV	Sindbis-Virus
SLT	Shiga-like-Toxine
SSB	Strahlenschutzbeauftragter
SSK	Strahlenschutzkommission
SSPE	subakute sklerosierende Panenzephalitis
SSV	Strahlenschutzverantwortlicher
SSW	Schwangerschaftswoche
StGB	Strafgesetzbuch
STL	Sesquiterpenlactone
StrlSchV	Strahlenschutzverordnung
SUVA	Schweizerische Unfallversicherungsanstallt
Sv	Sievert (Einheit der Strahlendosis)
SV-RL	Sachverständigen-Richtlinie nach RöV

T

TAD	Technischer Aufsichtsdienst
TCPA	Tetrachlorphthalsäureanhydrid
TDI	Toluylendiisocyanat
TE	Testeinheit
THT	N,N',N''-Tris(b-hydroxyethyl)-hexahydro-1,3,5-triazin
TINA-Test	modifizierter Meerschweinchen-Adjuvanz-Test
TRBA	Technische Regel für Biologische Arbeitsstoffe
TRGS	Technische Regel für Gefahrstoffe
TRK	Technische Richtkonzentration
TRW	Technischer Richtwert
TSS	Toxic Shock Syndrome
TTCA	2-Thiothiazolidin-4-carboxylsäure
TÜV	Technischer Überwachungsverein

U

UBA	Umweltbundesamt
ü. N. N.	über Normal-Null (Meereshöhe)
UNSCEAR	United Nations Scientific Committee on the Effects of Atomic Radiation
UV	Unfallversicherung
UV-Strahlen	Ultraviolette Strahlen
UV-Träger	Träger der gesetzlichen Unfallversicherung (gUV)
UVV	Unfallverhütungsvorschrift (vgl. BGV)
UVNG	Unfallversicherungs-Neuregelungsgesetz
UVT	Unfallversicherungs-Träger (UV-Träger; gUV)

V

V	Verordnung
VAPP	Vakzine-assoziierte paralytische Poliomyelitis-Erkrankung
VBG	Verzeichnis der Unfallverhütungsvorschriften der gewerblichen Berufsgenossenschaften (alte Bezeichnung, vgl. BGV)
VDBW	Verband Deutscher Betriebs- und Werksärzte
VDE	Verband Deutscher Elektrotechniker
VDI	Verein Deutscher Ingenieure
VDSI	Verein Deutscher Sicherheitsingenieure
VdTÜV	Vereinigung der Technischen Überwachungsvereine

Vers.	Versicherter
Vfg.	Verfügung
VG	Verwaltungsgericht
VGH	Verwaltungsgerichtshof
vgl.	vergleiche
VO	Verordnung (vgl. V)
Vorbem.	Vorbemerkung
VSK	Verfahrens- und stoffspezifische Kriterien nach GefStoffV
VT	Verotoxine
VV	Verwaltungsvorschrift (vgl. VwV)
VwGO	Verwaltungsgerichtsordnung
VwVfG	Verwaltungsverfahrensgesetz
VwV	Verwaltungsvorschrift (vgl. AVV)
VZIG	Varicella-Zoster-Immunglobulin
VZV	Varizella-Zoster-Virus

W

WAI-Index	Work-Ability-Index
WHO	World Health Organisation (Weltgesundheitsorganisation)

X

X-Strahlen	Röntgenstrahlen

Z

ZBC	Bis(dibutyldithiocarbamato)zink
Zbl. Arbeitsmed.	*Zentralblatt für Arbeitsmedizin**
ZDB	Bis(dibutyldithiocarbamato)zink
Zefu	ehem. Zentralstelle für Unfallverhütung des HVBG
ZH 1	alte Bezeichnung des von der Zefu des HVBG herausgegeben Sammelwerks „Merkblätter, Richtlinien, Sicherheitslehrbriefe"
ZLG	Zentralstelle der Länder für Gesundheitsschutz bei Medizinprodukten
ZLS	Zentralstelle der Länder für Sicherheitstechnik
ZPO	Zivilprozessordnung
z. T.	zum Teil
ZSEG	ehem. Gesetz über die Entschädigung von Zeugen und Sachverständigen (vgl. JVEG)

---

* nicht amtliche Fachzeitschriften sind *kursiv* gesetzt

1

Ärztliche Untersuchungen
im Arbeitsverhältnis

1.0 Einleitung

Die Gesundheit des Menschen nicht nur in der Freizeit sondern auch im Beruf gehört gemäß Art. 2 Abs. 2 Grundgesetz (GG) zur *Unverletzlichkeit der Person* und ist somit ein Rechtsgut mit Verfassungsrang. Die körperliche und seelische Unversehrtheit ist zudem ein wesentlicher Bestandteil der *Würde des Menschen*. Nach Artikel 1 Abs. 1 GG obliegt es dem Staat und seinen Behörden (Gewerbeaufsicht, Gewerbearzt) sowie den Trägern der gesetzlichen Unfallversicherung (gUV), dieses Rechtsgut im Arbeitsleben *„mit allen geeigneten Mitteln"* (§ 1 Nr. 1 Siebtes Buch Sozialgesetzbuch – SGB VII) zu schützen. Aus dieser verfassungsgemäßen Grundpflicht leitet sich zum einen die öffentlich-rechtliche Fürsorgepflicht des Staates wie zum anderen die privatrechtliche Fürsorge- und Haftpflicht des Arbeitgebers (§ 618 Bürgerliches Gesetzbuch – BGB) ab. Neben dem Recht auf Gesundheit gibt es im Arbeitsleben weitere relevante Grundrechte, die vom Arzt bei der Untersuchung, Bewertung von Befunden sowie bei der Beratung von Arbeitnehmern und Arbeitgebern zu berücksichtigen sind:

Art. 2 Abs. 2 GG
Recht auf Unverletzlichkeit der Person
a) Schutz von Leben und Gesundheit durch Staat oder durch Arbeitgeber (§ 618 BGB),
b) Anordnung von ärztlichen Untersuchungen wegen der Ausübung einer gefährdenden oder gefahrgeneigten Tätigkeit,
Art. 2 Abs. 1 GG
Recht auf freie Entfaltung der Persönlichkeit,
Art. 2 Abs. 1 GG
Recht auf informationelle Selbstbestimmung,
Art. 12 Abs. 1 GG
Recht auf freie Berufsausübung bzw. Berufswahl.

Eingriffe in diese Grundrechte sind im öffentlich-rechtlichen Bereich nur mit einer *gesetzlichen* Grundlage zulässig (Artikel 1 Abs. 3 GG). Insoweit bedarf jede Regelung zu einer ärztlichen Untersuchung, die grundsätzlich einen Eingriff in die körperliche Unversehrtheit darstellt, einer besonderen *gesetzlichen* Bestimmung (vgl. Tabelle 1.4 und Anhang 10.1), wenn sie im Rahmen des Arbeitsverhältnisses vom Staat vorgeschrieben oder zugelassen wird. Im Zivilrecht dagegen können ärztliche Untersuchungen auch auf Vertragsbasis (Tarifvertrag, Arbeitsvertrag, Betriebsvereinbarung)

vereinbart werden, soweit die Vertragsparteien damit einverstanden sind.

Ärztliche Untersuchungen von Beschäftigten im Rahmen des Arbeitsverhältnisses, d. h. *arbeitsmedizinische* Untersuchungen, verfolgen vorrangig zwei unterschiedliche Schutzziele. Sie dienen grundsätzlich entweder dem

– Schutz von Leben und Gesundheit der *Beschäftigten* am Arbeitsplatz selbst, oder dem
– Schutz *Dritter* (z. B. Arbeitskollegen, Kunden oder Passagieren), bzw. anderen schützenswerten Interessen Dritter, insbesondere
– dem Schutz von erheblichen *Sachgütern*.

Bei der Differenzierung nach der *Fragestellung an den Arzt* (Arbeitsmediziner, Betriebsarzt, Beauftragter Arzt, Ermächtigter Arzt), der diese Untersuchungen durchführt bzw. durchführen darf, lassen sich aus der Sicht des beauftragten ärztlichen Gutachters grundsätzlich verschiedene *Untersuchungskategorien* unterscheiden:

1	**Personalärztliche Untersuchung auf Verlangen des Arbeitgebers**
1.1	Einstellungsuntersuchung auf Verlangen des Arbeitgebers
1.2	Eignungs- und/oder Tauglichkeitsuntersuchung
1.2.1	Eignung zur Erfüllung bestimmter Aufgaben oder gefahrgeneigter Tätigkeiten
1.2.2	Eignung zur Wahrung der Rechte Dritter (Drittschutz)
2	**Arbeitsmedizinische Vorsorgeuntersuchung**
2.1	Allgemeine arbeitsmedizinische Vorsorgeuntersuchung
2.2	Spezielle arbeitsmedizinische Vorsorgeuntersuchung
2.2.1	Pflichtuntersuchung
2.2.2	Angebotsuntersuchung

Die Durchführung einer Arbeitsmedizinischen Untersuchung ist *Ausübung der Heilkunde* (gelegentlich wird der Begriff *Ausübung der Heilkunde* mit dem Begriff *Heilbehandlung* verwechselt). Sie dienen i. d. R. präventiven Zwecken (z. B. ist Allergenkarenz eine therapeutische Maßnahme – vgl. EuGH und Umsatzsteuerpflicht).
Bei allen ärztlichen Untersuchungen im Rahmen des Arbeitsvertragsverhältnisses, wie den Einstel-

lungs-, Eignungs-, allgemeinen oder speziellen Vorsorgeuntersuchungen kommt hierbei dem mit der Durchführung der Untersuchung beauftragten Arzt ausnahmslos eine *beratende* – und keine *entscheidende* – Funktion zu. Über Personalplanung und Arbeitsentgelt (Lohn), dessen Höhe vielfach von den damit verbundenen Gefahren (z. B. sog. Schmutzzulagen) abhängt, entscheiden die Arbeitsvertragsparteien. Der mit der Untersuchung beauftragte Arzt wahrt und stärkt seine fachliche Unabhängigkeit, wenn die Grundregeln ärztlichen Handelns, nämlich die der ärztlichen Weisungsfreiheit und Schweigepflicht streng beachtet werden. Damit stärkt er auch seine Rolle im Spannungsfeld der Sozialpartner stets als *unabhängiger Sachverständiger* (Gutachter) oder im Sinne des ASiG als *Unternehmensberater* in allen Fragen der Gesundheit *(Gesundheitsmanagement)* und des medizinischen Arbeitsschutzes. Auch die Beratung des Arbeitnehmers im Anschluss an eine arbeitsmedizinische Untersuchung darf nicht einseitig oder interessengebunden sein.

Insoweit ist es bei diesem Selbstverständnis des Arztes im Betrieb (Personalarzt/Betriebsarzt) unerheblich, wenn er Tätigkeiten nach ASiG, sonstigen Rechtsvorschriften (vgl. Anhang 10.1) oder personalärztlich im Auftrag des Arbeitgebers (Einstellungs- oder Eignungsuntersuchungen) tätig wird. Zusätzlich ist es für das abzugebende objektive Gutachterzeugnis ohne Belang, ob der Arzt als interner Werksarzt mit dem auftraggebenden Arbeitgeber in einem Arbeitsvertragsverhältnis als Angestellter des Unternehmens steht, oder ob er auf Honorarbasis durch einen Betreuungs-, Dienstleistungs- oder Werkvertrag im Rahmen einer externen Betreuung tätig wird. Gelegentlich werden aus den Reihen der Sozialpartner kritische Töne zur Integrität der Betriebs- oder Werksärzte laut. Das Fehlverhalten oder falsche Rollenverständnis einzelner Mediziner sollte aber nicht als Zerrbild für alle gut 12.000 in der Arbeitsmedizin fachkundigen Ärzte herhalten.

Aus Sicht der *juristischen Laien*, d. h. i. d. R. für den Arbeitgeber, den betroffenen Arbeitnehmer und nicht zuletzt für den mit einer Untersuchung beauftragten Arzt führt die teils sachlich bedingte, teils historisch gewachsene Regelungsvielfalt (vgl. Tabelle 1.4 oder Anhang 10.1) gelegentlich zu Konfliktsituationen.

Auch aus diesem Grund ist es infolge der verschiedenen Anlässe, der unterschiedlichen Rechtsgrundlagen und Zweckbestimmungen ärztlicher Untersuchungen im Rahmen des Arbeitsverhältnisses dringend erforderlich, möglichst eine einheitliche Nomenklatur zu verwenden. Ein erster Schritt in diese Richtung war die Angleichung der atomrechtlichen Vorschriften an das übrige Arbeitsschutzrecht, wenn in der StrlSchV und der RöV der alte Begriff *Ärztliche Überwachung* dort durch den Begriff *Arbeitsmedizinische Vorsorge* ersetzt wurde.

Weiterhin war es im Hinblick auf die erfolgte Novellierung der Weiterbildungsordnung für Ärzte (WBO-Ä) auf dem Ärztetag 2003 ein Anliegen, dass Untersuchungen im Arbeitsverhältnis, insbesondere die rechtlich vorgeschrieben Vorsorgeuntersuchungen, in Zukunft möglichst auf *Facharztniveau**, d. h. von Ärzten mit der Qualifikation *Facharzt für Arbeitsmedizin*, zumindest aber mit Qualifikation der Zusatzbezeichnung *Betriebsmedizin* durchgeführt und beurteilt werden. Mit der GefStoffV von 2005 (samt BioStoffV und GenTSV), der LärmVibrationsArbSchV von 2007 sowie der neuen BGV A2 wurden dazu wichtige Schritte in diese Richtung getan.

---

* Zur Notwendigkeit, in Krankenhäusern auch den Bereitschaftsdienst auf Facharztniveau sicherzustellen, gibt es ein einschlägiges Grundsatzurteil des BGH.

1.1 Personalärztliche Untersuchung

Ärztliche Untersuchungen von Arbeitnehmern, deren Grundlage nicht dem → Arbeitsschutz zugerechnet werden können, sondern vielmehr vorrangig den Interessen des Arbeitgebers dienen oder aufgrund seiner zivilrechtlichen Fürsorgepflicht von ihm gefordert werden, sind in Abgrenzungen zu Untersuchungen aus Gründen des Arbeitsschutzes (Früherkennung und Vermeiden von Arbeitsunfällen und Berufskrankheiten) durch den → Betriebsarzt oder den → beauftragten bzw. → ermächtigten Arzt sog. *Personalärztliche Untersuchungen*.

Die Ursprünge des Begriffs sind im Beamtenrecht bzw. im Öffentlichen Dienst (vgl. § 7 BAT) zu finden. In der Industrie oder größeren Unternehmen werden neben den originären Arbeitsschutzuntersuchungen auch die sog. personalärztlichen Untersuchungen durch den Werks- oder Betriebsarzt (hier umgangssprachlich gemeint als Arzt im Betrieb und nicht i. S. von § 2 ASiG) durchgeführt. Insoweit ist dort der Begriff bisher weniger gebräuchlich.

Den sog. personalärztlichen Untersuchungen werden auch die vielfach arbeitsvertraglich bedeutsamen Untersuchungen auf Grund von Tarif-, Betriebs- oder Personalvereinbarungen zugerechnet. Zu den sog. personalärztlichen Untersuchungen gehören z. B.:

- Einstellungsuntersuchungen,
- Eignungs- und/oder Tauglichkeitsuntersuchungen zur Personaleinsatzplanung,
- sonstige Untersuchungen aufgrund von → Tarif- oder Betriebsvereinbarungen, z. B.
- Untersuchungen nach § 7 BAT,
- Untersuchungen nach dem Jugendarbeitsschutzgesetz (JArbSchG),
- Eignungsuntersuchungen nach verkehrsrechtlichen Vorschriften des Fahrpersonals (vgl. Kap. 8.2 oder 9.4),
- Allgemeine Eignungsfeststellungen nach § 7 ArbSchG,
- Untersuchungen zur Feststellung der Eignung zum Betrieb von selbst fahrenden mobilen Arbeitsmitteln (z. B. Gabelstapler) nach Anhang 2 Nr. 3.1 Betriebssicherheitsverordnung (BetrSichV) i. V. m. § 7 ArbSchG,
- Untersuchungen zur Feststellung der Eignung i. V. m. § 7 Abs. 2 UVV „Grundsätze der Prävention" (BGV A1),
- Feststellung der Befähigung bzw. Arbeitsfähigkeit nach § 7 Abs. 2 i. V. m. § 15 Abs. 2 und 3 UVV „Grundsätze der Prävention" (BGV A1)

- Nachweis bzw. Ausschluss von Alkohol-, Medikamenten- oder Drogeneinfluss am Arbeitsplatz.

Die Feststellung der *Arbeitsfähigkeit* i. S. von § 15 Abs. 2 und 3 UVV „Grundsätze der Prävention" (BGV A1) ist keine Überprüfung einer ggf. bestehenden *Arbeitsunfähigkeit – AUF* des Beschäftigten.

> **Hinweis**
>
> In Analogie zu § 3 Abs. 3 ASiG gehört es *nicht* zu den personalärztlichen Aufgaben, Krankmeldungen der Arbeitnehmer auf ihre Berechtigung zu überprüfen. Das ist Aufgabe des Medizinischen Dienstes der Krankenkassen (MDK – früher „Vertrauensarzt").

1.1.1 Einstellungsuntersuchungen

Klassische sog. personalärztliche Untersuchungen sind die Einstellungsuntersuchungen, die in der Regel auf Verlangen des Arbeitgebers erfolgen. Dabei ist zu unterscheiden zwischen

- Arbeitnehmern in der privaten Wirtschaft (bisher ohne gesetzliche Regelung, aber Arbeitsvertragsbestandteil),
- Arbeitnehmern im öffentlichen Dienst (Untersuchungen auf Grund von Tarifverträgen, z. B. gemäß § 7 BAT),
- Beamten (Untersuchungen auf Grund Artikel 33 Abs. 2 GG).

Die vom Arzt (→ Personalarzt/nicht → Betriebsarzt) zu beantwortende Frage im Rahmen der Einstellungsuntersuchungen bezieht sich auf eine bestehende oder unmittelbar bevorstehende Arbeitsunfähigkeit, auf eine Erkrankung, die eine Gefahr für Dritte in sich birgt (z. B. Infektionsgefährdung) oder die die Eignung für die vorgesehene Tätigkeit auf Dauer oder in periodisch wiederkehrenden Abständen einschränkt (insbesondere bei Beamten).

Entsprechend der ständigen Rechtsprechung der Arbeitsgerichtsbarkeit ist dabei das Fragerecht des Arbeitgebers streng begrenzt. So darf nach HRR der Arbeitsgerichtsbarkeit nicht nach dem Vorliegen einer *Schwangerschaft* gefragt werden.

Der mit der Untersuchung beauftragte Arzt darf in der Beurteilung, die dem Auftraggeber, d. h. dem Arbeitgeber übermittelt wird, diese Fragerechtsbeschränkung nicht verletzen (Schweigepflicht: § 203 Abs. 1 StGB). Bei dem im Rahmen einer Einstellungsuntersuchung anzuwendenden diagnostischen

Aufwand ist ebenso wie bei allen anderen ärztlichen Untersuchungen das Gebot der Verhältnismäßigkeit (§ 11 Berufsordnung für Ärzte – BO-Ä) zu beachten. Bei *Beamten* ist zusätzlich eine Prognose über die *gesundheitliche Eignung* im Hinblick auf die Dienstfähigkeit bis zum Erreichen des Pensionsalters zu stellen. Im *öffentlichen Dienst* sind diese Einstellungs- und Eignungsuntersuchungen u. a. im Bundes-Angestellten-Tarif (§ 7 BAT) geregelt:

> *„§ 7 Ärztliche Untersuchung*
> *(1) Der Angestellte hat auf Verlangen des Arbeitgebers vor seiner Einstellung seine körperliche Eignung (Gesundheitszustand und Arbeitsfähigkeit) durch das Zeugnis eines vom Arbeitgeber bestimmten Arztes nachzuweisen.*
> *(2) Der Arbeitgeber kann bei gegebener Veranlassung durch einen Vertrauensarzt oder das Gesundheitsamt feststellen lassen, ob der Angestellte dienstfähig oder frei von ansteckenden Krankheiten ist. Von der Befugnis darf nicht willkürlich Gebrauch gemacht werden.*
> *(3) Angestellte, die besonderen Ansteckungsgefahren ausgesetzt oder in gesundheitsgefährdenden Betrieben beschäftigt sind, sind in regelmäßigen Zeitabständen ärztlich zu untersuchen. Angestellte, die mit der Zubereitung von Speisen beauftragt sind, können in regelmäßigen Zeitabständen ärztlich untersucht werden.*
> *(4) Die Kosten der Untersuchung trägt der Arbeitgeber. Das Ergebnis der ärztlichen Untersuchung ist dem Angestellten auf seinen Antrag bekannt zu geben.“*

Bei den Einstellungsuntersuchungen sind auch Elemente der
– gesundheitlichen (nicht infektiös), der
– körperlichen (Fingerfertigkeit bei Montagearbeiten oder im Schreibdienst, Ausdauer, kräftige Konstitution etc.) oder der
– psychomentalen und psychosozialen (Belastbarkeit, Zuverlässigkeit, Führungsqualität)

Eignung von Bedeutung (vgl. Kap. 1.1.2). Der Abschluss des Arbeitsvertrages wird in der Regel von dem positiven Ergebnis der Einstellungsuntersuchung abhängig gemacht. Ausschlaggebend für die Auswahl der Personen, die vom Arbeitgeber in die engere Wahl zwecks Abschluss eines Arbeitsvertrages gezogen werden, sind dabei weniger das Ergebnis der Einstellungsuntersuchung, sondern vielmehr die *berufliche Qualifikation* (Schul- und Berufsausbildung,

Berufserfahrung) sowie der *persönliche Eindruck,* der vom Bewerber beim Vorstellungsgespräch hinterlassen wird. Dem ärztlichen Ergebnis der Einstellungsuntersuchung kann demnach höchstens eine *tertiäre* Bedeutung beigemessen werden.

1.1.2 Eignungs- und/oder Tauglichkeits- untersuchungen

Das Begriffspaar beschreibt eine spezielle Fragestellung an den Arzt: Eignungs- und/oder Tauglichkeitsuntersuchungen sind arbeitsmedizinische Untersuchungen mit dem Ziel bzw. zu dem Zweck, einen Abgleich zwischen dem *Anforderungsprofil* der zu verrichtenden Tätigkeit mit dem *Fähigkeitsprofil* des Beschäftigten nach arbeitsmedizinischen Kriterien durchzuführen. Der traditionelle, i. d. R. synonym dazu verwendete Begriff → *Tauglichkeit* wird überwiegend beim Militär, bei Vollzugsbeamten oder im Berg- und Verkehrsrecht verwendet. Weiterhin ist eine prognostische Aussage darüber zu treffen, ob die auf ihre Eignung/Tauglichkeit hin untersuchte Person der ihr zugewiesenen Aufgabe voraussichtlich gewachsen ist. Die Fragestellung der Eignung kann sich ergeben
– überwiegend aus Arbeitgeberinteressen im Rahmen eines privatrechtlichen Arbeitsverhältnisses,
– im Dienstrecht des öffentlichen Dienstes (z. B. BAT),
– zum öffentlich-rechtlichen Drittschutz (z.B. im Verkehrsrecht) und/oder
– im Rahmen von arbeitsschutzrechtlichen Untersuchungen (gesundheitliche Eignung zum Schutz vor Arbeitsunfällen).

Die dabei vom Arzt zu beantwortende Frage bezieht sich auf bestimmte
– gesundheitliche,
– körperliche,
– psychomentale und/oder
– psychosoziale

Fähigkeiten des Arbeitnehmers, z.B. Fingerfertigkeit, körperliche Konstitution, Seh- oder Farbtüchtigkeit, Zuverlässigkeit bei Aufsicht über bestimmte gefahrgeneigte Tätigkeiten etc., d.h. auf seine Eignung und/oder Tauglichkeit zur Erfüllung bestimmter Aufgaben oder Tätigkeiten ohne sich oder Andere zu gefährden. Klassische Eignungsfragen, die vielfach aus dem militärischen Bereich entlehnt wurden (vgl. Wehrdiensttauglichkeit) sind die nach Fahr-, Flug- oder Tropentauglichkeit, Tätigkeiten unter Tage (bergtauglich) oder im Schiffsdienst (seediensttauglich). Die individuell oft sehr unterschiedlich ausgeprägten Begabungen und Fähigkeiten sowie anlagebedingte (ererbte Disposition) oder erworbene Vorschäden (Unfallfolgen, Verschleißerkrankungen) jedes einzelnen Menschen sind dabei ärztlich zu bewerten und beim Ergebnis der Untersuchung zu berücksichtigen.

Der im Rahmen von ➔ Vorsorge- oder ➔ Einstellungsuntersuchungen verpönte Begriff „Selektion" ist im Gegensatz dazu hier notwendiger Bestandteil des Untersuchungsanlasses.

Weiterhin ist zu bedenken, dass sich infolge des Mangels an ausreichender körperlicher, gesundheitlicher oder geistiger Eignung bzw. Tauglichkeit der Beschäftigte durch die Verrichtung einer gefahrgeneigten bzw. gefährlichen Tätigkeit nicht nur andere (Drittschutz), sondern ungünstigenfalls auch selbst gefährdet. Insoweit enthalten Eignungsuntersuchungen auch immer Aspekte des Arbeitsschutzes, weil dadurch das Risiko, einen ➔ *Arbeitsunfall* zu erleiden, verringert wird. Eine Eigengefährdung besteht bei mangelnder Eignung auch durch das Gefühl, mit der zugewiesenen Aufgabe überfordert zu sein, was neben der Unsicherheit, in Notsituationen (z. B. Technisches Versagen, Störfall) unangemessen zu reagieren *(Menschliches Versagen)*, zu einer ständigen psychomentalen und emotionalen Stresssituation führt, die ihrerseits wiederum das Unfallrisiko steigert (Unfallpersönlichkeit). Die Feststellung der Eignung hat neben dem Schutz vor Arbeitsunfällen für die betroffene Person einen weiteren präventiven Aspekt dergestalt, dass eine *Überforderung* (Stress) infolge mangelnder Eignung vermieden werden kann. Das Gefühl *„der Aufgabe nicht gewachsen zu sein"* führt zu Verspannungen und Unsicherheit, die wiederum das Unfallrisiko erhöhen. Insoweit findet der Begriff *Eignung* in der Arbeitsmedizin für drei unterschiedliche Fragestellungen Anwendung, was die interdisziplinäre Diskussion mit Juristen oftmals erschwert (vgl. Tabelle 1.4):
- Schutz Dritter,
- Personaleinsatzplanung,
- Verhütung von Arbeitsunfällen.

Die im staatlichen Recht vorgeschriebenen Eignungs- oder Tauglichkeitsuntersuchungen (vgl. auch Tabelle 1.4 oder Anhang 10.1) dienen vorwiegend
- dem Schutz von Leben und Gesundheit Dritter,
- dem Schutz des Eigentums Dritter oder
- dem Schutz erheblicher Sachgüter (z. B. Betriebsanlagen).

Da der *Drittschutz* bei der Güterabwägung gegenüber den Belangen des betroffenen Arbeitnehmers das höherwertige Rechtsgut darstellt (vgl. Art. 2 Abs. 1 GG), führt das Untersuchungsergebnis *gesundheitliche Bedenken* (d. h. *nicht geeignet* oder *untauglich*) in der Regel immer zu einem Verbot, die entsprechende gefahrgeneigte oder gefährliche Tätigkeit auszuüben ➔ *Beschäftigungsverbot*.

Solche Untersuchungsanlässe zur Feststellung insbesondere der gesundheitlichen Eignung sind z. B. genannt oder geregelt im:

- Arbeitszeitgesetz (ArbZG) [nachtschichttauglich],
- Bildschirmarbeitsverordnung (BildscharbV) [seh- und farbtüchtig]*,
- Druckluftverordnung (DruckluftV) [drucklufttauglich],
- Schädlingsbekämpfung nach Anhang III Nr. 4.4 Abs. 4 Nr. 3 GefStoffV [körperlich und geistig geeignet],
- Begasungen nach Anhang III Nr. 5.3.1 Abs. 2 Nr. 2 GefStoffV [körperlich und geistig geeignet],
- Gesundheitsbergverordnung (GesBergV) [bergtauglich],
- Fahrerlaubnisverordnung (FeV) [fahrtauglich],
- Luftverkehrszulassungsordnung (LuftVZO) [flugtauglich],
- Seediensttauglichkeitsverordnung [hochseetauglich],
- Infektionsschutzgesetz (IfSG, dort § 42 – Umgang mit Lebensmitteln),
- Betriebssicherheitsverordnung (Anhang 2 Nr. 3.1 BetrSichV) [Eignung zum Bedienen gefährdender Arbeitsmittel],
- UVV „Arbeitsmedizinische Vorsorge" (BGV A4):
  - Hitzetauglich,
  - Kältetauglich,
  - Tauglich zum Tragen von schwerem Atemschutz,
  - Tropentauglich,
- UVV „Grundsätze der Prävention" (BGV A1 – dort § 7 Abs. 1 und 2),
- UVV Forsten der LBG'en/GUV,
- UVV „Flurförderzeuge" (BGV D 27 – u. a. Gabelstapler – vgl. auch BetrSichV).

---

* Die Untersuchung der Augen und des Sehvermögens nach § 6 Abs. 1 BildschArbV ist dem Wesen und dem Wortlaut nach keine Vorsorge-, sondern eine Eignungsuntersuchung.

Die Bildschirmarbeitsverordnung ist so ein typisches Beispiel, da der in § 6 geregelte Untersuchungsanlass (Angebotsuntersuchung) ausschließlich auf die *Sehtüchtigkeit* zur Vermeidung von vorschneller Ermüdung der Augen und mittelbar von Beschwerden des Muskel- und Skelettsystems (MSE) ausgerichtet ist (vgl. auch Kap. 9.1).

Auch in der Unfallverhütungsvorschrift „Arbeitsmedizinische Vorsorge" (BGV A4 – soll künftig ein eigener Abschnitt in der BGV A1 werden) werden unter dem Oberbegriff *Vorsorge* solche Sachverhalte geregelt, die primär nicht der Vermeidung oder Früherkennung einer Berufskrankheit oder einer anderen arbeitsbedingten Erkrankung dienen, sondern auf die Verhütung von Arbeitsunfällen der Versicherten ausgerichtet sind. Drittschutzaspekte stehen dabei z. T. gar nicht im Vordergrund.

Tauglichkeitsfragen bei Arbeiten mit Absturzgefahr, in Hitze, Kälte, in der Nachtschicht, in den Tropen oder auch beim Tragen von Atemschutzgeräten dienen ausschließlich oder überwiegend dem Schutz von Leben und Gesundheit des Beschäftigten selbst bei einer gefahrgeneigten bzw. gefährlichen Tätigkeit.

Der Unterschied des Begriffspaares „Eignung und/oder Tauglichkeit" zum klassischen Begriff „Vorsorge" besteht insbesondere darin, dass im Hinblick auf ein potentielles Schadensereignis bei der gefahrgeneigten Tätigkeit das Risiko nicht von der Tätigkeit als solcher, sondern von der *Person*, die sie ausübt, infolge mangelnder Eignung oder Überforderung (Fehlverhalten) ausgeht:

Der Bildschirm des Computers (PC) selbst ist ungefährlich.

Lediglich die ungenügende Korrektur oder eine Schwäche des Sehvermögens (seh- oder farbtauglich) führt direkt (Ermüdung der Augenmuskulatur) oder indirekt (Zwangs- und Fehlhaltung vor dem Gerät) zu Beschwerden.

Bei der sog. Vorsorge dagegen liegt das Risiko für den Eintritt eines Gesundheitsschadens überwiegend in der beruflich bedingten *Einwirkung* biologischer, chemischer oder physikalischer Art, also bei einer externen Ursache und nicht in der Person, die dieser Einwirkung ausgesetzt ist. Der Eintritt eines Schadens ist i. d. R. abhängig von der Dosis (Dosis-Wirkungs-Beziehung) und wird bei entsprechender Intensität *jeden* Beschäftigten treffen. Lediglich bestimmte dispositionelle (ererbte) Faktoren oder bereits erworbene Vorschäden verändern die individuelle Empfindlichkeit, einen Schaden früher oder schwerer als andere, z. B. Kollegen an den Nachbararbeitsplätzen, zu erleiden. Daher ist die ar-

beitsmedizinische Vorsorge das klassische Instrument der Individualprävention.

Eine Reihe von Untersuchungsanlässen beinhalten eine Doppelfunktion in Bezug auf die Frage der Eignung und der Vorsorge (vgl. Kap. 1.2). Im Rahmen der Erstuntersuchung (EU) ist vorrangig die Eignung bzw. Tauglichkeit festzustellen. Bei einer Nachuntersuchung (NU) ist neben der Feststellung, ob die Tauglichkeitskriterien weiterhin erfüllt werden auch dahingehend zu untersuchen, ob durch die Tätigkeit gesundheitliche Störungen (Früherkennung) eingetreten sind. Klassische Vertreter solcher Eignungs-Vorsorge-Kombinationen sind z. B.:

a) Druckluft V,

b) GesBergV oder

c) BGV A4 – Tropentauglichkeit.

zu a): Arbeiten in Überdruck darf nur der ausüben, der dazu gesundheitlich geeignet *(drucklufttauglich)* ist. Bei einer NU ist aber neben der Überprüfung der Eignung auch auf Symptome der Caisson-Krankheit (BK Nr. 2201) = Vorsorge zu achten.

zu b): Arbeiten unter Tage darf nur der ausüben, der gesundheitlich und körperlich geeignet, d. h. bergtauglich ist. Bei einer NU ist aber neben der Überprüfung der Eignung auch auf gesundheitliche Auswirkungen von Lärm, Vibrationen, Staub (insbes. quarzhaltiger Staub) oder Gefahrstoffe, also alles Verursacher von Berufskrankheiten = Vorsorge zu achten. Wird z. B. eine beginnende Silikose (BK 4101) festgestellt, ist die betreffende Person nicht mehr bergtauglich.

zu c): Arbeiten unter besonderen klimatischen Bedingungen, insbesondere in den Tropen darf nur der, der gesundheitlich geeignet, d. h. tropentauglich ist. Bei der sog. Rückkehreruntersuchung (NU) ist dann zu prüfen, ob eine Infektion mit Tropenkrankheiten (z. B. Malaria, Bilharziose oder anderen nicht impfpräventablen Tropenkrankheiten i. S. der BK 3104) erworben wurde.

Hinweis

Vorsorgeuntersuchungen nach BioStoffV fallen nur an, wenn in den Tropen eine Tätigkeit i. S. des Geltungsbereichs der BioStoffV verrichtet wird. Für alle anderen Tätigkeiten in den Tropen ist die *BioStoffV nicht zuständig.*

Forderungen an den Arbeitgeber, Feststellungen der Eignung zu treffen, werden, ohne allerdings ausdrücklich eine ärztliche Untersuchung zu fordern, genannt in:

- § 7 Arbeitsschutzgesetz (ArbSchG),
- Anhang 2 Nr. 3.1 Betriebssicherheitsverordnung (BetrSichV): Eignung zum Betrieb von selbst fahrenden mobilen Arbeitsmitteln (z. B. Gabelstapler),
- § 3 Lastenhandhabungsverordnung,
- § 7 Abs. 1 und 2 UVV „Grundlagen der Prävention" (BGV A1).

Im öffentlichen Dienst ohnehin (vgl. § 7 BAT) aber auch in der freien Wirtschaft werden derartige Eignungs- oder Tauglichkeitsfeststellungen häufig auf der Basis von → Tarif-, Betriebs- oder Personalvereinbarungen zwischen den Vertragsparteien getroffen. Entsprechend dem Arbeitsschutzrecht der ehemaligen DDR *(Arbeitsmedizinische Tauglichkeits- und Überwachungsuntersuchungen – ATÜ)*, die in den alten Bundesländern z. T. → Vorsorgeuntersuchungen genannt wurden, wäre im allgemeinen Sprachgebrauch der Praxis eine präzisere definitorische Abgrenzung der Eignungsfragen gegen-

über den *Vorsorge*untersuchungen, die klassischer Weise der Früherkennung von Krankheiten dienen, wünschenswert. Der Begriff *Tauglichkeit* stammt historisch vorwiegend aus dem militärischen Bereich (wehrtauglich, tropentauglich, seediensttauglich o. ä.) und wird i. d. R. synonym zu dem Begriff Eignung, d. h. zu bestimmten persönlichen Voraussetzungen z. T. auch Fähigkeiten, (z. B. fahrtauglich oder fahrtüchtig nach FeV), zwecks Verrichtung bestimmter sog. → gefahrgeneigter oder gefährlicher Tätigkeiten verwendet:
- Bergtauglich (Bundesberggesetz),
- Drucklufttauglich (Druckluftverordnung),
- Fahrtauglich (FeV, BGV A1),
- Flugtauglich (LuftVZO),
- Höhentauglich (BGV A1),
- Seediensttauglich (Seemannsgesetz/Seediensttauglichkeitsverordnung).

Zur Feststellung der sog. Höhentauglichkeit (Arbeiten mit Absturzgefährdung) gibt es bisher nur bei der Eisenbahn-Unfallkasse rechtsverbindliche Regelungen.

1.2 Arbeitsmedizinische Vorsorgeuntersuchung – AMVU

Arbeitsmedizinische Vorsorgeuntersuchungen nach verschiedenen Rechtsvorschriften, z. B. nach Gefahrstoff-, Biostoff- oder Gentechniksicherheitsverordnung sind ärztliche Untersuchungen von Beschäftigten, die bei ihrer Tätigkeit einer in der jeweiligen Verordnung näher bezeichneten Gefährdung der Gesundheit ausgesetzt sind. Sie dienen insbesondere der Früherkennung von Berufskrankheiten und anderen arbeitsbedingten Erkrankungen. Zweck der Untersuchung ist es festzustellen oder auszuschließen *(Auschlussdiagnostik)*, ob die Beschäftigten bei Ausübung einer gefährdenden Tätigkeit einem erhöhten individuellen Risiko ausgesetzt sind und ob durch die Ausübung dieser gefährdenden Tätigkeit ihre Gesundheit geschädigt wird. Nach den §§ 15 Abs. 3 GefStoffV und BioStoffV bzw. § 13 Abs. 4 LärmVibrationsArbSchV darf der Arbeitgeber nur solche Ärzte mit der Durchführung der Arbeitsmedizinischen Vorsorgeuntersuchung beauftragen, die entweder Facharzt für Arbeitsmedizin sind oder eine Zusatzbezeichnung „Betriebsmedizin" erworben haben.
Zu jeder „lege artis" durchgeführten ärztlichen Untersuchung und somit auch zur arbeitsmedizinischen Vorsorgeuntersuchung gehören als diagnostische Bestandteile:

- Erhebung der → Anamnese, insbes. der Beschwerdeanamnese,
- die körperliche (klinische) Untersuchung und ggf. bestimmte medizinisch-technische Untersuchungen, z. B.
- Laborparameter einschließlich → Biomonitoring,
- Sehtest mit Farbsinnprüfung,
- Hörtest (Audiogramm),
- Lungenfunktionsdiagnostik,
- Röntgen oder
- Ultraschalluntersuchungen.

Jede arbeitsmedizinische Untersuchung beinhaltet auch eine individuelle ärztliche Beratung im Hinblick auf die Gefährdung bzw. die Tätigkeit unter Würdigung der Anamnese und der erhobenen Befunde. Inwieweit klinische und/oder medizinisch-technische Anteile in jedem Fall Bestandteil einer arbeitsmedizinischen Vorsorgeuntersuchung sind, entscheidet der Arzt im Einvernehmen mit der zu untersuchenden Person. Die → Untersuchungsbefunde, das → Untersuchungsergebnis sowie der Inhalt des Untersuchungsgespräches (Beratung) unterliegen der → ärztlichen Schweigepflicht.

Hinweis

Im Rahmen der Diskussion zur sog. *Untersuchungsmedizin* ist darauf hinzuweisen, dass bereits das Erheben z. B. der *Beschwerdeanamnese* und der sich daran anschließenden Beratung eine ärztliche Untersuchung ist. Insoweit entspringt der Ruf nach mehr *Beratungsmedizin* im Arbeitsschutz mehr einem laienhaften Verständnis des Begriffes *Untersuchung*.

Man unterscheidet arbeitsmedizinische Vorsorgeuntersuchungen in *allgemeine arbeitsmedizinische Vorsorgeuntersuchungen* und in *spezielle arbeitsmedizinische Vorsorgeuntersuchungen*, welche in einer speziellen Rechtsvorschrift im Hinblick auf eine konkrete (spezielle) Gefährdung geregelt sind.

1.2.1 Allgemeine arbeitsmedizinische Vorsorge-untersuchung

Nach § 2 Abs. 1 Arbeitssicherheitsgesetz (ASiG) hat der Arbeitgeber seit 1974 einen Betriebsarzt zu bestellen und ihm die in § 3 ASiG beispielhaft genannten Aufgaben zu übertragen. Gemäß § 3 Abs. 1 Nr. 2 ASiG gehört es demnach zu den Aufgaben des Betriebsarztes, die Arbeitnehmer zu untersuchen und zu beraten. Diese allgemeinen arbeitsmedizinischen Vorsorgeuntersuchungen sollen Tätigkeitsbezogene bzw. Arbeitsplatzbezogene Gefahrenmerkmale aufdecken, die bisher weniger oder gar nicht von ihrer Wirkung auf den Menschen her bekannt sind und möglicherweise zu arbeitsbedingten Erkrankungen (§ 3 Abs. 1 Nr. 3c ASiG) führen.

Zur Gruppe der *allgemeinen arbeitsmedizinischen Vorsorgeuntersuchungen* können weiterhin auch bestimmte Untersuchungen auf Wunsch des Beschäftigten (vgl. Kap. 2-U-9) gerechnet werden, insbesondere auf der Rechtsgrundlage von (vgl. Tabelle 1.4):
- § 3 Abs. 1 Nr. 2 ASiG,
- § 11 ArbSchG und
- § 7 Abs. 1 BGV A4.

Über den Weg einer tätigkeitsbezogenen Beschwerdeanamnese und in Kenntnis der Arbeitsplatzbedingungen zum einen und dem Instrument einer gründlichen allgemeinen und ggf. speziellen Diagnostik zum anderen sollen dabei Rückschlüsse (kausale, nicht finale Betrachtungsweise) auf mögliche arbeitsbedingte Gesundheitsgefahren infolge der erhobenen Beschwerden und der objektivierbaren Befunde nach dem bekannten Belastungs-Beanspruchungs-Konzept gezogen werden. Die vom Arzt so gewonnenen klinischen Parameter, und somit auf objektiven und reproduzierbaren Fakten beruhenden Erkenntnisse dienen ihm vorrangig als Grundlage für die sachgerechte Beratungstätigkeit.

Im Gegensatz zu allen anderen im Arbeitsschutz agierenden Fachleuten ist nur der Arzt (sog. Arztvorbehalt – Betriebsarzt/Beauftragter Arzt/Ermächtigter Arzt) befugt und in der Lage, die Wechselwirkung zwischen der beruflichen Tätigkeit und den gesundheitlichen Auswirkungen auf die Beschäftigten *objektiv* mit dem Instrument einer arbeitsmedizinischen Untersuchung zu überprüfen.

Das Ausbleiben kritischer Befunde im Rahmen einer Ausschlussdiagnostik kann zusätzlich ein Hinweis dafür sein, dass die vom Arbeitgeber getroffenen Maßnahmen zum Arbeitsschutz richtig und ausreichend waren. Insoweit ist die arbeitsmedizinische Vorsorgeuntersuchung (AMVU) entgegen allen anderen messtechnischen Verfahren des sog. objektiven Arbeitsschutzes das ideale Instrument, die Wirksamkeit der getroffenen Maßnahmen direkt am Menschen (in vivo) überprüfen zu können.

In den Fällen, in denen ohnehin Biomonitoring indiziert ist oder in denen ohnehin keine Allgemeinen Arbeitsplatzgrenzwerte (AGW) ableitbar sind (vgl. GefStoffV), ist die AMVU samt Biomonitoring das Mittel der Wahl, soweit die Beschäftigten dazu ihre ➝ Einwilligung geben.

Alle möglichen Gruppierungen medizinischer Laien ruhen aber nicht, dem Betriebsarzt die wichtigste Quelle der Erkenntnisfindung über die tatsächlichen Gesundheitsgefahren am Arbeitsplatz – nämlich den mühsamen und relativ zeitaufwendigen Vorgang einer umfassenden Berufs- und Beschwerdeanamnese sowie der körperlichen (klinischen) Untersuchung – zum Vorwurf zu machen. Dieses Unverständnis mündet häufig in dem Vorwurf, die Betriebsärzte würden ja nur untersuchen und ihre sonstigen Pflichten, die sich aus dem ASiG ergeben, darüber vernachlässigen.

Doch es würde dem Wesen der ärztlichen Berufsausübung widersprechen, wenn die Diagnosen und die damit verbundenen bzw. empfohlenen Maßnahmen (Therapie) sich nicht auf objektive und reproduzierbare Fakten (Befunde) stützen würden. Mögen andere Fachdisziplinen ihre besonderen Wege der Erkenntnisfindung beschreiten. In der Medizin sollte sich höchstens die Prognose auf der Ebene von Vermutungen oder Behauptungen bewegen. In der Medizin und insbesondere in der Arbeitsmedizin gilt unverändert der Grundsatz: *Vor die Therapie haben die Götter die Diagnose gestellt!*

1.2.2 Spezielle arbeitsmedizinische Vorsorgeuntersuchung

Verschiedene Arbeitsschutzvorschriften des Staates und der Unfallversicherungträger enthalten Vorschriften, nach denen ein Arbeitgeber einen Arbeitnehmer nur dann an einem mit *spezifischen Gefahren* verbundenen Arbeitsplatz beschäftigen darf, wenn zuvor ein fachkundiger und – je nach Vorschrift (vgl. Anhang 10.1) – ein beauftragter bzw. dazu besonders ermächtigter Arzt den Arbeitnehmer arbeitsmedizinisch untersucht hat. Derartige Vorschriften sind enthalten in:

– Biostoffverordnung (BioStoffV),
– Druckluftverordnung (DruckluftV)*,
– Gefahrstoffverordnung (GefStoffV),
– Gentechniksicherheitsverordnung (GenTSV),
– Lärm- und Vibrations-Arbeitsschutzverordnung (LärmVibrationsArbSchV),
– Röntgenverordnung (RöV),
– Strahlenschutzverordnung (StrlSchV),
– UVV „Arbeitsmedizinische Vorsorge" (BGV A4).

Der Umstand, dass spezielle, bereits bekannte Gesundheitsrisiken in dazu speziell erlassenen Rechtsvorschriften geregelt werden, hat dazu geführt, diese Untersuchungsanlässe in Abgrenzung zu den allgemeinen *Spezielle arbeitsmedizinische Vorsorgeuntersuchungen* zu nennen.

Werden infolge kritischer Untersuchungsbefunde *„gesundheitliche Bedenken"* erhoben, so führt das entsprechend der jeweiligen Rechtsvorschrift dazu, dass der Arbeitgeber diesen Arbeitnehmer nicht beschäftigen (Erstuntersuchung) oder weiter beschäftigen (Nachuntersuchung) darf, also zu einem Beschäftigungsvorbehalt für diese spezielle Tätigkeit. Liegen die Gründe für die ärztliche Beurteilung „dauernde gesundheitliche Bedenken" allein in der Person des Arbeitnehmers, ohne dass Maßnahmen des objektiven Arbeitsschutzes am Arbeitsplatz verbessert werden können (Primärprävention, Rangfolge der Schutzmaßnahmen), so ist es die Aufgabe des Arztes, den untersuchten Arbeitnehmer ausführlich zu beraten. Der betroffene Arbeitnehmer entscheidet aber letztendlich selbst, ob er bei dem Arbeitgeber um eine Versetzung an einen anderen Arbeitsplatz nachsucht, an dem die spezielle Gefährdung für ihn nicht besteht. Diese Vorgabe gemäß dem Selbstbestimmungsrecht nach Art 2 Abs. 1 und Art. 12 GG ist jedoch nur dann gerechtfertigt, wenn die Frage einer Eignung oder Tauglichkeit zum Schutz Dritter oder zum Schutz erheblicher Sachgüter (vgl. Kap. 1.1.2) nicht im Vordergrund steht.

Die 1996 neu geschaffene BioStoffV wie auch die novellierte GefStoffV von 2005 unterscheiden im Rahmen der speziellen arbeitsmedizinischen Vorsorge zwischen den traditionellen sog. „Pflichtuntersuchungen", die als Beschäftigungsvoraussetzung weiterhin verbindlich vorgeschrieben sind, und den sog. „Angebotsuntersuchungen", bei denen es den Beschäftigten völlig freigestellt ist, inwieweit sie das Angebot zur arbeitsmedizinischen Vorsorge, d. h. Untersuchung und/oder Beratung über ihre individuellen Risiken annehmen. Dieses Konzept wurde mit der Lärm- und Vibrations-Arbeitsschutzverordnung vom 6. März 2007 konsequent fortgesetzt.

Einzelheiten zur Durchführung der jeweiligen Untersuchungsanlässe enthalten die Kap. 3 bis 9, die *Berufsgenossenschaftlichen Grundsätze für arbeitsmedizinische Vorsorgeuntersuchungen* oder die *Arbeitsmedizinischen Leitlinien* der DGAUM (vgl. Anhang 10.6 und 10.7).

Hinweis

Ist der Arbeitgeber ein Arzt, der ggf. die Voraussetzungen der §§ 15 Abs. 3 BioStoffV und GefStoffV oder von § 13 Abs. 4 LärmVibrationsV erfüllt, darf er *sich nicht selbst* mit der Durchführung der arbeitsmedizinischen Vorsorgeuntersuchung im eigenen Betrieb beauftragen. Auf die Regelung in § 15 Abs. 3 Satz 2 GefStoffV und BioStoffV (fehlt in § 13 Abs. 4 Satz 2 LärmVibrationsArbSchV) „*.... und die selbst keine Arbeitgeberpflichten gegenüber den zu untersuchenden Beschäftigten wahrnehmen*" (vgl. Kap. 2 ➜ beauftragte Ärzte) wird ausdrücklich hingewiesen.

Wegen der Besorgnis der Befangenheit infolge der ggf. sich ergebenden Interessenkollision zwischen der Funktion des Auftraggebers (i. d. R. Arbeitgebers) und des unparteilichen Gutachters sollte diese Grundregel für alle ärztlichen Untersuchungen im Arbeitsverhältnis gelten.

1.2.2.1 Pflichtuntersuchung

Pflichtuntersuchung ist eine Kurzbezeichnung für eine arbeitsmedizinische Vorsorgeuntersuchung, z. B. nach

---

* Die Untersuchungen nach §§ 10 u. 11 DruckluftV sind dem Wesen und dem Wortlaut nach keine Vorsorge-, sondern Eignungsuntersuchungen (drucklufttauglich).

- § 16 Abs. 1 GefStoffV,
- § 15a (1) BioStoffV oder nach
- § 14 Abs. 1 Nrn 1 und 2 LärmVibrationsArbSchV,
die der Arbeitgeber zu veranlassen hat und deren
Durchführung Voraussetzung für die Beschäftigung
(sog. Beschäftigungsvorbehalt) eines Arbeitnehmers
an einem Arbeitsplatz mit Exposition gegenüber
einer spezifischen Einwirkung ist.
Die o. g. Anlässe für Pflichtuntersuchungen enthalten auch alle eine sog. ➙ *Widerspruchsklausel*,
bei der die untersuchten Personen wie auch der die
Untersuchung veranlassende Arbeitgeber eine Entscheidung der zuständigen Stelle der Länder (i. d. R.
Gewerbearzt) bzw. bei Untersuchungen nach der
BGV A4 bei dem zuständigen Unfallversicherungsträger (UVT) fordern kann, wenn man mit dem Ergebnis der arbeitsmedizinischen Untersuchung nicht
einverstanden ist.

1.2.2.2 Angebotsuntersuchung
Angebotsuntersuchung ist eine Kurzbezeichnung
für eine arbeitsmedizinische Vorsorgeuntersuchung,
die der Arbeitgeber aufgrund einer Rechtsvorschrift
den Beschäftigten anbieten muss (Bringschuld des
Arbeitgebers).
Sie ist nicht Voraussetzung für die Beschäftigung an
dem speziellen Arbeitsplatz. Die Teilnahme an der
Untersuchung ist für die Beschäftigten freiwillig.
Das ➙ Untersuchungsergebnis einer sog. Angebotsuntersuchung darf nur mit ausdrücklicher Zustimmung der untersuchten Person an den Arbeitgeber
weitergegeben werden (➙ Ärztliche Schweigepflicht). Derartige sog. Angebotsuntersuchungen
gibt es in:

1.1	Bildschirmarbeitsverordnung (§ 6 Abs. 1),
1.2	Gefahrstoffverordnung, und zwar:
1.2.1	§ 16 Abs. 3 Nr. 1 i. V. m. Anhang V, Teil 1 (bei Exposition),
1.2.2	§ 16 Abs. 3 Nr. 2 i. V. m. Anhang V, Teil 2.2 (Tätigkeiten),
1.2.3	§ 16 Abs. 3 i. V. m. § 15 Abs. 2 Satz 1 Nr. 4 (krebserzeugende Stoffe),
1.2.4	§ 16 Abs. 4 (bei Erkrankungen),
1.3	Biostoffverordnung – BioStoffV (§ 15a i. V. m. Anhang IV), und zwar:
1.3.1	§ 15a Abs. 2 (Nachuntersuchung am Ende der Tätigkeit),
1.3.2	§ 15a Abs. 3 (bei allen Tätigkeiten, außer bei ausreichendem Impfschutz),
1.3.3	§ 15a Abs. 6 (bei Erkrankungen),
1.4	Gentechnik-Sicherheitsverordnung, und zwar:
1.4.1	§ 12 Abs. 5 (Instandhaltungs-, Reinigungs-, Änderungs- oder Abbrucharbeiten in Bereichen mit Sicherheitsstufen 2 bis 4),
1.4.2	§ 12 Abs. 8 (alle Anlässe wie BioStoffV – vgl. 1.3),
1.5	Lärm- und Vibrations-Arbeitsschutz-verordnung (LärmVibrationsArbSchV):
1.5.1	§ 14 Abs. 3 Nr. 1 (Lärm),
1.5.2	§ 14 Abs. 3 Nr. 2 (Vibrationen),
1.5.3	§ 14 Abs. 4 (Erkrankungen),
2.	Ein anderer Oberbegriff ist die *Unter-suchung auf Wunsch des Beschäftigten*. Diese wird geregelt (als Holschuld des Beschäftigten/Versicherten) in/als:
2.1	sog. Angebotsuntersuchung (vgl. oben) oder als
2.2	Recht auf Untersuchung nach § 11 ArbSchG,
2.3	Recht auf Untersuchung nach § 6 Abs. 3 ArbZG,
2.4	Recht auf Untersuchung nach § 34 JArbSchG,
2.5	Recht auf Untersuchung nach § 7 Abs. 1 UVV „Arbeitsmedizinische Vorsorge" (BGV A4).

1.3 Begutachtung nach verschiedenen Rechtsgebieten (SGB II, V, VI, VII, IX, JArbSchG etc.)

Ärztliche Begutachtung ist die Abgabe eines ärztlichen Sachverständigengutachtens auf der Grundlage der allgemein anerkannten Regeln und wissenschaftlichen Erkenntnissen der Medizin im Auftrag eines Dritten (Arbeitgeber, Leistungsträger des SGB, Gerichte, private Versicherungen etc.).

Bei der Begutachtung sind vom untersuchenden Arzt neben den Vorgaben, die sich aus der Berufsordnung ergeben (z. B. Grundsatz der Verhältnismäßigkeit, ➙ Aufklärungspflicht, ➙ Einwilligung, ➙ Schweigepflicht), andere gesetzliche oder höchstrichterliche Einschränkungen wie
– Beschränkungen des Fragerechts,
– Beschränkungen durch die Regelungen zu
  ➙ Duldungs- und ➙ Mitwirkungspflichten
zu beachten.

1.3.1 Arbeitsunfähigkeit (AUF) – SGB V

Arbeitsunfähigkeit (AUF – nicht umgangssprachlich AU – vgl. unten) ist die ärztlich bescheinigte befristete Freistellung von der Arbeit (wenn durch Krankheit in absehbarer Zeit die arbeitsvertraglich geschuldete Leistung nicht erbracht werden kann oder zu besorgen ist, dass sich durch weitere Arbeit der Gesundheitszustand verschlechtert) bei den in der gKV versicherten Beschäftigten, für die Anspruch auf Lohnfortzahlung bzw. Krankengeld besteht (vgl. auch Kap. 2-A-30).

1.3.2 Erwerbsfähigkeit (SGB II)

(vgl. Kap. 2-E-10)
Der Begriff *Erwerbsfähigkeit* wird im 2. Buch Sozialgesetzbuch *Grundsicherung für Arbeitssuchende* (SGB II) definiert:
„Als erwerbsfähig wird derjenige angesehen, der nicht wegen Krankheit oder Behinderung auf absehbare Zeit (in der Regel 6 Monate) außerstande ist, unter den üblichen Bedingungen des allgemeinen Arbeitsmarktes mindestens drei Stunden täglich erwerbstätig zu sein."
Hierbei kommt es nur darauf an, dass der Betreffende theoretisch (abstrakte Betrachtungsweise) imstande ist, eine solche Arbeit zu verrichten. In diesen Fällen ist dann die Zumutbarkeit einer Arbeit zu prüfen. Die Erwerbsfähigkeit wird von der Agentur für Arbeit – BA (ehem. Arbeitsamt/Arbeitsverwaltung) festgestellt. In Zweifelsfällen wird eine *Einigungsstelle* der verschiedenen Leistungsträger von der BA hinzugezogen:

– Rentenversicherung,
– Grundsicherung für Arbeitssuchende (HARTZ IV),
– Sozialhilfe.

1.3.3 Erwerbsminderung, teilweise oder volle (SGB VI)

Die traditionelle Aufteilung in Renten wegen
➙ Berufsunfähigkeit (BU) und
➙ Erwerbsunfähigkeit (EU)
wurde mit der Rentenreform zum 1. Januar 2001 durch ein neues Bewertungssystem abgelöst. Als Renten wegen verminderter Erwerbsfähigkeit gibt es seitdem
– Rente wegen voller Erwerbsminderung in Höhe einer Vollrente,
– Rente wegen teilweiser Erwerbsminderung in Höhe einer halben Vollrente und als Sonderleistung die
– Rente für Bergleute bei verminderter Berufsfähigkeit im Bergbau.

Bei *teilweiser Erwerbsminderung* besteht Anspruch auf Rente, wenn der Versicherte aufgrund seiner gesundheitlichen Beeinträchtigung nur noch weniger als sechs (6) Stunden täglich, jedoch mehr als drei (3) Stunden täglich erwerbstätig sein kann.

Anspruch auf eine Rente wegen *voller Erwerbsminderung* besteht, wenn das Leistungsvermögen des Versicherten so stark beeinträchtigt ist, dass er nicht mehr in der Lage ist, mindestens drei (3) Stunden täglich eine berufliche Tätigkeit auszuüben. Verfügt er somit bei typischer Betrachtung nicht mehr über ein auf dem allgemeinen Arbeitsmarkt verwertbares Restleistungsvermögen, ist der Versicherte auf eine volle Einkommensersatzleistung angewiesen.

Versicherte, die am 1. Januar 2001 das 40. Lebensjahr bereits vollendet hatten, können im Rahmen einer Regelung zum Vertrauensschutz bei Berufsunfähigkeit (§ 207 SGB VI) weiterhin eine Rente bei *Berufsunfähigkeit* in Anspruch nehmen. Dabei wird der Berufsschutz in das neue System der zweistufigen Erwerbsminderungsrente eingebunden und heißt dann *Rente wegen teilweiser Erwerbsminderung bei Berufsunfähigkeit*.

Zur Feststellung des Leistungsvermögens hat der *begutachtende Arzt* Diagnosen zu stellen und die hieraus folgenden Funktionseinschränkungen sowie diejenigen Belastungen zu beschreiben, die dem Versicherten gesundheitlich noch zumutbar sind. Zusammenfassend gibt der medizinische Sachverständige eine Einschätzung zum Umfang des *verbliebenen Leistungsvermögens* ab.

Bei der Beschreibung von Tätigkeiten (Positives Leistungsbild) kommen nur solche in Betracht, die auf dem allgemeinen Arbeitsmarkt üblich sind. Damit wird sichergestellt, dass für die Feststellung des Leistungsvermögens solche Tätigkeiten, für die es für den zu beurteilenden Versicherten einen Arbeitsmarkt schlechthin nicht gibt, nicht in Betracht zu ziehen sind (Entscheidung des BSG, BSGE 80, S. 24, 34).

1.3.4 Arbeitsunfall und Berufskrankheit (SGB VII)

Ein *Arbeitsunfall (AU)* ist ein *Körperschaden*, den ein Beschäftigter während einer in der gUV versicherten Tätigkeit erleidet. Beim Unfall ist entscheidend, dass die Ursache des Schadensfalls in einem unmittelbaren zeitlichen Zusammenhang mit dem Wirkungseintritt steht (z. B. beim Leitersturz: Bruch einer Leitersprosse – Sturz auf den Boden – Verletzung des Schienbeins – vgl. dagegen ➝ Berufskrankheit).

Vergiftungen oder Verätzungen durch gefährliche Stoffe, die aus medizinischer Sicht eher als Krankheiten eingestuft würden, sind versicherungsrechtlich Arbeitsunfälle im Sinne von § 8 SGB VII (z.B. Verätzungen der Atemwege durch Rauchgase, Chlordämpfe oder Ozon, Hitzschlag oder Kreislaufversagen bei Arbeiten in großer Hitze, z.B. an einem „Hitzearbeitsplatz" oder in den Tropen).

Berufskrankheiten (BK) sind Krankheiten, die die Bundesregierung (BReg) auf der Grundlage von § 9 Abs. 1 SGB VII durch Rechtsverordnung mit Zustimmung des Bundesrates (BR) als Berufskrankheiten bezeichnet und die Versicherte infolge der Ausübung einer versicherten Tätigkeit erleiden (vgl. Anlage zur Berufskrankheiten-Verordnung – BKV vom 31. Oktober 1997 (BGBl I S. 2623), zuletzt geändert am 5. September 2002 (BGBl I S. 3541). Diese Anlage nennt man die Liste der Berufskrankheiten (vgl. Anhang 10.8) und die dort aufgeführten Krankheiten als sog. Listenkrankheiten. BK sind von einer sog. ➝ arbeitsbedingten Erkrankung – „work related disease" zu unterscheiden.

Neben einer sog. Listenkrankheit nach § 9 Abs. 1 SGB VII ermöglicht der § 9 Abs. 2 SGB VII im Einzelfall die Anerkennung und Entschädigung einer Krankheit „wie eine Berufskrankheit" („Quasi-BK"), soweit aufgrund neuer Erkenntnisse der medizinischen Wissenschaft die Voraussetzungen für die Bezeichnung als Berufskrankheit vorliegen. Die Berufskrankheit (§ 9 SGB VII) unterscheidet sich

vom Arbeitsunfall (§ 8 Abs. 1 SGB VII) insbesondere dadurch, dass die Einwirkung, die für den Wirkungseintritt (Krankheit) ursächlich ist, sich über mehrere Arbeitsschichten, ja oft über einen längerfristigen Zeitraum des Arbeitslebens, mitunter während verschiedener Beschäftigungsverhältnisse erstreckt. Im Hinblick auf die Begutachtung von Arbeitsunfällen und Berufskrankheiten wird auf die einschlägige Fachliteratur verwiesen. Auf einige Besonderheiten ist hinzuweisen:

Infektionskrankheiten an Hepatitis (B, C) oder HIV, die im Rahmen eines Arbeitsunfalls als Operations- oder Transfusionskomplikation oder durch Nadelstichverletzung (D-Arzt-pflichtiger Arbeitsunfall) erworben wurden (Infektionspfad) sind unmittelbare bzw. mittelbare Folgen eines Arbeitsunfalls (§ 8 SGB VII) und keine Berufskrankheit (§ 9 SGB VII). Infektionskrankheiten, die über den Infektionspfad Tröpfchen- oder Schmierinfektion erworben wurden, sind dagegen Berufskrankheiten i. S. der BK Nr. 3101 bzw. 3102 Anl. zur BKV. Eine sog. *Rentenneurose*, oft verbunden mit aggravierendem Verhalten, wirkt sich i. d. R. als mittelbare BK-Folge (Zusatzgutachten auf dem psychiatrischen Fachgebiet erforderlich) MdE-verstärkend aus.

1.3.5 Minderung der Erwerbsfähigkeit (MdE)

Die Minderung der Erwerbsfähigkeit auf dem allgemeinen Arbeitsmarkt (MdE) wird vom Arzt gutachtlich auf Grund objektiver medizinischer Befunde eingeschätzt (Angaben in % der Vollrente = 100 %). Bei eingeschränkter, d. h. erheblich gefährdeter (drohender) oder verminderter, aber noch vorhandener Erwerbsfähigkeit können Maßnahmen der medizinischen (sog. Kuren), der beruflichen oder sonstige Leistungen der Rehabilitation auf Antrag genehmigt werden. Wird eine Minderung der Erwerbsfähigkeit (MdE) festgestellt, bestehen ggf. die Voraussetzungen für die Gewährung von Leistungen (insb. Renten) u. a. in der

– Gesetzlichen Unfallversicherung (§ 56 SGB VII),
– Kriegsopferversorgung oder nach dem
– Opferentschädigungsgesetz.

In der gUV wird eine Rente ab einer MdE von ≥ 20 % gewährt (§ 56 SGB VII). Das Vorliegen einer sog. Stützrente (MdE ≥ 10 %) aus anderen Berufskrankheiten (z. B. Lärmschwerhörigkeit und Silikose), Arbeitsunfällen oder anderen Rechtsgebieten ist zu prüfen und ggf. bei der Gesamt-Einschätzung der MdE zu berücksichtigen.

Bei Erkrankungen der Atemwege und der Lungen ist zu beachten, dass nach § 16 Abs. 2 und 5 i. V. m.

Anhang V GefStoffV ein Beschäftigungsverbot für alle atemwegsrelevanten Tätigkeiten besteht (vgl. Kriterien für „dauernde gesundheitliche Bedenken" in den BG-Grundsätzen). Insoweit liegen auch bei noch nicht eindeutig nachweisbarer Einschränkung der Lungenfunktion die arbeitsmedizinischen Voraussetzungen zur Einschätzung einer MdE von mindestens ≥ 10 % wegen der dadurch bedingten Einschränkung bei allen staubgefährdeten Tätigkeiten o. ä. des Arbeitsmarktes vor.

Zu Einzelheiten der Begutachtung (haftungsbegründende Kausalität, haftungsausfüllende Kausalität, Zusammenhangsbeurteilung, Teilursächlichkeit, Kausaltheorie der wesentlichen Bedingung, MdE-Einschätzung etc.) wird auf die dazu vorliegende Fachliteratur verwiesen.

1.3.6 Schwerbehinderung/ Grad der Behinderung – GdB (SGB IX)

Eine Behinderung wird gutachtlich festgestellt und als Grad der Behinderung – GdB nach den vom BMAS herausgegebenen Anhaltspunkten für die Gutachtertätigkeit im sozialen Entschädigungsrecht und nach dem Schwerbehindertenrecht (Teil 2 SGB IX) bewertet. Beim Vorliegen mehrerer Behinderungen wird ein Gesamt-GdB ermittelt. Als schwerbehindert nennt man Personen mit einem GdB von ≥ 50 % oder diesen gleichgestellten Personen ab einem GdB von ≥ 30 %. Die Anerkennung eines GdB erlaubt keine Rückschlüsse auf Leistungsvoraussetzungen (z. B. teilweise oder vollständig verminderte Erwerbsfähigkeit der gRV oder MdE der gUV) anderer Rechtsgebiete.

1.3.7 Untersuchungen nach dem JArbSchG

Ziel des Jugendarbeitsschutzgesetzes ist es, Jugendliche/Heranwachsende durch die Belastungen im Arbeitsleben ggf. hervorgerufenen Gefährdungen der Gesundheit und ihrer Entwicklung zu schützen. Untersuchungsanlässe zur gesundheitlichen Betreuung (Eignung) der Jugendlichen sind geregelt in:

§ 32   Erstuntersuchung,
§ 33   Erste Nachuntersuchung,
§ 34   Weitere (freiwillige) Nachuntersuchungen,
§ 35   Außerordentliche Nachuntersuchung,

§ 38   Ergänzungsuntersuchung auf Veranlassung des untersuchenden Arztes,
§ 42   Untersuchung auf Veranlassung der Behörde.

Zur Durchführung der ärztlichen Untersuchungen nach den §§ 32 bis 38 und § 42 JArbSchG samt Erhebungs- und Befunddokumentationsvordrucke enthält die ➜ *Jugendarbeitsschutzuntersuchungsverordnung (JArbSchUV)* sowie die Vordrucke der Ärztlichen Bescheinigungen, die der Arbeitgeber und der Personensorgeberechtigte (Eltern, Vormund) erhalten. Diese Vordrucke sind i. d. R. über die ➜ Ärztekammern oder den für den medizinischen Arbeitsschutz zuständigen Stellen der Länder (Gewerbearzt) zu erhalten (vgl. auch Kap. 2-J-2 und 2-J-3).

Mit dem neu eingeführten Erhebungsbogen wurde der Zeitaufwand zur Erhebung der Vorgeschichte deutlich verringert. Fragen zu Lebensgewohnheiten, Gebrauch von Suchtmitteln (legal und illegal) sowie zu bestehenden Allergien (ggf. Vorlage des *Allergie-Passes*) und zu bereits durchgeführten Impfungen (ggf. Vorlage des *Impfpasses*) zeichnen die 1990 geschaffene JArbSchUV aus.

Quellen

Bundesärztekammer (Hrsg.): Vorsorgeuntersuchungen bei Jugendlichen. Deutscher Ärzteverlag, Köln, o. J.

Giesen, T.: 28 Jahre Jugendarbeitsschutzgesetz – primäre Zielsetzung, aktuelle Erfahrungen, Schlussfolgerungen. In: Hornstein, O.P., F. Klaschka (Hrsg.): Aktuelle Beiträge zu Umwelt- und Berufskrankheiten der Haut, Heft 2. Grosse, Berlin, 1989

Giesen, T.: Arbeitsschutz als staatliche Aufgabe – Berufskrankheiten, Prävention, Jugendarbeitsschutz. Vortrag auf der Fortbildungsveranstaltung der Technischen Akademie Wuppertal und der Heinrich-Heine-Universität Düsseldorf „Berufsbedingte Allergien – allergische Erkrankungen infolge von Umwelteinflüssen am Arbeitsplatz", Düsseldorf, 28. und 29. März 1990

Giesen, T.: Neue Verordnung über die ärztlichen Untersuchungen nach dem Jugendarbeitsschutzgesetz (Jugendarbeitsschutz-Untersuchungsverordnung – JArbSchUV). Die BG, (1992) 4, 236–239

Giesen, T.: Jugendarbeitsschutz in der Bundesrepublik Deutschland. In: Brenner, W., H.-J. Florian, E. Stollenz, H. Valentin (Hrsg.): Arbeitsmedizin aktuell, 30. Lfg., Kap. 5.2, G. Fischer, Stuttgart – New York, 1992

1.4 Übersicht der Ärztlichen Untersuchungen im Rahmen des Arbeitsverhältnisses*

| Nr. | Personalärztliche Untersuchungen (Untersuchungen im Interesse des Arbeitgebers) | | | Arbeitsschutzuntersuchungen (Schutz vor Arbeitsunfällen oder Berufskrankheiten und anderen arbeitsbedingten Erkrankungen) | | |
| | Einstellungsuntersuchungen | Eignungsuntersuchungen/Tauglichkeitsuntersuchungen | | Eignungsuntersuchungen zum Schutz vor Arbeitsunfällen | Vorsorgeuntersuchungen | |
		zur Personaleinsatzplanung	zum Drittschutz		Allgemeine Vorsorgeuntersuchungen	Spezielle Vorsorgeuntersuchungen
1	Freie Wirtschaft (ohne rechtliche Regelung)	i. P. alle in Spalten 3 und 4 genannten Untersuchungsanlässe	Fahrtauglichkeit (§§ 11 bis 14 i. V. m. Anlagen 4 bis 6 FeV; § 7 BGV A1)	§ 7 Abs. 1 Arbeitsschutzgesetz (ArbSchG)	§ 3 Abs. 1 Nr. 2 ASiG	Biostoffverordnung (BioStoffV)
2	Öffentlicher Dienst (§ 7 BAT)	Öffentlicher Dienst (§ 7 BAT)	Flugtauglich (LuftV ZO)	§ 7 Abs. 1 und 2 BGV A1 (allgemein)	§ 11 ArbSchG	Gefahrstoffverordnung (GefStoffV)
3	Beamte (Art. 33 GG)	Feststellung der Befähigung bzw. Arbeitsfähigkeit nach § 7 Abs. 2 i. V. m. § 15 Abs. 2 und 3 BGV A 1 – Nachweis bzw. Ausschluss von Alkohol-, Medikamenten- oder Drogeneinfluss am Arbeitsplatz	Hochseetauglich (SeemannsG/SeediensttauglichkeitsV)	Anhang 2 Nr. 3.1 Betriebssicherheitsverordnung (BetrSichV) i. V. m. § 7 Abs. 1 (ArbSchG): Eignung zum Betrieb von selbst fahrenden mobilen Arbeitsmitteln (z. B. Gabelstapler)	§ 7 Abs. 1 BGV A4	Lärm- und Vibrations-Arbeitsschutz-Verordnung (LärmVibrationsArbSchV)
4			Binnengewässer/Rheinschifffahrt	Bergtauglichkeit (Bundesberggesetz/GesBergV)		Gentechniksicherheitsverordnung (GenTSV)
5			Schienen- und Spurgeführter Verkehr	Drucklufttauglichkeit (§§ 10 u. 11 DruckluftV)		Röntgenverordnung (RöV)
6			Infektionsschutzgesetz (IfSG, dort § 42 – Umgang mit Lebensmitteln)	§ 6 Abs. 1 Bildschirmarbeitsverordnung (seh- u. farbsinntauglich)		Strahlenschutzverordnung (StrlSchV)

Nr.	Personalärztliche Untersuchungen (Untersuchungen im Interesse des Arbeitgebers)			Arbeitsschutzuntersuchungen (Schutz vor Arbeitsunfällen oder Berufskrankheiten und anderen arbeitsbedingten Erkrankungen)		
	Einstellungsuntersuchungen	Eignungsuntersuchungen/ Tauglichkeitsuntersuchungen		Eignungsuntersuchungen zum Schutz vor Arbeitsunfällen	Vorsorgeuntersuchungen	
		zur Personaleinsatzplanung	zum Drittschutz		Allgemeine Vorsorgeuntersuchungen	Spezielle Vorsorgeuntersuchungen
7			Begasungen nach Anhang III Nr. 5.3.1 Abs. 2 Nr. 2 GefStoffV [körperlich und geistig geeignet]	Tragen von Atemschutzgeräten (§ 3 i. V. m. Anlage 1 BGV A4)		§ 3 i. V. m. Anlage 1 BGV A4
8			Schädlingsbekämpfung nach Anhang III Nr. 4.4 Abs. 4 Nr. 3 GefStoffV [körperlich und geistig geeignet]	Kältetauglich (§ 3 i. V. m. Anlage 1 BGV A4)		Elektromagnetische Felder – EMF (in Vorbereitung)
9				Hitzetauglich (§ 3 i. V. m. Anlage 1 BGV A4)		Künstliche optische Strahlung (in Vorbereitung)
10				Tropentauglichkeit (§ 3 i. V. m. Anlage 1 BGV A4)		Arbeiten im kontaminierten Bereich
11				Land- u. Forstwirtschaft – UVV Forsten		
12				Nachtarbeit (Schichtdiensttauglich) – § 6 Abs. 3 ArbZG		

Nr.	Personaleärztliche Untersuchungen (Untersuchungen im Interesse des Arbeitgebers)			Arbeitsschutzuntersuchungen (Schutz vor Arbeitsunfällen oder Berufskrankheiten und anderen arbeitsbedingten Erkrankungen)		
	Einstellungsuntersuchungen	Eignungsuntersuchungen/ Tauglichkeitsuntersuchungen		Eignungsuntersuchungen zum Schutz vor Arbeitsunfällen	Vorsorgeuntersuchungen	
		zur Personaleinsatzplanung	zum Drittschutz		Allgemeine Vorsorgeuntersuchungen	Spezielle Vorsorgeuntersuchungen
13				Seediensttauglichkeit (Seemannsgesetz/ Seediensttauglichkeitsverordnung)		
14				§ 3 Lastenhandhabungsverordnung i. V. m. § 7 Abs. 1 ArbSchG		
15				Arbeiten in sauerstoffreduzierter Atmosphäre (§ 7 Abs. 1 ArbSchG)		
16				Höhentauglichkeit (§ 7 Abs. 2 BGV A1)		
17				Fahr-, Steuer- und Überwachungstätigkeiten (§ 7 Abs. 2 BGV A1)		

* Die rechtlich eindeutig geregelten Untersuchungsanlässe sind mittelblau unterlegt.

Definitionen und Erläuterungen von A bis Z

2

2.0 Einführung

Dieser lexikalische Teil ist ähnlich einem Glossar streng alphabetisch aufgebaut. Er enthält ca. *290 Suchbegriffe* aus dem Arztrecht, dem Arbeitsrecht und dem Arbeitsschutzrecht sowie die im Zusammenhang mit ärztlichen Untersuchungen von Beschäftigten im Arbeitsverhältnis relevanten Gebieten. Soweit es erforderlich erschien, wurde eine Detailtiefe gewählt, die über ein reines Glossar hinausgeht.

Es wurde eine Nomenklatur und Begriffsbestimmung benutzt, wie sie sich in den letzten 20 Jahren zunehmend entwickelt hat. Sich dabei gelegentlich aus tagespolitischen Diskussionen heraus entwickelte „Irrwege" zu bestimmten Begriffen, wie z. B. zur → Arbeitsmedizinischen Vorsorge und deren z. Teil unterschiedliche Inhalte wurden z. Teil aufgegriffen.

Es ist darauf hinzuweisen, dass nahezu alle Gesetze und Verordnungen §§ „Begriffsbestimmungen" enthalten, die dann nur für dieses Rechtsgebiet gelten, selbst wenn sie in nicht juristischen Fachdisziplinen wie der Medizin oder sonstiger Naturwissenschaften als *termini technici* anders definiert und verwendet werden.

Die in der TRGS 101 „Begriffsbestimmungen" (vgl. Anhang 10.4.1) vorgenommenen Definitionen wie auch das Glossar der TRGS 540 (vgl. Anhang 10.4.2) gelten ausschließlich im Geltungsbereich der GefStoffV und können nicht verallgemeinert werden. Ein Umstand, der, wie viele interdisziplinäre Diskussionsrunden zeigen, die Verständigung und sachliche Debatten oftmals erschweren. Auch wird z. B. der Begriff *Kontamination* je nach Geltungsbereich unterschiedlich definiert, so dass man immer nachfragen muss, welche Verunreinigung nun gemeint sei.

Für den Bereich der gesetzlichen Unfallversicherung wird auf den Internet-Auftritt des Bundesverbands der Unfallkassen der öffentlichen Hand (BUK) verwiesen, in dem ein informatives „Kleines Lexikon der Unfallversicherung" enthalten ist [www.unfallkassen.de].

Das Kapitel 2 dieses Buches will sich bewusst auf die Begrifflichkeiten beschränken, die im Zusammenhang mit Ärztlichen Untersuchungen im Arbeitsverhältnis als besonders relevant erachtet wurden.

A 1 Abfälle

Abfälle sind alle beweglichen Sachen, die unter die im Anhang I des Kreislaufwirtschafts- und Abfallgesetzes aufgeführten Gruppen fallen und deren sich ihr Besitzer entledigt, entledigen will oder entledigen muss. Abfälle zur Verwertung sind Abfälle, die verwertet werden; Abfälle, die nicht verwertet werden, sind Abfälle zur Beseitigung (§ 3 Abs. 1 KrW/AbfG).

Erläuterung

Besondere Anforderungen ergeben sich bei der Entsorgung von gefährlichen Abfällen. Zu ihnen zählen z.B. gesundheitsgefährdende, umweltgefährdende, explosionsfähige oder brennbare Stoffe sowie Stoffe, die Krankheitserreger übertragen können.

Radioaktive Abfälle vgl. StrlSchV.

A 2 Aerosol

Aerosol ist ein Stoffgemisch, das aus einem gasförmigen Dispersionsmittel und flüssigen oder festen (kolloiden) Bestandteilen besteht. Die dispersen Bestandteile bezeichnet man als Schwebstoffe. Sind sie flüssig spricht man von Nebel; sind sie fest, so liegen Staub oder Rauch vor.

A 3 Ärzte als fachkundige Personen

Fachkundige Personen im Sinne § 7 Abs. 7 GefStoffV, § 8 Satz 3 BioStoffV oder § 5 LärmVibrationsArbSchV sind insbesondere die Ärzte, die gemäß § 2 Arbeitssicherheitsgesetz (ASiG) als Betriebsärzte des jeweiligen Unternehmens bestellt sind. Für eine fachkundige Beratung im Rahmen der Gefährdungsbeurteilung kann der Arbeitgeber zusätzlich auch Fachärzte für Arbeitsmedizin oder Ärzte mit der Zusatzbezeichnung Betriebsmedizin heranziehen, die weder Betriebsärzte des Betriebes nach § 2 ASiG noch mit der Durchführung der arbeitsmedizinischen Vorsorgeuntersuchungen beauftragte Ärzte nach den §§ 15 Abs. 3 GefStoffV bzw. BioStoffV oder § 13 Abs. 4 LärmVibrationsArbSchV sind.

A 4 Ärztekammer

Die Ärztekammern (ÄK) sind auf der Basis der Kammer- bzw. Heilberufegesetze der Länder Einrichtungen der Ärztlichen Selbstverwaltung. Infolge ihrer subsidiären Rechtsetzungs- und Aufsichtsbefugnisse (vgl. auch → UVT) sind die Kammern Körperschaften des öffentlichen Rechts (KdöR). Es gibt in Deutschland 17 Landesärztekammern. Ihre Aufgaben sind insbesondere Erlass, Überwachung und Durchführung der

- Berufsordnung für Ärzte
- Qualitätssicherung
- Weiterbildungsordnung für Ärzte
- Fortbildungsordnung für Ärzte
- Berufsgerichtsbarkeit
- Clearingstelle für Behandlungsfehler
- Soziale Aufgaben
  - Berufsständisches Versorgungswerk
  - Ärztliches Hilfswerk

Die *Bundesärztekammer (BÄK)* ist die Spitzenorganisation (Dachverband) der ärztlichen Selbstverwaltung. Sie vertritt die berufspolitischen Interessen der ca. 400.500 Ärztinnen und Ärzte. Die BÄK unterstützt die Arbeit der Ärztekammern und nimmt dabei mittelbar auch gesetzliche Aufgaben im Rahmen der Qualitätssicherung nach SGB V sowie der Tranplantationsgesetzgebung wahr.

Die Bundesärztekammer ist aus der 1947 gegründeten Arbeitsgemeinschaft der Westdeutschen Ärztekammern hervorgegangen. Der einzelne Arzt gehört infolge der staatlich erteilten Approbation über die Pflichtmitgliedschaft in einer → Ärztekammer der BÄK lediglich mittelbar an. Die BÄK ist selbst keine Körperschaft des öffentlichen Rechts, sondern ein Verein. Sie setzt sich aus dem Präsidenten, dem Vorstand und der Geschäftsstelle zusammen und richtet jährlich den Deutschen Ärztetag, d. h. die Hauptversammlung („Parlament der Ärzteschaft") der Ärztekammern aus.

Die Arbeit der Bundesärztekammer wird in zahlreichen ständigen oder temporären Fachgremien und Ausschüssen von meist ehrenamtlich tätigen Mitgliedern geleistet → [www.bundesaerztekammer.de].

Der Ausschuss und Ständige Konferenz *Betriebsärztliche Versorgung* (früher *Arbeitsmedizin*)* befasst sich mit Fragen der arbeitsmedizinischen bzw. be-

---

* Die Erfüllung der präventiven Aufgaben nach § 3 Arbeitssicherheitsgesetz (ASiG) wird in Abgrenzung zur Krankenversorgung der Allgemeinbevölkerung in der kurativen Medizin (z. B. durch Vertrags- bzw. sog. Kassenärzten nach SGB V) betriebsärztliche Betreuung genannt.

triebsärztlichen Weiter- und Fortbildung. Er setzt sich u. a. aus Vertretern der 17 Landesärztekammern, der Deutschen Gesellschaft für Arbeits- und Umweltmedizin – DGAUM [www.dgaum.de] als der medizinisch-wissenschaftlichen Fachgesellschaft, des Verbandes Deutscher Betriebs- und Werksärzte – VdBW [www.vdbw.de] als dem Berufsverband der Deutschen Arbeitsmediziner, den Leitern der 7 Akademien, die arbeitsmedizinische Weiterbildungskurse im Rahmen des Ärztlichen Weiterbildungsrechts anbieten (vgl. ➡ arbeitsmedizinische Fachkunde), Vertretern von Behörden des Bundes und der Länder sowie Vertretern der ➡ UVT zusammen.

Seine Aufgabe ist insbesondere die Inhalte und die Modalitäten zum Erwerb für das Fachgebiet *Arbeitsmedizin* und die Zusatzbezeichnung *Betriebsmedizin* der Weiterbildungsordnung (WBO) zu definieren sowie die Richtlinien zur WBO und das Kursbuch „Arbeitsmedizin" aufzustellen.

A 5 Ärztliche Selbstverwaltung
(vgl. Ärztekammer u. Berufsrecht, ärztliches)

A 6 Allergie
Eine Allergie ist eine erworbene spezifische Reaktionsveränderung des Organismus auf der Basis einer krankhaften Immunreaktion (Sensibilisierung), die durch eine exogene Substanz verursacht wird. Bei fortgesetzter Exposition können charakteristische Krankheiten auch dann resultieren, wenn der gegebenenfalls vorhandene Luftgrenzwert eingehalten wird.

Dosis-Wirkungs-Beziehungen für solche Reaktionen liegen, soweit sie überhaupt schon bekannt sind, in sehr niedrigen Konzentrationsbereichen (Mikro- bzw. Nanogramm-Bereich) und sind bei Grenzwertfestlegungen in der Regel noch nicht berücksichtigt (vgl. Kap. 6 sowie Anhänge 10.4.2 und 10.4.6).

A 7 Allgemeine arbeitsmedizinische Beratung
Im Rahmen der ➡ Unterweisung der Beschäftigten nach § 12a Abs. 2 BioStoffV oder § 11 Abs. 3 LärmVibrationsArbSchV ist eine allgemeine arbeitsmedizinische Beratung der Beschäftigten durch einen Arzt nach § 15 Abs. 3 BioStoffV oder nach § 13 Abs. 4 LärmVibrationsArbSchV vorzunehmen, soweit das aus arbeitsmedizinischen Gründen für erforderlich gehalten wird.

Die Verordnungen regeln allerdings nicht, wer diese arbeitsmedizinische Indikation stellt. Letztlich ist es die Entscheidung des Arbeitgebers, inwieweit er zur Gefährdungsbeurteilung wie auch zu der kollektiven Beratung im Rahmen der Unterweisung einen Arzt hinzuzieht.

Diese kollektive Beratung ist zu unterscheiden von der individuellen Beratung, die Bestandteil der ➡ arbeitsmedizinischen Vorsorge(untersuchung) ist.

Hinweis
Zur Wahrnehmung der Aufgabe einer allgemeinen arbeitsmedizinischen Beratung nach § 12a Abs. 2 BioStoffV oder § 11 Abs. 3 LärmVibrationsArbSchV bzw. der ➡ arbeitsmedizinisch-toxikologischen Beratung nach § 14 Abs. 3 GefStoffV ist mit dem Arzt nach §§ 15 Abs. 3 BioStoffV bzw. GefStoffV oder nach § 13 Abs. 4 LärmVibrationsArbSchV ein besonderer ➡ *Dienstleistungsvertrag* abzuschließen. Die Bestimmung zur Beauftragung nach §§ 15 Abs. 3 BioStoffV bzw. GefStoffV oder nach § 13 Abs. 4 LärmVibrationsArbSchV ist lediglich auf die Durchführung der arbeitsmedizinischen Vorsorge*untersuchung* beschränkt.

A 8 Alternative Betreuung nach ASiG
Von der ➡ Regelbetreuung nach dem ➡ Arbeitssicherheitsgesetz (ASiG) abweichende Betreuungsform durch ➡ Betriebsärzte bzw. Fachkräfte für Arbeitssicherheit. U. a. auch als sog. ➡ Unternehmermodell bekannt (vgl. ➡ UVV „Betriebsärzte und Fachkräfte für Arbeitssicherheit" – BGV A2).

A 9 Anamnese
Unter Anamnese (griech.) wird die Erhebung der Vorgeschichte des Patienten/Probanden durch den Arzt verstanden. Man unterscheidet insbesondere:
– Allgemeine Anamnese
– Soziale Anamnese
– Familienanamnese
– Eigene Krankheitsanamnese
– ggf. gynäkologische Anamnese
– Beschwerdeanamnese
– spezielle Beschwerdeanamnese
– ➡ Arbeitsanamnese
– spezielle Arbeitsanamnese.
Die spezielle Beschwerdeanamnese und die spezielle Arbeitsanamnese betreffen die Wechselwirkung zwischen bestimmten beruflichen Tätigkeiten (z. B.

Arbeiten mit sensibilisierenden Stoffen) und dem Auftreten von damit in Zusammenhang stehenden Beschwerden (z. B. Nasenlaufen – allerg. Rhinitis oder Atemnot – allerg. verursachte obstruktive Atemwegserkrankung).

A 10 Angebotsuntersuchung
(Näheres vgl. Kap. 1)
Angebotsuntersuchung ist eine Kurzbezeichnung für eine arbeitsmedizinische Vorsorgeuntersuchung, die der Arbeitgeber aufgrund einer Rechtsvorschrift den Beschäftigten anbieten muss (Bringschuld des Arbeitgebers). Sie ist nicht Voraussetzung für die Beschäftigung an dem speziellen Arbeitsplatz. Die Teilnahme an der Untersuchung ist für die Beschäftigten freiwillig.

A 11 Anzeigen auf Verdacht einer Berufskrankheit
Ärzte und Zahnärzte haben nach § 202 Satz 1 SGB VII bei begründetem Verdacht auf das Vorliegen einer Berufskrankheiten Anzeige zu erstatten.
Für Unternehmer (Arbeitgeber) besteht nach § 193 Abs. 2 SGB VII Anzeigepflicht bei Anhaltspunkten für das Vorliegen einer Berufskrankheit.
Es können jedoch auch Versicherte selbst, Krankenkassen oder andere Stellen den Verdacht anzeigen (➥ Meldepflicht).

A 12 Arbeiten (StrlSchV)
Nach § 3 Abs. 1 Nr. 2 Strahlenschutzverordnung (StrlSchV) sind Arbeiten Handlungen, die, ohne ➥ Tätigkeiten zu sein, bei natürlich vorkommender Radioaktivität die ➥ Strahlenexposition oder ➥ Kontamination erhöhen können
a) im Zusammenhang mit der Aufsuchung, Gewinnung, Erzeugung, Lagerung, Bearbeitung, Verarbeitung und sonstige Verwendung von Materialien,
b) soweit sie mit Materialien erfolgen, die bei betrieblichen Abläufen anfallen, soweit diese Handlungen nicht bereits unter Buchstabe a fallen,
c) im Zusammenhang mit der Verwertung oder Beseitigung von Materialien, die durch Handlungen nach Buchstabe a oder b anfallen,
d) durch dabei einwirkende natürliche terrestrische Strahlungsquellen, insbesondere von Radon-222 und Radonzerfallsprodukten, soweit diese Handlungen nicht bereits unter Buchstabe a bis c fal-

len und nicht zu einem unter Buchstabe a genannten Zweck erfolgen oder
e) im Zusammenhang mit der Berufsausübung des ➥ fliegenden Personals in Flugzeugen.

A 13 Arbeitgeber
Arbeitgeber sind natürliche und juristische Personen und rechtsfähige Personengesellschaften, die Beschäftigte nach § 2 Abs. 2 ArbSchG beschäftigen. Dem Arbeitgeber stehen der Unternehmer ohne Beschäftigte sowie der Auftraggeber und Zwischenmeister im Sinne des Heimarbeitsgesetzes gleich (§ 2 Abs. 3 ArbSchG; § 3 Abs. 4 GefStoffV).

A 14 Arbeitnehmer
Als Arbeitnehmer zählt, wer als Arbeiter, Angestellter, Beamter, Richter, Berufssoldat, Soldat auf Zeit, Wehr- oder Zivildienstleistender, Auszubildender, Praktikant oder Volontär in einem Arbeits- oder Dienstverhältnis steht und hauptsächlich diese Tätigkeit ausübt. Eingeschlossen sind auch Heimarbeiter.

A 15 Arbeitsanamnese
Befragung der zu untersuchenden Person über alle seit Eintritt ins Erwerbsleben ausgeübten Tätigkeiten und deren Dauer, nach Art und Umfang der dabei stattgehabten biologischen, chemischen, physikalischen oder psychomentalen und psychosozialen ➥ Einwirkungen bis zum Untersuchungszeitpunkt.
Angaben zu den jeweiligen Beschäftigungsverhältnissen mit Name und Anschrift des jeweiligen Arbeitgebers.
Die Erhebung der spezifischen Arbeitsanamnese umfasst dabei die speziellen Belastungen, die ursächlich oder teilursächlich für die vorgebrachten Beschwerden (➥ Beschwerdeanamnese) sein können.

Hinweis
Die Arbeitsanamnese ist das wichtigste Instrument der *Erkenntnisgewinnung* in der ➥ Arbeitsmedizin. Ärzte anderer Fachrichtungen sollten sich zur Aufdeckung von Ursachen bestimmter Krankheitsbilder dieses Instrumentes auf dem Konsiliarwege durch einen Arzt mit ➥ arbeitsmedizinischer Fachkunde bedienen.

A 16 Arbeitsbedingte Erkrankung

Unter arbeitsbedingten Erkrankungen (work related diseases) sind alle Regelwidrigkeiten des Körpers oder des Geistes zu verstehen, die mit der beruflichen Tätigkeit in einem ursächlichen oder teilursächlichen Zusammenhang stehen.

Die arbeitsbedingten Erkrankungen, bei denen der ursächliche Zusammenhang mit der Arbeit wissenschaftlich nachgewiesen wurde, werden nach § 9 SGB VII in der Anlage zur ➜ Berufskrankheiten-Verordnung (BKV) als ➜ Berufskrankheiten bezeichnet.

Nach § 2 Abs. 1 Arbeitsschutzgesetz (ArbSchG) hat der Arbeitgeber alle Maßnahmen („mit allen geeigneten Mitteln" – vgl. § 1 SGB VII) zu treffen, um das Auftreten arbeitsbedingter Gesundheitsgefahren zu vermeiden. Sind die getroffenen Maßnahmen der ➜ Prävention unzureichend, führt das zu arbeitsbedingten Erkrankungen der Beschäftigten. Die nachstehende Abbildung erläutert die Teilmengen des Krankheitsgeschehens der erwerbstätigen Bevölkerung:

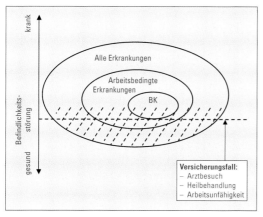

Teilmengen des Krankheitsgeschehens der erwerbstätigen Bevölkerung

Quelle

Giesen, T.: Arbeitsbedingte Erkrankungen – rechtliche und medizinische Aspekte. Vortrag auf der Fortbildungsveranstaltung des Landesverbandes Südwestdeutschland der gewerblichen Berufsgenossenschaften, Homburg/Saar, 29. Juni 1994

A 17 Arbeitsbedingungen

Arbeitsbedingungen sind alle organisatorischen, technischen und witterungsbedingten Einflüsse, einschließlich deren physikalischen, chemischen, biologischen oder psychomentalen und psychosozialen Faktoren, bei Tätigkeiten auf die Beschäftigten.

A 18 Arbeitsbereich

Der Arbeitsbereich ist der räumlich oder organisatorisch begrenzte Teil eines Betriebes, in dem gleichartige Tätigkeiten mit Gefahrstoffen von einem oder mehreren Beschäftigten ausgeführt und in einer Gefährdungsbeurteilung zusammengefasst werden können.

Er kann einen oder mehrere Arbeitsplätze bzw. Arbeitsverfahren umfassen.

Erläuterung

Bei der Beurteilung der Tätigkeiten mit Gefahrstoffen innerhalb des Arbeitsbereiches sind auch die Einflüsse der Arbeitsumgebung zu berücksichtigen, wie z.B. Kälte, Hitze, Luftfeuchtigkeit, Wärmestrahlung u.a.

A 19 Arbeitsmedizin

Das Fachgebiet Arbeitsmedizin (AM) wird definiert im ärztlichen Weiterbildungsrecht (vgl. ➜ Arbeitsmedizinische Fachkunde):

„Das Gebiet Arbeitsmedizin umfasst als präventivmedizinisches Fach die Wechselbeziehungen zwischen Arbeit und Beruf einerseits sowie Gesundheit und Krankheiten andererseits, die Förderung der Gesundheit und Leistungsfähigkeit des arbeitenden Menschen, die Vorbeugung, Erkennung, Behandlung und Begutachtung arbeits- und umweltbedingter Erkrankungen und Berufskrankheiten, die Verhütung arbeitsbedingter Gesundheitsgefährdungen einschließlich individueller und betrieblicher Gesundheitsberatung, die Vermeidung von Erschwernissen und die berufsfördernde Rehabilitation" *[Bundesärztekammer].*

In der Hierarchie der im medizinischen Arbeitsschutz (MAS) relevanten Begriffe und Oberbegriffe steht die AM ganz oben.

Jeder Unterbegriff hat Schnittflächen und Berührungspunkte zum nächsten Oberbegriff. Alle Unterbegriffe sind aber Teilmengen der AM, ohne sie vollständig zu erfassen:

– Arbeitsmedizin (AM),
– Medizinischer Arbeitsschutz (MAS),

- Betriebsärztliche Betreuung* (→ Betriebsarzt),
- Arbeitsanamnese,
- Arbeitsmedizinische Vorsorge (AMV),
- Arbeitsmedizinische Vorsorgeuntersuchung – AMVU,
- Biologisches Monitoring (Biomonitoring),
- Arbeitsmedizinische Beratung.

Neben den Aufgaben nach dem ASiG, sonstige Beratungs- und Mitwirkungsaufgaben (z. B. Unterweisung) oder der Durchführung der allgemeinen wie speziellen Vorsorge nach den einschlägigen Rechtsvorschriften gehören zur Arbeitsmedizin mindestens ebenso wichtige Bereiche wie die Erfüllung ggf.
→ personalärztlicher Aufgaben z. B.
- Einstellungsuntersuchung,
- Feststellung von Drogen- oder Alkoholmissbrauch am Arbeitsplatz) oder
- Begutachtungen auf anderen Rechtsgebieten, z. B.
- Berufskrankheiten,
- Arbeitsverwaltung (Restleistungsvermögen),
- Rentenversicherung (teilweise oder volle Erwerbsminderung),
- Schwerbehinderung,
- Verkehrsrecht oder auch
- Begutachtungen für Gerichte (Sozialgericht, Familiengericht).

Nicht alle vom Arzt in einem Betrieb verrichteten ärztlich-präventiven Dienstleistungen werden von dem Begriff → Arbeitsmedizinische Vorsorge oder betriebsärztliche Tätigkeit erfasst.

A 20 Arbeitsmedizinisch begründeter stoffspezifischer Wert (GefStoffV)

Arbeitsmedizinisch begründete stoffspezifische Werte können auf Empfehlung des Ausschusses für Gefahrstoffe (AGS) vom Bundesministerium für Arbeit und Soziales (BMAS) aufgestellt werden, wenn die Einstellung eines Luftgrenzwertes nach TRGS 900 nicht als Kriterium für die Entscheidung über die Notwendigkeit arbeitsmedizinischer Vorsorgeuntersuchungen („Auslöseschwelle"; „Auswahlkriterien für spezielle arbeitsmedizinische Vorsorgeuntersuchungen") geeignet ist. Arbeitsmedizinische Vorsorgeuntersuchungen sind in solchen Fällen durchzuführen, wenn der arbeitsmedizinisch begründete stoffspezifische Wert nicht eingehalten wird.

A 21 Arbeitsmedizinische Fachkunde

Die Arbeitsmedizinische Fachkunde ist nach § 4 ASiG die fachliche Voraussetzung, um nach § 2 ASiG als Betriebsarzt bestellt werden zu können.
Die Unfallverhütungsvorschrift (UVV) „Betriebsärzte und Fachkräfte für Arbeitssicherheit" (BGV A2) bestimmt, welche ärztliche Qualifikationen nach der Weiterbildungsordnung der Ärztekammern darunter zu verstehen sind:
- Facharzt für Arbeitsmedizin,
- Zusatzbezeichnung „Betriebsmedizin".

Im § 6 „Übergangsbestimmungen" der BGV A2 werden noch zwei veraltete Qualifikationsstufen genannt, die als
- „vorläufige Fachkunde" oder als
- „Kleine Fachkunde"

von den Ärztekammern bescheinigt wurden.
Letztere berechtigen zwar, nach § 2 ASiG zum → Betriebsarzt bestellt zu werden, sie berechtigen aber nicht, → arbeitsmedizinische Vorsorgeuntersuchungen nach GefStoffV, BioStoffV, GenTSV oder Lärm-VibrationsArbSchV durchführen zu dürfen.
Der Erwerb der arbeitsmedizinischen Fachkunde läuft in 4 Stufen ab:
1. Erlangung der Hochschulreife (Abitur),
2. Medizinstudium (11 Semester) mit Staatsexamen nach der Approbationsordnung für Ärzte,
3. Erlangung der Approbation als Arzt durch die Länderbehörde,
4a Weiterbildung zum Facharzt für Arbeitsmedizin (5 Jahre) mit Prüfung vor der Ärztekammer,
4b Weiterbildung zur Zusatzbezeichnung „Betriebsmedizin" (4 Jahre) mit Prüfung vor der Ärztekammer, nach dem zuvor ein Facharzt auf einem anderen Gebiet der Medizin erworben wurde.

Insgesamt durchläuft ein Arzt mit arbeitsmedizinischer Fachkunde eine mindestens 10- bzw. 11-jährige Qualifikation (vgl. dagegen Fachkraft für Arbeitssicherheit oder „Unternehmermodell").

Quellen

Giesen, T.: Kap. 2.5: Arbeitsmedizinische Fachkunde. in: Triebig, G., M. Kentner, R. Schiele (Hrsg.): Arbeitsmedizin – Handbuch für Theorie und Praxis. Gentner, Stuttgart, 2003

Giesen, T.: Kap. 12.1: Ärztliche Untersuchungen von Arbeitnehmern. in: Triebig, G., M. Kentner, R. Schiele

---

* Die Erfüllung der präventiven Aufgaben nach § 3 Arbeitssicherheitsgesetz (ASiG) wird in Abgrenzung zur Krankenversorgung der Allgemeinbevölkerung in der kurativen Medizin (z. B. durch Vertrags- bzw. sog. Kassenärzte nach SGB V) betriebsärztliche Betreuung genannt.

(Hrsg.): Arbeitsmedizin – Handbuch für Theorie und Praxis. Gentner, Stuttgart, 2003

Giesen T (1996) Arbeitsmedizinische Vorsorgeuntersuchungen. In: Entwicklungen im Arbeitsrecht und Arbeitsschutz, Festschrift für O. Wlotzke, Beck, München, 497–512

Giesen T, Zerlett G (1997) Berufskrankheiten und medizinischer Arbeitsschutz – Ergänzbare Ausgabe mit Rechtsvorschriften, Merkblättern, Statistiken, sozialgerichtlichen Entscheidungen und Hinweisen zu § 9 Abs. 2 SGB VII. 7. Auflage, 46. Lfg., Kohlhammer, Stuttgart, Berlin, Köln, 2007

Land Nordrhein-Westfalen – NRW (Hrsg. 1994) Heilberufegesetz (HeilBerG). GV NW S. 264/SGV NW 2122

Lehnert G, Valentin H, Brenner W (Hrsg. 1987) Almanach zum 25jährigen Bestehen der Deutschen Gesellschaft für Arbeitsmedizin e. V. – 1962–1987. Gentner, Stuttgart

Woitowitz H J (1989): Anforderungen an die arbeitsmedizinische Begutachtung von Berufskrankheiten. Med. Sach. 95: 197–206

Zerlett G (1989) Festschrift zum 40jährigen Bestehen des Verbandes Deutscher Betriebs- und Werksärzte e. V. Kohlhammer, Köln

A 22 Arbeitsmedizinische Vorsorge – AMV

Arbeitsmedizinische Vorsorge umfasst alle (individual-) präventiven arbeitsmedizinischen Maßnahmen, die zur Verhütung arbeitsbedingter Gesundheitsgefahren erforderlichen sind (§ 15 Abs. 1 GefStoffV).

22.1 Zur arbeitsmedizinischen Vorsorge gehören unbeschadet sonstiger Pflichten zum objektiven Arbeitsschutz (vgl. ArbSchG, ASiG, etc.):
- die arbeitsmedizinische Beurteilung der durch biologische oder gefährliche Arbeitsstoffe und die Tätigkeiten mit diesen Stoffen sowie der durch physikalische oder psychomentale und psychosoziale Einwirkungen bedingten Gesundheitsgefährdungen einschließlich der Empfehlung geeigneter Schutzmaßnahmen (Prävention).

Hierzu hat der Arbeitgeber dem Arzt den Zugang zu den Arbeitsplätzen zu ermöglichen und ihm die Ergebnisse der Gefährdungsbeurteilung zu übergeben.
- die individuelle Aufklärung und Beratung der Beschäftigten über die mit der Tätigkeit verbundenen Gesundheitsgefährdungen einschließlich solcher, die sich aus vorhandenen gesundheitlichen Beeinträchtigungen ergeben können,
- arbeitsmedizinische Vorsorgeuntersuchungen zur Früherkennung von Gesundheitsstörungen und Berufskrankheiten,

- arbeitsmedizinisch begründete Empfehlungen zur Überprüfung von Arbeitsplätzen und ggf. zur Wiederholung der Gefährdungsbeurteilung,
- auf der Grundlage der bei den Vorsorgeuntersuchungen gewonnenen Erkenntnisse die Fortentwicklung des betrieblichen Gesundheitsschutzes bei Tätigkeiten, z. B. mit Gefahrstoffen oder biologischen Arbeitsstoffen.

Hinweis
Im Rahmen der in speziellen Verordnungen geregelten Aufgaben zur Arbeitsmedizinischen Vorsorge sind *nicht* die Aufgaben gemeint, die nach § 3 ASiG der Arzt, der nach § 2 ASiG zum Betriebsarzt bestellt wurde, auf Grund dieser Rechtsgrundlage zu erfüllen hat.

22.2 Nach § 3 Abs. 2 Nr. 37 StrlSchV und § 2 Nr. 26 RöV ist arbeitsmedizinische Vorsorge:
Ärztliche Untersuchung, gesundheitliche Beurteilung und Beratung einer beruflich strahlenexponierten Person durch einen Arzt nach § 64 Abs. 1 Satz 1 StrlSchV bzw. § 41 Abs. 1 Satz 1 RöV

22.3 Von der Deutschen Gesellschaft für Arbeitsmedizin und Umweltmedizin (DGAUM) wird derzeit eine ➝ *Leitlinie* (vgl. Anhang 10.7) zur Arbeitsmedizinischen Vorsorge diskutiert. Der dort verwendete Begriff ist weiter gefasst als in den o. g. Rechtsvorschriften bzw., wie er im Rahmen der ➝ Rechtsreform der Arbeitsmedizinischen Vorsorge vorgesehen ist. Der Ansatz entspricht mehr dem Bereich der sog. *Allgemeinen arbeitsmedizinischen Vorsorge*, ergänzt durch Elemente, die sich aus dem ASiG oder dem Arbeitschutzgesetz *(medizinischer Arbeitsschutz)* ergeben.

Hinweis
Für den Rechtsunterworfenen und insoweit auch für den durch diesen mit Maßnahmen der arbeitsmedizinischen Vorsorge beauftragten Arzt ist der Wortlaut des *Bundesgesetzblattes* ausschlaggebend (vgl. §§ 2 StrlSchV bzw. RöV).

22.4 Rechtsreform der arbeitsmedizinischen Vorsorge (vgl. auch Kap. 1 oder 2-R-2)
Zur Vereinheitlichung der Vorschriften zur arbeitsmedizinischen Vorsorge wird derzeit eine Rechtsverordnung vorbereitet. Ziel dieser Verordnung ist es, das historisch gewachsene Vorschriften- und

Regelwerk zu überprüfen und rechtlich einwandfreie, systematische und transparente Grundlagen zur arbeitsmedizinischen Vorsorge zu schaffen.

A 23 Arbeitsmedizinische Vorsorgeuntersuchung – AMVU

(Näheres vgl. Kap. 1)
Arbeitsmedizinische Vorsorgeuntersuchungen nach verschiedenen Rechtsvorschriften, z. B. nach Gefahrstoff-, Biostoff- oder Gentechniksicherheitsverordnung sind ärztliche Untersuchungen von Beschäftigten, die bei ihrer Tätigkeit einer in der jeweiligen Verordnung näher bezeichneten Gefährdung der Gesundheit ausgesetzt sind.
Sie dienen insbesondere der Früherkennung von Berufskrankheiten und anderen arbeitsbedingten Erkrankungen.

A 24 Arbeitsmedizinisch-toxikologische Beratung

Im Rahmen der → Unterweisung der Beschäftigten nach § 14 Abs. 3 GefStoffV ist eine arbeitsmedizinisch-toxikologische Beratung der Beschäftigten durch einen Arzt nach § 15 Abs. 3 GefStoffV vorzunehmen, soweit das aus arbeitsmedizinischen Gründen für erforderlich gehalten wird.
Die arbeitsmedizinisch-toxikologische Beratung nach § 14 Abs.3 GefStoffV ist Bestandteil der Unterweisung der Beschäftigten. Sie enthält Hinweise auf besondere Gesundheitsgefahren bei Tätigkeiten mit bestimmten Gefahrstoffen und auf Angebotsuntersuchungen nach § 16 Abs.3 GefStoffV. Falls aus arbeitsmedizinischen Gründen erforderlich, findet die Beratung unter Beteiligung des Arztes nach § 15 Abs. 3 GefStoffV (möglichst der Arzt, der nach § 2 ASiG zum → Betriebsarzt bestellt wurde, bzw. mit dem eine Bedarfsbetreuung nach § 2 Abs. 4 BGV A2 vereinbart wurde) statt. Die Verordnung regelt allerdings nicht, wer diese arbeitsmedizinische Indikation stellt.

> **Erläuterung**
> Über die Beteiligung des *Arztes nach § 15 Abs. 3 GefStoffV* an der arbeitsmedizinisch-toxikologischen Beratung entscheidet der Arbeitgeber im Rahmen der Gefährdungsbeurteilung.

Diese kollektive Beratung ist zu unterscheiden von der individuellen Beratung, die Bestandteil der → arbeitsmedizinischen Vorsorge(untersuchung) ist.

> **Hinweis**
> Zur Wahrnehmung der Aufgabe einer arbeitsmedizinisch-toxikologischen Beratung nach § 14 Abs. 3 GefStoffV ist mit dem Arzt nach § 15 Abs. 3 GefStoffV ein besonderer → *Dienstleistungsvertrag* abzuschließen. Die Bestimmung zur Beauftragung nach §§ 15 Abs. 3 GefStoffV ist lediglich auf die Durchführung der arbeitsmedizinischen Vorsorge*untersuchung* beschränkt.

A 25 Arbeitsmittel

Arbeitsmittel sind Werkzeuge, Maschinen, Anlagen und Geräte, die bei Tätigkeiten Verwendung finden.

A 26 Arbeitsplatzgrenzwert – AGW (GefStoffV)

Der Arbeitsplatzgrenzwert (AGW) ist nach § 3 Abs. 6 GefStoffV der Grenzwert für die zeitlich gewichtete durchschnittliche Konzentration eines Stoffes in der Luft am Arbeitsplatz in Bezug auf einen gegebenen Referenzzeitraum.
Er gibt an, bei welcher Konzentration eines Stoffes akute oder chronische schädliche Auswirkungen auf die Gesundheit im Allgemeinen nicht zu erwarten sind.

> **Hinweis**
> Die Einführung des AGW erfolgte mit der GefStoffV 2005 in Umsetzung von EU-Recht und löst den → MAK-Wert (Luftgrenzwert) der DFG ab. Die TRGS 900 hat seitdem den Titel Arbeitsplatzgrenzwerte.

A 27 Arbeitsplatzbezogener Inhalationstest – AIT

Von WOITOWITZ eingeführte standardisierte arbeitsmedizinische Untersuchungsmethode von inhalativen Noxen, die unter Laborbedingungen typische Belastungen am Arbeitsplatz simuliert. Im Anschluss an die Exposition erfolgt nach festem Zeitraster die Messung der krankhaften Reaktionen

> **Hinweis**
> Der AIT darf nur unter Beachtung von *Kontraindikationen* (z. B. Cortisonmedikation der Versuchsperson) und in *Notfall-Bereitschaft* (anaphylaktischer Schock, Status asthmaticus) bei ständiger Anwesenheit eines Arztes durchgeführt werden.

(z. B. Fließschnupfen oder Husten), insbesondere mittels Lungenfunktionsprüfung. Auf die Arbeitsmedizinische Leitlinie Nr. 24 der DGAUM wird verwiesen (vgl. Anhang 10.7.24).

A 28 Arbeitssicherheitsgesetz – ASiG

Der Arbeitgeber hat nach Maßgabe des *Arbeitssicherheitsgesetzes* Betriebsärzte und Fachkräfte für Arbeitssicherheit zu bestellen, die ihn beim Arbeits- und Gesundheitsschutz und der Unfallverhütung unterstützen sollen. Der Arbeitgeber hat bei der Bestellung folgende Möglichkeiten:

– Einstellung von Betriebs- bzw. Werksärzten und Fachkräften für Arbeitssicherheit als Angestellte (sog. interne Betreuung).

Formen der externen Betreuung

– Beauftragung eines freiberuflichen Arztes, der über die erforderliche arbeitsmedizinische Fachkunde verfügt, oder einer freiberuflichen Fachkraft für Arbeitssicherheit,
– Beauftragung eines überbetrieblichen betriebsärztlichen und/oder sicherheitstechnischen Dienstes,
– Inanspruchnahme der Dienste eines Kompetenzzentrums (nur für Mitgliedsbetriebe der BG Nahrungsmittel und Gaststätten und der Großhandels- und Lagerei-BG mit maximal 10 Beschäftigten).

Entscheidet sich der Unternehmer in Betrieben mit bis zu 50 Beschäftigten für eine → alternative Betreuungsform (sog. *Unternehmermodell*), kann er ggf. eine Vielzahl der Aufgaben des betrieblichen Arbeits- und Gesundheitsschutzes selbst wahrnehmen.

Bei Bedarf, insbesondere bei *besonderen Anlässen*, ist er darüber hinaus verpflichtet, sich von Betriebsärzten und Fachkräften für Arbeitssicherheit unterstützen zu lassen. Die Notwendigkeit einer derartigen → *bedarfsorientierten (anlassbezogenen) Betreuung* ist generell als gegeben anzusehen, wenn Maßnahmen der arbeitsmedizinischen Vorsorge nach speziellen Rechtsvorschriften, insbes. BioStoffV, GenTSV, GefStoffV oder LärmVibrationsArbSchV notwendig werden.

Hinweis

Anstatt zur → *Regelbetreuung* ist ein entsprechender → Dienstleistungsvertrag zur sog. *Bedarfsbetreuung* abzuschließen.

Betriebsärzte und Fachkräfte für Arbeitssicherheit sind bei der Anwendung ihrer Fachkunde weisungsfrei. Im Betrieb unterstehen sie unmittelbar dem Leiter des Betriebes.

Aufgaben der Betriebsärzte und Fachkräfte für Arbeitssicherheit

Aufgaben, die sowohl die betriebsärztliche als auch die sicherheitstechnische Fachkunde betreffen, sind insbesondere:

– die Beratung des Arbeitgebers bei der Planung und Errichtung von Betriebsanlagen, der Einführung technischer Arbeitsmittel und -verfahren,
– die Unterstützung des Arbeitgebers bei der Beurteilung der Arbeitsbedingungen,
– die Beobachtung der Durchführung des Arbeitsschutzes im Betrieb, insbesondere mittels Betriebsbegehungen,
– die Beratung und Belehrung der Beschäftigten über den Arbeits- und Gesundheitsschutz im Betrieb.

Eine wichtige Aufgabe des Betriebsarztes ist zudem die arbeitsmedizinische Untersuchung und Beratung der Beschäftigten sowie die Erfassung und Auswertung der Untersuchungsergebnisse. Diese → *allgemeinen arbeitsmedizinischen Untersuchungen* nach dem Arbeitssicherheitsgesetz werden in der Regel vom Betriebsarzt initiiert und erfolgen für die Beschäftigten stets auf freiwilliger Basis.

Als Bestandteil der betriebsärztlichen Betreuung nach dem Arbeitssicherheitsgesetz werden diese allgemeinen „ASiG-Untersuchungen" einschließlich der Beratungs-, Dokumentations- und Auswertungstätigkeit innerhalb der Einsatzzeiten der Betriebsärzte erbracht bzw. stellen einen → *besonderen Anlass für eine Betreuung* durch den Betriebsarzt bei den Betreuungsmodellen nach Anlage 1 und 3 der → Unfallverhütungsvorschrift „Betriebsärzte und Fachkräfte für Arbeitssicherheit" (BGV A2) dar. Hiervon zu unterscheiden sind → *spezielle arbeitsmedizinische Vorsorgeuntersuchungen* nach besonderen (speziellen) Rechtsvorschriften (z.B. §§ 15 f i.V.m. Anhang V der Gefahrstoffverordnung; §§ 37 ff Röntgenverordnung) oder nach arbeitsrechtlichen Grundsätzen zu beurteilende Einstellungs- oder Eignungsuntersuchungen (sog. → *Personalärztliche Untersuchungen*).

Ausdrücklich *nicht* zu den Aufgaben der Betriebsärzte gehört die Überprüfung von Krankmeldungen (§ 3 Abs. 3 ASiG).

Das Arbeitssicherheitsgesetz wird gemäß § 14 ASiG durch Unfallverhütungsvorschriften der Träger der gesetzlichen Unfallversicherung konkretisiert, insbesondere durch die ➜ Unfallverhütungsvorschrift „Betriebsärzte und Fachkräfte für Arbeitssicherheit" (BGV A2).

Quelle

Übersicht über das Arbeitsrecht/Arbeitsschutzrecht, Kap. 7 Technischer und medizinischer Arbeitsschutz, BW-Verlag Nürnberg, 2007

A 29 Arbeitsstoff

Arbeitsstoffe sind chemische und biologische Arbeitsstoffe, die bei der Arbeit verwendet, hergestellt oder bearbeitet werden.

Erläuterung

Hierzu gehören alle Stoffe und Zubereitungen (z.B. Materialien, Werkstoffe und Werkstücke) die von und mit Arbeitsmitteln bearbeitet werden, die zur Benutzung von Arbeitsmitteln erforderlich sind oder bei der Bereitstellung/Benutzung von Arbeitsmitteln entstehen können. Zu den Arbeitsstoffen zählen alle Einsatzstoffe, Hilfsstoffe, Zwischenprodukte, Endprodukte, Reaktionsprodukte, Abfälle, unabsichtlich entstehende Stoffe, Verunreinigungen und Gegenstände, die bearbeitet werden.

A 30 Arbeitsunfähigkeit (AUF)

Arbeitsunfähigkeit (AUF – nicht umgangssprachlich AU – vgl. unten) ist die ärztlich bescheinigte befristete Freistellung von der Arbeit (wenn durch Krankheit in absehbarer Zeit die arbeitsvertraglich geschuldete Leistung nicht erbracht werden kann oder zu besorgen ist, dass sich durch weitere Arbeit der Gesundheitszustand verschlechtert) bei den in der gKV versicherten Beschäftigten, für die Anspruch auf Lohnfortzahlung bzw. Krankengeld besteht. Sie wird für die Dauer der Heilbehandlung gewährt, um den Heilungs- und Genesungsprozess nicht zu stören und um einer Verschlimmerung oder einem Wiederaufleben (Rezidiv) der Krankheit entgegenzuwirken (präventiver Ansatz) – (vgl. auch ➜ Attest).

A 31 Arbeitsunfall (AU)

Ein Arbeitsunfall (AU) ist ein *Körperschaden*, den ein Beschäftigter während einer in der gUV versicherten Tätigkeit erleidet. Beim Unfall ist entscheidend, dass die Ursache des Schadensfalls in einem unmittelbaren zeitlichen Zusammenhang mit dem Wirkungseintritt steht (z. B. beim Leitersturz: Bruch einer Leitersprosse – Sturz auf den Boden – Verletzung des Schienbeins – vgl. dagegen zur ➜ Berufskrankheit).

Vergiftungen oder Verätzungen durch gefährliche Stoffe, die aus medizinischer Sicht eher als Krankheiten eingestuft würden, sind versicherungsrechtlich Arbeitsunfälle im Sinne von § 8 SGB VII (z.B. Verätzungen der Atemwege durch Rauchgase, Chlordämpfe oder Ozon, Hitzschlag oder Kreislaufversagen bei Arbeiten in großer Hitze, z.B. an einem „Hitzearbeitsplatz" oder in den Tropen).

„D-Arzt"-Verfahren

Jeder Arbeitsunfall, der behandlungsbedürftig ist, muss einem speziell unfallchirurgisch geschulten Facharzt, dem sog. „Durchgangsarzt" (D-Arzt) vorgestellt werden.

In jedem Betrieb müssen die Anschriften der nächstgelegenen D-Ärzte ausliegen. Der D-Arzt entscheidet nach der Erstversorgung über die Dauer der Arbeitsunfähigkeit und überweist den Versicherten bei sog. Bagatellverletzungen an den Hausarzt zur Weiterbehandlung.

Der D-Arzt schickt einen Unfallbericht an den zuständigen Unfallversicherungsträger, der dort statistisch erfasst wird.

Daneben gibt es für Erkrankungen der Haut ein sog. *Hautarztverfahren (H-Arzt)*.

Bei bestimmten schweren Verletzungen (z.B. an Gliedmaßen, Schädel, Wirbelsäule) wird vom D-Arzt ein sog. *Verletzungsartenverfahren* eingeleitet, bei dem auch ein Berufshelfer des zuständigen Unfallversicherungsträgers zur frühzeitigen Planung geeigneter Maßnahmen der medizinischen und ggf. beruflichen Rehabilitation (z. B. Umschulung, Einrichtung eines behinderten gerechten Arbeitsplatzes) eingeschaltet wird.

Meldepflicht des Arbeitgebers

Die Arbeitgeber sind verpflichtet (§ 193 SGB VII), Arbeitsunfälle anzuzeigen, wenn der Arbeitnehmer durch einen Unfall getötet oder so verletzt wird, dass er stirbt oder mehr als 3 Tage völlig oder teilweise arbeitsunfähig ist. Die systematische und sorgfältige Erfassung der Arbeitsunfälle erlaubt valide Rückschlüsse auf die Wirksamkeit von Arbeitsschutzvorschriften und auf Erfolge von präventiven Maßnahmen.

A 32 Arbeitsverhältnis/Arbeitsvertrag

Unter einem Arbeitsverhältnis wird das Rechtsverhältnis zwischen dem einzelnen Arbeitnehmer und seinem Arbeitgeber verstanden. Der Arbeitnehmer ist danach vor allem zur Leistung von Arbeit für den Arbeitgeber, und der Arbeitgeber vor allem zur Lohnzahlung verpflichtet. Diese Verpflichtungen werden durch einen Arbeitsvertrag zwischen Arbeitgeber und Arbeitnehmer begründet. Ein solcher Arbeitsvertrag braucht i. d. R. nicht schriftlich abgeschlossen zu werden.

Im Hinblick auf ggf. zu beachtende Kündigungsfristen wird zwischen befristeten und unbefristeten Arbeitsverträgen unterschieden. Während beim befristeten Arbeitsvertrag das Arbeitsverhältnis zum vertraglich vereinbarten Zeitpunkt erlischt, sind beim unbefristeten Arbeitsvertrag die vereinbarten oder zumindest die gesetzlichen Kündigungsfristen zu beachten.

Der Arbeitsvertrag begründet sich auf die grundgesetzlich geschützte Vertragsfreiheit nach den zivilrechtlichen Regularien des Bürgerlichen Gesetzbuches (BGB).

Dem Grunde nach darf im Arbeitsvertrag alles vereinbart werden, soweit es nicht den guten Sitten, rechtlicher oder tariflicher Vereinbarungen widerspricht.

Vielfach enthalten schriftlich abgeschlossene Arbeitsverträge Klauseln zu:
- Art und Umfang der zu erbringenden Leistung,
- Regelungen zur Höhe der Entlohnung,
- Regelungen zur Arbeitszeit im Rahmen der Vorgaben aus dem Arbeitszeitgesetz (ArbZG),
- Regelungen zur Probezeit,
- Regelungen zu Kündigungsfristen unter Beachtung der gesetzlichen Vorgaben,
- Regelungen zur Beachtung von Betriebsanweisungen (vgl. dazu ➝ Unterweisung),
- Regelungen zur Wahrung von Betriebsgeheimnissen,
- Regelungen zum Vorbehalt der Durchführung einer ➝ Einstellungsuntersuchung vor Inkrafttreten des Arbeitsvertrages.

A 33 Arzt-Patienten-Verhältnis:
Arzt-„Patienten"-Verhältnis in der Arbeitsmedizin

Ein wichtiges Unterscheidungsmerkmal zwischen der vertragsärztlichen (kassenärztlichen) *Versorgung* nach SGB V gegenüber arbeitsmedizinischen Untersuchungen im Rahmen des Arbeitsverhältnisses betrifft das *Arzt-Patienten-Verhältnis*. Die Besonderheit besteht darin, dass der Großteil der Untersuchungsanlässe *gutachtliche Untersuchungen im Auftrag Dritter* sind.

In der Regel werden diese arbeitsmedizinischen Untersuchungen im *direkten* Auftrag des Arbeitgebers (z. B. Einstellungsuntersuchungen), oder *mittelbar* in seinem Auftrag durchgeführt, wenn solche Untersuchungen aufgrund von Rechtsvorschriften (vgl. GefStoffV oder BGV A 4) vom Arbeitgeber als sog. Pflichtuntersuchungen veranlasst werden müssen.

Anders verhält es sich bei den ➝ allgemeinen arbeitsmedizinischen Vorsorgeuntersuchungen gemäß § 3 Abs. 1 Nr. 2 ASiG, bei den sog. ➝ Angebotsuntersuchungen, die den Beschäftigten angeboten oder ermöglicht werden müssen, sowie bei den ➝ Untersuchungen auf Wunsch des Arbeitnehmers.

Im Gegensatz zu den o. g. gutachtlichen Untersuchungen besteht bei letzteren zwischen dem Arzt und dem konsultierenden Beschäftigten ein einvernehmlicher *Untersuchungs- und Beratungsauftrag*, wie er in der kurativen Medizin den Regelfall darstellt.

Weiterhin bestehen bei den Untersuchungen auf eigenen Wunsch – im Gegensatz zu den rechtlich vorgeschriebenen Eignungs- oder Vorsorgeuntersuchungen – keine ➝ *Mitwirkungs-, Duldungs- oder Treuepflichten*, die sich zwingend oder faktisch aus dem ➝ Arbeitsvertrag ergeben. Das hat wiederum zur Folge, dass zwischen dem Arzt und dem zu untersuchenden Arbeitnehmer diagnostische Verfahren und Methoden vereinbart werden können, wie z. B. das Aufspüren besonderer, arbeitsplatzrelevanter genetischer Dispositionen, die ansonsten im Rahmen der gutachtlich durchzuführenden Untersuchungen als nicht zulässig bzw. als nicht duldungspflichtig zu betrachten sind oder besonders zustimmungspflichtig wären.

Der ohnehin nach dem ärztlichen Berufsrecht stets geltende *Grundsatz der Verhältnismäßigkeit* bei der Auswahl diagnostischer Maßnahmen bleibt davon unberührt.

A 34 Asservierung (GenTSV)

Unter Asservierung i. S. der GenTSV versteht man die Aufbewahrung von Körperflüssigkeiten oder Körperzellen der Beschäftigten für die Abklärung des ursächlichen Zusammenhangs zwischen einer Erkrankung und der Exposition am Arbeitsplatz (bei Serum i. d. R. 5 ml).

Hinweis

In den Begründungen für arbeitsmedizinische Vorsorgeuntersuchungen nach Anhang VI Gen-TSV (TRBA 310 – vgl. Kap. 4) ist jeweils angegeben, ob und wie lange bei welcher Lagerungstechnik ggf. eine Asservierung vorzunehmen wäre. Da der Genotypus des Erregers i. d. R. gentechnisch bestimmt werden kann, ist bisher eine Asservierung bei gentechnischen Arbeiten nicht erforderlich.

A 35 Atemwege, allergische Krankheiten der

Darunter werden Krankheiten verstanden, die durch atemwegsensibilisierende Stoffe hervorgerufen werden.

Dies sind der allergische Schnupfen (*Rhinopathie* – vgl. BK 4301 – Rhinitis allergica) mit Nasenjucken, Niesreiz, Niessalven, Fließschnupfen und Nasenverstopfung und das *allergische Asthma* bronchiale mit anfallartiger Luftnot und pfeifenden Atemgeräuschen. Begleitend ist oft auch eine *Blepharokonjunktivitis* (Augenbindehautentzündung) vorhanden.

Seltener werden fieberhafte Lungenerkrankungen (*allergische Alveolitis*, z.B. Farmerlunge) o. ä. – vgl. BK 2101 – beobachtet.

Allergischer Schnupfen und allergisches Asthma durch pflanzliche und tierische Allergene werden gehäuft bei Personen mit Atopie beobachtet. Das Auftreten allergischer Atemwegsbeschwerden ist abhängig vom Grad der Sensibilisierung sowie von Art, Konzentration und sensibilisierender Potenz des an den Atemwegen sensibilisierend wirkenden Stoffes.

Bei bestehender Allergie genügen meist sehr geringe Mengen eines sensibilisierenden Stoffes, um Beschwerden auszulösen.

A 36 Atemwegsensibilisierende Stoffe

Als atemwegssensibilisierende Stoffe treten vorwiegend pflanzliche und tierische Eiweiße, seltener niedermolekulare chemische Substanzen in Erscheinung. Sie können eine spezifische Überempfindlichkeit am Atemtrakt hervorrufen. Bei einer Vielzahl von Stoffen kommt es im Rahmen der Überempfindlichkeitsreaktion zu einer spezifischen Antikörperbildung. Berufsgruppen mit besonderem Risiko sind Bäcker, Müller, Silo- und Transportarbeiter, die Umgang mit Mehl-, Getreide- und Futtermittel-

stäuben haben, Laborbeschäftigte mit beruflichem Tierkontakt, Beschäftigte im Gesundheitswesen mit Kontakt zu Naturlatex, Holzarbeiter und Tischler sowie Beschäftigte in der chemischen, pharmazeutischen und Kunststoffindustrie, die Umgang mit an den Atemwegen sensibilisierend wirkenden Stoffen haben (vgl. TRGS 540, Anl. 3, Kap. 10.4.2).

A 37 Atopie

Atopie (syn.: atopische Diathese) ist die anlagebedingte (ererbte) Bereitschaft, gegen von außen auf die Haut oder die Atemwege einwirkende Substanzen (z.B. Pollen, Schimmelpilze, Hausstaubmilben) Überempfindlichkeitsreaktionen zu entwickeln.

A 38 Attest, ärztliches

Gesundheitszeugnis, ärztliche Bescheinigung über den Gesundheitszustand einer Person, insbes. über das → Untersuchungsergebnis im Krankheitsfall. Synonymer Begriff für → Ärztliche Bescheinigung zur Vorlage gegenüber Dritten, z. B. dem Arbeitgeber bei sog. → Pflichtuntersuchungen, bei → Arbeitsunfähigkeit, für Versicherungsträger oder Behörden, z. B. Finanzamt oder Gerichte.

Nach der Berufsordnung für Ärzte hat der Arzt bei der Ausstellung eines Attests mit der notwendigen Sorgfalt zu verfahren und nach bestem Wissen seine ärztliche Überzeugung ggf. innerhalb einer angemessenen Frist auszusprechen.

Hinweis

Das Ausstellen von unrichtigen Attesten oder sog. Gefälligkeitsattesten ist gemäß § 278 StGB strafbar.

A 39 Aufbewahren der Unterlagen

Im Arbeitsschutz gibt es vielfältige Pflichten des Arbeitgebers sowie des von ihm → beauftragten Arztes (Betriebsarztes), → ermächtigten Arztes zur Aufbewahrung von Unterlagen. Diese → Dokumentationspflichten dienen insbesondere der Beweissicherung gegenüber den Aufsichtsbehörden und gegenüber den Versicherungsträgern im Falle von Leistungsansprüchen. Bestimmte Aufbewahrungspflichten und die Dauer der Aufbewahrung sind rechtlich geregelt. Allgemein empfehlen sich folgende Fristen:

Arbeitgeber
- Ergebnisse der Gefährdungsbeurteilung,
- Untersuchungsergebnisse (Arbeitsmedizinische Vorsorge),
- Vorsorgekartei

bis zum Ausscheiden aus dem Betrieb – (z. B. § 11 Abs. 4 BGV A4). Im Hinblick auf die übliche Verjährungsfrist von 30 Jahren für vertragliche Schadensersatzansprüche von Patienten empfiehlt es sich aus forensischen Gründen, ärztliche Unterlagen mindestens *30 Jahre* aufzubewahren.

Arzt
- Ärztliche Aufzeichnungen, Patienten oder Probandenakten (z. B. Vorsorge) – 10 (30) Jahre,
- Ärztliche Aufzeichnungen, Patienten oder Probandenakten (z. B. Vorsorge bei krebserzeugenden Gefahrstoffen) nach § 14 Abs. 1 Nr. 2 BGV A4 – bis zum 75. LJ,
- Strahlenschutzbestimmungen – 30 Jahre (bis 95. LJ),
- Strahlenbehandlung – 10 (30) Jahre (bis 95. LJ),
- § 7 Seediensttauglichkeitsverordnung (5 Jahre),
- § 3 Abs. 4 Gesundheitsschutzbergverordnung (mindestens 15 Jahre, bei Nachgehenden Untersuchungen bis zum 75. LJ des Beschäftigten),
- Betäubungsmittelverschreibungen – 3 (30) Jahre.

A 40 Aufklärungspflicht, ärztliche

Unabhängig davon, ob ein Arzt im Auftrag Dritter diagnostisch tätig wird, oder ob er einem Untersuchungsauftrag der zu untersuchenden Person nachkommt, gilt gemäß § 8 BO-Ä uneingeschränkt die ärztliche Aufklärungspflicht. Der Arzt hat unabhängig von ggf. bestehenden ➜ Duldungs-, ➜ Mitwirkungs- oder ➜ Treuepflichten des Arbeitnehmers die zu untersuchende Person über alle vorgesehenen diagnostischen Maßnahmen aufzuklären.
Bei invasiven Eingriffen, einschließlich der Blut- oder Urinabnahme (z. B. beim Biomonitoring) ist zu erläutern, worauf hin und warum diese Körperflüssigkeiten laborchemisch oder mikroskopisch analysiert werden sollen. Eine „heimliche" Testung des bereits abgenommenen Blutes z. B. auf HIV ist ohne ausdrückliche, d. h. in der Regel schriftliche Einwilligung der untersuchten Person nicht zulässig. Eine Missachtung dieser Grundregeln verletzt das Selbstbestimmungsrecht des Patienten (Art. 2 Abs. 1 GG), welches gemäß § 8 BO-Ä zu achten ist.
Diagnostische Verfahren, die ggf. mit einem gesundheitlichen Risiko verbunden sind, z. B. Rönt-

gen, dürfen nur nach Aufklärung und Zustimmung Anwendung finden. Die Vorgaben aus der RöV, z. B. strenge Indikationsstellung, sind zu beachten.
Zur Aufklärungspflicht des mit der Untersuchung beauftragten Arztes gehört es auch, ggf. auf mögliche arbeitsrechtliche Konsequenzen hinzuweisen, wenn von der untersuchten Person ärztlich indizierte diagnostische Maßnahmen, ohne die die gutachtlich zu klärende Frage nicht beantwortet werden kann, abgelehnt werden. Auf das ➜ Widerspruchsrecht ist ebenfalls hinzuweisen.

A 41 Aufzeichnungen, ärztliche

Ärztliche Aufzeichnungen sind personenbezogene Notizen, die vom Arzt persönlich angefertigt und aufbewahrt werden. Sie sind Eigentum des Arztes. Niemand – auch nicht die Person, die sie betreffen – hat das Recht, diese Aufzeichnungen einzusehen. Die ärztlichen Aufzeichnungen sind zu unterscheiden von der ärztlichen Befunddokumentation (➜ Untersuchungsbefund) und von den ärztlichen ➜ Bescheinigungen (siehe auch ➜ Untersuchungsergebnis). Sowohl die ärztlichen Aufzeichnungen wie auch der Untersuchungsbefund unterliegen der ➜ ärztlichen Schweigepflicht.

A 42 Ausgesetztsein (GefStoffV)

Im Sinne der GefStoffV sind Beschäftigte aufgrund von Tätigkeiten einem Gefahrstoff ausgesetzt,
- wenn eine über die *Luftverunreinigung* der Umgebungsluft („Hintergrundbelastung") hinausgehende inhalative Belastung oder
- wenn ein *Hautkontakt* gegenüber hautgefährdenden, hautresorptiven oder hautsensibilisierenden Gefahrstoffen

besteht. Nach § 3 GefStoffV i. V. m. § 5 ArbSchG hat der Arbeitgeber im Rahmen der ➜ Gefährdungsbeurteilung zu ermitteln, ob im Arbeitsbereich der Beschäftigten Stoffe freigesetzt werden, die auf einen Umgang mit Gefahrstoffen zurückzuführen sind. Beschäftigte sind einem Gefahrstoff ausgesetzt, wenn eine Exposition vorliegt.

Erläuterung

Der Arbeitgeber hat zu ermitteln, ob im Arbeitsbereich der Beschäftigten Stoffe freigesetzt werden, die auf Tätigkeiten mit Gefahrstoffen zurückzuführen sind. Entsprechendes gilt für Tätigkeiten im Gefahrenbereich.

A 43 Auslöseschwelle

Begriff aus der alten Gefahrstoffverordnung von 1986, mit dem bestimmt wurde, wann seitens des Arbeitgebers eine spezielle arbeitsmedizinische Vorsorgeuntersuchung nach dem damaligen Anhang VI GefStoffV zu veranlassen war. Die Auslöseschwelle war als eine Funktion des Grenzwertes konzipiert. Die Ermittlung wurde in der zwischenzeitlich aufgehobenen alten TRGS 100 beschrieben.

B 1 Basisuntersuchungsprogramm – BAPRO

Das Basisuntersuchungsprogramm (BAPRO) stellt eine Empfehlung zu Umfang und Dokumentation der → allgemeinen arbeitsmedizinischen Vorsorgeuntersuchung dar. Für die überwiegend in Rechtsvorschriften geregelten speziellen arbeitsmedizinischen Vorsorgeuntersuchungen wurden die speziellen G-Grundsätze 1 bis 46 entwickelt (vgl. auch → Berufsgenossenschaftliche Grundsätze für arbeitsmedizinische Vorsorgeuntersuchungen).

Anlässe für die Anwendung des BAPRO sind Untersuchungen nach § 3 Abs. 1 Nr. 2 ASiG oder § 11 ArbSchG. Zur Anwendung kommt es u. a. dann, wenn sich im Rahmen der Gefährdungsbeurteilung eine konkrete arbeitsmedizinische Fragestellung ergibt. Das setzt allerdings voraus, dass der Betriebsarzt auch bei der Durchführung der Gefährdungsbeurteilung angemessen (unabhängig vom Betreuungssystem – vgl. Bedarfsbetreuung) beteiligt wurde. Der Betriebsarzt wird im Rahmen einer arbeitsmedizinischen Untersuchung die Daten erheben, die sich in Abhängigkeit von der konkreten Fragestellung als für die Beurteilung der Gefährdung und der Beratung des Beschäftigten als notwendig erweisen. Im Gesamtkonzept der Förderung und Erhalt der Beschäftigungsfähigkeit ist das BAPRO ein geeignetes Instrument der modernen Gesundheitsvorsorge zur Aufdeckung von Gesundheitsrisiken und zur Früherkennung → arbeitsbedingter Gesundheitsstörungen bzw. Erkrankungen.

Quelle

HVBG (Hrsg.): Berufsgenossenschaftliche Grundsätze für arbeitsmedizinische Vorsorgeuntersuchungen: Basisuntersuchungsprogramm – BAPRO, 3. Aufl., Gentner, Stuttgart, 2004

B 2 Beauftragte Ärzte

Nach §§ 15 Abs. 3 GefStoffV und BioStoffV bzw. § 13 Abs. 4 LärmVibrationsArbSchV darf der Arbeitgeber mit der Durchführung von → arbeitsmedizinischen Vorsorgeuntersuchungen nur solche Ärzte beauftragen, die
– Facharzt für Arbeitsmedizin sind oder die die
– Zusatzbezeichnung „Betriebsmedizin"
führen dürfen.

Nach §§ 15 Abs. 3 GefStoffV und BioStoffV bzw. § 13 Abs. 4 LärmVibrationsArbSchV soll der Arbeitgeber vorrangig – bei Nachweis der entsprechenden Qualifikation – die Ärzte beauftragen, die auch nach § 2 ASiG als → Betriebsarzt bestellt wurden.

> **Hinweis**
>
> Die Mitwirkung an der → kollektiven Beratung nach § 12a Abs. 2 BioStoffV, § 14 Abs. 3 GefStoffV oder § 11 Abs. 3 LärmVibrationsArbSchV ist davon nicht erfasst. Dazu ist ein gesonderter → Dienstleistungsvertrag mit dem Arzt abzuschließen.

Eine derartige förmliche Bestellung ist auch dann erforderlich, wenn vom Unternehmer eine → alternative Betreuungsform nach § 2 Abs. 4 i. V. m. Anlage 3 BGV A2 gewählt und mit einem → fachkundigen Arzt eine sog. → Bedarfsbetreuung vereinbart wurde.

B 3 Beauftragte Person

Nach § 13 Abs. 1 Nrn. 4 und 5 ArbSchG können Personen mit der Wahrnehmung von Arbeitgeberpflichten in eigener Verantwortung im Rahmen der ihnen übertragenen Aufgaben und Befugnisse beauftragt werden.

Auf Grund der Beratungsfunktion nach § 3 ASiG dem Arbeitgeber gegenüber und infolge seiner Wei-

> **Hinweis**
>
> Ist der Arbeitgeber ein Arzt, der ggf. die Voraussetzungen der §§ 15 Abs. 3 BioStoffV und GefStoffV oder von § 13 Abs. 4 LärmVibrationsV erfüllt, darf er sich nicht selbst mit der Durchführung der arbeitsmedizinischen Vorsorgeuntersuchung im eigenen Betrieb beauftragen. Auf die Regelung in § 15 Abs. 3 Satz 2 GefStoffV und BioStoffV (fehlt in § 13 Abs. 4 Satz 2 LärmVibrationsArbSchV) *„... und die selbst keine Arbeitgeberpflichten gegenüber den zu untersuchenden Beschäftigten wahrnehmen"* (vgl. → beauftragte Ärzte) wird ausdrücklich hingewiesen.

sungsfreiheit nach § 8 Abs. 1 ASiG i. V. m. § 2 Abs. 1 Muster-Berufsordnung für Ärzte (M-BOÄ) ist es *nicht* möglich, die Person, die nach § 2 ASiG zum Betriebsarzt bestellt wurde, gleichzeitig zur beauftragten Person nach § 13 ArbSchG zu bestellen.

Wegen der Besorgnis der Befangenheit infolge der ggf. sich ergebenden Interessenkollision zwischen der Funktion des Auftraggebers (i. d. R. Arbeitgebers) und der des unparteilichen Gutachters sollte diese Grundregel für alle ärztlichen Untersuchungen im Arbeitsverhältnis gelten.

B 4 Bedarfsorientierte Betreuung nach BGV A2

Wählt der Unternehmer gemäß § 2 Abs. 4 BGV A2 eine → alternative Betreuungsform, so hat er nach Anlage 3 Nr. 3 eine Bedarfsorientierte (anlassbezogene) Betreuung durch einen nach § 2 ASiG bestellten → Betriebsarzt sicherzustellen. Derartige Anlässe können sein:

- Planung, Errichtung und Änderung von Betriebsanlagen,
- Einführung neuer Arbeitsmittel, die ein erhöhtes Gefährdungspotenzial zur Folge haben,
- Grundlegende Änderungen von Arbeitsverfahren,
- Einführung neuer Arbeitsverfahren,
- Gestaltung neuer Arbeitsplätze und -abläufe,
- Einführung neuer Arbeitsstoffe bzw. Gefahrstoffe, die ein erhöhtes Gefährdungspotenzial zur Folge haben,
- Untersuchung von Arbeitsunfällen und Berufskrankheiten,
- Beratung der Beschäftigten über besondere Unfall- und Gesundheitsgefahren bei der Arbeit,
- Erstellung von Notfall- und Alarmplänen.

Insbesondere ist der Betriebsarzt hinzuzuziehen bei:

- Grundlegender Umgestaltung von Arbeitszeit-, Pausen- und Schichtsystemen,
- Erforderlichkeit der Durchführung arbeitsmedizinischer Untersuchungen (vgl. → Pflicht- und → Angebotsuntersuchung), Beurteilungen und Beratungen,
- Suchterkrankungen, die ein gefährdungsfreies Arbeiten beeinträchtigen (vgl. auch § 7 i. V. m. § 15 Abs. 2 und 3 BGV A1),
- Fragen des Arbeitsplatzwechsels sowie der Eingliederung und Wiedereingliederung behinderter Menschen und der (Wieder-)Eingliederung von Rehabilitanden (vgl. auch § 3 Abs. Nr. 1f ASiG sowie § 84 Abs. 2 SGB IX),
- Häufung gesundheitlicher Probleme (vgl. auch § 11 ArbSchG).

Hinweis

Zur Bedarfsorientierten (anlassbezogenen) Betreuung ist mit einem fachkundigen Arzt nach § 3 bzw. § 6 Abs. 1 oder 2 BGV A2 ein Betreuungsvertrag abzuschließen (vgl. Anhang 10.11.) Werden spezielle Vorsorgeuntersuchungen nach einschlägigen Rechtsvorschriften erforderlich, gilt ggf. nur § 3 BGV A2.

B 5 Beförderung

Der Begriff „Beförderung" nach §2 Abs. 2 GGBefG umfasst den Vorgang der Ortsveränderung einschließlich der Übernahme und der Ablieferung des Gutes. Zur Beförderung gehören auch zeitweilige Aufenthalte im Verlauf der Beförderung, Vorbereitungs- und Abschlusshandlungen (Verpacken und Auspacken der Güter, Be- und Entladen).

Erläuterung

Dazu gehören auch Beförderungsvorgänge innerhalb des Betriebs, die zum Be- und Entladen des Beförderungsmittels notwendig sind sowie die Beförderung in Rohrleitungen.

B 6 Begutachtung, ärztliche

Abgabe eines ärztlichen Sachverständigengutachtens auf der Grundlage nach den allgemein anerkannten Regeln und wissenschaftlichen Erkenntnissen der Medizin i. d. R. im Auftrag eines Dritten.

Bei der Begutachtung sind vom untersuchenden Arzt neben den Vorgaben, die sich aus der Berufsordnung ergeben (z. B. Grundsatz der Verhältnismäßigkeit, → Aufklärungspflicht, → Einwilligung, → Schweigepflicht), andere gesetzliche oder höchstrichterliche Einschränkungen wie

- Beschränkungen des Fragerechts,
- Beschränkungen durch die Regelungen zu → Duldungs- und → Mitwirkungspflichten

zu beachten.

Werden von der zu begutachtenden Person für den Arzt für seine Urteilsfindung unverzichtbare diagnostische Schritte verweigert, so ist unter Abwägung der Duldungs- bzw. Mitwirkungspflichten zu entscheiden, ob die Begutachtung durchgeführt werden kann.

Erfolgt die Begutachtung im Auftrag oder auf Veranlassung eines Leistungsträgers (z. B. Versicherungsträger, Arbeitsverwaltung, Arbeitgeber), so kann die Weigerung zum Versagen der beantragten oder in Aussicht genommenen Leistung führen (vgl. ➙ Mitwirkungspflicht/§§ 62 – 65 SGB I). Darauf ist vom untersuchenden Arzt im Rahmen der ➙ Aufklärungspflicht hinzuweisen.

B 7 Behinderung (WHO/SGB IX)

Unter dem Begriff „Behinderung" wird umgangssprachlich eine Einschränkung des Bewegungs-, Wahrnehmungs-, Denk-, Sprach- oder Lernvermögens verstanden.
Die WHO unterscheidet drei Arten von Behinderung:
- Impairment – Schädigung,
- Disability   – Funktionsbeeinträchtigung,
- Handicap   – Behinderung, Benachteiligung.
Im rechtlichen Sinne (SGB IX) wird Behinderung definiert als
„Auswirkung einer oder mehrerer regelwidriger, d. h. vom alterstypischen Zustand abweichender Funktionsbeeinträchtigungen von mindestens sechs Monaten Dauer, die, unabhängig vom ➙ Grad der Minderung der Erwerbsfähigkeit (MdE) und i. d. R. ohne Berücksichtigung der Kausalität, zur Folge hat, dass der Behinderte Hilfe braucht, um diesen Zustand zu beseitigen, zu bessern, eine Verschlimmerung zu verhüten oder seine Folgen zu mindern und ihm einen angemessenen Platz in der Gesellschaft oder im Arbeitsleben zu sichern (Teilhabe)".
Eine Behinderung wird gutachtlich festgestellt und als Grad der Behinderung – GdB nach den vom BMAS herausgegebenen Anhaltspunkten für die Gutachtertätigkeit im sozialen Entschädigungsrecht und nach dem Schwerbehindertenrecht (Teil 2 SGB IX) bewertet.
Beim Vorliegen mehrerer Behinderungen wird ein Gesamt-GdB ermittelt. Als schwerbehindert nennt man Personen mit einem GdB von ≥ 50 % oder diesen gleichgestellten Personen ab einem GdB von ≥ 30 %. Die Anerkennung eines GdB erlaubt keine Rückschlüsse auf Leistungsvoraussetzungen (z. B. teilweise oder vollständig verminderte Erwerbsfähigkeit der gRV oder MdE der gUV) anderer Rechtsgebiete.
Physiologische Veränderungen im Alter (vgl. Demographischer Wandel) sind bei der GdB-Bemessung nicht zu berücksichtigen. Solche Veränderungen sind als körperliche und psychische Leistungseinschränkungen anzusehen, die sich im Alter regelhaft entwickeln und insoweit nach Art und Umfang für das Alter typisch sind, z. B.:

- Altersbedingte Verminderung der körperlichen Leistungsfähigkeit (weniger Kraft, geringere Ausdauer oder Belastbarkeit),
- Verminderung der Leistungsbreite des cardiopulmonalen Systems und anderer Organe durch physiologische Gewebealterung,
- Verminderung der Beweglichkeit des Stütz- und Bewegungsapparates.

Hinweis
Nach § 3 Abs. 1 Nr. 1f ASiG gehört es zu den Aufgaben des Betriebsarztes, betroffene Beschäftigte, insbesondere aber den Arbeitgeber (vgl. § 84 Abs. 2 SGB IX) in Fragen der Eingliederung bzw. Wiedereingliederung *Behinderter* zu beraten.
Dazu gehören nach arbeitsmedizinischem Verständnis auch die durch Krankheit oder Alter *Leistungsgewandelten*.

B 8 Beratung, arbeitsmedizinische

Arbeitsmedizinische Beratung erfolgt gegenüber Beschäftigten, Arbeitgebern und/oder deren jeweiligen Vertretern. Ihr Hauptzweck ist die verständliche Vermittlung von Wissen über die Wechselwirkungen zwischen Arbeit und Gesundheit.
Bei der Beratung von Beschäftigten unterscheidet man die Gruppen bezogene, ➙ kollektive arbeitsmedizinische Beratung und die ➙ individuelle arbeitsmedizinische Beratung.
Die kollektive arbeitsmedizinische Beratung erfolgt in kollektiver Form und nutzt unterschiedliche Methoden der Vermittlung. In der Regel wird sie verbunden mit den gegebenenfalls vorgeschriebenen ➙ Unterweisungen der Beschäftigten.
Die individuelle arbeitsmedizinische Beratung ist stets Teil der arbeitsmedizinischen Vorsorgeuntersuchungen, weil sie neben den Kenntnissen über die Arbeitsbedingungen und möglicherweise daraus resultierenden Gefährdungen die Kenntnis der in der Person des Beschäftigten liegenden Faktoren (im Minimum über die individuelle Anamnese) voraussetzt. Ihre Inhalte unterliegen wie alle ➙ Arzt-Patienten-Beziehungen der ➙ ärztlichen Schweigepflicht.

B 9 Beratung, ärztliche

Im Rahmen nahezu jeder arbeitsmedizinischen Untersuchung werden auch anamnestische Angaben bzw. Befunde zu allgemeinen (nicht nur arbeitsbedingt) Beschwerden und zum allgemeinen Krankheitsgeschehen erhoben. Wie auch in der allgemeinen kurativen Krankenversorgung nach SGB V enthält die dabei durchgeführte ärztliche Beratung regelmäßig immer 6 (4 + 2) Punkte:

1. Weniger, oder besser gar nicht Rauchen,
2. Weniger Alkohol,
3. Gesünder ernähren (Obst, Gemüse, weniger Kohlehydrate),
4. Mehr Bewegen (Joggen, Schwimmen, Radfahren, Aufzug vermeiden).

Altersabhängig treten 2 Hinweise hinzu:

5. ab ca. 40. LJ: Blutdruck regelmäßig kontrollieren lassen,
6. ab ca. 50. LJ und Übergewicht: Abnehmen (vgl. 3 und 4.) und Blutzucker regelmäßig kontrollieren lassen.

B 10 Beratung, individuelle

Die individuelle arbeitsmedizinische Beratung ist ein wesentliches Element der arbeitsmedizinischen Vorsorgeuntersuchung. Neben der Abklärung von bestimmten arbeitsplatzbezogenen Beschwerden wird dabei auch zunächst mehr grundsätzlich erläutert, dass besondere angeborene (ererbte) oder erworbene Vorschäden bei der Einwirkung eines bestimmten Gefahrstoffes ein Krankheitsbild verursachen oder verschlimmern können.

Derartige Vorschäden können Atopien, bereits bestehende Allergien (insbes. die Gefahr von Kreuzallergien, z. B. Heuschnupfen ≠ Mehlstaub), das

Hinweis

Die individuelle Beratung im Hinblick auf einen Arbeitsplatzwechsel erfolgt z. B. durch den Arzt nach § 15 Abs. 3 GefStoffV bzw. BioStoffV oder § 13 Abs. 3 LärmVibrationsArbSchV und ist eine Maßnahme i. S. von jeweils §§ 15 Abs. 1 Nr. 5 GefStoffV/BioStoffV oder § 13 Abs. 1 Nr. 5 LärmVibrationsArbSchV.

Die konkrete Beratung des Arbeitgebers zwecks innerbetrieblicher Umsetzung gehört dagegen nach § 3 Abs. 1 Nr. 1f ASiG zu den Pflichten des Arztes, der gemäß § 2 ASiG zum Betriebsarzt bestellt wurde.

Wurde vom Arbeitgeber eine sog. alternative Betreuung nach § 2 Abs. 3 BGV A2 gewählt, liegt in einem solchen Falle die Notwendigkeit zur Inanspruchnahme der anlassbezogenen Bedarfsbetreuung vor.

Vorhandensein bestimmter Suszeptibilitätsmarker oder Enzympolymorphismen (Acetylierer-Status; Glucose-6-Phosphat-Dehydrogenase-Mangel) oder Erkrankungen der Atemwege (Unspezifische Bronchiale Hyperreagibilität – UBH/chronic obstructive lung disease – COLD) bei staubbelasteten Tätigkeiten sein. Ziel der Beratung ist es, den Beschäftigten auf besondere Sorgfalt der Arbeitshygiene, zur Benutzung von persönlicher Schutzausrüstung (PSA) anzuhalten oder ihm sogar zu empfehlen, sich vom Arbeitgeber auf einen Arbeitsplatz versetzen zu lassen, an dem die besondere Gefährdung für ihn nicht mehr oder nur in geringerem Maße besteht.

B 11 Beratung, kollektive

Regelungen zu einer sog. kollektiven Beratung (vgl. dagegen Arzt-Patienten-Gespräch) finden sich im Rahmen der → Unterweisung, und somit als eine Maßnahme des objektiven Arbeitsschutzes, nach § 12a Abs. 2 BioStoffV und § 11 Abs. 3 LärmVibrationsArbSchV als *allgemeine arbeitsmedizinische Beratung* oder nach § 14 Abs. 3 GefStoffV als *arbeitsmedizinisch-toxikologische Beratung.*
Die kollektive Beratung ist zu unterscheiden von der → individuellen Beratung, die Bestandteil der → arbeitsmedizinischen Vorsorge(untersuchung) ist.

Hinweis

Zur Wahrnehmung der Aufgabe einer allgemeinen arbeitsmedizinischen Beratung nach § 12a Abs. 2 BioStoffV oder § 11 Abs. 3 LärmVibrationsArbSchV bzw. der arbeitsmedizinisch-toxikologischen Beratung nach § 14 Abs. 3 GefStoffV ist mit dem Arzt nach §§ 15 Abs. 3 BioStoffV bzw. GefStoffV oder nach § 13 Abs. 4 LärmVibrationsArbSchV ein besonderer → *Dienstleistungsvertrag* abzuschließen. Die Bestimmung zur Beauftragung nach §§ 15 Abs. 3 BioStoffV bzw. GefStoffV oder nach § 13 Abs. 4 LärmVibrationsArbSchV ist lediglich auf die Durchführung der arbeitsmedizinischen Vorsorge*untersuchung* beschränkt.

B 12 Beruflich strahlenexponierte Person (StrlSchV/RöV)

Als beruflich strahlenexponierte Person wird nach § 3 Abs. 2 Nr. 23 a StrlSchV bezeichnet,

a) wer Tätigkeiten in Bereichen der Kategorie A oder B ausführt, sowie

b) nach § 3 Abs. 2 Nr. 23 b StrlSchV die Arbeiten verrichtet, für die die Abschätzung nach § 95 Abs. 1 (natürlich vorkommende radioaktive Stoffe an Arbeitsplätzen) ergeben hat, dass die effektive Dosis im Kalenderjahr 6 Millisievert (mSv) überschreiten kann, oder

c) für die die Ermittlung nach § 103 Abs. 1 (Exposition des fliegenden Personals durch kosmische Strahlung) ergeben hat, dass die effektive Dosis im Kalenderjahr 1 Millisievert (mSv) überschreiten kann.

Als beruflich strahlenexponierte Person wird nach § 2 i. V. m. Anlage 1 Nr. 3 RöV bezeichnet, die bei ihrer Berufsausübung oder bei ihrer Berufsausbildung mehr als ein Zehntel ($> 10 \%$) der Grenzwerte nach Anlage IV Tabelle 1 Spalte 2 RöV erhalten kann. Es wird unterschieden

a) beruflich strahlenexponierte Personen der Kategorie A: Personen die mehr als drei Zehntel ($> 30 \%$) der Grenzwerte nach Anlage IV Tabelle 1 Spalte 2 RöV erhalten können,

b) beruflich strahlenexponierte Personen der Kategorie B: Personen die mehr als ein Zehntel ($> 10 \%$) bis höchstens drei Zehntel ($> 30 \%$) der Grenzwerte nach Anlage IV Tabelle 1 Spalte 2 RöV erhalten können.

B 13 Berufsgenossenschaftliche Grundsätze für arbeitsmedizinische Vorsorgeuntersuchungen

Anhaltspunkte für die Durchführung von ➙ arbeitsmedizinischen Vorsorgeuntersuchungen und Kriterien für die ärztliche Beurteilung der Gesamtschau der erhobenen Befunde enthalten z. B. die Berufsgenossenschaftlichen Grundsätze als sog. „Allgemein anerkannte Regeln der Arbeitsmedizin".

Sie werden vom Ausschuss „Arbeitsmedizin" beim HVBG, der sich aus Arbeitsmedizinern der Wissenschaft und Betriebsärzten, Vertretern der Sozialpartner, der Unfallversicherungsträger und verschiedenen Fachleuten des Arbeitsschutzes zusammensetzt, aufgestellt und nach Anhörung aller betroffenen Fachkreise dort verabschiedet (vgl. Anhang 10.6, auch ➙ Arbeitsmedizinische Leitlinien – Anhang 10.7).

Die Anwendung dieser Grundsätze erfüllt auch das Gebot der „Gleichbehandlung der Beschäftigten", um die intraindividuelle und interindividuelle Variationsbreite des diagnostischen Vorgehens zum einen und der Beurteilungskriterien zum anderen bei den ➙ beauftragten bzw. ➙ ermächtigten Ärzten möglichst gering zu halten.

B 14 Berufskrankheit

Berufskrankheiten (BK) sind Krankheiten, die die Bundesregierung (BReg) auf der Grundlage von § 9 Abs. 1 SGB VII durch Rechtsverordnung mit Zustimmung des Bundesrates (BR) als Berufskrankheiten bezeichnet und die Versicherte infolge der Ausübung einer versicherten Tätigkeit erleiden (vgl. Anlage zur Berufskrankheiten-Verordnung – BKV vom 31. Oktober 1997 (BGBl I S. 2623), zuletzt geändert am 5. September 2002 (BGBl I S. 3541). Diese Anlage nennt man die Liste der Berufskrankheiten (vgl. Anhang 10.8) und die dort aufgeführten Krankheiten als sog. Listenkrankheiten. BK sind von einer sog. ➙ arbeitsbedingten Erkrankung – „work related disease" zu unterscheiden.

Neben einer sog. Listenkrankheit nach § 9 Abs. 1 SGB VII ermöglicht der § 9 Abs. 2 SGB VII im Einzelfall die Anerkennung und Entschädigung einer Krankheit „wie eine Berufskrankheit" („Quasi-BK"), soweit aufgrund neuer Erkenntnisse der medizinischen Wissenschaft die Voraussetzungen für die Bezeichnung als Berufskrankheit vorliegen.

Die Berufskrankheit (§ 9 SGB VII) unterscheidet sich vom Arbeitsunfall (§ 8 Abs. 1 SGB VII – vgl. auch Kap. 2-A-32) insbesondere dadurch, dass die Einwirkung, die für den Wirkungseintritt (Krankheit) ursächlich ist, sich über mehrere Arbeitsschichten, ja oft über einen längerfristigen Zeitraum des Arbeitslebens, mitunter während verschiedener Beschäftigungsverhältnisse erstreckt.

Es sind daher bestimmte Zeitpunkte und Fristen, die versicherungsrechtlich von Belang sind, zu unterscheiden:

- Beginn der gefährdenden Einwirkung/Tätigkeit,
- Ende der gefährdenden Einwirkung/Tätigkeit,
- Manifestation der Krankheit (Beginn der Erkrankung, Datum der Diagnose, Arztbesuch, Eintritt des Versicherungsfalls – § 7 SGB VII, ggf. Beginn der MdE),
- Einwirkungsdauer (Beginn bis Ende der Einwirkung),
- Latenzzeit (Zeit zwischen Beginn der Einwirkung und Datum der Diagnose),
- Interimszeit (Zeit zwischen Ende der Einwirkung oder Gefährdung bis Datum der Diagnose oder auch Zeit zwischen Datum der Diagnose und Tod, falls die Berufskrankheit für die Todesursache wesentlich ursächlich war).

Nach dem Gesetz ist der Verordnungsgeber (Bundesregierung – BReg) bei der Bezeichnung von Krankheiten als Berufskrankheit an folgende Kriterien gebunden (§ 9 Abs. 1 Siebentes Buch Sozialgesetzbuch – SGB VII; ehem. § 551 Abs. 1 Satz 3 Reichsversicherungsordnung – RVO):

1. eine Krankheit,
2. die nach den Erkenntnissen der medizinischen Wissenschaft
3. durch besondere Einwirkungen
4. verursacht ist,
5. denen bestimmte Personengruppen
6. durch ihre Arbeit
7. in erheblich höherem Grad als die übrige Bevölkerung ausgesetzt sind.

Zu 1. Krankheit

In der gesetzlichen Unfallversicherung (gUV – SGB VII) wird wie in der gesetzlichen Krankenversicherung (gKV – SGB V) Krankheit definiert als „ein objektiv fassbarer, regelwidriger, anomaler körperlicher oder geistiger Zustand, der die Notwendigkeit der Heilbehandlung des Menschen erfordert und/ oder zur Arbeitsunfähigkeit (AUF) führt" (BSGE 26/288). Entscheidend ist dabei die Behandlungs-*bedürftigkeit*. Die Frage, ob es eine Behandlungs-*möglichkeit* zur Herstellung einer restitutio ad integrum der Regelwidrigkeit (z. B. bei Silikose) gibt, ist dabei unerheblich.

Darüber hinaus kann eine Berufskrankheit in der gesetzlichen Unfallversicherung (gUV) auch dann vorliegen, wenn weder Arbeitsunfähigkeit noch Behandlungsbedürftigkeit vorliegen, jedoch eine Minderung der Erwerbsfähigkeit (MdE) in rentenberechtigendem Grad gegeben ist (das sind 20 vom Hundert = 20% – § 56 SGB VII) – (BSG Urteil vom 26.11.87 – 2 RU 20/87). Von der MdE ist streng der Grad der Behinderung – GdB nach § 69 SGB IX (Teil 2: Schwerbehindertenrecht) zu unterscheiden (vgl. dazu „Übersicht über das Sozialrecht" Ausgabe 2006, dort Kap. 9, S. 459 ff).

Zu 2. Erkenntnisse der medizinischen Wissenschaft

Es müssen medizinisch-wissenschaftliche Erkenntnisse darüber vorliegen, dass bestimmte Einwirkungen die generelle Eignung besitzen, eine bestimmte Krankheit zu verursachen.

Derartige „Erkenntnisse" liegen in der Regel vor, wenn die überwiegende Mehrheit der medizinischen Sachverständigen, diese auf den jeweils in Betracht kommenden Gebieten über besondere Erfahrungen und Kenntnisse verfügen, zu derselben, wissenschaftlichen fundierten Meinung gelangt. Es muss sich um gesicherte Erkenntnisse handeln, d.h. sie müssen durch Forschung und praktische Erfahrungen gewonnen worden sein. Lt. BSG-Rechtspre-

chung müssen sich diese Erkenntnisse zur „*Berufskrankheiten-Reife*" verdichtet haben und die sog. „*herrschende Lehrmeinung*" darstellen. Es ist nicht erforderlich, dass diese Erkenntnisse die einhellige Meinung der Mehrheit aller Fachmediziner sind. Davon abweichende Meinungen vereinzelter Sachverständiger stellen dabei eine sog. unmaßgebliche Mindermeinung dar. Meinungen einzelner Sachverständiger zu neuen Erkenntnissen reichen allerdings grundsätzlich auch nicht aus.

Zu. 3. besondere Einwirkungen

Der Begriff „Einwirkungen" ist weit auszulegen. Darunter sind alle objektivierbaren Einflüsse auf den menschlichen Organismus zu verstehen. Der Begriff umfasst u. a. Stäube, Gase, Rauche, Dämpfe (Aerosole), Hitze, Kälte, mechanische Überbeanspruchungen, Vibrationen, Infektionen, Strahlungen.

In der Arbeitsmedizin unterteilt man die verschiedenartigen Gefährdungen der Gesundheit in
– chemische,
– physikalische,
– biologische oder
– psychomentale Belastungen bzw. Einwirkungen.
Den physikalischen Einwirkungen werden auch ergonomische Faktoren wie Fehl- und Überbelastungen des Stütz- und Bewegungsapparates zugerechnet.

Zu 4. Verursachung

Die in die Liste aufzunehmende Krankheit muss durch die besonderen Einwirkungen verursacht werden. Für den Verordnungsgeber muss die Ursache-Wirkungs-Beziehung zwischen einer bestimmten schädigenden Einwirkung und einer bestimmten Erkrankung feststehen. Dies folgt daraus, dass der Ursachenzusammenhang von der medizinischen Wissenschaft als gesichert angesehen werden muss in dem Sinne, dass die angeschuldigte Noxe nach medizinisch-wissenschaftlicher Erkenntnis generell geeignet sein muss, die Krankheit zu verursachen. Wahrscheinlichkeit oder Möglichkeit reichen hier nicht aus.

Die Einwirkung muss also allgemein die Gefahr hervorrufen, eine bestimmte Krankheit zu verursachen. Es genügt nicht, wenn in einem Einzelfall ein Ursachenzusammenhang zwischen einer besonderen Einwirkung und der Erkrankung gegeben ist. „Es muss die generelle Geeignetheit der Einwirkung der Gefährdung auf die Entstehung oder Verschlimmerung der Krankheit in der medizinischen Wissenschaft allgemein anerkannt sein" (BSG – 5a/5 RKnU 1/80). Die generelle Geeignetheit stellt nicht auf einen konkreten Einzelfall ab.

Bei einer Verschlimmerung eines bereits bestehenden Vorschadens (angeboren oder erworben) muss die beruflich bedingte Ursache als Teilursache i. S. der *Kausaltheorie der wesentlichen Bedingung* medizinisch und somit auch rechtlich wesentlich sein. Auch die sog. *„Linksverschiebung"*, d. h. das im Vergleich zur gleichen Altersgruppe der Allgemeinbevölkerung Auftreten der Erkrankung in einem jüngerem Lebensalter oder die im Vergleich dazu besondere Schwere der Erkrankungsfolgen sind Hinweise auf eine beruflich (mit-) verursachte Erkrankung.

Zu 5. bestimmte Personengruppen

Unter „Personengruppe" ist eine Mehrheit von Einzelpersonen zu verstehen. Sie braucht weder zahlenmäßig umgrenzt noch sonstwie – etwa branchenmäßig – näher bezeichnet zu sein. Es kann sich dabei um sog. Klaster handeln, also ein gehäuftes Auftreten der gleichen Krankheit in vergleichbaren Betrieben oder bei vergleichbaren Tätigkeiten in unterschiedlichen Branchen.

Zu 6. durch ihre Arbeit

Dieses Kriterium dient dazu, beruflich bedingte Umstände, die zu einer Erkrankung führen, von anderen Krankheitsursachen *(konkurrierende Ursachen)* abzugrenzen. Die gesetzliche Unfallversicherung entschädigt nur Krankheiten, die auf die Berufsausübung, d. h. auf eine in der gUV versicherte Tätigkeit zurückzuführen sind, nicht aber z.B. Abnützungs- und Verschleißkrankheiten, deren Ursachen auch im außerberuflichen Bereich (Freizeitverhalten, Lebensstil, Alterungsprozess) liegen können.

Die schädliche Einwirkung muss also streng kausal im Zusammenhang mit der versicherten Tätigkeit stehen.

Zu 7. Gefährdung in erheblich höherem Grad als die übrige Bevölkerung

Die gefährdete Personengruppe wird in Vergleich gesetzt zur übrigen Bevölkerung. Nur dann, wenn die versicherte Personengruppe gravierend – nämlich „in erheblich höherem Grade" als die Vergleichsgruppe – den besonderen gesundheitsschädigenden Einwirkungen ausgesetzt ist, gilt die Ermächtigungsnorm insoweit als erfüllt. Das Auftreten der in Frage kommenden Krankheit mit be-

ruflicher Ursache ist deshalb zu vergleichen mit dem Auftreten dieser Krankheit bei der übrigen Bevölkerung. Das Bundessozialgericht formuliert hier wie folgt: „Die Voraussetzung einer höheren Gefährdung bestimmter Personengruppen bezieht sich auf das allgemeine Auftreten der Krankheit, nicht dagegen auf die Verursachung der Krankheit durch die gefährdende Tätigkeit. Ob eine Krankheit in einer bestimmten Personengruppe im Rahmen der versicherten Tätigkeit häufiger auftritt als bei der übrigen Bevölkerung, erfordert den Nachweis einer Fülle gleichartiger Gesundheitsbeeinträchtigungen und eine langfristige zeitliche Überwachung derartiger Krankheitsbilder, um mit Sicherheit daraus schließen zu können, dass die Ursache für die Krankheit in einem schädigenden Arbeitsleben liegt" (BSG Urteil vom 30.1.1986 – 2 RU 80/84). Dieser epidemiologische Ansatz stößt dann an seine Grenzen, wenn entweder die Erkrankung relativ selten ist, oder die von einer offensichtlich (prima facies Anschein) beruflich bedingten Erkrankung betroffene Personengruppe relativ klein ist.

Quellen

[1] BSGE 26/288: Krankheit im Sinne des § 182 RVO, 3. Senat des BSG. Urteil vom 30.5.1967 – Az 3 RK 15/65

[2] BSG-Urteil vom 26.11.1987 – 2 RU 20/87. Berufskrankheit und Krankheit im Sinne der Krankenversicherung, Begriffe, Unterschiede

[3] BSG-Urteil vom 4.8.1981 – 5a/r RKnU 1/80 Kehlkopfkrebs als Berufskrankheit. Bergbauarbeiter; Pumpenschlosser in der Kohlenwäsche. „Neue Erkenntnisse" im Sinne des § 551 Abs. 2 RVO; Entschädigung von nicht in die BKVO aufgenommenen Krankheiten

[4] BSG-Urteil vom 30.1.1986 – 2 RU 80/84. Meniskusschaden eines Autogen-Brenners als Berufskrankheit. Meniskusschäden bei Tätigkeiten über Tage. „Neue Erkenntnisse" im Sinne des § 551 Abs. 2 RVO; Entschädigung wie eine Berufskrankheit

B 15 Berufskrankheit, anerkannte

Als anerkannte Berufskrankheit gilt eine Krankheit, wenn sich der Verdacht auf das Vorliegen einer Berufskrankheit im förmlichen Feststellungsverfahren nach § 20 SGB I bestätigt hat, d. h. eine Krankheit nach § 9 Abs. 1 SGB VII vorliegt bzw. eine Krankheit, die gemäß § 9 Abs. 2 SGB VII wie eine Berufskrankheit zu entschädigen ist.

Die förmliche Anerkennung ist unabhängig von der Frage der Schwere der Erkrankungsfolgen vorzunehmen. Letzteres betrifft die Höhe der ggf. zu leistenden Entschädigung in Form der BK-Rente, die erst ab einem Schweregrad der Erkrankungs-

Tabelle 2-B-16.1: Entwicklung der Berufskrankheiten seit 1925

1. BKVO 1925	2. BKVO 1929	3. BKVO 1936	4. BKVO 1943	5. BKVO 1952	6. BKVO 1961	7. BKVO 1968	BeKV 1976	1. Änd.V 1988	2. Änd.V 1992	BKV 1997	1. Änd.V 2002	Anlage BKV
1	1	1	1	1	6	6	1101	–	–	–	–	1101
3	3	3	3	3	15	15	1102	–	–	–	–	1102
–	–	19	19	8	7	7	1103	–	–	–	–	1103
–	–	–	–	6	10	10	1104	–	–	–	–	1104
–	5	5	5	5	12	12	1105	–	–	–	–	1105
–	–	–	–	–	20	20	1106	–	–	–	–	1106
–	–	–	–	–	21	21	1107	–	–	–	–	1107
4	4	4	4	4	2	2	1108	–	–	–	–	1108
2	2	2	2	2	14	14	1109	–	–	–	–	1109
–	–	–	20b	7	32	32	1110	–	–	–	–	1110
–	9	11	11	15	11	11	1201	–	–	–	–	1201
–	8	10	10	14	19	19	1202	–	–	–	–	1202
–	–	14	14	18	1	1	1301	–	–	–	–	1301
–	–	8	8	11	9	9	1302	–	–	–	–	1302
5	6	6	6	9	4	4	1303	–	–	–	–	1303
5	6	7	7	10	5	5	1304	–	–	–	–	1304
6	7	9	9	13	18	18	1305	–	1303	–	–	1305
–	–	–	–	–	–	13	1306	–	–	–	–	1306
2	2	2	2	2	14	14	1307	–	–	–	–	1307
–	–	–	–	31	8	8	1308	–	–	–	–	1308
–	–	–	8a	12	16	16	1309	–	–	–	–	1309
–	–	–	–	–	9	9	1310	–	–	–	–	1310
–	–	–	–	–	9	9	1311	–	–	–	–	1311
–	–	–	–	32	17	17	1312	–	–	–	–	1312
–	–	–	–	33	3	3	1313	–	–	–	–	1313

Anlage BKV	1. Änd.V 2002	BKV 1997	2. Änd.V 1992	1. Änd.V 1988	BeKV 1976	7. BKVO 1968	6. BKVO 1961	5. BKVO 1952	4. BKVO 1943	3. BKVO 1936	2. BKVO 1929	1. BKVO 1925
1314	–	–	–	1314	–	–	–	–	–	–	–	–
1315	–	–	1315	–	–	–	–	–	–	–	–	–
1316	–	1316	–	–	–	–	–	–	–	–	–	–
1317	–	1317	–	–	–	–	–	–	–	–	–	–
[1318]*	–	–	–	–	–	–	–	–	–	–	–	–
2101	–	–	–	–	2101	43	43	22	–	–	–	–
2102	–	–	–	2102	2102	42	42	26	–	–	–	–
2103	–	–	–	–	2103	25	25	20	16	14	14	–
2104	–	–	–	–	2104	–	–	–	–	–	–	–
2105	–	–	–	–	2105	22	22	24	–	–	–	–
2106	2106	–	–	–	2106	23	23	23	–	–	–	–
2107	–	–	–	–	2107	45	45	25	–	–	–	–
2108	–	–	2108	–	–	–	–	–	–	–	–	–
2109	–	–	2109	–	–	–	–	–	–	–	–	–
2110	–	–	2110	–	–	–	–	–	–	–	–	–
2111	–	–	2111	–	–	–	–	–	–	–	–	–
[2112]*	–	–	–	–	–	–	–	–	–	–	–	–
2201	–	–	–	–	2201	24	24	21	16a	22	18	–
2301	–	–	–	–	2301	26	26	35	22	23	19	–
2401	–	–	–	–	2401	28	28	36	23	–	–	8
2402	–	–	–	–	2402	27	27	16 u. 34	12 u. 21	12 u. 21	10 u. 17	9 u. 11
3101	–	–	–	–	3101	37	37	39	26	26	22	–
3102	–	–	–	–	3102	38	38	40	27	–	–	10
3103	–	–	–	–	3103	39	39	37	24	24	20	–
3104	–	–	–	–	3104	44	44	38	25	25	21	–

1. BKVO 1925	2. BKVO 1929	3. BKVO 1936	4. BKVO 1943	5. BKVO 1952	6. BKVO 1961	7. BKVO 1968	BeKV 1976	1. Änd.V 1988	2. Änd.V 1992	BKV 1997	1. Änd.V 2002	Anlage BKV
–	16	17a	17a	27a	34	34	4101	–	–	–	–	4101
–	16	17b	17b	27b	35	35	4102	–	–	–	–	4102
–	–	18	18a	28a	30	30	4103	4103	–	–	–	4103
–	–	–	18b	28b	31	31	4104	4104	4104	4104	–	4104
–	–	–	–	–	–	–	4105	–	4105	–	–	4105
–	–	–	20a	30	29	29	4106	–	–	–	–	4106
–	–	–	–	–	33	33	4107	–	–	–	–	4107
–	15	20	20	29	36	36	4108	–	–	–	–	4108
–	–	–	–	–	–	–	–	4109	–	–	–	4109
–	–	–	–	–	–	–	–	4110	–	–	–	4110**
–	–	–	–	–	–	–	–	–	–	4111	–	4111
–	–	–	–	–	–	–	–	–	–	–	4112	4112
–	–	–	–	–	–	–	–	–	–	–	–	[4113]*
–	–	–	–	–	41	42	4201	4201	–	–	–	4201
–	–	–	–	–	41	41	4202	4202	–	–	–	4202
–	–	–	–	–	–	–	–	4203	–	–	–	4203
–	–	–	–	–	–	42	4301	4301	–	–	–	4301
–	–	–	–	–	–	41	4302	–	–	–	–	4302
–	11 u. 12	15	15	19	46	46	5101	–	–	–	–	5101
–	13	13	13	17	47	47	5102	–	–	–	–	5102
–	–	–	–	–	40	40	6101	–	–	–	–	6101
–	–	–	–	–	–	–	–	–	–	–	–	[xxxx]***
Anzahl der Berufskrankheiten												
11	23	28	34	43	49	51	55	59	64	67	68	68 [72]

* in [...] gesetzte Nummern als neue Berufskrankheit (BK) vom Ärztlichen Sachverständigenbeirat zur Aufnahme in die Liste empfohlen

** Mit der Empfehlung zu [4110] ist eine Änderung der Legaldefinition verbunden

*** [xxxx] die Nummer zur neuen BK „Synkanzerogenese..." liegt noch nicht fest

folgen (MdE) in Höhe von 20 v. 100 (20 %) erfolgt. Bei einer MdE unter 20 % ist die Frage des Vorliegens einer *Stützrente* ggf. von Bedeutung. Eine Anerkennung *dem Grunde nach* löst jedoch Leistungen wie z. B. Heilbehandlung, Umschulung oder Erstattung an andere Versicherungsträger nach § 102 SGB X aus.

Ab Mitte der 80er Jahre werden die *Anerkannten Berufskrankheiten* als eigene statistische Größe im → Unfallverhütungsbericht ausgewiesen.

B 16 Berufskrankheiten-Verordnung – BKV

Verordnung der Bundesregierung (BReg) zur Konkretisierung der Leistungsansprüche von in der → gUV Versicherten im Falle einer → Berufskrankheit nach § 9 SGB VII. Die Erste Berufskrankheiten-Verordnung (1. BKVO) trat 1925 in Kraft. Eine Übersicht der historischen Entwicklung der Berufskrankheiten gibt Tab. 2-B-16.1 wieder.

B 17 Berufsrecht, ärztliches

Das ärztliche Berufsrecht beruht auf den Kammer- oder Heilberufe-Gesetzen der Bundesländer. Es regelt subsidiär hoheitliche Aufgaben, die sich aus der Approbation als Arzt ergeben. Rechtsetzende Körperschaft ist die gewählte Kammerversammlung. Vollzug und Überwachung erfolgt durch die 17 → Ärztekammern (KdöR), die wiederum der Fach- und Rechtsaufsicht der Gesundheitsministerien der Länder unterliegen (vgl. auch → Unfallverhütungsvorschriften durch die → Träger der gUV nach SGB VII). Die Ärztekammer Nordrhein (ÄK-No) hat drei berufsständische Vorschriften beschlossen:
– Berufsordnung,
– Weiterbildungsordnung,
– Fortbildungsordnung.

Die Berufsordnung regelt u. a. auch das Verfahren der berufsständischen Gerichtsbarkeit für Ärzte, die gegen die o. g. drei Vorschriften verstoßen haben oder gegen die Vorwürfe wegen Falschbehandlung *(Kunstfehler)* erhoben wurden. Einzelheiten sind über die homepages der jeweiligen Kammerbereiche oder die jeweiligen Mustervorschriften über die Bundesärztekammer zu erfahren [www.bundesaerztekammer.de].

B 18 Berufsunfähigkeit (BU)

Alter Begriff der Rentenversicherung (SGB VI), der 2001 durch den Begriff → teilweise verminderte Erwerbsfähigkeit ersetzt wurde. Eine Berufsunfähigkeit (BU) bestand nach § 43 SGB VI, wenn die → Erwerbsfähigkeit durch → Krankheit oder → Behinderung auf weniger als die Erwerbsfähigkeit eines gesunden → Erwerbstätigen mit ähnlicher Ausbildung und gleichwertigen Kenntnissen und Fähigkeiten abgesunken war. Beim Vorliegen einer BU bestand unter Erfüllung weiterer rechtlicher Voraussetzungen, z. B. Wartezeit, Anspruch auf eine *Berufsunfähigkeitsrente (BU-Rente).*

Entspricht jetzt dem Begriff der → *teilweisen Erwerbsminderung.* Bei eingeschränkter, d. h. erheblich gefährdeter (drohender) oder geminderter, aber noch vorhandener Erwerbsfähigkeit *(Restleistungsvermögen)* konnten Maßnahmen der medizinischen (sog. Kuren), der beruflichen oder sonstige Leistungen der Rehabilitation auf Antrag genehmigt werden.

B 19 Beschäftigte

Nach ArbSchG sind Beschäftigte:
1. Arbeitnehmerinnen und Arbeitnehmer,
2. die zu ihrer Berufsausbildung Beschäftigten,
3. arbeitnehmerähnliche Personen im Sinne des § 5 Abs. 1 des Arbeitsgerichtsgesetzes, ausgenommen, die in Heimarbeit Beschäftigten und die ihnen Gleichgestellten,
4. Beamtinnen und Beamte,
5. Richterinnen und Richter,
6. Soldatinnen und Soldaten,
7. die in Werkstätten für Behinderte Beschäftigten. (§ 2 Abs. 2 ArbSchG).

Den Beschäftigten stehen die in Heimarbeit Beschäftigten sowie Schüler, Studenten und sonstige Personen, insbesondere an wissenschaftlichen Einrichtungen Tätige, die Tätigkeiten mit Gefahrstoffen durchführen, gleich (§ 3 Abs. 5 GefStoffV).

Erläuterung
Zu den Beschäftigten zählen auch Praktikanten. Mitarbeitende Arbeitgeber, Unternehmer ohne Beschäftigte und Selbstständige zählen nicht zu den „sonstigen Personen".

B 20 Beschäftigungsfähigkeit

Erhalt und Förderung der Beschäftigungsfähigkeit ist infolge des demographischen Wandels und der Verlängerung der Lebensarbeitszeit (Rente mit 67) gesellschaftspolitisch fast wichtiger geworden als der klassische Arbeits- und Gesundheitsschutz, bei dem, betrachtet man die Statistik der Arbeitsunfälle und Berufskrankheiten, noch große Anstrengungen erforderlich sind. Dennoch gehört es zum Aufgabenfeld des Betriebsarztes, sich um Erhalt und Förderung der Beschäftigungsfähigkeit der Betriebsangehörigen zu kümmern. Geeignete Instrumente sind dabei z. B.:

– Angebotsuntersuchungen mit Beratung,
– Betriebliche Gesundheitsförderung (BGF).

Zur Beschäftigungsfähigkeit erlangen neben Fragen der Gesundheit und der körperlichen Fitness auch Fragen der Qualifikation (Lebenslanges Lernen/Neue Technologien) zunehmend an Bedeutung.

Quelle

www.inqua.de

B 21 Beschäftigungsverbot

Verschiedene Rechtsvorschriften des Staates, z. B.:

– Begasungen nach Anhang III Nr. 5.3.1 Abs. 2 Nr. 2 GefStoffV [körperlich und geistig geeignet],
– Biostoffverordnung (BioStoffV),
– Druckluftverordnung (DruckluftV),
– Fahrerlaubnisverordnung (FeV),
– Gefahrstoffverordnung (GefStoffV),
– Gentechniksicherheitsverordnung (GenTSV),
– Gesundheitsschutzbergverordnung (GesBergV),
– Infektionsschutzgesetz (IfSG, dort § 42 – Umgang mit Lebensmitteln),
– Jugendarbeitsschutzgesetz,
– Lärm- und Vibrations-Arbeitsschutzverordnung (LärmVibrationsArbSchV),
– Luftverkehrzulassungsordnung (LuftVZO),
– Röntgenverordnung (RöV),
– Schädlingsbekämpfung nach Anhang III Nr. 4.4 Abs. 4 Nr. 3 GefStoffV [körperlich und geistig geeignet],
– Seediensttauglichkeitsverordnung (und andere verkehrsrechtliche Vorschriften, vgl. Anhang 9.4.1 zu Kap. 9.4),
– Strahlenschutzverordnung (StrlSchV)

sowie die gemäß § 15 Abs. 1 Nr. 3 SGB VII erlassenen Unfallverhütungsvorschriften (UVV) der Träger der gesetzlichen Unfallversicherung, insbesondere die UVV „Arbeitsmedizinische Vorsorge" (BGV A4, früher VBG 100) enthalten Vorschriften, die mittelbar oder unmittelbar ein Beschäftigungsverbot auslösen, wenn bestimmte Voraussetzungen durch den Arbeitnehmer nicht erfüllt werden:

– Erfordernis einer durchgeführten Pflichtuntersuchung,

– Mangelnde Eignung oder Tauglichkeit, insbesondere bei Anforderungen an den Drittschutz.

Bei diesen Sachverhalten werden die Voraussetzungen auf Grund einer arbeitsmedizinischen Untersuchung mit einer ärztlichen Bescheinigung oder einem ärztlichen Zeugnis attestiert.

In anderen Bestimmungen hat sich der Arbeitgeber von der Eignung des Beschäftigten vor der Übertragung von bestimmten gefährlichen oder gefahrgeneigten Tätigkeiten im Rahmen seiner Fürsorgepflicht zu vergewissern, ohne dass ausdrücklich eine ärztliches Zeugnis gefordert wird, wie z. B.

– § 7 Arbeitsschutzgesetz (ArbSchG),
– Anhang 2 Nr. 3.1 Betriebssicherheitsverordnung (BetrSichV): Eignung zum Betrieb von selbst fahrenden mobilen Arbeitsmitteln (z. B. Gabelstapler),
– § 3 Abs. 1 Lastenhandhabungsverordnung oder
– § 7 UVV „Grundlagen der Prävention" (BGV A1).

In diesen Fällen wird häufig eine arbeitsmedizinische Untersuchung im Rahmen einer Betriebsvereinbarung durchgeführt. Auch ohne ein ärztliches Zeugnis entscheidet letztendlich der Arbeitgeber, welchen Beschäftigten er im Rahmen der Einsatzplanung mit bestimmten Tätigkeiten beauftragt.

B 22 Bescheinigung, ärztliche

Dem Beschäftigten ist im Anschluss an eine ➝ arbeitsmedizinische Vorsorgeuntersuchung nach Gefahrstoff-, Biostoff-, GenTSV oder LärmVibrationsArbSchV eine ➝ Ärztliche Bescheinung darüber auszustellen, ob und inwieweit gegen die Ausübung der Tätigkeit gesundheitliche Bedenken bestehen. Die Bescheinigung ist somit das Schriftstück, auf dem das ➝ Untersuchungsergebnis vermerkt wird. Nur bei den sog. ➝ Pflichtuntersuchungen erhält der Arbeitgeber eine Kopie der ➝ Ärztlichen Bescheinigung.

Hinweis

Auch das ➝ Untersuchungsergebnis unterliegt grundsätzlich der ➝ ärztlichen Schweigepflicht. Eine Weitergabe ist daher nur aufgrund einer Rechtsvorschrift (vgl. Pflichtuntersuchung) oder mit ausdrücklicher Zustimmung der untersuchten Person gestattet.

B 23 Betrieb

23.1 *Produktionsstätte*, die Sachgüter oder Dienstleistungen erstellt, auch örtlich getrennte Niederlassungen der Unternehmen, einschl. der zugehörigen oder in der Nähe liegenden Verwaltungs- und Hilfsbetriebe. In die Statistiken der Unfallversicherungsträger (UVT) geht die Anzahl der Unternehmen (Betriebe, Verwaltungen, Einrichtungen, Tätigkeiten) ein, wobei sich die Einteilung nach Betriebsgröße unter Verwendung des statistischen Begriffs des → Vollarbeiters am europäischen Standard orientiert. Im Bereich der landwirtschaftlichen Berufsgenossenschaften wird keine Größeneinteilung der Unternehmen *(landwirtschaftlicher Betrieb)* nach Anzahl der Beschäftigten vorgenommen. In den Statistiken der Bundesländer (Jahresberichte der Gewerbeaufsicht) gehen die Betriebe i. S. von → Betriebsstätten in die Statistik ein.

23.2 In der → *Gefahrstoffverordnung* wir Betrieb definiert als Ort, an dem Tätigkeiten vorgenommen werden. Dies können umschlossene Räume, Fahrzeuge oder Arbeitsplätze im Freien sein.

Erläuterung
Arbeitsplätze im Freien sind z. B. Baustellen sowie Arbeitsplätze in der Forst- und Landwirtschaft.

B 24 Betriebliche Gesundheitsförderung – BGF

Formal ist die betriebliche Gesundheitsförderung (BGF) in § 20 SGB V als Aufgabe der Träger der gKV normiert. Nach § 14 Abs. 2 SGB VII sollen die UVT dabei mit den Krankenkassen zusammenarbeiten.

Die BGF ist kein Ersatz für die Einhaltung der rechtlich normierten Pflichten im Arbeitsschutz, sondern stellt vielmehr eine flankierende und unterstützende Maßnahme dar, die im Hinblick auf den Demographischen Wandel und dem damit immer wichtiger werdenden Erhalt und Förderung der Beschäftigungsfähigkeit gesellschaftlich wie unternehmenspolitisch an Bedeutung gewinnt. Die klassischen Formen der BGF wie Pausenturnen, Stressseminare oder Kochkurse reichen für eine moderne Unternehmenspolitik nicht mehr aus.

Für die meisten Unternehmen gilt daher, dass Handlungsbedarf in den folgenden Bereichen besteht:

1. Gesundheit

Ziel muss sein, die Arbeitsfähigkeit für alle Altersgruppen bis zur Rente zu gewährleisten. Hierzu können z.B. dienen

– Ergonomische Arbeitsplatzgestaltung und klassische Arbeitsschutzmaßnahmen,
– Aufbau eines betrieblichen Gesundheitsmanagements,
– Förderung von Gesundheit und Fitness (z.B. Rückenschule oder Stressbewältigungskurse),
– Optimierte Arbeitsabläufe (Reduzierung von Routine, reduzierter Zeittakt),
– Individuelle Gestaltung der Erwerbsbiographie (bei Beschäftigungen mit begrenzter Tätigkeitsdauer vorausschauende Planung eines Wechsels in andere Beschäftigungen).

2. Arbeitsorganisation und Arbeitsgestaltung

Ziel muss sein, sowohl die Arbeitsplätze, als auch die Arbeit selbst altersgerecht zu gestalten, beispielsweise durch

– Arbeitszeitgestaltung,
– Zuweisung von Arbeitsaufgaben entsprechend den Kompetenzen der Beschäftigten (besondere Erfahrung, soziale Kompetenzen),
– Laufbahngestaltung i. S. einer altersgerechten Gestaltung der Erwerbsbiographie; auch horizontale Karriereplanung,
– Arbeit mit dem WAI-Index (Work-Ability-Index).

3. Qualifikation, Weiterbildung und lebensbegleitendes Lernen

Ziel muss sein, betrieblich relevante Wissensbestände kontinuierlich zu erneuern, beispielsweise durch
– Tätigkeiten, die Lernanreize schaffen (lernfördernde Arbeitsgestaltung),
– Intergeneratives Lernen in altersgemischten Teams,
– Betriebliche Qualifizierungspläne für alle Altersgruppen,
– Betriebsinterne Weiterbildungsberatung,
– Weiterbildung speziell für Ältere (z.B. bei Lernentwöhnung oder neuen Technologien).

4. Unternehmens- und Personalführung

Altersgerechte Führung umfasst u.a.:
– die realistische und vorurteilsfreie Einschätzung des Leistungsvermögens Älterer,
– die Förderung des intergenerativen Dialogs und Erfahrungsaustauschs zwischen Älteren und Jüngeren,
– einen kooperativen Führungsstil,
– Rücksicht auf die individuelle Arbeitsplanung Älterer,
– Anerkennung der Leistung Älterer, aber auch Thematisierung von Leistungsdefiziten.

5. Demographiegerechte Personal- und Rekrutierungspolitik

Ziel ist eine von der Unternehmensleitung geförderte Personalpolitik, die Wandel organisieren und vordringlich eine ausgewogene Altersstruktur erzeugen kann durch die Betriebsbindung von Jüngeren und die Erhaltung der Arbeitsfähigkeit Älterer bis zur Rente.

Aus Arbeitsmedizinischer Sicht sind das Handlungsfelder, in denen der Betriebsarzt eine unverzichtbare Aufgabenzuweisung erhalten muss (vgl. ➝ Bedarfsbetreuung und ➝ Leitlinie „Arbeitsmedizinische Vorsorge" der DGAUM).

Quellen

Übersicht über das Arbeitsrecht/Arbeitsschutzrecht, Kap. 7 Technischer und medizinischer Arbeitsschutz, BW-Verlag Nürnberg, 2007

Giesen, T., Zerlett, G.: Berufskrankheiten und medizinischer Arbeitsschutz – Ergänzbare Ausgabe mit Rechtsvorschriften, Merkblättern, Statistiken, sozialgerichtlichen Entscheidungen und Hinweisen zu § 9 Abs. 2 SGB VII, 7. Auflage, 46. Lfg. (Oktober 2006), Kohlhammer, Stuttgart, Berlin, Köln, 1988/2007

B 25 Betriebsarzt (BA)

Betriebsärzte sind die Ärzte, die vom Arbeitgeber auf der Grundlage des ➝ § 2 Arbeitssicherheitsgesetzes (ASiG) als solche bestellt werden. Sie müssen gemäß § 4 ASiG berechtigt sein, den ärztlichen Beruf auszuüben, und sie müssen über die zur Erfüllung der nach § 3 ASiG übertragenen Aufgaben notwendige ➝ arbeitsmedizinische Fachkunde verfügen. Vielfach wird der Begriff „Betriebsarzt" umgangssprachlich verstanden als *Arzt im Betrieb* und nicht korrekter Weise als Arzt i. S. von § 2 ASiG. Diese Begriffsunschärfe führt nicht nur bei medizinischen Laien immer wieder zu Diskussionsstoff (vgl. Personalarzt).

Bei der Auswahl eines Betriebsarztes bzw. eines überbetrieblichen arbeitsmedizinischen Dienstes sollten vom Arbeitgeber folgende Schritte beachtet werden:

1. Bedarfsermittlung anhand der Unfallverhütungsvorschrift (zu beziehen bei den zuständigen Berufsgenossenschaften),
2. Informationen über Betreuungsmöglichkeiten einholen, u. a. bei dem Arbeitgeberverband, der Berufsgenossenschaft oder bei der Ärztekammer,
3. Angebote einholen und Preis-Leistungs-Verhältnis kritisch prüfen, der Billigste muss nicht der Beste sein (vgl. GQB),
4. Vorauswahl treffen und Verhandlungen mit den Betriebsärzten bzw. überbetrieblichen arbeitsmedizinischen Diensten führen,
5. Betriebs-/Personalrat beteiligen (soweit vorhanden),
6. Abschluss eines schriftlichen Vertrags mit dem ausgewählten Betriebsarzt bzw. überbetrieblichen arbeitsmedizinischen Dienst (vgl. auch Anhang 10.11).

Bestandteile des Vertrages sollten sein:

- rechtliche Grundlagen der Aufgabenwahrnehmung,
- formelle Aufgabenübertragung nach dem Arbeitssicherheitsgesetz,
- Vertretungsregelung bei länger andauernder Abwesenheit des Betriebsarztes,
- Berichtspflicht des Betriebsarztes,
- Regelungen zur Fortbildung des Betriebsarztes,
- Schweigepflicht des Betriebsarztes (neben den Patientendaten auch Betriebsgeheimnisse),
- Unterstützungsleistungen des Arbeitgebers bei der Erfüllung der betriebsärztlichen Aufgaben,
- Haftungs- und Berufs-Haftpflichtversicherung des Betriebsarztes,
- Honorarvereinbarung (vgl. auch Anhänge 10.9 und 10.10),
- Kündigungsregelungen.

Selbstverständlich können zusätzliche Leistungen, z. B. im Rahmen der allgemeinen betrieblichen Gesundheitsvorsorge (z. B. BGF) mit dem Betriebsarzt bzw. dem überbetrieblichen arbeitsmedizinischen Dienst vertraglich vereinbart werden. Dafür muss dem Betriebsarzt gesonderte Einsatzzeit/Honorarvereinbarung zur Verfügung gestellt werden.

Wegezeiten des Betriebsarztes sind keine Einsatzzeiten.

Der Arbeitgeber muss sich vergewissern, dass der Betriebsarzt die ihm übertragenen Aufgaben erfüllt. Ärzte mit anderen Funktionen, wenn sie z. B. ➝ personalärztlich oder als ➝ beauftragte bzw. ➝ ermächtigte Ärzte auf Grund anderer Rechtsvorschriften tätig werden, können (sollen) zwar in

Hinweis

Die Durchführung von Maßnahmen der ➝ Arbeitsmedizinischen Vorsorge, die in gesonderten Rechtsvorschriften geregelt ist (z. B. §§ 15 BioStoffV oder GefStoffV), sind *keine* Tätigkeiten, die der dazu beauftragte oder ermächtigte Arzt in seiner Funktion als Betriebsarzt ausführt.

Personalunion auch der o. g. Betriebsarzt sein, werden aber dann nicht in dieser Funktion tätig. Insoweit dürfen solche Tätigkeiten, über die ggf. ein gesonderter → Dienstleistungs-Vertrag abzuschließen ist (vgl. Anhang 10.11), nicht der Einsatzzeit nach BGV A2 zugerechnet werden.

Quelle
Übersicht über das Arbeitsrecht/Arbeitsschutzrecht, Kap. 7 Technischer und medizinischer Arbeitsschutz, BW-Verlag Nürnberg, 2007

B 26 Betriebsgelände (StrlSchV)
Nach § 3 Abs. 2 Nr. 7 StrlSchV wird als Betriebsgelände ein Grundstück bezeichnet, auf dem sich Anlagen oder Einrichtungen zur Erzeugung ionisierender Strahlen i. S. der §§ 7, 9 oder 11 AtomG befinden und zu dem der Zugang oder auf dem die Aufenthaltsdauer von Personen durch den Strahlenschutzverantwortlichen beschränkt werden können.

B 27 Betriebsstätte
Eine Betriebsstätte ist eine örtlich fixierte Geschäftseinrichtung, in dem das Unternehmen seine gewerbliche oder freiberufliche (z. B. Anwälte, Architekten, Ärzte) Tätigkeit ausübt. In den Statistiken der Bundesländer zählen Filialbetriebe und Betriebsteile mit anders lautender Anschrift als einzelne Betriebsstätten.
Nicht zu den Betriebsstätten zählen dagegen Baustellen, Anlagen ohne ständigen Arbeitsplatz (z. B. Aufzugsanlagen in Wohnhäusern; Pumpstationen, Sprengstofflager), Ausstellungsstände auf Messen, Märkten oder Volksfesten, Straßen- oder Wasserfahrzeuge, Heimarbeitsstätten und private Haushalte ohne Beschäftigte.

B 28 Beurteilung, ärztliche
Zusammenfassende medizinische Bewertung des Gesundheits- oder Leistungszustandes einer untersuchten Person (Beschäftigter, Patient, Proband) unter Berücksichtigung der Anamnese (subjektive Kriterien) und insbesondere der Untersuchungsbefunde (objektive Kriterien).

B 29 Biologische Arbeitsstoffe (BioStoffV)
Biologische Arbeitsstoffe sind nach § 2 Abs. 1 BioStoffV Mikroorganismen, einschließlich gentech-nisch veränderter Mikroorganismen, Zellkulturen und humanpathogene Endoparasiten, die beim Menschen Infektionen, sensibilisierende oder toxische Wirkungen hervorrufen können.
Ein biologischer Arbeitsstoff ist auch ein mit transmissibler, spongiformer Enzephalopathie assoziiertes Agens, das beim Menschen eine Infektion oder eine übertragbare Krankheit verursachen kann.

B 30 Biologischer Arbeitsplatz Toleranzwert – BAT
(vgl. auch → Biologischer Grenzwert – BGW)
Der Biologische Arbeitsplatz Toleranzwert (BAT-Wert) ist die beim Menschen höchstzulässige Quantität eines Arbeitsstoffes bzw. Arbeitsstoffmetaboliten oder die dadurch ausgelöste Abweichung eines biologischen Indikators von seiner Norm, die nach dem gegenwärtigen Stand der wissenschaftlichen Kenntnis im Allgemeinen die Gesundheit der Beschäftigten auch dann nicht beeinträchtigt, wenn sie durch Einflüsse am Arbeitsplatz regelhaft erzielt wird. Wie bei den → MAK-Werten wird in der Regel eine Arbeitsstoffbelastung von maximal 8 Stunden täglich und 40 Stunden wöchentlich zugrunde gelegt. Die so abgeleiteten BAT-Werte sind in der Praxis auch auf abweichende Arbeitszeitschemata übertragbar, ohne dass hierfür Korrekturfaktoren anzuwenden sind. BAT-Werte können als Konzentrationen, Bildungs- oder Ausscheidungsraten (Menge/Zeiteinheit) definiert sein. BAT-Werte sind als Höchstwerte für gesunde Einzelpersonen konzipiert. Sie werden unter Berücksichtigung der Wirkungscharakteristika der Arbeitsstoffe und einer angemessenen Sicherheitsspanne in der Regel für Blut, Ausatemluft oder Urin aufgestellt. Maßgebend sind dabei arbeitsmedizinisch-toxikologisch fundierte Kriterien des Gesundheitsschutzes.
BAT-Werte können definitionsgemäß nur für solche Arbeitsstoffe angegeben werden, die über die Lunge und/oder andere Körperoberflächen (z. B. Haut, Schleimhäute) in nennenswertem Maße in den Organismus eintreten. Weitere Voraussetzungen für die Aufstellung eines BAT-Wertes sind ausreichende arbeitsmedizinische und toxikologische Erfahrungen mit dem Arbeitsstoff, wobei sich die Angaben auf Beobachtungen am Menschen stützen sollen. Die verwertbaren Erkenntnisse müssen mittels zuverlässiger Methoden erhalten worden sein.
Wie jedes Laborergebnis in der Medizin können auch toxikologisch-analytische Daten des Biomonitorings (hier: BAT-Werte) nur aus der Gesamtsituation heraus gewertet werden. Neben den sonstigen

ärztlichen Befunden sind dabei insbesondere zu beachten:
- Die Dynamik pathophysiologischer Vorgänge (Toxikokinetik),
- Kurzfristig der Einfluss von Erholungszeiten,
- Langfristig der Einfluss von Alterungsvorgängen,
- Die speziellen Arbeitsplatzverhältnisse,
- Intensive körperliche Aktivität (erhöhtes Atemminutenvolumen),
- Ungewöhnliche atmosphärische Druckbedingungen,
- Hintergrundbelastungen,
- Stoffgemische mit interferierenden Arbeitsstoffen.

Quelle

Mitteilungen der Senatskommission zur Prüfung gesundheitsschädlicher Arbeitsstoffe der Deutschen Forschungsgemeinschaft – DFG

B 31 Biologischer Grenzwert – BGW (GefStoffV)

Der Biologische Grenzwert (BGW) ist nach § 3 Abs. 7 GefStoffV

(1) der Grenzwert für die toxikologisch-arbeitsmedizinisch abgeleitete Konzentration eines Stoffes, seines Metaboliten oder eines Beanspruchungsindikators im entsprechenden biologischen Material (vgl. ➙ Biomonitoring), bei dem im Allgemeinen die Gesundheit eines Beschäftigten nicht beeinträchtigt wird. Für einen BGW gelten die arbeitsmedizinisch-toxikologischen Kriterien für die Aufstellung von ➙ BAT-Werten sinngemäß.

(2) Biologische Grenzwerte sind als Höchstwerte für gesunde Einzelpersonen konzipiert. Sie werden unter Berücksichtigung der Wirkungscharakteristika der Stoffe in der Regel für Blut und/oder Urin aufgestellt. Maßgebend sind dabei arbeitsmedizinisch-toxikologisch fundierte Kriterien des Gesundheitsschutzes. Biologische Grenzwerte gelten in der Regel für eine Belastung mit Einzelstoffen.

(3) Biologische Grenzwerte können als Konzentrationen, Bildungs- oder Ausscheidungsraten (Menge/Zeiteinheit) definiert sein. Wie bei den Arbeitsplatzgrenzwerten (AGW) wird in der Regel eine Stoffbelastung von maximal 8 Stunden täglich und 40 Stunden wöchentlich zugrunde gelegt.

(4) Allergische Erscheinungen können nach Sensibilisierung, z. B. der Haut oder der Atemwege, je nach persönlicher Disposition unterschiedlich schnell und stark durch Stoffe verschiedener Art

ausgelöst werden. Die Einhaltung des biologischen Grenzwertes gibt keine Sicherheit gegen das Auftreten derartiger Reaktionen.

B 32 Biomonitoring

Biomonitoring ist die Untersuchung biologischen Materials der Beschäftigten zur Bestimmung von Gefahrstoffen, deren Metaboliten oder deren biochemischen bzw. biologischen Effektparametern. Dabei ist das Ziel, die innere Belastung und die Gesundheitsgefährdung über alle Aufnahmewege (oral, inhalativ, dermal) der Beschäftigten zu erfassen, die erhaltenen Analysewerte mit entsprechenden Werten (vgl. TRGS 710 und TRGS 903 – vgl. Anhang 10.4.3) zu vergleichen und geeignete Maßnahmen vorzuschlagen, um die innere Belastung und die Gesundheitsgefährdung zu verringern.

Erläuterung

Biomonitoring hat das Ziel, die innere Belastung und die Gesundheitsgefährdung von Beschäftigten zu erfassen, die erhaltenen Analysewerte mit entsprechenden Werten zu vergleichen und geeignete Maßnahmen vorzuschlagen, um die innere Belastung und die Gesundheitsgefährdung zu verringern (s. a. TRGS 710 und TRGS 903).

B 33 Biozid-Produkte

Biozid-Produkte sind Biozid-Wirkstoffe und Zubereitungen, die einen oder mehrere Biozid-Wirkstoffe enthalten, in der Form, in welcher sie zum Verwender gelangen, die dazu bestimmt sind, auf chemischem oder biologischem Wege Schadorganismen zu zerstören, abzuschrecken, unschädlich zu machen, Schädigungen durch sie zu verhindern oder sie in anderer Weise zu bekämpfen, und die einer Produktart zugehören, die in Anhang V der Richtlinie 98/8/EG des Europäischen Parlaments und des Rates vom 16. Februar 1998 über das Inverkehrbringen von Biozid-Produkten (ABl. EG Nr. L 123 S. 1) in der jeweils geltenden Fassung aufgeführt ist, und nicht einem der in Artikel 1 Abs. 2 der Richtlinie 98/8/EG aufgeführten Ausnahmebereiche unterfallen (§ 3b Abs. 1 ChemG).

B 34 Biozid-Wirkstoffe

Biozid-Wirkstoffe sind Stoffe mit allgemeiner oder spezifischer Wirkung auf oder gegen Schadorganismen, die zur Verwendung als Wirkstoff in Biozid-Produkten bestimmt sind; als derartige Stoffe gelten auch Mikroorganismen einschließlich Viren oder Pilze mit entsprechender Wirkung und Zweckbestimmung (§ 3b Abs. 1 ChemG).

B 35 Branchen- oder tätigkeits-spezifische Hilfestellungen

Branchen- oder tätigkeitsspezifische Hilfestellungen sind von Fachgremien erarbeitete und konkret auf bestimmte Tätigkeiten, Verfahren oder Gefahrstoffe bezogene Empfehlungen.

Erläuterung

Sie unterstützen den Arbeitgeber bei der Erfüllung der Anforderungen der Gefahrstoffverordnung. Branchen- oder tätigkeitsspezifische Hilfestellungen können z. B. von staatlichen Stellen, den Trägern der gesetzlichen Unfallversicherung, den Sozialpartnern, von Verbänden oder Organisationen erarbeitet werden.

C 1 CAS-Nummer

Die CAS-Nummer ist eine vom Chemical Abstract Service vergebene Nummer zur Identifizierung einer chemischen Verbindung.

C 2 Chemische Arbeitsstoffe

Chemische Arbeitsstoffe sind alle chemischen Elemente und Verbindungen, einzeln oder in einem Gemisch, wie sie in der Natur vorkommen oder durch eine Arbeitstätigkeit hergestellt, verwendet oder freigesetzt werden – einschließlich der Freisetzung als Abfall – unabhängig davon, ob sie absichtlich oder unabsichtlich erzeugt und ob sie in Verkehr gebracht werden (Art. 2a RL 98/24/EG).

Erläuterung

Zu den chemischen Arbeitsstoffen gehören auch ➝ Zubereitungen und bestimmte ➝ Erzeugnisse.

D 1 Dampf

Dampf ist die Gasphase eines Stoffes, die im thermischen Gleichgewicht zu ihrer festen oder flüssigen Phase steht.

D 2 Dienstleistungsvertrag

Ärztliche Leistungen werden in der kurativen Medizin i. d. R. durch einen Diagnose- bzw. Behandlungsvertrag zwischen Patient und Arzt erbracht.

Es gibt auch den Sonderfall der „Geschäftsführung ohne Auftrag", wenn der Arzt notfallmäßig einen bewusstlosen oder im Bewusstsein eingetrübten Patienten medizinisch versorgt.

In der Arbeitsmedizin werden Untersuchungen und Beratungen durch Betreuungsverträge (z. B. nach § 2 ASiG) oder ähnliche Dienstleistungsverträge vereinbart. Hierbei gelten die Bestimmungen zum Vertragswesen nach dem Bürgerlichen Gesetzbuch – BGB (Zweiter Abschnitt: Schuldverhältnisse aus Verträgen ff) – vgl. auch *Arzt-Patienten-Verhältnis*. Ein Mustervertrag ist in Anhang 10.11 enthalten.

Bei ➝ Kostenregelungen gelten zusätzlich die Bestimmungen der ➝ Berufsordnung für Ärzte und die amtliche ➝ Gebührenordnung für Ärzte – GOÄ. Anhaltspunkte zur Vergütung von arbeitsmedizinischen Leistungen enthalten die Anhänge 10.9 und 10.10.

D 3 Dokumentation

Die §§ 15 Abs. 4 Nr. 1 GefStoffV bzw. BioStoffV und andere Rechtsvorschriften, insbesondere auch die Berufsordnung für Ärzte, bestimmen die Dokumentationspflicht u. a. des ➝ Untersuchungsbefundes.

Nach den ärztlichen Berufsordnungen der jeweils zuständigen Landesärztekammern sind ärztliche Unterlagen einschließlich der ➝ ärztlichen Aufzeichnungen mindestens 10 Jahre lang aufzubewahren, sofern nicht weitergehende gesetzliche Vorgaben wie z. B. im Atomrecht (95. LJ.) bestehen (vgl. ➝ Aufbewahren der Unterlagen).

Ärztinnen und Ärzte haben Patientinnen und Patienten auf deren Verlangen grundsätzlich in die sie betreffenden Krankenunterlagen Einsicht zu gewähren; ausgenommen sind diejenigen Teile, welche subjektive Eindrücke oder Wahrnehmungen der Ärztin oder des Arztes enthalten (➝ Ärztliche Aufzeichnungen).

Auf Verlangen sind den Beschäftigten Kopien der ärztlichen Unterlagen (z. B. Untersuchungsbefunde) gegen Erstattung der Kosten herauszugeben.

Aufzeichnungen auf elektronischen Datenträgern oder anderen Speichermedien bedürfen besonderer Sicherungs- und Schutzmaßnahmen, um deren Veränderung, Vernichtung oder unrechtmäßige Verwendung zu verhindern. Ärzte haben hierbei die

Bestimmungen des Datenschutzgesetzes, der Berufsordnung und die Empfehlungen der Ärztekammern zu beachten.

Bei Aufgabe der ärztlichen Tätigkeit sind die ärztlichen Unterlagen vom Arzt in gehörige Obhut zu geben bzw. den untersuchten Personen auszuhändigen. Eine einfache Weitergabe an einen Nachfolger im Amt ist ohne ausdrückliche Zustimmung der betroffenen Personen nicht zulässig.

D 4 Dosis

Unter Dosis (Menge) wird das Produkt aus Konzentration (Größe, Stärke der Einwirkung) mal einem definierten Zeitabschnitt (Dauer der Einwirkung) verstanden.

Die in der Arbeitsmedizin vielfach verwendete *kumulative Dosis* ist die Menge, die während des gesamten Arbeitslebens aufgenommen wurde (vgl. z. B. Asbest, PAK, ionisierende Strahlen).

D 5 – Äquivalentdosis

Nach § 3 Abs. 2 Nr. 9a StrlSchV ist die Äquivalentdosis das Produkt aus der Energiedosis (absorbierte Dosis) im ICRU-Weichteilgewebe und dem Qualitätsfaktor der Veröffentlichung Nr. 51 der International Commission on Radiation Units and Measurements (ICRU report 51, ICRU Publications, 7910 Woodmont Avenue, Suite 800, Bethesda, Maryland 20814, U. S. A.). Beim Vorliegen mehrerer Strahlungsarten und -energien ist die gesamte Äquivalentdosis die Summe der ermittelten Einzelbeiträge.

D 6 – effektive Dosis

Nach § 3 Abs. 2 Nr. 9b StrlSchV ist die effektive Dosis die Summe der gewichteten Organdosen in den in Anlage VI Teil C StrlSchV angegeben Geweben oder Organen des Körpers durch äußere oder innere Strahlenexposition.

D 7 – Körperdosis

Nach § 3 Abs. 2 Nr. 9c StrlSchV ist die Körperdosis der Sammelbegriff für Organdosis und effektive Dosis. Die Körperdosis für einen Bezugszeitraum (z. B. Kalenderjahr, Monat) ist die Summe aus der durch äußere Strahlenexposition während dieses Bezugszeitraums erhaltene Dosis und der Folgedosis, die durch eine während dieses Bezugszeitraums stattfindende Aktivitätszufuhr bedingt ist.

D 8 – Organdosis

Nach § 3 Abs. 2 Nr. 9d StrlSchV ist die Organdosis das Produkt aus der ermittelten Energiedosis in einem Organ, Gewebe oder Körperteil und dem Strahlungs-Wichtungs-Faktor nach Anlage VI Teil C StrlSchV. Beim Vorliegen mehrerer Strahlungsarten und -energien ist die Organdosis die Summe der nach Anlage VI Teil B ermittelten Einzelbeiträge durch äußere oder innere Strahlenexposition.

D 9 – Ortsdosis/– Ortsdosisleistung

Nach § 3 Abs. 2 Nr. 9e StrlSchV ist die Ortsdosis die Äquivalentdosis, gemessen mit den in Anlage VI Teil A StrlSchV angegebenen Messgrößen an einem bestimmten Ort.

Nach § 3 Abs. 2 Nr. 9f StrlSchV ist die Ortsdosisleistung die in einem bestimmten Zeitintervall erzeugte Ortsdosis, dividiert durch die Länge des Zeitintervalls.

D 10 – Personendosis

Nach § 3 Abs. 2 Nr. 9g StrlSchV ist die Personendosis die Äquivalentdosis, gemessen mit den in Anlage VI Teil A StrlSchV angegebenen Messgrößen an einer für die Strahlenexposition repräsentativen Stelle der Körperoberfläche.

D 11 Duldungspflichten
→ **Mitwirkungs-, Duldungs- und**
→ **Treuepflichten der Beschäftigten**

Jede ärztliche Untersuchung, von der Exploration der Vorgeschichte und Beschwerden (Erhebung der Anamnese), über Palpation und Auskultation bis hin zur Blut- oder Urinanalyse (sog. klinische Untersuchung), stellt einen Eingriff in die grundgesetzlich geschützten Bereiche der informationellen Selbstbestimmung und dem Recht auf körperliche Unversehrtheit dar. Insoweit bedarf gerade eine arbeitsmedizinische Untersuchung im Rahmen des Arbeitsverhältnisses der ausdrücklichen Zustimmung des Beschäftigten (staatliches Recht – Gesetze, Verordnungen) bzw. des Versicherten (autonomes Recht der Träger der gUV – UVV).

Die Mitwirkungs-, Duldungs- oder Treuepflichten der im Rahmen des Arbeitsverhältnisses im Auftrag Dritter zu untersuchenden Personen sind nicht immer eindeutig rechtlich fixiert.

Die in den §§ 62 bis 65 SGB I genannten Regelungen zu den Mitwirkungs- und Duldungspflichten beziehen sich ausschließlich auf das Leistungsrecht der im SGB I (§§ 3 bis 10) genannten sozialen Bereiche, z.B. das der gesetzlichen Unfallversicherung (Anerkennung und Entschädigung von Arbeitsunfällen oder Berufskrankheiten), aber nicht auf die präventivmedizinische Diagnostik, die im Auftrag des Arbeitgebers durchgeführt werden soll. Es ist aber möglich, hierbei gewisse Analogieschlüsse herzustellen.

Gesetzliche Regelungen zu den Mitwirkungs- und Duldungspflichten finden sich lediglich in:

- § 26 Abs. 2 i. V. m. § 26 Abs. 4 Infektionsschutzgesetz (IfSG) und in
- § 12 Abs. 1 Nr. 4 i. V. m. § 12 Abs. 2 Atomgesetz (AtomG).

Beide Gesetze schreiben im Gegensatz für alle sonstigen Arbeitsschutzvorschriften für ihren Geltungsbereich nach

- § 42 IfSG – (lebensmittelrechtliche Bestimmungen)

oder bei Untersuchungen im Rahmen der Arbeitsmedizinischen Vorsorge beruflich strahlenexponierter Personen nach

- § 37 Röntgenverordnung (RöV) bzw.
- § 60 Strahlenschutzverordnung (StrlSchV)

eindeutige Mitwirkungs- und Duldungspflichten vor, wenn es dort jeweils heißt, dass das *Recht auf die Unverletzlichkeit der Person* (Art. 2 Abs. 2 GG) insoweit eingeschränkt wird.

Ob Regelungen zur Mitwirkung wie in § 14 UVV „Grundsätze zur Prävention" (BGV A 1) oder sonstige Mitwirkungs- und Unterstützungspflichten nach §§ 15 Abs. 1 und 16 Abs. 2 Arbeitsschutzgesetz (ArbSchG) sowie Treuepflichten, die sich aus dem Arbeitsverhältnis ergeben (z. B. bei Untersuchungen auf der Grundlage von Betriebs- oder Tarifvereinbarungen), zur Duldung von ärztlichen Untersuchungen bzw. arbeitsmedizinischen Vorsorgeuntersuchungen und der damit verbundenen Diagnostik herangezogen werden können, ist nicht allein ärztlich zu beantworten.

Alle sonstigen im Arbeitsschutzrecht normierten Untersuchungsanlässe sind für die Beschäftigten grundsätzlich freiwillig. Als mündiger Bürger muss er sich nach der entsprechenden Aufklärung durch den Arbeitgeber für oder gegen die Teilnahme von rechtsverbindlich vorgeschriebenen Untersuchungen (sog. Pflichtuntersuchung) entscheiden und ggf. bei Ablehnung die arbeitsrechtlichen Konsequenzen mit dem Arbeitgeber austragen.

Die vom Arbeitgeber veranlassten Vorsorgeuntersuchungen sind, wie bereits ausgeführt, dem Wesen nach *gutachtliche Untersuchungen im Auftrag Dritter.* Entsprechend der gängigen Rechtsvermutung kann unterstellt werden, dass der Beschäftigte, der zu einer solchen Untersuchung bei dem mit der Durchführung beauftragten Arzt vorstellig wird, bereit ist die Untersuchung zu dulden und ebenso damit einverstanden ist, dass das → Untersuchungsergebnis dem Auftraggeber mitgeteilt wird.

Es gehört nicht zu den originären Pflichten des vom Arbeitgeber beauftragten Arztes, den gutachtlich zu untersuchenden Beschäftigten in Angelegenheiten des Arbeitsvertrags- oder Tarifrechts zu belehren. Das ist eine Aufgabe der Arbeitsvertragsparteien oder der Sozialpartner und gehört vorrangig zu den Unterweisungspflichten des Arbeitgebers nach § 3 Abs. 2 Nr. 2 und § 12 ArbSchG.

Der mit der Untersuchung beauftragte Arzt ist allerdings gehalten, die Untersuchung und die dabei anzuwendenden diagnostischen Verfahren „lege artis" unter Beachtung der Bestimmung aus dem ärztlichen Berufsrecht (BO-Ä) durchzuführen. Er hat dabei die „allgemein anerkannten Regeln der Arbeitsmedizin" (z. B. → Berufgenossenschaftliche Grundsätze; → Arbeitsmedizinische Leitlinien) sowie der Qualitätssicherung z. B. nach § 16 RöV, TRGS 710 oder § 5 (M-) BO-Ä und zusätzlich immer den *Grundsatz der Verhältnismäßigkeit*, der sich aus der ärztlichen Berufsordnung ergibt, zu beachten.

E 1 Eignungs- und/oder Tauglichkeitsuntersuchung
(Näheres vgl. Kap. 1)

Abgleich zwischen dem *Anforderungsprofil* der zu verrichtenden Tätigkeit mit dem *Fähigkeitsprofil* des Beschäftigten nach arbeitsmedizinischen Kriterien. Der traditionelle, i. d. R. synonym dazu verwendete Begriff → *Tauglichkeit* wird überwiegend beim Militär, Vollzugsbeamten oder im Berg- und Verkehrsrecht verwendet.

Die dabei vom Arzt zu beantwortende Frage bezieht sich auf bestimmte

- gesundheitliche,
- körperliche,
- psychomentale und/oder
- psychosoziale

Fähigkeiten (Eignung) des Arbeitnehmers.

E 2 Einführer/Importeur (GefStoffV/ChemG)

Ein Einführer (Importeur) ist eine natürliche oder juristische Person oder eine nicht rechtsfähige Personenvereinigung, die einen Stoff, eine Zubereitung oder ein Erzeugnis in den Geltungsbereich des Chemikaliengesetzes (Bundesrepublik Deutschland) verbringt. Wer lediglich einen Transitverkehr unter zollamtlicher Überwachung durchführt, gilt nicht als Einführer. Während des Transitverkehrs darf keine Be- oder Verarbeitung erfolgen (§ 3 Nr. 8 ChemG).

E 3 Einstellungsuntersuchung
(Näheres vgl. Kap. 1)
Bei den Einstellungsuntersuchungen, die in der Regel auf Verlangen des Arbeitgebers erfolgen, ist zu unterscheiden zwischen:
- Arbeitnehmern in der privaten Wirtschaft (bisher ohne gesetzliche Regelung, aber Arbeitsvertragsbestandteil),
- Beamten (Untersuchungen auf Grund Artikel 33 Abs. 2 GG) oder
- Arbeitnehmern im öffentlichen Dienst (Untersuchungen auf Grund von Tarifverträgen, z. B. gemäß § 7 BAT).

E 4 Einstufung (GefStoffV/ChemG)
Einstufung ist die Zuordnung zu einem ➜ Gefährlichkeitsmerkmal (§ 3 Nr. 6 ChemG).

Erläuterung
Die Einstufung kann die Zuordnung zu einem oder mehreren Gefährlichkeitsmerkmalen umfassen.

E 5 Einwilligung
Formale, i. d. R. schriftliche Zustimmung zu bestimmten ärztlichen Handlungen, insbesondere zu:
- Ärztlichen Untersuchungen,
- besondere Untersuchungsmethoden, z. B.
  - Röntgen (Thorax, CT),
  - Ultraschall (Sonographie),
  - Laborparameter (z. B. HIV-Testung etc.),
- Therapeutischen Methoden, z. B. invasive oder operative Eingriffe,
- Weitergabe von Untersuchungsergebnissen oder Befunden an Dritte.
Bei Begutachtungen im Auftrag Dritter, z. B. für bestimmte Leistungsträger oder Gerichte (vgl. ➜ Mitwirkung nach § 62 SGB I) oder im Auftrag des Arbeitgebers (➜ Einstellungs- oder ➜ Eignungsuntersuchung, von diesem zu veranlassende ➜ arbeitsmedizinische Vorsorgeuntersuchungen = Pflichtuntersuchungen) wird bei Erscheinen zur Untersuchung juristisch unterstellt, dass die betroffene Person zum einen mit der Untersuchung als solcher und zum anderen mit der Weitergabe des ➜ Untersuchungsergebnisses einverstanden ist (vgl. auch Grenzen der ➜ Mitwirkung/§ 65 SGB I).

E 6 Ergebnis der Untersuchung
Vgl. ➜ Untersuchungsergebnis; ➜ Attest, ärztliches.

E 7 Ermächtigung/Wegfall der Ermächtigung
Mit dem Wegfall einer generellen Ermächtigung für die vom Arbeitgeber nach §§ 15 Abs. 3 BioStoffV oder GefStoffV bzw. nach § 13 Abs. 4 LärmVibrationsArbSchV zu beauftragenden Ärzte wurde ein aufwendiges Verwaltungsverfahren durch die für den Arbeitsschutz zuständigen Aufsichtsbehörden der Länder (Gewerbeaufsicht, Gewerbeärzte) zu Gunsten eines Qualifikationsvorbehaltes abgelöst (Ausnahmen vgl. unten). In der Konsequenz darf der Arbeitgeber nunmehr nur Ärzte beauftragen, die entweder Fachärzte für Arbeitsmedizin (Gebietsbezeichnung) sind oder die die Zusatzbezeichnung „Betriebsmedizin" (Zusatz-Weiterbildung) führen und somit nachweislich eine besondere Qualifikation erworben haben. Ein gesonderter Verwaltungsvorgang zur Ermächtigung von Ärzten durch die zuständigen Behörden der Länder ist daher aufgrund der in diesen Verordnungen geforderten Qualifikation der Ärzte nicht mehr zusätzlich erforderlich.
Der Wegfall der Ermächtigung zum einen und die Beschränkung der für die arbeitsmedizinische Vorsorge Durchführungsberechtigten auf nachweisbare Qualifikationen nach dem ärztlichen Weiterbildungsrecht zum anderen hat in der Praxis, insbesondere bei den Ärztinnen und Ärzten, die bis zum 31. Dezember 2004 infolge einer erhaltenen Ermächtigung Vorsorgeuntersuchungen nach den besagten Vorschriften durchführen durften, aber zum 1. Januar 2005 bzw. zum 9. März 2007 (Lärm) die geforderten Qualifikationen nicht erfüllten, einige Verunsicherungen hervorgerufen.
Während die für den Arbeitsschutz zuständigen Aufsichtsbehörden der Länder verschiedene Lösungsmodelle entwickelt hatten, gibt es für den Arzt bzw. die Ärztin, der bzw. die nach §§ 15 Abs. 3 Satz 2 GefStoffV bzw. BioStoffV mit der Durchführung der arbeitsmedizinischen Vorsorge beauftragt wur-

de, und besagte Voraussetzung nicht (mehr) erfüllen (vgl. Tabellen E-7.1 und E-7.2) , drei rechtskonforme Lösungsmöglichkeiten:

1 Der Arbeitgeber beantragt bei der zuständigen Aufsichtbehörde eine Ausnahmeregelung nach § 20 Abs. 1 GefStoffV bzw. § 15 Abs. 1 LärmVibrationsArbSchV.

   Dagegen enthalten § 14 Abs. 1 BioStoffV und damit auch die Regelungen nach § 12 Abs. 8 i. V. m. Anhang VI GenTSV *keine* Option zur Ausnahmeregelung für den Bereich der arbeitsmedizinischen Vorsorge. Das bedeutet im Ergebnis, dass ausschließlich nur Fachärzte bzw. zusatzbezeichnete Betriebsmediziner (sog. Facharztvorbehalt) zur Durchführung der Aufgaben nach den o. g. Rechtvorschriften tätig werden dürfen.

2 Der Arzt oder die Ärztin, die nach der neuen BGV A2 unter die Regelungen des § 6 Abs. 2 BGV A2 (vorläufige Fachkunde für 2 Jahre bei autodidaktischer Weiterbildung) fallen, legen die Prüfung zur Gebietsbezeichnung Arbeitsmedizin oder zur Erlangung der Zusatzbezeichnung Betriebsmedizin bei der zuständigen Ärztekammer ab. Durch die Befristung der vorläufigen Fachkunde auf zwei Jahre hat sich dieses Problem eigentlich seit Januar 2007 erledigt.

3 Der Arzt oder die Ärztin, die nach der BGV A2 unter die Regelungen des § 6 Abs. 1 oder 2 BGV A2 (sog. „Kleine Fachkunde" oder „vorläufige Fachkunde" für 2 Jahre bei autodidaktischer Weiterbildung) fallen, vereinbaren einen auf dem im Arztwesen üblichen Praxisverbund nach § 23d Berufsordnung für Ärzte (BO-Ä) oder auf dem Konsiliarweg eine sog. *Mitbehandlung* nach Abschnitt C Nr. 2, 1. Anstrich BO-Ä die Zusammenarbeit mit einem Kollegen bzw. einer Kollegin, der/die die geforderte Qualifikation erfüllt (vgl. auch § 29 BOÄ-ÄkNo oder die Regularien während der Weiterbildung).

Hinweis

Da sowohl ein Praxisverbund wie auch eine sog. Mitbehandlung infolge § 29 Abs. 3 BO-Ä mit Mehrkosten für den Arbeitgeber verbunden sind, wird dringend empfohlen, derartige Vereinbarungen mit ihm abzusprechen.

Mit der neuen Regelung verbindet sich aber auch die sich aus der Berufsordnung für Ärzte ergebende Pflicht zur Fortbildung (§ 4 BO-Ä). Insoweit sind die bisher im Rahmen des alten Ermächtigungsverfah-

rens verpflichtenden, bzw. angebotenen Kurse zum Erlernen bestimmter Fähigkeiten und Untersuchungstechniken (z. B. Audiometrie, ILO-Codierung, etc.) nicht automatisch entfallen. Auf die Bestimmung in §§ 15 Abs. 3 Satz 3 GefStoffV, BioStoffV bzw. § 13 Abs. 4 LärmVibrationsArbSchV, die ggf. eine konsiliarische Mitbehandlung fordert, wird hingewiesen (vgl. auch Tab. E 7.2). Die Durchführung und Kontrolle derartiger Maßnahmen der ärztlichen Fortbildung liegt allerdings jetzt vornehmlich in der Verantwortung der Ärztlichen Selbstverwaltung (Ärztekammern), die dabei von der wissenschaftlichen Fachgesellschaft (DGAUM) und dem Berufsverband der Arbeitsmediziner (VDBW) unterstützt werden. Das Präsidium der DGAUM hat eine eigene Arbeitsgruppe zur Festlegung des Fortbildungsbedarfs und der zu vermittelnden Inhalte gebildet.

Der Länderausschuss für Arbeitsschutz und Sicherheitstechnik – LASI hat hierzu seine Unterstützung angeboten. Die Zusammenarbeit mit den Unfallversicherungträgern die z. T. bisher auch derartige Fortbildungsveranstaltungen angeboten hatten, ist vorgesehen.

Insoweit hat sich im Hinblick auf die fachlich-ärztlichen Fragen der Fortbildung die Situation allein durch den Wegfall des förmlichen Verwaltungsverfahrens nichts geändert. Es ist zu beachten, dass nach

Tab. E 7.1: Wegfall des Ermächtigungs-Verwaltungs-
                   verfahrens

- Wegfall der Ermächtigung durch Aufsichtsbehörden der Länder (Gewerbeaufsicht/ Gewerbeärzte) für
  - GefStoffV,
  - BioStoffV,
  - GenTSV und
  - LärmVibrationsAbSchV.

- •• *Kein* Wegfall der Ermächtigung nach anderen Rechtsvorschriften, z. B. für
  - DruckluftV,
  - RöV,
  - StrlSchV,
  - GesBerg,
  - Seediensttauglichkeitsverordnung.

- •• *Kein* Wegfall der Ermächtigung nach Unfallverhütungsvorschriften (UVV), z. B.
  - UVV „Arbeitsmedizinische Vorsorge", (BGV A 4),
  - UVV „Forsten" (VSG 43).

Hinweis

Für die Durchführung und die Überwachung des Bergrechts einschließlich der Ermächtigung von Ärzten nach § 3 Abs. 1 GesBergV ist das Bergamt bzw. die Bergaufsicht – nicht die Gewerbeaufsicht! – zuständig.

der derzeit gültigen Rechtslage bei anderen Vorschriften, in denen ein Untersuchungssachverhalt geregelt wird (z. B. DruckluftV, RöV, StrlSchV, GesBergV, etc.) einschließlich der Unfallverhütungsvorschrift (UVV) „Arbeitsmedizinische Vorsorge" (§ 8 BGV A 4, früher VBG 100) unverändert auch für die Ärzte, die nach der neuen GefStoffV, BioStoffV, GenTSV oder LärmVibrationsArbSchV die dort geforderte Qualifikation erfüllen, weiterhin eine *Ermächtigung* durch die jeweils zuständige Stelle zwingend (!) erforderlich ist (vgl. Tab. E 7.1).

Hinweis

Die Durchführung von arbeitsmedizinischen Untersuchungen ohne Nachweis der geforderten Qualifikationen oder Ermächtigungen kann als *vorsätzliche Körperverletzung* straf- wie auch berufsrechtliche Konsequenzen haben.

Zum einen erfüllt die Vornahme einer körperlichen Untersuchung, ohne dazu berechtigt zu sein, den Tatbestand einer vorsätzlichen Körperverletzung. Zum anderen verhält sich der Arbeitgeber als Rechtsunterworfener, der ohne die o. g. Ausnahmeregelung (gilt für GefStoffV u. LärmVibrationsArbSchV) einen Arzt trotz fehlender Nachweise nach §§ 15 Abs. 3 Satz 2 GefStoffV bzw. BioStoffV oder LärmVibrationsArbSchV beauftragt, nicht rechtskonform. Zum Dritten ist anzumerken, dass ein derartig erlangtes Untersuchungsergebnis nach § 16 GefStoffV, § 15a BioStoffV oder § 14 Abs. 1 LärmVibrationsArbSchV formal hinfällig ist, da es nicht rechtskonform zu Stande kam. Der Arbeitgeber darf demnach derart *unrechtmäßig* untersuchte Beschäftigte, bei denen er eine sog. Pflichtuntersuchung zu veranlassen hatte, nicht mit der Aufnahme oder Fortsetzung der in den jeweiligen Anlagen der Verordnungen näher bezeichneten Tätigkeiten beschäftigen.

Quelle

Giesen, T., E. Brinkmann: Die Aufgaben des Arztes nach dem neuen Gefahrstoffrecht. Zbl. Arbeitsmed. 55 (2005) 12: 406–412

Tab. E 7.2: Konsequenzen aus dem Wegfall der Ermächtigung

Wer darf Vorsorgeuntersuchungen durchführen?

– Arzt nach § 15 Abs. 3 Satz 2 GefStoffV,
– Arzt nach § 15 Abs. 3 Satz 2 BioStoffV,
– Arzt nach § 13 Abs. 4 LärmVibrationsArbSchV.
• Facharzt für Arbeitsmedizin (Gebietsbezeichnung),
• Arzt mit der Zusatzbezeichnung Betriebsmedizin (Zusatz-Weiterbildung).

Gemäß §§ 15 Abs. 3 Satz 4 GefStoffV bzw. BioStoffV oder § 13 Abs. 4 LärmVibrationsArbSchV soll vorrangig der Arzt, der nach § 2 Abs. 1 ASiG zum Betriebsarzt bestellt wurde, mit der Durchführung der arbeitsmedizinischen Vorsorge beauftragt werden, soweit er eine der o. g. Qualifikationen erfüllt.

Wer darf keine Vorsorgeuntersuchungen mehr durchführen?

Ärzte anderer Qualifikationen dürfen nicht mit Aufgaben zur Durchführung der arbeitsmedizinischen Vorsorge nach GefStoffV, BioStoffV, GenTSV oder LärmVibrationsArbSchV beauftragt werden, auch wenn sie bis zum 31. Dezember 2004 bzw. 8. März 2007 ermächtigt waren, und zwar Ärzte mit:

– Vorläufiger Fachkunde nach § 6 Abs. 1 BGV A2,
– Kleiner Fachkunde nach § 6 Abs. 2 BGV A2,
– Ärzte anderer Fachrichtungen, z. B.
  – Allgemeinmedizin,
  – Innere Medizin,
  – Pulmologen,
  – Radiologen,
  – Dermatologen,
  – HNO.

Letztere Fachärzte sind ggf. gemäß § 15 Abs. 3 Satz 3 BioStoffV bzw. GefStoffV u. LärmVibrationsArbSchV zur sog. Mitbehandlung konsiliarisch einzubeziehen.

E 8 Ermächtigte Ärzte (§ 64 StrlSchV; § 41 RöV)

Im Atomrecht (§ 12 Abs. 1 Nr. 3 AtomG) wird bestimmt, dass → beruflich strahlenexponierte Personen nur durch dazu besonders ermächtigte Ärzte untersucht werden dürfen. Einzelheiten zu dem Verwaltungsvorgang gegenüber den für den Strahlenschutz zuständigen Behörden der Länder und den dabei geforderten besonderen Kenntnissen finden sich in § 64 StrlSchV bzw. § 41 RöV sowie in den von den Ländern aufgestellten Richtlinien oder Verwaltungsvorschriften:

Strahlenschutz in der Medizin

Richtlinie nach der Verordnung über den Schutz vor Schäden durch ionisierende Strahlen (Richtlinie zur Strahlenschutzverordnung – StrlSchV) vom 24. Juni 2002 (BAnz Nr. 207a).

Fachkunde Richtlinie Medizin

Richtlinie zur RöV über die Fachkunde und Kenntnisse im Strahlenschutz bei dem Betrieb von Röntgeneinrichtungen in der Medizin oder Zahnmedizin, Bekanntmachung vom 22. Dezember 2005 (GMBl 2006, S. 414).

Arbeitsmedizinische Vorsorge beruflich strahlenexponierter Personen durch ermächtigte Ärzte

Richtlinie zur StrlSchV und zur RöV vom 18. Dezember 2003 (GMBl 2004, S. 350).

Richtlinie für die physikalische Strahlenschutzkontrolle zur Ermittlung der Körperdosen

Richtlinie zur StrlSchV und RöV vom 8. Dezember 2003 (GMBl. 2004, S. 410).

Richtlinie über Anforderungen an Personendosismessstellen nach Strahlenschutz- und Röntgenverordnung

vom 10. Dezember 2001 (GMBl 2002, S. 136).

AVV Strahlenpass

Allgemeine Verwaltungsvorschrift zu § 40 Abs. 2, § 95 Abs. 3 StrlSchV und § 35 Abs. 2 RöV vom 20. Juli 2004 (BAnz 2004, Nr. 142a).

Quellen

Giesen/Zerlett: Strahlenschutzverordnung, 2. Aufl., Kohlhammer, Stuttgart, 2006
Giesen/Zerlett: Röntgenverordnung, 2. Aufl., Kohlhammer, Stuttgart, 2006

E 9 Erstuntersuchung (EU)

Erstuntersuchungen werden vor Aufnahme einer Tätigkeit, bei der besondere Gefährdungen bestehen (vor Eintritt in die Gefährdung), durchgeführt.

Sie dienen der Aufdeckung oder dem Ausschluss (Ausschlussdiagnostik) von anlagebedingten oder bereits erworbenen → Vorschäden, die für die untersuchte Person bei Aufnahme der mit besonderen Gefahren behafteten Tätigkeit ein besonderes individuelles Gesundheitsrisiko darstellen (Individualprävention).

Die EU hat auch immer die Funktion der Beweissicherung, falls später Entschädigungsansprüche wegen eingetretener Gesundheitsschäden (Berufskrankheit) geltend gemacht werden.

Die Indikationsstellung zu bestimmten diagnostischen Maßnahmen, z. B. Labor, Röntgen, hat daher auch unter diesem u. a. forensischen Aspekt zu erfolgen.

Die Aufdeckung von individuellen Gefährdungsmerkmalen (z. B. bestehende Allergien, Suszeptibilitätsmarker wie der Acetyliererstatus) ist somit vorrangig eine Aufgabe der Erstuntersuchung. Insoweit beinhaltet die EU auch gewisse Elemente der gesundheitlichen → Eignung.

E 10 Erwerbsfähigkeit

Bezeichnung für die Fähigkeit, seine Arbeitskraft wirtschaftlich zu verwenden (gUV) bzw. die Fähigkeit, eine Erwerbstätigkeit in gewisser Regelmäßigkeit auszuüben (gRV) – (engl. *Fitness for work*).

Mit der Reform der gesetzlichen Sicherungssysteme (z. B. Rentenversicherung von 2001) wurden die alten Begriffe Berufsunfähigkeit (BU) und Erwerbsunfähigkeit (EU) durch neue Begriffe wie Erwerbsfähigkeit, verminderte, teilweise verminderte o. ä. ersetzt. Für den Rechtsanwender ergibt sich inzwischen eine Begriffsvielfalt verwandter, aber nicht immer inhaltsgleicher Termini, die neu eingeordnet werden muss:

B 18 Berufsunfähigkeit (BU),
E 10 Erwerbsfähigkeit (SGB II),
E 11 Erwerbsminderung, teilweise oder vollständig verminderte (gRV – SGB VI),
E 13 Erwerbsunfähigkeit (EU),
G 19 Grad der Behinderung – GdB (SGB IX),
M 9 Minderung der Erwerbsfähigkeit (MdE) – (gUV und sonstiges Entschädigungsrecht),
T 10 Teilweise verminderte Erwerbsfähigkeit (gRV),
V 2 Verminderte Erwerbsfähigkeit (gRV),
V 7 Volle Erwerbsminderung (gRV).

Der Begriff *Erwerbsfähigkeit* wird im 2. Buch Sozialgesetzbuch *Grundsicherung für Arbeitssuchende* (SGB II) definiert:

„Als erwerbsfähig wird derjenige angesehen, der nicht wegen Krankheit oder Behinderung auf absehbare Zeit (in der Regel 6 Monate) außerstande ist, unter den üblichen Bedingungen des allgemeinen Arbeitsmarktes mindestens drei Stunden täglich erwerbstätig zu sein."

Hierbei kommt es nur darauf an, dass der Betreffende theoretisch (abstrakte Betrachtungsweise) imstande ist, eine solche Arbeit zu verrichten. In diesen Fällen ist dann die Zumutbarkeit einer Arbeit zu prüfen.

Die Erwerbsfähigkeit wird von der Agentur für Arbeit (ehem. Arbeitsamt/Arbeitsverwaltung) festgestellt.

In Zweifelsfällen wird zu ihrer Bestimmung eine *Einigungsstelle* der verschiedenen Träger
– Rentenversicherung,
– Grundsicherung für Arbeitssuchende (HARTZ IV),
– Sozialhilfe
eingerichtet, die abschließend entscheidet.

Quellen

Übersicht über das Sozialrecht 2006, BW-Verlag Nürnberg, 2006

Giesen, T., Zerlett, G.: Berufskrankheiten und medizinischer Arbeitsschutz – Ergänzbare Ausgabe mit Rechtsvorschriften, Merkblättern, Statistiken, sozialgerichtlichen Entscheidungen und Hinweisen zu § 9 Abs. 2 SGB VII, 7. Auflage, 46. Lfg. (Oktober 2006), Kohlhammer, Stuttgart, Berlin, Köln, 1988/2007

E 11 Erwerbsminderung, teilweise oder volle (gRV)

(vgl. Kap. 2-V-2)
Die traditionelle Aufteilung in Renten wegen
➜ Berufsunfähigkeit (BU) und
➜ Erwerbsunfähigkeit (EU)
wurde mit der Rentenreform zum 1. Januar 2001 durch ein neues Bewertungssystem abgelöst. Als Renten wegen verminderter Erwerbsfähigkeit gibt es seitdem
– Rente wegen voller Erwerbsminderung in Höhe einer Vollrente,
– Rente wegen teilweiser Erwerbsminderung in Höhe einer halben Vollrente und als Sonderleistung die
– Rente für Bergleute bei verminderter Berufsfähigkeit im Bergbau.
Bei *teilweiser Erwerbsminderung* besteht Anspruch auf Rente, wenn der Versicherte aufgrund seiner gesundheitlichen Beeinträchtigung nur noch weniger

als sechs (6) Stunden täglich, jedoch mehr als drei (3) Stunden täglich erwerbstätig sein kann. Anspruch auf eine Rente wegen *voller Erwerbsminderung* besteht, wenn das Leistungsvermögen des Versicherten so stark beeinträchtigt ist, dass er nicht mehr in der Lage ist, mindestens drei (3) Stunden täglich eine berufliche Tätigkeit auszuüben.

Verfügt er somit bei typischer Betrachtung nicht mehr über ein auf dem allgemeinen Arbeitsmarkt verwertbares Restleistungsvermögen, ist der Versicherte auf eine volle Einkommensersatzleistung angewiesen.

E 12 Erwerbstätige

Erwerbstätige sind Personen, die als ➜ Arbeitnehmer in einem Arbeits- oder Dienstverhältnis stehen, als ➜ Selbständige ein Gewerbe bzw. eine Landwirtschaft betreiben, einen freien Beruf ausüben oder als ➜ mithelfende Familienangehörige tätig sind.

Quelle der im ➜ Unfallverhütungsbericht ausgewiesenen Erwerbstätigenzahlen nach Status (Arbeitnehmer, Selbständiger einschließlich mithelfender Familienangehöriger) Wirtschaftszweigen und Bundesländern sind vom statistischen Bundesamt veröffentlichten Jahresdurchschnittszahlen (Volkswirtschaftliche Gesamtrechnung). Für die Erwerbstätigenzahlen nach Geschlecht, Alters- und Berufsgruppen werden Jahresdurchschnittszahlen unter Zugrundelegung der Erwerbsstruktur des Mikrozensus berechnet.

E 13 Erwerbsunfähigkeit (EU)

Alter Begriff der gesetzlichen Rentenversicherung (gRV), der durch den Begriff ➜ volle Erwerbsminderung seit 2001 abgelöst wurde. Die EU galt als Bezeichnung für die nicht auf absehbare Zeit wegen Krankheit oder ➜ Behinderung fehlende Fähigkeit, eine Erwerbstätigkeit in gewisser Regelmäßigkeit oder von mehr als nur geringfügigem Ertrag auszuüben.

Quellen

Übersicht über das Sozialrecht 2006, BW-Verlag Nürnberg, 2006

Giesen, T., Zerlett, G.: Berufskrankheiten und medizinischer Arbeitsschutz – Ergänzbare Ausgabe mit Rechtsvorschriften, Merkblättern, Statistiken, sozialgerichtlichen Entscheidungen und Hinweisen zu § 9 Abs. 2 SGB VII, 7. Auflage, 46. Lfg. (Oktober 2006), Kohlhammer, Stuttgart, Berlin, Köln, 1988/2007

E 14 Erzeugnisse (GefStoffV)

Erzeugnisse sind Stoffe oder Zubereitungen, die bei der Herstellung eine spezifische Gestalt, Oberfläche oder Form erhalten haben, die deren Funktion mehr bestimmen als ihre chemische Zusammensetzung (§ 3 Nr. 5 ChemG).

Erläuterung

Granulate, Flocken, Späne und Pulver sind in der Regel keine Erzeugnisse sondern Stoffe oder Zubereitungen in der für die Verwendung bestimmten Form.

E 15 Europäischer Arbeitsschutz

Die Förderung der Verbesserung der Arbeitsumwelt zum Schutz der Sicherheit und Gesundheit der Beschäftigten ist das Ziel der aufgrund des Artikels 137 EG-Vertrag – EGV erlassenen *Arbeitsschutz-Richtlinien*.

Sie enthalten mit Rücksicht auf die national unterschiedlichen Ausgangsbedingungen lediglich Mindestanforderungen, die bei der Umsetzung in nationales Recht erfüllt werden müssen. In diesem Rahmen dürfen die Mitgliedsstaaten auch strengere nationale Regelungen treffen. In Deutschland wurden in Umsetzung dieser Richtlinien das Arbeitsschutzgesetz, Rechtsverordnungen und Unfallverhütungsvorschriften erlassen.

Die wichtigste Richtlinie auf der Grundlage des damaligen Artikels 118a EGV ist die *Arbeitsschutzrahmenrichtlinie 89/391/EWG* vom 12. Juni 1989 (ABl. EG Nr. L 183 S.1). Diese Richtlinie enthält allgemeine Grundsätze für die Verhütung berufsbedingter Gefahren, für die Sicherheit und den Gesundheitsschutz, die Ausschaltung von Risiko- und Unfallfaktoren, die Information, die Anhörung, die Unterweisung der Arbeitnehmer und ihrer Vertreter sowie allgemeine Regeln für die Durchführung dieser Grundsätze. Nach Art. 14 der Rahmen-RL hat jeder Beschäftigte das Recht auf eine arbeitsmedizinische (Vorsorge-) Untersuchung (gesundheitliche Überwachung).

Die *Arbeitschutzrahmenrichtlinie* wird durch sog. Einzelrichtlinien zu bestimmten Arbeitsschutzthemen ergänzt:

1. Arbeitsstättenrichtlinie (89/654/EWG), umgesetzt durch die Arbeitsstättenverordnung,
2. Richtlinie zur Benutzung von Arbeitsmitteln (89/655/EWG), umgesetzt durch Betriebssicherheitsverordnung,
3. Richtlinie zur Benutzung persönlicher Schutzausrüstungen (89/656/EWG), umgesetzt durch Verordnung über Sicherheit und Gesundheitsschutz bei der Benutzung persönlicher Schutzausrüstungen bei der Arbeit,
4. Richtlinie 90/269/EWG über die Mindestvorschriften bezüglich der Sicherheit und des Gesundheitsschutzes bei der manuellen Handhabung von Lasten, umgesetzt durch Lastenhandhabungsverordnung,
5. Bildschirmarbeitsrichtlinie (90/270/EWG), umgesetzt durch Bildschirmarbeitsverordnung,
6. Richtlinie zum Schutz der Beschäftigten vor krebserregenden Stoffen bei der Arbeit (90/394/EWG), umgesetzt durch Gefahrstoffverordnung,
7. Richtlinie zum Schutz der Beschäftigten vor biologischen Arbeitsstoffen (90/679/EWG), umgesetzt durch Biostoffverordnung,
8. Richtlinie über Sicherheit und Gesundheitsschutz auf Baustellen (92/57/EWG), umgesetzt durch Baustellenverordnung,
9. Richtlinie über Sicherheits- und Gesundheitsschutzkennzeichnung am Arbeitsplatz (92/58/EWG), umgesetzt durch Gefahrstoffverordnung, Arbeitsstättenverordnung und für den Bergbau durch Bundesbergverordnung,
10. Richtlinie über den Schutz Schwangerer (92/85/EWG), umgesetzt durch MuSchuG,
11. Richtlinie über den Schutz der Beschäftigten bei Bohrungen nach Mineralien (92/91/EWG), umgesetzt durch Bundesbergverordnung,
12. Richtlinie zum Schutz der Beschäftigten in Bergwerken und Steinbrüchen (92/104/EWG), umgesetzt durch Bundesbergverordnung,
13. Richtlinie zum Schutz der Beschäftigten auf Fischereifahrzeugen (93/103/EWG), umgesetzt durch den 13. Nachtrag zur Unfallverhütungsvorschrift „See" (VBG 108),
14. Richtlinie zum Schutz der Beschäftigten vor Gefährdungen vor chemischen Arbeitsstoffen (98/24/EWG), umgesetzt durch Gefahrstoffverordnung und Betriebssicherheitsverordnung,
15. Richtlinie zum Schutz der Beschäftigten vor Gefährdungen durch explosionsfähige Atmosphären (99/92/EWG), umgesetzt durch Betriebssicherheitsverordnung,
16. Richtlinie zum Schutz der Beschäftigten vor Gefährdung durch Vibrationen (2002/44/EWG), umgesetzt durch die Lärm- und Vibrations-Arbeitsschutzverordnung,

17. Richtlinie zum Schutz der Beschäftigten vor Gefährdung durch Lärm (2003/10/EWG), umgesetzt durch die Lärm- und Vibrations-Arbeitsschutzverordnung,

18. Richtlinie zum Schutz der Beschäftigten vor Gefährdung durch elektromagnetische Felder (2004/40/EWG), Umsetzung soll durch eine entsprechende Rechtsverordnung erfolgen,

19. Richtlinie zum Schutz der Beschäftigten vor Gefährdung durch Physikalische Einwirkungen (optische Strahlung) – (2006/25/EG), Umsetzung soll durch eine entsprechende Rechtsverordnung erfolgen.

Zusätzlich gibt es verschiedene RL, die ebenfalls Aspekte des Arbeitsschutzes zum Inhalt haben, aber keine Einzel-RL zur o. g. Rahmen-RL darstellen, z. B.:

- Richtlinie zum Schutz der Beschäftigten vor Gefährdungen vor Asbest (83/477/EWG), umgesetzt durch Gefahrstoffverordnung,
- Richtlinie über Grenzwerte (91/322/EWG), umgesetzt durch Gefahrstoffverordnung,
- Leiharbeitnehmer-RL (91/383/EWG), umgesetzt durch entsprechende arbeitsrechtliche Regelungen,
- Arbeitszeit-RL (93/104/EG), umgesetzt durch Arbeitszeitgesetz,
- Jugendarbeitsschutz-RL (94/33/EG), umgesetzt durch Jugendarbeitsschutzgesetz.

E 15.1 Empfehlungen der EU zum Arbeitsschutz

Neben den Richtlinien als für die Mitgliedsstaaten (MS) verbindliche Rechtsakte gibt es noch *Empfehlungen der Kommission*, mit denen die MS lediglich aufgefordert werden, vergleichbares nationales Recht zu schaffen:

- 3. Europäische Liste der Berufskrankheiten (vom 19/09/2003/EG) – (1. 1962 / 2. 1990),
- Entschädigung von Berufskrankheiten (vom 20. Juli 1966),
- Betriebsärztliche Dienste (vom 20. Juli 1962),
- Gesundheitliche Überwachung (VORSORGE) der Arbeitnehmer (vom 27. Juli 1966),
- Jugendarbeitsschutz (67/125/EWG),
- Arbeits- und Gesundheitsschutz Selbständiger (2003/134/EG).

Quellen

Übersicht über das Arbeitsrecht/Arbeitsschutzrecht, Kap. 7 Technischer und medizinischer Arbeitsschutz, BW-Verlag Nürnberg, 2007

Giesen, T., Zerlett, G.: Berufskrankheiten und medizinischer Arbeitsschutz – Ergänzbare Ausgabe mit Rechtsvorschriften, Merkblättern, Statistiken, sozialgerichtlichen Entscheidungen und Hinweisen zu § 9 Abs. 2 SGB VII, 7. Auflage. 46. Lfg. (Oktober 2006), Kohlhammer, Stuttgart, Berlin, Köln, 1988/2007

E 16 Exposition (GefStoffV)

Es wird zwischen inhalativer und dermaler Exposition unterschieden:

- *Inhalative Exposition* ist das Vorhandensein eines gefährlichen Stoffes in der Luft im Atembereich der Beschäftigten. Sie wird beschrieben durch Angaben zu Dauer und Konzentration des Stoffes.
- *Dermale Exposition* ist das Vorhandensein eines gefährlichen Stoffes in flüssiger oder fester Form auf der Haut der Beschäftigten. Sie lässt sich beschreiben durch die Menge und Konzentration des Stoffes auf der Haut, die benetzte Fläche, die Lokalisation und die Dauer und Häufigkeit des Hautkontaktes.

Hinweis

Gasförmige gefährliche Stoffe können auch über die Haut in den Körper eindringen (Hautatmung, lipophile Stoffe). Näheres zu Hautkontakt und zum Hautschutz *(Hautschutzplan)* enthält die TRGS 401.

E 17 Expositionspfad

Eintrittsweg einer gefährlichen Einwirkung (Gefahrstoffe, Infektionserreger, ionisierende Strahlung) in den Körper, und zwar durch

- Einatmen (inhalativ),
- Verschlucken (oral, digestiv) oder über
- Hautkontakt (dermal).

F 1 Fachkunde, arbeitsmedizinische

Vgl. ➝ Arbeitsmedizinische Fachkunde

F 2 Fachkunde, für den Strahlenschutz erforderliche (StrlSchV; RöV)

Beim Umgang mit ionisierenden Strahlen fordern die atomrechtlichen Bestimmungen umfangreiche Anforderungen zu Kenntnissen und insbes. zur Fachkunde im Strahlenschutz (§ 30 StrlSchV; § 18 a RöV), die alle 5 Jahre aktualisiert werden muss. Die für den Strahlenschutz erforderliche Fachkunde ist der zuständigen Behörde nachzuweisen. Zum Erwerb der Fachkunde haben die Länderbehörden Richtlinien aufgestellt:

Strahlenschutz in der Medizin

Richtlinie nach der Verordnung über den Schutz vor Schäden durch ionisierende Strahlen (Richtlinie zur Strahlenschutzverordnung – StrlSchV) vom 24. Juni 2002 (BAnz Nr. 207a).

Fachkunde Richtlinie Medizin

Richtlinie zur RöV über die Fachkunde und Kenntnisse im Strahlenschutz bei dem Betrieb von Röntgeneinrichtungen in der Medizin oder Zahnmedizin Bekanntmachung vom 22. Dezember 2005 (GMBl 2006, S. 414).

Strahlenschutz in der Tierheilkunde

Richtlinie zur StrlSchV und zur RöV vom 2. Februar 2005 (GMBl 2005 , S. 667).

Fachkunde-Richtlinie Technik nach RöV

Richtlinie über die im Strahlenschutz erforderliche Fachkunde und Kenntnisse beim Betrieb von
– Röntgeneinrichtungen zur technischen Anwendung und,
– genehmigungsbedürftigen Störstrahlern
vom 5. u. 27. Mai 2003 (GMBl 2003, S. 638).

Fachkunde-Richtlinie Technik nach Strahlenschutzverordnung

Richtlinie über die im Strahlenschutz erforderliche Fachkunde vom 18. Juni 2004 (GMBl 2004, S. 799).

Zur Untersuchung ➝ beruflich strahlenexponierter Personen durch dazu besonders ➝ ermächtigte Ärzte bedarf es neben der ➝ arbeitsmedizinischen Fachkunde noch einer zusätzlichen Fachkunde, deren Anforderung in folgender Richtlinie definiert wird:

Arbeitsmedizinische Vorsorge beruflich strahlenexponierter Personen durch ermächtigte Ärzte

Richtlinie zur StrlSchV und zur RöV vom 18. Dezember 2003 (GMBl 2004, S. 350).

Quellen

Giesen/Zerlett: Strahlenschutzverordnung, 2. Aufl., Kohlhammer, Stuttgart, 2006

Giesen/Zerlett: Röntgenverordnung, 2. Aufl., Kohlhammer, Stuttgart, 2006

F 3 Fachkundige für die Durchführung der Gefahrstoffverordnung

Fachkundige nach §7 Abs. 7 GefStoffV für die Durchführung der Gefährdungsbeurteilung sind Personen, die aufgrund ihrer fachlichen Ausbildung oder Erfahrung ausreichende Kenntnisse über Tätigkeiten mit Gefahrstoffen haben und mit den Vorschriften soweit vertraut sind, dass sie die Arbeitsbedingungen vor Beginn der Tätigkeit beurteilen und die festgelegten Sicherheitsmaßnahmen bei der Ausführung der Tätigkeiten überprüfen können. Fachkundige Personen sind insbesondere der nach § 2 ASiG zu bestellende ➝ *Betriebsarzt* und die nach § 5 ASiG zu bestellende *Fachkraft für Arbeitssicherheit* (vgl. auch ➝ Ärzte als fachkundige Person).

F 4 Fachkundige Person nach § 6 Abs. 1 BildscharbV

Die Richtlinie der Kommission der europäischen Union (EU) vom 29. Mai 1990 *über die Mindestvorschriften bezüglich der Sicherheit und des Gesundheitsschutzes bei der Arbeit an Bildschirmgeräten* sieht in Artikel 9 *„Schutz der Augen und des Sehvermögens der Arbeitnehmer"* folgende Regelung vor (Auszug):

> Art. 9 (1) Die Arbeitnehmer haben das Recht auf eine angemessene Untersuchung der Augen und des Sehvermögens durch eine Person mit entsprechender Qualifikation, ...

Diese Bestimmung wurde mit § 6 Abs. 1 Bildschirmarbeitsverordnung (BildscharbV) vom 4. Dezember 1996 (BGBl. I S. 1841) in nationales Recht umgesetzt:

> § 6 Abs. 1 Der Arbeitgeber hat den Beschäftigten ... eine angemessene Untersuchung der Augen und des Sehvermögens durch eine fachkundige Person anzubieten. ...

Dabei gab die Formulierung zur Qualifikation der Person, die diese *angemessene Untersuchung* an Arbeitnehmern durchführen darf, im Entwurf zu dieser Verordnung mit dem Attribut *arbeitsmedizinische Untersuchung* weniger Anlass zu Missverständnissen und stand im Einklang mit dem geltenden deutschen Berufsrecht für Ärzte. Bei den Beratungen im Bundesrat wurde dann die jetzt gültige

Formulierung in den Verordnungstext aufgenommen. Dabei war bei dem länderseitigen Änderungsantrag vermutlich zu wenig bedacht worden, dass eine *Untersuchung der Augen* nach deutschem Arztrecht i. V. mit dem Heilpraktikergesetz die *Ausübung der Heilkunde* darstellt. Die *„... Feststellung ... von Krankheiten, Leiden oder Körperschäden bei Menschen ..."* = Diagnostik bzw. der Ausschluss z. B. einer Sehschwäche und ihrer Ursachen = Ausschlussdiagnostik ist nur zwei Berufsgruppen erlaubt, nämlich entweder einem *approbierten Arzt* (vgl. § 1 HeilprG und § 2 Abs. 1 u. 5 i. V. m. § 2a BÄO) oder einem zugelassenen *Heilpraktiker* (§ 1 Abs. 3 HeilprG). Eine *lege artis* durchgeführte *Untersuchung der Augen* schließt dabei immer auch die Überprüfung des *Sehvermögens* ein.

Andererseits ist es in Anlehnung an die verkehrsrechtlichen Gepflogenheiten durchaus zulässig, wenn ein *Optikermeister* einen *Sehtest* zur Refraktionsbestimmung durchführt. Insoweit ist auch er eine *fachkundige Person*. Der Sehtest alleine erfüllt aber weder die inhaltlichen Vorgaben der EU-Richtlinie, noch die gesamten Voraussetzungen des § 6 Abs. 1 BildscharbV.

Für den Arzt, der nach § 6 Abs. 1 BildscharbV tätig werden will, kommen allerdings noch weitere Vorschriften aus dem ärztlichen Berufsrecht zum Zuge, da die *Untersuchung der Augen* im Hinblick auf die berufliche Tätigkeit am Bildschirmarbeitsplatz durch § 22 (M-) WBO-Ä '92 auf den Arzt mit arbeitsmedizinischer Fachkunde beschränkt ist. Werden vom arbeitsmedizinisch fachkundigen Arzt Befunde erhoben, die einer augenfachärztlichen Zusatzdiagnostik oder sogar der Heilbehandlung bedürfen, so ist es selbstverständlich, dass der nach § 6 Abs. 1 BildscharbV untersuchte Beschäftigte dem Facharzt für Augenheilkunde – entsprechend der betriebsärztlichen Praxis – gemäß Abschnitt C Nr. 2 (M-) BO-Ä '97 *zur Mitbehandlung überwiesen* wird. Der Augenarzt soll den Beschäftigten dann im Rahmen der vertragsärztlichen Versorgung (§ 11 Abs. 1 SGB V) behandeln und die zur Beurteilung der Untersuchung nach BildscharbV erforderlichen Befunde an den arbeitsmedizinisch fachkundigen Arzt (Betriebsarzt) übermitteln. Wird üblicherweise die Untersuchung nach § 6 Abs. 1 BildscharbV unter Anwendung des bg'lichen Grundsatz „Bildschirm-Arbeitsplätze" – G 37 durchgeführt, so sollte bei kritischen Befunden die augenfachärztliche Er-

gänzungsuntersuchung bei dazu speziell durch die Berufsgenossenschaften ermächtigten Ophthalmologen veranlasst werden.

Da unmittelbar nach Inkrafttreten der BildscharbV verschiedenste Gruppen mit z. T. rechtswidrigen *Lockangeboten* an die Betriebe, Verwaltungen und auch an die Beschäftigten herangetreten waren, haben die für die Durchführung der BildscharbV zuständigen Aufsichtsbehörden der Länder den nachstehenden Standpunkt verabschiedet, den sie künftig bei der Einhaltung von § 6 Abs. 1 BildscharbV beachtet wissen wollen:

„Standpunkt der Länderaufsichtsbehörden zum Begriff „Fachkundige Person" nach § 6 Abs. 1 Bildschirmarbeitsverordnung (BildscharbV)*
Die Untersuchung der Augen ist eine ärztliche Angelegenheit und schließt regelmäßig die Prüfung des Sehvermögens ein. Diese Untersuchung sollte vorrangig von Betriebsärzten durchgeführt werden, die sowohl die jeweiligen Arbeitsplätze kennen, als auch in der Lage sind, den Arbeitgeber bei der sachgerechten Gestaltung der Arbeitsbedingungen sowie die Beschäftigten bezüglich eines zweckmäßigen Verhaltens zu beraten.
Die Durchführung eines Sehtests kann auch durch andere Personen erfolgen. Die alleinige Durchführung eines Sehtests erfüllt nicht die Anforderungen nach § 6 BildscharbV."

F 5 Feuchtarbeit

Unter Feuchtarbeit (vgl. Kap. 5.17) versteht man Arbeiten im feuchten Milieu. Umgang mit Wasser, wässrigen Zubereitungen und anderen flüssigen oder feuchten Medien können in Abhängigkeit von der Dauer und Häufigkeit der Tätigkeit und von der Beschaffenheit der Kontaktstoffe die Haut schädigen. Elektronenmikroskopische Untersuchungen an tierischer (Schwein) und menschlicher Haut haben ergeben, dass sowohl *verdünnte Detergentien* (Natriumdodecylsulfat) als auch *Wasser* allein bereits nach 2 Stunden und zunehmend nach weiterer Exposition Schäden an den interzellulären Lipidstrukturen der Hornschicht bewirken (WARNER u.a. 1999). Durch Feuchtarbeit entsteht eine *Abnutzungsdermatose* bzw. ein *irritatives Kontaktekzem*, durch welches bei gleichzeitiger Einwirkung von sensi-

---

* Als allgemein anerkannte Regel der Arbeitsmedizin gilt der Berufsgenossenschaftliche Grundsatz G 37 „Bildschirm-Arbeitsplätze"; § 6 Abs. 1 BildscharbV erfordert keine Ermächtigung

bilisierenden Kontaktstoffen die Entwicklung eines allergischen Kontaktekzems begünstigt werden kann (LAMMINTAUSTA, 1994). Das Schädigungspotenzial dieser kombinierten Einwirkung zeigt sich in der hohen Zahl von Berufsdermatosen bzw. Verdachtsmeldungen der Berufskrankheit Nr. 5101 Anl. zur BKV in Berufsgruppen wie Friseure, Heil- und Pflege-, Lebensmittel-, Metall- und Reinigungsberufe, für die ein erheblicher Anteil Feuchtarbeit angenommen werden kann. Das langzeitige *Tragen flüssigkeitsdichter Handschuhe* führt durch Schweißbildung unter Okklusion zu einem ähnlichen Effekt. Als Folge einer beruflichen Hauterkrankung können für den Betroffenen neben der funktionellen und optischen Beeinträchtigung durch die Hautveränderungen große ökonomische Nachteile durch den Verlust des Arbeitsplatzes entstehen.

F 6 Fliegendes Personal (StrlSchV)

Zum fliegenden Personal (vgl. Kap. 8.3) gehört neben der Besatzung des Cockpits (Piloten etc.) auch die Kabinenbesatzung. Nach LuftVZO wird eine Eignungsuntersuchung (nur für Piloten rechtsverbindlich) zur Feststellung der Flugtauglichkeit durchgeführt. Weitere Vorschriften dienen dem Schutz der Beschäftigten vor Gesundheitsgefährdungen bei Tätigkeiten in der Luftfahrt. Bei mangelnder Flugtauglichkeit (z. B. Störungen des cardio-pulmonalen Systems, Gleichgewichtsstörungen, Flugangst) besteht ein Beschäftigungsverbot (vgl. auch Kap. 9.4). Lebensbedrohliche akute Risiken bestehen durch Abstürze mit Todesfolge. Absturzfolgen sind versicherungsrechtlich Arbeitsunfälle.

Zu Schutz des fliegenden Personals vor Exposition durch kosmische Strahlung nach § 103 StrlSchV vgl. Kap. 7.6.

Quellen

Erste Durchführungsverordnung zur Luftverkehrs-Zulassungs-Ordnung (1. DV LuftVZO v. 15. April 2003). Bundesanzeiger 2003, Beilage, 55, Nr. 82a

BGI 768-1 Arbeitshilfe zur Durchführung von arbeitsmedizinischen Vorsorgeuntersuchungen bei fliegendem Personal (Kabine)

BGI 768-2 Arbeitshilfe zur Durchführung von arbeitsmedizinischen Vorsorgeuntersuchungen bei fliegendem Personal (Cockpit)

F 7 Freie Arztwahl

Bis auf wenige Ausnahmen (z. B. Amtsarztvorbehalt im Beamtenrecht oder nach § 7 BAT) besteht für die Beschäftigten bei Untersuchungen im Rahmen des Arbeitsverhältnisses der Grundsatz der freien Arztwahl.

Die §§ 15 Abs. 3 Satz 1 GefStoffV bzw. BioStoffV (analog LärmVibrationsArbSchV) legen z. B. fest, dass der Arbeitgeber einen Arzt, der die dort näher bezeichneten Qualifikationen vorweist, mit der Durchführung der arbeitsmedizinischen Vorsorgeuntersuchung zu beauftragen hat. Dazu wird zwischen dem Arbeitgeber und dem Arzt ein Dienstleistungs-, Werk- bzw. Betreuungsvertrag geschlossen. Für den zu untersuchenden Beschäftigten besteht jedoch freie Arztwahl insoweit, wie er sich an einen Arzt seines Vertrauens wenden kann, um die vorgesehenen arbeitsmedizinischen (Vorsorge-) Untersuchungen vornehmen zu lassen. Dieser Arzt muss allerdings die vorgegebene Qualifikation nach § 15 Abs. 3 Satz 2 GefStoffV bzw. BioStoffV erfüllen.

Untersuchungen durch andere Ärzte (vgl. auch Ermächtigung) sind rechtlich angreifbar, weil das → Untersuchungsergebnis nicht rechtskonform zustande kam. Ggf. hat ein solcher Arzt standesrechtliche Konsequenzen zu erwarten. Es ist bisher auch nicht ausreichend geklärt, wer die Mehrkosten trägt, wenn der Arzt des Vertrauens des Beschäftigten ein höheres Honorar verlangt als der → beauftragte Arzt, mit dem der Arbeitgeber einen → Dienstleistungs-, → Werk- bzw. → Betreuungsvertrag geschlossen hat.

F 8 Fürsorgepflicht des Arbeitgebers

Dem Arbeitgeber obliegt neben den öffentlich rechtlichen Schutzvorschriften der Erhalt von Sicherheit und Gesundheit als geschützte Rechtsposition der Beschäftigten auch kraft *privatrechtlicher Verpflichtung*. In jedem Schuldverhältnis, wie insbesondere dem Arbeitsverhältnis, besteht die Pflicht zur Rücksicht gegenüber den Rechten, Rechtsgütern und

„§ 618 Abs. 1 BGB
Der Dienstberechtigte (Arbeitgeber) hat Räume, Vorrichtungen oder Gerätschaften, die er zur Verrichtung der Dienste (Arbeitsleistung) zu beschaffen hat, so einzurichten und zu unterhalten und Dienstleistungen (Arbeiten), die unter seiner Anordnung oder seiner Leitung vorzunehmen sind, so zu regeln, dass der Verpflichtete (Arbeitnehmer/Beschäftigte) gegen Gefahr für Leben und Gesundheit soweit geschützt ist, als die Natur der Dienstleistung (Arbeit) es gestattet.“

Interessen des Vertragspartners (§ 241 Abs. 2 Bürgerliches Gesetzbuch – BGB).

§ 618 Absatz 1 BGB konkretisiert diese allgemeine Verpflichtung zu einer *Fürsorgepflicht* des Arbeitgebers in Bezug auf den Schutz von Leben und Gesundheit der Beschäftigten.

Hat der Arbeitgeber seine Fürsorgepflicht schuldhaft verletzt, kann dem Arbeitnehmer im Schadensfall, ggf. ein Schadensersatzanspruch gegen den Arbeitgeber zustehen (§ 618 Abs. 3 i.V.m. §§ 842 bis 846 BGB).

Mit der Einführung der → gesetzlichen Unfallversicherung wurde diese persönliche Haftpflicht zugunsten einer Gefährdungshaftung abgelöst.

G 1 Gas

Gas ist ein Stoff im komplett gasförmigen Zustand, Nach der Definition im Gefahrstoff- und Gefahrgutrecht müssen Stoffe, die als Gase klassifiziert werden bei 50 °C einen Dampfdruck von mehr als 3 bar haben oder bei 20 °C und einem Druck von 101,3 kPa vollständig gasförmig vorliegen.

G 2 Gebührenordnung für Ärzte – GOÄ

(vgl. Kap. 10.9 und 10.10)

Der Gebührenrahmen für arbeitsmedizinische Tätigkeiten und Leistungen, soweit sie nicht im vertragsärztlichen Bereich nach SGB V erbracht werden, richtet sich nach der amtlichen Gebührenordnung für Ärzte – GOÄ. Nach Maßgabe von § 11 Bundesärzteordnung (BÄO) sind in der GOÄ „Mindest- und Höchstsätze für die ärztlichen Leistungen festzusetzen".

Der Betriebsarzt kann mit dem Unternehmer frei über die Höhe und Art der Vergütung betriebsärztlicher Leistungen verhandeln. Entweder wird ein Stundenhonorar pauschal vereinbart oder als Vergütungsanspruch ein Liquidationsrecht nach Maßgabe der GOÄ vereinbart. Als Basis für ein Stundenhonorar für Leistungen (Tätigkeiten, die bisher nicht in der GOÄ enthalten sind, wie Betriebsbegehung, Beratung des Arbeitgebers etc. – cave Umsatzsteuerpflicht) müssen nach GOÄ Analogbewertungen, d. h. nach Art, Kosten- und Zeitaufwand gleichwertige Leistungen als Vergütungsgrundlage herangezogen werden.

Als Service hat der Verband Deutscher Betriebs- und Werksärzte (VdBW) – Berufsverband Deutscher Arbeitsmediziner für seine Mitglieder dazu eine geschützte Seite im Internet eingestellt, in der i. P. alle arbeitsmedizinischen bzw. betriebsärztlichen Leistungen aufgeführt sind. In der Tabelle zu Kap. 10.9 sind einige Positionen, teils vereinfachend auf- oder abgerundet, zur Orientierung genannt.

Für ein Stundenhonorar bieten sich auch Analogbewertungen nach den Regularien M1 = 50 Euro/h, M2 = 60 Euro/h, M3 = 85 Euro/h des JVEG (Justizvergütungs- und Entschädigungsgesetz – vgl. Anlage 10.10) an, das für Sachverständigentätigkeit (Gutachten) vor den Gerichten Anwendung findet.

Welches System der Leistungshonorierung für den Arzt gewählt wird, ist letztendlich Verhandlungssache der Vertragsparteien.

Quellen

Deutsches Ärzteblatt, 99 (2002), 28–29, S. C 1571 [www.Bundesaerztekammer.de]

Hausmann, O., U. Rogall: Gebührenordnung für Ärzte – Anwendung für spezielle arbeitsmedizinische Vorsorgeuntersuchungen. VDBW, Beilage zu Rundschreiben II/2001

Karbe-Hamacher, S.: Gebührenordnung für Betriebsärzte – gibt es dafür eine Chance? Arbeitsmed.Sozialmed. Umweltmed. 33 (1998) 1, S. 28–34

G 3 Gefährdende Tätigkeit

Gefährdung ist nach Definition der *Risikokommission* (Anhang 2 des Abschlussberichtes, 2003) das Vorhandensein einer konkreten Gefahr.

Als Gefahr bezeichnet man einen Zustand, Umstand oder Vorgang, aus dem mit hinreichender Wahrscheinlichkeit ein erheblicher Schaden für Mensch, Umwelt oder andere Schutzgüter entstehen kann. Eine gefährdende Tätigkeit im Sinne des Arbeitsschutzes liegt also dann vor, wenn bei einer Tätigkeit mit hinreichender Wahrscheinlichkeit eine Gesundheitsstörung oder Erkrankung auftreten kann.

Davon zu unterscheiden ist die sog. *gefahrgeneigte Tätigkeit*, die zwar in gewissem Umfang risikobehaftet ist (z. B. Teilnahme am Straßenverkehr), wobei es aber bei sachgemäßer Verrichtung durch eine dazu geeignete Person (vgl. z. B. Fahrerlaubnis zur Fahrgastbeförderung) kein Unfallschaden eintritt.

G 4 Gefährdung

Gefährdung ist die Wahrscheinlichkeit, dass der potenzielle Schaden unter den gegebenen Verwendungs- und/oder Expositionsbedingungen auftritt (Art. 2 Buchst. h RL 98/24/EG).

Erläuterung

In der RL 98/24/EG wird hierfür der Begriff „Risiko" benutzt. Der in der RL 98/24/EG benutzte Begriff „Gefahr" als Übersetzung des englischen Begriffes „hazard" wird dort definiert als „Gefahr ist die einem chemischen Arbeitsstoff innewohnende Eigenschaft, potentiell Schaden zu verursachen". Dieser Begriff hat im deutschen Rechtsbereich eine hiervon abweichende Bedeutung und wird in der GefStoffV daher nicht benutzt.

G 5 Gefährdungsbeurteilung

Die Gefährdungsbeurteilung ist die systematische Ermittlung und Bewertung relevanter Gefährdungen der Beschäftigten mit dem Ziel, erforderliche Maßnahmen für Sicherheit und Gesundheit bei der Arbeit festzulegen. Nach § 5 ArbSchG muss der Arbeitgeber alle Arbeitsbedingungen in seinem Betrieb unter Arbeitsschutzgesichtspunkten beurteilen. Auf dieser Grundlage und entsprechend dem bei der Beurteilung festgestellten Gefährdungspotenzial sind die erforderlichen Schutzmaßnahmen festzulegen und umzusetzen. Im Weiteren müssen die Schutzmaßnahmen auf ihre Wirksamkeit hin überprüft und ggf. an neue Erkenntnisse und Entwicklungen angepasst werden. Der Arbeitgeber muss ferner das Ergebnis der Gefährdungsbeurteilung und die getroffenen Arbeitsschutzmaßnahmen schriftlich dokumentieren. Dies dient als ein Instrument der Beweissicherung dazu, sich selbst und den Überwachungsbehörden gegenüber die durchgeführten Schritte der Gefährdungsbeurteilung zu vergegenwärtigen.

Generell müssen sich die Arbeitsschutzmaßnahmen an den allgemeinen Grundsätzen der Gefahrenverhütung orientieren (§ 4 ArbSchG). Dazu gehört das Gebot der Gefährdungsminimierung, d.h. verbleibende Gefährdungen sind möglichst gering zu halten. Die Schutzmaßnahme hat den „Stand der Technik" zu berücksichtigen, d.h. die Maßnahme muss nach dem technischen Entwicklungsstand geeignet sein, das vorgegebene Sicherheits- und Schutzziel zu erreichen. Der Begriff „Stand der Technik" umschreibt den Maßstab der neusten bzw. aktuellen technischen Entwicklung. Sie muss gesichert und allgemein anerkannt sein.

Wissenschaftlich umstrittene Erkenntnisse fallen nicht hierunter (vgl. dazu auch ➙ Technische Regeln).

Ferner gilt das Gebot des Vorrangs kollektiver Schutzmaßnahmen (vgl auch ➙ kollektive Beratung) vor individuellen, personenbezogenen Schutzmaßnahmen wie der ➙ arbeitsmedizinischen Vorsorge. Eine kollektive, oder technikbezogene Schutzmaßnahme ist z.B. der Einbau einer Schutzeinrichtung an einer Maschine. Eine individuelle Schutzmaßnahme ist etwa die Benutzung einer persönlichen Schutzausrüstung (PSA) wie die eines Schutzhelms etc. durch den Beschäftigten (vgl. auch ➙ Mitwirkungspflicht).

Funktion und Inhalt der Gefährdungsbeurteilung

Für die meisten Arbeitsbereiche hat sich ein schrittweises Vorgehen als sinnvoll erwiesen:
1. Auswahl des Arbeitsbereichs, des Arbeitsplatzes,
2. Ermittlung der Gefährdungen und Belastungen,
3. Ableitung und Durchführung der erforderlichen Schutzmaßnahmen,
4. Wirkungskontrolle.

Typische Anlässe für eine (ggf. zu wiederholende) Gefährdungsbeurteilung sind:
1. eine Erstbeurteilung an bereits bestehenden Arbeitsplätzen,
2. eine Neubeschaffung von Maschinen, Geräten und Einrichtungen,
3. ein Einsatz neuer Arbeitsstoffe,
4. die Einführung neuer Arbeitsverfahren,
5. eine Änderung in den Arbeitsabläufen oder in der Arbeitsorganisation,
6. ein Auftreten von Arbeitsunfällen und arbeitsbedingten Erkrankungen,
7. wesentliche Änderungen in den maßgeblichen Arbeitsschutzvorschriften.

Das Angebot praxisbezogener Handlungsanleitungen zur Gefährdungsbeurteilung ist außerordentlich vielgestaltig und differenziert. Es gibt Informationsschriften sowohl allgemeiner Art als auch speziell branchenbezogen mit Katalogen betriebstypischer Gefährdungen („Checklisten"). Anbieter sind beispielsweise die Bundesanstalt für Arbeitsschutz und Arbeitsmedizin (BAuA), die Arbeitsschutzbehörden der Länder und die Träger der gesetzlichen Unfallversicherung. Einzelne Unfallversicherungsträger bieten inzwischen auch CD-ROMS zur rechnergestützten Durchführung und Dokumentation der Gefährdungsbeurteilung an, bzw. halten ihre Angebote zum Herunterladen im Internet bereit.

Dokumentation der Gefährdungsbeurteilung

Das Arbeitsschutzgesetz hält den Arbeitgeber dazu an, über Unterlagen zu verfügen, aus denen das Ergebnis der Gefährdungsbeurteilung und die getroffenen erforderlichen Arbeitsschutzmaßnahmen ersichtlich sind (§ 6 Abs. 1 ArbSchG). Diese Verpflichtung trifft alle Betriebe unabhängig von ihrer Größe. In speziellen Arbeitsschutz*verordnungen* wird die generelle Pflicht zur Durchführung einer Gefährdungsbeurteilung weiter konkretisiert. Bei der Gefährdungsbeurteilung nach GefStoffV z. B. sind insbesondere auch Tätigkeiten einzubeziehen, die im Betrieb nicht routinemäßig durchgeführt werden. Hierzu gehören etwa Wartungs- und Reinigungsarbeiten. Gerade solche Tätigkeiten besitzen oft ein besonders hohes Gefährdungspotential für die Beschäftigten. Aber auch Bedien- und Überwachungsarbeiten sind zu berücksichtigen, wenn von ihnen eine Gefährdung ausgehen kann.

Die Gefährdungsbeurteilung darf auch hier nur von fachkundigen Personen durchgeführt werden. Ist der Arbeitgeber nicht selbst fachkundig, so hat er sich fachkundig beraten zu lassen. Dies sollte zum Beispiel durch den ➝ *Betriebsarzt* oder die *Fachkraft für Arbeitssicherheit* erfolgen. Eine Gefährdungsbeurteilung ist zu aktualisieren, wenn maßgebliche Veränderungen, etwa die Einführung eines neuen Verfahrens, dies erforderlich machen oder wenn sich dies auf Grund der Ergebnisse der ➝ *arbeitsmedizinischen Vorsorge* als notwendig erweist.

Hinweis

Bei ➝ alternativen Betreuungsmodellen nach BGV A2 ist die Notwendigkeit einer ➝ Bedarfsbetreuung durch den ➝ Betriebsarzt zu prüfen. Die gilt z. B. immer dann, wenn Maßnahmen der ➝ arbeitsmedizinischen Vorsorge rechtlich vorgeschrieben sind (z. B. Gefahrstoffe o. ä.).

Quelle

Übersicht über das Arbeitsrecht/Arbeitsschutzrecht, Kap. 7
Technischer und medizinischer Arbeitsschutz, BW-Verlag
Nürnberg, 2007

G 6 Gefährlichkeitsmerkmale (ChemG)

Gefährlichkeitsmerkmale beschreiben die gefährlichen Eigenschaften chemischer Stoffe und Zubereitungen (vgl. Gefahrstoffe). Nach § 3a ChemG sind dies:

1. explosionsgefährlich,
2. brandfördernd,
3. hochentzündlich,
4. leichtentzündlich,
5. entzündlich,
6. sehr giftig,
7. giftig,
8. gesundheitsschädlich,
9. ätzend,
10. reizend,
11. sensibilisierend,
12. krebserzeugend,
13. fortpflanzungsgefährdend,
14. erbgutverändernd,
15. umweltgefährlich.

G 7 Gefahrgeneigte Tätigkeit

Gefahrgeneigte Tätigkeit ist ein bis 1995 im Schadenersatzrecht im Rahmen von Arbeitsverträgen gebräuchlicher Begriff. Er bezeichnet Tätigkeiten, bei denen auch bei sorgfältiger Vorgehensweise den Beschäftigten mit einer bestimmten Wahrscheinlichkeit Fehler unterlaufen, die zu einem Schaden (des Beschäftigten, des Arbeitgebers oder eines Dritten) führen.

Für solche Schäden sollte der Schädigende aus sozialen Gründen nicht nach den allgemeinen Haftungsgrundsätzen einstehen. 1995 dehnte das Bundesarbeitsgericht die dazu gebräuchliche Risikoverteilung auf alle Arbeitsverhältnisse aus, so dass der Begriff der gefahrgeneigten Tätigkeit überflüssig wurde. Er wird aber z.B. in der Versicherungswirtschaft weiter gebraucht, um *„risikoreiche Berufe"* zu kennzeichnen. So wurden als die zehn risikoreichsten Berufe im Jahre 2004 genannt: Fensterputzer, Soldat, Feuerwehrmann, Hochseefischer, Pilot, Polizeibeamter, Dachdecker, Gerüstarbeiter, Baumchirurg, Zirkusartist (in absteigender Reihe nach dem *Todesfallrisiko*).

G 8 Gefahrstoffe

„Gefahrstoffe" im Sinne der GefStoffV sind:

1. Stoffe und Zubereitungen, die mindestens eines der 15 ➝ *Gefährlichkeitsmerkmale* nach § 3a ChemG oder sonstige chronisch schädigende Eigenschaften besitzen. Ihnen sind Stoffe und Zubereitungen und Erzeugnisse gleichgestellt, bei deren Herstellung oder Verwendung Stoffe und Zubereitungen mit solchen Merkmalen oder Eigenschaften entstehen.

2. Stoffe, Zubereitungen und Erzeugnisse, die explosionsfähig sind oder bei deren Herstellung und Verwendung explosionsfähige Stoffe und Zubereitungen entstehen.

3. Nicht als gefährliche Stoffe und Zubereitungen eingestufte chemische Arbeitsstoffe, die aufgrund ihrer physikalisch-chemischen, chemischen oder toxikologischen Eigenschaften und der Art und Weise, wie sie am Arbeitsplatz verwendet werden oder dort vorhanden sind, für die Sicherheit und die Gesundheit der Beschäftigten ein Risiko darstellen können (Art. 2b der Richtlinie 98/24/EG).

Über die Einstufung werden Stoffen und Zubereitungen typische Gefährlichkeitsmerkmale wie z. B.
- Giftig,
- Ätzend,
- Entzündlich i. S. von entflammbar,
- Krebserzeugend,
- Erbgutverändernd,
- Fruchtschädigend (sog. CMR-Stoffe) etc.

zugewiesen. Auf dieser Einstufung basiert die Kennzeichnung dieser Stoffe und Zubereitungen, die dem Erwerber unmittelbar Hinweise auf die Eigenschaften des Stoffes oder der Zubereitung gibt und eine Gefährdungsbeurteilung ermöglicht. Das *Sicherheitsdatenblatt* enthält Sicherheitsinformationen zu gefährlichen Stoffen und Zubereitungen – also solchen, denen mindestens ein Gefährlichkeitsmerkmal zugewiesen wurde. Weiterhin sind explosionsfähige Stoffe, Zubereitungen und Erzeugnisse Gefahrstoffe. Ein Beispiel für einen Stoff, der die Kriterien für explosionsfähig erfüllt, ist zum Beispiel Mehlstaub, der Staubexplosionen verursachen kann. Die Gefahrstoffverordnung enthält für einige besonders kritische Tätigkeiten Detailbestimmungen z. B. im Anhang III der Verordnung (Detailbestimmungen zu partikelförmigen Gefahrstoffen, Tätigkeiten in Räumen und Behältern, → Begasungen etc.).

Jeder Arbeitgeber muss im Rahmen der → Gefährdungsbeurteilung (§ 7) prüfen, ob in seinem Betrieb Tätigkeiten mit Gefahrstoffen durchgeführt werden oder ob Gefahrstoffe bei Tätigkeiten entstehen oder frei gesetzt werden. Dann hat der Arbeitgeber die von den Gefahrstoffen ausgehenden Gefährdungen umfassend zu beurteilen. Dabei hat er die toxischen Eigenschaften der Gefahrstoffe unter Berücksichtigung aller Expositionswege (inhalativ, dermal; oral ist am Arbeitsplatz zumeist irrelevant) ebenso zu betrachten wie physikalisch-chemische Eigenschaften. Die Schutzmaßnahmen sind unter Berücksichtigung aller Gefährdungsarten gemeinsam festzulegen. Treten mehrere Gefahrstoffe gleichzeitig auf, ist eine Wechsel- oder eine Kombinationswirkung zu berücksichtigen.

Die Prüfung von Möglichkeiten einer Substitution (Ersatz von Stoffen/Zubereitungen oder auch Verfahren, durch solche mit einer geringeren Gefährdung) ist ebenfalls Teil der → Gefährdungsbeurteilung. Neben der Pflicht zur Durchführung der Gefährdungsbeurteilung hat der Arbeitgeber ein → *Gefahrstoffverzeichnis* über alle in seinem Betrieb verwendeten Gefahrstoffe zu führen.

Quelle
Übersicht über das Arbeitsrecht/Arbeitsschutzrecht, Kap. 7 Technischer und medizinischer Arbeitsschutz, BW-Verlag Nürnberg, 2007

G 9 Gefahrstoffverzeichnis
Das Gefahrstoffverzeichnis ist eine Auflistung der im Betrieb verwendeten Gefahrstoffe mit Verweis auf die entsprechenden Sicherheitsdatenblätter.

G 10 Gendiagnostik im Arbeitsverhältnis
Genetische Analysen an Arbeitnehmern zur Aufdeckung genetischer Veranlagungen können dem Zweck dienen, Arbeitnehmer vor gesundheitlichen Gefahren zu schützen, die sich aus ihrer spezifischen genetischen Veranlagung bei bestimmten Tätigkeiten ergeben. Effektmonitoring wie DNA-Addukte oder Chromosomenaberrationen sind *keine* genetischen Analysen. Arbeitsmedizinisch relevant sind u. a. folgende genetisch determinierten Parameter
- Rot-Grün-Blindheit, Farbanomalie (Unfallschutz),
- Sichelzellanämie (G 33),
- Glucose-6-Phosphat-Dehydrogenase-Mangel (G 33),
- Enzympolimorphismen und andere
- Suszeptibilitätsmarker, z. B.
  - Acetylierer-Status (krebserzeugende Gefahrstoffe) – (G 33, G 40),
  - α-1-Antitrypsin-Mangel (G 1).

Der im Arbeitsschutz verankerten Prävention dient auch die → Arbeitsmedizin, deren Berufsethos es gebietet, alle Erkenntnismöglichkeiten im Interesse der zu betreuenden Arbeitnehmer, z. B. im Rahmen von → Arbeitsmedizinischen Vorsorgeuntersuchungen einzusetzen.

Genetische Analysen können andererseits aber ebenso betrieblichen Interessen des Arbeitgebers dienen, um festzustellen, ob ein Arbeitnehmer den Anforderungen eines bestimmten Arbeitsplatzes gewachsen ist (→ Eignungsuntersuchung), ob even-

Tab. G 10.1: Übersicht Genetischer Analysen (Gentests) in der Arbeitsmedizin

Nr.	Diagnose/ Parameter	Gendiagnostische Methode	Anwendungsbereich	BG-Grundsatz
1	**Phänotyp**			
1.1	Rothaarigkeit/ Hauttyp	Äußere Inspektion	Gefahrstoffe, allergisierende Stoffe, Feuchtarbeit (dermale Exposition)	24
1.2	Farbenblindheit/ Farbanomalie (Rot-Grün-Sehschwäche)	Ishiara-Farbtafel	Alle Tätigkeiten, bei denen die Farbtüchtigkeit von besonderer Bedeutung ist, z. B.: Fahr-, Steuer- und Überwachungstätigkeiten; Elektriker; Bildschirmarbeit	25
1.3	Sichelzellanämie	Blutausstrich im Lichtmikroskop	Herstellung und Verarbeitung aromatischer Amine (Anilin)	33
2	**Genprodukt**			
2.1	Alpha-1-Antitryp-sin-Mangel	Laborchemische Enzymbestimmung	Staubgefährdung Arbeitsmedizinische Relevanz: gegeben	1, 23, 27, 39, 44
2.2	**Cytochrom-P450-Monooxygenasen**		Oxygenasen (Phase I)	
2.2.1	CYP 1A1	Laborchemische Enzymbestimmung	Aliphaten-, Olefin- und Aromaten-Stoffwechsel; Arbeitsmedizinische Relevanz: retrospektive Hinweise	8, 29, 40
2.2.2	CYP 1A2	Laborchemische Enzymbestimmung	Aliphaten-, Olefin- und Aromaten-Stoffwechsel; Arbeitsmedizinische Relevanz: retrospektive Hinweise	8, 29, 33, 40
2.2.3	CYP 1B1	Laborchemische Enzymbestimmung	Polyzyklischer Kohlenwasserstoff-Stoffwechsel (PAK); Arbeitsmedizinische Relevanz: retrospektive Hinweise	8, 40
2.2.4	CYP 2A6	Laborchemische Enzymbestimmung	Nitrosamin-Stoffwechsel; Arbeitsmedizinische Relevanz: wenig wahrscheinlich	40
2.2.5	CYP 2E1	Laborchemische Enzymbestimmung	Ethanol, Nitrosamine, Vinylchlorid, Benzine (Lösemittel); Arbeitsmedizinische Relevanz: retrospektive Hinweise	13, 14, 17, 18, 28, 36
2.2.6	CYP 3A4	Laborchemische Enzymbestimmung	Aflaxtoxin B1, Mycotoxine, Drogen; Arbeitsmedizinische Relevanz: wenig wahrscheinlich	42
2.3	6-Phosphat-Dehydrogenase – G-6-PDH	Laborchemische Enzymbestimmung	Aminoaromaten-Stoffwechsel, Herstellung und Verarbeitung aromatischer Amine (Anilin); Arbeitsmedizinische Relevanz: belegt	33, 40
2.4	**N-Acetyl-transferasen**		Transferasen (Phase II) (Acetylierer-Status)	
2.4.1	NAT 1	Laborchemische Enzymbestimmung	Aminoaromaten-Stoffwechsel; Arbeitsmedizinische Relevanz: wahrscheinlich	33, 40
2.4.2	NAT 2	Laborchemische Enzymbestimmung	Aminoaromaten-Stoffwechsel; Arbeitsmedizinische Relevanz: belegt	33, 40
2.5	**Glutathion-S-Transferasen**			
2.5.1	GST M1	Laborchemische Enzymbestimmung	Alkylhalogenid-Stoffwechsel; Arbeitsmedizinische Relevanz: retrospektive Hinweise	13, 14, 17, 18, 27, 28, 36, 40
2.5.2	GST M3	Laborchemische Enzymbestimmung	Peroxide; Arbeitsmedizinische Relevanz: keine	–

Nr.	Diagnose/ Parameter	Gendiagnostische Methode	Anwendungsbereich	BG- Grundsatz
2.5.3	GST P1	Laborchemische Enzymbestimmung	Zytostatika-Stoffwechsel, Acrolein; Arbeitsmedizinische Relevanz: wenig wahrscheinlich	40
2.5.4	GST T1	Laborchemische Enzymbestimmung	Ethylenoxid-, Acrylnitril-, Styrol/Styroloxid-, Alkylhalogenid-, Isocyanat-Stoffwechsel; Arbeitsmedizinische Relevanz: retrospektive Hinweise	14, 17, 18, 27, 28, 36, 40
2.6	**Sulfotransferasen**			
2.6.1	SULT 1A1 und 1A2:	Laborchemische Enzymbestimmung	Phenol-Stoffwechsel, Aryle; Arbeitsmedizinische Relevanz: gering bis wahrscheinlich, tiertoxikologische Hinweise	8, 29
2.6.2	SULT 1A3	Laborchemische Enzymbestimmung	Phenol-Stoffwechsel, Catecholamine; Arbeitsmedizinische Relevanz: gering bis wahrscheinlich	8, 29
2.6.3	SULT 2A1	Laborchemische Enzymbestimmung	Steroide, Catecholamine; Arbeitsmedizinische Relevanz: gering bis wahrscheinlich	–
2.6.4	UGT 1A1	Laborchemische Enzymbestimmung	Bilirubin, 1-Napthol; Arbeitsmedizinische Relevanz: gering bis wahrscheinlich	–
2.6.5	UGT 1A6	Laborchemische Enzymbestimmung	Polyzyklischer Kohlenwasserstoff-Stoffwechsel (PAK), Naphtylamine; Arbeitsmedizinische Relevanz: wahrscheinlich	8, 33, 40

tuell mit krankheitsbedingten Ausfällen gerechnet werden muss (➟ Einstellungsuntersuchung) oder ob die Gefahr besteht, dass andere Personen (Arbeitskollegen, Arbeitgeber, Kunden etc.) durch genetisch bedingte Fehlleistungen gefährdet werden (sog. Dritt-Schutz).

Dadurch ergibt sich aus der Ermittlung und Offenlegung der für das Arbeitsverhältnis relevanten genetischen Veranlagung ein ambivalenter Befund zwischen der Gefahr der Selektion und Diskriminierung zum einen und dem Gesundheitsschutz des Arbeitnehmers selbst oder von Dritten zum anderen. Wird ein Arbeitnehmer unter Berücksichtigung seiner genetischen Veranlagung eingesetzt, kann das in seinem Interesse liegen, wenn er vor arbeitsbedingten Gefahren für seine Gesundheit geschützt (➟ Vorsorge) und zugleich durch eine seiner Veranlagung konforme Beschäftigung seine Persönlichkeitsentfaltung gefördert wird. Es wird auch als legitim angesehen, die von einem Arbeitnehmer ausgehenden Gefahren für andere Menschen (vgl. Farbsehtüchtigkeit nach FeV oder bei Elektrikern) sowie Kosten für den Betrieb oder die Allgemeinheit zu verhindern oder zu beschränken (Güterabwägung). Dem steht das Interesse des Arbeitnehmers gegenüber, nicht Persönlichkeitsmerkmale offen legen zu müssen, an deren Geheimhaltung (Sozial-

geheimnis) ihm, vor allem gegenüber dem Arbeitgeber, gelegen ist. Auch kann das Wissen um eine bestimmte genetische Veranlagung seine Lebensplanung und Lebensführung nachhaltig beeinflussen (Recht auf Nichtwissen). Die ➟ Aufklärung, ➟ Einwilligung des Arbeitnehmers, Durchführung und entsprechende ➟ Beratung zu dem Ergebnis einer genetischen Analyse im Arbeitsverhältnis gehört daher in die Hand des ➟ Arbeitsmediziners unter strikter Wahrung der ➟ Ärztlichen Schweigepflicht. Welche konkreten Regelungen, ggf. mit einem Rechtsvorbehalt für genetische Analysen im Arbeitsverhältnis das in Vorbereitung befindliche Gendiagnostik-Gesetz (GenDG) enthalten wird, bleibt abzuwarten.

Quellen

Brüning, T., T. Giesen, V. Harth, Y. Ko, G. Leng, J. Lewalter, B. Pesch,: Bewertung von Suszeptibilitätsparametern in der Arbeits- und Umweltmedizin. Arbeitsmed. Sozialmed. Umweltmed. 39 (2004) 1, 4–11

Bundesärztekammer (Hrsg.): Stellungnahme des wissenschaftlichen Beirats der BÄK – Die sogenannte Genomanalyse an Arbeitnehmern, Dtsch. Ärzteblatt 89 (1992) C 1403–1408

Bundesärztekammer (Hrsg.): Richtlinien zur Diagnostik der genetischen Disposition für Krebserkrankungen. Dtsch. Ärzteblatt 95 (1998) C 1020–1027

Deutsche Gesellschaft für Arbeitsmedizin e.V. (Hrsg.): „Genomanalyse" bei Arbeitnehmern: Eine Erklärung der Begriffe aus arbeitsmedizinischer Sicht. Arbeitsmed. Sozialmed. Präventivmed., 22 (1987) 89–90

Giesen, T., Viethen, H.P.: Genomanalyse bei Arbeitnehmern – arbeitsmedizinische und arbeitsrechtliche Aspekte, Zbl. Arbeitsmed., 39 (1989) 2–8

Giesen, T.: Kap. 12.1: Ärztliche Untersuchungen von Arbeitnehmern. in: Triebig, G., M. Kentner, R. Schiele (Hrsg.): Arbeitsmedizin – Handbuch für Theorie und Praxis. Gentner, Stuttgart, 2003

Giesen, T. et al.: in Deutsche Forschungsgemeinschaft – Analyses of Hazardous Substances in Biological Materials – Vol. 9: Angerer, J., Müller, M. (Hrsg.): Special Issue: Marker of Suscepttibility. Wiley-VCH, Weinheim, 2004

Hauptverband der gewerblichen Berufsgenossenschaften – HVBG (Hrsg.): Berufsgenossenschaftliche Grundsätze für arbeitsmedizinische Vorsorgeuntersuchungen. 3. Aufl., Gentner, Stuttgart, 2004

Rüdiger, H.W.: Genetische Untersuchungen in der arbeitsmedizinischen Toxikologie. In: J. Konietzko, H. Dupuis (Hrsg.), Handbuch der Arbeitsmedizin, 27. Erg. Lfg., (2001) 1–8, ecomed, Landsberg, 2001

Wiese, G.: Genetische Analysen und Rechtsordnung. Luchterhand, Neuwied, 1994

G 11 Gentechnisch veränderter Organismus – GVO

Ein gentechnisch veränderter Organismus – GVO ist ein Organismus, dessen genetisches Material in einer Weise verändert worden ist, wie sie unter natürlichen Bedingungen durch Kreuzen oder natürliche Rekombination nicht vorkommt (vgl. auch Kap. 4). Verfahren der Veränderung gentechnischen Materials in diesem Sinne sind insbesondere

- DNS-Rekombinationstechniken, bei denen Vektorsysteme eingesetzt werden,
- Verfahren, bei denen in einem Organismus direkt Erbgut eingeführt wird, welches außerhalb des Organismus zubereitet wurde, einschließlich Mikroinjektion, Makroinjektion und Mikroverkapselung,
- Zellfusionen oder Hybridisierungsverfahren, bei denen lebende Zellen mit einer neuen Kombination von gentechnischem Material anhand von Methoden gebildet werden, die unter natürlichen Bedingungen nicht auftreten.

G 12 Gesetzliche Krankenversicherung – gKV

Die gesetzliche Krankenversicherung blickt auf eine über 120 Jahre alte Geschichte zurück. Sie ist der älteste Zweig der bismark'schen Sozialversicherung. Die Hauptaufgabe der gKV ist die wirtschaftliche Absicherung im Krankheitsfall. Wegen der Lohnabhängigkeit der Beitragssätze (Arbeitskosten) wurden die rechtlichen Grundlagen der gKV insbesondere in diesem Jahrhundert einem ständigen Reformierungsprozess unterworfen. Neben dem Krankengeld (Lohnfortzahlung/Lohnersatzfunktion) umfassen die vielfältigen Leistungen der gKV (Kostenübernahme teils mit Selbstbeteiligung) z. B.:

- Früherkennung von Krankheiten,
- Gesundheitsförderung (§ 20 SGB V),
- Heilbehandlung (konservativ, operativ)
  - ambulant,
  - stationär (Krankenhausbehandlung),
- Häusliche Krankenpflege (Krankenhausersatzpflege – vgl. dagegen Pflegeversicherung nach SGB XI),
- Medikamente,
- Medizinische Heil- und Hilfsmittel,
- Medizinische Rehabilitation (Anschlussheilverfahren),
- Belastungserprobung und Arbeitstherapie nach längerer ➜ Arbeitsunfähigkeit (§ 42 SGB V).

Die medizinische Versorgung erfolgt mit der Pflicht eines Sicherstellungsauftrages (§§ 72 u. 72a SGB V) nach dem Wirtschaftlichkeitsgebot (§ 12 SGB V – vgl. dagegen gUV „mit allen geeigneten Mitteln") durch Vertragsärzte (sog. Kassenärzte), die in den Kassenärztlichen Vereinigungen zusammengeschlossen sind.

Die Träger der gKV sind die Kranken- oder sog. Ersatzkassen sowie die Bundesknappschaft. U. a. zur Überprüfung von Leistungsansprüchen haben die Krankassen einen Medizinischen Dienst (MDK) eingerichtet.

Quelle und u. a. weitere Informationen

Übersicht über das Sozialrecht 2006, BW Verlag, Nürnberg, 2006

G 13 Gesetzliche Rentenversicherung – gRV

Aufgabe der gesetzlichen Rentenversicherung (gRV) ist die finanzielle Absicherung der dort Versicherten für den Fall, dass aus Altersgründen oder auf Grund von Invalidität eine ➜ Erwerbstätigkeit nicht mehr ausgeübt werden kann. Aus der gRV können insbesondere folgende Leistungen in Anspruch genommen werden:

- Renten wegen Alters,
- Renten wegen verminderter Erwerbsfähigkeit,
- ➜ teilweiser Erwerbsminderung,
- ➜ voller Erwerbsminderung,

- Renten an Witwen, Witwern und Waisen,
- Zuschüsse zu den Beiträgen zur ➤ Krankenversicherung,
- Heilbehandlung,
- Leistungen zur Teilhabe am Arbeitsleben,
- Leistungen zur Erhaltung, Besserung und Wiederherstellung der Erwerbsfähigkeit, um den drohenden Eintritt von Erwerbsminderung zu verhindern oder eine bereits eingetretene Erwerbsminderung wieder zu beheben, insbesondere durch Leistungen zu
- Maßnahmen der medizinischen Rehabilitation,
- Maßnahmen der beruflichen Rehabilitation,

Die gesetzliche Rentenversicherung ist eine Versicherung für alle Arbeitnehmer, selbständig Tätige, Schüler und Hausfrauen. Bei den Versicherten wird unterschieden zwischen

- Pflichtversicherten und
- freiwillig Versicherten.

Pflichtversichert sind Kraft Gesetzes vor allem die gegen Arbeitsentgelt beschäftigten Arbeitnehmer sowie z. T. selbständig Tätige (z. B. Handwerksmeister). Alle übrigen Personen haben die Möglichkeit der freiwilligen Versicherung, um sich eine Versorgung im Alter aufzubauen.

Quelle

Übersicht über das Sozialrecht 2006, BW Verlag, Nürnberg, 2006

G 14 Gesetzliche Unfallversicherung – gUV

Die Gesetzliche Unfallversicherung – gUV ist neben der gesetzlichen Krankenversicherung und der gesetzlichen Rentenversicherung seit 1884 die dritte Säule im System der sozialen Sicherung (Drittes Buch der Reichsversicherungsordnung – RVO). Ihre primäre Aufgabe ist die Entschädigung von ➤ Arbeitsunfällen und ➤ Berufskrankheiten (*Ablösung der Unternehmerhaftpflicht* – § 618 BGB zugunsten einer *Gefährdungshaftung*, womit der Arbeitgeber „entkriminalisiert" wurde). Um die Schadensfälle in Anzahl und Schwere (sowie die damit verbundenen Kosten) möglichst gering zu halten, wurde zusätzlich der Präventionsauftrag „*mit allen geeigneten Mitteln*" erteilt. Seit der Einordnung der gUV 1996 als Siebtes Buch in das Sozialgesetzbuch (SGB VII) wurde der Präventionsauftrag auch auf die Verhütung *arbeitsbedingter Gesundheitsgefahren* (vgl. auch arbeitsbedingte Erkrankungen) ausgedehnt. Neben dem staatlichen Arbeitsschutz ruht das deutsche System als zweiter Säule auf dem Präventionsauftrag der Unfallversicherungträger. Dieser sog. „*Dualismus im Arbeitsschutz/Duales System*" besteht in Deutschland seit der Schaffung der sozialen Sicherungssysteme im 19. Jahrhundert. Der Präventionsauftrag der Unfallversicherungsträger beruht auf der Erwägung, dass die gesetzliche Unfallversicherung, deren Aufgabe es ist, mit Beitragsmitteln der Arbeitgeber nach dem Eintritt von Arbeitsunfällen und Berufskrankheiten die Gesundheit und die Leistungsfähigkeit der Versicherten wiederherzustellen bzw. die Versicherten oder ihre Hinterbliebenen durch Geldleistung zu entschädigen, in die Lage versetzt werden muss, solche „Schadensfälle" wenn irgend möglich von vornherein zu vermeiden.

Die Träger der gesetzlichen Unfallversicherung haben deshalb *mit allen geeigneten Mitteln* für die Verhütung von Arbeitsunfällen, Wegeunfällen und Berufskrankheiten und arbeitsbedingten Gesundheitsgefahren sowie für eine wirksame Erste Hilfe zu sorgen (§ 14 Abs. 1 Satz 1 SGB VII). Die Vereinigung von Prävention, Rehabilitation und Entschädigung in einer Hand stellt damit ein Anreizinstrument dar; denn die Unfallversicherungsträger haben die Folgen fehlgeschlagener oder unterlassener Präventionsanstrengungen letztlich unmittelbar selbst zu finanzieren.

Die ➤ Unfallversicherungsträger haben die Durchführung der Maßnahmen zur Verhütung von Arbeitsunfällen, Berufskrankheiten, arbeitsbedingten Gesundheitsgefahren und wirksame Maßnahmen der Ersten Hilfe in den Unternehmen mit eigenen qualifizierten Aufsichtspersonen in der erforderlichen Zahl zu überwachen und die Betriebe entsprechend zu beraten (§§ 17 Abs. 1 Satz 1, 18 Abs. 1 SGB VII). Bei der Verhütung arbeitsbedingter Gesundheitsgefahren arbeiten die Unfallversicherungsträger mit den Krankenkassen zusammen (§ 14 Abs. 2 SGB VII). Auch die Unfallversicherungsträger können – wie die staatlichen Ämter für Arbeitsschutz – im Einzelfall anordnen, welche Präventionsmaßnahmen Unternehmer oder Versicherte zu treffen haben (§ 17 Abs. 1 Satz 2 SGB VII). Ein Verstoß gegen Unfallverhütungsvorschriften kann als Ordnungswidrigkeit bußgeldbewehrt sein (§ 209 SGB VII), nicht aber als Straftatbestand verfolgt werden.

Quellen

Übersicht über das Arbeitsrecht/Arbeitsschutzrecht, Kap. 7 Technischer und medizinischer Arbeitsschutz, BW-Verlag Nürnberg, 2007

Giesen, T., Zerlett, G.: Berufskrankheiten und medizinischer Arbeitsschutz – Ergänzbare Ausgabe mit Rechtsvorschriften, Merkblättern, Statistiken, sozialgerichtlichen Entscheidungen und Hinweisen zu § 9 Abs. 2 SGB VII, 7. Auflage, 46. Lfg. (Oktober 2006), Kohlhammer, Stuttgart, Berlin, Köln, 1988/2007

G 15 Gesetz über Entschädigung von Zeugen und Sachverständigen (ZSEG)

Das Gesetz über Entschädigung von Zeugen und Sachverständigen wurde vom → Justizvergütungs- und Entschädigungsgesetz – JVEG, das am 1. April 2004 in Kraft getreten ist, abgelöst.

G 16 Gesundheitsakte (Kranken-/Patienten-/Probandenakte)

Die Probanden-, Kranken- bzw. Patientenakte (und andere Synonyme) des Arztes enthält die Befunde, die → ärztlichen Aufzeichnungen und die → Untersuchungsergebnisse.
Sie unterliegt der → ärztlichen Schweigepflicht. Sie ist streng zu unterscheiden von der → *Vorsorgekartei*, die der Arbeitgeber zu führen hat.

G 17 Gesundheitsförderung, betriebliche

(Vgl. Kap. 2-B-23 Betriebliche Gesundheitsförderung – BGF)
Formal ist die betriebliche Gesundheitsförderung (BGF) in § 20 SGB V als Aufgabe der Träger der gKV normiert. Nach § 14 Abs. 2 SGB VII sollen die UVT dabei mit den Krankenkassen zusammenarbeiten.

G 18 Gezielte Tätigkeit (BioStoffV)

Vgl. → Tätigkeit i. S. d. BioStoffV – Kap. 2-T-2.

G 19 Grad der Behinderung – GdB

Vgl. → Behinderung.

G 20 Grundsätze für arbeitsmedizinische Vorsorgeuntersuchungen, berufsgenossenschaftliche

(Vgl. Kap. 2- B-13 und Anhang 10.6)
Mit dem in Vorbereitung befindlichen Grundsatz „Beryllium" gibt es 47 derartiger Grundsätze.

H 1 Hautkontakt

Hautkontakt ist der direkte Kontakt der Haut mit Flüssigkeiten, Pasten, Feststoffen, einschließlich der Benetzung der Haut mit Spritzern oder der Kontakt mit kontaminierter Arbeitskleidung oder kontaminierten Oberflächen. Zum Hautkontakt zählt auch der Kontakt von Aerosolen, Gasen und Dämpfen mit der Haut (vgl. dazu auch TRGS 401).

H 2 Hautkrankheiten

Beruflich verursachte Hautkrankheiten (Berufsdermatosen) entstehen überwiegend dadurch, dass der Säure-Fett-Schutzmantel des größten Organs des Menschen durch äußere Einwirkungen geschädigt oder zerstört wird. Derartige Einwirkungen sind u. a.
- Sensibilisierende Stoffe (vgl. Kap. 6),
- Chemisch irritativ oder toxisch wirkende Stoffe,
- → Feuchtarbeit (vgl. Kap. 5.17).
Beruflich verursachte Hautkrankheiten fallen als → Berufskrankheit (BK) unter die Nr. 5101 der Anlage zur → Berufskrankheiten-Verordnung (BKV – vgl. Anhang 10.8):

„Schwere oder wiederholt rückfällige Hautkrankheiten, die zur Unterlassung aller Tätigkeiten gezwungen haben, die für die Entstehung, die Verschlimmerung oder das Wiederaufleben der Krankheit ursächlich waren oder sein können."

Trotz aller Bemühungen zur Prävention sind sie unter den jährlich angezeigten Berufskrankheiten die größte Gruppe.

H 3 Hautkrankheiten, allergische

Eine Sensibilisierung durch Hautkontakt tritt überwiegend als *allergisches Kontaktekzem* mit Rötung, Knötchen, Bläschen und Juckreiz an den entsprechenden Hautarealen auf. Ekzeme anderer Ursachen, z.B. durch Einwirkung von Irritantien *(irritatives Kontaktekzem)*, können häufig äußerlich nicht vom allergischen Kontaktekzem unterschieden werden. Beide fallen unter die BK 5101, wenn sie beruflich (mit-) verursacht sind. Die Manifestation des allergischen Ekzems wird von der Beschaffenheit der Haut (Vorschädigungen), der Dauer und Konzentration der Einwirkung und dem Grad der Sensibilisierung bestimmt. Bei zusätzlicher Exposition gegenüber hautschädigenden Faktoren (Nässe, Irritantien) erhöht sich das Risiko für ein allergisches Kontaktekzem.

Wenn der Gefahrstoff als Staub, Gas, Dampf oder Aerosol vorliegt, können aerogene Kontaktekzeme entstehen. Seltener tritt auch Kontakturtikaria (Rötung, Schwellung, Quaddeln, Juckreiz) auf, die als Krankheitsbild vom Ekzem abzutrennen ist und besonders bei Personen mit atopischer Diathese auftritt (vgl. TRGS 540, Anl. 3, Kap. 10.4.2).

H 4 Hautsensibilisierende Stoffe (GefStoffV)

Durch Hautkontakt sensibilisieren überwiegend niedermolekulare Stoffe wie z.B. Metallionen, Amine, Kunststoffmonomere und viele andere, die nach Reaktion mit körpereigenen Eiweißen zur Bildung von spezifisch sensibilisierten Immunzellen führen. Nach wiederholtem Hautkontakt kann mit zeitlicher Verzögerung am Einwirkort, gelegentlich mit Streureaktionen an anderen Stellen, allergisches Kontaktekzem auftreten. Die Sensibilisierung ist abhängig von der Intensität des Kontaktes und der sensibilisierenden Potenz des Stoffes. Bei bestehender Sensibilisierung genügen meist sehr geringe Mengen der entsprechenden Stoffe, um Hautreaktionen auszulösen. UV-Lichtsensibilisierende Stoffe (Photoallergene) können in Verbindung mit Sonnenlichtexposition zur Überempfindlichkeit führen (vgl. auch Kap. 6).

H 5 Hersteller

Ein Hersteller ist eine natürliche oder juristische Person oder eine nicht rechtsfähige Personenvereinigung, die einen Stoff, eine Zubereitung oder ein Erzeugnis herstellt oder gewinnt (§ 3 Nr. 7 ChemG).

I 1 Impfen/Impfung (BioStoffV/GenTSV)

Impfung ist die Einbringung von Impfstoff in den Körper zum Zwecke der aktiven oder passiven Immunisierung.

Hinweis

Nach § 15a Abs. 3 BioStoffV hat der Arbeitgeber den Beschäftigten eine Impfung im Rahmen der arbeitsmedizinischen Vorsorgeuntersuchung anzubieten.

I 2 International Code of Diseases – ICD

Internationale Klassifikation der Krankheiten durch die WHO. Die ICD ist ein für medizinische Zwecke entwickeltes, bis zu sechsstelliges Verzeichnis der Krankheiten, Verletzungen und Todesursachen. Die einzelnen Gruppen sind nach verschiedenen Prinzipien, z. B. Ätiologie, Morphologie, Organe, Körperregionen oder medizinischen Fachgebieten eingeteilt. Die ICD liegt derzeit in der 10. Revision (ICD 10) vor. In der → gKV (SGB V) und anderen Bereichen der Sozialversicherung dient der ICD 10 zur Verschlüsselung von Diagnosen.

I 3 Inaktivierung (GenTSV)

Zerstörung der Vermehrungs- und Infektionsfähigkeit sowie der Toxizität von Mikroorganismen, Pflanzen und Tieren sowie Zellkulturen und Zerstörung der Toxizität ihrer Zellinhaltsstoffe.

I 4 Indikation, ärztliche

Feststellung des Arztes (Arztvorbehalt) zur Notwendigkeit einer diagnostischen oder therapeutischen Maßnahme. Dabei ist nach dem ärztlichen Berufsrecht der Grundsatz der Verhältnismäßigkeit zu beachten.

Bei Vorliegen einer Kontraindikation hat die zunächst vorgesehene Maßnahme zum Schutz von Leben und Gesundheit des Patienten zu unterbleiben. Das Nichtbeachten von Kontraindikationen ist ein ärztlicher Kunst- (Behandlungs-) Fehler und kann strafrechtlich als Körperverletzung und berufsrechtlich als „Falschbehandlung" verfolgt werden.

I 5 Indikation, rechtfertigende (StrlSchV; RöV)

Die Feststellung einer *rechtfertigenden Indikation** fordert die Abwägung, dass der gesundheitliche Nutzen der Anwendung am Menschen das damit verbundene Strahlenrisiko überwiegt (§ 4 StrlSchV und § 23 RöV). Zur Anwendung von Ionisierender Strahlen, insbesondere am Menschen muss zuvor eine *berechtigte Person* (§ 24 RöV) die rechtfertigende Indikation gestellt haben.

Bei einer Überweisung (Mitbehandlung i. S. der → Berufsordnung für Ärzte) hat der Arzt nach § 24

---

* Hinweis: Juristisch geprägter Kunstbegriff, da das Wort „indicare" (lat.) bereits eine Rechtfertigung beinhaltet (Tautologie)

RöV die Indikation des überweisenden Arztes zu prüfen (§ 23 Abs. 2 RöV).

Welche Arten von Anwendungen als nicht gerechtfertigt angesehen werden, soll in einer Rechtsverordnung nach § 12 Abs. 1 Satz 1 Nr. 1 AtomG bestimmt werden.

I 6 Innerbetriebliche Beförderung

Innerbetriebliche Beförderung ist jede Ortsveränderung innerhalb des Betriebsgeländes mit ortsfesten oder beweglichen Fördermitteln wie z. B. Bandförderer, Elevatoren, Förderschnecken, pneumatischen Fördereinrichtungen, Fahrzeugen und Flurförderzeugen.

Erläuterung

Die innerbetriebliche Beförderung unterliegt der Gefahrstoffverordnung soweit sie keine Beförderung im Sinne des Gefahrgutrechts darstellt.

I 7 Instandsetzung

Instandsetzung umfasst Maßnahmen zur Rückführung eines defekten Arbeitsmittels in den funktionsfähigen Sollzustand, z.B. Austausch von abgenutzten oder defekten Teilen gegen vorgegebene Ersatzteile.

I 8 Internationaler Arbeitsschutz

Neben den Regelungen der Europäischen Union (EU/EG) ist die wichtigste Organisation im Internationalen Arbeitsschutz die *Internationale Arbeitsorganisation* (IAO; engl. Bezeichnung: *International Labour Organisation, ILO*) mit Sitz in Genf. Als Sonderorganisation der Vereinten Nationen, die bereits im Jahr 1919 gegründet wurde verfügt die ILO über eine dreigliedrige Struktur: die 179 Mitgliedsstaaten sind durch Repräsentanten sowohl von Regierungen als auch von Arbeitnehmern und Arbeitgebern in den Organen der ILO vertreten.

Bei der Regelsetzung der ILO unterscheidet man zwischen *Übereinkommen* und *Empfehlungen*. Übereinkommen sind Urkunden, deren Ratifizierung durch die hierfür zuständigen Stellen eines Mitgliedstaates rechtliche Verpflichtungen begründet. Empfehlungen liegen nicht zur Ratifizierung auf, sie sollen lediglich Orientierungshilfe für die Politik geben. Beide Arten von Urkunden werden von der Internationalen Arbeitskonferenz, die einmal jähr-

lich in Genf tagt, angenommen. Erforderlich ist eine Mehrheit von zwei Dritteln der anwesenden Delegierten.

Internationale Übereinkommen können ebenso wie andere völkerrechtliche Verträge in Deutschland nur dann wirksam werden, wenn der Gesetzgeber zustimmt (Artikel 59 GG). Sollen die Regelungen auch gegenüber dem einzelnen Bürger gelten, so müssen sie ratifiziert und – in der Regel durch Gesetz – in nationales Recht transformiert werden (vgl. EU-Richtlinien).

Für den Arbeitsschutz sind folgende Übereinkommen von Bedeutung:

Nr.	Bezeichnung/ Jahr der Verabschiedung	Datum der Ratifikation
73	Ärztliche Untersuchung der Schiffsleute, 1946	08.10.1976
113	Ärztliche Untersuchung (Fischer), 1959	08.10.1976
115	Strahlenschutz, 1960	26.09.1973
120	Gesundheitsschutz (Handel und Büros), 1964	05.12.1973
121	Leistungen bei Arbeitsunfällen und Berufskrankheiten, 1964	01.03.1973
134	Unfallverhütung (Seeleute), 1970	14.08.1974
136	Benzol, 1971	26.09.1973
139	Berufskrebs, 1974	23.08.1976
148	Arbeitsumwelt (Luftverunreinigung, Lärm und Vibrationen), 1977	18.11.1993
152	Arbeitsschutz bei der Hafenarbeit, 1979	17.12.1982
161	Betriebsärztliche Dienste, 1985	17.10.1994
162	Asbest, 1986	18.11.1993
164	Gesundheitsschutz und medizinische Betreuung der Seeleute, 1987	17.10.1994
167	Arbeitsschutz im Bauwesen, 1988	18.11.1993
176	Arbeitsschutz in Bergwerken, 1995	16.09.1996

Quellen

Übersicht über das Arbeitsrecht/Arbeitsschutzrecht, Kap. 7 Technischer und medizinischer Arbeitsschutz, BW-Verlag Nürnberg, 2007

Giesen, T., Zerlett, G.: Berufskrankheiten und medizinischer Arbeitsschutz – Ergänzbare Ausgabe mit Rechtsvorschriften, Merkblättern, Statistiken, sozialgerichtlichen Entscheidungen und Hinweisen zu § 9 Abs. 2 SGB VII, 7. Auflage, 46. Lfg. (Oktober 2006), Kohlhammer, Stuttgart, Berlin, Köln, 1988/2007

I 9 Inverkehrbringen

Inverkehrbringen ist die Bereitstellung für Dritte, so z.B. das Anbieten zum Erwerb, die Abgabe an Anwender und Verbraucher. Im Sinne der Richtlinie 67/548/EWG ist auch die Einfuhr in das Zollgebiet der Europäischen Gemeinschaft als Inverkehrbringen zu betrachten (§ 3 Nr. 9 ChemG).

I 10 Ionisierende Strahlen (StrlSchV; RöV)

Auf der Grundlage des Atomgesetzes (AtomG), Neufassung vom 15. Juli 1985 (BGBl I S. 1565), zuletzt geändert am 31. Oktober 2006 (BGBl. I S. 2407) werden seit 1960 die notwendigen Schutzbestimmungen für Beschäftigte und Dritte beim Umgang mit radioaktiven Stoffen, bei deren Lagerung und Transport und bei Errichtung und Betrieb bestimmter Beschleunigeranlagen und bei der Nutzung von z. B. Isotopen in der Nuklearmedizin in der *Strahlenschutzverordnung* (StrlSchV) getroffen.

Die ebenfalls auf das Atomgesetz gestützte → *Röntgenverordnung* (RöV) gilt für die Errichtung und den Betrieb von Röntgeneinrichtungen zur medizinischen und technischen Anwendung sowie für Schulgeräte und Störstrahler.

Schutzziel der atomrechtlichen Bestimmungen, mit denen die einschlägigen EURATOM-Richtlinien in nationales Recht umgesetzt wurden, ist das Vermeiden (Prävention) von Strahlenschäden durch die bekannten krebserzeugenden, mutagenen bzw. erbgutverändernden (reproduktionstoxischen) Wirkungen durch ionisierende Strahlen (vgl. CMR-Stoffe bei den Gefahrstoffen). Geschützt werden nicht nur die → *beruflich strahlenexponierten Personen*, sondern auch die Allgemeinbevölkerung und insbesondere die Patienten. Für beruflich strahlenexponierte Personen gelten im Strahlenschutz besondere Vorschriften. Dazu gehören in beiden Verordnungen gleich lautende Regelungen (vgl. Kap. 7.6):

– zur Dosisüberwachung,
– zum Führen eines Strahlenpasses,
– über Meldungen an das Strahlenschutzregister und
– zur Durchführung der arbeitsmedizinischen Vorsorge.

Die Ergebnisse der ermittelten Personendosis wie auch die Ergebnisse der Vorsorgeuntersuchungen werden im Strahlenpass dokumentiert. Diese werden neben weiteren Angaben zur Person, zur Strahlenquelle und zum Betrieb im Strahlenschutzregister nach § 12c AtomG erfasst.

Zuständige Behörde

Die formale Zuständigkeit für das Atomgesetz und die darauf gestützten Rechtsverordnungen liegt innerhalb der Bundesregierung beim Bundesministerium für Umwelt und Reaktorsicherheit (BMU). Der Vollzug des Strahlenschutzes liegt in der Hand der Bundesländer (zuständige Behörde). Die Strahlenschutz- und die Röntgenverordnung enthalten jeweils Regeln über die behördliche Überwachung; dazu gehören:

– die Genehmigungspflicht,
– die Anzeigepflicht,
– die Befreiung von diesen Pflichten sowie
– die Überwachung der Einhaltung der Schutzbestimmungen für die Beschäftigten als „beruflich strahlenexponierte Personen".

Die §§ 17, 18 und 19 AtomG enthalten insbesondere Sondervorschriften für Auflagen, Rücknahme und Widerruf von Genehmigungen, Entschädigungen und die behördliche Aufsicht.

Die zuständigen Behörden können Maßnahmen (insbesondere Anordnungen) ergreifen, die die Einhaltung der Verordnungen sicherstellen, aber auch bei Verstößen Bußgeldbescheide erlassen. Letztlich werden bestimmte Verstöße gegen diese Verordnungen sogar strafrechtlich (z.B. nach den §§ 311a, 311d, 330 Strafgesetzbuch) geahndet.

Arbeitsmedizinische Vorsorge

Die Begrenzung der Strahlenexposition bei der Berufsausübung ist in der Strahlenschutzverordnung im Abschnitt 6 (§§ 54 bis 64) und in der Röntgenverordnung in den Abschnitten 3.4 (§§ 31 bis 26) und 4 (§§ 37 bis 41) geregelt. Beruflich strahlenexponierte Personen werden in Abhängigkeit von der Höhe der Exposition je Kalenderjahr in Kategorie A (effektive Dosis > 6 mS) oder Kategorie B (effektive Dosis < 6, aber > 1 mS) unterteilt (§ 54 StrlSchV bzw. § 31 RöV). Für sie ist ein *Strahlenpass* (§ 40 Abs. 2 StrlSchV bzw. § 35 Abs. 2 RöV) zu führen, in dem die ggf. erhaltene Jahres- bzw. Lebensdosis erfasst wird. Die zentrale Dokumentation erfolgt im *Strahlenschutzregister* nach § 12c AtomG, das vom *Bundesamt für Strahlenschutz* (BfS) geführt wird. Nähere Bestimmungen trifft die Allgemeine Verwaltungsvorschrift *AVV Strahlenpass* vom 20. Juli 2004 (BAnz. Nr. 142a S. 1).

In Bezug auf die Duldung von arbeitsmedizinischen Vorsorgeuntersuchungen unterscheiden sich die Bestimmungen im Strahlenschutz von den sonstigen Vorschriften zur arbeitsmedizinischen Vorsorge dahingehend, dass wegen der bekannten stochastischen Wirkung der ionisierenden Strahlen für die beruflich strahlenexponierten Personen eine gesetzliche Pflicht, sich den vorgesehenen arbeitsmedizinischen Vorsorgeuntersuchungen zu unterziehen, besteht. Insoweit wird das Grundrecht auf körperliche Unversehrtheit (Artikel 2 Abs. 2 GG) durch § 12 Abs. 2 i.V.m. § 12 Abs. 1 Nr. 4 AtomG eingeschränkt.

Eine Verweigerung der Untersuchung führt – ebenso wie die Überschreitung der Jahres- bzw. Lebensdosis – zu einem ➙ Beschäftigungs- bzw. Tätigkeitsverbot in strahlenexponierten Bereichen. Der Schutzzweck dieser Regelung dient der Vorbeugung bzw. Früherkennung einer ➙ Berufskrankheit der in der Anlage zur Berufskrankheiten-Verordnung unter Nr. 2402 genannten „Erkrankungen durch ionisierende Strahlen" (z. B. Strahlenkrebs, s. Anhang 10.8). Regelungen zu ggf. für erforderlich gehaltene sog. „nachgehende Untersuchungen – NgU" werden durch berufsgenossenschaftliche Vorschriften (BGV A4 „Arbeitsmedizinische Vorsorge") getroffen.

Quellen

Giesen/Zerlett: Strahlenschutzverordnung, 2. Aufl., Kohlhammer, Stuttgart, 2006
Giesen/Zerlett: Röntgenverordnung, 2. Aufl., Kohlhammer, Stuttgart, 2006
Übersicht über das Arbeitsrecht/Arbeitsschutzrecht, Kap. 7 Technischer und medizinischer Arbeitsschutz, BW-Verlag Nürnberg, 2007

I 10.1 Verordnung über den Schutz vor Schäden durch ionisierende Strahlen (Strahlenschutzverordnung – StrlSchV)

Die Strahlenschutzverordnung vom 20. Juli 2001 (BGBl. I S. 1714), zuletzt geändert durch Artikel 2 § 3 Abs. 31 des Gesetzes vom 1. September 2005 (BGBl. I S. 2618), ist aufgrund der §§ 10, 11, 12 und 54 AtomG erlassen worden. Sie dient dem Schutz der Bevölkerung, der Umwelt und der beruflich strahlenexponierten Personen vor den gesundheitsschädlichen Auswirkungen radioaktiver Stoffe und radioaktiver Strahlung.

Es wird zwischen natürlichen und künstlichen Strahlungsquellen unterschieden. Die bekanntesten Einwirkungs- und Anwendungsbereiche sind:

- Kerntechnische Anlagen (Atomreaktoren, Atomkraftwerke, atomare Wiederaufbereitungsanlagen),
- Sterilisation von Lebensmitteln und Medikamenten,
- Nuklearmedizin in Diagnostik (Isotopendiagnostik/Szintigramme) und Therapie (Bestrahlung),
- Arbeiten in mit Radon-222 kontaminierten Bereichen im Hoch- und Tiefbau,
- Kosmische Strahlung beim fliegenden Personal.

Die derart beruflich strahlenexponierten Personen unterliegen den Regelungen zur arbeitsmedizinischen Vorsorge mit den damit verbundenen Pflichten der Dosisermittlung der Dosisüberwachung und Registrierung.

Betreiberpflichten

Unbeschadet aller sonstigen Vorgaben des Arbeitsschutzes und neben der Veranlassung der arbeitsmedizinischen Vorsorge hat der Betreiber bzw. der Strahlenschutzverantwortliche einen Strahlenschutzbeauftragten zu bestellen, der ihn in allen Fragen des Strahlenschutzes unterstützt. Er hat Betriebsanweisungen zum störungsfreien Verlauf der Tätigkeiten zu erstellen und die Beschäftigten im Rahmen einer Unterweisung mit allen Schutzvorkehrungen, insbesondere für den Störfall, vertraut zu machen. Die Strahlenschutzverordnung trifft neben den Bestimmungen zur Anwendung radioaktiver Stoffe auch umfangreiche Regelungen zum Transport (Gefahrguttransporte/Kastor, etc.) und deren Entsorgung (Sondermüll) bzw. Endlagerung. Damit soll insbesondere eine Kontamination von Personen und der Umwelt, z. B. Böden, Pflanzen oder die Ableitung in Abwässer, vermieden werden. Nach der Aufnahme ärztlich indizierter radioaktiver Stoffe in Diagnostik oder Therapie gibt es besondere Schutz- und Verhaltensvorschriften für Patienten, deren Angehörige und das Personal bei häuslicher Krankenpflege im Anschluss an einen stationären Aufenthalt.

Arbeitsmedizinische Vorsorge

Die in Kapitel 2-I-10 genannten Regelungen zur Arbeitsmedizinischen Vorsorge gelten uneingeschränkt. Für beruflich strahlenexponierte Personen ist ebenso wie bei der Röntgenverordnung (vgl. Kapitel 2-I-10.2) ein Strahlenpass zu führen, in dem die ggf. erhaltene Jahres- bzw. Berufslebensdosis erfasst wird.

Untergesetzliches Regelwerk

Zur Durchführung der Strahlenschutzverordnung gibt es als Hilfsmittel für Anwender und für die zuständigen Strahlenschutzbehörden ein begleitendes Regelwerk mit dem Anforderungen insbesondere zur technischen Sicherheit (§ 66 StrlSchV), zur Qualitätssicherung (§ 83 Abs. 5 StrlSchV), zur Fachkunde im Strahlenschutz (§ 9 Abs. 1 StrlSchV), zu den Aufgaben der „Ärztlichen Stellen" bei Diagnostik und Therapie (§ 83 StrlSchV) und zu den Pflichten hinsichtlich der Aufzeichnungen über die Anwendung von radioaktiven Stoffen und Strahlen (§ 85 StrlSchV) näher erläutert werden. Dieses Regelwerk enthält sog. allgemein anerkannte Regeln der Technik bzw. der Medizin und wird unter fachlicher Beratung der Strahlenschutzkommission (SSK) vom Fachausschuss Strahlenschutz (FAS) der Bundesländer aufgestellt.

Quellen

Giesen/Zerlett: Strahlenschutzverordnung, 2. Aufl., Kohlhammer, Stuttgart, 2006

Übersicht über das Arbeitsrecht/Arbeitsschutzrecht, Kap. 7 Technischer und medizinischer Arbeitsschutz, BW-Verlag Nürnberg, 2007

I 10.2 Verordnung über den Schutz vor Schäden durch Röntgenstrahlen (Röntgenverordnung – RöV)

Regelungen für den Betrieb medizinischer und technischer Röntgeneinrichtungen sowie von Störstrahlern trifft seit 1973 die Röntgenverordnung (BGBl. I S. 173). Sie wurde im Jahr 1987 neu gefasst und am 18. Juni 2002 zur Umsetzung von Euratom-Richtlinien umfangreich novelliert (BGBl. I S. 1869). Die Neubekanntmachung vom 30. April 2003 (BGBl I S. 604) enthält alle seit 1987 vorgenommenen Änderungen. Mit den Novellen 2002, 2003 und 2006 wurde der Strahlenschutz bei der Anwendung von Röntgenstrahlen in Medizin und Technik weiter fortentwickelt und auf den neuesten wissenschaftlichen Stand gebracht. Insbesondere wurden die Dosisgrenzwerte für die Bevölkerung und die beruflich strahlenexponierten Personen abgesenkt.

Jedoch wurde der auf das Berufsleben bezogene Dosisgrenzwert und die umfassenden Dosisbegrenzungen für Organe und Gewebe beibehalten.

Geltungsbereich

Die Röntgenverordnung hat einen weiten Geltungsbereich, d. h. sie findet überall dort Anwendung, wo eine bestimmte Röntgenstrahlung durch Röntgeneinrichtungen angewendet wird, unter anderem bei gewerblichen Unternehmern, alle Freiberuflern (z. B. Ärzte, Zahn- und Tierärzte), Krankenhäusern, privaten Haushalten und öffentlichen Verwaltungen. Die Verordnung gilt allerdings nur für den Betrieb, nicht aber für die Errichtung von Röntgeneinrichtungen und Störstrahlern. Wird die Anlage eigenverantwortlich zur Erzeugung von Röntgenstrahlen verwendet oder dafür bereitgehalten, so liegt „Betrieb" i. S. der Verordnung vor.

Aufbau der Röntgenverordnung

Die RöV ist in acht Abschnitte und vier Anhänge untergliedert. Dort sind neben allgemeinen Bestimmungen zum Strahlenschutz Regelungen enthalten insbesondere

- zum Betrieb von Röntgeneinrichtungen und Störstrahlern,
- zur Anwendung in der Medizin und Zahnheilkunde am Menschen,
- zur Anwendung in der Tierheilkunde (Veterinärmedizin),
- zur Anwendung in der Forschung,
- zur Durchführung der arbeitsmedizinischen Vorsorge.

Anwendung in der Medizin

Wegen der großen Bedeutung der Radiologie im Rahmen der medizinischen Versorgung der Bevölkerung enthält die Röntgenverordnung Bestimmungen, die gewährleisten sollen, dass die Anwendung von Röntgenstrahlen bei Diagnostik und Therapie auf das medizinisch Notwendige (rechtfertigende Indikation) begrenzt und die damit verbundene Strahlenexposition für Patienten so gering wie möglich gehalten wird (§§ 23 bis 27).

Arbeitsmedizinische Vorsorge

Die in Kapitel 2-I-10 genannten Regelungen zur Arbeitsmedizinischen Vorsorge gelten uneingeschränkt. Für beruflich strahlenexponierte Personen ist ebenso wie bei der Strahlenschutzverordnung (vgl. Kapitel 2-I-10.1) ein Strahlenpass zu führen, in dem die ggf. erhaltene Jahres- bzw. Berufslebensdosis erfasst wird.

Untergesetzliches Regelwerk

Zur Durchführung der Röntgenverordnung gibt es als Hilfsmittel für Anwender und für die zuständigen Strahlenschutzbehörden ein begleitendes Regelwerk mit dem Anforderungen insbesondere zur technischen Sicherheit, zur Qualitätssicherung (§§ 16 und 17 RöV), zur Fachkunde im Strahlenschutz (§ 18a RöV), zu den Aufgaben der Ärztlichen Stellen bei Diagnostik und Therapie (§ 17a) und zu den Pflichten hinsichtlich der Aufzeichnungen über die Anwendung von Röntgenstrahlen bei Patienten („Röntgenpass "– 28 RöV – vgl. dagegen „Strahlenpass" für beruflich strahlenexponierte Personen) näher erläutert werden.

Dieses Regelwerk enthält sog. allgemein anerkannte Regeln der Technik bzw. der Medizin und wird unter fachlicher Beratung der Strahlenschutzkommission

(SSK) vom Länderausschuss Röntgenverordnung (LA RöV) aufgestellt.

Quellen

Giesen/Zerlett: Röntgenverordnung, 2. Aufl., Kohlhammer, Stuttgart, 2006

Übersicht über das Arbeitsrecht/Arbeitsschutzrecht, Kap. 7 Technischer und medizinischer Arbeitsschutz, BW-Verlag Nürnberg, 2007

J 1 Jugendarbeitsschutz

Jugendliche sind Personen zwischen dem 14. und 18. Lebensjahr (synonym: Heranwachsende). Sie gelten im Arbeitsschutzrecht als sog. *besonders schützenswerte Personen* (vgl. ➙ JArbSchG). Bestimmte Beschäftigungsverbote dienen dem Zweck, den Heranwachsenden vor sittlichen Gefahren und vor Belastungen oder Gefährdungen der Arbeitswelt der Erwachsenen zu schützen, die seine körperliche oder seelische Entwicklung beeinträchtigen können.

J 2 Jugendarbeitsschutzgesetz (JArbSchG)

Das Gesetz zum Schutz der arbeitenden Jugend (Jugendarbeitsschutzgesetz – JArbSchG) gilt für die Beschäftigung von Personen, die noch nicht 18 Jahre alt sind. §§ 5 bis 7 regeln dabei die Beschäftigung von ➙ Kindern. Das sind Personen, die noch nicht 15 Jahre alt sind oder Jugendliche, die noch der Vollzeitschulpflicht unterliegen (§ 2 Abs. 1 und 3 JArbSchG). Arbeitsmedizinisch besonders relevant sind die *Beschäftigungsverbote der §§ 14, 22 bis 24 JArbSchG* sowie die Bestimmungen zu den *Ärztlichen Untersuchungen in den §§ 32 bis 38 und § 42 JArbSchG.*

Beschäftigungsverbote

§ 14   Nachtarbeit (= 2 Std. zwischen 23:00 und 06:00 Uhr),

§ 17   Sonntagsarbeit,

§ 18   Feiertagsarbeit (gesetzliche Feiertage),

§ 22   Gefährliche Arbeiten:

1. mit Arbeiten, die ihre physische oder psychische Leistungsfähigkeit übersteigen,
2. mit Arbeiten, bei denen sie sittlichen Gefahren ausgesetzt sind,
3. mit Arbeiten, die mit Unfallgefahren verbunden sind (vgl. ➙ Gefahrgeneigte Tätigkeiten), von denen anzunehmen ist, dass Jugendliche sie wegen mangelnden Sicherheitsbewusstseins oder mangelnder

Erfahrung nicht erkennen oder nicht abwenden können,

4. mit Arbeiten, bei den ihre Gesundheit durch außergewöhnliche Hitze oder Kälte oder starke Nässe gefährdet wird,
5. mit Arbeiten, bei den sie schädlichen Einwirkungen von Lärm, Erschütterungen (Teil- und Ganzkörper-Vibrationen) oder Strahlen (ionisierende und nicht- ionisierende Strahlen, optische Strahlung) ausgesetzt sind,
6. mit Arbeiten, bei denen sie schädlichen Einwirkungen von Gefahrstoffen i. S. d. Chemikaliengesetzes ausgesetzt sind,
7. mit Arbeiten, bei denen sie schädlichen Einwirkungen von biologischen Arbeitsstoffen i. S. d. RL der EU 90/679/EWG ausgesetzt sind (für gezielte Tätigkeiten mit Biologischen Arbeitsstoffen der Risikogruppen 3 und 4 gelten die u. g. Ausnahmen nicht),

§ 23   Akkordarbeit, tempoabhängige Arbeiten,

§ 24   Arbeiten unter Tage.

Es gelten jeweils z. T. altersabhängige Ausnahmen für bestimmte Tätigkeiten bzw., wenn es zum Erreichen des Ausbildungsziels erforderlich ist.

Untersuchungsanlässe zur gesundheitlichen Betreuung (Eignung) der Jugendlichen

§ 32   Erstuntersuchung,

§ 33   Erste Nachuntersuchung,

§ 34   Weitere (freiwillige) Nachuntersuchungen,

§ 35   Außerordentliche Nachuntersuchung,

§ 38   Ergänzungsuntersuchung auf Veranlassung des untersuchenden Arztes,

§ 42   Untersuchung auf Veranlassung der Behörde.

Quellen

Giesen, T.: 28 Jahre Jugendarbeitsschutzgesetz – primäre Zielsetzung, aktuelle Erfahrungen, Schlussfolgerungen. In: Hornstein, O.P., F. Klaschka (Hrsg.): Aktuelle Beiträge zu Umwelt- und Berufskrankheiten der Haut, Heft 2. Grosse, Berlin, 1989

Giesen, T.: Arbeitsschutz als staatliche Aufgabe – Berufskrankheiten, Prävention, Jugendarbeitsschutz. Vortrag auf der Fortbildungsveranstaltung der Technischen Akademie Wuppertal und der Heinrich-Heine-Universität Düsseldorf „Berufsbedingte Allergien – allergische Erkrankungen infolge von Umwelteinflüssen am Arbeitsplatz", Düsseldorf, 28. und 29. März 1990

Giesen, T.: Neue Verordnung über die ärztlichen Untersuchungen nach dem Jugendarbeitsschutzgesetz (Jugendarbeitsschutz-Untersuchungsverordnung – JArbSchUV). Die BG, (1992) 4, 236–239

Giesen, T.: Jugendarbeitsschutz in der Bundesrepublik Deutschland. In: Brenner, W., H.-J. Florian, E. Stollenz, H. Valentin (Hrsg.): Arbeitsmedizin aktuell, 30. Lfg., Kap. 5.2, G. Fischer, Stuttgart – New York,.1992

Hellbrügge, T., J. Rutenfranz, O. Graf: Gesundheit und Leistungsfähigkeit im Kindes- und Jugendalter. Schriftenreihe Arbeit und Gesundheit, Bd. 71, Thieme, Stuttgart, 1961

Lippros, O.: Die Untersuchung und Beurteilung Jugendlicher. Deutscher Ärzteverlag, Köln, 1963

Zmazlik, J., R. Anzinger: Jugendarbeitsschutzgesetz, Kommentar. 5. Aufl., Vahlen, München, 1998

J 3 Jugendarbeitsschutzuntersuchungsverordnung (JArbSchUV)

Zur Durchführung der ärztlichen Untersuchungen nach den §§ 32 bis 38 und § 42 JArbSchG samt Erhebungs- und Befunddokumentationsvordrucke enthält die ➝ *Jugendarbeitsschutzuntersuchungsverordnung (JArbSchUV)* sowie die Vordrucke der Ärztlichen Bescheinigungen, die der Arbeitgeber und der Personensorgeberechtigte (Eltern, Vormund) erhalten. Diese Vordrucke sind i. d. R. über die ➝ Ärztekammern oder den für den medizinischen Arbeitsschutz zuständigen Stellen der Länder (Gewerbearzt) zu erhalten.

Mit dem neu eingeführten Erhebungsbogen wurde der Zeitaufwand zur Erhebung der Vorgeschichte deutlich verringert. Fragen zu Lebensgewohnheiten, Gebrauch von Suchtmitteln (legal und illegal) sowie zu bestehenden Allergien (ggf. Vorlage des *Allergie-Passes*) und zu bereits durchgeführten Impfungen (ggf. Vorlage des *Impfpasses*) zeichnen die 1990 geschaffene JArbSchUV aus. Weiterhin wurde die Befund- und Beurteilungsdokumentation EDV-gerecht gestaltet, so dass dem Grunde nach eine epidemiologisch-wissenschaftliche Auswertung durch die Aufsichtsbehörden der Länder möglich ist.

Die vom Arzt erbrachten Leistungen werden pauschal von der zuständigen Landesstelle abgegolten. Aufwendungen für Ergänzungsuntersuchungen nach § 38 JArbSchG werden nach der ➝ GOÄ abgerechnet.

Quellen

Bundesärztekammer (Hrsg.): Vorsorgeuntersuchungen bei Jugendlichen. Deutscher Ärzteverlag, Köln, o. J.

Giesen, T.: Entstehung des Entwurfs der Verordnung über die ärztlichen Untersuchungen nach dem Jugendarbeitsschutzgesetz (JArbSchUV). Vortrag auf dem workshop der Deutschen Gesellschaft für Arbeitsmedizin e.V.: „Gesundheitlicher Arbeitsschutz bei erwerbstätigen Jugendlichen". Berlin, 20. April 1988

Giesen, T.: Ärztliche Untersuchungen nach dem Jugendarbeitsschutzgesetz. In: Brenner, W., H.-J. Florian, E. Stollenz, H. Valentin (Hrsg.): Arbeitsmedizin aktuell, 30. Lfg., Kap. 5.2., G. Fischer, Stuttgart – New York, 1992

J 4 Justizvergütungs- und Entschädigungsgesetz – JVEG

Mit dem Justizvergütungs- und Entschädigungsgesetz – JVEG, das am 1. April 2004 in Kraft getreten ist, wurde das alte ➝ *Gesetz über Entschädigung von Zeugen und Sachverständigen (ZSEG)* abgelöst. Die wichtigste Änderung im JVEG betrifft die Vergütungsstruktur des Honorars für ärztliche Sachverständigengutachten. Für ärztliche Sachverständige sind eigenständige Honorargruppen gebildet worden (§ 9 JVEG), die zugleich eine Kategorisierung ärztlicher Sachverständigengutachten beinhalten:

M 1	Einfache gutachtliche Beurteilung (50 Euro/h),
M 2	Beschreibende (Ist-Zustands-) Begutachtung nach standardisiertem Schema ohne Erörterung spezieller Kausalzusammenhänge mit einfacher medizinischer Verlaufsprognose (60 Euro/h),
M 3	Gutachten mit hohem Schwierigkeitsgrad (Begutachtung spezieller Kausalzusammenhänge und/oder differenzialdiagnostischer Probleme und/oder Beurteilung der Prognose und/oder Beurteilung strittiger Kausalitätsfragen (85 Euro/h).

Die Gliederung in M 1, M 2, M 3 gibt die unterschiedlichen Schwierigkeitsgrade als Grundlage für die unterschiedlichen Stundensätze ärztlicher Sachverständiger wieder. Eine beispielhafte Zuordnung medizinischer Gutachten zu den Honorargruppen enthält die Übersicht in Anhang 10.10.

Schreibgebühren werden nicht mehr nach Seiten, sondern mit 0,75 Euro pro 1.000 Zeichen vergütet. Weiter ist darauf hinzuweisen, dass medizinische Gutachten i. S. des JVEG i. d. R. der Umsatzsteuerpflicht (19 %) unterliegen, soweit sie keinem sog. präventivem oder therapeutischem Zweck dienen. Die einzelnen Gebührensätze für die Abrechnung sonstiger ärztlicher Leistungen und Aufwendungen sind in den §§ 5, 6, 7, 10 und 12 JVEG geregelt. Besondere Aufmerksamkeit für arbeitsmedizinisch relevante Sachverhalte verdient u. a. die Anlage zu § 10 JVEG, dort die Abschnitte 2 und 3 (vgl. Anhang 10.10).

K 1 Kenntnisse im Strahlenschutz (StrlSchV; RöV)
Vgl. ➙ Fachkunde im Strahlenschutz.

K 2 Kinder (JArbSchG)
Kind i. S. von § 2 Abs. 1 des Gesetzes zum Schutz der arbeitenden Jugend (Jugendarbeitsschutzgesetz – JArbSchG) ist, wer noch nicht 15 Jahre alt ist. In den §§ 5 und 6 JArbSchG sind das Verbot der ➙ Kinderarbeit und behördliche Ausnahmen für Veranstaltungen, in den Kinder mitwirken sollen (z. B. Theater, Musik, Film, Rundfunk), geregelt.

Ausnahmen von dem generellen Beschäftigungsverbot enthält auch § 5 Abs. 2 JArbSchG für Kinder über 13 Jahren
1. zum Zwecke der Beschäftigungs- und Arbeitstherapie,
2. im Rahmen des Betriebspraktikums während der Vollzeitschulpflicht,
3. in Erfüllung einer richterlichen Weisung.

Eine derartige Beschäftigung muss leicht und für Kinder geeignet sein und erfüllt folgende Bedingungen, wenn:
1. die Sicherheit, Gesundheit und Entwicklung der Kinder,
2. ihren Schulbesuch, ihre Beteiligung an Maßnahmen zur Berufsvorbereitung oder Berufsausbildung,
3. ihre Fähigkeit, dem Unterricht mit Nutzen zu folgen,
nicht nachteilig beeinflusst wird.

K 3 Kinderarbeit
Kinderarbeit, d. h. eine Erwerbstätigkeit/Beschäftigung von Personen unter 15 Jahren ist grundsätzlich verboten. Ausnahmen regelt § 5 JArbSchG.

K 4 Kollektive Schutzmaßnahmen
Kollektive Schutzmaßnahmen zum Schutz der Beschäftigten sind technische und organisatorische, nicht auf den einzelnen Beschäftigten bezogene Maßnahmen.

Erläuterung
Zu diesen Maßnahmen gehören z.B. geschlossene Systeme, Absaugung, Brandschutz, Explosionsschutz. Sie haben Vorrang vor persönlichen Schutzmaßnahmen.

K 5 Kompetenzzentrum (BGV A2)
Die Unfallverhütungsvorschriften BGV A2 der BG Nahrungsmittel und Gaststätten sowie der Großhandels- und Lagerei-BG sehen als Sonderfall der alternativen bedarfsorientierten betriebsärztlichen und sicherheitstechnischen Betreuung von Kleinstbetrieben mit bis zu 10 Beschäftigten die Betreuung durch Kompetenzzentren vor. Damit reagieren die genannten Berufsgenossenschaften auf die spezifische strukturelle Situation ihrer Branchen, wie eine besonders hohe Fluktuation oder überdurchschnittliche Sprach- und Verständnisprobleme der Betriebsinhaber.

Quelle
Übersicht über das Arbeitsrecht/Arbeitsschutzrecht, Kap. 7 Technischer und medizinischer Arbeitsschutz, BW-Verlag Nürnberg, 2007

K 6 Kontamination (BioStoffV/GenTSV)
Als Kontamination ist nach § 2 Abs. 6 BioStoffV die über die gesundheitlich unbedenkliche Grundbelastung hinausgehende Belastung des Arbeitsplatzes mit biologischen Arbeitsstoffen anzusehen (vgl. dagegen *„Arbeiten im kontaminierten Bereich"*, Kap. 2-K-9 und 9.2).

K 7 Kontamination (GefStoffV)
Kontamination ist die Verunreinigung von Arbeitsstätten, Arbeitsbereichen, Einrichtungen, Maschinen, Werkzeugen, Arbeitskleidung, der Haut der Beschäftigten oder der Atemluft mit gefährlichen Stoffen (vgl. dagegen *„Arbeiten im kontaminierten Bereich"*, Kap. 2-K-9 und 9.2).

K 8 Kontamination (StrlSchV)
Unter Kontamination wird nach § 3 Abs. 1 Nr. 19 StrlSchV die Verunreinigung mit radioaktiven Stoffen verstanden (vgl. dagegen *„Arbeiten im kontaminierten Bereich"*, Kap. 2-K-9 und 9.2):
a) *Oberflächenkontamination:*
   Verunreinigung einer Oberfläche mit radioaktiven Stoffen, die die nicht festhaftende, festhaftende und die über die Oberfläche eingedrungene Aktivität umfasst. Die Einheit der Messgröße der Oberflächenkontamination ist die flächenbezogene Aktivität in Becquerel pro Quadratzentimeter (Bq/cm^2).
b) *Oberflächenkontamination, nicht festhaftende:*
   Verunreinigung einer Oberfläche mit radioak-

tiven Stoffen, bei denen eine Weiterverbreitung der radioaktiven Stoffe nicht ausgeschlossen werden kann.

K 9 Kontaminierte Bereiche, Arbeiten in

Nach TRGS 524 sind kontaminierte Bereiche solche Bereiche, die Gefahrstoffe in einem die Menschen und/oder die Umwelt schädigendem Ausmaß enthalten, z.B. Grundstücke, Produktionsanlagen, Ablagerungen, bauliche Anlagen, Gegenstände, Erzeugnisse, Boden, Wasser oder Luft. Arbeiten in kontaminierten Bereichen betreffen (vgl. auch Kap. 9.2):

- Altlastensanierung,
- Bauarbeiten in kontaminierten Bereichen,
- Tätigkeiten auf, an und in Deponien, ohne Einlagerung von Deponiegut,
- Brandschadensanierung, Beräumung kalter Brandstellen,
- Sanierung von Anlagen und Geräten,
- Abwracken von Schiffen oder Fahrzeugen,
- Abbruch oder Sanierung von Gebäuden,
- Abbruch von Anlagen,
- Untersuchungen in kontaminierten Bereichen. Dazu zählen auch alle vorbereitenden, begleitenden sowie abschließenden Tätigkeiten wie
  - Begehen der kontaminierten Gebäude und Anlagen zur Inspektion,
  - Probenahmen, u.a. Material- und Luftproben
  - Reinigen kontaminierter Geräte,
- Innerbetrieblicher Transport, Zwischenlagerung und Entsorgung kontaminierter Materialien sowie vergleichbare Arbeiten.

K 10 Kostenregelung:
   Kosten der Arbeitsmedizinischen Vorsorgeuntersuchungen

Nach § 3 i. V. m. § 18 Abs. 2 Nr. 4 Arbeitsschutzgesetz (ArbSchG) darf der Arbeitgeber die Kosten nicht den Beschäftigten auferlegen. Unter Kosten sind alle Aufwendungen der Beschäftigten, aber auch die des beauftragten Arztes zu verstehen, die zur Durchführung der arbeitsmedizinischen ➞ Vorsorgeuntersuchungen erforderlich sind.

Der Arbeitgeber hat die Durchführung der arbeitsmedizinischen Vorsorgeuntersuchungen durch Beauftragung eines Arztes sicherzustellen (§§ 15 Abs. 3 Satz 1 GefStoffV oder BioStoffV bzw. § 13 Abs. 4 LärmVibrationsArbSchV). Dementsprechend hat er mit dem Arzt, der die Qualifikationen nach §§ 15

Abs. 3 Satz 2 GefStoffV oder BioStoffV bzw. § 13 Abs. 4 Satz 2 LärmVibrationsArbSchV erfüllt, in einem ➞ Dienstleistungs-, Werk- oder Betreuungsvertrag Art und Umfang der zu erbringenden Leistungen sowie deren Liquidation zu vereinbaren. Ist der Arzt nach §§ 15 Abs. 3 GefStoffV oder BioStoffV bzw. § 13 Abs. 4 LärmVibrationsArbSchV Beschäftigter des Arbeitgebers (Werks- oder ➞ Betriebsarzt), so kann das über eine Dienstanweisung erfolgen. Einzelheiten zur ➞ Gebührenordnung für Ärzte – GOÄ und zur Auftrags- bzw. Vertragsgestaltung vgl. Anhänge 10.9, 10.10 und 10.11.

K 11 Krankheit

Krankheit i. S. der Sozialversicherung (Versicherungsfall nach SGB V oder SGB VII) sowie des Behindertenrechts (SGB IX) ist lt. ständiger Rechtssprechung des Bundessozialgerichts (BSG) definiert als:

Regelwidriger Zustand des Körpers oder des Geistes, der
- Behandlungsbedürftigkeit (Heilbehandlung) erfordert und/oder
- Arbeitsunfähigkeit (AUF) und/oder eine
- Minderung der Erwerbsfähigkeit (MdE) nach sich zieht.

Mit Behandlungsbedürftigkeit zur Wiederherstellung des physiologischen Ausgangszustandes *(restitutio ad integrum)* ist *nicht* eine *Behandlungsmöglichkeit* oder deren Fehlen (z. B. Silikose mit progredientem Verlauf trotz symptomatischer Behandlung) gemeint.

L 1 Laborbereich (GenTSV)

Der Laborbereich nach § 3 Nr. 7 GenTSV ist dadurch gekennzeichnet, dass in ihm in der Regel ➞ gentechnisch veränderte Organismen hergestellt werden und mit ihnen weitgehend in labortypischen Geräten umgegangen wird.

L 2 Lagern (GefStoffV)

Lagern ist das Aufbewahren zur späteren Verwendung sowie zur Abgabe an Andere. Es schließt die Bereitstellung zur Beförderung ein, wenn die Beförderung nicht binnen 24 Stunden nach der Bereitstellung oder am darauf folgenden Werktag erfolgt.

Ist dieser Werktag ein Samstag, so endet die Frist mit Ablauf des nächsten Werktages (§ 3 Abs. 4 GefStoffV).

L 3 Leitlinien der DGAUM

Medizinische Leitlinien werden von den medizinischen Fachgesellschaften erarbeitet und als wesentliches Element des Qualitätsmanagement im Gesundheitswesen angesehen.

Sie sind als Orientierungshilfe für ärztliches Handeln und Unterstützung bei Entscheidungsfindungen zum diagnostischen und therapeutischen Vorgehen aufzufassen, die auf dem aktuellen Erkenntnisstand *(„herrschende Lehrmeinung")* des jeweiligen Fachgebietes basieren.

Bereits ab den 20er Jahren des letzten Jahrhunderts ist ein Sammlung fachspezifischer Empfehlungen mit Leitliniencharakter entwickelt worden, z. B.:
- Merkblätter zu den → Berufskrankheiten der BKV – (vgl. Anhang 10.8),
- Berufsgenossenschaftliche Grundsätze für arbeitsmedizinische Untersuchungen (vgl. Anhang 10.6),
- BG-Vorschriften, z. B. BGV A4 (ehem. VGB 100) – vgl. Anhang 10.5),
- Technische Regeln zu medizinischen Sachverhalten (TRBA 310; TRGS 401, 903 oder 907),

die bereits zur Verfügung stehen und in der arbeitsmedizinischen Praxis hohe Akzeptanz genießen.

Leitlinien werden als Gemeinschaftswerke der Autoren angesehen, denen demnach auch die Rechte aus der Urheberschaft gehören. Die Arbeitsmedizinischen Leitlinien werden in der Fachzeitschrift *Arbeitsmedizin Sozialmedizin Umweltmedizin* (ASU) veröffentlich und sind im Internet über [www.dgaum.de] oder die homepage der AWMF abrufbar (vgl. Liste der *Arbeitsmedizinischen Leitlinien* in Anhang 10.7) – (zu den TRGS'en vgl. Kap. 4 und 6 sowie Anhänge 10.4.1 bis 10.4.6).

L 4 Luftgrenzwert (GefStoffV)

Begriff der alten Gefahrstoffverordnung, der mit der GefStoffV von 2005 durch den Begriff → *Arbeitsplatzgrenzwert (AGW)* abgelöst wurde.

M 1 Maximale Arbeitsplatzkonzentration – MAK

(Vgl. → Arbeitsplatzgrenzwert – AGW)
Die Maximale Arbeitsplatzkonzentration (MAK-Wert) ist die höchstzulässige Konzentration eines Arbeitsstoffes als Gas, Dampf oder Schwebstoff in der Luft am Arbeitsplatz, die nach dem gegenwärtigen Stand der Kenntnis auch bei wiederholter und langfristiger, in der Regel täglich 8-stündiger Exposition, jedoch bei Einhaltung einer durchschnittlichen Wochenarbeitszeit von 40 Stunden im allgemeinen die Gesundheit der Beschäftigten nicht beeinträchtigt und diese nicht unangemessen belästigt (z. B. durch ekelerregenden Geruch). In der Regel wird der MAK-Wert als Durchschnittswert über Zeiträume bis zu einem Arbeitstag oder einer Arbeitsschicht angegeben. Bei der Aufstellung von MAK-Werten sind in erster Linie die Wirkungscharakteristika der Stoffe berücksichtigt, daneben aber auch – soweit möglich – praktische Gegebenheiten der Arbeitsprozesse bzw. der durch diese bestimmte Expositionsmuster. Maßgebend sind dabei wissenschaftlich fundierte Kriterien des Gesundheitsschutzes, nicht die technischen und wirtschaftlichen Möglichkeiten der Realisation in der Praxis. Darüber hinaus werden:
- die Kanzerogenität (vgl. → TRK-Wert),
- die sensibilisierende Wirkung,
- der Beitrag zur systemischen Toxizität nach Hautresorption,
- die Gefährdung der Schwangerschaft,
- die Keimzellmutagenität

eines Stoffes bewertet und der Stoff wird entsprechend eingestuft bzw. markiert.

Quelle

Mitteilungen der Senatskommission zur Prüfung gesundheitsschädlicher Arbeitsstoffe der Deutschen Forschungsgemeinschaft – DFG

M 2 Meldepflichten

Für einen Arzt gibt es verschiedene Meldepflichten über Erkrankungsfälle gegenüber den zuständigen Stellen oder Behörden. Im medizinischen Arbeitsschutz gehören dazu insbesondere:
- Meldepflicht von Berufskrankheiten (SGB VII),
- Meldepflicht von Infektionskrankheiten (IfSG),
- Meldepflicht von Vergiftungen (ChemG).

Infolge einer gesetzlich geregelten Meldepflicht ist insoweit die Ärztliche Schweigepflicht (§ 203 StGB) eingeschränkt.

M 3 Meldepflicht von Arbeitsunfällen (SGB VII)

Ein → Arbeitsunfall ist gemäß § 193 SGB VII meldepflichtig, wenn eine in der gUV versicherte

Person durch einen Unfall getötet oder so verletzt wird, dass sie mehr als drei Tage → arbeitsunfähig ist.

M 4 Meldepflicht von Berufskrankheiten (SGB VII)

Um ein förmliches Berufskrankheiten-Feststellungsverfahren nach § 20 Erstes Buch Sozialgesetzbuch (SGB I) in Gang zu setzen, gibt es vier Möglichkeiten:

1. Meldepflicht des Arbeitgebers an den Unfallversicherungsträger (UVT) nach § 193 Abs. 2 SGB VII,
2. Meldepflicht der Ärzte oder Zahnärzte bei begründetem Verdacht an den UVT oder an die für den medizinischen Arbeitsschutz zuständigen Stelle der Länderbehörden (Gewerbearzt) nach § 202 SGB VII.

Infolge der gesetzlich geregelten Meldepflicht ist insoweit die Ärztliche Schweigepflicht (§ 203 StGB) eingeschränkt.

Anhaltspunkte dafür, wann ein Arzt oder Zahnarzt den Verdacht auf das Vorliegen einer Berufskrankheit als begründet ansehen kann, um seiner Meldepflicht nachzukommen, sind den Merkblättern zu den jeweiligen Berufskrankheiten zu entnehmen. Diese wurden bis 2006 vom BMAS im Bundesarbeitsblatt (BArbBl.) – und werden ab 2007 im Gemeinsamen Ministerialblatt (GMBl) amtlich bekannt gemacht. Bezugsquellen für diese Merkblätter gibt es zusätzlich im Fachbuchhandel oder unter [www.dgaum.de].

3. Erstattungsanspruch eines anderen Leistungsträgers (z. B. Krankenversicherung – gKV, Arbeitsverwaltung – BA) im System der sozialen Sicherung an den zuständigen UVT nach § 102 Zehntes Buch Sozialgesetzbuch (SGB X),
4. Antrag auf Leistungen durch den betroffenen Versicherten (formlos).

Die unter 1. und 2. genannten Meldungen sind nach den amtlichen Vordrucken der Unfallversicherungs-Anzeigenverordnung – UVAV vom 23. Januar 2002 (BGBl I S. 554) abzugeben.

M 5 Meldepflicht von Infektionskrankheiten (IfSG)

Das Infektionsschutzgesetz (IfSG) regelt in den §§ 6 bis 10 IfSG die Meldepflicht von Infektionskrankheiten, unterteilt nach

§ 6   bei schwerwiegender Gefahr für die Allgemeinheit bei Verdacht, Erkrankung oder Tod (15 Erreger/namentlich),

§ 7 Abs. 1 bei Nachweis lediglich einer *akuten* Infektion (47 Erreger/namentlich),

§ 7 Abs. 3 *Nicht* namentlich bei Nachweis einer Infektion (6 Erreger).

Gelegentlich beobachtete nosokomiale Infektionen durch *chronische* Virenträger unter dem medizinischen Personal (Ärzte, Pflegekräfte), z. B. HCV fallen nicht unter die Meldepflicht nach § 7 Abs. 1 IfSG. Wird im Rahmen einer speziellen → arbeitsmedizinischen Vorsorgeuntersuchung nach → Anhang IV BioStoffV von einem → beauftragten Arzt nach § 15 Abs. 3 BioStoffV eine chronische Infektion diagnostiziert, ist folgendes zu beachten:

– Eine chronische, klinisch stumme Infektion rechtfertigt nicht die → Beurteilung *gesundheitliche Bedenken*.

> **Hinweis**
> Eine Weitergabe des Befundes einer chronischen Infektion mit bestehender Infektiosität an Dritte, insbes. den Arbeitgeber oder den Vorgesetzten ist ein schwerer Verstoß gegen *§ 203 StGB* (→ *Ärztliche Schweigepflicht*).

– Ist nach Auffassung des untersuchenden Arztes nach § 15 Abs. 3 BioStoffV zu besorgen, dass die Infektion im Rahmen der Berufsausübung (z. B. operative Fächer, Zahnärzte) an Patienten weitergegeben werden könnte, so hat dieser im Rahmen des sog. *rechtfertigenden Notstandes* (§ 34 StGB) den Amtsarzt (nicht den Arbeitgeber!) zu informieren. Der Amtsarzt entscheidet gemäß § 31 IfSG, inwieweit ggf. ein berufliches Tätigkeitsverbot ausgesprochen werden muss.

Zu der Meldepflicht von beruflich verursachten Infektionskrankheiten (→ Berufskrankheiten der Nrn. 3101 bis 3104 Anl. BKV) vgl. → Meldepflicht nach § 202 SGB VII.

M 6 Meldepflicht von Vergiftungen (ChemG)

Jeder Arzt, der zur Behandlung oder zur Beurteilung der Folgen einer Erkrankung hinzugezogen wird, bei der zumindest der Verdacht besteht, dass sie auf Einwirkungen gefährlicher Stoffe, gefährlicher Zubereitungen, von Erzeugnissen, die gefährliche Stoffe oder Zubereitungen freisetzen oder enthalten, oder von Biozid-Produkten zurückgeht, hat nach § 16 e Abs. 2 Chemikaliengesetz – ChemG dem Bundesinstitut für Risikobewertung den Stoff oder die Zubereitung, Alter und Geschlecht des Patienten, den Expositionsweg, die aufgenommene Menge und die festgestellten Symptome mitzuteilen. Die Mitteilung hat hinsichtlich der Person des Patienten in anonymisierter Form zu erfolgen.

§ 8 Abs. 1 Nr. 1 zweiter Halbsatz des Infektionsschutzgesetzes – IfSG vom 20. Juli 2000 (BGBl I S. 1045) gilt entsprechend.

Meldet der Arzt die Vergiftung (➥ Arbeitsunfall!) einem Träger der gesetzlichen Unfallversicherung, hat dieser die Angaben nach Satz 1 an das Bundesinstitut für Risikobewertung weiterzuleiten.

Hinweis
Akute Vergiftungen sind i. d. R. versicherungsrechtlich Arbeitsunfälle nach § 8 SGB VII.

M 7 Mikroorganismus (BioStoffV)
Mikroorganismen sind nach § 3 Abs. 2 BioStoffV alle zellulären oder nichtzellulären mikrobiologischen Einheiten, die zur Vermehrung oder zur Weitergabe von genetischem Material fähig sind.

M 8 Mikroorganismus (GenTSV)
Als Mikroorganismen werden nach § 3 Nr. 1 GenTSV Viren, Viroide, Bakterien, Pilze, mikroskopisch kleine ein- oder mehrzellige Algen, Flechten, andere eukaryotische Einzeller oder mikroskopisch kleine Mehrzeller sowie tierische und pflanzliche Zellkulturen bezeichnet.

M 9 Minderung der Erwerbsfähigkeit (MdE)
Die Minderung der Erwerbsfähigkeit (MdE) wird vom Arzt gutachtlich auf Grund objektiver medizinischer Befunde eingeschätzt (Angaben in % der Vollrente = 100 %). Bei eingeschränkter, d. h. erheblich gefährdeter (drohender) oder verminderter, aber noch vorhandener Erwerbsfähigkeit können Maßnahmen der medizinischen (sog. Kuren), der beruflichen oder sonstige Leistungen der Rehabilitation auf Antrag genehmigt werden. Wird eine Minderung der Erwerbsfähigkeit (MdE) festgestellt, bestehen ggf. die Voraussetzungen für die Gewährung von Leistungen (insb. Renten) u. a. in der
- Gesetzlichen Unfallversicherung (§ 56 SGB VII),
- Kriegsopferversorgung oder nach dem
- Opferentschädigungsgesetz.

In der ➥ gesetzlichen Unfallversicherung (gUV) wird im Rahmen eines Sachverständigengutachtens

die Schwere der Unfall- (*„Knochentaxe"*) oder Erkrankungsfolgen vom Arzt als MdE eingeschätzt. Die Festlegung (Rechtsakt) der MdE, d. h. die Rentenhöhe erfolgt durch den *Rentenausschuss* des UVT.

M 10 Mithelfende Familienangehörige
Zu den mithelfenden Familienangehörigen werden alle Personen gerechnet, die regelmäßig unentgeltlich in einem Betrieb mitarbeiten, der von einem Familienmitglied als Selbständiger geleitet wird.

M 11 Mitgelieferte Gefährdungsbeurteilung
Die mitgelieferte Gefährdungsbeurteilung ist eine Hilfestellung des Herstellers oder Inverkehrbringers zur Gefährdungsbeurteilung für eine Tätigkeit mit Gefahrstoffen, die der Arbeitgeber bei der Festlegung der Maßnahmen übernehmen kann, wenn er die Tätigkeit entsprechend der Vorgaben durchführt.

M 12 Mitwirkungspflichten
siehe auch ➥ Duldungs- und ➥ Treuepflichten.
Bestimmte Mitwirkungspflichten ergeben sich auch bei der Beantragung von Sozialleistungen nach §§ 60 ff, insbes. aus § 62 SGB I.

Aus dem Arbeitsverhältnis ergeben sich weiterhin bestimmte *Mitwirkungs-*, ➥ Duldungs- und ➥ Treuepflichten.

Pflichten der Beschäftigten nach dem ArbSchG
Das Arbeitsschutzgesetz regelt erstmals ausdrücklich auch die Rechtsstellung der Beschäftigten im Arbeitsschutz. Es weist ihnen die Pflicht zu, unter bestimmten Voraussetzungen auch selbst für die eigene Sicherheit und Gesundheit Sorge zu tragen (§ 15 Abs. 1 ArbSchG) sowie Arbeitsmittel und Schutzvorrichtungen bestimmungsgemäß zu verwenden (§ 15 Abs. 2 ArbSchG). Hinzu kommen allgemeine und besondere Pflichten, die Arbeitsschutzaufgabe des Arbeitgebers zu unterstützen (§ 16 ArbSchG). Die Verankerung dieser eigenständigen Rechtspflichten im Arbeitsschutzgesetz trägt der Erkenntnis Rechnung, dass die Anforderungen und Schutzmaßnahmen im Arbeitsschutz ihren Zweck nur erreichen können, wenn sich auch die Beschäftigten sicherheitsgerecht verhalten und sich auch selbst in den Dienst der Arbeitsschutzaufgabe des Arbeitgebers stellen lassen.

Die Beschäftigten sind verpflichtet, nach ihren Möglichkeiten sowie gemäß der Unterweisung und Weisung des Arbeitgebers für ihre Sicherheit und Gesundheit bei der Arbeit Sorge zu tragen (§ 15 Abs. 1 Satz 1 ArbSchG). Das Gesetz drückt mit der Pflicht zum aktiven Selbstschutz die Erwartung stets umsichtigen eigenen Verhaltens aus. Diese Erwartung gründet sich auf mehrere Voraussetzungen: Zunächst besteht sie nur „nach den Möglichkeiten des Beschäftigten". Dabei müssen vor allem die für eine wirkungsvolle Aufgabenwahrnehmung erforderlichen technischen und organisatorischen Instrumente (z.B. Schutzausrüstungen, Sicherheitskennzeichnung), die der Arbeitgeber bereitzustellen hat, vorhanden sein. Ferner brauchen sich die Beschäftigten keiner konkreten Gefahr auszusetzen, da diese nicht mehr zum „akzeptablen Restrisiko" gehört, das die Beschäftigten bei Ausübung ihrer Tätigkeit üblicherweise hinzunehmen haben. Weitere zusätzlich zu erfüllende Voraussetzung ist, dass die Beschäftigten zur Eigensorge „gemäß der Unterweisung und Weisung des Arbeitgebers" in der Lage sind.

Das ArbSchG stellt damit die Intensität und den Umfang der zur Eigensicherung notwendigen Maßnahmen in unmittelbare Beziehung zu den Direktiven des Arbeitgebers. Je detaillierter und vollständiger die Unterweisung und die Arbeitsschutzanweisungen sind, desto eher können den Beschäftigten konkrete Maßnahmen des Eigenschutzes wie z.B. ein Nachspüren und Meldung einer festgestellten oder vermuteten Gefahr, eine Meldung von Defekten an Schutzeinrichtungen abverlangt werden.

Die Beschäftigten haben auch für die Sicherheit und die Gesundheit derjenigen zu sorgen, die von ihrem Verhalten bei der Arbeit betroffen sind (§ 15 Abs.1 Satz 2 ArbSchG). Das Gesetz lässt offen, ob neben den Arbeitskollegen auch dritte Personen wie z.B. Kunden, Lieferanten oder Betriebsbesucher vom Schutzbereich der Regelung erfasst sind. Im Ergebnis dürfte diese Frage eher zu verneinen sein; denn Anforderungen an den Arbeitgeber beziehen sich grundsätzlich nicht auf diesen Personenkreis. Der Arbeitgeber hat nur eng begrenzt in besonderen Gefahrenlagen und Notsituationen auch Maßnahmen zum Schutz Dritter zu treffen (§ 9 Abs. 2 Satz 2 und § 10 Abs. 1 ArbSchG). Im Interesse miteinander korrespondierender Pflichtenkreise spricht vieles dafür, bei den Beschäftigten keinen strengeren Maßstab als bei dem in erster Linie verantwortlichen Arbeitgeber anzulegen.

Quelle

Übersicht über das Arbeitsrecht/Arbeitsschutzrecht, Kap. 7 Technischer und medizinischer Arbeitsschutz, BW-Verlag Nürnberg, 2007

M 13 Morbidität, allgemeine

Zum Gefährdungspotenzial der Tätigkeiten wird neben der Beeinträchtigung von Körperfunktionen und dem Vorkommen von Berufskrankheiten und lebensbedrohlichen akuten Risiken auch die Beeinflussung der allgemeinen Morbidität berücksichtigt. Geeignete Maßzahlen dafür sind unter anderem das relative Risiko oder das attributable Risiko. Das relative Risiko (risk ratio, RR) ist das Verhältnis des Risikos exponierter zu dem Risiko nicht exponierter Personen. Das attributable Risiko wird entweder bezogen auf die Gesamtpopulation (PAR, populationsattributables Risiko) oder bezogen auf die Gesamtzahl der Exponierten (ARE, attributables Risiko der Exponierten, ätiologischer Anteil) berechnet. Maßzahlen des attributablen Risikos geben Hinweise auf das präventive Potenzial, das in Maßnahmen zur Beeinflussung der betrachteten Bedingungen liegt.

N 1 Nachgehende Untersuchung (NgU)

Als nachgehende Untersuchungen (NgU) werden die Untersuchungen nach § 15 (1) Ziffer 4 GefStoffV. bezeichnet, die nach Beendigung der Beschäftigung mit krebserzeugenden oder erbgutverändernden Stoffen der Kategorie 1 und 2 vom Arbeitgeber angeboten werden müssen.

Die UVV „Arbeitsmedizinische Vorsorge" (BGV A4) bestimmt, wann eine Meldung des Arbeitgebers an den von den Unfallversicherungträgern eingerichteten zentralen Diensten zu erfolgen hat:

- ODIN,
- ZAsbest (ZAs) oder
- ZebWis.

Von diesen Institutionen erfolgt nach Ausscheiden des Beschäftigten aus dem Unternehmen, das ihn gemeldet hatte, i. d. R. alle fünf Jahre das Angebot, sich einer nachgehenden Untersuchung zu unterzie-

Hinweis

In der BioStoffV und der GenTSV werden keine besonderen NgU geregelt (vgl. ➔ Nachuntersuchung bei Beendigung der Tätigkeit). Diese NU soll nach Ablauf der üblichen Inkubationszeit erfolgen.

hen. Die Pflicht des Arbeitgebers als Rechtsunterworfenem wurde insoweit an die UVT übertragen. Wird am Ende einer Tätigkeit mit Infektionserregern eine Serokonversion festgestellt, handelt es sich um einen regelwidrigen Zustand des Körpers, der nach § 202 SGB VII als Verdacht auf eine Berufskrankheit dem zuständigen Unfallversicherungsträger (UVT) zu melden ist. Die Langzeitbeobachtung des Versicherten erfolgt dann im Rahmen der MdE-Überprüfung durch den UVT.

In der TRBA 310 sind die Infektionserreger genannt, für die diese Verfahrensweise in Betracht kommt (vgl. Kap. 4 bzw. Anlage zu Anhang 10.3).

N 2 Nachuntersuchung (NU)

Zweck der NU ist es, den aktuellen Gesundheitszustand zu überprüfen und im Vergleich zur → Erstuntersuchung bzw. der letzten NU arbeitsbedingte Veränderungen des Gesundheitszustands (z. B. Früherkennung von → Berufskrankheiten oder anderen → arbeitsbedingten Erkrankungen im Falle von allgemeinen oder speziellen → Vorsorgeuntersuchungen) festzustellen und den Beschäftigten entsprechend zu beraten. Die Ergebnisse der NU's lassen auch Rückschlüsse zu, ob die vom Arbeitgeber getroffenen Maßnahmen zum Arbeits- und Gesundheitsschutz ausreichend waren (vgl. §§ 15 Abs. 1 Nr. 4 und § 16 Abs. 5 GefStoffV bzw. §§ 15 Abs. 1 Nr. 4 und 15a Abs. 7 BioStoffV oder § 14 Abs. 2 LärmVibrationsArbSchV). Im Falle von → Eignungsuntersuchungen wird im Rahmen einer NU festgestellt, ob die Voraussetzungen der Eignung noch vorliegen, oder ob zwischenzeitlich Veränderungen des Gesundheitszustandes eingetreten sind, die die Eignung herabsetzen oder ausschließen. Es gibt verschiedene Arten von Nachuntersuchungen:
- nach Aufnahme, also während der Tätigkeit in regelmäßigen Abständen,
- bei Beendigung der Tätigkeit (§ 15 Abs. 2 Nr. 3 BioStoffV bzw. GefStoffV oder § 13 Abs. 2 Nr. 3 LärmVibrationsArbSchV), sog. Abschlussuntersuchung,
- während der Tätigkeit aus besonderem Anlass (sog. verkürzte Nachuntersuchung):
  - auf Grund der Bestimmungen in § 16 Abs. 4 GefStoffV bzw. § 15a Abs. 6 BioStoffV,
  - auf Wunsch des Beschäftigten,
  - auf Grund der Indikationsstellung des Arztes nach § 15 Abs. 3 GefStoffV bzw. BioStoffV, § 14 Abs. 3 LärmVibrationsArbSchV oder nach § 6 Abs. 1 Nr. 1 BGV A4.

N 3 Nicht gezielte Tätigkeit (BioStoffV)
Vgl. gezielte Tätigkeit – Kap. 2 – T 2.

O 1 ODIN und andere Erfassungsstellen der BG'en
Zur Erfassung von Versicherten mit bestimmten krebserzeugenden Einwirkungen, für die nach den staatlichen Vorschriften oder nach §§ 15 und 16 → Unfallverhütungsvorschrift (UVV) „Arbeitsmedizinische Vorsorge" (BGV A4, ehem. VBG 100) sog. → Nachgehende Untersuchungen (NgU) anzubieten sind, haben die Berufsgenossenschaften drei Erfassungs- und Organisationssysteme eingerichtet. Diesen medizinischen Daten können Expositionsdaten zugespielt werden, so dass dem Grunde nach die technischen Voraussetzungen für eine epidemiologisch-wissenschaftliche Auswertung der Daten geschaffen werden können:

ODIN	Organisationsdienst für Nachgehende Untersuchungen (für alle krebserzeugenden Stoffe außer Asbest) bei der Berufsgenossenschaft der Chemischen Industrie, Heidelberg,
ZAs	Zentrale Erfassungsstelle Asbeststaub gefährdeter Arbeitnehmer bei der Textil- und Bekleidungs-Berufsgenossenschaft, Augsburg,
ZBeWis	Zentrale Betreuungsstelle Wismut der ehemals bei der SDAG Wismut Beschäftigten.

Nach § 13 BGV A 4 hat der Unternehmer jeden Versicherten, der länger als 3 Monate mit krebserzeugenden Arbeitsstoffen oberhalb der Auslöseschwelle gearbeitet hat, zu melden. Näheres zu Aufgaben und Funktion dieser Stellen enthält die homepage des Hauptverbandes der gewerblichen Berufsgenossenschaften – HVBG: [www.hvbg.de], künftig DGUV e. V.

O 2 Organismus (GenTSV)
Ein Organismus ist jede biologische Einheit, die fähig ist, sich zu vermehren oder gentechnisches Material zu übertragen.

P 1 Pathogenität (GenTSV)
Pathogenität ist die grundsätzliche Fähigkeit bestimmter → Organismen, bestimmte Wirtsorganis-

men zu schädigen oder Krankheitssymptome hervorzurufen.

P 2 Persönliche Schutzausrüstung (PSA)

Persönliche Schutzausrüstungen sind Ausrüstungen, die zum Schutz vor Gefahren für Sicherheit und Gesundheit der Beschäftigten bestimmt sind und von den Beschäftigten benutzt oder getragen werden, sowie jede mit demselben Ziel verwendete und mit der persönlichen Schutzausrüstung verbundene Zusatzausrüstung.
Näheres regelt die PSA-Verordnung.

P 3 Personalärztliche Untersuchung

Ärztliche Untersuchungen von Arbeitnehmern, deren Grundlage nicht dem ➙ Arbeitsschutz zugerechnet werden können, sondern vielmehr vorrangig den Interessen des Arbeitgebers dienen oder aufgrund seiner zivilrechtlichen Fürsorgepflicht von ihm gefordert werden. Zu den sog. personalärztlichen Untersuchungen gehören z. B.:

- Einstellungsuntersuchungen,
- Eignungs- und/oder Tauglichkeitsuntersuchungen zur Personaleinsatzplanung,
- Eignungsuntersuchungen nach verkehrsrechtlichen Vorschriften des Fahrpersonals (vgl. Kap. 9.4),
- sonstige Untersuchungen aufgrund von ➙ Tarif- oder Betriebsvereinbarungen,
- Untersuchungen zur Feststellung der Eignung zum Betrieb von selbst fahrenden mobilen Arbeitsmitteln (z. B. Gabelstapler) nach Anhang 2 Nr. 3.1 Betriebssicherheitsverordnung (BetrSichV) i. V. m. § 7 ArbSchG,
- Untersuchungen zur Feststellung der Eignung i. V. m. § 7 Abs. 2 ➙ BGV A 1,
- Feststellung der Befähigung bzw. Arbeitsfähigkeit nach § 7 Abs. 2 i. V. m. § 15 Abs. 2 und 3 UVV „Grundsätze der Prävention" (BGV A 1) – Nachweis bzw. Ausschluss von Alkohol-, Medikamenten- oder Drogeneinfluss am Arbeitsplatz.

> **Hinweis**
> In Analogie zu § 3 Abs. 3 ASiG gehört es *nicht* zu den personalärztlichen Aufgaben, Krankmeldungen der Arbeitnehmer auf ihre Berechtigung zu überprüfen. Das ist Aufgabe des Medizinischen Dienstes der Krankenkassen (MDK – früher „Vertrauensarzt").

P 4 Pflanzen (GenTSV)

Pflanzen sind nach § 3 Nr. 2 GenTSV makroskopische Algen, Moose, Farn- und Samenpflanzen.

P 5 Pflichtuntersuchung

Pflichtuntersuchung ist eine Kurzbezeichnung für eine arbeitsmedizinische Vorsorgeuntersuchung, z. B. nach

- § 16 Abs. 1 GefStoffV,
- § 15a (1) BioStoffV oder nach
- § 14 Abs. 1 Nrn 1 und 2 LärmVibrationsArbSchV,

die der Arbeitgeber zu veranlassen hat und deren Durchführung Voraussetzung für die Beschäftigung eines Arbeitnehmers an einem Arbeitsplatz mit Exposition gegenüber einer spezifischen Einwirkung ist.

P 6 Physikalisch-chemische Einwirkung (GefStoffV)

Physikalisch-chemische Einwirkungen sind

1. unmittelbare Wirkungen der physikalisch-chemischen Eigenschaften von Stoffen, Zubereitungen oder Erzeugnissen, z.B. Erfrierungen, Verätzungen sowie
2. durch Stoffe, Zubereitungen und Erzeugnisse aufgrund ihrer physikalisch-chemischen Eigenschaften (z.B. Brennbarkeit) oder chemischen Eigenschaften (z.B. Instabilität) hervorgerufene Ereignisse mit vorrangig physikalisch-chemischer Wirkung, z.B. Brände, Explosionen.

P 7 Prävention

[Praeventare (lat.)] heißt vorsorgen, vorbeugen und wird in den verschiedensten Lebenssituationen sowie gesellschaftspolitisch, teils inhaltlich unterschiedlich, verwendet. Im Arbeitsschutz unterscheidet man die drei Stufen der Prävention (Rangfolge der Schutzmaßnahmen) in:

- *Primärprävention* i. S. der Vermeidung einer Gefährdung. Hierzu zählen insbesondere die Maßnahmen zum objektiven und kollektiven Arbeitsschutz,
- *Sekundärprävention.* Hierzu zählen persönliche Schutzausrüstung – PSA, Impfungen*, arbeitsmedizinische Vorsorge, insbes. die Vorsorgeuntersuchungen (Früherkennung) sowie sonstige individualpräventive Maßnahmen,
- *Tertiärprävention* greift erst nach eingetretenem Körperschaden (vgl. ➙ Arbeitsunfall, ➙ Berufs-

krankheit oder andere → arbeitsbedingte Erkrankungen. Hierzu zählen die Therapie und weitere Maßnahmen der medizinischen oder beruflichen Rehabilitation.

P 8 Pseudoallergische Reaktion

Einige Stoffe können Überempfindlichkeitsreaktionen an den Atemwegen oder der Haut mit ähnlichen Beschwerden verursachen wie echte Allergien, ohne dass bisher ein spezieller Immunmechanismus nachgewiesen werden konnte.

Q 1 Qualitätssicherung – QS

Regelmäßige Überprüfung der Struktur-, Prozess- und Ergebnisqualität eines bestimmten Verfahrens oder bestimmter Handlungen.

Q 2 Qualitätssicherung betriebsärztlicher Dienste – GQB

Qualitätssicherung ist eine originäre Aufgabe der Ärzteschaft. Im Rahmen eines modernen betrieblichen Gesundheitsmanagements kommt der Qualitätssicherung in der betriebsärztlichen Betreuung daher eine wesentliche Bedeutung zu. Der Verband Deutscher Betriebs- und Werksärzte e.V. – Berufsverband Deutscher Arbeitsmediziner – hat dazu 1999 die Gesellschaft zur Qualitätssicherung in der betriebsärztlichen Betreuung mbH (GQB) gegründet. Die Gründung erfolgte auf Initiative des Bundesministeriums für Arbeit und Sozialordnung, um die Qualität in der betriebsärztlichen Tätigkeit zu gewährleisten und zu bessern. VDBW und GQB haben damit ein System zur Qualitätsprüfung und Qualitätssicherung entwickelt und unterstützen so die Unternehmen bei der Auswahl von Dienstleistern im Bereich des betrieblichen Arbeitsschutz- und Gesundheitsmanagement.

Betriebsärztliche Dienstleister können auftreten als
- eigene werksärztliche Dienste von Unternehmen,
- selbständige/niedergelassene Ärzte (in Haupt- oder Nebentätigkeit),
- regional tätige überbetriebliche arbeitsmedizinische Zentren oder als
- bundesweit tätige betriebsärztliche Organisationen,

die mit der Güteprüfung durch die GQB den Stellenwert und die Qualität Ihrer betriebsärztlichen Betreuung überprüfen, bestätigen und verbessern.

Mit einem Prüfinstrument, das sich national und international bewährt hat, werden anhand von 85 Qualitätskriterien Struktur-, Prozess- und Ergebnisqualität der betriebsärztlichen Betreuung überprüft. Bei Bestehen der Prüfung durch einen erfahrenen und ausgebildeten Auditor wird das Qualitätssiegel der GQB für die Dauer von 3 Jahren verliehen. Das *Gütesiegel* bestätigt, dass alle personellen, fachlichen, sachlichen und organisatorischen Voraussetzungen zur Wahrnehmung der Aufgaben nach § 3 Arbeitssicherheitsgesetz erfüllt werden.

Die GQB wird bei der Umsetzung qualitätssichernder Maßnahmen von einem Fachbeirat mit Vertretern von Bundesministerien, namhaften Institutionen und Verbänden unterstützt. Der Beirat berät bei der Ausgestaltung und Umsetzung des Qualitätssicherungssystems, gewährleistet Anbieterneutralität und stärkt politische und gesellschaftliche Akzeptanz des Qualitätssicherungssystems, auch der Aufsichtsinstitutionen. Die Inhalte der Güteprüfungen und die Kriterien zur Beurteilung werden mit dem Beirat abgestimmt. Diese Güteprüfungen sollen nicht nur einer Überprüfung der Übereinstimmung mit den Rechtsnormen dienen, sondern dem Dienstleister auch eine Standortbestimmung zum Erkennen von Verbesserungsmöglichkeiten bieten. Nach erfolgreichem Abschluss der Güteprüfung erhält der Dienstleister das *Gütesiegel* der GQB. Es soll regelmäßig eine Liste der Dienstleister veröffentlicht werden, die berechtigt sind, das Gütesiegel der GQB zu führen. Für die Betriebe besteht damit eine Möglichkeit, die Qualität des Anbieters für die betriebsärztliche Betreuung vor Vertragsabschluss einzuordnen.

Zur übergeordneten Sicherstellung der Qualität, Gewährleistung der Anbieterneutralität und Unterstützung einer breiten Akzeptanz ist ein Beirat geschaffen, in dem folgende Institutionen bzw. Organisationen vertreten sind:
- Bundesärztekammer (BÄK),
- Ärztekammer Schleswig-Holstein,
- Bundesministerium für Arbeit und Sozialordnung (BMA/BauA),
- Länderausschuss für Arbeitssicherheit und Sicherheitstechnik (LASI),

---

* Impfungen zum Schutz vor Erkrankungen durch Infektionserreger können im Arbeitsschutz schon allein per definitionem nur Sekundärpräventiv eingesetzt werden, da das primäre Schutzziel das Vermeiden der Gefährdung ist. In der GKV wird dagegen eine Impfung als primärpräventive Maßnahme betrachtet.

– Hauptverband der gewerblichen Berufsgenossenschaften (HVBG) zusammen mit Bundesverband der Unfallkassen (BUK)/künftig DGUV,
– Bundesverband der landwirtschaftlichen Berufsgenossenschaften (BLB),
– Bundesvereinigung der Deutschen Arbeitgeberverbände (BDA),
– Deutscher Gewerkschaftsbund (DGB),
– Deutscher Sicherheitsingenieure e. V. (VDSI),
– Deutsche Gesellschaft für Arbeitsmedizin und Umweltmedizin (DGAUM),
– Verband Deutscher Betriebs- und Werksärzte e. V. (VDBW).

Im Vorsitz des Beirates der GQB wechseln sich ein Vertreter der Unfallversicherungsträger, der Bundesärztekammer und des Länderausschusses für Arbeitssicherheit und Sicherheitstechnik ab.

Quelle
www.GQB.de

Q 3 Qualitätssicherung von Biomonitoring

Das Biomonitoring (Biologisches Monitoring) in der Arbeitsmedizin unterliegt wie alle diagnostischen Verfahren nach der Berufsordnung für Ärzte dem Gebot der Qualitätssicherung (QS). Regelungen zur QS dieses insbesondere im Gefahrstoffrecht angewendeten diagnostischen Instrumentariums enthalten neben den Leitlinien der Bundesärztekammer, der DGAUM (vgl. Anhang 10.7) auch die TRGS 710 „Biomonitoring".

Wesentlicher Bestandteil der QS ist die Teilnahme an sog. *Ringversuchen*, wie es auch für sonstige medizinische Laborwerte gefordert wird.

Wird Analysenmaterial einem fremden Labor zur Untersuchung übergeben, hat sich der Arzt zu überzeugen, dass das Labor den Qualitätssicherungskriterien der DGAUM entspricht.

Q 4 Qualitätssicherung von Laborwerten

Laborwerte in der medizinischen Diagnostik und somit auch in der Arbeitsmedizin unterliegen wie alle diagnostischen Verfahren nach der Berufsordnung für Ärzte dem Gebot der Qualitätssicherung. Dazu hat die → Bundesärztekammer Richtlinien herauszugeben.

– Bundesärztekammer (Hrsg.): Qualitätssicherung der quantitativen Bestimmungen im Laboratorium. Neue Richtlinien der Bundesärztekammer. Dtsch. Ärzteblatt. 85 (1988) A699–A712,

– Bundesärztekammer (Hrsg.): Ergänzung der „Richtlinien der Bundesärztekammer zur Qualitätssicherung in medizinischen Laboratorien". Dtsch. Ärzteblatt 91 (1994), C159–C161,

– Bundesärztekammer (Hrsg.): Ergänzung der „Richtlinie der Bundesärztekammer zur Qualitätssicherung quantitativer laboratoriumsmedizinischer Untersuchungen". Dtsch. Ärzteblatt 99 (2002).17, C 923.

Insbesondere bei Begutachtungen oder bei sog. Pflichtuntersuchungen dürfen Ergebnisse von Laborwerten für die Beurteilung nur verwendet werden, die qualitätsgesichert ermittelt wurden.

Quelle
www.bundesaerztekammer.de

Q 5 Qualitätssicherung beim Röntgen (§§ 16 bis 17a RöV)

Zur Qualitätssicherung bei Röntgeneinrichtungen zur Untersuchung oder Behandlung von Menschen sind folgende Voraussetzungen zu erfüllen:
– Verwendung der amtlichen → Referenzwerte,
– Abnahmeprüfung vor der Inbetriebnahme,
– In regelmäßigen Abständen durchzuführende Konstanzprüfungen mit Prüfkörpern und Prüffilmen und deren Aufbewahrung (2 Jahre),
– Regelmäßige Prüfungen durch Ärztliche oder zahnärztliche Stellen.

Damit soll sichergestellt werden, dass bei der Anwendung von Röntgenstrahlung am Menschen in der Heilkunde oder Zahnheilkunde die Erfordernisse der medizinischen Wissenschaft beachtet werden. Die angewendeten Verfahren und eingesetzten Röntgeneinrichtungen müssen den nach dem Stand der Technik jeweils notwendigen Qualitätsstandards entsprechen, um die Strahlenexposition der untersuchten oder behandelten Person so gering wie möglich zu halten (vgl. auch Kap. 2-I-10 oder Kap. 7.6).

R 1 Rechtfertigende Indikation*
(Vgl. auch Indikation, rechtfertigende, Kap. 2-I-5)

R 2 Rechtfertigende Indikation* nach RöV

Eine Rechtfertigende Indikation setzt nach § 2 Nr. 10 RöV die Entscheidung eines Arztes oder Zahnarztes mit der erforderlichen Fachkunde im Strahlenschutz voraus, dass und in welcher Weise Röntgenstrahlung am Menschen in der Heilkunde oder

Zahnheilkunde angewendet wird. Welche Arten von Anwendungen als nicht gerechtfertigt angesehen werden, soll in einer Rechtsverordnung nach § 12 Abs. 1 Satz 1 Nr. 1 AtomG bestimmt werden.

R 3 Rechtfertigende Indikation* nach StrlSchV

Medizinische Strahlenexpositionen im Rahmen der Heilkunde, der Zahnheilkunde oder der medizinischen Forschung müssen einen hinreichenden Nutzen erbringen, wobei ihr Gesamtpotenzial an diagnostischem und therapeutischen Nutzen, einschließlich des unmittelbaren gesundheitlichen Nutzens für den Einzelnen und des Nutzens für die Gesellschaft, abzuwägen ist gegenüber der von der Strahlenexposition möglicherweise verursachten Schädigung des Einzelnen. Welche Arten von Anwendungen als nicht gerechtfertigt angesehen werden, soll in einer Rechtsverordnung nach § 12 Abs. 1 Satz 1 Nr. 1 AtomG bestimmt werden.

R 4 Rechtsreform der arbeitsmedizinischen Vorsorge

Zur Vereinheitlichung der Vorschriften zur arbeitsmedizinischen Vorsorge erarbeitet derzeit das Bundesministerium für Arbeit und Soziales (BMAS) eine Rechtsverordnung. Ziel dieser Verordnung ist es, das historisch gewachsene Vorschriften- und Regelwerk zu überprüfen und rechtlich einwandfreie, systematische und transparente Grundlagen zur arbeitsmedizinischen Vorsorge zu schaffen. Mit der Reform soll die Rechtssicherheit und Rechtsklarheit in dem grundrechtsrelevanten Bereich (z. B. Recht auf körperliche Unversehrtheit) der arbeitsmedizinischen Vorsorge erhöhen. Besondere Bedeutung haben dabei:

– die Definitionen einheitlicher Begrifflichkeiten,
– die an gleichförmigen Kriterien (Gefährdungspotenzial, diagnostisches Potenzial, präventives Potenzial) ausgerichtete Prüfung der Erforderlichkeit für die Regelung von Untersuchungen (vgl. dazu auch die Kap. 3 bis 9),
– eine an diesen Maßstäben ausgerichtete Unterscheidung von Pflicht- und Angebotsuntersuchungen,
– Regelungen zur Weitergabe des Untersuchungsergebnisses an den Arbeitgeber und daraus folgende Konsequenzen für die (Weiter-) Beschäftigung (ge-

meint sind „mit bestimmten gefährlichen oder gefahrgeneigten → Tätigkeiten") des untersuchten Arbeitnehmers.

Ein Entwurf zu einer Verordnung zur Arbeitsmedizinischen Vorsorge (VAMV) ist in Vorbereitung.

Die laufende Rechtsreform entspricht auch der Haltung des Bundesrates (BR), der anlässlich der Novellierung der Gefahrstoffverordnung eine einheitliche Regelung der arbeitsmedizinischen Vorsorge gefordert hatte (s. Beschluss vom 1. Oktober 2004; BR-Drucksache 413/04).

Künftiger Regelungsbereich einer (Arbeitstitel) Verordnung zur Durchführung Arbeitsmedizinischer Vorsorgeuntersuchungen (VAMV) werden die Verordnungen zzgl. der BGV A4 sein, die auf das Arbeitsschutzgesetz abgestützt sind:

1 Bildschirmarbeitsverordnung (§ 6 Abs. 1),
2 Gefahrstoffverordnung (GefStoffV),
3 Biostoffverordnung (BioStoffV),
4 Gentechnik-Sicherheitsverordnung (GenTSV),
5 Lärm- und Vibrations-Arbeitschutzverordnung (LärmVibrationsArbSchV),
6 Druckluftverordnung (DruckluftV)**,
7 UVV „Arbeitsmedizinische Vorsorge" (BGV A4).

Zur Konkretisierung der Verordnung (vgl. TR „Arbeitsmedizinische Vorsorge") sowie zur Beratung des BMAS in allen Fragen des medizinischen Arbeitsschutzes soll ein *Ausschuss „Arbeitsmedizinische Vorsorge"* eingerichtet werden, der dann voraussichtlich auch die Aufgaben der bisher als Untergruppen angesiedelten Gremien von ABAS und AGS übernehmen soll. Eine Konkurrenz zum Ausschuss „Arbeitsmedizin" beim DGUV (früher HVBG) ist infolge der dann zu vereinbarenden Arbeitsteilung nicht vorgesehen.

Quelle

Übersicht über das Arbeitsrecht/Arbeitsschutzrecht, Kap. 7 Technischer und medizinischer Arbeitsschutz, BW-Verlag Nürnberg, 2007

R 5 Referenzperson (StrlSchV)

Unter Referenzperson wird nach § 3 Abs. 2 Nr. 25 StrlSchV eine *Normperson* verstanden, von der bei der Ermittlung der Strahlenexposition nach § 47 StrlSchV ausgegangen wird. Die Annahmen zur Ermittlung der Strahlenexposition dieser Normperson

---

* Hinweis: Juristisch geprägter Kunstbegriff, da das Wort „indicare" (lat.) bereits eine Rechtfertigung beinhaltet (Tautologie)

** Bei der DruckluftV wird weiterhin eine Ermächtigung gefordert

(Lebensgewohnheiten und übrige Annahmen für die Dosisberechnung) sind in Anlage VII der StrlSchV festgelegt.

R 6 Referenzwerte, diagnostische (StrlSchV; RöV)

Diagnostische Referenzwerte sind nach § 3 Abs. 2 Nr. 26 StrlSchV:

a) Dosiswerte bei medizinischer Anwendung ionisierender Strahlen oder

b) empfohlene Aktivitätswerte bei medizinischer Anwendung radioaktiver Arzneimittel

für typische Untersuchungen, bezogen auf Standardphantomen oder auf Patientengruppen mit Standardmaßen, für einzelne Gerätekategorien.

Quelle

Diagnostische Referenzwerte für radiologische und nuklearmedizinische Untersuchungen – DRW, Bekanntmachung vom 10. Juli 2003 (BAnz Nr. 143, S, 17503)

R 7 Regelbetreuung und alternative Betreuung nach Arbeitssicherheitsgesetz – ASiG

Vgl. → ASiG bzw. → UVV „Betriebsärzte und Fachkräfte für Arbeitssicherheit – BGV A2.

R 8 Regelwerk, gesetzliches

Das staatliche Arbeitsschutzrecht ist Bestandteil des *Öffentlichen Rechts*. Rechtsquellen sind

- Gesetze,
- Rechtsverordnungen sowie
- Regeln technischer Ausschüsse (allgemein anerkannte Regeln der Technik) oder
- Regeln medizinischer Gremien (allgemein anerkannte Regeln der Medizin, z. B. G-Grundsätze, Leitlinien der DGAUM etc.),

die häufig durch Informationsschriften (Handlungsanleitungen/Praxishilfen) für den Anwender weiter erläutert werden (BGI, LASI-Leitfäden o. ä.).

Hinzu treten EG-Richtlinien mit Anhängen, die z.B. im Gefahrstoffrecht mit dem Instrument des *dynamischen Verweises* unmittelbar zum Gegenstand der Verordnung selbst werden. Das Arbeitsschutzrecht normiert auf der Grundlage der konkurrierenden Gesetzgebungskompetenz des Artikels 74 Abs. 1 Nr. 12 GG auf Bundesebene die Anforderungen, die der Arbeitgeber zum Schutze von Sicherheit und Gesundheit der Beschäftigten bei der Arbeit einzuhalten hat. Es ist demnach auch eine staatliche Aufgabe, Kontrolle und Überwachung der regelgerechten Anwendung des Arbeitsschutzes sicherzustellen. Die Nichtbeachtung öffentlich-rechtlicher Arbeitsschutzbestimmungen kann als Ordnungswidrigkeit bußgeldbewehrt, in besonders schwerwiegenden Fällen auch strafrechtlich sanktioniert werden.

Quelle

Übersicht über das Arbeitsrecht/Arbeitsschutzrecht, Kap. 7 Technischer und medizinischer Arbeitsschutz, BW-Verlag Nürnberg, 2007

R 9 Regelwerk, untergesetzliches

Erläuterungen zur Umsetzung oder Anwendung einer rechtlich geregelten Bestimmung (Gesetze, Verordnungen, UVV'en) in der Praxis. Das untergesetzliche Regelwerk hat im Gegensatz zu den (rechts-) verbindlichen o. g. Rechtsvorschriften lediglich informativen oder appellativen Charakter, selbst wenn einige → Technische Regeln eine sog. Vermutungswirkung entfalten. Beispiele für das sog. untergesetzliche Regelwerk sind:

- Regeln technischer Ausschüsse (allgemein anerkannte Regeln der Technik),
- BGI (Informationen der Berufsgenossenschaften),
- LASI-Leitfäden,
- Richtlinien zur RöV,
- Richtlinien zur StrlSchV,
- Regeln medizinischer Gremien (allgemein anerkannte Regeln der Medizin, z. B.
- Richtlinien der BÄK,
- G-Grundsätze,
- Leitlinien der DGAUM,
- Merkblätter zu den Berufskrankheiten.

Weicht der Arbeitgeber oder ein Arzt bei seinen Handlungen oder Maßnahmen von den „allgemein anerkannten Regeln" ab, so hat er im Streitfall ggf. nachzuweisen, dass die von ihm getroffenen Maßnahmen mindestens ebenso wirksam oder geeignet waren.

R 10 Rentenversicherung, gesetzliche (gRV)

Vgl. → gesetzliche Rentenversicherung (gRV).

R 11 Risikoakzeptanz

Bereitschaft der Gesellschaft/einer Gruppe, ein Risiko und seine Auswirkungen in einem bestimmten Umfang hinzunehmen (zu akzeptieren). Die Frage der Risikoakzeptanz ist z. B. im Arbeitsschutz bei der Festlegung von Grenzwerten (z. B. → BGW), Schutzstufen, Sanktionen oder Auslösekriterien für → Arbeitsmedizinische Vorsorgeuntersuchungen von besonderer Bedeutung. Der wirtschaftliche/finanzielle Aufwand, ein bestimmtes Schutzniveau zu erreichen, muss gegen die Zahl der zu erwartenden Schadensfällen (Krankheit/Tod) abgewogen werden (Güterabwägung). Aufwand und Nutzen folgen i. d. R. einer mathematischen e-Funktion. Die Risikoakzeptanz ist insoweit ein Gradmesser der ethisch-moralischen Werte einer Gesellschaft.

R 12 Risikobewertung/Risikoabschätzung

Der Begriff *Risiko* stammt aus dem it./span. Sprachraum und bezeichnet das Wagnis eines Verlustes oder Misserfolges. Er wird in den verschiedensten Lebensräumen benutzt:

In der Wirtschaft spricht man u. a. von riskanten Geschäften/Risiko-Lebensversicherung.

In der Epidemiologie werden die in Studien gefundenen Unterschiede zwischen der Untersuchungsgruppe (Zielgruppe) und der Vergleichsgruppe (Kontrollgruppe) als Risiken ausgedrückt. Unabhängig von Assoziationen zu dem Wort Risiko im allgemeinen Sprachgebrauch bezeichnet man die untersuchten Gruppen bzw. Teilpopulationen auch als Risikogruppen. Weitere Begriffe sind:

- *Inzidenz:* Zahl der Neuerkrankungen pro Zeiteinheit (x/100.000/J),
- *Prävalenz:* Bestand an Erkrankten mit einer bestimmten Diagnose zu einem bestimmten Zeitpunkt oder in einem bestimmten Zeitraum (x/100.000/J).

Dazu gibt es in der Epidemiologie verschiedene Risikomaße:

- *Relatives Risiko (RR):* Verhältnis des Vorkommens eines Merkmals/einer Erkrankung in der beobachteten (exponierten) Population zum Vorkommen in der Kontrollgruppe. Ist das Relative Risiko - RR $\geq$ 1, ist für die exponierte Gruppe das Risiko, durch die angeschuldigte Exposition eine Krankheit/einen (Arbeits-)Unfall zu erleiden, gegeben.
- *Odds Ratio (OR):* Das Verhältnis, abgeleitet von den absoluten Häufigkeiten, der Ereignis-Befundhäufigkeiten in der exponierten Gruppe zu dem in der nicht exponierten Gruppe. Bei Rauchern ist z. B. die Wahrscheinlichkeit, an einem Bronchialkarzinom zu erkranken, x-mal häufiger als bei Nichtrauchern. Alle Werte $>$ 1 bedeuten ein erhöhtes Risiko.
- *Attributales Risiko:* Informationen über den quantitativen Beitrag einer spezifischen Exposition zur Gesamtheit der Fälle einer bestimmten, in der Gesamtpopulation verbreiteten Erkrankung oder Wahrscheinlichkeit, einen (Arbeits-) Unfall zu erleiden. Ein attributales Risiko von $>$ 0 ist ein erhöhtes Risiko.

In der Medizin gibt es bei vielen Krankheiten (z. B. Krebs, Herz-Kreislauf, Stütz- und Bewegungsapparat) vielfältige *Risikofaktoren*, die das jeweilige Krankheitsbild entweder verursachen (1. Ordnung) oder seine Entstehung bzw. den Verlauf ungünstig beeinflussen (2. Ordnung).

R 13 Risikobewertung, Toleranz- und Akzeptanzschwelle im Gefahrstoffrecht

Schlagwörter

Krebserzeugende Stoffe, Gefahrstoffe, Grenzwerte, Ampelmodell, akzeptables Risiko, tolerables Risiko, Risikomanagement, Risikoquantifizierung, Vorsorge, Expositionsabschätzung.

Dazu behandelt der Forschungsbericht F 2010 der BAuA *„Toleranz- und Akzeptanzschwelle für Gesundheitsrisiken am Arbeitsplatz“* (F. Kalberlah, M. Bloser, C. Wachholz) wissenschaftliche Fragen zu Gesundheitsrisiken bei geringen Belastungen durch krebserzeugende Stoffe. Weiterhin thematisiert der Bericht auch die gesundheitspolitische Fragestellung, in welchem Umfang sehr kleine Krebsrisiken am Arbeitsplatz toleriert oder akzeptiert werden können. Mit der Novellierung der Gefahrstoffverordnung wird die Festlegung von → Arbeitsplatzgrenzwerten (AGW) auch für krebserzeugende Stoffe ermöglicht. Die Ergebnisse des Forschungsberichtes stehen in einem engen Zusammenhang mit dieser spezifischen Thematik.

Ausgangspunkt dieses Forschungsberichtes waren grundsätzliche Überlegungen zum sogenannten „Ampelmodell“ für krebserzeugende Stoffe (Ein risikobasiertes Bewertungskonzept für den Umgang mit krebserzeugenden Stoffen, BAuA 2003).

Die Publikation *„Wann wird ein Krebsrisiko als Gefahr bewertet“* (BAuA 2005) ist eine allgemeinverständliche Einführung in das Thema. Der Artikel ist in dem von der Gesellschaft für Umweltrecht herausgegebenen Werk *„Risikoregulierung und Risikokommunikation - Umweltprüfung für Pläne und Programme“* (Erich Schmidt Verlag) enthalten.

R 14 Risikogruppe in der BioStoffV

Biologische Arbeitsstoffe werden nach § 3 BioStoffV entsprechend dem von ihnen ausgehenden Infektionsrisiko in vier Risikogruppen eingeteilt (vgl. auch Kap. 3):

1. *Risikogruppe 1:* Biologische Arbeitsstoffe, bei denen es unwahrscheinlich ist, dass sie beim Menschen eine Krankheit verursachen.
2. *Risikogruppe 2:* Biologische Arbeitsstoffe, die eine Krankheit beim Menschen hervorrufen können und eine Gefahr für Beschäftigte darstellen können; eine Verbreitung des Stoffes in der Bevölkerung ist unwahrscheinlich; eine wirksame Vorbeugung oder Behandlung ist normalerweise möglich.
3. *Risikogruppe 3:* Biologische Arbeitsstoffe, die eine schwere Krankheit beim Menschen hervorrufen können und eine ernste Gefahr für Beschäftigte darstellen können; die Gefahr einer Verbreitung in der Bevölkerung kann bestehen, doch ist normalerweise eine wirksame Vorbeugung oder Behandlung möglich.
4. *Risikogruppe 4:* Biologische Arbeitsstoffe, die eine schwere Krankheit beim Menschen hervorrufen und eine ernste Gefahr für Beschäftigte darstellen; die Gefahr einer Verbreitung in der Bevölkerung ist unter Umständen groß; normalerweise ist eine wirksame Vorbeugung oder Behandlung nicht möglich.

Das Verfahren zur Einstufung in die Risikogruppen ist in EU-Richtlinien geregelt (vgl. § 4 BioStoffV).

R 15 Risikogruppe in der GenTSV

Die Eingruppierung von Spender- und Empfängerorganismen anhand der Risikobewertung der allgemeinen Kriterien nach Anhang I GenTSV (vgl. auch BioStoffV, Kap. 2-R-14 sowie Kap. 4). Die Bekanntmachung der Eingruppierung erfolgt durch das Bundesministerium für Gesundheit (BMG) nach Anhörung der *Zentralen Kommission für die Biologische Sicherheit (ZKBS).*

R 16 Röntgenuntersuchung (RöV)

Röntgenstrahlung darf am Menschen nur in Ausübung der Heilkunde oder Zahnheilkunde, in der medizinischen Forschung oder zur Untersuchung nach Vorschriften des allgemeinen → Arbeitsschutzes angewendet werden (§ 25 Abs. 1 RöV). Die durch eine Röntgenuntersuchung bedingte Strahlenexposition ist soweit einzuschränken, wie dies mit den Erfordernissen der medizinischen Wissenschaft zu vereinbaren ist. Diagnostische Referenzwerte sind nach § 3 Abs. 1 Nr. 13 RöV Dosiswerte für typische Untersuchungen mit Röntgenstrahlung, bezogen auf Standardphantome oder auf Patientengruppen mit Standardmaßen, mit der für die jeweilige Untersuchungsart geeigneten Röntgeneinrichtungen und Untersuchungsverfahren. Körperbereiche, die bei der vorgesehenen Anwendung von Röntgenstrahlung nicht von der Nutzstrahlung getroffen werden müssen, sind vor einer Strahlenexposition so weit wie möglich zu schützen (vgl. auch „Ionisierende Strahlen", Kap. 2-I-10 oder Kap. 7.6).

Vor der Anwendung sind u. a. die Bestimmungen zur → rechtfertigenden Indikation (§ 23 RöV), der zur Anwendung → berechtigten Person (§ 24 RöV – vgl. auch → Fachkunde nach RöV), der → Einwilligung zur Untersuchung, der → Qualitätssicherung und der Aufzeichnungen der Untersuchung (§ 28 RöV) zu beachten. Die vom LA-RöV und vom FAS aufgestellten Richtlinien geben dazu eine Hilfe bei der Umsetzung der o. g. Bestimmungen:

- *Fachkunde Richtlinie Medizin:* Richtlinie zur RöV über die Fachkunde und Kenntnisse im Strahlenschutz bei dem Betrieb von Röntgeneinrichtungen in der Medizin oder Zahnmedizin. Bekanntmachung vom 22. Dezember 2005 (GMBl 2006, S. 414),
- *Diagnostische Referenzwerte für radiologische und nuklearmedizinische Untersuchungen – DRW.* Bekanntmachung vom 10. Juli 2003 (BAnz Nr. 143, S. 17503),
- *Empfehlungen für die Aufzeichnungen nach § 28 der Röntgenverordnung.* Bekanntmachung vom 13. März 2006 (GMBl. 10/2006, S. 1051),
- *Richtlinie zur Durchführung der Qualitätssicherung bei Röntgeneinrichtungen zur Untersuchung oder Behandlung von Menschen nach den §§ 16 und 17 der Röntgenverordnung* – Qualitätssicherungs-Richtlinie (QS-RL) i.d.F. vom 20. November 2003, geändert am 28. April 2004 (GMBl 2004, S. 726 und 731), zuletzt geändert am 9. November 2005 (GMBl 2006, S. 3),
- *Ärztliche und Zahnärztliche Stellen.* Richtlinie zur StrlSchV und zur RöV vom 18. Dezember 2003 (GMBl 2004, S. 258.

Quellen

Giesen/Zerlett: Strahlenschutzverordnung, 2. Aufl., Kohlhammer, Stuttgart, 2006

Giesen/Zerlett: Röntgenverordnung, 2. Aufl., Kohlhammer, Stuttgart, 2006

S 1 Schutzmaßnahmen

Schutzmaßnahmen sind Maßnahmen des Arbeitsschutzes zur Verhütung von Unfällen bei der Arbeit und arbeitsbedingten Gesundheitsgefahren. Sie werden im Rahmen der Gefährdungsbeurteilung als technische, organisatorische oder persönliche Schutzmaßnahmen festgelegt.

S 2 Schutzstufe (BioStoffV)

Eine Schutzstufe nach § 2 Abs. 7 BioStoffV umfasst die technischen, organisatorischen und persönlichen Sicherheitsmaßnahmen, die für Tätigkeiten mit biologischen Arbeitsstoffen entsprechend ihrer Gefährdung zum Schutz der Beschäftigten festgelegt oder empfohlen sind. Sicherheitsmaßnahmen sind besondere Schutzmaßnahmen, die in den Anhängen II und III BioStoffV genannt und der jeweiligen Schutzstufe zugeordnet sind.

S 3 Schweigepflicht, ärztliche

Nach § 203 Strafgesetzbuch (StGB), § 8 Abs. 1 Arbeitssicherheitsgesetz und § 9 Berufsordnung für Ärzte der jeweils zuständigen Landesärztekammer unterliegt jeder Arzt und das medizinische Hilfspersonal unter Strafandrohung der ärztlichen Schweigepflicht. Personenbezogene Daten, die dem Sozialgeheimnis unterliegen (vgl. auch Bundesdatenschutzgesetz), dürfen nur dann Dritten (z. B. Arbeitgeber, Aufsichtsbehörden oder sonstigen Dritten) offenbart werden, wenn
– die betreffende Person ausdrücklich (i. d. R. schriftlich) der Weitergabe zugestimmt hat, oder
– eine Rechtsvorschrift die Weitergabe bestimmt.
Eine Ausnahme ist nur dann gerechtfertigt, wenn durch das Brechen der Schweigepflicht bei Gefahr im Verzuge größerer Schaden von der Person selbst oder von Dritten abgewendet werden kann (§ 34 StGB – rechtfertigender/übergesetzlicher Notstand). Die Gründe sollten schriftlich festgehalten werden.

S 4 Schwerbehinderung (SGB IX)

Vgl. → Behinderung.

S 5 Selbständige

Als Selbständige bezeichnet man berufstätige Eigentümer und Miteigentümer in Einzelunternehmen und Personengesellschaften, selbständige Landwirte (auch Pächter), selbständige Handwerker, selbst-

ständige Handelsvertreter, freiberuflich (z. B. Ärzte, Architekten, Rechtsanwälte, Steuerberater) und andere selbständig tätige Personen.

S 6 Sicherheitsbeauftragte

Nach § 22 SGB VII sind Unternehmen mit mehr als 20 Beschäftigte verpflichtet, Sicherheitsbeauftragte zu bestellen. Dabei wirken die Betriebs- oder Personalräte mit. Die Anzahl der zu bestellenden Sicherheitsbeauftragten im Betrieb richtet sich nach der Zahl der Beschäftigten sowie der im Betrieb auftretenden Unfall- und Gesundheitsgefahren. Die Einzelheiten zur Aufgabenwahrnehmung der Sicherheitsbeauftragten ergeben sich aus § 20 BGV A1 i.V.m. Anlage 2. Sicherheitsbeauftragte erfüllen eine wichtige Funktion bei der Wahrnehmung des betrieblichen Arbeitsschutzes. Sie fungieren als Mittler zwischen dem für den Arbeitsschutz verantwortlichen Arbeitgeber und den Beschäftigten.
Sie haben die Aufgabe, den Arbeitgeber bei der Durchführung der erforderlichen Arbeitsschutzmaßnahmen zu unterstützen. Konkret bedeutet dies, den Arbeitgeber insbesondere auf mögliche Unfall- und Gesundheitsgefahren für die Beschäftigten frühzeitig aufmerksam zu machen. Die Aufgabenwahrnehmung des Sicherheitsbeauftragten ist damit rein beobachtender und beratender Natur. Er ist Vertrauensperson, übt aber weder eine Aufsichtsfunktion noch eine Weisungsfunktion aus. Im Falle einer konkreten Mängelfeststellung ist der Sicherheitsbeauftragte verpflichtet, von sich aus tätig zu werden und den Arbeitgeber zu informieren.

Quelle
Übersicht über das Arbeitsrecht/Arbeitsschutzrecht, Kap. 7 Technischer und medizinischer Arbeitsschutz, BW-Verlag Nürnberg, 2007

S 7 Sicherheitsstufe (GenTSV)

Entsprechend ihrem Gefährdungspotenzial werden gentechnische Arbeiten, unter Beachtung des Standes der Wissenschaft in die vier Sicherheitsstufen nach § 7 Abs. 1 Gentechnikgesetz (GenTG) eingeordnet. Näheres bestimmt für die verschiedenen Tätigkeits- und Produktionsbereiche § 7 GenTSV.

S 8 Spezielle arbeitsmedizinische Vorsorge-
untersuchungen

Spezielle arbeitsmedizinische Vorsorgeuntersuchungen nennt man die Vorsorgeuntersuchungen, die in

einer speziellen Rechtsvorschrift wegen spezieller, dort näher bezeichneter Gefahren geregelt sind. Dazu gehören insbesondere:
- Biostoffverordnung (BioStoffV),
- Gefahrstoffverordnung (GefStoffV),
- Gentechniksicherheitsverordnung (GenTSV),
- Lärm- und Vibrations-Arbeitsschutzverordnung (LärmVibrationsArbSchV),
- Röntgenverordnung (RöV),
- Strahlenschutzverordnung (StrlSchV),

Hinweis
Im Rahmen der Diskussion zur sog. „*Untersuchungsmedizin*" ist darauf hinzuweisen, dass bereits das Erheben z. B. der *Beschwerdeanamnese* und der sich daran anschließenden Beratung eine ärztliche Untersuchung darstellt. Insoweit entspringt der Ruf nach mehr „*Beratungsmedizin*" im Arbeitsschutz mehr einem laienhaften Verständnis des Begriffes „Untersuchung".

S 9 Stand der Technik
Der „Stand der Technik" ist der Entwicklungsstand fortschrittlicher Verfahren, Einrichtungen oder Betriebsweisen, der die praktische Eignung einer Maßnahme zum Schutz der Gesundheit und zur Sicherheit der Beschäftigten gesichert erscheinen lässt. Bei der Bestimmung des Standes der Technik sind insbesondere vergleichbare Verfahren, Einrichtungen oder Betriebsweisen heranzuziehen, die mit Erfolg in der Praxis erprobt worden sind (§ 3 Abs. 10 GefStoffV).

S 10 Staub
Staub besteht aus kleinen Feststoffpartikeln, die sich aufwirbeln lassen und für einige Zeit als Staub/Luft-Gemisch erhalten bleiben (vgl. auch A- und E-Staub, Kap. 5.3).

S 11 Sterilisierung (GenTSV)
Abtötung von Zellkulturen sowie von Mikroorganismen und Pflanzen einschließlich deren Ruhestadien durch physikalische und/oder chemische Verfahren (§ 3 Nr.6 GenTSV).

S 12 Stoffe (GefStoffV)
Stoffe sind chemische Elemente oder chemische Verbindungen, wie sie natürlich vorkommen oder

hergestellt werden, einschließlich der zur Wahrung der Stabilität notwendigen Hilfsstoffe und der durch das Herstellungsverfahren bedingten Verunreinigungen, mit Ausnahme von Lösungsmitteln, die von dem Stoff ohne Beeinträchtigung seiner Stabilität und ohne Änderung seiner Zusammensetzung abgetrennt werden können. (§3 Nr.1 ChemG)

S 13 Strahlenexposition, berufliche (StrlSchV; RöV)
Vgl. → beruflich strahlenexponierte Person.

S 14 Strahlenschutzbereiche (StrlSchV)
Strahlenschutzbereiche sind die Überwachungs-, Kontroll- und Sperrbereiche als Teil des Kontrollbereichs (§ 3 Abs. 2 Nr. 33 StrlSchV).

S 15 Strahlenunfall (StrlSchV)
Als (Strahlen-) Unfall bezeichnet man nach § 3 Abs. 2 Nr. 35 StrlSchV einen Ereignisablauf, der für eine oder mehrere Personen eine → effektive Dosis von mehr als 50 Millisievert (mSv) zur Folge haben kann.

S 16 Substitution (GefStoffV)
Substitution bezeichnet den Ersatz eines Gefahrstoffes oder Verfahrens durch einen Arbeitsstoff oder ein Verfahren mit einer insgesamt geringeren Gefährdung für den Beschäftigten.

T 1 Tätigkeit
Verrichtung einer Handlung oder Aufgabe, „einer (beruflichen) Tätigkeit nachgehen" vgl. Tätigkeiten nach BioStoffV oder GefStoffV.

T 2 Tätigkeit (BioStoffV)
Tätigkeiten nach § 2 Abs. 4 BioStoffV sind das Herstellen und Verwenden von biologischen Arbeitsstoffen, insbesondere das Isolieren, Erzeugen und Vermehren, das Aufschließen, das Ge- und Verbrauchen, das Be- und Verarbeiten, Ab- und Umfüllen, Mischen und Abtrennen sowie das innerbetriebliche Befördern, das Lagern einschließlich Aufbewahren, das Inaktivieren und das Entsorgen. Zu den Tätigkeiten zählt auch der berufliche Umgang mit Menschen, Tieren, Pflanzen, biologischen Produkten, Gegenstände und Materialien, wenn bei diesen

Tätigkeiten biologische Arbeitsstoffe freigesetzt werden können und dabei Beschäftigte mit den biologischen Arbeitsstoffen direkt in Kontakt kommen können.

T 2.1 Gezielte Tätigkeiten (§ 2 Abs. 5 BioStoffV)

liegen vor, wenn
1. biologische Arbeitsstoffe mindestens der Spezies nach bekannt sind,
2. die Tätigkeit auf einen oder mehrere biologische Arbeitsstoffe unmittelbar ausgerichtet sind und
3. die Exposition der Beschäftigten im Normalbetrieb hinreichend bekannt oder abschätzbar ist.

T 2.2 Nicht gezielte Tätigkeiten (§ 2 Abs. 5 BioStoffV)

liegen vor, wenn mindestens eine der o. g. Voraussetzungen nach Nr. 1, 2 oder 3 *nicht* gegeben ist.

T 3 Tätigkeit (GefStoffV)

Eine Tätigkeit ist nach § 3 Abs. 3 GefStoffV jede Arbeit, bei der Stoffe, Zubereitungen oder Erzeugnisse im Rahmen eines Prozesses einschließlich Produktion, Handhabung, Lagerung, Beförderung, Entsorgung und Behandlung verwendet werden oder verwendet werden sollen oder bei der Stoffe oder Zubereitungen entstehen oder auftreten. Hierzu gehören insbesondere das Verwenden i. S. des § 3 Nr. 10 des Chemikaliengesetzes sowie das Herstellen. Tätigkeiten i. S. dieser Verordnung sind auch Bedien- und Überwachungsarbeiten, sofern diese zu einer Gefährdung von Beschäftigten durch Gefahrstoffe führen können.

T 4 Tauglichkeitsuntersuchung

Der Begriff stammt historisch vorwiegend aus dem militärischen Bereich (wehrtauglich, tropentauglich, seediensttauglich o. ä.) und wird i. d. R. synonym zu dem Begriff Eignung, d. h. zu bestimmten persönlichen Voraussetzungen (z. T. auch Fähigkeiten, z. B. Fahrtauglich oder Fahrtüchtig nach FeV), insbes. zur der Verrichtung bestimmter sog. → gefahrgeneigter oder gefährlicher Tätigkeiten verwendet:
- Bergtauglich (Bundesberggesetz/GesBergV),
- Drucklufttauglich (Druckluftverordnung),
- Fahrtauglich (FeV, BGV A1),
- Flugtauglich (LuftVZO),
- Höhentauglich (BGV A1),
- Seediensttauglich (Seemannsgesetz/Seediensttauglichkeitsverordnung),
- Tropentauglich (BGV A4).

In der ehem. DDR gab es eine Reihe von Untersuchungen, sog. *Arbeitsmedizinische Tauglichkeits- und Überwachungsuntersuchungen – ATÜ*, die in den alten Bundesländern z. T. → Vorsorgeuntersuchungen genannt wurden (vgl. Kapitel 1).

T 5 Technische Regeln

Technische Regeln sind allgemein anerkannte Regeln der Technik, die zur Umsetzung von Rechtsvorschriften unter Beteiligung aller gesellschaftlich relevanten Kreise aufgestellt werden (vgl. dazu auch *Stand der Technik*, Kap. 2-S-8).

Ein Arbeitgeber, der seine Schutzmaßnahmen anhand derartiger Regeln festlegt, kann davon ausgehen, rechtskonform gehandelt zu haben (Vermutungswirkung). Weicht er bei der Auswahl seiner Schutzmaßnahmen von den in den Technischen Regeln genannten Empfehlungen ab, hat er ggf. der zuständigen Behörde nachzuweisen, dass die von ihm getroffenen Maßnahmen mindestens ebenso wirksam oder geeignet sind.

Im Arbeitsschutz sind als Technische Regeln bekannt:

- Arbeitsstätten-Richtlinien – ASR,
- Regeln zum Arbeitsschutz auf Baustellen – RAB,
- Sprengstofflager-Richtlinien – SprengLR,
- Technische Regeln für Aufzüge – TRA,
- Technische Regeln für Acetylenanlagen und Calciumcarbidlager – TRAC,
- Technische Regeln für biologische Arbeitsstoffe – TRBA,
- Technische Regeln für brennbare Flüssigkeiten – TRbF,
- Technische Regeln für Dampfkessel – TRD,
- Technische Regeln zur Druckbehälterverordnung – Druckbehälter – TRB,
- Technische Regeln zur Druckbehälterverordnung – Rohrleitungen – TRR,
- Technische Regeln Druckgase – TRG,
- Technische Regeln für Gashochdruckleitungen – TRGL,
- Technische Regeln für Gefahrstoffe – TRGS,
- Technische Regeln für Getränkeschankanlagen – TRSK

T 6 Technische Regel – TR 300 „Arbeitsmedizinische Vorsorge"

Mit einer Technischen Regel zur Arbeitsmedizinischen Vorsorge sollen alle dazu notwendigen Erläuterungen für den Arbeitgeber aufgestellt werden, die er zu beachten hat, wenn er entsprechend der einschlägigen Rechtsvorschriften (z. B. GefStoffV, BioStoffV, GenTSV sowie LärmVibrationsArbSchV) → Arbeitsmedizinische Vorsorgeuntersuchungen (AMVU) zu veranlassen (→ Pflichtuntersuchung) oder den Beschäftigten anzubieten (→ Angebotsuntersuchung) hat.

Im Zuge der laufenden → Rechtreform der Arbeitsmedizinischen Vorsorge soll der Entwurf dieser TR 300 (voraussichtliche Bezeichnung) weiter beraten werden.

T 7 Technische Regel für biologische Arbeitsstoffe – TRBA

Es gehört zu den Aufgaben des nach § 17 Abs. 1 BioStoffV eingerichteten Ausschusses für biologische Arbeitsstoffe – ABAS:

1. den Grundsätzen des Arbeitsschutzgesetzes entsprechend Regeln und Erkenntnisse für Tätigkeiten mit biologischen Arbeitsstoffen sowie Regeln und Erkenntnisse zu der Einstufung von biologischen Arbeitsstoffen zu ermitteln,
2. zu ermitteln, wie die zum Schutz der Beschäftigten gestellten Anforderungen erfüllt werden können,
3. dem jeweiligen Stand von Wissenschaft, Technik und Medizin entsprechende Vorschriften vorzuschlagen,
4. das BMAS in allgemeinen Fragen der biologischen Sicherheit zu beraten.

Das Bundesministerium für Arbeit und Soziales (BMAS) kann die vom ABAS ermittelten Regeln und Erkenntnisse sowie die ermittelten Verfahrensregeln bekannt geben (vgl. auch Kap. 3 und 4).

T 8 Technische Regel für Gefahrstoffe – TRGS

Technische Regeln für Gefahrstoffe – TRGS geben den Stand der sicherheitstechnischen, arbeitsmedizinischen, hygienischen sowie arbeitswissenschaftlichen Anforderungen an Gefahrstoffe hinsichtlich In-Verkehr-Bringen und → Umgang wieder. Sie werden von dem nach § 21 GefStoffV eingerichteten Ausschuss für Gefahrstoffe (AGS) aufgestellt und von ihm der Entwicklung angepasst (vgl. auch Anhang 10.4.1 bis 10.4.6).

Das Bundesministerium für Arbeit und Soziales (BMAS) kann die vom AGS ermittelten Regeln und Erkenntnisse sowie die ermittelten Verfahrensregeln bekannt geben.

T 9 Technische Richtkonzentration – TRK

Mit der GefStoffV von 2005 wurde der Begriff „TRK" abgeschafft und durch den AGW ersetzt (vgl. auch „Arbeitsplatzgrenzwert – AGW", Kap. 2-A-16). Unter der Technischen Richtkonzentration (TRK) eines gefährlichen Stoffes versteht man diejenige Konzentration als Gas, Dampf oder Schwebstoff in der Luft, die nach dem Stand der Technik erreicht werden kann und die als Anhalt für die zu treffenden Schutzmaßnahmen und die messtechnische Überwachung am Arbeitsplatz heranzuziehen ist. Technischen Richtkonzentrationen werden nur für solche gefährlichen Stoffe benannt, für die z. Z. keine toxikologisch-arbeitsmedizinisch begründeten → maximalen Arbeitsplatzkonzentrationen (MAK-Werte) aufgestellt werden können. Die Einhaltung der Technischen Richtkonzentration am Arbeitsplatz soll das Risiko einer Beeinträchtigung der Gesundheit vermindern, vermag dieses jedoch nicht völlig auszuschließen.

Die Technische Richtkonzentration orientiert sich an den technischen Gegebenheiten und den Möglichkeiten der technischen Prophylaxe unter Heranziehung arbeitsmedizinischer Erfahrungen im Umgang mit dem gefährlichen Stoff und toxikologischer Erkenntnisse.

TRK-Werte werden aufgestellt für krebserzeugende und für krebsverdächtige Stoffe, für die kein MAK-Wert besteht.

Für die Festlegung der Höhe der Werte sind maßgebend:

- die Möglichkeit, die Stoffkonzentrationen im Bereich des TRK-Wertes analytisch zu bestimmen,
- der derzeitige Stand der verfahrens- und lüftungstechnischen Maßnahmen unter Berücksichtigung des in naher Zukunft technisch Erreichbaren,
- die Berücksichtigung vorliegender arbeitsmedizinischer Erfahrungen oder toxikologischer Erkenntnisse.

Quelle

Mitteilungen der Senatskommission zur Prüfung gesundheitsschädlicher Arbeitsstoffe der Deutschen Forschungsgemeinschaft – DFG

T 10 Teilweise verminderte Erwerbsfähigkeit (gRV)
(Vgl. auch Kap. 2-V-2 Verminderte Erwerbsfähigkeit)
Im Rahmen der Reform der gRV von 2001 neuer Begriff, der den alten Begriff ➔ Berufsunfähigkeit (BU) abgelöst hat. Bei *teilweiser Erwerbsminderung* besteht Anspruch auf Rente, wenn der Versicherte aufgrund seiner gesundheitlichen Beeinträchtigung nur noch weniger als sechs (6) Stunden täglich, jedoch mehr als drei (3) Stunden täglich erwerbstätig sein kann.

Quelle
Übersicht über das Sozialrecht 2006, BW Verlag, Nürnberg, 2006

T 11 Tiere (GenTSV)
Tiere sind nach § 3 Nr. 3 GenTSV alle makroskopischen tierischen Mehrzeller.

T 12 Toxine, hochwirksame (GenTSV)
Hochwirksame Toxine sind nach § 3 Nr. 4 GenTSV sehr giftige Stoffwechselprodukte, die infolge von Einatmen, Verschlucken oder einer Aufnahme durch die Haut äußerst schwere akute oder chronische Gesundheitsschäden oder den Tod bewirken können; dies ist insbesondere der Fall, wenn mit ihnen
a) nach Verbringen in den Magen der Ratte eine LD_{50} bis zu 25 mg/kg Körpergewicht,
b) nach Verbringen auf die Haut der Ratte oder des Kaninchens eine LD_{50} bis zu 50 mg/kg Körpergewicht,
c) nach Aufnahme über die Atemwege an der Ratte eine LD50 bis zu 0,5 mg/l Luft pro 4 Stunden
ermittelt wurde.

T 13 Transfektion (GenTSV)
Künstliche Form der Transduktion, wenn DNA-Bruchstücke mittels Bakteriophagen/RNA-Viren eines Bakterienwirtes durch Rekombination in das Genom der neuen Bakterienzelle eingebaut wird, wodurch diese neue Eigenschaften gewinnt.

T 14 Treuepflichten
(Vgl. auch ➔ Duldungs- und ➔ Mitwirkungspflichten)
Unter dem heute eher als antiquiert betrachteten Begriff der sich aus dem Arbeitsvertrag heraus abgeleiteten Treuepflicht des Arbeitnehmers gegenüber dem Arbeitgeber wird die Pflicht, den Verpflichtungen aus dem Arbeitsverhältnis nachzukommen, verstanden. Wie jedes Rechtsverhältnis ist auch das Arbeitsverhältnis vom Grundsatz von *„Treu und Glauben"* (§ 242 BGB) geprägt. Wegen der oftmals persönlichen Beziehungen gerade in Klein- und Mittelbetrieben (KMU) sind derartige Beziehungen dort sogar stärker, als durch rein vermögensrechtliche Austauschverträge. Daraus ergibt sich aber nicht, dass die Treuepflicht des Arbeitnehmers alle Interessen des Arbeitgebers, bis hinein in Angelegenheiten der persönlichen Lebensführung (Lebenspartnerschaft. Ess- und Suchtverhalten) oder des Freizeitverhaltens (z. B. Risikosportarten) umfasst. Ein Umstand, der bei Diskussionen zu aktuellen Fragen der *betrieblichen Gesundheitsförderung* oder Erhalt und Förderung der sog. *Beschäftigungsfähigkeit* von arbeitsrechtlichen Laien vielfach überbewertet wird. – Die aktive Teilnahme an einer betrieblich erforderlichen Rückenschulung bei Tätigkeiten mit Lastentransfer gehört dagegen zu den u. g. ➔ Mitwirkungs- und Unterstützungspflichten im Arbeitsschutz.

Zu den Treuepflichten gehört aber unzweifelhaft das Beachten originärer Verpflichtungen, wie das regelmäßige und pünktliche Erscheinen an der Arbeitsstätte, die ordnungsgemäße Verrichtung der arbeitsvertraglich geschuldeten Leistungen (nicht zu langsam oder zu flüchtig), der sorgsame Umgang mit den Betriebseinrichtungen, Arbeitsmitteln und Werkstücken und nicht zuletzt die Beachtung der in der Unterweisung (vgl. u. a. § 12 ArbSchG; § 4 BGV A1) festgelegte sog. bestimmungsgemäße Umgang mit Betriebsmitteln oder die Einhaltung der Arbeitsschutzvorschriften. Letztere sind als ➔ Mitwirkungs- oder Unterstützungspflichten in Vorschriften zum Arbeitsschutz (§§ 15 und 16 ArbSchG bzw. §§ 15 bis 17 BGV A1) gesondert normiert.
Zu den Treue- und Mitwirkungspflichten zählt daher auch z. B. die Benutzung von Persönlicher Schutzausrüstung (PSA) oder die Teilnahme an vorgeschriebenen Maßnahmen der Arbeitsmedizinischen Vorsorge. Auch die ➔ Duldung rechtlich vorgegebener, im Prinzip von der Teilnahme her aber freiwilligen Arbeitsmedizinischen Vorsorgeuntersuchungen wird diesen Pflichten zugerechnet. Bei sog. ➔ Pflichtuntersuchungen ergibt sich wegen des Beschäftigungsvorbehalts ohnehin ein faktischer Zwang, die Untersuchung zu dulden, da ansonsten arbeitsvertragliche Konsequenzen (Umsetzung an einen mit Minderverdienst verbundenen anderen

Arbeitsplatz oder eine in Ermangelung einer alternativen Tätigkeit drohende Kündigung) zu erwarten sind. Lediglich im Atomrecht (§ 12 Abs. 2 AtomG) wird zwecks Duldung der Arbeitsmedizinischen Vorsorgeuntersuchung nach StrlSchV oder RöV das Recht auf körperliche Unversehrtheit (Art. 2 Abs. 2 GG) eingeschränkt. Die sich aus dem Sozialrecht ergebenden → Mitwirkungs- und Duldungspflichten nach §§ 62 bis 65 SGB I gelten hierbei dagegen nicht, können aber in Analogieschluss herangezogen werden, insbesondere bei den Grenzen der Duldungspflicht *(Nicht duldungspflichtiger – invasiver – Eingriff)*. Hierzu zählen z. B. Blutentnahme beim → Biomonitoring oder → Impfungen nach § 15a Abs. 3 BioStoffV (anders dagegen Regelungen zur Seuchenbekämpfung nach IfSG). Hierzu bedarf es dem Grunde nach einer ausdrücklichen Zustimmung (→ Einwilligung). Aus forensischen Gründen ist zu empfehlen, derartige Einwilligungen nach entsprechender → Aufklärung schriftlich zu dokumentieren.

Die Duldung der vom Arbeitgeber geforderten → Einstellungs- und/oder → Eignungsuntersuchungen zur Personaleinsatzplanung kann nicht allein über die Treuepflicht abgeleitet werden. Ein derartiger Eingriff in die Persönlichkeitsrechte und das Recht auf körperliche Unversehrtheit bedarf der ausdrücklichen → Einwilligung/Zustimmung, wenn derartige → personalärztliche Maßnahmen über den Arbeits- bzw. Tarifvertrag oder eine Betriebsvereinbarung gefordert werden.

Quelle
Bundesministerium für Arbeit und Sozialordnung (Hrsg.): Übersicht über das Arbeitsrecht. 7. Aufl., BW-Verlag, Nürnberg, 1998

U 1 Umgang (ChemG)
Umgang ist das Herstellen einschließlich Gewinnen oder das Verwenden eines Stoffes oder einer Zubereitung i. S. v. § 3 Nr. 10 Chemikaliengesetz – ChemG.

U 2 Unfall
Vgl. → Arbeitsunfall (AU); → Strahlenunfall.

U 3 Unfallquoten
Unfallquoten dienen der Beurteilung der durchschnittlichen Unfallhäufigkeit bezogen auf die geleistete Arbeitszeit (Arbeitsunfälle je Mio. Arbeitsstunden) bzw. bezogen auf die Anzahl der → Vollarbeiter (Arbeitsunfälle je 1.000 Vollarbeiter, sog. 1.000-Mann-Quote).

U 4 Unfallverhütungsbericht – UVB/SUGA
Bericht der Bundesregierung über das Geschehen an Arbeits- (AU), Wegeunfällen und Berufskrankheiten (BK), den Maßnahmen und Aufwendungen der Träger der gesetzlichen Unfallversicherung (UVT) und der Wahrnehmung der Aufsicht der für den Arbeitsschutz zuständigen Behörden der Länder (Gewerbeaufsicht).

Daneben werden auch andere Aspekte des Krankheitsgeschehens der erwerbstätigen Bevölkerung, z. B. Art und Häufigkeit von Arbeitsunfähigkeit (AUF) aufgegriffen, weshalb auch vom *Bericht über Sicherheit und Gesundheit am Arbeitsplatz – SUGA* gesprochen wird. Gemäß § 22 SGB VII ist dieser Bericht dem Deutschen Bundestag (BT) und dem Deutschen Bundesrat (BR) jährlich vorzulegen.

U 5 Unfallverhütungsvorschrift – UVV
Unfallverhütungsvorschriften (UVV) werden gemäß § 15 SGB VII als zum staatlichen Arbeitsschutzrecht subsidiäre Rechtsvorschriften erlassen, nachdem sie vom BMAS genehmigt worden sind. Im Bereich der gewerblichen Wirtschaft heißen sie auch Berufsgenossenschaftliche Vorschriften – BGV (alte Bezeichnung VBG, z. B. VBG 100 ist jetzt BGV A4).

Die UVV'en enthalten insbesondere branchenspezifische Regelungen für Bereiche, die der Staat nicht selbst regeln will. Insoweit haben die dazu befugten Träger der gesetzlichen Unfallversicherung (UVT)/ → Unfallversicherungsträger den Status von Körperschaften des öffentlichen Rechts – K.d.ö.R (vgl. auch → Ärztekammer oder → ärztliches Berufsrecht).

Unfallverhütungsvorschriften enthalten Regelungen u. a. zu Einrichtungen, Anordnungen und Maßnahmen, die die Unternehmer im Rahmen einer wirksamen Prävention von Arbeitsunfällen, Berufskrankheiten und sonstigen arbeitsbedingten Gesundheitsgefahren zu treffen haben (§ 15 Abs. 1 Satz 1 SGB VII).

Bis zum Ende der 80er Jahre lag der Schwerpunkt der Rechtsentwicklung eher im Bereich des Unfallverhütungsrechts der Berufsgenossenschaften als im Bereich des staatlichen Arbeitsschutzrechts. Durch eine Fülle von Unfallverhütungsvorschriften wurden z. T. hochspezifische und detaillierte Vorgaben gemacht, die sowohl den Bereich des betrieblichen Arbeitsschutzes wie auch den produktbezogenen Arbeitsschutz betrafen. Mit dem Erlass von Binnenmarktrichtlinien nach Artikel 100a EGV (jetzt Artikel 95 EGV) änderte sich die Bedeutung und Tragweite von Unfallverhütungsvorschriften grundlegend.

Wegen des abschließenden Charakters der Binnenmarktrichtlinien z.B. im Bereich von Bau- und Ausrüstungsvorschriften für Maschinen konnten die bis dahin vielfältigen sicherheitstechnischen Anforderungen in Unfallverhütungsvorschriften im harmonisierten Bereich nicht länger bestehen bleiben und wurden aufgehoben.

Seither liegt die Bedeutung der Unfallverhütungsvorschriften allein im betrieblichen Arbeitsschutz, allerdings auch hier mit abnehmender Tendenz. Denn in den vergangenen Jahren sind Unfallverhütungsvorschriften mehr und mehr in die politische Diskussion um eine Entlastung der Betriebe von bürokratischen Hemmnissen geraten. Die Zahl der Unfallverhütungsvorschriften wurde im Zuge dieser Entwicklung bereits deutlich zurückgenommen und soll weiter reduziert werden. Hintergrund ist das fachlich wie politisch motivierte Bestreben, zu einer Konzentrierung und Straffung von Regelungsinhalten. Neue Vorschriften im Satzungsrecht der Unfallversicherungträger müssen sich neuerdings einer detaillierten Bedarfsprüfung unterziehen.

Quelle

Übersicht über das Arbeitsrecht/Arbeitsschutzrecht, Kap. 7 Technischer und medizinischer Arbeitsschutz, BW-Verlag Nürnberg, 2007

U 6 Unfallverhütungsvorschrift „Arbeitsmedizinische Vorsorge" (BGV A4)

Die UVV „Arbeitsmedizinische Vorsorge" (BGV A4, ehem. VBG 100) enthält Regelung zu Pflichten der Unternehmer, Versicherte wegen der Ausübung bestimmter gefährdender oder gefahrgeneigter Tätigkeiten von einem dazu besonders ➙ ermächtigten Arzt untersuchen zu lassen. Die Liste der Untersuchungsanlässe ist in der Anlage 1 zur BGV A4 aufgeführt (vgl. Anhang 10.5).

In Ergänzung zum staatlichen Arbeitsschutzrecht enthält diese UVV insbesondere Regelungen zu den ➙ Nachgehenden Untersuchungen (§§ 13, 15 und 16). Inwieweit bis auf die Regelungen zur NgU die BGV A4 im Rahmen der ➙ Rechtsreform der Arbeitsmedizinischen Vorsorge noch weiter Bestand haben wird, ist offen. Allerdings haben die UVT die Absicht, die dann ggf. restlichen Regelungen der bisher eigenständigen BGV A4 als ein Kapitel in die ➙ UVV „Grundsätze der Prävention" (BGV A1) einfließen zu lassen.

U 7 Unfallverhütungsvorschrift „Betriebsärzte und Fachkräfte für Arbeitssicherheit" (BGV A2)

Ab Januar 2005 ist bei den gewerblichen Berufsgenossenschaften schrittweise die Neufassung der Unfallverhütungsvorschrift „Betriebsärzte und Fachkräfte für Arbeitssicherheit" (BGV A2) in Kraft getreten, mit der die alten Unfallverhütungsvorschriften „Fachkräfte für Arbeitssicherheit" (BGV A6/VBG 122) und „Betriebsärzte" (BGV A7/VBG 123) ersetzt wurden.

Bei der See-BG gilt vorübergehend noch Abschnitt III „Betriebsärzte und Fachkräfte für Arbeitssicherheit" der „UVV See".

Die Reform der betriebsärztlichen und sicherheitstechnischen Betreuung geht auf die Initiative des Bundesministeriums für Arbeit und Soziales zurück, mit dem Ziel der Optimierung und Flexibilisierung insbesondere der Vorschriften für Kleinbetriebe. Für diese Betriebsgröße hatten sich die Regelungen der früheren BGV A6 und BGV A7 als nicht praxisgerecht erwiesen. In die Kritik geraten war insbesondere die Regelung unpraktikabler Minieinsatzzeiten für Betriebsärzte und Fachkräfte für Arbeitssicherheit, die den Betrieben bürokratische Lasten auflud, gleichzeitig aber ein sinnvolles Arbeiten der Arbeitsschutzexperten erschwerte und hierdurch vielfach deren Akzeptanz in den Betrieben schwächte.

Die neue der Unfallverhütungsvorschrift „Betriebsärzte und Fachkräfte für Arbeitssicherheit"

- stellt die Gefährdungsbeurteilung in den Mittelpunkt und führt eine Differenzierung der Branchen nach drei *Gefährdungsstufen* ein,
- verbreitet bzw. führt flächendeckend das betriebsärztliche bzw. sicherheitstechnische *Unternehmermodell* für Betriebe mit bis zu 50 Beschäftigten ein,
- führt eine einsatzzeitenfreie, *bedarfsorientierte* Regelbetreuung für Kleinstbetriebe mit bis zu 10 Beschäftigten ein,
- stärkt insgesamt die *Eigenverantwortung* des Unternehmers im Bereich des Arbeits- und Gesundheitsschutzes in seinem Betrieb.

Derzeit laufen die Arbeiten zu einem zweiten Reformschritt, in dem die Vorschriften der Regelbetreuung für Betriebe mit mehr als zehn Beschäftigten (Anlage 2 BGV A2). In § 7 Abs. 2 BGV A2 ist eine *Befristung* der bisherigen Vorschriften zum 31. Dezember 2008 enthalten.

Die Gesamtreform der Unfallverhütungsvorschriften ist Teil des Bürokratieabbauprogramms der Bundesregierung und greift damit auch Initiativen des Bundesrates auf (s. „Entschließung zum Bürokratieabbau" (BR-Drs. 710/04) und „Entschließung zur Flexibilisierung und Entbürokratisierung der Umsetzung des Arbeitssicherheitsgesetzes" (BR-Drs. 661/06)). Integraler Bestandteil der Reform ist die prozessbegleitende Evaluation der mit der BGV A2 für Kleinbetriebe neu eingeführten Betreuungsmodelle in der Praxis, nach deren Abschluss die Unfallversicherungsträger eine Neubewertung vorsehen.

Quelle
Übersicht über das Arbeitsrecht/Arbeitsschutzrecht, Kap. 7
Technischer und medizinischer Arbeitsschutz, BW-Verlag
Nürnberg, 2007

U 7.1 Regelbetreuung
Die Regelbetreuung nach der Unfallverhütungsvorschrift „Betriebsärzte und Fachkräfte für Arbeitssicherheit" (BGV A2) gilt für Betriebe mit mehr als 10 Beschäftigten, die nicht das alternative bedarfsorientierte Betreuungsmodell gewählt haben. Dort gelten die Einsatzzeitenregelungen der Anlage 2 BGV A2. Diese sind jeweils für die betriebsärztliche und sicherheitstechnische Betreuung in Einsatzstunden/Jahr je Beschäftigtem festgelegt. Die Einsatzzeiten unterscheiden sich nach Branchen, denen ein bestimmtes Gefährdungspotenzial zugeordnet ist. Die Anlage 2 i.V.m § 2 Abs. 3 BGV A2 ist zum 31. Dezember 2008 befristet. Mit dieser Vorgabe beabsichtigen das zuständige Bundesministerium für Arbeit und Soziales als Genehmigungsbehörde sowie die im Benehmensverfahren eingebundenen Bundesländer, der notwendigen Anschlussreform für die Regelbetreuung größerer Betriebe einen zeitlichen Rahmen zu geben. Mit der laufenden Reform werden eine Harmonisierung der Einsatzzeitenregelungen vergleichbarer Branchen sowie insgesamt eine stärkere Bedarfsorientierung und Flexibilisierung der Vorschriften angestrebt.

Quelle
Übersicht über das Arbeitsrecht/Arbeitsschutzrecht, Kap. 7
Technischer und medizinischer Arbeitsschutz, BW-Verlag
Nürnberg, 2007

U 7.2 Betreuungsmodelle, alternative nach der BGV A2
(vgl. auch Kap. 2-A-8; 2-B-4 und 2-K-5)

Zur Anwendung der Unfallverhütungsvorschrift „Betriebsärzte und Fachkräfte für Arbeitssicherheit" (BGV A2) hat der Unternehmer je nach Betriebsgröße die Wahl zwischen verschiedenen Betreuungsmodellen. Bei der Feststellung der Zahl der im Betrieb Beschäftigten werden Teilzeitkräfte mit einer durchschnittlichen Wochenarbeitszeit von nicht mehr als 20 Stunden (bzw. 30 Stunden) anteilig mit 0,5 (bzw. 0,75) berücksichtigt.

Bei Betrieben mit bis zu 10 Beschäftigten richtet sich der Umfang der betriebsärztlichen und sicherheitstechnischen Betreuung nach der BGV A2 Anlage 1. Die Betreuung stellt eine Kombination aus der Durchführung von *Grundbetreuungen* und *anlassbezogenen Betreuungen* dar. Die Grundbetreuung umfasst im Wesentlichen die Unterstützung des Arbeitgebers bei der Erstellung oder Aktualisierung der Gefährdungsbeurteilung, welche in angemessenen Zeiträumen, spätestens nach drei bzw. fünf Jahren (je nach Gefährdungseingruppierung der Branche) zu wiederholen ist. Bei der Grundbetreuung können sich Betriebsarzt und Fachkraft für Arbeitssicherheit gegenseitig vertreten, wenn die Hinzuziehung des jeweils anderen Sachverstandes durch den Erstberatenden gewährleistet ist. Darüber hinaus ist der Arbeitgeber verpflichtet, sich bei besonderen Anlässen betriebsärztlich oder sicherheitstechnisch betreuen zu lassen. Anlage 1 wie auch Anlage 3 Nr. 3 BGV A2 enthält einen nicht abschließenden *Katalog besonderer Betreuungsanlässe*, wie z.B. die Planung von Betriebsanlagen, die Einführung neuer Arbeitsmittel mit erhöhtem Gefährdungspotenzial oder die Einführung neuer Arbeitsverfahren.

Hinweis
Ein besonderer Anlass für die Betreuung durch einen Betriebsarzt stellt die Erforderlichkeit der Durchführung arbeitsmedizinischer Untersuchungen dar.

Als weitere Neuheit enthält die BGV A2 in Anlage 1 eine ausdrückliche *Pooling-Regelung*; hiernach können sich Arbeitgeber, soweit die Möglichkeiten zur Organisation im Betrieb nicht ausreichen, zur gemeinsamen Nutzung betriebsärztlicher und sicherheitstechnischer Regelbetreuung zusammenschließen. Hiermit soll der Arbeits- und Gesundheitsschutz in Kleinsteinheiten befördert und die Netzwerkbildung zum Thema angeregt werden.

Hinweis
Bei allen alternativen Betreuungsmodellen *muss* der Arbeitgeber (Unternehmer) einen Vertrag mit einem Betriebsarzt zur Durchführung der sog. anlassbezogenen *Bedarfsbetreuung* abschließen.

Quelle
Übersicht über das Arbeitsrecht/Arbeitsschutzrecht, Kap. 7 Technischer und medizinischer Arbeitsschutz, BW-Verlag Nürnberg, 2007

U 7.3 Unternehmermodell
Anlage 3 BGV A2 sieht eine alternative bedarfsorientierte betriebsärztliche und sicherheitstechnische Betreuung vor. Dieses sog. *Unternehmermodell* kann in Betrieben mit weniger als 51 Beschäf- tigten (variierend; einige Berufsgenossenschaften haben eine niedrigere Schwellenzahl festgelegt) gewählt werden, wenn der Unternehmer aktiv in das Betriebsgeschehen eingebunden ist. Das Unternehmermodell besteht aus Motivations- und Informationsmaßnahmen, Fortbildungsmaßnahmen und der Inanspruchnahme der bedarfsorientierten Betreuung. Der Umfang der – branchenneutralen wie auch branchenspezifischen – Informationsmaßnahmen sowie die Länge der Fortbildungsintervalle bemessen sich nach der Gefährdungseingruppierung für die jeweilige Branche nach Maßgabe der BGV A2. Die Motivations- und Informationsmaßnahmen sollen den Unternehmer in die Lage setzen, selbst über den Zeitpunkt und den Umfang einer externen Betreuung entscheiden zu können. Erforderlichenfalls schaltet der Unternehmer den Betriebsarzt oder die Fachkraft für Arbeitssicherheit bei der Erstellung und Aktualisierung der Gefährdungsbeurteilung ein. In jedem Falle ist er zur Inanspruchnahme externer Betreuung bei besonderen Anlässen verpflichtet, die in Anlage 3 Nr. 3 BGV A2 in einem nicht abschließenden Katalog aufgeführt sind.

Quelle
Übersicht über das Arbeitsrecht/Arbeitsschutzrecht, Kap. 7 Technischer und medizinischer Arbeitsschutz, BW-Verlag Nürnberg, 2007

U 7.4 Sonderfall Kompetenzzentren
Die Unfallverhütungsvorschriften BGV A2 der BG Nahrungsmittel und Gaststätten sowie der Großhandels- und Lagerei-BG sehen als Sonderfall der

alternativen bedarfsorientierten betriebsärztlichen und sicherheitstechnischen Betreuung von Kleinstbetrieben mit bis zu 10 Beschäftigten die Betreuung durch Kompetenzzentren vor. Damit reagieren die genannten Berufsgenossenschaften auf die spezifische strukturelle Situation ihrer Branchen, wie eine besonders hohe Fluktuation oder überdurchschnittliche Sprach- und Verständnisprobleme der Betriebsinhaber.

Quelle
Übersicht über das Arbeitsrecht/Arbeitsschutzrecht, Kap. 7 Technischer und medizinischer Arbeitsschutz, BW-Verlag Nürnberg, 2007

U 8 Unfallverhütungsvorschrift „Grundsätze der Prävention" (BGV A1)
Die Unfallverhütungsvorschrift „Grundsätze der Prävention" BGV A1 ist die Grundlage der Prävention in den Betrieben. Sie enthält in Anlehnung an das Arbeitsschutzgesetz die grundlegenden Anforderungen (Rechte und Pflichten) an Unternehmer und Versicherte für die Gestaltung des betrieblichen Arbeits- und Gesundheitsschutzes. Als Basisbestimmung folgt sie dem Grundverständnis, ein einheitliches zusammenhängendes Vorschriften- und Regelwerk aus staatlichen Arbeitsschutzvorschriften und Unfallverhütungsvorschriften zu entwickeln. Wesentlicher Bestandteil der BGV A1 ist die Verklammerung von staatlichem Arbeitsschutzrecht mit dem Unfallverhütungsrecht der Berufsgenossenschaften. Diese Verknüpfung erfolgt rechtstechnisch durch § 2 Abs. 1 BGV A1. Danach ist der Unternehmer verpflichtet, bei seinen Maßnahmen zur Prävention sowohl Unfallverhütungsvorschriften als auch staatliche Arbeitsschutzvorschriften zu beachten. Welche Vorschriften des staatlichen Rechts gemeint sind, ergibt sich aus dem in der Anlage 1 zur BGV A1 aufgelisteten – inhaltlich nicht abschließend formulierten – Vorschriftenkatalog. Durch Anwendung dieser Rechtstechnik in Form einer *Bezugnahme- oder Verweistechnik* werden inhaltsgleiche Doppelregelungen vermieden und zugleich die beiden Regelungsebenen enger zusammengeführt. Die in der Anlage 1 der UVV aufgeführten staatlichen Rechtsvorschriften werden durch die Bezugnahme unmittelbar zum Gegenstand der BGV A1 und damit zu unfallversicherungsrechtlichen Pflichten.
Die Aufsichtsdienste der UVT erhalten über BGV A1 die Möglichkeit, im Rahmen ihrer Überwachung

auch auf staatliches Arbeitsschutzrecht zurückzugreifen.

Ebenso wie das staatliche Recht enthält die BGV A1 nur die zentralen Regelungen zur Gewährleistung von Sicherheit und Gesundheit in den Betrieben, Verwaltungen und sonstigen Einrichtungen. Sie verzichtet weitgehend auf Details und formuliert stattdessen schutzzielorientierte Anforderungen. Die BGV A1 wird durch nur noch wenige spezielle Unfallverhütungsvorschriften ergänzt sowie durch rechtlich unverbindliche *Regeln für Sicherheit und Gesundheit* (BGR) konkretisiert.

Die BGV A1 trifft wesentliche Festlegungen zur Organisation des betrieblichen Arbeits- und Gesundheitsschutzes sowie zu den Verantwortlichkeiten von Unternehmern und Versicherten. Dem vorangestellt ist eine Bestimmung zum Geltungsbereich von Unfallverhütungsvorschriften, die klar macht, dass UVV'en auch für Versicherte von Fremdunternehmen z.B. Zeitarbeitsfirmen, sowie für Unternehmer und Versicherte ausländischer Unternehmen gelten, die in Deutschland eine Tätigkeit ausüben.

Das zweite Kapitel „Pflichten des Unternehmers" wurde in enger Anlehnung an das Arbeitsschutzgesetz formuliert. Hervorzuheben ist die Grundpflicht des § 2 Abs. 1, alle Arbeitsschutzvorschriften heranzuziehen, in denen erforderliche Maßnahmen des Arbeitsschutzes näher bestimmt sind. Dies sind staatliche Arbeitsschutzvorschriften, die BGV A 1 selbst sowie einige weitere Unfallverhütungsvorschriften.

Die BGV A 1 weist in einer eigenen Bestimmung die Pflicht zur Gefährdungsbeurteilung einschließlich der Dokumentation (§ 3) aus. Sie legt die Pflicht des Unternehmers fest, die Versicherten zu unterweisen und diese Unterweisung zu dokumentieren (§ 4 Abs. 1). Ferner verpflichtet sie Unternehmer, die *Fremdfirmen* in ihrem Betrieb einsetzen, diese bei deren Gefährdungsbeurteilung (§ 5 Abs. 3) zu unterstützen. Konkret bedeutet dies, dass der Unternehmer sein Wissen zu betriebsspezifischen Gefährdungen und die für den Arbeitsschutz relevanten Gegebenheiten seines Unternehmens an den Auftragnehmer (Fremdfirma) weitergeben muss.

Bei besonderen Gefahren muss er die Überwachung der Tätigkeit durch einen *Aufsichtsführenden* sicherstellen. Über dessen Bereitstellung müssen sich die beteiligten Unternehmer abstimmen. Unternehmer, deren Mitarbeiter am selben Arbeitsplatz tätig werden, z. B. auf Bau- oder Montagestellen, müssen sich in Bezug auf die notwendigen Schutzmaßnahmen abstimmen (§ 6 Abs. 1 Satz 1).

Weitere Anforderungen betreffen die fachliche und persönliche Befähigung (→ Eignung/→ Tauglichkeit) von Versicherten bei der Übertragung von Aufgaben (§§ 7, 13), die gemeinschaftliche Ausführung gefährlicher Arbeiten durch mehrere Personen (§ 8) sowie Zutritts- und Aufenthaltsverbote (§ 9).

Allerdings gelten die Bestimmungen der BGV A1 und generell aller anderen Unfallverhütungsvorschriften nicht vorbehaltlos. Der Unternehmer kann bei der Berufsgenossenschaft im Einzelfall Ausnahmen mit Aussicht auf Erfolg schriftlich beantragen, wenn er eine andere ebenso wirksame Maßnahme trifft (vgl. auch → untergesetzliches Regelwerk) oder die Durchführung der Vorschriften im Einzelfall zu einer unverhältnismäßigen Härte führen würde und die Abweichung mit dem Schutz der Versicherten vereinbar ist (§ 14 Abs. 1 Satz 1). Das dritte Kapitel der BGV A1 beschreibt die mit den Unternehmerpflichten korrespondierenden Pflichten der Versicherten (§§ 15 - 18). Im vierten Kapitel werden u.a. bisher in eigenständigen Unfallverhütungsvorschriften geregelte Sachverhalte unter dem Dach der BGV A1 zusammengefasst. Dies betrifft insbesondere den Bereich der

- *Ersten Hilfe*, einschließlich der Zahl und Ausbildung der Ersthelfer
  sowie die Bereitstellung und Benutzung
- *persönlicher Schutzausrüstungen* (PSA).

Für den Bereich der öffentlichen Hand (GUV/BUK) haben die zuständigen Unfallversicherungsträger inzwischen mit der GUV-VA1 eine der BGV A1 entsprechende, inhaltsgleiche Grundlagenvorschrift erlassen.

Quelle

Übersicht über das Arbeitsrecht/Arbeitsschutzrecht, Kap. 7 Technischer und medizinischer Arbeitsschutz, BW-Verlag Nürnberg, 2007

U 9 Unfallversicherung, gesetzliche (gUV)
(vgl. Kap. 2-G-14)

U 10 Unfallversicherungsträger (UVT, Träger der gUV)
Träger der gesetzlichen Unfallversicherung – gUV sind (Rechtsstand: 30.04.2007):

- 26 gewerbliche Berufsgenossenschaften (BG),
- 33 Unfallversicherungsträger der öffentlichen Hand (GUV/BUK) und
- 9 landwirtschaftliche Berufsgenossenschaften (LBG).

Die Organisationsstruktur der gewerblichen Berufsgenossenschaften hat ihre Wurzeln in den Wirtschaftsstrukturen des ausgehenden 19. Jahrhunderts.

Im Zuge der Neuorganisation der UVT wird es künftig (voraussichtlich 1. Juli 2007) nur noch 9 gewerbliche Berufsgenossenschaften (BG) geben, die sich mit ihrem Dachverband „Hauptverband der gewerbliche Berufsgenossenschaften – HVBG" und dem Dachverband der Unfallversicherungträger der öffentlichen Hand – BUK zu einer neuen Organisationsstruktur zusammenschließen mit der Bezeichnung:

Deutsche Gesetzliche Unfallversicherung e. V. – DGUV

Nach der *Kaiserlichen Botschaft* von 1884 war im Zuge der Sozialgesetzgebung Bismarcks die gesetzliche Unfallversicherung mit dem Ziel eingeführt worden, die bis dahin verschuldensabhängige persönliche Haftung des Arbeitgebers bei Arbeitsunfällen durch ein beitragsfinanziertes verschuldensunabhängiges Versicherungssystem (*Ablösung der Unternehmerhaftpflicht* – § 618 BGB zugunsten einer *Gefährdungshaftung*) zu ersetzen, womit der Arbeitgeber „entkriminalisiert" wurde. Seither gilt das Prinzip der umlagefinanzierten Unfallversicherung bei gleichzeitiger branchenbezogener Streuung des Risikos.

Der Präventionsauftrag (§ 1 SGB VII) wurde flankiert durch das Recht, subsidiär für den Staat autonomes Recht, nämlich ➔ „*Unfallverhütungsvorschriften* – UVV" zu erlassen (§ 15 SGB VII), zu erläutern (BGI, BGG o. ä.) und deren Einhaltung mit einem *Technischen Aufsichtsdienst* – TAD zu überwachen (Duales System). Seit dem Einigungsvertrag und der Arbeitsschutz-Rahmenrichtlinie der EU um 1990 hat sich ein Paradigmenwechsel ergeben, da infolge der Umsetzungspflicht der EU-RL in einheitliches nationales Recht, die Schaffung von mehr branchenorientierten Einzelregelungen in Form der UVV'en nicht mehr zeitgemäß und praktikabel wurde. Mit den vorrangig geltenden staatlichen Regelungen, wie dem Arbeitsschutzgesetz und den darauf gestützten Verordnungen wurde ein Großteil der UVV'en hinfällig und im Rahmen einer Deregulierung aufgehoben.

In jüngerer Zeit führen die Strukturveränderungen in der Wirtschaft und bei den Berufsbildern zu deutlich spürbaren Verschiebungen bei den Mitgliederbeständen und zu Verwerfungen bei den Altlasten der gewerblichen Berufsgenossenschaften. Einzelne Träger sind dadurch in ihrer Handlungsfähigkeit gefährdet. Derzeit laufen Arbeiten über eine *Neuorganisation der gesetzlichen Unfallversicherung*, sowohl strukturell (vgl. oben) als auch auf gesetzlicher Basis (SGB VII).

Quellen

Übersicht über das Arbeitsrecht/Arbeitsschutzrecht, Kap. 7 Technischer und medizinischer Arbeitsschutz, BW-Verlag Nürnberg, 2007

Giesen, T., Zerlett, G.: Berufskrankheiten und medizinischer Arbeitsschutz – Ergänzbare Ausgabe mit Rechtsvorschriften, Merkblättern, Statistiken, sozialgerichtlichen Entscheidungen und Hinweisen zu § 9 Abs. 2 SGB VII, 7. Auflage, 46. Lfg. (Oktober 2006), Kohlhammer, Stuttgart, Berlin, Köln, 1988/2007

U 11 Ungezielte Tätigkeiten (BioStoffV)

Vgl. ➔ Tätigkeit i. S. d. BioStoffV.

Die medizinische Untersuchung von Menschen und Tieren ist immer eine ungezielte Tätigkeit i. S. d. BioStoffV. Diagnostische und therapeutische Verfahren sowie die Pflege kranker Menschen und Tiere ist grundsätzlich mindestens der ➔ Schutzstufe 2 zuzuordnen.

U 12 Unmittelbarer Hautkontakt (GefStoffV)

Nach TRGS 401 (TRGS 150 wurde aufgehoben) gilt als unmittelbarer Hautkontakt die direkte Berührung der Haut durch Stoffe oder Zubereitungen in fester oder flüssiger Form bzw. die Berührung der Haut bei Durchdringung der Kleidung (vgl. ➔ Dermale Exposition). Eine Quantifizierung des Hautkontaktes und die Bewertung seiner gesundheitlichen Relevanz ist bei systemisch wirkenden Stoffen über ➔ Biomonitoring möglich. Bei Stoffen, für die biologische Grenzwerte (z. B. alter BAT oder neuer BGW) nicht vorliegen, ist die Entscheidung nach arbeitsmedizinischer und sicherheitstechnischer Beurteilung des Sachverhaltes zu treffen.

Gasförmige Stoffe (Dämpfe) können bei Hautkontakt im Einzelfall ebenfalls arbeitsmedizinische Bedeutung erlangen, wie z. B. in Form des aerogenen Kontaktekzems durch Epoxidharzchemikalien (vgl. Kap. 5.16).

U 13 Untersuchung, arbeitsmedizinische

Ärztliche Untersuchung durch einen Arzt mit ➔ arbeitsmedizinischer Fachkunde im Hinblick auf eine berufliche Tätigkeit zum Erkennen bzw. zum Ausschluss (Auschlussdiagnostik) ➤ arbeitsbedingter Erkrankungen einschließlich der ➤ Berufskrankheiten (➤ Vorsorge) oder zum Ausschluss anlagebedingter (ererbter) bzw. erworbener Vorschäden, die für die untersuchte Person ein besonderes gesundheitliches Risiko darstellen (Individualprävention, gesundheitliche Eignung).

Hinweis

Im Rahmen der Diskussion zur sog. *„Untersuchungsmedizin"* ist darauf hinzuweisen, dass bereits das Erheben z. B. der *Beschwerdeanamnese* und der sich daran anschließenden Beratung eine ärztliche Untersuchung ist. Insoweit entspringt der Ruf nach mehr *„Beratungsmedizin"* im Arbeitsschutz mehr einem laienhaften Verständnis des Begriffes „Untersuchung".

U 14 Untersuchung auf Grund von Betriebsvereinbarungen oder Tarifverträgen

Nach § 88 Betriebsverfassungsgesetz (BetrVerfG) und analoger Regelungen im Personalvertretungsgesetz können der Arbeitgeber und die Vertretung der Arbeitnehmerschaft (Betriebsrat/Personalrat) Vereinbarungen treffen, die dann faktisch zum Inhalt des Arbeitsvertrages werden und somit den damit verbundenen ➤ *Treuepflichten* unterliegen. Ähnlich verhält es sich mit den Tarifverträgen, wenn für ganze Branchen bestimmte ärztliche Untersuchungen (z. B. Einstellungs- oder Eignungsuntersuchungen) von den Tarifvertragsparteien vereinbart werden, z. B. nach § 7 Bundes-Angestellten-Tarif – BAT:

„§ 7 Ärztliche Untersuchung
(1) Der Angestellte hat auf Verlangen des Arbeitgebers vor seiner Einstellung seine körperliche Eignung (Gesundheitszustand und Arbeitsfähigkeit) durch das Zeugnis eines vom Arbeitgeber bestimmten Arztes nachzuweisen.
(2) Der Arbeitgeber kann bei gegebener Veranlassung durch einen Vertrauensarzt oder das Gesundheitsamt feststellen lassen, ob der Angestellte dienstfähig oder frei von ansteckenden Krankheiten ist. Von der Befugnis darf nicht willkürlich Gebrauch gemacht werden.
(3) Angestellte, die besonderen Ansteckungsgefahren ausgesetzt oder in gesundheitsgefährdenden Betrieben beschäftigt sind, sind in regel-

mäßigen Zeitabständen ärztlich zu untersuchen. Angestellte, die mit der Zubereitung von Speisen beauftragt sind, können in regelmäßigen Zeitabständen ärztlich untersucht werden.
(4) Die Kosten der Untersuchung trägt der Arbeitgeber. Das Ergebnis der ärztlichen Untersuchung ist dem Angestellten auf seinen Antrag bekannt zu geben."

Auf der Basis von Betriebsvereinbarungen oder Tarifverträgen werden in zahlreichen Branchen oder größeren Unternehmen Vereinbarungen zu bestimmten ärztlichen Untersuchungen der Arbeitnehmer getroffen, die nach den verschiedenen Rechtsvorschriften des Staates oder der UVT ansonsten nicht zwingend vorgeschrieben wären (vgl. Anhang 10.1). Solche Untersuchungsanlässe können sein:
- Einstellungsuntersuchungen,
- Eignungsuntersuchungen (z.B. Bildschirmarbeit – G 37, Schicht- u. Nachtarbeit),
- Vorsorgeuntersuchungen bei Umgang mit gefährlichen oder biologischen Stoffen, auch wenn wegen Unterschreitung der Grenzwerte diese weder zu veranlassen noch anzubieten wären,
- Feststellung der Befähigung bzw. Arbeitsfähigkeit nach § 7 Abs. 2 i. V. m. § 15 Abs. 2 und 3 UVV „Grundsätze der Prävention" (BGV A 1) – Nachweis bzw. Ausschluss von Alkohol-, Medikamenten- oder Drogeneinfluss am Arbeitsplatz.

Als Besonderheit gegenüber den anderweitig rechtlich geregelten Pflicht- oder Angebotsuntersuchungen unterliegen derartige Untersuchungen nicht den üblichen Regularien, insbesondere ist für deren Durchführung, auch wenn dabei die berufsgenossenschaftlichen Grundsätze für arbeitsmedizinische Vorsorgeuntersuchungen angewandt werden, eine berufsgenossenschaftliche oder staatliche Ermächtigung nicht erforderlich.

U 15 Untersuchung auf Wunsch des Beschäftigten

Artikel 14 Abs. 2 der Rahmenrichtlinie 89/391/EWG der Europäischen Union schreibt vor, dass die Mitgliedsstaaten in ihren nationalen Regelungen Vorschriften zu arbeitsmedizinischen Vorsorgeuntersuchungen auf eigenen Wunsch der Arbeitnehmer vorsehen.

Die Umsetzung im nationalen Recht findet sich in verschiedenen Regelungen, nach denen der Arbeitgeber solche Untersuchungen zu ermöglichen

(Recht auf Untersuchung) oder anzubieten (sog. ➡ Angebotsuntersuchung – vgl. auch Kap. 2-A-10) hat:

15.1 Recht auf Untersuchung

1.1   Recht auf Untersuchung nach § 11 ArbSchG,
1.2   Recht auf Untersuchung nach § 6 Abs. 3 ArbZG,
1.3   Recht auf Untersuchung nach § 34 JArbSchG,
1.4   Recht auf Untersuchung nach § 7 Abs. 1 UVV „Arbeitsmedizinische Vorsorge (BGV A4).

15.2 Angebotsuntersuchung

2.1   Bildschirmarbeitsverordnung (§ 6 Abs. 1),
2.2   Gefahrstoffverordnung, und zwar:
2.2.1 § 16 Abs. 3 Nr. 1 i. V. m. Anhang V, Teil 1 (bei Exposition),
2.2.2 § 16 Abs. 3 Nr. 2 i. V. m. Anhang V, Teil 2.2 (Tätigkeiten),
2.2.3 § 16 Abs. 3 i. V. m. § 15 Abs. 2 Satz 1 Nr. 4 (krebserzeugende Stoffe),
2.2.4 § 16 Abs. 4 (bei Erkrankungen),
2.3   Biostoffverordnung (BioStoffV) – (§ 15a i. V. m. Anhang IV), und zwar:
2.3.1 § 15a Abs. 2 (Nachuntersuchung am Ende der Tätigkeit),
2.3.2 § 15a Abs. 3 (bei allen Tätigkeiten, außer bei ausreichendem Impfschutz),
2.3.3 § 15a Abs. 6 (bei Erkrankungen),
2.4   Gentechnik-Sicherheitsverordnung (GenTSV), und zwar:
2.4.1 wie in der BioStoffV (vgl. 2.3),
2.4.2 § 12 Abs. 5,
2.4.3 § 12 Abs. 8,
2.5   Lärm- und Vibrations-Arbeitschutzverordnung (LärmVibrationsArbSchV),
2.5.1 § 14 Abs. 3 Nr. 1 (Lärm),
2.5.2 § 14 Abs. 3 Nr. 2 (Vibrationen),
2.5.3 § 14 Abs. 4 (Erkrankungen).

Derartige Untersuchungen können sowohl als allgemeine wie auch als spezielle arbeitsmedizinische Vorsorgeuntersuchung oder auch als Eignungsuntersuchung (z. B. § 6 Abs. 3 ArbZG; § 6 Abs. 1 BildscharbV) durchgeführt werden. Sie dienen ausschließlich der Beratung des Arbeitnehmers und haben ohne dessen ausdrückliche Einwilligung keine arbeitsrechtlichen Konsequenzen (z. B. eine Beschäftigungsvoraussetzung oder ein Beschäftigungsverbot).

Die individuelle betriebsärztliche Beratung des Arbeitnehmers sowie die des Arbeitgebers führt über diesen Zusammenhang oftmals für die untersuchte Person zu einer innerbetrieblichen Umsetzung an einen weniger gefährlichen oder gefährdenden Arbeitsplatz, wenn die Maßnahmen zur Verbesserung des objektiven Arbeitsschutzes ausgeschöpft sind oder durch die Art der Tätigkeit eine Gefährdung, z. B. durch Allergene (Mehl, Tierhaare, etc.), unvermeidbar ist (Allergenkarenz).

Weiterhin ist es in Wahrung der ➡ ärztlichen Schweigepflicht *nicht zulässig*, dem Arbeitgeber (vgl. dagegen. ➡ Pflichtuntersuchungen) eine ➡ Ärztliche Bescheinigung über das ➡ *Ergebnis der Untersuchung* zu übermitteln. Eine Ausnahme ist nur dann gerechtfertigt, wenn die auf eigenen Wunsch untersuchte Person ausdrücklich, d. h. i. d. R. schriftlich mit der Weitergabe des Untersuchungsergebnisses an Dritte, insbesondere an den Arbeitgeber einverstanden ist.

Eine Variante der o. g. Beratungsfunktion enthält die Regelung in § 6 des Arbeitszeitgesetzes (ArbZG). Danach hat der Arbeitgeber den bei ihm beschäftigten Nachtarbeitnehmern *arbeitsmedizinische* Untersuchungen zu ermöglichen.

Werden bei dieser ➡ Eignungsuntersuchung entsprechend der Kriterien der Empfehlung des Bundesministeriums für Arbeit und Soziales (ehem. BMA) *gesundheitliche Bedenken* geäußert, kann sich der Arbeitnehmer bei Vorlage einer entsprechenden Bescheinigung in eine Tagschicht versetzen lassen (§ 6 Abs. 4 a ArbZG – vgl. dazu *Anhaltspunkte zur Durchführung der arbeitsmedizinischen Untersuchung von Nachtarbeitnehmern* – vgl. auch Kap. 9.5).

U 16 Untersuchungsbefund

Der Untersuchungsbefund ist schriftlich festzuhalten (z. B. § 15 Abs. 4 Nr. 1 GefStoffV bzw. BioStoffV). Er ist Bestandteil der ➡ Gesundheitsakte und unterliegt als Sozialgeheimnis der strikten ➡ ärztlichen Schweigepflicht.

Er darf insbesondere dem Arbeitgeber, Vorgesetzten oder den Mitarbeitern nicht offenbart werden. Der Untersuchungsbefund darf auch nicht in die vom Arbeitgeber zu führende ➡ Vorsorgekartei gelangen.

Vom Untersuchungsbefund ist das Ergebnis der Untersuchung (➡ Untersuchungsergebnis) zu unterscheiden, welches in bestimmten Fällen der Arbeitgeber auf einer ➡ ärztlichen Bescheinigung erhält und dann von ihm in der ➡ Vorsorgekartei zu vermerken oder abzulegen ist.

U 17 Untersuchungsergebnis

Das Ergebnis der Untersuchung, und zwar ob oder ob keine gesundheitlichen Bedenken gegen die Aufnahme oder Fortsetzung der gefährdenden Tätigkeit bestehen, wird in der arbeitsmedizinischen Praxis standardisiert dokumentiert, und zwar durch Verwendung einer der folgenden Formulierungen auf der ➙ Ärztlichen Bescheinigung (z. B. durch Ankreuzen eines Kästchens) über das Untersuchungsergebnis:

1. keine gesundheitlichen Bedenken,
2. keine gesundheitlichen Bedenken unter bestimmten Voraussetzungen,
3. befristete gesundheitliche Bedenken,
4. dauernde gesundheitliche Bedenken.

Im Falle von 2.) sind Hinweise z. B. auf Arbeitsplatzsanierung, das konsequente Tragen von persönlicher Schutzausrüstung (PSA) oder geänderte Arbeitsweisen (Arbeitsplatzhygiene) möglich.

Im Falle von 3.) ist die Dauer der Befristung und der Termin für eine verkürzte ➙ Nachuntersuchung festzulegen.

Die Gründe, die ärztlicherseits zur Befristung geführt haben (z. B. Vorlage eines ergänzenden Untersuchungsbefundes nach §§ 15 Abs. 3 Satz 3 GefStoffV oder BioStoffV bzw. § 13 Abs. 4 Satz 3 LärmVibrationsArbSchV oder Erfolg einer hausärztlichen Behandlung einer vom ➙ beauftragten Arzt festgestellten Erkrankung), darf die ➙ Ärztliche Bescheinigung nicht enthalten.

Ist dagegen der Grund für eine Befristung der Zeitraum bis zur erfolgreichen Sanierung des Arbeitsplatzes, so ist dies mit der Empfehlung, die ➙ Gefährdungsbeurteilung zu wiederholen, auf der ➙ Ärztlichen Bescheinigung zu vermerken.

Der § 15 Abs. 4 Nr. 3 GefStoffV bzw. BioStoffV sowie § 13 Abs. 5 Nr. 3 LärmVibrationsArbSchV legt fest, dass dem Beschäftigten darüber eine Bescheinigung auszustellen ist, ob und inwieweit gegen die Ausübung der Tätigkeit gesundheitliche Bedenken (gB) bestehen.

Der § 15 Abs. 4 Nr. 4 GefStoffV bzw. BioStoffV sowie § 13 Abs. 5 Nr. 4 LärmVibrationsArbSchV legt fest, dass bei ➙ Pflichtuntersuchungen der Arbeitgeber eine Kopie der Bescheinigung nach Nr. 3 erhält.

Ansonsten unterliegt auch das Untersuchungsergebnis grundsätzlich der ärztlichen ➙ Schweigepflicht. Dies gilt insbesondere für alle sog. ➙ Angebotsuntersuchungen oder ➙ Untersuchungen auf Wunsch des Beschäftigten.

U 18 Unterweisung

Der Arbeitgeber hat die Beschäftigten zu unterweisen und zwar so, dass sie eine Gesundheitsgefährdung als solche erkennen und darauf sachgerecht reagieren können (§ 12 ArbSchG).

Voraussetzung für eine regelgerechte Unterweisung ist daher die genaue Ausrichtung auf die individuelle Arbeitssituation. Eine Unterweisung muss so angelegt sein, dass der Adressat (ggf. in der Landessprache) ihren Sinngehalt zutreffend erfassen und in sicherheitsgerechtes Verhalten umsetzen kann (Verhaltensprävention).

Aufgrund der zunehmenden Verbreitung neuer, meist elektronischer Medien am Arbeitsplatz gewinnt auch die Anwendung und Durchführung computerunterstützter Unterweisung mehr und mehr an Bedeutung. Der Länderausschuss für Arbeitsschutz und Sicherheitstechnik (LASI) hat hierzu Eckpunkte mit Anwendungshinweisen erarbeitet. Danach wird die computerunterstützte Unterweisung als ein Mittel zu mehr Effizienz grundsätzlich begrüßt. Allerdings wird eine nachhaltige Motivation der Beschäftigten für den Arbeitsschutz nur im Rahmen eines persönlichen Gesprächs zu erzielen sein und lässt sich durch den Einsatz neuer Medien allein wohl nicht erreichen. Generell hat sich die Anwendung interaktiver Medien bei der Unterweisung an folgenden Gesichtspunkten zu orientieren:

1. Die unterwiesene Person muss eindeutig identifizierbar sein.
2. Die Unterweisung muss in ihrer Sprache und im Lichte des vorausgesetzten Bildungsstandes und der Komplexität der Lerneinheiten an den Adressaten angepasst sein.
3. Eine Erfolgskontrolle und Dokumentation der vermittelten Inhalte sind erforderlich.
4. Auch bei einer computergestützten Unterweisung muss sichergestellt sein, dass der Adressat Gelegenheit hat, Rückfragen zu stellen.

Zu besonders gefährlichen Arbeitsbereichen dürfen nur entsprechend speziell dazu unterwiesene Beschäftigte Zugang haben (§ 9 Abs. 1 ArbSchG). Ferner hat der Arbeitgeber für Beschäftigte, die einer unmittelbaren erheblichen Gefahr ausgesetzt sind oder sein können, besondere Vorkehrungen und Schutzmaßnahmen zu treffen (§ 9 Abs. 2 und 3 ArbSchG).

Schließlich enthält das Arbeitsschutzgesetz in § 10 eine Verpflichtung des Arbeitgebers, Maßnahmen zur Ersten Hilfe, zur Brandbekämpfung und zur Evakuierung in Notfällen zu treffen. Auch das ist Inhalt der Unterweisung.

Quelle

Übersicht über das Arbeitsrecht/Arbeitsschutzrecht, Kap. 7 Technischer und medizinischer Arbeitsschutz, BW-Verlag Nürnberg, 2007

U 19 Unterweisung nach § 14 Abs. 3 GefStoffV, § 12 Abs. 2a BioStoffV bzw. § 11 Abs. 3 LärmVibrationsArbSchV

Im Rahmen der → Unterweisung der Beschäftigten nach § 14 Abs. 3 GefStoffV, § 12 Abs. 2a BioStoffV bzw. § 11 Abs. 3 LärmVibrationsArbSchV ist eine → arbeitsmedizinisch-toxikologische Beratung (GefStoffV) bzw. eine → allgemeine arbeitsmedizinische Beratung der Beschäftigten vorzunehmen, soweit das aus arbeitsmedizinischen Gründen für erforderlich gehalten wird (vgl. dazu auch Kap. 2-A-19 oder 2-B-8). Diese kollektive Beratung ist zu unterscheiden von der → individuellen Beratung, die Bestandteil der → arbeitsmedizinischen Vorsorge (untersuchung) ist. Ort, Zeitpunkt und Umfang dieser → kollektiven arbeitsmedizinischen Beratung ist in dem unter Anhang 10.11 genannten Vertrag mit dem → beauftragten Arzt festzulegen.

Hinweis

Zur Wahrnehmung der Aufgabe einer allgemeinen arbeitsmedizinischen Beratung nach § 12a Abs. 2 BioStoffV oder § 11 Abs. 3 LärmVibrationsArbSchV bzw. der arbeitsmedizinisch-toxikologischen Beratung nach § 14 Abs. 3 GefStoffV ist mit dem Arzt nach §§ 15 Abs. 3 BioStoffV bzw. GefStoffV oder nach § 13 Abs. 4 LärmVibrationsArbSchV ein besonderer → *Dienstleistungsvertrag* abzuschließen. Die Bestimmung zur Beauftragung nach §§ 15 Abs. 3 BioStoffV bzw. GefStoffV oder nach § 13 Abs. 4 LärmVibrationsArbSchV ist lediglich auf die Durchführung der arbeitsmedizinischen Vorsorge*untersuchung* beschränkt.

In der Unterweisung sind die Beschäftigten über spezifische Gefahren beim Umgang mit Gefahrstoffen oder biologischen Arbeitsstoffen in ihrem Arbeitsbereich sowie über Schutzmaßnahmen und Verhaltensregeln zur Abwendung dieser Gefahren zu informieren. Inhalt der Unterweisung sind die Themen, die gemäß Nr. 1.2 der TRGS 555 bzw. Nr. 5.3 der TRBA 500 Gegenstand der Betriebsanweisung sind (vgl. TRGS 555, Nr. 2 u. TRBA 500, Nr. 5.1 Abs. 2). Darüber hinaus kann die Behandlung folgender Themen erforderlich sein:

Hinweise auf
– Angebotsuntersuchungen sowie
– Impfungen im Falle der BioStoffV oder GenTSV, auf neue oder geänderte
– Betriebsverfahren,
– Betriebsanlagen,
– Arbeitsmittel,
– Arbeitsverfahren und
– Arbeitsschutzvorschriften. Hinweise auf
– Verwendungs- und
– Beschäftigungsbeschränkungen, z. B. der Hinweis an Arbeitnehmerinnen, dass im Falle der Schwangerschaft der Arbeitsplatz ungeeignet ist, oder der Hinweis auf
– Umgangsverbote für Jugendliche (§ 22 JArbSchG) sowie
– Schlussfolgerungen aus aktuellen Unfallereignissen.

V 1 Verfahrens- und stoffspezifische Kriterien (VSK)

Verfahrens- und stoffspezifische Kriterien (VSK) beschreiben für definierte Tätigkeiten mit Gefahrstoffen den Stand der Technik, der Arbeitshygiene und der Schutzmaßnahmen unter Berücksichtigung der Art, des Ausmaßes und der Dauer der inhalativen und der dermalen Exposition, sowie der Brand- und Explosionsgefahren.

V 2 Verminderte Erwerbsfähigkeit (gRV)

Das Risiko der Invalidität vor Erreichen der Altersgrenze wird durch die Renten wegen verminderter Erwerbsfähigkeit abgedeckt. Die traditionelle Aufteilung in Renten wegen
→ Berufsunfähigkeit (BU) und
→ Erwerbsunfähigkeit (EU)
wurde mit der Rentenreform zum 1. Januar 2001 durch ein neues Bewertungssystem abgelöst.
Als Renten wegen verminderter Erwerbsfähigkeit gibt es seitdem
– Rente wegen voller Erwerbsminderung in Höhe einer Vollrente,
– Rente wegen teilweiser Erwerbsminderung in Höhe einer halben Vollrente und als Sonderleistung die
– Rente für Bergleute bei verminderter Berufsfähigkeit im Bergbau.
Bei *teilweiser Erwerbsminderung* besteht Anspruch auf Rente, wenn der Versicherte aufgrund seiner gesundheitlichen Beeinträchtigung nur noch weniger

als sechs (6) Stunden täglich, jedoch mehr als drei (3) Stunden täglich erwerbstätig sein kann.

Anspruch auf eine Rente wegen *voller Erwerbsminderung* besteht, wenn das Leistungsvermögen des Versicherten so stark beeinträchtigt ist, dass er nicht mehr in der Lage ist, mindestens drei (3) Stunden täglich eine berufliche Tätigkeit auszuüben. Verfügt er somit bei typischer Betrachtung nicht mehr über ein auf dem allgemeinen Arbeitsmarkt verwertbares Restleistungsvermögen, ist der Versicherte auf eine volle Einkommensersatzleistung angewiesen.

Nicht erwerbsgemindert i. S. der gRV ist dagegen, wer unter den üblichen Bedingungen des allgemeinen Arbeitsmarktes mindestens sechs (6) Stunden täglich erwerbstätig sein kann. Damit fällt das Risiko, dass der Versicherte, der täglich sechs (6) Stunden und mehr erwerbstätig sein kann, im Einzelfall aber einen derartigen Arbeitsplatz nicht findet, in die Zuständigkeit der Arbeitslosenversicherung.

Maßstab für die *Feststellung des Leistungsvermögens* ist die Erwerbsfähigkeit des Versicherten auf dem allgemeinen Arbeitsmarkt, d. h. in jeder nur denkbaren Tätigkeit, die es auf dem Arbeitsmarkt gibt. Zur Feststellung des Leistungsvermögens hat der *begutachtende Arzt* Diagnosen zu stellen und die hieraus folgenden Funktionseinschränkungen sowie diejenigen Belastungen zu beschreiben, die dem Versicherten gesundheitlich noch zumutbar sind. Zusammenfassend gibt der medizinische Sachverständige eine Einschätzung zum Umfang des *verbliebenen Leistungsvermögens* ab.

Bei der Beschreibung von Tätigkeiten (Positives Leistungsbild) kommen nur solche in Betracht, die auf dem allgemeinen Arbeitsmarkt üblich sind. Damit wird sichergestellt, dass für die Feststellung des Leistungsvermögens solche Tätigkeiten, für die es für den zu beurteilenden Versicherten einen Arbeitsmarkt schlechthin nicht gibt, nicht in Betracht zu ziehen sind (Entscheidung des BSG, BSGE 80, S. 24, 34).

Quelle

Übersicht über das Sozialrecht 2006, BW Verlag, Nürnberg, 2006

V 3 Versicherte in der gesetzlichen Unfallversicherung (gUV)

Der § 2 SGB VII bezeichnet den Kraft Gesetzes versicherten Personenkreis. § 3 SGB VII bestimmt, dass unter bestimmten Voraussetzungen die Versiche-

rungspflicht kraft Satzung erweitert werden kann (z. B. für Landwirte). § 6 SGB VII regelt die freiwillige Versicherung für Unternehmer, z. B. als → Selbständige (Handwerker, niedergelassene Ärzte).

Versichert in der gesetzlichen Unfallversicherung sind demnach z. B.:
- Beschäftigte (Arbeitnehmer),
- Lernende während der beruflichen Aus- und Fortbildung,
- Behinderte in Behinderten- bzw. Blindenwerkstätten,
- Landwirtschaftliche Unternehmer, ihre mitarbeitenden Ehegatten und sonstigen Familienangehörige,
- Kinder während des Besuchs von Kindertagesstätten,
- Schüler und Studierende,
- Bestimmte Personen, die im Interesse des Gemeinwohls tätig werden (z. B. im öffentlichen Bereich ehrenamtlich Tätige, Hilfeleistende, Blutspender),
- Arbeitslose bei der Erfüllung ihrer Meldepflicht,
- Rehabilitanten (berufliche Rehabilitation),
- Selbsthelfer im öffentlich geförderten Wohnungsbau,
- Pflegepersonen (Familienangehörige, Nachbarn),
- Gefangene bei einer Beschäftigung,
- Entwicklungshelfer,
- Unternehmer und ihre mitarbeitenden Ehegatten, die kraft Satzung versichert sind oder sich freiwillig versichert haben.

Bei Beamten gelten besondere Vorschriften zur Unfallfürsorge.

V 4 Versicherungsverhältnisse (gUV)

Aus der Beschreibung des in der gUV versicherten Personenkreises (§§ 2, 3 und 6 SGB VII) resultieren Tätigkeiten, die den Versicherungsschutz in der gesetzlichen Unfallversicherung und damit ein Versicherungsverhältnis begründen. Diese Versicherungsverhältnisse werden einzeln erfasst, auch wenn bei der versicherten Person eine Mehrfachversicherung vorliegt, z. B. als Arbeitnehmer, daneben als ehrenamtlich Tätiger und zeitweilig zusätzlich als Rehabilitand, Blutspender oder Ersthelfer (im Betrieb oder auch im öffentlichen Straßenverkehr).

V 5 Verwenden (GefStoffV)

Mit dem Begriff „Verwenden" wird das Gebrauchen, Verbrauchen, Lagern, Aufbewahren, Be- und Verarbeiten, Abfüllen, Umfüllen, Mischen, Entfernen, Vernichten und das innerbetriebliche Befördern zusammengefasst (§ 3 Nr. 10 ChemG).

V 6 Vollarbeiter

Die Zahl der „Vollarbeiter" im ➝ Unfallverhütungsbericht (UVB) ist eine statistische Rechengröße und dient zur Berechnung von Unfallhäufigkeiten (vgl. ➝ Unfallquoten).

Die verschiedenen zeitlichen Beschäftigungsverhältnisse (z. B. Teilzeitbeschäftigung, Überstunden) der Versicherten werden zur Ermittlung der Zahl der Vollarbeiter auf Beschäftigungsverhältnisse mit normaler ganztägiger Arbeitszeit (i.d.R 8 Std./Tag) umgerechnet. In die Zahl der Vollarbeiter fließen anteilig z. B. auch ehrenamtlich Tätige, Blutspender und Arbeitslose ein, die ebenfalls in der gUV versichert sind.

V 7 Volle Erwerbsminderung (gRV)

Anspruch auf eine Rente wegen *voller Erwerbsminderung* besteht, wenn das Leistungsvermögen des Versicherten so stark beeinträchtigt ist, dass er nicht mehr in der Lage ist, mindestens drei (3) Stunden täglich eine berufliche Tätigkeit auszuüben.

Verfügt er somit bei typischer Betrachtung nicht mehr über ein auf dem allgemeinen Arbeitsmarkt verwertbares Restleistungsvermögen, ist der Versicherte auf eine volle Einkommensersatzleistung angewiesen.

Quelle

Übersicht über das Sozialrecht 2006, BW Verlag, Nürnberg, 2006

V 8 Vorsorgekartei

Nach §§ 15 Abs. 4 GefStoffV bzw. BioStoffV sowie § 13 Abs. 6 LärmVibrationsArbSchV hat der Arbeitgeber für die Beschäftigten, für die er ➝ arbeitsmedizinische Vorsorgeuntersuchungen zu veranlassen hat (➝ Pflichtuntersuchung), eine Vorsorgekartei zu führen.

Die Vorsorgekartei muss insbesondere enthalten die in § 14 Abs. 4 Nr. 3 GefStoffV bzw. die in § 13 Abs. 3 BioStoffV oder die in § 3 Abs. 1 und § 4 Abs. 1 LärmVibrationsArbSchV genannten
– Angaben zur Exposition,
– Ergebnis der arbeitsmedizinischen Vorsorgeuntersuchung.

Die Beschäftigten selbst oder von ihnen bevollmächtigte Personen haben das Recht, die sie betreffenden Angaben einzusehen. Die Vorsorgekartei ist vom Arbeitgeber bis zur Beendigung der Beschäftigung aufzubewahren und danach dem Beschäftigten den ihn betreffenden Auszug auszuhändigen.

Eine Kopie des Auszugs hat der Arbeitgeber wie Personalunterlagen aufzubewahren.

W 1 Wartung

Wartung umfasst alle Maßnahmen zur Bewahrung des Sollzustandes eines Arbeitsmittels.

Erläuterung

Hierbei kann der Sollzustand z.B. durch Reinigung, Schmierung bewahrt werden. Der Sollzustand ist der durch die Gefährdungsbeurteilung oder die sicherheitstechnische Bewertung festgelegte sichere Zustand für die weitere Benutzung oder den weiteren Betrieb.

W 2 Wechselwirkungen (GefStoffV)

Wechselwirkung i. S. der GefStoffV ist die gegenseitige Beeinflussung der Wirkung von zwei oder mehreren Gefahrstoffen. Die Wirkung kann dadurch verstärkt werden.

Erläuterung

Dabei ist zu berücksichtigen, dass sich auch Wechselwirkungen zwischen Stoff und Arbeitsmittel, Arbeitsbereich und Arbeitsweise ergeben können.

W 3 Wegeunfall

Als Wegeunfall wird jeder Unfall bezeichnet, den eine in der gUV versicherte Person auf dem Weg zum oder vom Ort der versicherten Tätigkeit erleidet.

Dabei handelt es sich schwerpunktmäßig um Straßenverkehrsunfälle, diese stellen mehr als die Hälfte aller Wegeunfälle.

Wegeunfälle sind gemäß § 8 Abs. 2 Nr. 1 bis 4 SGB VII den ➝ Arbeitsunfällen gleichgestellt.

Verkehrsunfälle von Berufskraftfahrern sind in der Regel keine Wege- sondern Arbeitsunfälle gemäß § 8 Abs. 1 SGB VII.

W 4 Weisungsfreiheit, ärztliche
Nach § 2 Abs. 1 und 4 Muster-Berufsordnung für Ärzte (M-BO-Ä) sowie § 8 Abs. 1 Arbeitssicherheitsgesetz (ASiG) ist der Arzt bei der Ausübung der Heilkunde und bei seiner Beratungstätigkeit (§ 8 Abs. 1 ASiG) nur seinem Gewissen unterworfen und weisungsfrei. Insbesondere darf er dabei keine Weisungen von Nicht-Ärzten (z. B. Arbeitgeber, Fachkraft für Arbeitssicherheit) entgegennehmen.

W 5 Werkvertrag
Vgl. → Dienstleistungsvertrag.

W 6 Widerspruchsklausel
Beschäftigte wie Arbeitgeber können gegen das → Ergebnis einer arbeitsmedizinischen Vorsorgeuntersuchung Widerspruch einlegen. Halten im Falle des
– § 15 Abs. 4 Satz 1 Nr. 4 GefstoffV,
– § 15 Abs. 4 Nr. 4 BioStoffV,
– § 13 Abs. 5 Nr. 4 LärmVibrationsArbSchV oder
– §§ 10 und 11 DruckluftV
die untersuchte Person oder der Arbeitgeber das → Untersuchungsergebnis des Arztes nach § 15 Abs. 3 GefStoffV bzw. BioStoffV, § 13 Abs. 4 LärmVibrationsArbSchV oder § 13 DruckluftV für unzutreffend, entscheidet nach
– § 16 Abs. 5 GefStoffV,
– § 15a Abs. 7 BioStoffV,
– § 14 Abs. 5 LärmVibrationsArbSchV oder
– § 15 Abs. 1 DruckluftV
auf Antrag die zuständige Behörde.
Gleichlautende oder vergleichbare Regelungen sind auch enthalten in:
– § 39 Abs. 1 RöV.
– § 61 Abs. 1 StrlSchV.
– § 82 Seemannsgesetz i. V. m. § 1 Seediensttauglichkeitsverordnung.

W 7 Wirksamkeit von Schutzmaßnahmen
Eine Schutzmaßnahme ist dann wirksam, wenn sie die Gefährdung der Beschäftigten beseitigt oder auf ein Mindestmaß verringert.

Y 1 Geschäftsbereich der Bundeswehr
Bei der Kommentierung von Regelungen im Geschäftsbereich des Bundesministeriums der Verteidigung (BMVg) oder der Bundeswehr wird aus Vereinfachungsgründen vielfach das charakteristische amtliche Kennzeichen Y verwendet.

Z 1 Zellkulturen (BioStoffV)
Zellkulturen sind nach § 2 Abs. 3 BioStoffV in-vitro-Vermehrungen von aus vielzelligen Organismen isolierten Zellen.

Z 2 Zellkultur (GenTSV)
Eine Zellkultur nach § 3 Nr. 1a GenTSV besteht aus in-vitro-vermehrten Zellen, die aus vielzelligen Organismen isoliert worden sind.

Z 3 Zeugnis, ärztliches
Als ärztliches Zeugnis werden mitunter verschiedene Dokumente bezeichnet:
a) Gesundheitszeugnis (vgl. → ärztliches Attest, Kap. 2-A-38),
b) Ärztliche Bescheinigung über das Untersuchungsergebnis (vgl. Kap. 2-B-21),
c) Zeugnis des zur Weiterbildung befugten Arztes zur Vorlage bei der Ärztekammer im Rahmen des ärztlichen Weiterbildungsrechts,
d) Zeugnis des fachlichen oder disziplinarischen ärztlichen Vorgesetzten bei Wechsel des Arbeitsplatzes zur Vorlage beim neuen Arbeitgeber/Bewerbungsschreiben.

Z 4 Zubereitungen
Zubereitungen sind Gemenge, Gemische und Lösungen, die aus zwei oder mehreren Stoffen bestehen (§ 3 Nr. 4 ChemG).

Erläuterung
Wässrige Lösungen sind Zubereitungen; dieses gilt auch für Säuren und Basen.

3

Medizinisch-wissenschaftliche Begründungen für arbeitsmedizinische Vorsorgeuntersuchungen bei biologischen Arbeitsstoffen nach Anhang IV Biostoffverordnung (BioStoffV)

3.0 Einführung

Der Anhang IV der Biostoffverordnung i. d. F. vom 6. März 2007 (BGBl. I S. 261) (vgl. Anhang 10.2) nennt *40 Infektionserreger* mit teilweiser zusätzlicher toxikologischer oder sensibilisierender Potenz, von denen eine Gesundheitsgefährdung für die Beschäftigten ausgeht.

Die Systematik der medizinisch wissenschaftlichen Begründungen folgt der alphabetischen Reihung der Bezeichnung (Namen) der Biologischen Arbeitsstoffe, wobei (im Gegensatz zu Kap. 4) nicht zusätzlich unterschieden wird, ob es sich bei dem biologischen Arbeitsstoff um ein Bakterium, Parasit, Pilz oder Virus handelt. Von der Arbeitsgruppe des ABAS war folgender Aufbau für die Begründungen zu den Biologischen Arbeitsstoffen nach Anhang IV BioStoffV gewählt worden:

3.   Biologischer Arbeitsstoff [*]
1   Gefährdungspotenzial
1.1   Risikogruppe[1]
1.2   Übertragungswege
1.3   Infektionsdosis
2   Vorkommen
3   Klinisches Krankheitsbild
4   Verfügbare diagnostische Methoden
5   Präventives Potenzial
       (z. B.* = impfpräventabel)
6   Auslösekriterien nach geltendem Recht
6.1   Pflichtuntersuchung
6.2   Angebotsuntersuchung
7   Quellenverzeichnis

Bei den 6 Organismen, die auch im Rahmen der Begründungen für Arbeitsmedizinische Vorsorge-

Hinweis

Die Arbeitsmedizinischen Vorsorgeuntersuchungen nach § 15 a i. V. m. Anhang IV BioStoffV dienen grundsätzlich der Früherkennung der Berufskrankheiten der Nrn. 3101, 3102 oder 3104 Anlage zur Berufskrankheiten-Verordnung – BKV (vgl. Anhang 10.8). Deswegen wurde nicht jedes Mal zusätzlich darauf hingewiesen.

untersuchungen nach Anhang VI Gentechnik-Sicherheitsverordnung (GenTSV) beschrieben werden (vgl. Kap. 4 – TRBA 310), ist ein entsprechender Hinweis gegeben.

Zusammen mit den Begründungen zur GenTSV (vgl. Kap. 4) wurden insgesamt 66 verschiedene der häufig im Arbeitsleben vorkommenden biologischen Arbeitsstoffe im Hinblick auf ihr Gefährdungspotenzial aufgearbeitet.

Hinweis

Ist der Arbeitgeber ein Arzt, der ggf. die Voraussetzungen der §§ 15 Abs. 3 BioStoffV und GefStoffV oder von § 13 Abs. 4 LärmVibrationsV erfüllt, darf er sich nicht selbst mit der Durchführung der arbeitsmedizinischen Vorsorgeuntersuchung im eigenen Betrieb beauftragen. Auf die Regelung in § 15 Abs. 3 Satz 2 GefStoffV und BioStoffV (fehlt in § 13 Abs. 4 Satz 2 LärmVibrationsArbSchV) *„... und die selbst keine Arbeitgeberpflichten gegenüber den zu untersuchenden Beschäftigten wahrnehmen"* (vgl. Kap. 2 ➝ beauftragte Ärzte) wird ausdrücklich hingewiesen.

---

[*] Impfstoff vorhanden (impfpräventabel).
[1] Die Einstufung in eine Risikogruppe erfolgt nach der EU-Richtlinie 2000/54/EG.

3.0.1 Übersichtstabelle der Organismen

3.1	Bacillus anthracis*
3.2	Bartonella bacilliformis
3.3	Bartonella henselae
3.4	Bartonella quintana (Fünftagefieber)
3.5	Bordetella pertussis* (Keuchhusten)
3.6	Borrelia burgdorferi sensu lato *(B. burgdorferi sensu stricto., B. afzelli, B. garinii, B. valaisiana)*
3.7	Brucella melitensis sensu lato
3.8	Burkholderia pseudomallei *(Pseudomonas pseudomallei)*
3.9	Chlamydophila *(Chlamydia)* pneumoniae
3.10	Chlamydophila *(Chlamydia)* psittaci
3.11	Vibrio cholerae* (Cholera)
3.12	Coxiella burnetii *(Q-Fieber)*
3.13	Francisella tularensis* – *(Krankheitserreger der Tularämie)*
3.14	FSME-Virus* – *(Flaviviridae)/Virus der Frühsommer Meningoenzephalitis*
3.15	Gelbfieber-Virus*
3.16	Hepatitis A-Virus (HAV)*
3.17[1]	Hepatitis B-Virus (HBV)* – (vgl. 4.4.5)
3.18[1]	Hepatitis C-Virus (HCV) – (vgl. 4.4.6)
3.19	Helicobakter pylori
3.20	Influenzaviren Typ A*, B*, C
	lipidbehüllte RNA-Viren, Einteilung in eine Reihe von Subtypen je nach Haemagglutinin- und Neuraminidaseausstattung
3.21	Japan B-Encephalitis-Virus*
3.22	Leptospira spp*
3.23	Masernvirus*
3.24	Mumpsvirus* *RNA-Virus, Familie Paramyxoviren*
3.25	Mycobakterium africanum*
3.26	Mycobakterium bovis*
3.27	Mycobakterium tuberculosis*
3.28[1]	Neisseria meningitidis* – (vgl. 4.1.3)
3.29[1]	Poxvirus* (Pocken) – (vgl. 4.4.11)
3.30	Poliomyelitis-Virus* *(Poliomyelitis, Spinale Kinderlähmung)*
3.31	Rubi-Virus* – (Röteln) *RNA-Virus, Familie Togaviridae*
3.32	Salmonella typhi* – *(Salmonella enterica subsp. enterica, serovar typhi)*
3.33	Schistosoma spec. *(S. haematobium, S. mansoni, S. japonicum, S. intercalatum, S. mekongi)*
3.34[1]	Streptococcus pneumoniae* – (vgl. 4.1.7)
3.35	Tollwutvirus* – *(Rabies, Lyssa)*
3.36	Treponema pallidum (Syphilis, Lues)
3.37	Tropheryma whippeli *(Morbus Whipple)*
3.38[1]	Trypanosoma cruzi (Erreger der Chagas-Krankheit) – (vgl. 4.2.9)
3.39	Varizella-Zoster-Virus (VZV)* *(DNA-Virus, Familie Herpesviren – Windpocken)*
3.40	Yersinia pestis* (Pest)

* impfpräventabel
[1] Zu 6 biologischen Arbeitsstoffen liegen Erläuterungen nach BioStoffV und GenTSV – TRBA 310 vor (vgl. Kap. 4)

Hinweis

Das Impfangebot (*) nach § 15a Abs. 3 Satz 2 BioStoffV erstreckt sich insbesondere auf die von der STIKO empfohlenen und nach AMG zugelassenen Impfstoffe.
Die Indikation zur Applikation formal *nicht zugelassener* Impfstoffe ist streng zu stellen. Eingetretene Impfschäden sind versicherungsrechtlich Arbeitsunfälle. Inwieweit der Impfarzt (Arzt nach § 15 Abs. 3 BioStoffV) dabei ggf. wegen sog. *Falschbehandlung* berufs- oder strafrechtlich belangt werden kann, ist lt. Auskunft der Bundesärztekammer unklar.

3.1 Bacillus anthracis*

1 Gefährdungspotenzial

1.1 Risikogruppe
Eingestuft in Risikogruppe 3.

1.2 Übertragungswege
Die Übertragung erfolgt üblicherweise durch kontaminiertes Material wie Haare, Wolle, Häute, Fleisch, Blut und Ausscheidungen infizierter Tiere und durch Tierprodukte.

Menschen infizieren sich durch das Eindringen des Erregers über Kratzer oder Hautabschürfungen und Wunden, Einatmen von Sporen, durch den Verzehr von unzureichend gekochtem Fleisch oder durch Stechfliegen.

B. anthracis gehört zum *dirty dozen* der Biokampfstoffe. Eine Infektion erfolgt dann durch Sporen in ausgebrachten Aerosolen.

1.3 Infektionsdosis
Für eine Infektion werden wahrscheinlich wenig mehr als 1300 Erreger benötigt. Alle Menschen sind empfänglich für eine Infektion.

Sporen sind üblicherweise die infektiöse Form. Die Sporen zeichnen sich durch eine große Stabilität und langjährige Überlebenszeit in Erde und Wasser aus. Auch sind sie gegen Sonneneinstrahlung resistent.

2 Vorkommen
Anthrax ist eine Zoonose von pflanzenfressenden Haustieren (Rindern, Schafen, Ziegen, Schweinen und Pferden), aber auch andere Tiere können infiziert werden.

3 Klinisches Krankheitsbild
Anthrax zeigt sich beim Menschen in drei verschiedenen Manifestationen: als Hautmilzbrand, Lungenmilzbrand und Darmmilzbrand.

3.1 Der Hautmilzbrand
in Form der Pustula maligna und des Milzbrandkarbunkels (carbunculus contagiosus) tritt am häufigsten an den Händen und Unterarmen von Personen auf, die berufsbedingt mit infizierten Tierbeständen in Kontakt kommen. Aus einer Papel entwickelt sich zunächst ein mit Flüssigkeit gefülltes Bläschen, das sich nach Austrocknung in schwarzen Schorf verwandelt.

Diese lokale Form kann sich gelegentlich ausbreiten und zu einem septischen Verlauf führen.

3.2 Der Darmmilzbrand
ist beim Menschen selten und wird durch den Verzehr von ungenügend gekochtem Fleisch von infizierten Tieren ausgelöst.

3.3 Der Lungenmilzbrand
(Wollsortiererkrankheit) ist ebenfalls eine seltene Infektion, die, wenn nicht vorsätzlich durch terroristische Aktionen herbeigeführt, durch Einatmen von Sporen, hauptsächlich in Fertigungsbetrieben, die mit infizierten Häuten, Wolle oder Fellen umgehen, hervorgerufen wird. Unspezifische körperliche Befunde. Beim Lungenmilzbrand im akuten Stadium Zeichen wie bei einer schweren Pneumonie, im Sputum sind aber keine Erreger nachweisbar. In ca. 50 % der Fälle entwickelt sich eine hämorrhagische Meningitis.

Beim Menschen liegt die Mortalität von unbehandeltem Hautmilzbrand bei bis zu 25 %, bei Lungen- und Darmmilzbrand bei fast 100 %.

4 Verfügbare diagnostische Methoden
Lungenmilzbrand: Häufig erweitertes Mediastinum im Thorax-Bild. Bacillus anthracis ist mit der Gram-Färbung im Blut oder in der Blutkultur mit Routinemedien nachweisbar, aber häufig erst im späteren Erkrankungsstadium. Bei Meningitis evtl. auch Erregernachweis im Liquor.

5 Präventives Potenzial
Ein Impfstoff steht in Deutschland nicht zur Verfügung. Für militärische Anwendungen ist die Verabreichung eines in den USA lizenzierten Impfstoffs möglich.

Bei potenzieller Infektionsgefährdung durch Bioterrorismus wird eine prophylaktische Antibiotikagabe (Ciprofloxacin, alternativ Doxycyclin oder Amoxicillin) empfohlen. Obwohl die Effektivität einer Behandlung nach dem Auftreten von Symptomen begrenzt ist, besonders beim Lungenmilzbrand, sollte eine hoch dosierte Therapie mit Penicillin G, Ciprofloxacin oder Doxycyclin eingeleitet werden. Schwerste septische Formen können den Einsatz von Kortikosteroiden und anderer unterstützender Behandlung notwendig machen.

6 Auslösekriterien nach geltendem Recht

6.1 Pflichtuntersuchung
Nach § 15 a Abs. 1 BioStoffV bei Tätigkeiten als Erstuntersuchung und Nachuntersuchung.

6.2 Angebotsuntersuchung

Nach den in § 15a BioStoffV angegebenen Anlässen.

7 Quellenverzeichnis

Böhm, R.; Beyer, W.: Bioterroristische Anschläge mit Bacillus anthracis. Bundesgesundheitsbl-Gesundheitsforsch-Gesundheitsschutz 46(2003)11, S. 956–964

Christ, W.; Stein, H.: Biologische Waffen, Teil I: Milzbrand, Pest, Tularämie. Medizinische Monatsschrift für Pharmazeuten 25 (2002) 12, S. 406–417

Epidemiologisches Bulletin. RKI. http://www.rki.de/INFEKT/EPIBULL/EPI.HTM

Hahn; Falke; Kaufmann; Ullmann: Medizinische Mikrobiologie und Infektiologie. 4. Auflage. Springer Verlag Berlin Heidelberg New York, 2001

Hülße; Kober; Littmann: Infektionskrankheiten – Meldepflicht, Epidemiologie, Labordiagnostik, Therapie, Prävention – Handbuch für den öffentlichen Gesundheitsdienst. Landesgesundheitsamt M-V Rostock, 2002

Infektionskrankheiten von A–Z. RKI: Ratgeber – Merkblatt für Ärzte. www.rki.de. Rubrik: Gesundheit und Infektionskrankheiten. Stichwort: Infektionskrankheiten (A–Z)

Klee, S. R.; Jacob, D.; Nattermann, H.; Appel, B.: Bioterroristisch relevante bakterielle Erreger. Epidemiologie, Klinik, Diagnostik. Bundesgesundheitsbl-Gesundheitsforsch-Gesundheitsschutz 46 (2003) 11, S. 935–948

Krauss; Weber; Appel; Enders; v. Graevenitz; Isenberg; Schiefer; Slenczka; Zahner: Zoonosen. 3. Auflage. Deutscher Ärzte-Verlag Köln, 2004

Marre; Mertens; Trautmann; Vanek: Klassische Infektiologie. Urban & Fischer. München/Jena, 2000

Murray; Baron; Pfaller; Tenover; Yolken: Manual of Clinical Microbiology. ASM Press. Washington, D.C., 1999

N.N.: Informationen zum Arbeits- und Gesundheitsschutz. Sicherheit am Arbeitsplatz 4 (2001), S. 3

Popp, W.; Lembeck, T.; Spors, J.; Werfel, U.; Hansen, D.; Kundt, R.: Erfahrungen mit den Milzbrand-Einsätzen in den Jahren 2001 und 2002 in der Stadt Essen. Gesundheitswesen 64 (2003), S. 321–326

Robert Koch Institut: Ein Fall von Milzbrand im Land Niedersachsen. Epidemiologisches Bulletin 1 (1994) 10, S. 1–4

Waizmann, M.; Grünewald, T.: Milzbrand (Anthrax) – neue Aspekte einer „alten" Krankheit. GIT Labor-Fachzeitschrift 12 (2001), S. 1272–1273

3.2 Bartonella bacilliformis

1 Gefährdungspotenzial

1.1 Risikogruppe

Eingestuft in Risikogruppe 2.

1.2 Übertragungswege

Der Mensch ist der natürliche Wirt; die Übertragung erfolgt durch Stechmücken (Sandmücken) der Gattung *Lutzomyia*.

1.3 Infektionsdosis

Nicht bekannt.

2 Vorkommen

Die von *B. bacilliformis* verursachten Krankheiten sind auf die südamerikanischen Länder Ecuador, Kolumbien und Peru beschränkt und sind dort offenbar schon 1000 Jahre vor der Entdeckung Amerikas durch die Europäer endemisch verbreitet gewesen.

3 Klinisches Krankheitsbild

Die durch *B. bacilliformis* hervorgerufene *Carrion'sche Krankheit* lässt sich bei biphasischem Verlauf in 2 Krankheitsentitäten unterteilen. Die akute Form wird als Oroya-Fieber bezeichnet und ist durch hohes Fieber mit Schüttelfrost und schwerem Krankheitsgefühl gekennzeichnet. Die Erreger befallen und zerstören die roten Blutkörperchen, so dass eine Anämie mit hoher Letalität resultiert. Wochen oder Monate nach überstandener Primärinfektion, die auch subklinisch verlaufen kann, entwickelt sich die chronische Form, *Verruga peruana (Peruwarze)* genannt. Dabei handelt es sich um Gefäßwucherungen in der Haut oder Schleimhaut (evtl. auch in inneren Organen), die rötlich-bläulich erscheinen und von derber Konsistenz sind. Fieber tritt selten auf.

4 Verfügbare diagnostische Methoden

Erregernachweis aus Blut oder Warzen durch Kultur oder PCR.

5 Präventives Potenzial

Ein wirksamer Impfstoff steht bisher nicht zur Verfügung. Antibiotikabehandlung (Doxycyclin, Makrolide) kann beide Krankheitsformen ausheilen. Zuverlässige Eradikation der Erreger bei akuter Infektion verhindert die Verruga peruana.

6 Auslösekriterien nach geltendem Recht

6.1 Pflichtuntersuchung
Nach § 15 a Abs. 1 BioStoffV bei Tätigkeiten als Erstuntersuchung und Nachuntersuchung.

6.2 Angebotsuntersuchung
Nach den in § 15a BioStoffV angegebenen Anlässen.

7 Quellenverzeichnis

Adam; Doerr; Link; Lode (Hrsg.): Die Infektiologie. Springer Berlin, Heidelberg, New York, 2004

Autenrieth, I. B.; Haimerl, M.: Human diseases – Apart from cat-scratch disease, bacillary angiomatosis, and peliosis – and carriership related with Bartonella and Afipia species. In: Bartonella; Afipia: Species Emphasizing Bartonella Henselae. VL 1. Schmidt, A.; Karger (Hrsg.), Basel, 1998, S. 63–76

Epidemiologisches Bulletin. RKI. http://www.rki.de/INFEKT/EPIBULL/EPI.HTM

Hahn; Falke; Kaufmann; Ullmann: Medizinische Mikrobiologie und Infektiologie. 4. Auflage. Springer Verlag Berlin, Heidelberg, New York, 2001

Köhler; Eggers; Fleischer; Marre; Pfister; Pulverer: Medizinische Mikrobiologie. 8. Auflage. Urban & Fischer. München/Jena, 2001

Krauss; Weber; Appel; Enders; v. Graevenitz; Isenberg; Schiefer; Slenczka; Zahner: Zoonosen. 3. Auflage. Deutscher Ärzte-Verlag Köln, 2004

3.3 Bartonella henselae

1 Gefährdungspotenzial

1.1 Risikogruppe
Eingestuft in Risikogruppe 2.

1.2 Übertragungswege
Katzen sind die natürlichen Wirte von *B. henselae*. Die rezidivierende oder persistierende Infektion wird zwischen Katzen durch den Katzenfloh bzw. seinen Kot übertragen.
Der Kot des Katzenflohs ist möglicherweise auch an der Erregerübertragung auf den Menschen beteiligt. Die Durchseuchung der Katzen liegt weltweit zwischen 5 und 90 %.

1.3 Infektionsdosis
Nicht bekannt.

2 Vorkommen
Die beim immunkompetenten Menschen von *B. henselae* verursachte Infektionskrankheit, die Katzenkratzkrankheit (KKK), kommt weltweit mit einer Häufigkeit von geschätzten 8–10 Fällen pro 100.000 Einwohnern/Jahr vor. Die Seroprävalenz in der gesamten Bevölkerung liegt unter 5 %, bei Katzenhaltern und Veterinärmedizinern werden aber bis zu 13 % erreicht.

3 Klinisches Krankheitsbild

3.1 Katzenkratzkrankheit
Nach einer Inkubationszeit von etwa 1 Woche (eine Woche nach Katzenkontakt mit Kratzwunde) entsteht an der Verletzungsstelle eine Papel, aus der sich eine Pustel mit regionaler Lymphadenitis, meist mit Fieber, entwickelt.

Die oft sehr großen Lymphknoten können eitrig einschmelzen. Selten finden sich granulomatöse Konjunktivitis, Neuroretinitis, Hepatitis oder Enzephalitis. Außerdem kann *B. henselae* Bakteriämien und Endokarditis verursachen. In der Regel heilt die Katzenkratzkrankheit nach mehreren Monaten spontan ab.

3.2 Bazilläre Angiomatose
Rötlich-braune Papeln oder Knötchen; größere, meist druckempfindliche subkutane Knoten, die geschwürig zerfallen können; flächige Läsionen mit Knochenbefall. Allgemeinsymptome wie Fieber, Schüttelfrost o.a. möglich.

3.3 Peliosis hepatis
Pathologisch veränderte Leberwerte, Fieber, angiomatöse Leberherde eventuell mit Lebervergrößerung. Bei AIDS-Patienten, seltener auch bei anderen immundefizienten Menschen, kann *B. henselae* zur Gefäßneubildung in der Haut, die man bazilläre Angiomatose nennt, oder in anderen Organen einschließlich der Leber (Peliosis hepatis) sowie zu Neuroretinitis, Meningitis und proliferativen ZNS-Läsionen führen.

4 Verfügbare diagnostische Methoden
Anamnese (Katzenkontakt); Lymphknotenbiopsie für PCR und Histologie; Antikörpernachweis im Immunfluoreszenztest oder Immunoblot.

5 Präventives Potenzial
Ein wirksamer Impfstoff steht bisher nicht zur Verfügung. Rechtzeitige Erkennung und vollstän-

dige Ausheilung einer Katzenkratzkrankheit kann wahrscheinlich bazilläre Angiomatose, Peliosis hepatis und andere Folgekrankheiten im späteren Leben verhindern. Zur Eradikationstherapie eignen sich Makrolide, Tetracycline, Fluorchinolone und Rifampicin.

6 Auslösekriterien
6.1 Pflichtuntersuchung
Nach § 15 a Abs. 1 BioStoffV bei Tätigkeiten als Erstuntersuchung und Nachuntersuchung.

6.2 Angebotsuntersuchung
Nach den in § 15a BioStoffV angegebenen Anlässen.

7 Quellenverzeichnis

Adam, Doerr, Link, Lode (Hrsg.): Die Infektiologie. Springer Berlin Heidelberg New York 2004

Autenrieth, I.B.; Haimerl, M.: Human diseases – Apart from cat-scratch disease, bacillary angiomatosis, and peliosis – and carriership related with Bartonella and Afipia species. In: Bartonella and Afipia Species Emphasizing Bartonella Henselae VL 1 Hrsg. Schmidt, A.; Karger, Basel 1998, S. 63 – 76

Epidemiologisches Bulletin. RKI. http://www.rki.de/INFEKT/EPIBULL/EPI.HTM

Hahn, Falke, Kaufmann, Ullmann: Medizinische Mikrobiologie und Infektiologie. 4. Auflage. Springer Verlag Berlin Heidelberg New York. 2001

Haimerl, M.; Tenter, A.M.; Simon, K.; Rommel, M.; Hilger, J.; Autenrieth, I.B.: Seroprevalence of Bartonella henselae in cats in Germany. J. Med. Microbiol. 48(1999), S. 849–856

Köhler, Eggers, Fleischer, Marre, Pfister, Pulverer: Medizinische Mikrobiologie. 8. Auflage. Urban & Fischer München Jena 2001

Krauss, Weber, Appel, Enders, v. Graevenitz, Isenberg, Schiefer, Slenczka, Zahner: Zoonosen. 3. Auflage. Deutscher Ärzte-Verlag Köln 2004

3.4 Bartonella quintana (Fünftagefieber)

1 Gefährdungspotenzial
1.1 Risikogruppe
Eingestuft in Risikogruppe 2.

1.2 Übertragungswege
Der Mensch ist einziges natürliches Erregerreservoir. Die Übertragung erfolgt durch die Kleiderlaus *(Pediculus humanus corporis)*.

1.3 Infektionsdosis
Nicht bekannt.

2 Vorkommen
Die von *B. quintana* ausgelöste Krankheit, das Fünftagefieber (Synonyme: *Wolhynisches Fieber,* Schützengrabenfieber, trench fever), kommt unter schlechten hygienischen Bedingungen weltweit vor. Folgen können wie bei *B.-henselae*-Infektionen bazilläre Angiomatose und Peliosis hepatis sein.

3 Klinisches Krankheitsbild
Nach einer Inkubationszeit von durchschnittlich 14 Tagen treten zunächst uncharakteristische katarrhalische Beschwerden mit starken Kopf- und Gelenkschmerzen auf. Dann kommt es zu Fieberschüben mit Schüttelfrost, zwischen denen fieberfreie Intervalle von 5 Tagen liegen. Die Krankheit heilt unter Abschwächung der Fieberschübe nach 1–2 Monaten spontan ab. Bei chronischer Infektion kann eine Endokarditis entstehen.

Das klinische Bild von bazillärer Angiomatose und Peliosis hepatis entspricht dem nach *B.-henselae-*Infektion.

4 Verfügbare diagnostische Methoden
Erregernachweis durch Blutkultur (schwierig) oder PCR aus dem Blut; Antikörpernachweis mittels Immunfluoreszenztest.

5 Präventives Potenzial
Ein wirksamer Impfstoff steht bisher nicht zur Verfügung. Rechtzeitige Erkennung und vollständige Ausheilung einer *B.-quintana*-Infektion kann möglicherweise bazilläre Angiomatose, Peliosis hepatis und andere Folgekrankheiten im späteren Leben verhindern. Zur Eradikationstherapie eignen sich Makrolide, Tetracycline, Fluorchinolone und Rifampicin.

6 Auslösekriterien
6.1 Pflichtuntersuchung
Nach § 15 a Abs. 1 BioStoffV bei Tätigkeiten als Erstuntersuchung und Nachuntersuchung.

6.2 Angebotsuntersuchung
Nach den in § 15a BioStoffV angegebenen Anlässen.

7 Quellenverzeichnis

Adam, Doerr, Link, Lode (Hrsg.): Die Infektiologie. Springer Berlin Heidelberg New York 2004

Autenrieth, I.B.; Haimerl, M.: Human diseases – Apart from cat-scratch disease, bacillary angiomatosis, and peliosis – and carriership related with Bartonella and Afipia species. In: Bartonella and Afipia Species Emphasizing Bartonella Henselae VL 1 Hrsg. Schmidt, A.; Karger, Basel 1998, S. 63–76

Epidemiologisches Bulletin. RKI. http://www.rki.de/ INFEKT/EPIBULL/EPI.HTM

Hahn, Falke, Kaufmann, Ullmann: Medizinische Mikrobiologie und Infektiologie. 4. Auflage. Springer Verlag Berlin Heidelberg New York. 2001

Köhler, Eggers, Fleischer, Marre, Pfister, Pulverer: Medizinische Mikrobiologie. 8. Auflage. Urban & Fischer München Jena 2001

Krauss, Weber, Appel, Enders, v. Graevenitz, Isenberg, Schiefer, Slenczka, Zahner: Zoonosen. 3. Auflage. Deutscher Ärzte-Verlag Köln 2004

3.5 Bordetella pertussis* (Keuchhusten)

1 Gefährdungspotenzial

1.1 Risikogruppe
Eingestuft in Risikogruppe 2.

1.2 Übertragungswege
Die Übertragung erfolgt in der Regel durch Tröpfcheninfektion. Eine Schmierinfektion oder Staubinfektion ist jedoch nicht auszuschließen.

1.3 Infektionsdosis
Nicht bekannt.
Kontaktpersonen oder asymptomatisch Erkrankte können passager infektiös sein. Den Trägerstatus findet man zunehmend auch bei Geimpften, die nicht erkranken. Die natürliche Infektion erzeugt Immunität von ca. 15–20 Jahren, eine vollständige Impfung etwa von 10 Jahren. Durch die zeitlich begrenzte Immunität sind daher Zweiterkrankungen im Erwachsenenalter möglich. Die Kontagiosität ist hoch. Eine Infektiosität besteht während des Stadium catarrhale und frühen Stadium convulsivum. Kontaktpersonen in Kindereinrichtungen erkranken zu 25–50 %, in Familien zu 70–100 %.

2 Vorkommen
Keuchhusten ist weltweit verbreitet und tritt ganzjährig auf, hierzulande mit epidemischen Häufungen im Winter und Frühjahr. Der Mensch ist der einzige natürliche Wirt. Die Prävalenz der Erkrankung ist abhängig vom Durchimpfungsgrad der Bevölkerung. In den alten Bundesländern war nach Wegfall der allgemeinen Impfempfehlung 1974–1991 ein Anstieg des Keuchhustens zu verzeichnen. Die geschätzte Erkrankungszahl lag dort in dieser Zeit bei 100.000 pro Jahr. Nach Einführung eines verträglicheren Impfstoffs verbesserte sich die Durchimpfungsrate. Derzeit liegt die Impfrate bei Einschulung bei 90,3 % in den neuen und bei 81,8 % in den alten Bundesländern. Insgesamt registrierte das Robert-Koch-Institut (RKI) einen Anstieg der Erkrankungshäufigkeit im Säuglings- und Kleinkindalter bis 2000, aber auch eine zunehmende Verschiebung aus dem restlichen Kindesalter ins Jugend- und Erwachsenenalter.
Im Jahre 2001 betrafen 77 % der Erkrankungen Personen > 15 Jahre und rund 42 % aller Erkrankten war > 45 Jahre. Belegt ist, dass Personen mit engem Kontakt zu Kindern häufiger an Keuchhusten erkranken. Im EpiBul 3/2003 wird von einer Übertragung eines an Keuchhusten erkrankten Patienten in einer orthopädischen Kinderklinik auf Pflegepersonal berichtet.

3 Klinisches Krankheitsbild
Nach einer Inkubationszeit von 1–3 Wochen beginnt die in mehreren Stadien verlaufende Krankheit. Das Stadium catarrhale (1–2 Wochen) geht mit grippeähnlichen Erscheinungen einher und ist von zunehmendem Husten gekennzeichnet. Danach folgt das Stadium convulsivum (bis 6 Wochen), in dem sich der Husten zu stakkatoartigen Anfällen steigert bis zu einem apnoischen Intervall, gefolgt von einer hörbaren ziehenden Inspiration. Oft besteht eine Zyanose und Erbrechen von Schleim und Nahrung. Die Hustenanfälle treten bis zweimal stündlich auf, sind nachts häufiger als tags und werden ausgelöst durch Essen, Schreien und Lachen. Komplikationen in diesem Stadium entstehen hauptsächlich durch bakterielle Superinfektion (z.B. Mittelohrentzündung, eitrige Bronchitis, Lungenentzündung mit Atelektasebildung, akute Enzephalopathie mit Defektheilung, Krampfanfälle. Tod im akuten Anfall ist möglich. Das Stadium wird gefolgt von der Rekonvaleszenz, dem Stadium decrementi (6 Wochen). Die Hustenanfälligkeit kann noch mehrere Monate bestehen.

Die Sterblichkeit ist insbesondere bei Säuglingen im ersten halben Lebensjahr sehr hoch. Im Erwachsenenalter verläuft die Erkrankung in der Regel milder, oft asymptomatisch, jedoch sind auch hier schwere Verläufe möglich.

4 Verfügbare diagnostische Methoden
Kultureller Nachweis auf Selektivkulturmedien aus Nasen-Rachen-Abstrich (nur im Stadium catarrhale möglich); mikroskopisch: direkte Immunofluoreszenz; serologisch: KBR, ELISA (Antikörper aber nur 6 Monate nachweisbar).

5 Präventives Potenzial
Die Impfung hat einen Impferfolg von 97 %. Sie verhindert nicht die Infektion, aber die schwere Erkrankung. Die Impfung ist auch als Riegelungsimpfung (Grundimmunisierung vorausgesetzt) möglich.
Nach Exposition Chemoprophylaxe z.B. mit Erythromycin für enge nicht immune Kontaktpersonen.

6 Auslösekriterien
6.1 Pflichtuntersuchung
Bei *gezielten Tätigkeiten* als Erstuntersuchung; wenn Immunität vorliegt oder Impfung erfolgt und Titeranstieg keine weitere Untersuchung; eine zweite Untersuchung bei ungenügendem Impferfolg: weitere Untersuchung nur bei Ablehnung der Impfung.
Bei *nicht gezielten Tätigkeiten* bei Pflege, Betreuung und Behandlung von Kindern als Erstuntersuchung; wenn Immunität vorliegt oder Impfung erfolgt und Titeranstieg keine weitere Untersuchung; zweite Untersuchung bei ungenügendem Impferfolg: weitere Untersuchung nur bei Ablehnung der Impfung.

6.2 Angebotsuntersuchung
Nach den in § 15a BioStoffV angegebenen Anlässen.

7 Quellenverzeichnis
Cherry: The role of Bordetella pertussis infections in adults in the epidemiology of pertussis. Dev. Biol.Stand. 89(1997); S. 181–186

Epidemiologisches Bulletin: Pertussis-Ausbruch unter Mitarbeitern einer Kinderstation. RKI. Heft 3, 2003

Hahn, Falke, Kaufmann, Ullmann (Hrsg.): Medizinische Mikrobiologie und Infektiologie. 4. Auflage. Springer Verlag Berlin Heidelberg New York. 2001

Heininger (Hrsg.): Pertussis bei Jugendlichen und Erwachsenen. Georg Thieme Verlag, Stuttgart New York, 2003

Hülße, Kober, Littmann (Hrsg.): Infektionskrankheiten – Meldepflicht, Epidemiologie, Labordiagnostik, Therapie, Prävention – Handbuch für den öffentlichen Gesundheitsdienst. Landesgesundheitsamt M-V Rostock (2002)

Infektionskrankheiten von A–Z. RKI; RKI: Ratgeber – Merkblatt für Ärzte. www.rki.de Rubrik: Gesundheit und Infektionskrankheiten Stichwort: Infektionskrankheiten (A–Z)

Lindlbauer-Eisenach, Heininger: Pertussis – eine Berufskrankheit? Kinder- und Jugendarzt 9 (2002), S. 696–699

Marre, Mertens, Trautmann, Vanek (Hrsg.): Klassische Infektiologie. Urban & Fischer. München, Jena 2000

Murray, Baron, Pfaller, Tenover, Yolken (Hrsg.): Manual of Clinical Microbiology. ASM Press. Washington, D.C.. 1999

Schmittgrobe et al.: Pertussis in German adults. Clin. Infect.Dis. 21 (1995); S. 860–866

Wirsing von König, et al. Factors influencing the spread of pertussis in househoulds. Eur.J.Pediatr. 157 (1998), S. 391–394

Wirsing von König; Postels-Multani; Schmitt; Bock: Pertussis in adults: frequency of transmission after houshold exposure. Lancet 346 (1995); S. 1326–1329

3.6 Borrelia burgdorferi sensu lato
(B. burgdorferi sensu stricto., B. afzelii, B. garinii, B. valaisiana)

1 Gefährdungspotenzial
1.1 Risikogruppe
Eingestuft in Risikogruppe 2.

1.2 Übertragungswege
Borrelia burgdorferi sensu lato wird von Schildzecken übertragen. In Deutschland ist dies hauptsächlich der Holzbock *(Ixodes ricinus)*, der etwa 95% der heimischen Zeckenfauna ausmacht. Bei den Schildzecken handelt es sich um dreiwirtige Zecken, d.h. sie suchen für jede Blutmahlzeit einen neuen Wirt auf; d.h.

jeweils im Larven-, Nymphen- und Adultstadium eine Blutmahlzeit. Da eine einmal infizierte Zecke zeitlebens infiziert bleibt, ist auf diese Weise eine Übertragung der Infektion auf die verschiedensten Wirte möglich. Von besonderer Bedeutung sind hierbei im Wald lebende Nager, bei denen es zu keiner Erkrankung aber zu einer lebenslangen Bakteriämie kommt, so dass sich die an ihnen saugenden Zecken infizieren können. Dieser Infektionskreislauf, der sich zwischen Zecken und Nagern ausbildet, ist die Basis der sogenannten Naturherde.

1.3 Infektionsdosis

Nicht genau bekannt, nach Schätzungen wenige tausend Erreger.

2 Vorkommen

Borrelia burgdorferi s.l. kommt in den gemäßigten Breiten der gesamten nördlichen Hemisphäre vor.

In Deutschland ist eine Erfassung von Endemiegebieten bisher nur in Baden-Württemberg flächendeckend vorgenommen worden. Anhand von rund 5000 Blutproben von Wald- und Forstarbeitern wurden hier die Antikörperprävalenzen ermittelt und nach Landkreisen ausgewertet. Die Prävalenzwerte lagen dabei zwischen 18 und 52 %, im Mittel bei 35 %. Landkreise ohne Borrelien-Antikörperprävalenzen kommen in Baden-Württemberg nicht vor. Mit Borrelien-Infektionen ist demnach im ganzen Land zu rechnen. Eine Feststellung, die darüber hinaus für das gesamte Bundesgebiet anzunehmen ist. Zur Feststellung der Borrelien-Infektionsgefahr wurden durch das Landesgesundheitsamt Baden-Württemberg (BW) über 3000 Zecken von verschiedenen Regionen auf Borrelien untersucht.

Dabei fanden sich Befallsraten zwischen 14 und 24 %. Auch diese Werte können als repräsentativ für die gesamte Bundesrepublik gelten. Angesichts einer im Landesgesundheitsamt bestimmten Transmissionsrate von rund 25 % ist in den Borrelien-Endemiegebieten demnach damit zu rechnen, dass ca. jeder 10. Zeckenstich zu einer Borrelien-Infektion führt. Die kulturelle Vermehrung von Borrelien ist unter Verwendung von Spezialnährböden möglich, dies wird von spezialisierten Laboren unter S2-Bedingungen vorgenommen.

3 Klinisches Krankheitsbild

Der Erreger der Lyme-Borreliose gehört wie der Erreger der Syphilis in die Gruppe der Spirochaetaceae. Aufgrund dieser Erregereigenschaften lässt sich auch die Lyme-Borreliose wie die Lues in 3 Stadien einteilen:

3.1 Stadium 1

ist als „frühe lokalisierte Infektion" definiert. Hierbei kommt es nach durchschnittlich 2 bis 3 Wochen zu einer sich über Wochen ringartig vergrößernden Rötung, dem Erythema migrans, das sich allerdings nur bei 60–70% der Borrelieninfektionen manifestiert.

3.2 Stadium 2

stellt die „frühe disseminierte Infektion" dar. Hierbei kommt es zunächst zu einer hämatogenen Ausbrei-

tung der Borrelien, was von grippeähnlichen Allgemeinsymptomen, Schweißausbrüchen, Kopf- und Gliederschmerzen begleitet sein kann. Nach der Erreger-Generalisation kommt es dann zu ersten Organsymptomen: Als typisch gelten periphere Neuritiden mit pseudoradikulären Schmerzsyndromen, aber auch sensorische Störungen wie Temperatursensationen. Charakteristisch sind Hirnnervenausfälle. In erster Linie kommt es zu peripheren Facialisparesen, aber auch der Nervus abducens und der Nervus statoacusticus können betroffen sein. Eine Neuroborreliose mit Befall des zentralen Nervensystems tritt in ca. 5 % der Borrelieninfektionen auf. Das klassische Vollbild einer Meningopolyneuritis (das Bannwarth-Syndrom) ist indessen eher die Ausnahme. Eine Gelenksymptomatik, die klassische Lyme-Arthritis, ist vor allem für Nordamerika typisch, in Mitteleuropa ist diese akute Manifestation seltener, dasselbe gilt für die kardiale Symptomatik.

3.3 Stadium 3

der Lyme-Borreliose ist durch eine persistierende Infektion charakterisiert, die klinisch einer Kollagenkrankheit ähnelt. Diese geht mit chronischen Gelenkentzündungen, Fibromyalgien und Polyneuropathien einher. An der Haut kann es zu dem typischen Bild einer Acrodermatitis chronica atrophicans kommen, bei der die Haut schließlich eine papierdünne Struktur mit livider Verfärbung annimmt.

Es ist von großer Bedeutung, dass diese Stadien nicht aufeinanderfolgen müssen, sondern isoliert, zum Teil nach Jahren einsetzen können.

4 Verfügbare diagnostische Methoden

Die Labordiagnostik einer Borrelieninfektion wird i.d.R. auf serologischem Wege vorgenommen.

Angesichts der zahlreichen unspezifischen, aber antigen wirksamen Borrelienproteine wird eine zweistufige Diagnostik empfohlen. Hierbei wird zunächst als Suchtest eine Enzym-immunoassay oder ein Immunfluoreszenztest mit einer breiten Palette von Borrelienantigenen eingesetzt. Um auch frühe Infektionsstadien zu erfassen, sind beide Tests spezifisch für die Antikörperklassen IgG und IgM durchzuführen. Bei reaktiven Suchtests muss dieses Ergebnis durch einen Immunoblot-Test wiederum getrennt für die Antikörperklassen IgG und IgM abgesichert werden. Über die Interpretation und Spezifität der Immunoblot-Banden besteht heute weitgehend Einigkeit, so dass sich mit diesem Vorgehen Borrelieninfektionen heute gut diagnosti-

zieren lassen. Es müssen die serologischen Ergebnisse immer im Zusammenhang mit der klinischen Symptomatik gesehen werden. So sind etwa in der Frühphase noch keine Antikörper nachzuweisen, vor allem aber darf eine klinische Symptomatik auch bei Nachweis von spezifischen Antikörpern nicht automatisch auf eine Borreliengenese zurückgeführt werden, da durchschnittlich etwa 10 % der deutschen Bevölkerung derartige Antikörper aufweisen.
PCR-Untersuchungen sind v.a. bei Gelenkpunktaten und Liquorproben hilfreich.

5 Präventives Potenzial
Mit Hilfe der Labordiagnostik können symptomarme und wenig typische Erkrankungen frühzeitig erkannt und behandelt werden. Über die Notwendigkeit einer Behandlung einer *asymptomatischen* frischen Borrelieninfektion (IgM Antikörper) besteht keine Einigkeit.

6 Auslösekriterien
6.1 Pflichtuntersuchung
Bei *gezielten Tätigkeiten* Untersuchung der Beschäftigten in regelmäßigen Abständen. Zu den gezielten Tätigkeiten gehört ausschließlich die Kultivierung von Borrelien im Labor. Bei Verspritzen der Kulturflüssigkeit auf Schleimhäute ist eine Infektion im Prinzip möglich.
Unter den *nicht gezielten Tätigkeiten* besteht bei der Pflege von Borreliosepatienten keine Infektionsgefahr.
Bei Personen, die in Zeckenbiotopen beruflich tätig sind, wie etwa Land-, Wald- und Forstarbeiter und anderen Tätigkeiten in niederer Vegetation, besteht eine große Infektionsgefahr, was durch AK-Prävalenzraten von bis zu 50 % verdeutlicht wird. Deshalb ist hier eine Untersuchung der Beschäftigten in regelmäßigen Abständen vorzusehen.

6.2 Angebotsuntersuchung
Nach den in § 15a BioStoffV angegebenen Anlässen.

7 Quellenverzeichnis
Epidemiologisches Bulletin. RKI. http://www.rki.de/ INFEKT/EPIBULL/EPI.HTM
Hahn, Falke, Kaufmann, Ullmann: Medizinische Mikrobiologie und Infektiologie. 4. Auflage. Springer Verlag Berlin Heidelberg New York. 2001
Hassler: Brennpunkt Infektiologie 2: Zett-Verlag 2001
Hülße, Kober, Littmann: Infektionskrankheiten – Meldepflicht, Epidemiologie, Labordiagnostik, Therapie, Prävention – Handbuch für den öffentlichen Gesundheitsdienst. Landesgesundheitsamt M-V Rostock 2002
Kimmig, Hassler, Braun: Zecken, Kleiner Stich mit bösen Folgen. Ratgeber Ehrenwirth, Verlagsgruppe Lübbe 2001
Marre, Mertens, Trautmann, Vanek: Klassische Infektiologie. Urban & Fischer. München, Jena 2000
Murray, Baron, Pfaller, Tenover, Yolken,: Manual of Clinical Microbiology. ASM Press. Washington, D.C.. 1999
Oschmann, Kraiczy: Lyme-Borreliose und Frühsommermeningoenzephalitis, Uni-Med. Verlag 1998
RKI: Ratgeber – Merkblatt für Ärzte. www.rki.de Rubrik: Gesundheit und Infektionskrankheiten Stichwort: Infektionskrankheiten (A–Z)
Satz: Klinik der Lyme-Borreliose, Verlag Hans Huber 1993

3.7 Brucella melitensis sensu lato

1 Gefährdungspotenzial
1.1 Risikogruppe
Eingestuft in Risikogruppe 3.

1.2 Übertragungswege
Brucella melitensis infiziert den Menschen bei direktem Kontakt mit infizierten Tieren, deren Ausscheidungen bzw. Totgeburten sowie der Nachgeburt über die Haut (Verletzungen) oder die Schleimhäute (Konjunktividen). Die Übertragung kann auch durch Inhalation erregerhaltiger Aerosole stattfinden. Infektionen erfolgen auch durch kontaminierte Milch oder Molkereiprodukte. Eine direkte Übertragung von Mensch zu Mensch ist äußerst selten.

1.3 Infektionsdosis
Nicht bekannt.

2 Vorkommen
Infektionen des Menschen mit dem gramnegativen, unbeweglichen, fakultativ intracellulären, nichtsporenbildenden Stäbchenbakterium Brucella melitensis verursachen das weltweit verbreitete *Malta- oder Mittelmeerfieber*. Hauptwirte sind Ziegen und Schafe, die den Erreger mit dem Urin oder der Milch ausscheiden. In Milch und Milchprodukten wird der Erreger durch Pasteurisierung inaktiviert.
In Deutschland gelten Nutztierbestände seit längerer Zeit als frei von Brucellose. Der Erreger ist in

Europa vor allem in den Mittelmeerländern verbreitet. In Deutschland wurden 25 Brucellose-Fälle im Jahr 2001 und 35 im Jahr 2002 an das Robert-Koch-Institut (RKI) übermittelt. Nur bei einem Teil der Erkrankungsfälle aus 2002 erfolgte eine Erregerdifferenzierung. Für 24 Fälle wurde *Brucella* sp., für 3 *B. abortus* und für 8 *B. melitensis* angegeben. Infolge der intracellulären Lagerung der Brucellen ist die antibiotische Therapie problematisch.

3 Klinisches Krankheitsbild
Charakteristisch für eine Brucellose sind über einen längeren Zeitraum anhaltende wellenförmige „undulierende" Fieberschübe, die abends zu Körpertemperaturen von über 39 °C führen können. Diese täglichen Abendzacken können über Fieberperioden andauern, die von längeren Phasen ohne Fieber unterbrochen sind. Das Krankheitsbild ist insgesamt uncharakteristisch und zeichnet sich klinisch auch durch Nachtschweiß, übermäßige Erschöpfung, Inappetenz, Gewichtsverlust sowie Kopf- und Gliederschmerzen aus.

Infektionen können auch chronische Verläufe mit immer wiederkehrenden Fieberphasen bewirken.

4 Verfügbare diagnostische Methoden
Der Erreger kann im Blut oder sonstigen klinischen Materialien durch Anzucht kulturell nachgewiesen werden. Der überwiegende Anteil der Diagnosen basiert auf Antikörpernachweis im Patientenserum (Immunfluoreszenz). Nachweis spezifischer IgG, IgM und IgA mittels ELISA.

5 Präventives Potenzial
Ein Humanimpfstoff ist nicht verfügbar. Eine spezifische Prophylaxe ist nicht möglich. Zur Vermeidung chronischer Verläufe ist eine Antibiotikatherapie möglich.

6 Auslösekriterien
6.1 Pflichtuntersuchung
Nach § 15 a Abs. 1 BioStoffV bei Tätigkeiten als Erstuntersuchung und Nachuntersuchung.

6.2 Angebotsuntersuchung
Nach den in § 15a BioStoffV angegebenen Anlässen.

7 Quellenverzeichnis

Adam, Doerr, Link, Lode (Hrsg.): Die Infektiologie. Springer Berlin Heidelberg New York 2004

Epidemiologisches Bulletin. RKI. http://www.rki.de/INFEKT/EPIBULL/EPI.HTM

Fiori, P.L.; Mastrandrea, S.; Rappelli, P.; Cappuccinelli, P.: Brucella abortus infection acquired in microbiology laboratories. J. Clin. Microbiol. 38(2000), S. 2005–2006

Hahn, Falke, Kaufmann, Ullmann: Medizinische Mikrobiologie und Infektiologie. 4. Auflage. Springer Verlag Berlin Heidelberg New York. 2001

Köhler, Eggers, Fleischer, Marre, Pfister, Pulverer: Medizinische Mikrobiologie. 8. Auflage. Urban & Fischer München Jena 2001

Krauss, Weber, Appel, Enders, v. Graevenitz, Isenberg, Schiefer, Slenczka, Zahner: Zoonosen. 3. Auflage. Deutscher Ärzte-Verlag Köln 2004

Miller, C.D.; Songer, J.R.; Sullivan, J.F.: A Twenty-Five Year Review of Laboratory-Acquired Human Infections at the National Animal Disease Center. Am. Ind. Hyg. Ass. J. 48(1987)3, S. 271–275

Olle-Goig, J.E.; Canela-Soler, J.: An Outbreak of Brucella Melitensis Infection by Airborne Transmission Among Laboratory Workers. Am. J. Publ. Health, 77(1987)3, S. 335–338

Rasch, G.; Schöneberg, I.; Apitzsch, L.; Menzel, U.: Brucellose – Erkrankungen in Deutschland. Bundesgesundheitsblatt. 1997 (2); S. 49–54

RKI: Ratgeber – Merkblatt für Ärzte. www.rki.de Rubrik: Gesundheit und Infektionskrankheiten Stichwort: Infektionskrankheiten (A–Z)

Strady, A.; Lienard, M.; Gillant, J.C.; Barrat, F.; Poncelet, S.; Laudat, P.; Audurier, A.; Limet, J.; Ajjan, N., .A.D.; Service des Maladies infectieuses; Hopital Robert-Debré; Reims: Brucella vaccination in professionally exposed subjects. Prospective study] TO: Vaccination brucellique en milieu professionnel expose. Etude prospective. Presse-Med. 30(1992)21; S. 1408–1412

3.8 Burkholderia pseudomallei (Pseudomonas pseudomallei)

1 Gefährdungspotenzial
1.1 Risikogruppe
Eingestuft in Risikogruppe 3.

1.2 Übertragungswege
Der Erreger wird durch Schmierinfektionen oder Inhalation übertragen. Die häufigsten Eintrittspforten sind wahrscheinlich Hautläsionen.

1.3 Infektionsdosis
Nicht bekannt.
Aerosole aus Kulturen sind hochinfektiös für Laborpersonal.

2 Vorkommen
Der Erreger der Melioidose, das gramnegative, bipolare Bakterium *Burkholderia pseudomallei (Pseudomonas pseudomallei)*, ist ein normaler Bewohner des Bodens und des Wassers. Die Erkrankung ist in Südostasien und Nordaustralien endemisch.
Tierisches Erregerreservoir sind Ratten, Pferde, Rinder, Schafe, Ziegen, Schweine, Hunde, ebenso Wild- und Zootiere.

3 Klinisches Krankheitsbild
Die klinischen Erscheinungen sind größtenteils asymptomatisch oder äußern sich unter dem Bild einer Grippe. Im Verlauf kann es beim Menschen wie beim Tier zu einem vielfältigen Krankheitsbild kommen. Klinisch äußert sich die Erkrankung vor allem als Pneumonie sowie als Septikämie mit Hautabszessen sowie Durchfall und Erbrechen.
Die chronische Form zeigt multiple kleinere und größere Abszesse in verschiedensten Organen wie Lunge, Leber, Milz, Niere, Lymphknoten und Subcutis sowie Knochenmark. Neben subklinischen Erkrankungen können auch akute Sepsen mit Mortalitätsraten von 90 % und Tod innerhalb von 24–28 Stunden auftreten. Latente Infektionen manifestieren sich teilweise erst bei einer später auftretenden Abwehrschwäche des Infizierten. Die Inkubationszeit kann von Tagen bis Monaten dauern.

Akute Symptome erinnern bisweilen an eine Cholera, weshalb diese Form auch als *Pseudocholera* bezeichnet wird. Auch ist eine Verwechslung mit Typhus abd., Malaria und Pest möglich.
Chronische Infektionen ähneln klinisch der Symptomatik einer Tuberkulose.

4 Verfügbare diagnostische Methoden
Hinweisend sind Septikämie oder Abszesse nach Aufenthalt in Endemiegebieten.
Direkter Erregernachweis kann aus Blutkultur, Abszessmaterial oder Rachenabstrich versucht werden. Serologisch: IHA und HF bei Personen, die nicht aus Endemiegebieten stammen (Durchseuchungstiter), Igm-ELISA zum Exotoxin-Nachweis.

5 Präventives Potenzial
Ein Humanimpfstoff ist nicht verfügbar. Zur Vermeidung chronischer Verläufe ist eine Antibiotikatherapie (Cephalosporine, evtl. mit Tetrazyklinen, Cotrimoxazol oder Amoxicillin-Clavulansäure) angeraten. Trotz Antibiose sind Rückfälle möglich.
Primäre Prophylaxe: Vermeiden von Wasser- und Schlammkontakt.

6 Auslösekriterien
6.1 Pflichtuntersuchung
Nach § 15 a Abs. 1 BioStoffV bei Tätigkeiten als Erstuntersuchung und Nachuntersuchung.

6.2 Angebotsuntersuchung
Nach den in § 15a BioStoffV angegebenen Anlässen.

7 Quellenverzeichnis
Epidemiologisches Bulletin. RKI http://www.rki.de/ INFEKT/EPIBULL/EPI.HTM
Hahn, Falke, Kaufmann, Ullmann: Medizinische Mikrobiologie und Infektiologie. 4. Auflage. Springer Verlag Berlin Heidelberg New York. 2001
Marre, Mertens, Trautmann, Vanek: Klassische Infektiologie. Urban & Fischer. München, Jena 2000
Murray, Baron, Pfaller, Tenover, Yolken,: Manual of Clinical Microbiology. ASM Press. Washington, D.C.. 1999

3.9 Chlamydophila (Chlamydia) pneumoniae

1 Gefährdungspotenzial
1.1 Risikogruppe
Eingestuft in Risikogruppe 2.

1.2 Übertragungswege
Die Übertragung erfolgt in der Regel durch Tröpfchenkerne, die wegen der Umweltresistenz der infektiösen Elementarkörperchen einen unmittelbaren Kontakt mit dem Infizierten nicht unbedingt voraussetzt.

1.3 Infektionsdosis
Die Infektionsdosis ist bisher nicht bekannt.
Infektionen im Kindesalter sowie eine Durchseuchung der Bevölkerung, gemessen an seroepidemiologischen Studien, die mit steigendem Lebensalter bei Frauen 60 % und bei Männern 80 % erreicht, deuten aber auf einen nennenswert hohen Kontagionsindex und auf eine nicht allzu hohe Infektionsdosis hin. Auch über Epidemien durch *C. pneumoniae* wurde berichtet.

2 Vorkommen
Das einzige natürliche Reservoir von *Chlamydia pneumoniae* ist der Mensch. Der Erreger ist weltweit verbreitet. Bei Krankenhauspatienten mit Lungenentzündung wird der ätiologische Anteil von *C. pneumoniae* auf 6–12 % geschätzt Damit gehört *C. pneumoniae* offenbar zu den häufigsten menschlichen Lungenentzündungserregern. Vor der Entdeckung von *C. pneumoniae* wurden die entsprechenden Infektionen wahrscheinlich als Ornithose fehldiagnostiziert.

3 Klinisches Krankheitsbild
Nach einer Inkubationszeit von etwa 3 Wochen sind typische klinische Erscheinungen wie Rachenentzündung mit Halsschmerzen, Bronchitis und Lungenentzündung. Der Beginn der Erkrankung ist häufig durch hartnäckige Halsschmerzen mit starker Heiserkeit gekennzeichnet. Bei schweren Verläufen schließt sich an die Rachenentzündung eine sogenannte atypische Pneumonie mit trockenem Husten an. Die insgesamt uncharakteristischen Krankheitszeichen können bei Erstinfektionen Wochen, bei Re-Infektion Monate dauern. Spätfolgen können Asthma bronchiale und andere chronische obstruktive Lungenerkrankungen sowie reaktive Arthritis sein. Ob chronische *C.-pneumoniae*-Infektionen die Entwicklung von Arteriosklerose und koronarer Herzkrankheit begünstigen oder in bestimmten Fällen sogar verursachen, ist bisher nicht geklärt.

4 Verfügbare diagnostische Methoden
Wegen der uncharakteristischen Klinik stützt sich die Diagnostik praktisch ausschließlich auf Laboratoriumsmethoden. Leider ist die Anzüchtung von *Chlamydophila pneumoniae* außerordentlich schwierig und kommt deshalb als diagnostisches Verfahren nicht in Betracht. Verfahren auf der Basis von Gensonden oder PCR sind bisher nicht standardisiert. Aus diesem Grunde stützt sich die Diagnose heute praktisch ausschließlich auf serologische Untersuchungsverfahren oder den Antigennachweis mit Hilfe des direkten Immunfluoreszenztestes aus geeignetem Untersuchungsmaterial wie broncheoalveolärer Lavage, Trachealsekret, Sputum oder Rachenabstrichen. Wegen ausgeprägter Kreuzreaktionen geben nur speziesspezifische Tests wie der Mikroimmunfluoreszenztest eindeutige diagnostische Aussagen.
Mit Hilfe eines ELISA-Tests können allerdings Hinweise auf die Behandlungsbedürftigkeit (IgM-Nachweis) gewonnen werden.

5 Präventives Potenzial
Ein wirksamer Impfstoff steht bisher nicht zur Verfügung. Wegen der meist uncharakteristischen klinischen Symptomatik kommt auch eine Chemoprophylaxe wohl in der Regel zu spät. Der Nachweis einer Infektion und die dann eingeleitete Therapie mit Tetracyclinen oder Makroliden für wenigstens 10 Tage kann aber Bedeutung für die Verhütung von Folgekrankheiten haben. Eine Therapie ist allerdings nur sinnvoll bei akutem Infektionszeichen oder bei gelungenem Erregernachweis.

6 Auslösekriterien
6.1 Pflichtuntersuchung
Nach § 15 a Abs. 1 BioStoffV bei Tätigkeiten als Erstuntersuchung und Nachuntersuchung.
Bei gezielten Tätigkeiten (Kultivierung von *Chlamydophila pneumoniae)* ist im Rahmen einer Erstuntersuchung der serologische Status zu bestimmen. Bei vorhandenen Antikörpern ist im Abstand von etwa einem Jahr eine Titerkontrolle durchzuführen Bei primär fehlenden Antikörpern ist in gleichen Abständen auf Serokonversion zu untersuchen.

6.2 Angebotsuntersuchung
Nach den in § 15a BioStoffV angegebenen Anlässen.

7 Quellenverzeichnis
Adam, Doerr, Link, Lode (Hrsg.): Die Infektiologie. Springer Berlin Heidelberg New York 2004
Epidemiologisches Bulletin. RKI. http://www.rki.de/INFEKT/EPIBULL/EPI.HTM
Hahn, Falke, Kaufmann, Ullmann (Hrsg.): Medizinische Mikrobiologie und Infektiologie. 4. Auflage. Springer Verlag Berlin Heidelberg New York. 2001

Infektionskrankheiten von A–Z. RKI; RKI: Ratgeber – Merkblatt für Ärzte. www.rki.de Rubrik: Gesundheit und Infektionskrankheiten Stichwort: Infektionskrankheiten (A–Z)
Köhler, Eggers, Fleischer, Marre, Pfister, Pulverer: Medizinische Mikrobiologie. 8. Auflage. Urban & Fischer München Jena 2001

3.10 Chlamydophila (Chlamydia) psittaci

1 Gefährdungspotenzial
1.1 Risikogruppe
Eingestuft in Risikogruppe 3.
Es gibt weniger virulente Standortvarietäten (Stämme nicht-aviären Ursprungs), die als RG 2-Organismen behandelt bzw. eingestuft werden können.

1.2 Übertragungswege
Die Übertragung erfolgt in der Regel aerogen durch Einatmung erregerhaltiger Stäube (z.B. entstanden aus Vogelexkrementen oder Federbestandteilen) oder durch unmittelbare Berührung der Tiere bzw. deren Aus- und Abscheidungen. Eine Übertragung von Mensch zu Mensch ist nicht auszuschließen, scheint aber selten zu sein. Die aerogene Verbreitung erfolgt durch infektiöse Elementarkörperchen.

1.3 Infektionsdosis
Eine Infektionsdosis ist bisher nicht bekannt.

2 Vorkommen
Chlamydophila psittaci ist unter Vögeln (z.B. Papageien, Wellensittiche, Kanarienvögel, Tauben, Geflügel) und anderen Tieren (z.B. Katzen, Hunde, Ziegen, Schafe, Kühe) weltweit verbreitet. Stämme von Vögeln weisen eine höhere Humanpathogenität auf als Stämme von anderen Tieren. Infizierte Tiere scheiden den Erreger mit Exsudaten oder dem Kot aus. Auch Federn können kontaminiert sein. Die umweltresistenten Elementarkörperchen können einige Wochen infektiös bleiben.

3 Klinisches Krankheitsbild
Nach einer Inkubationszeit von etwa 1–4 Wochen entwickelt sich die Symptomatik einer atypischen Pneumonie mit plötzlich auftretendem hohen Fieber, Schüttelfrost, Kopfschmerzen, Bradykardie und trockenem Husten.

Auch unspezifische Symptome wie Hals-, Muskel- und Gelenkschmerzen sowie systemische Manifestationen wie gastrointestinale Beschwerden, Konjunktividen und Bewusstseinsstörungen können auftreten.
Das klinische Erscheinungsbild kann außerordentlich vielfältig sein und auch andere Organe (z.B. Leber, ZNS) betreffen.
Alle Schweregrade von subklinischen bis hin zu tödlichen Verläufen sind möglich.

4 Verfügbare diagnostische Methoden
Eine durch *Chlamydophila psittaci* hervorgerufene atypische Pneumonie kann anfänglich mit Influenza, Thyphus, Brucellose, Legionellose, Q-Fieber und einer Mykoplasmenpneumonie verwechselt werden. Wichtig für die Diagnostik ist die Anamnese. Ein wichtiger Anhaltspunkt ist der Kontakt zu Vögeln in der Vorgeschichte.
Der Nachweis aus Sputum ist in Zellkulturen möglich. Das Untersuchungsmaterial für die direkten Erregernachweise muss mit speziellen Abnahmetechniken (Nasopharyngealsekret/-abstrich, bronchoalveoläre Lavage) gewonnen werden und bedarf spezifischer Transportmedien. Die Tätigkeiten zum kulturellen Erregernachweis sind aufgrund des hohen Risikos schwerer Laborinfektionen Speziallaboratorien vorbehalten.
Chlamydienspezifische Antikörper auf Gattungsebene können im Serum mittels ELISA und KBR nachgewiesen werden. Der speziesspezifische Nachweis ist durch IgM- und IgG-Nachweis mittels ELISA oder Mikroimmunfluoreszenztest möglich. Ein IgA-Nachweis kann bei Re-Infektionen hilfreich sein.
Als Hinweis auf eine *Chlamydophila psittaci*-Infektion gelten IgG-Titer von > 1:256, ein IgM-Titer von > 1:16 oder ein 4facher Titeranstieg.

Die Befundinterpretation gilt als schwierig, deshalb sollten für die Befundbeurteilung ausgewiesene Laboratorien eingeschaltet werden.

5 Präventives Potenzial

Ein wirksamer Impfstoff steht bisher nicht zur Verfügung. Wegen der meist uncharakteristischen klinischen Symptomatik kommt auch eine Chemoprophylaxe wohl in der Regel zu spät. Das rechtzeitige Einleiten der Therapie ist jedoch wesentlich. Bei Expositionsrisiko ist Schutzkleidung inklusive Atemschutz zu tragen. Um im Fall einer Erkrankung möglichst früh mit der zielgerichteten Therapie beginnen zu können, sollte nach bekanntem Kontakt zu Vögeln/Geflügel und bei Auftreten von unklarem Fieber an eine Infektion mit Chlamydophila psittaci gedacht und die entsprechenden Untersuchungen eingeleitet werden.

6 Auslösekriterien

6.1 Pflichtuntersuchung

Nach § 15 a Abs. 1 BioStoffV bei Tätigkeiten als Erstuntersuchung und Nachuntersuchung.
Bei *gezielten Tätigkeiten* (Kultivierung von *Chlamydophila psittaci)* ist im Rahmen einer Erstuntersuchung der serologische Status zu bestimmen.

6.2 Angebotsuntersuchung

Nach den in § 15a BioStoffV angegebenen Anlässen.

7 Quellenverzeichnis

Adam, Doerr, Link, Lode (Hrsg.): Die Infektiologie. Springer Berlin Heidelberg New York 2004

Epidemiologisches Bulletin. RKI. http://www.rki.de/INFEKT/EPIBULL/EPI.HTM

Hahn, Falke, Kaufmann, Ullmann (Hrsg.): Medizinische Mikrobiologie und Infektiologie. 4. Auflage. Springer Verlag Berlin Heidelberg New York. 2001

Infektionskrankheiten von A–Z. RKI; RKI: Ratgeber – Merkblatt für Ärzte. www.rki.de Rubrik: Gesundheit und Infektionskrankheiten Stichwort: Infektionskrankheiten (A–Z)

Köhler, Eggers, Fleischer, Marre, Pfister, Pulverer: Medizinische Mikrobiologie. 8. Auflage. Urban & Fischer München Jena 2001

Krauss, Weber, Appel, Enders, v. Graevenitz, Isenberg, Schiefer, Slenczka, Zahner: Zoonosen. 3. Auflage. Deutscher Ärzte-Verlag Köln 2004

Marre, Mertens, Trautmann, Vanek (Hrsg.): Klinische Infektiologie. Urban & Fischer München Jena 2000

Robert Koch-Institut: EpidBul 14/2001

Suttorp, Mielke, Kiehl, Stück (Hrsg.): Infektionskrankheiten. Thieme Verlag, Stuttgart, New York. 2004

3.11 Vibrio cholerae* (Cholera)

1 Gefährdungspotenzial

1.1 Risikogruppe

Eingestuft in Risikogruppe 2.

1.2 Übertragungswege

Die Übertragung erfolgt durch Kontakt mit fäkalverunreinigten Lebensmitteln sowie durch orale Aufnahme von fäkalkontaminiertem Oberflächenwasser als Trinkwasser.

1.3 Infektionsdosis

Nicht bekannt.

2 Vorkommen

Die Erkrankung ist weltweit verbreitet, vor allem in den Tropen und Subtropen. Der indische Subkontinent ist ein klassisches Endemiegebiet. Das Auftreten korreliert vor allem mit Lebensstandard und Hygieneverhältnissen. Eine berufliche Gefährdung besteht beim gezielten Umgang und beim nicht gezielten Umgang mit Abstrichmaterial, Körperflüssigkeiten und Stuhl von infizierten Menschen.

3 Klinisches Krankheitsbild

Nach einer Inkubationszeit von wenigen Stunden bis zu 5 Tagen kommt es je nach Infektionsdosis zu zunächst weichen, zunehmend wässrigen Stuhlentleerungen und Erbrechen, schließlich zu reiswasserähnlichen Durchfällen mit Wasserverlust bis zu 20 Liter/Tag.
Weitere begleitende Symptome können Heiserkeit, Wadenkrämpfe, Kreislaufkollaps und Nierenversagen sein.
Die Sterblichkeit liegt zwischen 1 (bei Behandlung) und 60 %.

4. Verfügbare diagnostische Methoden

Erregernachweis mikroskopisch aus dem Stuhl, Nachweis über selektive Kulturverfahren, serologische Verfahren sind nicht aussagefähig.

5 Präventives Potenzial

Orale Lebendvaccine (in Deutschland nicht zugelassen) mit höchstens 6-monatiger Schutzdauer.

6 Auslösekriterien

6.1 Pflichtuntersuchung

Nach § 15 a Abs. 1 BioStoffV bei Tätigkeiten als Erstuntersuchung und Nachuntersuchung.

6.2 Angebotsuntersuchung

Nach den in § 15a BioStoffV angegebenen Anlässen.

7 Quellenverzeichnis

Epidemiologisches Bulletin. RKI. http://www.rki.de/INFEKT/EPIBULL/EPI.HTM

Hahn, Falke, Kaufmann, Ullmann: Medizinische Mikrobiologie und Infektiologie. 4. Auflage. Springer Verlag Berlin Heidelberg New York. 2001

Hülße, Kober, Littmann: Infektionskrankheiten – Meldepflicht, Epidemiologie, Labordiagnostik, Therapie, Prävention – Handbuch für den öffentlichen Gesundheitsdienst. Landesgesundheitsamt M-V Rostock 2002

Infektionskrankheiten von A–Z. RKI; RKI: Ratgeber – Merkblatt für Ärzte. www.rki.de Rubrik: Gesundheit und Infektionskrankheiten Stichwort: Infektionskrankheiten (A–Z)

Marre, Mertens, Trautmann, Vanek: Klassische Infektiologie. Urban & Fischer. München, Jena 2000

Murray, Baron, Pfaller, Tenover, Yolken,: Manual of Clinical Microbiology. ASM Press. Washington, D.C.. 1999

3.12 Coxiella burnetii (Q-Fieber)

1 Gefährdungspotenzial

1.1 Risikogruppe

Eingestuft in Risikogruppe 3.

1.2 Übertragungswege

Haustiere wie Schafe, Rinder, Ziegen aber auch Kaninchen, Hunde und Katzen können ohne Ausbildung von Symptomen erkranken und eine große Zahl an Erregern mit dem Kot, Urin oder der Milch ausscheiden. Hochinfektiös ist die während der Geburt ausgeschiedene Plazenta. Die Verbreitung zwischen den Tieren geschieht über deren Exkrete sowie durch Zecken (diese Form der Übertragung ist für den Menschen ohne Bedeutung). In getrockneten Materialien kann C. burnetii über Monate oder möglicherweise über Jahre seine Infektiosität behalten. Infektionen des Menschen sind durch Einatmen erregerhaltiger Stäube (z.B. kontaminierte Wolle) möglich. Ein direkter Tierkontakt ist nicht notwendig. Durch Inhalation kontaminierter Stäube wurden menschliche Infektionen in bis zu 2 km Entfernung von infizierten Tierherden beobachtet. Auch durch kontaminierte Kleidung kann der Erreger indirekt übertragen werden. Infektionen sind auch durch Verzehr kontaminierter Milch und Milchprodukte möglich, die nicht pasteurisiert wurden. Eine Mensch-zu-Mensch-Übertragung ist möglich (z.B. bei Kontakt zu infizierten gebärenden Frauen, nach Gabe von Blut, Blutbestandteilen, Transplantationen von Knochenmark sowie bei Autopsien), jedoch selten.

1.3 Infektionsdosis

Der Erreger ist mit einer Infektionsdosis von $\leq$ 10 Organismen hoch kontagiös.

2 Vorkommen

Das Q-Fieber ist weltweit verbreitet. Das Reservoir stellen infizierte Paarhufer dar, aber auch Katzen, Hunde, Kaninchen, Wildtiere und Vögel können C. burnetii beherbergen.

Ebenso wurde der Erreger in Arthropoden, Läusen, Milben, Fliegen und Zecken gefunden. Zuletzt wurden in Deutschland 200 bis 300 Q-Fieber-Erkrankungen pro Jahr gemeldet.

3 Klinisches Krankheitsbild

Der Erreger vermehrt sich ausschließlich in anderen Zellen (obligat intrazellulär) und wird vor allem durch die Luft übertragen, so dass am häufigsten die Lungen von einer Infektion betroffen sind.

Durch sporogene Differenzierung entstehen infektiöse und umweltresistente „small cell variants" (SCV).

Infektionen verlaufen häufig nahezu asymptomatisch (ca. 50 %) oder wie eine milde Grippe. Nach einer Inkubationszeit von etwa 20 Tagen (14–21) kann sich jedoch plötzlich Fieber bis 40°C entwickeln. Charakteristisch sind auch Kopf- und Gliederschmerzen, eine Lungenentzündung (atypische Pneumonie) sowie ggf. eine Hepatitis. Akute Infektionen führen bei Schwangeren in Abhängigkeit vom Schwangerschaftsstadium zur Erhöhung des Abort- bzw. Frühgeburtrisikos.

Chronische Verlaufsformen entwickeln sich nach Monaten oder Jahren bei etwa 1–5 % der Erkrankten unter Ausbildung einer Endokarditis. Besonders gefährdet sind Personen mit Herzfehlern bzw. Herzklappenprothesen.

4 Verfügbare diagnostische Methoden

Nachweis durch KBR, ELISA, Mikroimmunfluoreszenz oder Mikroagglutination. IgM-Antikörper gegen Phase 1 auch bei chronischer Erkrankung. In Speziallaboratorien auch PCR. Der Erregernachweis durch Kultivierung oder Tierversuche wird aufgrund der hohen Infektionsgefährdung nur selten durchgeführt.

5 Präventives Potenzial

Eine spezifische Prophylaxe ist nicht vorhanden. In Deutschland ist kein Impfstoff zugelassen, steht in einigen Ländern jedoch für beruflich exponiertes Personal zur Verfügung. Eine Erkrankung ist gut durch Antibiotika zu behandeln.

Bei seronegativem Befund ist Schutzkleidung und Atemschutz zu tragen. Generell sind bei Kontakt mit verdächtigen Tieren oder tierischen Materialien strenge Hygienemaßnahmen notwendig. Beschäftigungsbeschränkungen bei gezieltem Umgang gelten für Personen mit Herzfehlern bzw. Herzklappenprothesen sowie Schwangere ohne positiven Antikörpernachweis.

6 Auslösekriterien

6.1 Pflichtuntersuchung

Nach § 15 a Abs. 1 BioStoffV bei Tätigkeiten als Erstuntersuchung und Nachuntersuchung.

6.2 Angebotsuntersuchung

Nach den in § 15a BioStoffV angegebenen Anlässen.

7 Quellenverzeichnis

Epidemiologisches Bulletin. RKI http://www.rki.de/INFEKT/EPIBULL/EPI.HTM

Hahn, Falke, Kaufmann, Ullmann: Medizinische Mikrobiologie und Infektiologie. 4. Auflage. Springer Verlag Berlin Heidelberg New York. 2001

Hellenbrand, Petersen, Breuer: Epidemiology and prevention of Q fever in Germany; 1947–1999. Emerging Infectious Diseases 2000 (7); S. 789–796

Hülße, Kober, Littmann: Infektionskrankheiten – Meldepflicht, Epidemiologie, Labordiagnostik, Therapie, Prävention – Handbuch für den öffentlichen Gesundheitsdienst. Landesgesundheitsamt M-V Rostock (2002)

Infektionskrankheiten von A–Z. RKI; RKI: Ratgeber – Merkblatt für Ärzte. www.rki.de Rubrik: Gesundheit und Infektionskrankheiten Stichwort: Infektionskrankheiten (A–Z)

Marre, Mertens, Trautmann, Vanek: Klassische Infektiologie. Urban & Fischer. München, Jena 2000

Murray, Baron, Pfaller, Tenover, Yolken,: Manual of Clinical Microbiology. ASM Press. Washington, D.C., 1999

Pneumologie 50 (1996) ff.

Reintjes, Hellenbrand, Dusterhaus: Q-Fieber-Ausbruch in Dortmund im Sommer 1999. Ergebnisse einer epidemiologischen Untersuchung des Ausbruchs. Gesundheitswesen 62 (2000)11; S. 609–614

Robert Koch-Institut: EpidBul 37/2002

3.13 Francisella tularensis* (Krankheitserreger der Tularämie)

1 Gefährdungspotenzial

1.1 Risikogruppe

Eingestuft in Risikogruppe 2.

1.2 Übertragungswege

Der Erreger kann zum einen durch Zecken und Stechmücken, zum anderen aber auch durch Kontakt mit infizierten Tieren sowie durch kontaminiertes Wasser, Nahrungsmittel, Staub (Landwirtschaft) und Aerosole übertragen werden.

1.3 Infektionsdosis

Die Kontagiosität des Erregers ist hoch; er kann wahrscheinlich sogar durch die intakte Haut eindringen. Eine Infektionsdosis kann allerdings nicht angegeben werden.

2 Vorkommen

Die *Tularämie* ist in den ländlichen Gebieten der nördlichen Hemisphäre bei Wildtieren weit verbreitet, insbesondere in Nordamerika, Nordosteuropa und Asien. Erkrankungen in Deutschland sind selten. Menschen, die mit Wildtieren in Berührung kommen, sind in den Sommer- und Herbstmonaten besonders gefährdet.

Der Erreger zählt auch zu den Biowaffen.

3 Klinisches Krankheitsbild

Die Inkubationszeit beträgt in der Regel 3–5 Tage, kann aber bis zu 21 Tage betragen. Die Erkrankung beginnt meist akut mit Fieber bis zu 41 °C und relativer Bradykardie, Kopf- und Gliederschmerzen, Husten und gastro-intestinalen Symptomen. Die Infektion verläuft allerdings häufig auch subklinisch. $^2/_3$ der manifesten Erkrankungen gehören zur *ulzeroglandulären Form*. In der Eintrittspforte bildet sich eine Papel und nachfolgend ein ausgestanzt erscheinendes Geschwür. Die regionalen Lymphknoten sind schmerzhaft vergrößert, können nekrotisieren und eitrig einschmelzen.

Bei der seltenen *okuloglandulären Form* erfolgt die Infektion über die Konjunktiven. Sie beginnt mit Juckreiz und Augenschmerzen. Es entwickeln sich gelbliche Papeln und kleine Geschwüre an den Konjunktiven sowie Hornhautulzerationen.

Die *pharyngeale* und *abdominelle Form* der Erkrankung entstehen durch kontaminierte Nahrungsmittel (z.B. mit Abzessbildung am harten Gaumen oder bei Darmbeteiligung Ausbildung eines Aszites auf dem Boden einer Peritonitis).

Der Erreger kann bei Inhalation auch eine Pneumonie auslösen Eine Septikämie kann ausgehend von einer Haut- oder Schleimhautinfektion entstehen. Nach Dissemination sind auch Meningitiden und Osteomyelitiden beschrieben.

4 Verfügbare diagnostische Methoden

Der Erregernachweis durch Anzucht aus peripherem Blut, Abstrichen und Biopsien ist schwierig. Als Methoden für den direkten Erregernachweis stehen eine PCR oder als Antigen-Nachweis ein ELISA zur Verfügung. Ein serologischer Nachweis kann durch den Anstieg (> 4fach) spezifischer Antikörper (meistens in der zweiten Krankheitswoche) geführt werden.

5 Präventives Potenzial

Es existiert ein attenuierter Lebendimpfstoff (USA, Russland), er ist aber in Deutschland derzeit nicht verfügbar. Eine medikamentöse Prophylaxe nach wahrscheinlicher Exposition erfolgt mit Doxycyclin oder Ciprofloxacin für 14 Tage und sollte zur Vermeidung der zahlreichen o.e. Komplikationen rasch (möglichst 24 Stunden nach Exposition) begonnen werden.

6 Auslösekriterien

6.1 Pflichtuntersuchung

Nach § 15 a Abs. 1 BioStoffV bei Tätigkeiten als Erstuntersuchung und Nachuntersuchung.

6.2 Angebotsuntersuchung

Nach den in § 15a BioStoffV angegebenen Anlässen.

7 Quellenverzeichnis

RKI: Ratgeber/Merkblatt unter www.rki.de, Rubrik Gesundheit und Krankheiten, Stichwort Infektionskrankheiten A–Z

Suttorp, Mielke, Kiehl, Stück: Infektionskrankheiten, Georg Thieme Verlag, Stuttgart, New York 2004

Konsiliarlabor für Tularämie. Institut für Mikrobiologie der Sanitätsakademie der Bundeswehr, Neubergerstr. 11, 80973 München, Tel: 089/3168-3277 oder 2805

Epidemiologisches Bulletin. RKI http://www.rki.de/INFEKT/EPIBULL/EPI.HTM

3.14 FSME-Virus* – (Flaviviridae) Virus der Frühsommer-Meningoenzephalitis

1 Gefährdungspotenzial

1.1 Risikogruppe

Eingestuft in Risikogruppe 3**.

1.2 Übertragungswege

FSME-Viren werden von Schildzecken übertragen, in Deutschland ist dies hauptsächlich wie bei Borrelien der Holzbock *(Ixodes ricinus)*, der etwa 95 % der heimischen Zeckenfauna ausmacht. Bei den Schildzecken handelt es sich um dreiwirtige Zecken, d.h. sie suchen für jede Blutmahlzeit (insgesamt 3) einen neuen Wirt auf. Da eine einmal infizierte Zecke zeitlebens infiziert bleibt, ist auf diese Weise eine Übertragung der Infektion auf die verschiedensten Wirte möglich. Von besonderer Bedeutung sind hierbei im Wald lebende Nager, bei denen es zu keiner Erkrankung aber zu einer lang dauernden Virämie kommt, so dass sich die an ihnen saugenden Zecken infizieren können. Dieser Infektionskreislauf, der sich zwischen Zecken und Nagern ausbildet, ist die Basis der sogenannten Naturherde.

1.3 Infektionsdosis

Nicht bekannt.

2 Vorkommen

Die FSME ist in erster Linie in Mittel- und Osteuropa verbreitet. Im Osten schließt sich dann das Verbreitungsgebiet des russischen Virus-Subtyps (RSSE) an, das sich bis nach Sibirien erstreckt. Schwerpunkte des FSME-Infektionsrisikos liegen im Baltikum, in Polen, Tschechien, Österreich, Ungarn, Slowenien und Kroatien. In Deutschland finden sich die FSME-Endemiegebiete in Süddeutschland – Schwerpunkte liegen hier im Südwesten bzw. im Osten. In Hessen und Thüringen sind die südlichen

Landesteile betroffen. Anhand von rund 5000 Blutproben von Wald- und Forstarbeitern wurden in Baden-Württemberg die FSME-Antikörperprävalenzen ermittelt und nach Landkreisen ausgewertet. Die Seroprävalenzen wiesen Werte bis zu 43 % auf. Infektionsbedingte Antikörper gegen FSME fanden sich bis auf 4 Landkreise in ganz Baden-Württemberg, so dass von einem flächendeckenden Vorkommen der FSME in Baden-Württemberg und wohl auch in ganz Süddeutschland ausgegangen werden muss.

Zur Feststellung der FSME-Infektionsgefahr wurden durch das Landesgesundheitsamt Baden-Württemberg (BW) über 9000 Zecken von verschiedenen Regionen auf FSME-Viren untersucht. Dabei fanden sich Befallsraten bis zu 2,3 %. Gegenüber den 80er Jahren, in denen in den Hochendemiegebieten Befallsraten im Promillebereich als typisch galten, ist demnach heute von einer mindestens 10fach höheren FSME-Infektionsgefahr auszugehen.

Die Vermehrung von FSME-Viren ist unter Verwendung von Zellkulturen möglich Dies wird von spezialisierten Laboren unter S3**-Bedingungen vorgenommen.

3 Klinisches Krankheitsbild

Die Inkubationszeit beträgt 7–14 Tage. Dabei kommt es zu einer lokalen Virusvermehrung und zu einem anschließenden Transport in das RES und einer weiteren Virusvermehrung.

An diese schließt sich eine starke Virämie an, die durch ein sommergrippenartiges Krankheitsbild mit hohem Fieber, Kopfschmerzen, Gliederschmerzen, intestinalen und katarrhalischen Symptomen charakterisiert ist.

Bei 2/3 aller Patienten verläuft die Infektion subklinisch oder als *Sommergrippe*. Bei einem Drittel der Patienten kommt es dagegen nach einem fieberfreien Intervall von 3 bis 7 Tagen zur Organmanifestation. Diese äußert sich unter erneutem hohen Fieber als Meningitis (48 %), Enzephalitis (40 %) oder Myelitis (12 %). Die Letalität liegt bei 1–2 %, die Residualschäden werden mit 10–20 % angegeben.

Kinder unter 14 Jahren sind zu 10–15 % betroffen. Bei diesen äußert sich die Organmanifestation einer FSME überwiegend als Meningitis. Residualschäden sind selten.

4 Verfügbare diagnostische Methoden

Die Labordiagnostik einer FSME wird überwiegend auf serologischem Wege vorgenommen. Zur Dia-

gnostik einer frischen FSME ist der Nachweis spezifischer IgM und IgG-Antikörper erforderlich.

Der Nachweis einer ZNS-Organmanifestation ist anhand intrathekal gebildeter FSME-spezifischer Antikörper (erhöhter Liquor/Serum-Index) oder durch Nukleinsäurenachweis (z.B. PCR) im Liquor möglich.

5 Präventives Potenzial

Über den IgG-AK-Nachweis lassen sich der Immunstatus (durch Infektion oder Impfung) feststellen.

Die wichtigste präventive Maßnahme bei gezielten und nicht gezielten Tätigkeiten besteht in der aktiven Impfung mit einem FSME-Impfstoff. Die passive Immunisierung ist obsolet.

6 Auslösekriterien

6.1 Pflichtuntersuchung

Bei *gezielten Tätigkeiten* Untersuchung der Beschäftigten in regelmäßigen Abständen. Zu den gezielten Tätigkeiten gehört ausschließlich die Kultivierung von FSME-Viren im Labor. Bei Verspritzen der Kulturflüssigkeit auf Schleimhäute ist eine Infektion möglich. Die Beschäftigten sind regelmäßig zu untersuchen und ihnen ist die Impfung anzubieten.

Unter den *nicht gezielten Tätigkeiten* besteht bei der Pflege von FSME-Patienten keine Infektionsgefahr. Bei Personen, die in Zeckenbiotopen der Endemiegebiete beruflich tätig sind, wie etwa Land-, Wald- und Forstarbeiter, besteht eine erhebliche Infektionsgefahr. Diese Beschäftigten sind regelmäßig zu untersuchen und ihnen ist die Impfung anzubieten.

6.2 Angebotsuntersuchung

Nach den in § 15a BioStoffV angegebenen Anlässen.

7 Quellenverzeichnis

Doerr, Gerlich: Medizinische Virologie,T hieme Verlag 2002

Epidemiologisches Bulletin RKI. http://www.rki.de/ INFEKT/EPIBULL/EPI.HTM

Hahn, Falke, Kaufmann, Ullmann: Medizinische Mikrobiologie und Infektiologie. 4. Auflage. Springer Verlag Berlin Heidelberg New York. 2001

Hassler: Brennpunkt Infektiologie 2: Zett-Verlag 2001

Hülße, Kober, Littmann: Infektionskrankheiten – Meldepflicht, Epidemiologie, Labordiagnostik, Therapie, Prävention – Handbuch für den öffentlichen Gesundheitsdienst. Landesgesundheitsamt M-V Rostock (2002)

Kimmig, Hassler, Braun: Zecken, Kleiner Stich mit bösen Folgen. Ratgeber Ehrenwirth, Verlagsgruppe Lübbe 2001

Marre, Mertens, Trautmann, Vanek: Klassische Infektiologie. Urban & Fischer. München, Jena 2000
Murray, Baron, Pfaller, Tenover, Yolken,: Manual of Clinical Microbiology. ASM Press. Washington, D.C. 1999

RKI: Ratgeber – Merkblatt für Ärzte. www.rki.de Rubrik:
Gesundheit und Infektionskrankheiten Stichwort:
Infektionskrankheiten (A–Z)

3.15 Gelbfieber-Virus*

1 Gefährdungspotenzial

1.1 Risikogruppe

Eingestuft in Risikogruppe 3.

1.2 Übertragungswege

Das Gelbfieber-Virus wird durch Stechmücken übertragen, sowohl zwischen den natürlichen Wirten
(Affen) als auch zwischen Menschen. Für die Verbreitung des sog. *„Stadtgelbfiebers"*, d.h. menschliche Erkrankungen, ist v.a. *Aedes aegypti* verantwortlich.

Das Gelbfieber-Virus gehört zu den Arboviren (ar-
thorpode-borne-virus). Diese Viren können sich
auch in den Gliederfüßern (Arthropoden) vermehren. Für das Gelbfieber-Virus konnte gezeigt werden, dass es transovariell auf die Tochtergenera-
tion(-en!) der Vektoren weitergegeben wird, d.h.
eine „jungfräuliche" Aedes-Mücke, die noch nie-
mals Blut gesogen hat, kann bei der ersten Blutmahlzeit schon infektiös sein. Diese Tatsache ist
epidemiologisch von Bedeutung, da der Mensch nur
in den ersten drei Tagen der Erkrankung virämisch
ist, d.h. Stechmücken sich nur in dieser Zeit infizieren können. Die Übertragung von Mensch zu
Mensch durch Blutkontakt (z.B. Nadelstichverletzung) wäre hauptsächlich in der virämischen Phase
möglich. Infektion via Inokulation, z.B. bei Sektionen
von Menschen oder Reservoirtieren, ist auch nach der
virämischen Phase denkbar, dann befinden sich die
Viren im Retikulo-Histiozytären-System.

1.3 Infektionsdosis

Die Infektionsdosis ist nicht bekannt und unerheblich, da die beim Stich einer Mücke injizierte Viruslast im Speichel ausreicht, um eine Infektion zu erzeugen.

2 Vorkommen

Die Verbreitung des Gelbfieber-Virus ist abhängig
von der Verbreitung geeigneter Tiere, die als Erregerreservoir fungieren. Im tropischen Afrika sind es
bestimmte Affenarten, die inapparente Virusträger
sind. In Amerika (mit Schwerpunkt tropisches Südamerika) übernehmen auch Nagetiere die Funktion
des Reservoirs, von dem aus das Virus auf Affen
übergehen kann. Möglicherweise wird das Virus
zwischen Reservoirtieren in Südamerika auch durch
Zecken weitergegeben. Die epidemiologische Bedeutung von Nagetieren und Zecken kann heute
noch nicht endgültig abgeschätzt werden. Es ist
unbekannt, warum der asiatische Kontinent (bisher)
frei von Gelbfieber ist, obwohl geeignete Vektoren
auch dort vorkommen.

3 Klinisches Krankheitsbild

Die Inkubationszeit beträgt 3–6 Tage. Die Mehrheit
(80–90 %) der menschlichen Infektionen in Endemiegebieten verläuft inapparent oder stellt sich als
milde, kurz andauernde, grippeähnliche Erkrankung
dar. Zunehmendes Lebensalter und zusätzliche
Grunderkrankungen prädisponieren für schwere
Verläufe. Der Krankheitsverlauf ist durch zwei Phasen gekennzeichnet:

In der ersten Phase kommt es zu raschem Fieberanstieg, Kopf- und Gliederschmerzen. Dieses Stadium hält für zwei bis drei Tage an. Eine Diskrepanz
zwischen hohem Fieber und relativer Bradykardie ist
als *„Faget´s sign"* bekannt. Ein Ikterus kann schon in
dieser Phase beginnen. Mit der nachfolgenden Entfieberung kann die Erkrankung bei leichten Verläufen in die Rekonvaleszenz übergehen.

Bei schwereren Verläufen kommt es nach der ein-
tägigen Entfieberung zu erneutem Fieberanstieg,
Verstärkung des Ikterus (*„Yellow Jack"*, Gelbfieber)
und Beginn einer hämorrhagischen Diathese. Letztere kann zu schweren gastro-intestinalen Blutungen führen. Das Erbrechen Kaffeesatz-artigen
Materials *(vomito negra)* oder frischen Blutes ist klinischer Indikator für die zurecht als *hämorrhagi-
sches Fieber* bezeichnete Verlaufsform. Leber- und
Nierenversagen, Myokarditis und Encephalitis können hinzutreten und kündigen einen fatalen Verlauf
an. Der Tod tritt dann meist zwischen dem 7. und
10. Krankheitstag ein.

4 Verfügbare diagnostische Methoden

Die Real-Time-PCR ist bereits zu Krankheitsbeginn
positiv; die direkte Virusanzucht ist möglich. Spe-

zifische Antikörper, die mit serologischen Methoden (z.B. ELISA, HHT) nachgewiesen werden können, werden im Krankheitsverlauf gebildet.

5 Präventives Potenzial

Ein wirksamer Lebend-Impfstoff mit dem 17D-Stamm steht seit vielen Jahren zur Verfügung. Der Impfschutz beginnt 10 Tage nach Impfung. Bei weiter bestehender Gefährdung soll sie alle 10 Jahre wieder aufgefrischt werden. Schwangere sollen wegen der erhöhten Gefahr des Abortes nach Möglichkeit nicht geimpft werden. Da das Impfvirus auf Hühnereiern gezüchtet wird, beinhaltet der Impfstoff Hühnereiweiß. Eine starke Allergie hierauf stellt eine Kontraindikation für die Impfung dar, ebenso wie eine ausgeprägte Immunsuppression. Strenges „Containment" der Erreger und ggf. infizierter Vektoren (!) sind entsprechend den Sicherheitsmaßnahmen der Schutzstufe 3 zu gewährleisten.

Hinweis

Die Gelbfieberimpfung darf als ggf. vorgeschriebene Impfung im internationalen Reiseverkehr nur durch offizielle Gelbfieberimpfstellen zertifiziert werden (vgl. Tropentauglichkeit, Kap. 9.8). Als vorbeugende Impfung bei gezielten Tätigkeiten nach BioStoffV darf der Impfstoff aber auch durch einen beauftragten Arzt nach § 15 Abs. 3 BioStoffV gegeben werden.

6 Auslösekriterien

6.1 Pflichtuntersuchung

Die Erstuntersuchung (*vor* Tätigkeitsaufnahme) bei *gezielten Tätigkeiten* beinhaltet das Angebot zur Impfung;
bei Nachuntersuchungen in regelmäßigen Abständen ist die Indikation zur Auffrischungsimpfung zu überprüfen.

6.2 Angebotsuntersuchung

Nach den in § 15a BioStoffV angegebenen Anlässen.

7 Quellenverzeichnis

Cook GC, Zumla A (2003): Manson's tropical diseases; 21. Edition. Saunders

Epidemiologisches Bulletin. RKI. http://www.rki.de/ INFEKT/EPIBULL/EPI.HTM

Mandell GL, Bennett JE, Dolin R (1995): Principles and practice of infectious diseases; 4. Edition. Churchill Livingstone

Robert Koch Institut: Arboviren · durch Arthropoden übertragbare Viren; zu erreichen via Internet: www.rki.de · Gesundheit und Krankheiten (Fußleiste) · Arbeitskreis Blut · Stellungnahmen des Arbeitskreises Blut: Arboviren · durch Arthropoden übertragbare Viren

Robert Koch Institut: Ratgeber Infektionskrankheiten; zu erreichen via Internet: www.rki.de · Gesundheit und Krankheiten (Fußleiste) · Infektionskrankheiten (A–Z) · Gelbfieber · Ratgeber Infektionskrankheiten

3.16 Hepatitis A-Virus (HAV)*

1 Gefährdungspotenzial
1.1 Risikogruppe
Eingestuft in Risikogruppe 2.

1.2 Übertragungswege
Die Übertragung des Hepatitis A-Virus erfolgt fäkal-oral, von Mensch zu Mensch. Die Infektiösität beginnt 7–14 Tage vor Krankheitsbeginn und dauert bis zu einer Woche nach Auftreten des Ikterus. Es besteht eine lebenslange Immunität.

1.3 Infektionsdosis
Nicht bekannt.

2 Vorkommen
Das Hepatitis A-Virus ist weltweit verbreitet. Es kommt zu sporadischem und epidemischem Auftreten. In Ländern mit niedrigem Hygienestandard (u.a. auch schon in vielen Mittelmeer-Anrainerstaaten) besteht eine hohe Durchseuchung (100 % im 10. Lebensjahr). In West-, Mittel- und Nordeuropa ist die Durchseuchung seit Jahren sinkend; derzeit in Deutschland bei Personen unter 30 Jahren < 4 %.
Beruflich besteht eine Gefährdung bei Arbeiten mit Stuhl im Gesundheitsdienst (insbesondere in der Pädiatrie, Infektionsstationen und Stuhllaboratorien), in der Wohlfahrtspflege (in kinderbetreuenden Einrichtungen, wenn gewindelt wird oder Hilfestellung bei der Toilettenbenutzung erfolgt sowie in Einrichtungen für Behinderte), bei Instandsetzungsarbeiten an Kläranlagen, Abwasseranlagen oder abwassertechnischen Einrichtungen und bei Arbeitsaufenthalt in Endemiegebieten.

3 Klinisches Krankheitsbild

Die Inkubationszeit beträgt 15–50 Tage (im Durchschnitt 25–30 Tage). Die Erkrankung verläuft häufig uncharakteristisch mit allgemeinen Krankheitssymptomen.

Es kann eine „Gelbsucht" auftreten. Bei der Hepatitis A erfolgt keine Chronifizierung. Die Häufigkeit fulminanter Verläufe sind < 1 %.

Die Hepatitis A verläuft selten letal (Immungeschwächte).

4 Verfügbare diagnostische Methoden

Bestimmung von anti-HAV mittels ELISA.

5 Präventives Potenzial

Durch Diagnostik, Beratung und Impfung (Totvakzine) lassen sich Expositionsrisiko und Erkrankung weitgehend verhindern. Hinweise betreffen präexpositionell die Einhaltung von Vorsichtsmaßnahmen beim Verzehr von rohen Lebensmitteln (Endemiegebiete).

Schutzimpfung auch unmittelbar nach Exposition sinnvoll.

6 Auslösekriterien

6.1 Pflichtuntersuchung

Bei *gezielten Tätigkeiten* Untersuchung der Beschäftigten in regelmäßigen Abständen, einschließlich Schutzimpfung (Totvakzine); ggf. Auffrischimpfung.

Bei *nicht gezielten Tätigkeiten* mit direktem und regelmäßigem intensiven Stuhlkontakt im Gesundheitsdienst in geriatrischen und Behinderteneinrichtungen und Kleinkinderbetreuung; in Stuhllaboratorien bei regelmäßigen Tätigkeiten mit Stuhlproben; bei Tätigkeiten mit regelmäßigem Kontakt zu fäkalienkontaminiertem Abwasser in Kläranlagen oder Abwasseranlagen/abwassertechnischen Einrichtungen Untersuchung entsprechend wie bei gezielten Tätigkeiten angegeben.

6.2 Angebotsuntersuchung

Nach den in § 15a BioStoffV angegebenen Anlässen.

7 Quellenverzeichnis

Adam, Doerr, Link, Lode (Hrsg.): Die Infektiologie. Springer Berlin Heidelberg New York 2004

Epidemiologisches Bulletin. RKI. http://www.rki.de/INFEKT/EPIBULL/EPI.HTM

Fröhlich, J.; Zeller, I.: Hepatitis-A Infektionsrisiko bei den Mitarbeitern einer großen Kläranlagenbetreibergenossenschaft. Zent.bl. Arb.med. Arb.schutz Prophyl. 45(1995), S. 146–150

Hahn, Falke, Kaufmann, Ullmann: Medizinische Mikrobiologie und Infektiologie. 4. Auflage. Springer Verlag Berlin Heidelberg New York. 2001

Hofmann, F.: Die Hepatitis-A – Arbeitsmedizinisches Risiko im Gesundheitsdienst? Arbeitsmed.,Sozialmed.,Präventivmed. 25(1990), S. 76–79

Köhler, Eggers, Fleischer, Marre, Pfister, Pulverer: Medizinische Mikrobiologie. 8. Auflage. Urban & Fischer München Jena 2001

Panella, H.; Bayas, J.M.; Maldonado, R.; Cayla, J.A.; Vilella, A.; Sala, C.; Carbo, J.M.; Bruguera, M.: Epidemic outbreak of hepatitis A related to a day care center. Gastroenterol-Hepatol. 21(1998)7, S. 319–23

Peled, T.; Ashkenazi, S.; Chodick, G.; Aloni, H.; Yuhas, Y.; Lerman, Y.: Risk of Exposure to Hepatitis A Virus among Day-Care Workers in Israel: Implications for Preventive Measures. Archives of Environmental Health 57(2002)4; S. 332–336

Rosenblum, L.S.; Villarino, M.E.; Nainan, O.V.; Melish, M.E.; Hadler, S.C.; Pinsky, P.P.; Jarvis, W.R.; Ott, C.E.; Margolis, H.S., .A..D.; Hepatitis; Branches; Centers; for; Disease; Control; Atlanta, G.A.; 30333: Hepatitis-A outbreak in a neonatal intensive care unit: risk factors for transmission and evidence of prolonged viral excretion among preterm infants. J-Infect-Dis. 164(1991)3, S. 476–82

Schlosser, O.; RoudotThoraval, F.: Hepatitis-A and occupational risk with sewage exposure. Gastroenterol. Clin. Biol. 19(1995) S. 844–856

Thierfelder, W.; Meisel, H.; Schreier, E.; Dortschy, R.: Die Prävalenz von Antikörpern gegen Hepatitis-A-, Hepatitis-B- und Hepatitis-C-Viren in der deutschen Bevölkerung. Gesundheitswesen 61(1999)2, S. 110–114

Ratgeber Infektionskrankheiten: Hepatitis A.:www.rki.de, Rubrik Gesundheit und Krankheiten, Stichwort Infektionskrankheiten A – Z

3.17 Hepatitis B-Virus (HBV)*

1 Gefährdungspotenzial – (vgl. auch Kap. 4.4.5)

1.1 Risikogruppe
Eingestuft in Risikogruppe 3**.

1.2 Übertragungswege
Der zu den DNA-Viren gehörende Erreger wird in der Regel durch den parenteralen Kontakt eines empfänglichen (nichtimmunen) Organismus mit virushaltigem Blut oder Blutprodukten übertragen. Weitere Flüssigkeiten, die für die Übertragung des HBV in Frage kommen sind neben dem Blut Tränen, Urin, Galle, Vaginalsekrete, Sperma, Speichel und Menstruationsblut sowie Stuhl. Im Hinblick auf die Erregerkonzentration sind von diesen Körperflüssigkeiten/-ausscheidungen lediglich Blut und Sperma relevant.
Einen wichtigen Übertragungsweg stellt die perinatale Infektion dar. Auch die nosokomiale Infektion durch infektiöses medizinisches Personal scheint eine nicht ganz unwichtige Rolle zu spielen, wie dies Berichte über insgesamt mehr als 700 Fälle von Infektionen bei Patienten belegen, über die in der internationalen Literatur berichtet wurde.

1.3 Infektionsdosis
Nicht bekannt.
Aufgrund der hohen Infektiösität ist eine Übertragung schon durch kleinste Mengen Blut oder Körperflüssigkeiten auf Schleimhäute oder Mikroläsionen der Haut denkbar. Der Nachweis des HBs-Antigens ist mit dem Vorliegen einer frischen oder chronischen Infektion assoziiert, wobei von potentieller Infektiösität auszugehen ist. Ebenfalls infektiös können Personen sein, die isoliert anti-HBc positiv sind. Klarheit bringt der Nachweis spezifischen Genmaterials in der PCR.

2 Vorkommen
Das Hepatitis B-Virus (HBV) ist weltweit verbreitet. Derzeit geht man von mehr als 300 Millionen chronisch mit diesem DNA-Virus infizierten Menschen aus. In Mitteleuropa muss bei der nicht gegenüber Blut und Blutprodukten exponierten Normalbevölkerung mit einer HBV-Marker-Prävalenz von 5 % gerechnet werden, wobei in jedem zehnten Fall das HBs-Antigen nachgewiesen wird.
Die berufliche Gefährdung in einigen Bereichen des Arbeitslebens muss als hoch eingestuft werden. Beim medizinischen Personal liegt ein um etwa 2,5fach erhöhtes Risiko vor. Eine große Rolle spielen bei der Übertragung die Schnitt- und Stichverletzungen.
Eine ebenfalls höhere HBV-Seroprävalenz wurde auch bei homosexuell aktiven Männern, Prostituierten, i.v. Drogenabhängigen sowie Personen, die auf Blut/Blutprodukte angewiesen sind, gefunden.

3 Klinisches Krankheitsbild
Die Inkubationszeit der Hepatitis B beträgt 40–200 Tage (im Durchschnitt 60–90 Tage). Bei Übertragung von sehr großen Erregermengen (z.B. Bluttransfusion) sind auch schon Inkubationszeiten von wenigen Wochen beobachtet worden. Die Dauer der Ansteckungsfähigkeit ist sehr variabel und korreliert mit dem Nachweis des HBs-Antigen (und in einigen Fällen auch mit dem isolierten Auftreten von anti-HBc). Bei etwa 5–10 % der Hepatitisfälle im Erwachsenenalter ist mit dem Persistieren von HBsAg über lange Zeit – in der Regel viele Jahre – zu rechnen.
Chronisch HBV-Infizierte können sich mit dem Hepatitis D-Virus (HDV) superinfizieren. Bei nichtimmunen Personen ist auch eine HBV-HDV-Koinfektion möglich.
Die HBV-Infektion kann entweder völlig symptomlos oder symptomarm verlaufen, das Bild einer akuten Hepatitis bieten oder einen fulminanten Verlauf mit akutem Leberversagen nehmen. Die letztgenannte Form ist mit einer hohen Sterblichkeit verbunden.

4 Verfügbare diagnostische Methoden
Die Bestimmung von HBV-Markern erfolgt i.d.R. mit Enzymimmunoassays. Routinemäßig werden dabei bestimmt anti-HBc, bei positivem Ausfall anti-HBs-AK und HbsAg, darüber hinaus bei Vorliegen von HBsAg auch HBeAg und anti-HBe-AK. Beim Vorliegen von HBsAg hat sich zur weiteren Abklärung des Infektionsitätsstatusses auch die Bestimmung von HBV-DNA – mittlerweile auf Basis der PCR (Polymerase-Kettenreaktion) durchgesetzt. Als Marker der Schutzimpfung wird anti-HBs bestimmt.

5 Präventives Potenzial
In Deutschland ist seitens der Ständigen Impfkommission (STIKO) am Robert-Koch-Institut (RKI) die Impfung aller Kinder und Jugendlichen empfohlen. Die Impfempfehlung bei beruflich gefährdeten Personen ergibt sich nach der BioStoffV. Nach stattgehabter Impfung wird der Erfolg bei besonders

gefährdeten Personen (z.B. Gesundheitsdienst) mit Hilfe der Bestimmung von anti-HBs geprüft. Zum Vorgehen nach Kontakt mit potentiell HBV-kontaminiertem Material wird auf die Empfehlungen der Ständigen Impfkommission am Robert-Koch-Institut (RKI) hingewiesen.

6 Auslösekriterien
6.1 Pflichtuntersuchung

Bei *gezielten Tätigkeiten* ist eine Untersuchung in regelmäßigen Abständen durchzuführen, dabei Anbieten der Impfung. Eine Nachuntersuchung ist zur Bestimmung der schützenden Antikörper erforderlich. Bei ausreichendem anti-HBs-Wert Impfung alle 10 Jahre.

Bei *nicht gezielten Tätigkeiten* in Einrichtungen zur medizinischen Untersuchung, Behandlung und Pflege von Menschen und in Einrichtungen zur Betreuung von Behinderten einschließlich der Bereiche, die der Versorgung bzw. der Aufrechterhaltung dieser Einrichtungen dienen, in Notfall- und Rettungsdiensten, in der Pathologie und in Forschungseinrichtungen und Laboratorien bei Tätigkeiten, bei denen es regelmäßig und in größerem Umfang zu Kontakt mit Körperflüssigkeiten, -ausscheidungen oder -gewebe kommen kann. Insbesondere bei Tätigkeiten mit erhöhter Verletzungsgefahr (operative Fächer, Zahnmedizin, Nadelstichverletzungen – auch beim Reinigungspersonal) ist ebenfalls eine Untersuchung in regelmäßigen Abständen erforderlich, dabei Anbieten der Impfung.

6.2 Angebotsuntersuchung

Nach den in § 15a BioStoffV angegebenen Anlässen.

7 Quellenverzeichnis

Adam, Doerr, Link, Lode (Hrsg.): Die Infektiologie. Springer Berlin Heidelberg New York 2004

Advisory Committee on Immunization Practices, Recommendation of the Immunization Practices Advisory Committee (ACIP) MMWR 31(1982), S. 318

Aktuelle Daten und Informationen zu Infektionskrankheiten: HBV- und HCV-Antikörperprävalenz bei Berliner Zahnärzten und ihren Mitarbeitern. Epidemiologisches Bulletin 24/98; S. 171–173

Beasley, R.P., Hwang, L.Y. Overview on the Epidemiology of Hepatocellular Carcinoma, in: Viral Hepatitis and Liver Disease (Hrsg. Hollinger, F.B., Lemon, S.M. und Margolis, H.S.) Williams & Wilkins, Baltimore 1991, S. 532–535

Beasley, R.P., Hwang, L.Y., Lin, C.C., Chien, C.S. Hepatocellular carcinoma and HBV: A prospective study of 22,707 men in Taiwan, Lancet 2(1981), S. 1129–1133

Chriske, H.W., Abdo, R., Richrath, R. und Braumann, R. Hepatitis-B-Gefährdung bei Kanal- und Klärwerksarbeitern, in: Arbeitsmedizin im Öffentlichen Dienst (Hrsg. Zerlett, G. und Chriske, H.W.) Gentner-Verlag, Stuttgart 1990, S. 165–168

Clemens, R., Hofmann, F. ,Berthold, H., Steinert, G et al. Prävalenz von Hepatitis A, B und C in einer Einrichtung für geistig Behinderte, Sozialpädiatrie 14(1992), S. 357–364

Courouce, A.M., Laplanche, A., Benhamou, E., Jungers, P. Long-Term Efficacy of Hepatitis B Vaccination in Healthy Adults, in: Viral Hepatitis and Liver Disease, Hrg. Zuckerman, M., Alan R.Liss.Inc. 1988; S. 1002–1005

Darrell, R.W., Jacob, G.B. Hepatitis B surface Antigen in human tears, Arch.Ophthal. 96(1978), S. 674–676

Epidemiologisches Bulletin. RKI. http://www.rki.de/INFEKT/EPIBULL/EPI.HTM

Eskola, J., Keski-Oja, J., Wilska, M., Autio, S. Risk of hepatitis B in a ward for mentally retarded HBs-Ag carriers, Infection 14(1986), S. 170–172

French, G.L., Tinsley, H., Tam, J.S., Chan, R.C.K. und Murray, H.G.S. Hepatitis B in mentally handicap hospitals, Lancet I(1989), S. 842

Hahn, Falke, Kaufmann, Ullmann: Medizinische Mikrobiologie und Infektiologie. 4. Auflage. Springer Verlag Berlin Heidelberg New York. 2001

Hofmann, F., Kleimeier, B., Wanner, C. und Berthold, H. Zur Hepatitis-Gefährdung der Beschäftigten im Gesundheitswesen Arbeitsmed. Sozialmed. Präventivmed. 22(1987), S. 49–52

Infektionskrankheiten von A–Z. RKI; RKI: Ratgeber – Merkblatt für Ärzte. www.rki.de Rubrik: Gesundheit und Infektionskrankheiten Stichwort: Infektionskrankheiten (A–Z)

Isermann, H. Häufigkeit von Hepatitis B bei geistig behinderten Heimbewohnern, Dt.med.Wschr. 116(1991), S. 316

Köhler, Eggers, Fleischer, Marre, Pfister, Pulverer: Medizinische Mikrobiologie. 8. Auflage. Urban & Fischer München Jena 2001

Kralj, N., Hofmann, F., Michaelis, M. und Berthold, H. Zur gegenwärtigen Hepatitis-B-Epidemiologie in Deutschland, Gesundheitswesen 60(1998), S. 450–455

Villaraejos, V. M. Role of saliva, urine and feces in transmission of type B hepatitis, N.Engl.J.Med. 291(1974), S. 1375–1378

Weller G, Kochanowski B, Hottenträger B, Jilg W: Occupational risk for hepatitis B and C among dentists in Germany. Abstract B 303, IX Triennal International Symposium on Viral Hepatitis and Liver Disease, April 21–25, 1996, Rome

3.18 Hepatitis C-Virus (HCV)

1 Gefährdungspotenzial – (vgl. auch Kap. 4.4.6)
1.1 Risikogruppe
Eingestuft in Risikogruppe 3**.

1.2 Übertragungswege
Einziges natürliches Reservoir des Hepatitis C-Virus ist der akut oder chronisch infizierte/erkrankte Mensch. Das Virus wird ebenso wie die Hepatitis B vorrangig durch Blut, aber auch durch andere Körperflüssigkeiten übertragen, selten durch Sexualkontakte.

Bei ca. 40 % der von einer HCV-Infektion Betroffenen ist der Infektionsweg unklar. Die Kanülenstichverletzung ist der häufigste Übertragungsweg im Gesundheitsdienst. Das Risiko ist dabei geringer als bei einer HBV-Infektion und liegt bei etwa 1–10 %. Die Übertragung ist auch durch Verspritzen infektiösen Blutes ins Auge möglich.

1.3 Infektionsdosis
Nicht bekannt.

2 Vorkommen
Das Hepatitis C-Virus kommt weltweit vor. Ca. 1–2 % der Weltbevölkerung (etwa 200 Millionen) sind chronisch infiziert. Hochrisikogebiete finden sich in den Tropen. Nach Angaben des Robert-Koch-Institut (RKI) ist mit 275.000 Virusträgern in Deutschland zu rechnen (Bundesgesundheitssurvey).

Beruflich gefährdet ist vor allem das Personal im Gesundheitsdienst/Wohlfahrtspflege bei allen Tätigkeiten mit Kontakt zu Blut, Blutprodukten, anderen Körperflüssigkeiten und menschlichem Gewebe und Gewebebestandteilen.

Studien in Deutschland ergaben eine Prävalenz von 3,8 % bei Dialysepersonal. Die Durchseuchung in anderen Bereichen (Studien verschiedener Länder) schwankt je nach Häufigkeit des Blutkontakts zwischen 0,7 (Schweden – medizinisches Personal allgemein) bis 9,3 (USA – Kieferchirurgie). Die Hepatitis C ist die zweit häufigste berufsbedingte Infektion im Gesundheitsdienst (Nadelstichverletzung, invasive Eingriffe).

3 Klinisches Krankheitsbild
Nach einer Inkubationszeit von 6–24 Wochen (in der Regel 6–9) kommt es in 10–20 % der Fälle zur akuten bis fulminanten Leberentzündung (Ansteckungsfähigkeit korreliert mit HCV-RNA-Nachweis), ansonsten verläuft die Erkrankung asymptomatisch bis oligosymptomatisch. Die Hepatitis C kann in 50–70 % der Fälle in einen chronischen Verlauf übergehen, auch nach asymptomatischem bzw. symptomarmen Beginn. Von dieser chronischen Infektion verläuft ebenso die Hälfte asymptomatisch. Der chronische Verlauf mit Leberzirrhose und/oder hepatozellulärem Karzinom ist häufiger als bei der Hepatitis B. Mit einer Zirrhose ist in 15–20 Jahren bei 10–30 % und mit einem Karzinom nach 20–30 Jahren bei 1–3 % der chronischen Hepatiden C zu rechnen. Die Erkrankung korreliert häufig mit bestimmten anderen Krebserkrankungen (Non-Hodgin-Lymphome).

4 Verfügbare diagnostische Methoden
Die Bestimmung von anti-HCV mittels ELISA ist die etablierte Primärdiagnostik. Bei positivem Ausfall sollte die HCV-RNA (Erbinformation des Erregers) mittels Polymerasekettenreaktion (PCR) bestimmt werden.

Ein negativer Testausfall bezüglich anti-HCV ist kein sicherer Hepatitis C-Ausschluss, da er oft erst Monate später positiv wird. Im Zweifelsfall sollten mehrere weitere Tests durchgeführt werden. Des Weiteren stehen verschiedene rekombinante Immunblottests (RIBA) zur Verfügung, die zu größerer diagnostischer Sicherheit führen als der anti-HCV-Test allein.

Nach stattgehabtem HCV-Kontakt reicht ein Monat später die einmalige Durchführung der HCV-PCR, um eine Infektion zu beweisen oder auszuschließen.

5 Präventives Potenzial
Durch die Diagnostik können die symptomlosen und oligosymptomatischen Fälle erkannt werden und durch Einleitung einer Therapie die chronischen Verläufe mit Leberzirrhose und hepatozellulärem Karzinom zu 50–80 % verhindert werden.

6 Auslösekriterien
6.1 Plichtuntersuchung
Bei *gezielten Tätigkeiten* ist eine Untersuchung in regelmäßigen Abständen durchzuführen.

Bei *nicht gezielten Tätigkeiten* in Einrichtungen zur medizinischen Untersuchung, Behandlung und Pflege von Menschen und in Einrichtungen zur Betreuung von Behinderten einschließlich der Bereiche, die der Versorgung bzw. der Aufrechterhaltung dieser Einrichtungen dienen, in Notfall- und Rettungsdiensten, in der Pathologie und in

Forschungseinrichtungen und Laboratorien bei Tätigkeiten, bei denen es regelmäßig und in größerem Umfang zu Kontakt mit Körperflüssigkeiten, -ausscheidungen oder -gewebe kommen kann.

Insbesondere bei Tätigkeiten mit erhöhter Verletzungsgefahr (operative Fächer, Zahnmedizin, Nadelstichverletzungen – auch beim Reinigungspersonal) ist ebenfalls eine Untersuchung in regelmäßigen Abständen erforderlich.

6.2 Angebotsuntersuchung

Nach den in § 15a BioStoffV angegebenen Anlässen.

7 Quellenverzeichnis

Robert Koch Institut; Infektionskrankheiten von A–Z, Merkblätter für Ärzte – Hepatitis C; via Internet: www.rki.de, Gesundheit und Krankheiten

Epidemiologisches Bulletin. RKI. http://www.rki.de/INFEKT/EPIBULL/EPI.HTM

Grob, P.: Hepatitis C, in: Virushepatitis A bis E – Diagnose, Therapie, Prophylaxe (Hrsg. Maass, G. und Stück, B.) Kilian-Verlag, Marburg (1994), S. 30–45

Hahn, Falke, Kaufmann, Ullmann: Medizinische Mikrobiologie und Infektiologie. 4. Auflage. Springer Verlag Berlin Heidelberg New York. 2001

Hernandez, M.E., Bruguera, M., Puyuelo, T., Barrera, J.M., Sanchez Tapias, J.M., Rodes, J.: Risk of needle-stick injuries in the transmission of hepatitis C virus in hospital personnel, J. Hepatol. 16(1992), S. 56–58

Hofmann, Michaelis, Rieger, Hasselhorn, Berthold: Zur arbeitsmedizinischen Bedeutung der Hepatitis C bei Beschäftigten im Gesundheitsdienst. Gesundheitswesen, 59 (1997), S. 452–460

Hülße, Kober, Littmann: Infektionskrankheiten – Meldepflicht, Epidemiologie, Labordiagnostik, Therapie, Prävention – Handbuch für den öffentlichen Gesundheitsdienst. Landesgesundheitsamt M-V Rostock (2002)

Kioyosawa, K.; Sodoyama, T.; Tanaka, E.; Nakano, Y. et al: Hepatitis C in hospital employees with needlestick injuries. Ann. Int. Med. 115(1991); S. 367–369

Koch, H.; Iske, L.; Friedrich, K.; Vogel, H.M.; Laufs; R.; Oehler, G.: Hepatitis-C-Infektionsrisiko – Ergebnisse einer prospektiven Untersuchung in einer gastroenterologischen Klinik; in: Hofmann, F.; Reschauer,

G.; Stößel, U. (Hrsg.) Arbeitsmedizin im Gesundheitsdienst, Band 7, edition ffas, Freiburg (1994), S. 60–61

Lanphear, B.P., Linnemann, C.C. Jr., Cannon, C.G., DeRonde, M.M., Pendy, L., Kerley, L.M.: Hepatitis C virus infection in healthcare workers: risk of exposure and infection, Infection Control and Hospital Epidemiology, 15(1994), S. 745–750

Marranconi, F., Mecenero, V., Pellizzer, G.P., Bettini, M.C., Conforto, M., Vaglia, A., Stecca, C., Cardone, E., de Lalla, F.: HCV infection after accidental needlestick injury in health-care workers, Infection 20(1992), S. 111

Marre, Mertens, Trautmann, Vanek: Klassische Infektiologie. Urban & Fischer. München, Jena 2000

Mitsui, T., Iwano, K, Masuko, K., Yamazaki, C., Okamoto, H., Tsuda, F., Tanaka, T., Mishiro, S.: Hepatitis C virus infection in medical personnel after needlestick accident, Hepatology, 16(1992), S. 1109–1114

Murray, Baron, Pfaller, Tenover, Yolken,: Manual of Clinical Microbiology. ASM Press. Washington, D.C. 1999

N.N.: Mitteilungen der Deutschen Vereinigung zur Bekämpfung der Viruskrankheiten - Empfehlungen zur Verhütung der Übertragung von Hepatitis-C-Virus durch infiziertes Personal im Gesundheitsdienst, Epidem.Bull. 2001 (3), S. 15–16

Puro, V.: Hepatitis C-Serokonversionen nach Arbeitsunfällen mit Blutexposition in: Internationale Sektion der IVSS für die Verhütung von Arbeitsunfällen und Berufskrankheiten im Gesundheitswesen (Hrsg. Mehrtens, G.) Berufsrisiken und Prävention, IVSS – Sektion Gesundheitswesen, Hamburg(1996), S. 290–291

Sartori, M., La Terra, G., Aglietta, M., Manzin, A., Navino, C., Verzetti, G.: Transmission of Hepatitis C via Blood Splash into Conjunctiva, Scand.J.Infect.Dis. 25(1993), S. 270–271

Sodeyama, T., Kiyosawa, K., Urushihara, A., Matsumoto, A., Tanaka, E., Furuta, S., Akahane, Y.: Detection of hepatitis C virus markers and hepatitic C virus genomic-RNA after needlestick accidents, Arch.Int. Med. 153(1993), S. 1565–1572

Stellini, R., Calzini, A.S., Gussago, A., Rodella, A., Signorini, A.: Low prevalence of anti-HCV antibodies in hospital workers, Eur. J. Epidemiol. 9(1993), S. 674–675

Thierfelder, Meissel, Schreier, Dortschy: Die Prävalenz von Antikörpern gegen Hepatitis-C-Viren in der deutschen Bevölkerung. Gesundheitswesen 61(1999) S. 110–114

3.19 Helicobacter pylori

1 Gefährdungspotenzial

1.1 Risikogruppe

Eingestuft in Risikogruppe 2.

1.2 Übertragungswege

Die Infektion wird fäkal-oral (Schmierinfektion) oder oral-oral übertragen.

1.3 Infektionsdosis

Nicht bekannt.

Als infektiös gelten Magensekret, Magenbiopsie, Zahnplaquematerial und Stuhl.

Es entwickelt sich hier eine lokale und systemische Immunantwort ohne wirksame Erregerelimination.

2 Vorkommen

Helicobacter pylori kommt weltweit vor. Der Mensch ist das einzige Erregerreservoir. In Ländern mit niedrigerem Hygienestandard wird die Infektion in der Kindheit erworben und persistiert (unbehandelt) lebenslang. In den Entwicklungsländern findet sich eine hohe Durchseuchung (80 % bei 20-jährigen). In Deutschland steigt die Prävalenz mit dem Alter kontinuierlich an. Sie erreicht bei den 50–60-jährigen ihren Höhepunkt mit 50–60 %. Begünstigende Faktoren sind hohe Bevölkerungsdichte/enges Zusammenleben (Crowding).

Untersuchungen ergaben auch höhere Durchseuchungen in der gastroenterologischen Endoskopie und in Laboratorien, in denen mit Magenbioptaten, Magensaftaspiraten und Stuhl gearbeitet wird. Ebenfalls wird eine höhere Prävalenz in der Zahnmedizin vermutet.

3 Klinisches Krankheitsbild

Die Inkubationszeit und die Dauer der Ansteckungsfähigkeit sind nicht bekannt. Meist verläuft die Infektion symptomlos oder mit uncharakteristischen Oberbauchbeschwerden. Die akute Infektion wird selten diagnostiziert. Die chronische Infektion kann sich in folgenden Krankheitsbildern äußern:

3.1 Chronisch aktive (atrophische) Gastritis

Sie wird in 80 % der Fälle durch *Helicobacter pylori* hervorgerufen. Es handelt sich um eine persistierende Schleimhautinfektion, die mit einer chronisch atrophischen (Antrum-) Gastritis assoziiert ist. Sie wird begünstigt durch genetische Prädisposition (Blutgruppe 0) und Umwelteinflüsse (Ernährung, Stress).

3.2 Gastroduodenale Ulkuskrankheit

Durch *Helicobacter pylori* werden 75–80 % aller Magenulzera und 95 % aller Duodenalulzera hervorgerufen.

3.3 Magenmalignome

Ebenso ist bei 55–60 % der gastralen Adenokarzinome *Helicobacter pylori* die Ursache. In Verbindung mit Ulcus ventriculi wird das Risiko nochmals deutlich gesteigert. Auch die Entwicklung eines B-Zell-Lymphoms (MALT-Lymphom) ist möglich.

4 Verfügbare diagnostische Methoden

Bei Verdacht auf eine Infektion:

Der unmittelbare Erregernachweis aus gastroskopisch gewonnenen Magenbioptaten kann mikroskopisch-histologisch und mikrobiologisch durch Kultur (Empfindlichkeitsprüfung!), ggf. auch durch PCR erfolgen. Die Anwesenheit von *H. pylori* im Bioptat kann auch durch den Urease-Schnelltest nachgewiesen werden.

Nachweis von Helicobacter-IgG-Serum-Antikörpern mit Immuno-Blot-Technik (Western-Blot) oder Enzymimmunotest (ELISA) als Screening und zur Schnelldiagnose geeignet, diagnostische Bedeutung von IgM- und IgA-Nachweis gering, Stuhl-Antigentest (Kontrolle der Eradikationstherapie).

Das bekannteste Screening-Verfahren (Vorsorge) ist der ^{13}C-Harnstoff-Atemtest.

5 Präventives Potenzial

Eradikationstherapie mit Antibiotika in Kombination mit einem Protonenpumpeninhibitor bei entsprechender Symptomatik kann die Entstehung von Ulcera und Malignomen verhindern.

6 Auslösekriterien

6.1 Pflichtuntersuchung

Bei *gezielter Tätigkeit* Screening als Erstuntersuchung, Nachuntersuchungen in regelmäßigen Abständen.

6.2 Angebotsuntersuchung

Nach den in § 15a BioStoffV angegebenen Anlässen.

7 Quellenverzeichnis

Epidemiologisches Bulletin. RKI http://www.rki.de/INFEKT/EPIBULL/EPI.HTM

Hahn, Falke, Kaufmann, Ullmann: Medizinische Mikrobiologie und Infektiologie. 4. Auflage. Springer Verlag Berlin Heidelberg New York. 2001

Hülße, Kober, Littmann: Infektionskrankheiten – Meldepflicht, Epidemiologie, Labordiagnostik, Therapie, Prävention – Handbuch für den öffentlichen Gesundheitsdienst. Landesgesundheitsamt M-V Rostock (2002)

Köhler, Eggers, Fleischer, Marre, Pfister, Pulverer: Medizinische Mikrobiologie. 8. Auflage. Urban & Fischer München Jena 2001

Marre, Mertens, Trautmann, Vanek: Klassische Infektiologie. Urban & Fischer. München, Jena 2000

Murray, Baron, Pfaller, Tenover, Yolken,: Manual of Clinical Microbiology. ASM Press. Washington, D.C.. 1999

3.20 Influenzaviren Typ A*, B*, C
lipidbehüllte RNA-Viren, Einteilung in eine Reihe von Subtypen je nach Hämagglutinin- und Neuraminidaseausstattung

1 Gefährdungspotenzial
1.1 Risikogruppe
Einstufung in Risikogruppe 2.

1.2 Übertragungswege
Die Übertragung der Influenzaviren erfolgt aerogen durch Exspirationströpfchen. Übertragungen durch symptomarm Infizierte sind möglich.

1.3 Infektionsdosis
Die Influenza nimmt wegen des hohen pathogenen Potenzials ihrer Erreger eine Sonderstellung unter den akuten respiratorischen Erkrankungen ein. Die Kontagiosität ist hoch. Eine Ansteckungsfähigkeit besteht bereits am Ende der Inkubationszeit und ist mit Beginn der ersten klinischen Symptome am höchsten.

2 Vorkommen
Influenzavirus-Infektionen sind weltweit verbreitet. Die Krankheit kann sporadisch, endemisch und in Abständen epidemisch auftreten, wobei sich die einzelnen Epidemien deutlich in ihrem Schweregrad voneinander unterscheiden. Ständige Veränderungen der Oberflächenantigene bei A- und B-Viren durch Antigendrift (Punktmutation in der Basensequenz) sowie Entstehung neuer Subtypen bei Influenza A-Viren durch Antigenshift (Austausch von Gensegmenten bei Mischinfektionen durch „Reassortment") sind entscheidend für die Ausbreitung der Erkrankung.

Influenzapandemien traten bisher in Abständen von 11–40 Jahren auf und waren gekennzeichnet durch eine hohe Morbidität und Mortalität.

Für Beschäftigte im medizinischen Bereich mit Kontakt zu Patienten mit akuten respiratorischen Erkrankungen (ARE) liegt ein gegenüber der Allgemeinbevölkerung erhöhtes Expositions- und Erkrankungsrisiko vor.

Das Infektionsrisiko für medizinisches Personal (mit engem Kontakt zu Patienten mit ARE) ist aufgrund der hohen Konsultationsdichte zu Zeiten der Grippeerkrankung und der Art der Exposition durch die Beschäftigung hoch.

Während der Influenzasaison werden in mittleren Erkrankungswellen 2–2,5 Millionen – in ausgeprägten Erkrankungswellen (z.B. 2002/2003) 4–4,5 Millionen – zusätzliche Arztkonsultationen beobachtet (Arbeitsgemeinschaft Influenza 2004: Bericht 2002/2003). In den im Sentinel teilnehmenden Praxen wurden 2002/2003 zur Zeit der Influenzawelle im Mittel 298 Patientenkontakte pro Woche wegen akuter respiratorischer Erkrankungen beobachtet. Erkrankungsraten von Beschäftigten in Krankenhäusern lassen sich aus den Erkrankungsraten der ungeimpften Kontrollgruppen aus Studien zur Impfstoffeffektivität abschätzen. Attackraten der ungeimpften Kontrollgruppen liegen je nach Beschäftigungsfeld und Ausprägung der Erkrankungswelle zwischen 14 und 25 %.

3 Klinisches Krankheitsbild
Das klinische Bild von Influenzavirus-Erkrankungen kann sehr unterschiedlich sein. Der individuelle Verlauf der Infektion wird bestimmt von der Pathogenität und Virulenz des Virus und der allgemeinen und spezifischen Abwehr des Einzelnen. So sind symptomarme bis tödliche Verläufe möglich.

In der Regel ist die Erkrankung durch plötzlich auftretendes hohes Fieber über 39 °C, Schüttelfrost, Muskelschmerzen, Schweißausbrüche, allgemeine Schwäche, Kopfschmerzen, Halsschmerzen und trockenen Reizhusten gekennzeichnet.

Komplikationen können in jedem Lebensalter auftreten, sind jedoch häufiger bei Personen mit bereits bestehenden Grunderkrankungen (chronische Herz-Lungen-Erkrankungen, Stoffwechselerkrankungen, Immundefekte usw.). Relativ häufig entwickeln sich auch Pneumonien durch bakterielle Superinfektionen. Nach Adsorption des Influenzavirus an die Bronchialepithelzellen und einer Vermehrung kommt es infolge einer Schädigung des Epithels zu einer vorübergehenden lokalen Resistenzminderung, durch die bakterielle Erreger (z.B. Pneumokokken, Haemophilus influenzae, Staphylococcus aureus) begünstigt werden. Gefürchtet sind auch Manifestationen der Influenzavirusinfektion am Herzen (Myokarditis) oder dem ZNS (Enzephalomyelitis, *Guillan-Barré-Syndrom*). Schwere seltene Komplikationen sind der innerhalb weniger Stunden auftretende Todesfall bei Jugendlichen und jüngeren Erwachsenen und die primäre Influenzapneumonie. Sehr belastend wirkt sich die nach einer Influenza oft protrahierte Rekonvaleszenz aus.

4 Verfügbare diagnostische Methoden

Eine Diagnose ist anhand der klinischen Symptome bei sporadischen Erkrankungen schwer zu stellen, da die Klinik anderen respiratorischen Erkrankungen ähnelt. Lediglich bei Epidemien ist die Erkrankung mit hinreichender Wahrscheinlichkeit anhand der klinischen Symptomatik zu diagnostizieren. Für eine Schnelldiagnostik ist der direkte Nachweis viraler Antigene mittels Immunfluoreszenz oder ELISA aus Nasen-, Rachen- und Alveolarsekret eine geeignete Methode.

Die Virusanzucht aus Nasen- und Rachenabstrichen bzw. Spülflüssigkeit ist möglich, aber aufwendig. Erregernachweis erfolgt mittels Hämadsorptionstest, Immunfluoreszenztests (IFT), ELISA oder mit Hilfe der PCR (Polymerase-Kettenreaktion). Die Typendifferenzierung erfolgt durch den Hämagglutinationshemmtest (HHT). Ein serologischer Antikörpernachweis mittels KBR (Komplementbindungsreaktion) bzw. mit verschiedenen ELISA, IFT ist retrospektiv möglich.

5 Präventives Potenzial

Die Influenza ist impfpräventabel. Die Impfung verhindert Erkrankungen bzw. vermeidet Komplikationen.

Dass Impfungen gegen Influenza Beschäftigte zu 65–90 % effektiv schützen, zeigen eine Reihe von Studien. Eine Studie zeigt, dass sich durch Influenzaimpfung die Fehltage wegen fieberhafter Erkrankung um 28 % senken ließen. In Studien von WILDE und NICHOL bei medizinischem Personal und unter gesunden Beschäftigten war eine Reduktion der Fehltage wegen Influenza um 53 % bzw. 43 % zu erreichen.

Hierbei gilt es zu berücksichtigen, dass besonders medizinisches Personal eine hohe Schwelle für eine Abwesenheit auf Grund von Krankheit besitzt und somit der Effekt möglicherweise noch unterschätzt wird.

Die Impfung von Beschäftigten im medizinischen Bereich erwies sich in mehreren Studien als kosteneffektiv.

6 Auslösekriterien

6.1 Pflichtuntersuchung

Bei *gezielten Tätigkeiten* (Personal in der Impfstoffherstellung, in der Influenzaforschung und bei Arbeiten mit den Viren) jährliche Impfung (Oktober/November) der Beschäftigten.

Bei *nicht gezielten Tätigkeiten* jährliche Impfung für:

- – medizinisches Personal in ambulanten und stationären Einrichtungen der Akutversorgung von Patienten mit Erkrankungen der Atemwege,
- – Krankentransportpersonal mit Kontakt zu Patienten mit akuten Erkrankungen der Atemwege,
- – Laborpersonal beim Umgang mit respiratorischen Materialien.

6.2 Angebotsuntersuchung

Nach den in § 15a BioStoffV angegebenen Anlässen.

7 Quellenverzeichnis

Arbeitsgemeinschaft Influenza (2004). „Saisonabschlußbericht der AG Influenza." www.rki.de

Bridges CB, Thompson W, Meltzer M, Reeve GR, Talamonti WJ, Cox NJ, Lilac HA, Hall H, Klimov A, Fukuda K, (2000). „Effectiveness and cost benefit of influenza vaccination of healthy working adults." JAMA 284(13): 1655–1663

Demicheli V, JeffersonT, Rivetti D, Deeks J (2000). „Prevention and early treatment of influenza in healthy adults." Vaccine 18: 957–1030

Elder AG, O'Donell D, Mc Cruden, Symington IS, Carman WF; (1996). „Incidence and recall of influenza in nursing homes." BMJ 313: 1241–1242

Glezen WP, Cough R,(1978). „Interpandemic influenza in the Huston area." N Engl J Med, 298: 587–592.

Habib S, Risphon S, Rubin L; (2000). „Influenza vaccination among health care workers." Isr Med Assoc 2(12): 899–901

Hurwitz ES, Hauge M, Chang A, Shope T, Teo S, Ginsberg M, Cox NJ, (2000). „Effectiveness of influenza vaccination of day care children in reducing influenza related morbidity among household contacts." JAMA 284(13): 1677–1682

Neuzil KM, Hohlbein C, Zhu Y, (2002). „Illness among schoolchildren during influenza season: effect of school absenteeism, parental absenteeism from work, and secondary illness in families." Arch Pediatr Adolesc Med 156(10): 986–991

Neuzil KM, Zhu Y, Griffin MR et al (2002). „Burden of interpandemic influenza in children younger than 5 years." J Infect Dis 185: 147–152

Nichol KL (2003). „The efficacy, effectiveness and cost-effectiveness of inactivated influenza virus vaccines." Vaccine 21(1769–1775)

Nichol KL, Hauge M, (1997). „Influenza vaccination of healthcare workers." Infect Control Hosp Epidemiol 18(3): 189–194

Nichol KL, Lind. A., Margolis KL, Murdoch M, Mc Fadden R, Hauge MH, Magnan S, Drake M, (1995). „The effectiveness of vaccination against Influenza in healthy working adults." N Engl J Med, 333(14): 889–893

Nichol Kl, Mallon K, Mendelman PM, (2003). „Cost benefit of influenza vaccination in healthy, working adults: an economic analysis based on the results of a clinical trial of trivalent live attenuated influenza virus vaccine." Vaccine 21: 2207–2217

Odelin MF, Pozetto B, Aymard M, Defayoll M, Jolly-Millan J (1993). „Role of influenza vaccination in the elderly during an epidemic of Influenza AH1N1 virus in 1988 –1989." Gerontology 39: 109–116

Principi N, Esposito S, Marchisio P. Gasparini R, Crovari P (2003). „Socioeconomic impact of influenza on healthy children and their families." Pediatr Infect Dis J 22(10 Suppl): S207–210

Satsuta K, Shinkai A, Hasebe A, (1990). „Study on the effects of influenza virus vaccines – relation between the rate of two fractional vaccination and the overal rate of absenteeism." Kansenshogaku Zasshi 64(1): 96–104

Saxen H, Virtanen M, (1999). „Randomized, placebo-controlled double blind study on the efficacy of influenza immunization on absenteeism of health care workers." Pediatr Infect Dis J 18(9): 779–783

Scheifle DW, Bjornson G, Johnston J. (1990). „Evaluation of adverse events after influenza vaccination in hospital Personal." CMAJ 142(2): 127–130

Stephenson I, Roper J, Nicholson KG (2002). „Healthcare workers and their attitudes to influenza vaccination." Commun Dis Public Health 5(3): 247–252

Uphoff H, Stilianakis N,(2001). „Zur Rolle von Kindern bei der Ausbreitung von Influenza." Bundesgesundheitsbl-Gesundheitsforsch-Gesundheitsschutz 44: 1162–1168

Weigl JA, Puppe W, Schmitt HJ (2002). „The incidence of influenza-associated hospitalizations in children in Germany." Epidemiol Infect 129(3): 525–533

Wilde JA, McMilan J, Serwint J, Butta J, O'Riordan MA, Steinhoff MC, (1999). „Effectiveness of Influenza Vaccine in Health care Professionals." JAMA 281(10): 908–913

3.21 Japan B-Encephalitis-Virus*

1 Gefährdungspotenzial

1.1 Risikogruppe

Eingestuft in Risikogruppe 3.

1.2 Übertragungswege

Das Virus, welches die Japanische Encephalitis hervorruft, wird durch Stechmücken übertragen, hauptsächlich durch *Culex tritaeniorhynchus*, aber regional variierend auch andere Arten der Gattungen *Culex* und *Aedes*. Haupt-Erregerreservoir stellen Wasservögel dar, insbesondere Reiher. Daneben gelten Schweine als „Verstärker-Wirte". Culex-Mücken, die in Reisfeldern brüten, übertragen den Erreger zu Beginn der Mücken-Brutsaison von einfliegenden Reihern auf Hausschweine, in denen der Erreger stark vermehrt wird. Erst mit zunehmender Mückenpopulation wird der Erreger durch die gleichen Vektoren, die weniger „anthropophil" sind, nun auch auf Menschen übertragen.

Das Virus der *Japan Encephalitis* gehört zusammen mit den nahe verwandten Erregern von *West-Nil-Fieber* und *St.-Louis-Encephalitis* (u.a.) in die Gruppe der Flaviviren. Die genannten Erreger gelten als klassische Vertreter von Arbo-Viren (athropodeborne-virus). Für das Japan Encephalitis-Virus konnte gezeigt werden, dass es transovariell auf die Tochtergenerationen der Vektoren weitergegeben wird. Hiermit ergibt sich ein weiteres Erreger-Reservoir. Die direkte Übertragung von Mensch zu Mensch ist durch Blutkontakt (z.B. Nadelstichverletzung) in der virämischen Phase denkbar.

1.3 Infektionsdosis

Die Infektionsdosis ist nicht bekannt und unerheblich, da die beim Stich einer Mücke injizierte Viruslast im Speichel ausreicht, um eine Infektion zu erzeugen.

2 Vorkommen

Die *Japan Encephalitis* ist verbreitet von Japan und den Küstenregionen Sibiriens im Norden und Osten, über Korea, die südlichen Provinzen Chinas bis Indien im Westen sowie die Inselwelt der Philippinen, Indonesiens und Neuguineas im Süden.

3 Klinisches Krankheitsbild

Die Inkubationszeit beträgt 6–16 Tage. Die große Mehrheit der menschlichen Infektionen in Endemiegebieten verläuft inapparent oder stellt sich als milde, kurzandauernde, unspezifische Erkrankung dar. Nur eine von 300 Infektionen zeigt das Bild einer Encephalitis. Werden deren Symptome diagnostiziert, beträgt die Mortalität jedoch bis zu 25 %. Zunehmendes Lebensalter und zusätzliche Grunderkrankungen prädisponieren für schwere Verläufe. Im Falle einer symptomatischen Erkrankung kann es im Prodromalstadium zu gastrointestinalen Beschwerden kommen, denen Fieber folgt. Kopfschmerzen, psychische Alterationen, Hirnnerven- und periphere Lähmungen sowie ein grobschlägiger Tremor zeigen die beginnende Entzündung des Gehirns an. Es folgt die typische „Jagdhund-Stellung" der Erkrankten mit zurückgebogenem Kopf, durchgestrecktem Rücken und gebeugten Armen und Beinen. Ein einsetzendes Coma und eine Lähmung der Atemmuskulatur führen ohne intensivmedizinische Behandlung häufig zum Tod. Wenn eine schwere Erkrankung überlebt wird, treten neurologische Residuen (z.B. Lähmungen, Ataxie, psychische Defekte) bei bis zu 50 % der Überlebenden auf.

4 Verfügbare diagnostische Methoden
Eine Real-time PCR ist beschrieben worden. Die direkte Virusanzucht ist gelegentlich aus dem Liquor gelungen. Spezifische Antikörper, die mit serologischen Methoden (z.B. ELISA, IFA) nachgewiesen werden können, werden im Krankheitsverlauf gebildet. Beweisend sind Probenpärchen, die im Abstand einiger Tage gewonnen wurden und einen Titeranstieg von mindestens 2 Titerstufen zeigen.

5 Präventives Potenzial
Ein wirksamer Tot-Impfstoff wird in Japan produziert. Ein Import des in Deutschland nicht zugelassenen Impfstoffs ist gemäß § 73 Abs. 3 AMG möglich. Der Impfstoff wird an den Tagen 0, 7 und 28 gegeben. Einmalige Auffrischungsimpfungen sind bei andauernder Gefährdung alle drei Jahre notwendig. Da das attenuierte Impfvirus auf Mäusegehirnen gezüchtet wird, kann es bei ca. einem in 200 Fällen zu bedeutenden Überempfindlichkeitsreaktionen kommen.

Mehrere Fälle von Encephalo-Myelitis sind nach Impfungen beschrieben worden. Ein sicherer Zusammenhang mit der Impfung ist jedoch nicht endgültig bewiesen.

Strenges „Containment" der Erreger und ggf. infizierter Vektoren ist entsprechend den Sicherheitsmaßnahmen der Schutzstufe 3 (S 3) zu gewährleisten.

6 Auslösekriterien
6.1 Pflichtuntersuchung
Eine Erstuntersuchung ist bei *gezielten Tätigkeiten* durchzuführen. Sie beinhaltet die Beratung zur Impfung und ggf. die angebotene Impfung.
Bei Nachuntersuchungen in regelmäßigen Abständen wird u.a. die Indikation zur Auffrischungsimpfung überprüft.

6.2 Angebotsuntersuchung
Nach den in § 15a BioStoffV angegebenen Anlässen.

7 Quellenverzeichnis
Cook GC, Zumla A (2003): Manson´s tropical diseases; 21. Edition. Saunders

Epidemiologisches Bulletin. RKI. http://www.rki.de/INFEKT/EPIBULL/EPI.HTM.

Mandell GL, Bennett JE, Dolin R (1995): Principles and practice of infectious diseases; 4. Edition. Churchill Livingstone

Robert Koch Institut: Arboviren – durch Arthropoden übertragbare Viren; zu erreichen via Internet: www.rki.de - Gesundheit und Krankheiten (Fußleiste) - Arbeitskreis Blut - Stellungnahmen des Arbeitskreises Blut: Arboviren – durch Arthropoden übertragbare Viren

3.22 Leptospira spp*

1 Gefährdungspotenzial
1.1 Risikogruppe
Leptospira interrogans, 20 Serogruppen mit > 200 Serovaren, z.B. *L. weilii* (Ratte), *L. grippotyphosa* (Maus), *L. sejro* (Schwein), *L. canicola* (Hund), *L. hardjo* (Rind). Eingestuft in Risikogruppe 3.

1.2 Übertragungswege
Die Übertragung erfolgt durch direkten Tierkontakt, Kontakt mit infektiösen Ausscheidungen (Urin), Sekreten (Speichel, Milch, Fruchtwasser, Sperma), infiziertem Gewebe oder aber auch indirekt über mit Leptospiren kontaminiertes feuchtes alkalisches Milieu (Erreger hier bis zu 3 Monaten infektionsfähig) wie z.B. natürliche Oberflächengewässer, Wiesen, Wälder und Felder. Als Eintrittspforte in den Organismus gelten intakte Schleimhäute im Gesichtsbereich und Hautverletzungen (Mikroläsionen). Die Leptospiren breiten sich mit dem Blutstrom in alle Organe aus.

1.3 Infektionsdosis
Nicht bekannt.

2 Vorkommen
Die Leptospiren treten weltweit auf, sowohl in ländlichen als auch in urbanen Regionen. Erkrankungen kommen epidemisch, endemisch und sporadisch bei Tier und Mensch vor. Hierzulande finden wir einen Erkrankungsgipfel saisonal vom Sommer bis zum Herbst. Im Jahr 2001 wurden in Deutschland 48 Fälle gemeldet. Man muss jedoch von einer beträchtlichen Dunkelziffer auf Grund des bei einigen Serovaren unspezifischen Verlaufs rechnen.

Das natürliche Erregerreservoir umfasst 180 Arten von Nagetieren (bis zu 50 %), andere freilebende oder Haus- und Nutztiere. Die Tiere zeigen i.d.R. eine persistierende asymptomatische Infektion mit Leptospirurie, die z.B. bei Ratten lebenslang, bei Hunden bis zu 6 Monaten anhalten kann.

Beruflich sind vor allem Personen in Speziallaboratorien, aber auch Kanalarbeiter, in der Landwirtschaft Tätige, Tierzüchter, Tierärzte, Schlachthofarbeiter, Metzger, Jäger und Rattenfänger gefährdet.

3 Klinisches Krankheitsbild

Inkubationszeit beträgt 5–14 (2–26) Tage. Die *Leptospirosen* sind akute, generalisierend verlaufende Erkrankungen. In 90 % der Fälle zeigt die Erkrankung einen selbstlimitierenden, unspezifischen, fieberhaften Verlauf. Ansonsten zeigen alle Leptospirosen einen gleichen biphasischen Verlauf mit Fieber von 38–41 °C.

3.1 Phase 1

Die 1. Phase läuft mit einer transitorischen Leptospirämie ab. Sie ist gekennzeichnet durch einen plötzlichen Beginn mit Schüttelfrost, Kopf- und Gliederschmerzen, Übelkeit, Erbrechen, Durchfälle, Konjunktivitis/Episkleritis, Pharyngolaryngitis, Lymphadenitis (Hals-, Nacken- und Leistenlymphknoten), Arthralgien, Neuralgien, flüchtiges masern- und scharlachähnliches Exanthem mit kleieförmig schuppenden (makulopapulösen) Effloreszenzen (3.–7. Tag).

3.2 Phase 2

Sie wird in 50 % der Fälle von einer 2. Phase mit Organmanifestationen gefolgt, die bis 30 Tage dauern kann. In dieser Phase finden wir Meningismus/nichteitrige (Begleit-) Meningitis (v.a. bei anikterischer Verlaufsform), Peri-, Endo- und Myokarditis (selten), Enzephalomyelitis/Radikulitis mit flüchtigen Paresen (selten), Apathie, ggf. Bewusstseinsstörungen, als Nachkrankheit (50 % der Fälle), u.U. rezidivierende Iridozyklitis, ggf. mit Glaskörpertrübungen. Die Erkrankung kann ikterisch und anikterisch verlaufen.

3.2.1 Ikterische Verlaufsform

Prototyp der ikterischen Verlaufsform ist der *Morbus Weil (L. icterohaemorrhagiae)*. Er zeigt einen dramatischen Verlauf infolge des zusätzlich zum beschriebenen Krankheitsbild auftretenden *Hepatorenalen Syndroms*. Dieses Syndrom beginnt zwischen dem 2. und 7. Tag und ist gekennzeichnet durch eine Hepatitis (cholestatischer Ikterus), Hepatosplenomegalie, interstitielle Nephritis (akute Niereninsuffizienz), typische Muskelschmerzen (insbesondere Waden, Abdomen, Thorax, Nacken), Bronchitis, kardiovaskuläre Störungen (relative Bradykardie), hämorrhagische Diathese (Petechien, Purpura, Epistaxis, Hämatemesis, intestinale Hämorrhagien, Hämaturie). Komplikationen (selten): Pankreatitis, Bronchopneumonie, Phlebitis, subakute protrahierte chronische Meningitis/Enzephalomyelitis (Wochen bis Monate). Die Letalität beträgt hier bis zu 20 %.

3.2.2 Anikteristische Verlaufsform

Prototyp dieser Form ist das *Feld-, Schlamm- und Erntefieber (L. grippotyphosa)*. Dabei handelt es sich um ein grippeähnliches Krankheitsbild mit zusätzlich zum beschriebenen Krankheitsbild auftretender gastrointestinaler Symptomatik (Obstipation/wässrige Durchfälle).

Die anikterische Erkrankung ist oft eine selbstlimitierende (komplikationslose) Erkrankung, die ca. 2–4 Wochen dauert. Als Komplikationen können Hepatomegalie (selten), Splenomegalie (10–15 % der Fälle), Haarausfall, ggf. Bild akuter febriler Erkrankung ohne Organbeteiligung sowie als *Nachkrankheit* Chorioiditis auftreten. Die Letalität ist unter 1 %.

4 Verfügbare diagnostische Methoden

IgG-Antikörper-Nachweis, bei Krankheitsverdacht zusätzlich IgM-Antikörper-Nachweis, z.B. ELISA, Mikroagglutinationsreaktion (MAR), KBR mit Serum (ab 2. Krankheitswoche), außerdem direkter lichtmikroskopischer (Dunkelfeld) oder kultureller Erregernachweis aus Blut, Liquor, Leber, Niere und Milz (1. Krankheitswoche).

5 Präventives Potenzial

Es gibt einen wirksamen französischen Impfstoff, der in Deutschland derzeit nicht zugelassen ist. Postexpositionell ist bei Auftreten einer Symptomatik eine Antibiotikatherapie über 5–7 Tage indiziert. In schweren Fällen gilt Penicillin G als Mittel der Wahl, alternativ Ampicillin, in leichteren Fällen Doxycyclin und Amoxycillin. Ein Therapiebeginn bis zum 4.Tag beeinflusst den Ausgang der Erkrankung, danach nur noch Schutz vor Spätkomplikationen (Auge) möglich.

6 Auslösekriterien

6.1 Pflichtuntersuchung

Bei *gezielten Tätigkeiten* im Labor regelmäßige Untersuchung.

6.2 Angebotsuntersuchung

Nach den in § 15a BioStoffV angegebenen Anlässen.

7 Quellenverzeichnis

Brem, S., O Radu, T. et al: Leptospiren infizierte Ratten-populationen als wahrscheinliche Ursache eines Morbus Weil mit tödlichem Verlauf. Berl. Münch. Tierärztl. Wschr. 108(1995), S. 405–407

Epidemiologisches Bulletin. RKI. http://www.rki.de/INFEKT/EPIBULL/EPI.HTM

Hahn, Falke, Kaufmann, Ullmann: Medizinische Mikrobiologie und Infektiologie. 4. Auflage. Springer Verlag Berlin Heidelberg New York. 2001

Hülße, Kober, Littmann: Infektionskrankheiten – Meldepflicht, Epidemiologie, Labordiagnostik, Therapie, Prävention – Handbuch für den öffentlichen Gesundheitsdienst. Landesgesundheitsamt M-V Rostock 2002

Infektionskrankheiten von A–Z. RKI; RKI: Ratgeber – Merkblatt für Ärzte. www.rki.de Rubrik: Gesundheit und Infektionskrankheiten Stichwort: Infektionskrankheiten (A–Z)

Krauss, Weber, Appel, Enders, v. Graevenitz, Isenberg, Schiefer, Slenczka, Zahner: Zoonosen. 3. Auflage. Deutscher Ärzte-Verlag Köln 2004

Marre, Mertens, Trautmann, Vanek: Klassische Infektiologie. Urban & Fischer. München, Jena 2000

Miller, C.D.; Songer, J.R.; Sullivan, J.F.: A Twenty-Five Year Review of Laboratory-Acquired Human Infections at the National Animal Disease Center. American Industrial Hygiene Association Journal, 48(1987), No. 3, S. 271–275

Murray, Baron, Pfaller, Tenover, Yolken,: Manual of Clinical Microbiology. ASM Press. Washington, D.C. 1999

Nicolet, J.: Infektionsrisiken für das Personal in Schlachthäusern und fleischverarbeitenden Betrieben. Schweiz. Arch. Tierheilk. 127 (1985), S. 141–153

Plank, R.; Dean, D.: Overview of the epidemiology, microbiology, and pathogenesis of Leptospira spp. in humans. Microbes and Infection, 2(2000), S. 1265–1276

Rieger, M.A.; Steinberg, R.; Nübling, M.; Brem, S.; Hofmann, F: Infektionsrisiken bei Beschäftigten in der Abwasserwirtschaft: Hepatitis A, B, C und Leptospirose. Zentralbl. Arbmed., Arbschutz Ergonomie 52, Heft 4 (2002) S. 175

Stanford, C.F.: Zoonotic Infections in Northern Ireland Farmers. Epidemiology and Infection. 105(1990), no.3, S. 565–570

Waitkins, S.A.: Leptospirosis as an Occupational Disease. Brit. J. Ind. Med., 43(1986), No. 11, S. 721–725

3.23 Masernvirus*

1 Gefährdungspotenzial
1.1 Risikogruppe
Eingestuft in Risikogruppe 2.

1.2 Übertragungswege
Die Übertragung erfolgt durch Tröpfcheninfektion beim Sprechen, Husten und Niesen.

1.3 Infektionsdosis
Es genügen 1–2 Erreger. Der Kontagiositätsindex liegt nahe 100 %. Das heißt, dass so gut wie jeder Nichtimmune, der Kontakt zu einem Masernerkrankten hat, sich infiziert.
Ansteckungsfähigkeit besteht ab dem 9. Inkubationstag bis 4. Tag nach Auftreten des Ausschlags. Das heißt, dass bereits, bevor Krankheitserscheinungen vorhanden sind, andere angesteckt werden können.
Es besteht keine Ansteckungsgefährdung bei sogenannten Impfmasern.

2 Vorkommen
Das Masernvirus kommt weltweit vor und ist ausschließlich humanpathogen. In den Entwicklungsländern, besonders Afrika, gehören Masern zu den zehn häufigsten Infektionen mit hoher Mortalität.
Seit 2001 besteht eine Meldepflicht für Masern im gesamten Bundesgebiet (2001 wurden 5780 Masernerkrankungen gemeldet). Aufgrund von Antikörperstudien geht das Nationale Referenzzentrum für Masern, Mumps und Röteln am Robert-Koch-Institut (RKI) von einer tatsächlichen Zahl von 20.000–80.000 Masernerkrankungen jährlich in Deutschland aus. Es treten nach wie vor weiträumige Ausbrüche vor allem in Schulen und Kindergärten auf.
Eine Studie des Gesundheitsamtes Münster an 135 Erzieherinnen hat gezeigt, dass 97 % dieser Beschäftigten gegenüber Masern immun waren. In der Allgemeinbevölkerung liegt dagegen die Immunität nur bei 90–95 %.

3 Klinisches Krankheitsbild
Die Inkubationszeit beträgt 8–14 Tage bis Ausbruch des Ausschlags. Die Erkrankung ist eine selbstlimitierende systemische Erkrankung und zeigt 2 Phasen:

3.1 Katarrhalisches Prodromalstadium

(2–5 Tage) mit folgenden Symptomen: zweigipfliger Fieberverlauf > 39°C, Koplik'sche Flecken.

3.2 Exanthemstadium (Stadium des Ausschlags)

(bis 10 Tage) mit zusammenfließenden oder gestreuten großfleckig erhabenen Hautveränderungen (roten Flecken), die hinter den Ohren beginnen und sich über den gesamten Körper ausbreiten. Zu Komplikationen kommt es vor allem bei dreigipfligem Fieberverlauf: Pseudokrupp, Bronchien- und Lungenentzündung (1–6 %), Mittelohrentzündung (7–9 %), Hirnentzündung (1–2 %) mit Defektheilungen, Hirn-Rückenmarksentzündungen (1 %) mit Persönlichkeitsveränderungen und Lähmungen, SSPE (subakute sklerosierende Panenzephalitis, tödlich, Häufigkeit 1:100.000), selten Blinddarmentzündung, Leberentzündung, Dünn- und Dickdarmentzündung, Herzmuskelentzündung, Riesenzelllungenentzündung bei Immunschaden, Gesamtsterblichkeit 1:10.000 bis 1:20.000 (entspricht für Deutschland 1–8 Tote jährlich durch Masern). Nach Erkrankung besteht eine lebenslange Immunität. Es gibt auch abgeschwächte (mitigierte) Masern, z.B. bei unvollständiger Impfimmunität, die kein typisches Exanthem zeigen, aber trotzdem infektiös sind. Bei diesen Erkrankungen ist die Diagnose erschwert und sie werden oft nicht erkannt.

4 Verfügbare diagnostische Methoden

Masern-IgG-Nachweis im ELISA oder KBR; Virusnachweis im Rachenabstrich, Liquor (bei neurologischen Symptomen), durch direkten IFT oder Anzucht auf Zellkultur.

5 Präventives Potenzial

Mittels Impfung können die Erkrankung und die o.g. Komplikationen verhindert werden. Bei über 90 % der Geimpften kommt es zur Serokonversion. Untersuchungen von Erkrankten zeigten, dass nur bei 0,5 % der Erkrankten eine vollständige Immunisierung erfolgte, die ohne Erfolg war. Die Schutzimpfung ist auch postexpositionell als sogenannte Riegelungsimpfung bis 3 Tage nach Kontakt möglich. Bei Abwehrgeschwächten auch Gabe von spezifischem humanem Immunglobulin 2–3 Tage nach Exposition möglich.

6 Auslösekriterien

6.1 Pflichtuntersuchung

Bei *gezielten Tätigkeiten* als Erstuntersuchung; wenn Immunität vorliegt oder erfolgreiche Impfung keine weitere Untersuchung; eine zweite Untersuchung bei ungenügendem Impferfolg; weitere Untersuchung nur bei Ablehnung der Impfung.

Bei *nicht gezielten Tätigkeiten* bei Pflege, Betreuung und Behandlung von Kindern als Erstuntersuchung; wenn Immunität vorliegt oder Impfung erfolgt und Titeranstieg keine weitere Untersuchung; zweite Untersuchung bei ungenügendem Impferfolg: weitere Untersuchung nur bei Ablehnung der Impfung.

6.2 Angebotsuntersuchung

Nach den in § 15a BioStoffV angegebenen Anlässen.

7 Quellenverzeichnis

Arenz et al.: Der Masernausbruch in Coburg. Dtsch.Ärzteblatt 100 (2003); S. 2521–2525

Epidemiologisches Bulletin. RKI. http://www.rki.de/INFEKT/EPIBULL/EPI.HTM

Hahn, Falke, Kaufmann, Ullmann: Medizinische Mikrobiologie und Infektiologie. 4. Auflage. Springer Verlag Berlin Heidelberg New York. 2001

Hülße, Kober, Littmann: Infektionskrankheiten – Meldepflicht, Epidemiologie, Labordiagnostik, Therapie, Prävention – Handbuch für den öffentlichen Gesundheitsdienst. Landesgesundheitsamt M-V Rostock (2002)

Infektionskrankheiten von A–Z. RKI; RKI: Ratgeber – Merkblatt für Ärzte. www.rki.de Rubrik: Gesundheit und Infektionskrankheiten Stichwort: Infektionskrankheiten (A–Z)

Marre, Mertens, Trautmann, Vanek: Klassische Infektiologie. Urban & Fischer. München, Jena 2000

Mentel, et al.: An outbreak of measles in adults living in an closed community. Infection. 30 (2002)4; S. 246–248

Murray, Baron, Pfaller, Tenover, Yolken,: Manual of Clinical Microbiology. ASM Press. Washington, D.C.. 1999

3.24 Mumpsvirus*
RNA-Virus, Familie Paramyxoviren

1 Gefährdungspotenzial

1.1 Risikogruppe

Eingestuft in Risikogruppe 2.

1.2 Übertragungswege

Die Übertragung erfolgt durch Tröpfcheninfektion (Nasensekret, Speichel), selten auch durch Schmierinfektion, dann v.a. über Speichel, Urin (hier wochenlange Ausscheidung möglich).

Nach klinisch manifester Erkrankung, aber auch symptomloser Infektion, besteht i.d.R. lebenslange Immunität in 98 % der Fälle, die teils zellvermittelt, teils durch IgA-, IgM und IgG-Antikörper bedingt ist. Es gibt keine manifesten Zweiterkrankungen, jedoch inapparente Reinfektionen.

1.3 Infektionsdosis

Nicht bekannt.

Hohe Ansteckungsfähigkeit und Infektiösität bereits vor Ausbruch der Krankheit.

2 Vorkommen

Das Mumpsvirus ist weltweit verbreitet. Nach einer RKI-Seroprävalenzstudie in Deutschland sind 10 und 15 % der Jugendlichen/jungen Erwachsenen empfänglich für Mumps, das heißt ungeschützt. Die Durchimpfungsrate in den alten Bundesländern beträgt derzeit 89 % und 94 % in den neuen Bundesländern zum Zeitpunkt der Einschulung.

Eine Untersuchung aus der Region Freiburg ergab hohe Durchseuchungsraten beim pädiatrischen Personal und Immunitätslücken bei Beschäftigten in der Krankenpflege. Geschützt waren nur ca. 60 %. In einer Studie des Gesundheitsamtes Münster an 135 Erzieherinnen ergab eine Immunität von 84 % gegenüber Mumps. Das entspricht der in der Freiburger Studie ermittelten Durchseuchung des pädiatrischen Personals.

3 Klinisches Krankheitsbild

Es handelt sich bei Mumps um eine systemische selbstlimitierende Infektionskrankheit. Die Inkubationszeit beträgt 16–18 (25) Tage. Eine Ansteckungsfähigkeit liegt jedoch schon 7 Tage vor bis 9 Tage nach Erkrankungsbeginn (Speicheldrüsenschwellung) vor und besteht auch bei klinisch stummen bzw. subklinischen Verläufen, zu denen es in 30–50 % aller Mumpsinfektionen kommt. Mitunter sind lediglich Symptome einer akuten respiratorischen Erkrankung (meist Kinder < 5 Jahre) vorhanden, so dass oft die Diagnose gar nicht gestellt wird. Schwere Verlaufsformen werden mit zunehmendem Lebensalter häufiger. Die typische Mumpserkrankung verläuft mit Fieber (bis 40 °C), ein- oder nacheinander beidseitiger (ca. 65 %) druckschmerzhafter Speicheldrüsenentzündung der Glandula parotis. Typisch ist eine Schwellung dieser Drüse mit Abhebung des Ohrläppchens. In einigen Fällen sind auch nur die Glandulae submandibularis bzw. sublingualis (Dauer 3–8 Tage) betroffen.

Folgende Komplikationen können auch ohne erkennbare vorangegangene oder begleitende manifeste Parotitis auftreten:

- *seröse Meningitis* (in 3–10 % der Fälle meist gutartig und folgenlos abheilend),
- *Akustikus-Neuritis/Labyrinthitis* bei der Hälfte aller Mumpsfälle ohne Parotitis (Innenohrschwerhörigkeit in 4 % dieser Fälle),
- *Meningoenzephalitis* in 10 % der Fälle mit Defektheilung (jeder zweite Fall),
- *Pankreatitis* u.U. mit insulinabhängigem Typ I-Diabetes bei 50 % der Fälle, die nach der Pubertät erkranken,
- *uni- oder bilaterale Orchitis* (52 %) mit möglicher Hodenatrophie: Die Gefahr einer kompletten Infertilität wird z.Z. als eher gering eingeschätzt,
- *Epididymitis, Prostatitis, Oophoritis, Mastitis* (25 %),

seltenere Folgen sind:

Arthritis, Hepatitis, Keratitis, Myelitis, Myokarditis, Nephritis, Retinitis, thrombozytopenische Purpura, Thyreoiditis,

bei Mumps in der Schwangerschaft werden Spontanaborte (selten) im 1. Trimenon beschrieben; kongenitale Missbildungen (Embryopathien) sind nicht bekannt, jedoch soll es bei seronegativer Mutter zur postperinatalen Pneumonie, Meningitis kommen.

4 Verfügbare diagnostische Methoden

IgG-Antikörper-Nachweis mittels ELISA. Virusisolierung mittels Zellkultur bzw. Virus-RNA-Nachweis mittels RT-PCR aus Rachenabstrich, Liquor, Speichel, Urin, Biopsaten.

5 Präventives Potenzial

Durch eine Impfung können das Krankheitsbild sowie die schweren Komplikationen verhindert werden. Bei Erwachsenen ist die Impfung zu 80 % erfolgreich.

6 Auslösekriterien
6.1 Pflichtuntersuchung
Bei *gezielten Tätigkeiten* als Erstuntersuchung; wenn Immunität vorliegt oder Impfung erfolgt und Titeranstieg keine weitere Untersuchung; eine zweite bis dritte Untersuchung bei ungenügendem Impferfolg; weitere Untersuchung nur bei Ablehnung der Impfung. Bei *nicht gezielten Tätigkeiten* bei Pflege, Betreuung und Behandlung von Kindern als Erstuntersuchung; wenn Immunität vorliegt oder Impfung erfolgt und Titeranstieg keine weitere Untersuchung; zweite bis dritte Untersuchung bei ungenügendem Impferfolg; weitere Untersuchung nur bei Ablehnung der Impfung.

6.2 Angebotsuntersuchung
Nach den in § 15a BioStoffV angegebenen Anlässen.

7 Quellenverzeichnis
Epidemiologisches Bulletin. RKI http://www.rki.de/INFEKT/EPIBULL/EPI.HTM

Hahn, Falke, Kaufmann, Ullmann: Medizinische Mikrobiologie und Infektiologie. 4. Auflage. Springer Verlag Berlin Heidelberg New York. 2001

Herzog: Mumps Epidemiologie – weltweit. Soz. Präventivmed. 40 (1995)2; S. 93–101

Hofmann, Sydow, Michaelis: Mumps – berufliche Gefährdung und Aspekte der epidemiologischen Entwicklung. Gesundh.-wes. 56 (1994); S. 453–455

Hülße, Kober, Littmann: Infektionskrankheiten – Meldepflicht, Epidemiologie, Labordiagnostik, Therapie, Prävention – Handbuch für den öffentlichen Gesundheitsdienst. Landesgesundheitsamt M-V Rostock (2002)

Infektionskrankheiten von A–Z. RKI; RKI: Ratgeber – Merkblatt für Ärzte. www.rki.de Rubrik: Gesundheit und Infektionskrankheiten Stichwort: Infektionskrankheiten (A–Z)

Marre, Mertens, Trautmann, Vanek: Klassische Infektiologie. Urban & Fischer. München, Jena 2000

Murray, Baron, Pfaller, Tenover, Yolken,: Manual of Clinical Microbiology. ASM Press. Washington, D.C.. 1999

Nardone et al.: Sero-epidemiology of mumps in western Europe. Epidemiol. Infect. 131 (2003)1; S. 691–701

Vigneron: Mumps. Epidemiology, diagnosis, etiology, prevention. Rev Prat.50 (2000)19: S. 2177–2181

3.25 Mycobacterium africanum*

1 Gefährdungspotenzial
1.1 Risikogruppe
Eingestuft in Risikogruppe 3.

1.2 Übertragungswege
Die Übertragung erfolgt durch Tröpfchenkerne, selten über die Einatmung kontaminierter Staubpartikel. In den Staubpartikeln ist *Mycobacterium africanum* längere Zeit überlebensfähig und infektiös.

1.3 Infektionsdosis
Abhängig von der Disposition des Betroffenen, geringe Mengen können ausreichen.

2 Vorkommen
Die *Tuberkulose* ist weltweit verbreitet, dieser Erregertyp jedoch vorrangig in Afrika. Sie kommt durch o.g. Erreger nur beim Menschen vor. *Mycobacterium africanum* gehört mit zum *Mycobacterium-tuberculosis*-Komplex, spielt jedoch eine geringere Rolle als *Mycobacterium tuberculosis*.
Bei Kontakt zu Personen mit ansteckungsfähiger Tuberkulose, insbesondere in Gesundheitsdienst und Wohlfahrtspflege, Gemeinschaftseinrichtungen für Behinderte, Strafvollzug und bei Arbeitsaufenthalten in Gebieten mit erhöhter Tuberkulose-Inzidenz besteht eine Gefährdung. Studien in Großbritannien ergaben ein 2,4–3fach höheres Risiko an Tuberkulose zu erkranken für den medizinischen Bereich im Vergleich zur Allgemeinbevölkerung bzw. zu anderen Berufsgruppen. Untersuchungen in Deutschland zeigten ein erhöhtes Risiko für pulmologische Bereiche und TB-Laboratorien sowie die Pathologie. Die Tuberkulose gehört zu den drei häufigsten Berufskrankheiten im Gesundheitsdienst. 86 % aller als BK anerkannten Berufskrankheiten kommen aus dem Gesundheitsdienst. Ebenso konnte ein erhöhtes Risiko in der Notfallbehandlung (Intubation etc.) beschrieben werden.

3 Klinisches Krankheitsbild
Nach Infektion des Menschen entwickelt sich ein peripherer Entzündungsherd in der Lunge, vielfach wird auch ein Lymphknoten am Lungenhilus mit befallen. Diese Primärtuberkulose verläuft in der Regel ohne klinische Symptome. 90–95 % der Infizierten bringen die Erkrankung in diesem Primär-

stadium zum Stehen, behalten jedoch über viele Jahre vitale Tuberkelbakterien in der Lunge zurück. Man spricht hier von einer latenten tuberkulösen Infektion (LTBI). Die LTBI kann zu jedem Zeitpunkt später reaktiviert werden.

Nur in einer Minderheit der Infizierten geht die Primärtuberkulose direkt in eine aktive Tuberkulose (Klasse 3) über. Die postprimäre Tuberkulose breitet sich über folgende Wege aus:
– per continuitatem vom pulmonalen Ersther aus (selten),
– durch hämatogene und lymphogene Aussaat der Tuberkulosebakterien in den gesamten Organismus mit nachfolgender Organtuberkulose (häufigste Form),
– bronchogen durch kanalikuläre Ausbreitung.

Bei Laboratoriumspersonal und Pathologen kann es durch Einimpfen tuberkulösen Materials in die Haut zu einer Inokulationstuberkulose kommen.

4 Verfügbare diagnostische Methoden

Tuberkulindiagnostik bei Ungeimpften: Intrakutan-Test nach Mendel-Mantoux mit GT (gereinigtem Tuberkulin) 10 TE (Testeinheiten).

Tuberkulindiagnostik bei Geimpften bzw. bei bekannt positiver Tuberkulinreaktion: Nach einer BCG-Impfung muss in der Regel für die Dauer von 5–10 Jahren mit einer Tuberkulinreaktion gerechnet werden.

In der DDR bestand Pflicht zur BCG-Impfung von Neugeborenen sowie für 16jährige Tuberkulinnegative. Die generelle Impfung Neugeborener wurde in der BRD auf freiwilliger Basis bis 1975 durchgeführt und danach durch die Indikationsimpfung abgelöst. Röntgen-Thorax p.a. nur bei medizinischer Indikation.

Neuere Testverfahren wie Quantiferon-Test oder Eli Spot sind in Vorbereitung.

5 Präventives Potenzial

Erkennung von Neuinfektionen (Konversion der Hauttests) oder Bestehen einer latenten tuberkulösen Infektion – LTBI.

6 Auslösekriterien

6.1 Pflichtuntersuchung

Bei *gezielten Tätigkeiten* Untersuchung der Beschäftigten in regelmäßigen Abständen.

Bei *nicht gezielten Tätigkeiten* in medizinischen Aufnahmestationen, Infektionsstationen, pulmologischen Abteilungen, Pathologie mit Kontakt zu infektiösem Material inklusive Reinigungs-, War-tungs- und Instandhaltungsarbeiten bei gleicher Gefährdung in regelmäßigen Abständen.

Gefährdende Tätigkeiten sind solche, bei denen die Beschäftigten unkontrollierten Hustenstößen infektiöser oder infektionsverdächtiger Patienten (Bronchoskopie, Intubation, Beatmung, Intensivtherapie bei respiratorischen Störungen) ausgesetzt sein können oder mit infektiösem Material wie Sputum, Punktaten, Abstrichen, Biopsiematerialien etc. umgehen.

6.2 Angebotsuntersuchung

Nach den in § 15a BioStoffV angegebenen Anlässen.

7 Quellenverzeichnis

American Thoracic Society: Targeted tuberculin testing and treatment of latent tuberculosis infection. Am J Respir Crit Care Med 161(2000); S 221-S 247 (S = Supplement)

Deutsches Zentralkomitee zur Bekämpfung der Tuberkulose (DZK): Empfehlungen zur Infektionsverhütung bei Tuberkulose. Herausgeber: DZK 1996

Deutsches Zentralkomitee zur Bekämpfung der Tuberkulose (DZK): Latente tuberkulöse Infektion: Empfehlungen zur präventiven Therapie bei Erwachsenen in Deutschland. Pneumologie 58(2004) S. 255–270

Deutsches Zentralkomitee zur Bekämpfung der Tuberkulose (DZK): Richtlinien für die Umgebungsuntersuchung bei Tuberkulose. Nachdruck (1997) aus: Gesundheitswesen 58 (1996) S. 657–665, Georg Thieme Verlag Stuttgart – New York. Sonderdruck zu beziehen über DZK

Deutsches Zentralkomitee zur Bekämpfung der Tuberkulose (DZK): Richtlinien zur Tuberkulindiagnostik. Deutsches Ärzteblatt 93(1996)18, S. 1199–1201

Diagnostic standards and classification of tuberculosis in adults and children. Am J Respir Crit Care Med, 161(2000); S. 1376–1395

Epidemiologisches Bulletin. RKI. http://www.rki.de/INFEKT/EPIBULL/EPI.HTM

Hahn, Falke, Kaufmann, Ullmann: Medizinische Mikrobiologie und Infektiologie. 4. Auflage. Springer Verlag Berlin Heidelberg New York. 2001

Hülße, Kober, Littmann: Infektionskrankheiten – Meldepflicht, Epidemiologie, Labordiagnostik, Therapie, Prävention – Handbuch für den öffentlichen Gesundheitsdienst. Landesgesundheitsamt M-V Rostock (2002)

Infektionskrankheiten von A–Z. RKI; RKI: Ratgeber – Merkblatt für Ärzte. www.rki.de Rubrik: Gesundheit und Infektionskrankheiten Stichwort: Infektionskrankheiten (A–Z)

Institutional control measures in the era of multiple drug resistance. Chest 108(1995), S. 1690–1710 (Konsenspapier von ACCP und ATS)

Konietzko, Loddenkämper: Tuberkulose. Georg Thieme Verlag 1999

Loddenkämper, Brendel, Sagebiel: Tuberkulose. Bundesgesundheitsbl.-Gesundheitsforsch-Gesundheitsschutz 46 (2003)1; S. 52–58

Marre, Mertens, Trautmann, Vanek: Klassische Infektiologie. Urban & Fischer. München, Jena 2000

Murray, Baron, Pfaller, Tenover, Yolken,: Manual of Clinical Microbiology. ASM Press. Washington, D.C.. 1999

Nienhaus, Brandenburg, Teschler: Tuberkulose als Berufskrankheit, Ein Leitfaden zur Begutachtung. ecomed Verlagsgesellschaft AG & Co. KG, Landsberg, 2003

Pneumologie, DGP, 2001 ff.

Tuberkulose am Arbeitsplatz, Gefährdung und Prävention. Schweizerische Versicherungsanstalt (SUVA), Abt. Arbeitsmedizin, Postfach, CH 6002 Luzern: 2. Auflage 2001

3.26 Mycobacterium bovis*

1 Gefährdungspotenzial

1.1 Risikogruppe

Eingestuft in Risikogruppe 3.

1.2 Übertragungswege

Die Übertragung erfolgt durch Tröpfchenkerne, selten über kontaminierte Staubpartikel. In den Staubpartikeln ist das *Mycobacterium bovis* längere Zeit überlebensfähig und infektiös. Bei diesem Erreger ist auch eine Ansteckung über kontaminierte Milch möglich. Dieser Übertragungsweg führt zur Lymphknotentuberkulose des Halses und des Intestinums.

1.3 Infektionsdosis

Abhängig von der Disposition des Betroffenen, geringe Mengen können ausreichen.

2 Vorkommen

Weltweit, Inzidenz in Deutschland rückläufig. Rinderställe gelten weitestgehend als tuberkulosefrei. Bei Auftreten besteht eine Gefährdung für Tätigkeiten in der Tierpflege und Veterinärmedizin.

Da die Tuberkulose durch *Mycobacterium bovis* auch von Mensch zu Mensch übertragen wird, besteht bei Exposition dasselbe Risiko wie bei *Mycobacterium tuberculosis*.

3 Klinisches Krankheitsbild

Nach Infektion des Menschen entwickelt sich ein peripherer Entzündungsherd in der Lunge, vielfach wird auch ein Lymphknoten am Lungenhilus mit befallen.

Diese Primärtuberkulose verläuft in der Regel ohne klinische Symptome. 90–95 % der Infizierten bringen die Erkrankung in diesem Primärstadium zum Stehen, behalten jedoch über viele Jahre vitale Tuberkelbakterien in der Lunge zurück. Man spricht hier von einer latenten tuberkulösen Infektion (LTBI). Die LTBI kann zu jedem Zeitpunkt später reaktiviert werden.

Nur in einer Minderheit der Infizierten geht die Primärtuberkulose direkt in eine aktive Tuberkulose (Klasse 3) über. Die postprimäre Tuberkulose breitet sich über folgende Wege aus:

- per continuitatem vom pulmonalen Erstherd aus (selten),
- durch hämatogene und lymphogene Aussaat der Tuberkulosebakterien in den gesamten Organismus mit nachfolgender Organtuberkulose (häufigste Form),
- bronchogen durch kanalikuläre Ausbreitung.

Bei Laboratoriumspersonal und Pathologen kann es durch Einimpfen tuberkulösen Materials in die Haut zu einer Inokulationstuberkulose kommen.

4 Verfügbare diagnostische Methoden

Tuberkulindiagnostik bei Ungeimpften: Intrakutan-Test nach Mendel-Mantoux mit GT (gereinigtem Tuberkulin) 10 TE (Testeinheiten).

Tuberkulindiagnostik bei Geimpften bzw. bei bekannt positiver Tuberkulinreaktion: Nach einer BCG-Impfung muss in der Regel für die Dauer von 5–10 Jahren mit einer Tuberkulinreaktion gerechnet werden.

In der DDR bestand Pflicht zur BCG-Impfung von Neugeborenen sowie für 16-jährige Tuberkulinnegative. Die generelle Impfung Neugeborener wurde in der BRD auf freiwilliger Basis bis 1975 durchgeführt und danach durch die Indikationsimpfung abgelöst. Röntgen-Thorax p.a. nur bei medizinischer Indikation.

Neuere Testverfahren wie Quantiferon-Test oder Eli Spot sind in Vorbereitung.

Bei Befall von Lymphknoten kann nach deren Exstirpation mit der histologischen Untersuchung oder mit der PCR die Diagnose gestellt werden.

5 Präventives Potenzial

Erkennung von Neuinfektionen (Konversion des Hauttestes) oder Bestehen einer latenten tuberkulösen Infektion – LTBI.

6 Auslösekriterien

6.1 Pflichtuntersuchung

Bei *gezielten Tätigkeiten* Untersuchung der Beschäftigten in regelmäßigen Abständen.

Bei *nicht gezielten Tätigkeiten* in medizinischen Aufnahmestationen, Infektionsstationen, pulmologischen Abteilungen (bovis auch Veterinärmedizin bei Umgang mit infizierten oder infektionsverdächtigen Tieren), Pathologie (Human- und Veterinärmedizin) mit Kontakt zu infektiösem oder kontaminiertem Material inkl. Reinigungs-, Wartungs- und Instandsetzungsarbeiten etc. bei gleicher Gefährdung.

Gefährdende Tätigkeiten sind solche, bei denen die Beschäftigten unkontrollierten Hustenstößen infektiöser oder infektionsverdächtiger Patienten (Bronchoskopie, Intubation, Beatmung, Intensivtherapie bei respiratorischen Störungen) ausgesetzt sein können oder mit infektiösem Material wie Sputum, Punktaten, Abstrichen, Biopsiematerialien etc. umgehen.

6.2 Angebotsuntersuchung

Nach den in § 15a BioStoffV angegebenen Anlässen.

7 Quellenverzeichnis

American Thoracic Society: Targeted tuberculin testing and treatment of latent tuberculosis infection. Am J Respir Crit Care Med 161(2000); S 221–S 247 (S = Supplement)

Deutsches Zentralkomitee zur Bekämpfung der Tuberkulose (DZK): Empfehlungen zur Infektionsverhütung bei Tuberkulose. Herausgeber: DZK 1996

Deutsches Zentralkomitee zur Bekämpfung der Tuberkulose (DZK): Latente tuberkulöse Infektion: Empfehlungen zur präventiven Therapie bei Erwachsenen in Deutschland. Pneumologie 58(2004) S. 255–270

Deutsches Zentralkomitee zur Bekämpfung der Tuberkulose (DZK): Richtlinien für die Umgebungsuntersuchung bei Tuberkulose. Nachdruck (1997) aus: Gesundheitswesen 58 (1996) S. 657–665, Georg Thieme Verlag Stuttgart – New York. Sonderdruck zu beziehen über DZK

Deutsches Zentralkomitee zur Bekämpfung der Tuberkulose (DZK): Richtlinien zur Tuberkulindiagnostik. Deutsches Ärzteblatt 93(1996)18, S. 1199–1201

Diagnostic standards and classification of tuberculosis in adults and children. Am J Respir Crit Care Med, 161(2000); S. 1376–1395

Epidemiologisches Bulletin. RKI. http://www.rki.de/INFEKT/EPIBULL/EPI.HTM

Hahn, Falke, Kaufmann, Ullmann: Medizinische Mikrobiologie und Infektiologie. 4. Auflage. Springer Verlag Berlin Heidelberg New York. 2001

Hülße, Kober, Littmann: Infektionskrankheiten – Meldepflicht, Epidemiologie, Labordiagnostik, Therapie, Prävention – Handbuch für den öffentlichen Gesundheitsdienst. Landesgesundheitsamt M-V Rostock (2002)

Institutional control measures in the era of multiple drug resistance. Chest 108(1995), S. 1690–1710 (Konsensuspapier von ACCP und ATS)

Marre, Mertens, Trautmann, Vanek: Klassische Infektiologie. Urban & Fischer. München, Jena 2000

Murray, Baron, Pfaller, Tenover, Yolken,: Manual of Clinical Microbiology. ASM Press. Washington, D.C.. 1999

Nienhaus, Brandenburg, Teschler: Tuberkulose als Berufskrankheit, Ein Leitfaden zur Begutachtung. ecomed Verlagsgesellschaft AG & Co. KG, Landsberg, 2003

Pneumologie, DGP, 2001 ff.

Tuberkulose am Arbeitsplatz, Gefährdung und Prävention. Schweizerische Versicherungsanstalt (SUVA), Abt. Arbeitsmedizin, Postfach, CH 6002 Luzern: 2. Auflage 2001

3.27 Mycobacterium tuberculosis*

1 Gefährdungspotenzial

1.1 Risikogruppe

Eingestuft in Risikogruppe 3.

1.2 Übertragungswege

Die Übertragung erfolgt durch Tröpfchenkerne, selten über die Einatmung kontaminierter Staubpartikel. In den Staubpartikeln ist das *Mycobacterium tuberculosis* längere Zeit überlebensfähig und infektiös.

1.3 Infektionsdosis

Abhängig von der Disposition des Betroffenen, geringe Mengen können ausreichen.

2 Vorkommen

Die *Tuberkulose* ist weltweit verbreitet. Sie kommt durch o.g. Erreger nur beim Menschen vor.

Die Inzidenz in den westeuropäischen Ländern beträgt weniger als 10/100.000. Aktuelle Zahlen zur Situation in Deutschland veröffentlicht das Robert-Koch-Insitut (RKI). So wie weltweit wird auch in Deutschland eine Zunahme der Therapieresistenz des *Mycobacterium tuberculosis* beobachtet. Bei Kontakt zu Personen mit ansteckungsfähiger Tuberkulose, insbesondere im Gesundheitsdienst und Wohlfahrtspflege, in Gemeinschaftseinrichtungen für Behinderte, Strafvollzug und bei Arbeitsaufenthalten in Gebieten mit erhöhter Tuberkulose-Inzidenz besteht eine Gefährdung. Studien in Groß-britannien ergaben ein 2,4–3fach höheres Risiko an Tuberkulose zu erkranken für den medizinischen Bereich im Vergleich zur Allgemeinbevölkerung bzw. zu anderen Berufsgruppen. Untersuchungen in Deutschland zeigten ein erhöhtes Risiko für pul-mologische Bereiche und TB-Laboratorien sowie die Pathologie. Die Tuberkulose gehört zu den drei häu-figsten Berufskrankheiten im Gesundheitsdienst. 86 % aller als BK anerkannten Berufskrankheiten kommen aus dem Gesundheitsdienst. Ebenso konn-te ein erhöhtes Risiko in der Notfallbehandlung (Intubation etc.) beschrieben werden.

3 Klinisches Krankheitsbild

Nach Infektion des Menschen entwickelt sich ein peripherer Entzündungsherd in der Lunge, vielfach wird auch ein Lymphknoten am Lungenhilus mit befallen. Diese Primärtuberkulose verläuft in der Regel ohne klinische Symptome. 90–95 % der Infi-zierten bringen die Erkrankung in diesem Primär-stadium zum Stehen, behalten jedoch über viele Jahre vitale Tuberkelbakterien in der Lunge zurück. Man spricht hier von einer latenten tuberkulösen Infektion (LTBI). Die LTBI kann zu jedem Zeitpunkt später reaktiviert werden.

Nur in einer Minderheit der Infizierten geht die Primärtuberkulose direkt in eine aktive Tuberkulose (Klasse 3) über. Die postprimäre Tuberkulose breitet sich über folgende Wege aus:
- per continuitatem vom pulmonalen Erstherd aus (selten),
- durch hämatogene und lymphogene Aussaat der Tuberkulosebakterien in den gesamten Organis-mus mit nachfolgender Organtuberkulose (häu-figste Form),
- bronchogen durch kanalikuläre Ausbreitung.

Bei Laboratoriumspersonal und Pathologen kann es durch Einimpfen tuberkulösen Materials in die Haut zu einer Inokulationstuberkulose kommen.

4 Verfügbare diagnostische Methoden

Tuberkulindiagnostik bei Ungeimpften: Intrakutan-Test nach Mendel-Mantoux mit GT (gereinigtem Tuberkulin) 10 TE (Testeinheiten).

Tuberkulindiagnostik bei Geimpften bzw. bei be-kannt positiver Tuberkulinreaktion: Nach einer BCG-Impfung muss in der Regel für die Dauer von 5–10 Jahren mit einer Tuberkulinreaktion gerechnet werden. In der DDR bestand eine Pflicht zur BCG-Impfung für Neugeborene sowie 16-jährige Tuberku-linnegative. Die generelle Impfung Neugeborener

wurde in der BRD auf freiwilliger Basis bis 1975 durchgeführt und danach durch die Indikations-impfung abgelöst. Seit 1991 ist diese Impfung durch die STIKO nicht mehr empfohlen und ein Impfstoff nicht mehr verfügbar. Röntgen-Thorax p.a. nur bei medizinischer Indikation.

Neuere Testverfahren wie Quantiferon-Test oder Eli Spot sind in Vorbereitung.

5 Präventives Potenzial

Erkennung von Neuinfektionen (Konversion der Hauttestes) oder Bestehen einer latenten tuberku-lösen Infektion – LTBI.

6 Auslösekriterien

6.1 Pflichtuntersuchung

Bei *gezielten Tätigkeiten* Untersuchung der Beschäf-tigten in regelmäßigen Abständen.

Bei *nicht gezielten Tätigkeiten* in medizinischen Aufnahmestationen, Infektionsstationen, pulmolo-gische Abteilungen, Pathologie mit Kontakt zu infektiösem oder kontaminiertem Material inkl. Reinigungs-, Wartungs- und Instandsetzungsarbei-ten etc. bei gleicher Gefährdung.

Gefährdende Tätigkeiten sind solche, bei denen die Beschäftigten unkontrollierten Hustenstößen infek-tiöser oder infektionsverdächtiger Patienten (Bron-choskopie, Intubation, Beatmung, Intensivtherapie bei respiratorischen Störungen) ausgesetzt sein können oder mit infektiösem Material wie Sputum, Punktaten, Abstrichen, Biopsiematerialien etc. um-gehen.

6.2 Angebotsuntersuchung

Nach den in § 15a BioStoffV angegebenen Anlässen.

7 Quellenverzeichnis

American Thoracic Society: Targeted tuberculin testing and treatment of latent tuberculosis infection. Am J Respir Crit Care Med 161(2000); S 221–S 247 (S = Supplement)

Deutsches Zentralkomitee zur Bekämpfung der Tuber-kulose (DZK): Empfehlungen zur Infektionsverhütung bei Tuberkulose. Herausgeber: DZK 1996

Deutsches Zentralkomitee zur Bekämpfung der Tuber-kulose (DZK): Latente tuberkulöse Infektion: Empfeh-lungen zur präventiven Therapie bei Erwachsenen in Deutschland. Pneumologie 58(2004) S. 255–270

Deutsches Zentralkomitee zur Bekämpfung der Tuber-kulose (DZK): Richtlinien für die Umgebungsunter-suchung bei Tuberkulose. Nachdruck (1997) aus: Ge-sundheitswesen 58 (1996) S. 657–665, Georg Thieme Verlag Stuttgart – New York. Sonderdruck zu beziehen über DZK

Deutsches Zentralkomitee zur Bekämpfung der Tuberkulose (DZK): Richtlinien zur Tuberkulindiagnostik. Deutsches Ärzteblatt 93(1996)18, S. 1199–1201

Diagnostic standards and classification of tuberculosis in adults and children. Am J Respir Crit Care Med, 161(2000); S. 1376–1395

Epidemiologisches Bulletin. RKI. http://www.rki.de/INFEKT/EPIBULL/EPI.HTM

Hahn, Falke, Kaufmann, Ullmann: Medizinische Mikrobiologie und Infektiologie. 4. Auflage. Springer Verlag Berlin Heidelberg New York. 2001

Hülße, Kober, Littmann: Infektionskrankheiten – Meldepflicht, Epidemiologie, Labordiagnostik, Therapie, Prävention – Handbuch für den öffentlichen Gesundheitsdienst. Landesgesundheitsamt M-V Rostock (2002)

Infektionskrankheiten von A–Z. RKI; RKI: Ratgeber – Merkblatt für Ärzte. www.rki.de Rubrik: Gesundheit und Infektionskrankheiten Stichwort: Infektionskrankheiten (A–Z)

Institutional control measures in the era of multiple drug resistance. Chest 108(1995), S. 1690–1710 (Konsensuspapier von ACCP und ATS)

Konietzko, Loddenkämper: Tuberkulose. Georg Thieme Verlag 1999

Loddenkämper, Brendel, Sagebiel: Tuberkulose. Bundesgesundheitsbl.-Gesundheitsforsch-Gesundheitsschutz 46 (2003)1; S. 52–58

Marre, Mertens, Trautmann, Vanek: Klassische Infektiologie. Urban & Fischer. München, Jena 2000

Murray, Baron, Pfaller, Tenover, Yolken,: Manual of Clinical Microbiology. ASM Press. Washington, D.C.. 1999

Nienhaus, Brandenburg, Teschler: Tuberkulose als Berufskrankheit, Ein Leitfaden zur Begutachtung. ecomed Verlagsgesellschaft AG & Co. KG, Landsberg, 2003

Pneumologie, DGP, 2001 ff.

Tuberkulose am Arbeitsplatz, Gefährdung und Prävention. Schweizerische Versicherungsanstalt (SUVA), Abt. Arbeitsmedizin, Postfach, CH 6002 Luzern: 2. Auflage 2001

3.28 Neisseria meningitidis*

1 Gefährdungspotenzial – (vgl. auch Kap. 4.1.3)

1.1 Risikogruppe
Eingestuft in Risikogruppe 2.

1.2 Übertragungswege
Die Übertragung erfolgt mit Tröpfcheninfektion, überwiegend von gesunden Keimträgern (20 % der Bevölkerung) mit Besiedlung der Nasopharynxschleimhaut.

1.3 Infektionsdosis
Erkrankungen treten überwiegend im engen Umfeld der Erkrankten auf.

2 Vorkommen
Neisseria meningitidis kommt weltweit vor. Besonders betroffen sind der sogenannte *Meningitisgürtel* Afrikas (Sahelzone), Brasilien, Arabien, Südasien, La-Plata-Staaten, Nordamerika. In diesen Ländern finden wir vorrangig Serovar A. In Deutschland treten sporadisch im Februar bis April kleinere Epidemien mit 2–4 Fällen/100.000 Einwohner/Jahr auf, von denen 75–78 % der Isolate Serovar B und 21 Serovar C betreffen. N. meningitidis ist für ca. 40 % der bakteriellen Meningitiden verantwortlich. Überwiegend erkranken Säuglinge, Kleinkinder und Jugendliche zwischen dem 15. und 20. Lebensjahr. Eine Häufung findet sich bei niedrigem sozioökonomischen Status oder dichten Wohnverhältnissen (Heime, Kasernen etc). Hierzulande rechnet man mit 4–6 % an (gesunden) Keimträgern. Aufgrund der Übertragungswege, des Vorkommens und der überwiegend erkrankenden Population sind vor allem Gesundheitsdienst (Ärzte, Pflegepersonal), Aufsichts-, Erziehungs- und Hauspersonal in Gemeinschaftseinrichtungen für Kinder und Jugendliche (nicht dagegen Tagesschulen), Familien, Behinderte und Entwicklungshelfer gefährdet.

3 Klinisches Krankheitsbild
Nach einer Inkubationszeit von 1–10 (< 4) Tagen kommt es zur lympho-hämatogenen Verbreitung und Manifestationen als Pharyngitis, Pneumonie (selten), petechiale Läsionen, (eitrige) *Haubenmeningitis* (40 % aller Fälle). Trotz Antibiotikatherapie versterben 20 % der erkrankten Säuglinge/Kleinkinder bzw. 35 % der > 65-jährigen. Bei perakutem Verlauf liegt die Letalität bei > 50 %.

Komplikationen der Erkrankung sind Otitis media, Ertaubung, foudroyante Sepsis: (19 %) (*Waterhouse-Friderichsen-Syndrom* [5–10 %] mit Extravasaten), Hämorrhagien, Sugillationen, Mikrozirkulationsstörungen (Nebennierennekrose), disseminierte intravaskuläre (Verbrauchs-) Koagulopathie (Letalität 85 %), septischer Schock, in 5–10 % der Fälle treten begrenzte Nekrosen mit Gangrän an den Extremitäten auf.

Bleibende ZNS-Residuen nach der Meningitis sind möglich.

Es besteht keine länger anhaltende Immunität. Ansteckungsfähigkeit liegt vor, so lange Kolonisation (symptomlose Persistenz) besteht.

4 Verfügbare diagnostische Methoden

Der Nachweis von Meningokokken-spezifischen Antikörpern ist nur für die Epidemiologie von Bedeutung. Bei akuter Erkrankung erfolgt der Erregernachweis mikroskopisch oder kulturell. Impfindikation einsatzabhängig.

5 Präventives Potenzial

Die Schutzimpfung erfolgt mit tetravalenten Kapselpolysaccharidimpfstoff A, C, W 135, Y. Sie schützt nur gegen diese Serovare. Die Serokonversionsrate beträgt 92 % (ab 2. Lebensjahr) und die Impfschutzdauer 2–5 Jahre. In Deutschland besteht wenig Erfahrung mit diesem Impfstoff. Ein Schutz gegen hierzulande vorherrschende (75–78 %) B-Gruppen-Infektionen (kaum immunogen) ist nicht gegeben. Erfolgversprechend ist die postexpositionelle Chemoprophylaxe (Ciprofloxacin, Minocyclin, Rifampicin) binnen 48 Stunden bei Ungeschützten (enger Kontakt). Ein ungezielter Einsatz wird wegen der Nebenwirkungen und der Gefahr der Resistenzentwicklung nicht empfohlen.

6 Auslösekriterien

6.1 Pflichtuntersuchung

Bei *gezielten Tätigkeiten* Untersuchung der Beschäftigten in regelmäßigen Abständen, einschließlich Schutzimpfung.

6.2 Angebotsuntersuchung

Nach den in § 15a BioStoffV angegebenen Anlässen.

7 Quellenverzeichnis

Anonymus: Laboratory-aquired meningococcal disease – United States, 2000. MMWR 51 (2002)7; S. 141–144

Davis, Oflanagan, Salmon, Coleman: Risk factors for Neisseria menigitidis carriage in a school during a community outbreak of meningococcal infection. Epidemiol.Infect. 117 (1996); S. 259–266

Ehrhard, Sonntag: Meningokokkeninfektionen: mikrobiologische Aspekte, Epidemiologie und Prävention. Gesundh.-wes. 61 (1999) S; S. 41–45

Epidemiologisches Bulletin. RKI. http://www.rki.de/INFEKT/EPIBULL/EPI.HTM

Hahn, Falke, Kaufmann, Ullmann: Medizinische Mikrobiologie und Infektiologie. 4. Auflage. Springer Verlag Berlin Heidelberg New York. 2001

Hülße, Kober, Littmann: Infektionskrankheiten – Meldepflicht, Epidemiologie, Labordiagnostik, Therapie, Prävention – Handbuch für den öffentlichen Gesundheitsdienst. Landesgesundheitsamt M-V Rostock (2002)

Infektionskrankheiten von A–Z. RKI; RKI: Ratgeber – Merkblatt für Ärzte. www.rki.de Rubrik: Gesundheit und Infektionskrankheiten Stichwort: Infektionskrankheiten (A–Z)

Marre, Mertens, Trautmann, Vanek: Klassische Infektiologie. Urban & Fischer. München, Jena 2000

Murray, Baron, Pfaller, Tenover, Yolken,: Manual of Clinical Microbiology. ASM Press. Washington, D.C.. 1999

3.29 Poxvirus* – (Pocken)

1 Gefährdungspotenzial

(vgl. auch Kap. 4.4.11 – Variola)

1.1 Risikogruppe

Eingestuft in Risikogruppe 4.

1.2 Übertragungswege

Infektion erfolgt über Exspirationströpfchen, seltener durch Kontakt-, Staub- (Krustenmaterial) oder Schmierinfektion (Wäsche, Abfall).

1.3 Infektionsdosis

Nicht bekannt.

2 Vorkommen

Das Orthopoxvirus (O.) variola (Variola major-, minor-Virus) war ursprünglich weltweit verbreitet, bis zum Jahr 1977 endemisch auf Tropen und Subtropen beschränkt. Es verursacht die echten *Pocken (Variola major)*, abgeschwächt Alastrim *(Variola minor)*. Bis in die 50er Jahre des v. Jh. jährlich ca. 5 gemeldete Fälle pro 100.000 Einwohner. Am 08.05.1980 ist die Welt für pockenfrei erklärt worden. Im Jahr 1972 wurde die letzte gemeldete (importierte) Pockenerkrankung in Deutschland verzeichnet. Es gibt jedoch weiterhin Ausbrüche an Tierpocken durch P. bovis *(Kuhpockenvirus)*, Parapoxvirus (P.) bovis 1 *(BPSV/bovine pustular stomatitis virus)*, P. bovis 2 *(Melkerknoten-Virus)*, P. ovis *(Orf-Virus)*, in letzten zwei Jahrzehnten zunehmend durch P. simiae *(Affenpocken-Virus)*. Gefährdet sind Beschäftigte in Hochsicherheitslaboratorien/BSL-4 (Variola major-, minor-Virus), sonstigen Speziallaboratorien *(rekombinantes Vacciniavirus)*, in Veterinärmedizin, Landwirtschaft und Zoologischen Gärten (sonstige Tierpocken-Viren).

3 Klinisches Krankheitsbild

Nach einer Inkubationszeit von 7–19 Tagen erkranken 90 % an ordinärer, 5 % an fataler hämorrhagischer Variola major und 5 % an milder Variola minor (Alastrim): Fieber, Kopf-, Rücken- und Muskelschmerzen, Lymphadenitis, treppenförmiger Temperaturabfall, Exanthem (Makula, Papula, Vesikula, Pustula, Krusta) mit Narbenbildung, spärliche Effloreszenzen bei Variola minor. Gegebenenfalls begleitet von Hepatitis, Myokarditis, Orchitis und Enzephalitis. Letalität 20–30 % (Variola major) bzw. 1 % (Variola minor). Bei Geimpften Variola mitigata (Variolois), abgeschwächte Form mit „buntem Bild" der Effloreszenzen. Tierpocken (Kuhpocken, Melkerknoten, Orf) zeigen i.d.R. (schmerzhafte) blaurote Knoten an Händen und Armen, Affenpocken ähneln echten Pocken im Frühstadium. Vaccinia (Impfpocken) und Stämme (Vacciniavirus) gehen auf genetisch verändertes O. bovis zurück, manifestieren sich als Papel, Vesikel, verschorfende, narbig abheilende Pustel und ggf. postvakzinale Vaccinia generalisata oder Enzephalitis (Letalität 25–50 %).

4 Verfügbare diagnostische Methoden
(Immun-) elektronenmikroskopischer Partikelnachweis (Schnelldiagnostik), Virusanzucht, spezifischer Nachweis von Serumantikörpern (Klasse IgM, IgG, IgA), ELISA-Anti-Variola, Immundiffusion, Immunfluoreszenztest, KBR, Hämagglutinationshemmtest, Neutralisationstest, Western-Blot, zur Feindifferenzierung zunehmend Antigen- und molekulargenetische Tests (PCR, DNA-Hybridisierungs-, Restriktionsenzymanalyse).

5 Präventives Potenzial
Durch Diagnostik, Beratung und Impfung sollen Expositionsrisiko und Erkrankung weitgehend verhindert werden.

Hinweise für die Beschäftigten in Hochsicherheitslaboratorien betreffen bei *echten Pocken* präexpositionell Schutzausrüstung, Sicherheitsanforderungen, Impfung mit Lebendvakzine (formal nicht mehr zugelassen), einschließlich Reaktogenität bzw. Impfkomplikationen. Bei *Tierpocken* Impfung mit attenuierter Deletionsmutante des Vacciniavirus (Stamm MVA (Modifiziertes Vacciniavirus Ankara), bei Affenpocken auch Gabe von Hyperimmun-Gamma-Globulin und Chemotherapie mit Cidofovir erwägen.

6 Auslösekriterien
6.1 Pflichtuntersuchung
Bei *gezielten Tätigkeiten* Untersuchung der Beschäftigten in regelmäßigen Abständen, einschließlich anzubietender Schutzimpfung (Lebendvakzine).

6.2 Angebotsuntersuchung
Nach den in § 15a BioStoffV angegebenen Anlässen.

7 Quellenverzeichnis
Adam, Doerr, Link, Lode (Hrsg.): Die Infektiologie. Springer Berlin Heidelberg New York 2004

Hahn, Falke, Kaufmann, Ullmann: Medizinische Mikrobiologie und Infektiologie. 4. Auflage. Springer Verlag Berlin Heidelberg New York. 2001

Köhler, Eggers, Fleischer, Marre, Pfister, Pulverer: Medizinische Mikrobiologie. 8. Auflage. Urban & Fischer München Jena 2001

Infektionskrankheiten von A–Z. RKI; RKI: Ratgeber – Merkblatt für Ärzte. www.rki.de Rubrik: Gesundheit und Infektionskrankheiten Stichwort: Infektionskrankheiten (A–Z)

Epidemiologisches Bulletin. RKI. http://www.rki.de/INFEKT/EPIBULL/EPI.HTM

3.30 Poliomyelitis-Virus*
(Poliomyelitis, Spinale Kinderlähmung)

1 Gefährdungspotenzial
1.1 Risikogruppe
Eingestuft in Risikogruppe 2.

1.2 Übertragungswege
Infektion erfolgt hauptsächlich fäkal-oral (Schmierinfektion) über kontaminierte Gegenstände, Trink- und Abwasser, Lebensmittel, gelegentlich über Fliegen oder Tröpfcheninfektion.

1.3 Infektionsdosis
Nicht bekannt.

2 Vorkommen
Das Poliomyelitisvirus (Wildvirus) kommt weltweit in erster Linie in einigen Staaten der Subsahara-Region, aber auch immer wieder in Regionen mit länger dauernden bewaffneten Konflikten vor. Es verursachte bis zum Jahr 1954 jährlich ca. 500.000 Erkrankungen an Poliomyelitis. Im Jahr 1998 waren es ca. 5.000 gemeldete Fälle (WHO). In Deutschland sank in den Jahren 1955–1966 die Morbidität von 13,9 auf 0,5 pro 100.000 Einwohner. Gegenwärtig gelten der amerikanische Kontinent, Ägypten und Europa als *„poliofrei"*. Im Zeitraum 1985–1996

traten in Deutschland 12 Vakzine-assoziierte paralytische Poliomyelitis-Erkrankungen (VAPP) auf. Seither sind bis zur Wiedereinführung der parenteralen inaktivierten Poliomyelitis-Vakzine (IPV) (1998) jährlich 1–2 VAPP-Fälle zu verzeichnen gewesen. Zur Zeit läuft ein „Globales Poliomyelitis-Eradikationsprogramm" (WHO, 1988). Gefährdet sind Beschäftigte in Speziallaboratorien, Gemeinschaftsunterkünften (Flüchtlinge, Asylbewerber) und bei Arbeitsaufenthalt im Ausland (Risikogebiete).

3 Klinisches Krankheitsbild

Nach einer Inkubationszeit von 5–14 (35) Tagen erkranken ca. 5 % aller Infizierten phasenhaft an einer Poliomyelitis, abortiv mit Fieber, Hals-, Kopfund Gliederschmerzen (*minor illness*), nicht-paralytisch an aseptischer Meningitis mit passagerer Muskelschwäche oder bei 0,1–1 % der Infizierten paralytisch (*major illness*) als *spinale Form* mit schlaffen Lähmungen der Bein-, Arm- und Interkostalmuskulatur sowie des Zwerchfells, als *bulbopontine Form* mit Befall von Hirnnerven und Atemzentrum, als *enzephalytische Form* mit Wesensveränderungen, Bewusstseinstrübung, Krampfanfällen, zentralen Lähmungen, Defektheilungen mit Deformierungen und trophischen Störungen, ggf. als Post-Poliomyelitis-Syndrom (PPS). Ca. 95 % inapparent Infizierte erfahren eine „stille Feiung".

4 Verfügbare diagnostische Methoden

Antikörper-Nachweis (KBR, ELISA, Neutralisationstest) bei auszuschließender Polioimpfung durch Impfbuchkontrolle.
Virusisolierung aus klinischen Materialien mit Serodifferenzierung (Typen 1–3), ggf. auch intratypisch (Wild-, Impfvirus). Nukleinsäurenachweis mittels Polymerase-Kettenreaktion (PCR) in Verbindung mit Restriktionsfragment-Analyse (RFLP) bzw. Nukleinsäure-Sequenzierung.

3.31 Rubi-Virus* – (Röteln)
RNA-Virus, Familie Togaviridae

1 Gefährdungspotenzial
1.1 Risikogruppe
Eingestuft in Risikogruppe 2.

1.2 Übertragungswege
Die Übertragung erfolgt durch Tröpfchen-, Kontaktund Schmierinfektion über Sputum, Blut, Urin,

5 Präventives Potenzial
Durch Beratung lassen sich Expositionsrisiken und durch Impfung eine Erkrankung verhindern. Hinweise betreffen Tätigkeiten mit poliowildvirusinfiziertem und/oder potentiell infektiösem Material, Lagerung von Poliowildviren in Laboratorien sowie die erforderliche Impfimmunität. Eine Auffrischung, falls letzte Impfstoffgabe länger als zehn Jahre zurückliegt, ggf. auch Grundimmunisierung (Dosierungsschema nach Herstellerangaben) oder fehlende Impfungen mit IPV ist anzubieten. Eine mit oraler Polio-Vakzine (OPV) begonnene Grundimmunisierung sollte mit IVP vervollständigt werden. Eine spezifische antivirale Therapie ist nicht verfügbar.

6 Auslösekriterien
6.1 Pflichtuntersuchung
Bei *gezielten Tätigkeiten* Untersuchung der Beschäftigten in Laboratorien mit Poliomyelitis-Risiko in regelmäßigen Abständen.

6.2 Angebotsuntersuchung
Nach den in § 15a BioStoffV angegebenen Anlässen.

7 Quellenverzeichnis
Adam, Doerr, Link, Lode (Hrsg.): Die Infektiologie. Springer Berlin Heidelberg New York 2004
Epidemiologisches Bulletin. RKI. http://www.rki.de/INFEKT/EPIBULL/EPI.HTM
Hahn, Falke, Kaufmann, Ullmann: Medizinische Mikrobiologie und Infektiologie. 4. Auflage. Springer Verlag Berlin Heidelberg New York. 2001
Infektionskrankheiten von A–Z. RKI; RKI: Ratgeber – Merkblatt für Ärzte. www.rki.de Rubrik: Gesundheit und Infektionskrankheiten Stichwort: Infektionskrankheiten (A–Z)
Köhler, Eggers, Fleischer, Marre, Pfister, Pulverer: Medizinische Mikrobiologie. 8. Auflage. Urban & Fischer München Jena 2001

Stuhl, Konjunktival- und Zervixsekret, Synovialflüssigkeit sowie diaplazentar während der Virämie. Die natürliche Infektion hinterlässt wahrscheinlich lang dauernde, oft lebenslange humorale Immunität. Die zelluläre Immunität verhindert eine erneute Erkrankung, schützt aber nicht vor lokaler Re-Infektion (Nasen-Rachenraum). Da der Mensch der einzige natürliche Wirt ist, kommen als Infektionsquelle der Kranke (akute Röteln), der Infizierte (chronische Röteln) und inapparent Re-Infizierte in Frage.

1.3 Infektionsdosis
Nicht bekannt.

2 Vorkommen
Das Rötelnvirus ist weltweit verbreitet. Bei Nichtgeimpften liegt die Durchseuchung bereits im Kindesalter bei 80–90 %. Arbeitsmedizinische Studien zeigten erhöhte Immunitätsraten im Krankenpflege- und Kinderkrankenpflegebereich.

Röteln treten in gemäßigten Klimazonen saisonal gehäuft mit Erkrankungsgipfel im Frühjahr auf. Vorrangig sind Kinder im 3.–10. Lebensjahr betroffen. Seit Einführung der Rötelnimpfung (1974) in Deutschland ist die Erkrankung rückläufig. Bei 17–35jährigen Frauen sind 4,8 % ohne Rötelnantikörper (Bundes-Gesundheitssurvey 1998). Das Robert-Koch-Institut (RKI) geht weiterhin von einer endemisch anhaltenden Viruszirkulation aus.

Ein Vergleich der Krankenhausbehandlungen zwischen neuen und alten Bundesländern ergab einen gleichen Stand, so dass insgesamt mit 2,5 Erkrankungen je 100.000 Einwohner gerechnet werden muss. Das sind im Bundesgebiet ca. 2050 Rötelnerkrankungen im Jahr. Im Jahre 2000 wurden 7 Rötelnembryopathien erfasst. Das Robert-Koch-Institut (RKI) geht von einer Untererfassung aus, zumal auch asymptomatische Röteln eine Embryopathie verursachen können. Vom Gesundheitsamt Münster und dem Robert-Koch-Institut (RKI) wurde eine Studie zur Immunitätslage von 135 Erzieherinnen Münsteraner Kindergärten durchgeführt. Die Erzieherinnen waren 20–59 Jahre alt, im Mittel 33 Jahre. 100 % wiesen eine Immunität gegenüber Röteln durch Erkrankung oder Impfung auf, 2/3 davon durch Erkrankung.

3 Klinisches Krankheitsbild
Die Inkubationszeit beträgt 12–21 Tage. Eine Ansteckungsfähigkeit bei postnatal Infizierten besteht dabei bereits 7 Tage vor Ausbruch des Exanthems und dauert max. bis zu dessen Ende an. Etwa 50 % der Fälle zeigen einen asymptomatischen Verlauf im Kindesalter, später in 20 % der Fälle.

Das Prodromalstadium dauert ca. 2 Tage und ist gekennzeichnet durch grippale Symptome. Gleichzeitig oder anschließend tritt das Exanthemstadium von 1–3 Tagen Dauer auf mit kleinfleckigen rosaroten, nicht konfluierenden makulösen oder makulopapulösen Effloreszenzen, beginnend hinter den Ohren und sich ausbreitend über Gesicht, Hals, Rumpf und Extremitäten. Typisch sind meist schmerzlose Lymphknotenschwellung, v.a. nuchalretroaurikulär, später generalisiert mit Milzvergrößerung.

Komplikationen sind selten, nehmen mit dem Lebensalter aber zu. Es handelt sich dabei um rheumatoide Arthralgien (v.a. Frauen), Bronchitis, Otitis media, Enzephalitis (1:6.000; Letalität 20 %), Myo- und Perikarditis, thrombozytopenische Purpura und Hämorrhagien sowie hämolytische Anämie.

Bei einer Primärinfektion, vor allem im 1. Trimenon der Schwangerschaft, kommt es zur Rötelnembryopathie mit Spontanabort, Frühgeburt oder kongenitalem Röteln-Syndrom (CRS), welches i.d.R. die klassischen Trias *(Gregg-Syndrom)* infolge embryopathischer Fehlbildungen umfasst. Ausmaß oder Schwere der Schädigung sind abhängig vom Gestationsalter zum Zeitpunkt der Infektion.

Bei einer Missbildungsrate bei der Rötelnembryopathie von 25–50 % findet man im 1. Schwangerschaftsmonat (Augenentwicklung) v.a. *Cataracta congenita* (fakultativ mit Glaukom), Mikrophthalmie und *Pseudoretinitis pigmentosa*, im 2. Schwangerschaftsmonat (Herzentwicklung) v.a. Ventrikelseptumdefekt *(Ductus arteriosus apertus)* und Pulmonalstenose, im 3. Schwangerschaftsmonat (Ohrenentwicklung) v.a. Innenohrschwerhörigkeit.

4 Verfügbare diagnostische Methoden
Nachweis virusspezifischer IgM- und IgG-Antikörper quantitativ mit Hämagglutinationshemmtest (HHT) als Standardtest; Enzymimmunoassay (ELISA) bzw. Hämolysin-Gel-Test (HIG); Erregernachweis durch Anzucht mittels Zellkultur; Virusnachweis (PCR-Polymerase-Kettenreaktion).

5 Präventives Potenzial
Impfindikation bei Seronegativität; Impferfolgskontrolle 4–6 Wochen nach Impfung; Riegelungsimpfung nach Kontakt möglich. Durch eine Impfung können das Krankheitsbild sowie die schweren Komplikationen verhindert werden. Zu einem Impferfolg kommt es in mindestens 97 % der Fälle. Bei ausbleibendem Impferfolg sollten bis zu zwei erneute Versuche erfolgen.

6 Auslösekriterien
6.1 Pflichtuntersuchung
Bei *gezielten Tätigkeiten* als Erstuntersuchung; wenn Immunität vorliegt oder Impfung erfolgt und

Titeranstieg keine weitere Untersuchung; eine zweite Untersuchung bei ungenügendem Impferfolg; weitere Untersuchung nur bei Ablehnung der Impfung. Bei *nicht gezielten Tätigkeiten* bei Pflege, Betreuung und Behandlung von Kindern; wenn Immunität vorliegt oder Impfung erfolgt und Titeranstieg keine weitere Untersuchung; zweite Untersuchung bei ungenügendem Impferfolg: weitere Untersuchung nur bei Ablehnung der Impfung.

6.2 Angebotsuntersuchung

Nach den in § 15a BioStoffV angegebenen Anlässen.

7 Quellenverzeichnis

Epidemiologisches Bulletin. RKI. http://www.rki.de/INFEKT/EPIBULL/EPI.HTM

Hahn, Falke, Kaufmann, Ullmann: Medizinische Mikrobiologie und Infektiologie. 4. Auflage. Springer Verlag Berlin Heidelberg New York. 2001

Hülße, Kober, Littmann: Infektionskrankheiten – Meldepflicht, Epidemiologie, Labordiagnostik, Therapie, Prävention – Handbuch für den öffentlichen Gesundheitsdienst. Landesgesundheitsamt M-V Rostock (2002)

Infektionskrankheiten von A–Z. RKI; RKI: Ratgeber – Merkblatt für Ärzte. www.rki.de Rubrik: Gesundheit und Infektionskrankheiten Stichwort: Infektionskrankheiten (A–Z)

Marre, Mertens, Trautmann, Vanek: Klassische Infektiologie. Urban & Fischer. München, Jena 2000

Murray, Baron, Pfaller, Tenover, Yolken,: Manual of Clinical Microbiology. ASM Press. Washington, D.C.. 1999

3.32 Salmonella typhi*
(Salmonella enterica subsp. enterica, serovar typhi)

1 Gefährdungspotenzial

1.1 Risikogruppe

Eingestuft in Risikogruppe 3**.

1.2 Übertragungswege

Die Infektion (fäkal-oral) erfolgt in der Regel über Lebensmittel einschließlich Trinkwasser, die mit S. Typhi kontaminiert sind (alimentäre Infektion), gelegentlich auch über kontaminerte Gegenstände (z.B. Essgeschirr). Dabei können Dauerausscheider (oder klinisch gesunde Träger) eine wichtige Infektionsquelle sein, vor allem dann, wenn ihr Träger- bzw. Ausscheiderstatus nicht bekannt ist.

1.3 Infektionsdosis

Unter natürlichen Bedingungen liegt die Infektionsdosis wahrscheinlich deutlich unter 10^5 Salmonellen. Es gibt Hinweise darauf, dass steigende Infektionsdosen die Inkubationszeit entsprechend verkürzen (sie liegt dann bei ca. 8 bis 14 Tagen).

2 Vorkommen

Salmonella (*S.*) *enteritica* subsp. enterica (Serovar typhi) kommt weltweit endemisch vor, verursacht jährlich 17 Mio. Neuerkrankungen an *Typhus abdominalis* mit 600.000 Todesfällen, v.a. unter besonderen sozioökonomischen Bedingungen, z.B. in Afrika, Zentral- und Südamerika sowie Südostasien, in Deutschland vorwiegend importierte Einzelfälle (57 im Jahr 2002). Gefährdet sind Beschäftigte auf Infektionsstationen, in Laboratorien mit Enterobakteriazeen-Diagnostik („Stuhllabor"), in Gemeinschaftseinrichtungen (Kinderkrippen, -gärten, -tagesstätten und -horte, Schulen, sonstigen Ausbildungseinrichtungen, Heime, Ferienlagern und ähnliche Einrichtungen), in Gemeinschaftsunterkünften (Aussiedler, Flüchtlinge, Asylbewerber) und bei Arbeitsaufenthalt im Ausland (Endemiegebiete).

3 Klinisches Krankheitsbild

Nach einer Inkubationszeit von 3–60 Tagen (typisch etwa 14 Tage) treten prodromale grippeähnliche Beschwerden mit stufenweise ansteigendem Fieber (0,5 °C Intervall) bis auf 40 °C innerhalb einer Woche und zunehmendem Krankheitsgefühl auf. *(Stadium incrementi)*. Es folgt das *Stadium acmes* mit einer Fieberkontinua um 40 °C, das 1–3 Wochen dauert. Dabei bestehen Bewusstseinstrübung, Obstipation oder „erbsbreiartige" Durchfälle. Ab der 2. Woche entstehen lympho-hämatogen sog. Typhome (ggf. mit Einschmelzungen) oder ähnliche Strukturen z.B. in Leber und Milz, Knochenmark, Nieren, Gehirn, Lunge und Haut (Roseolen). Im *Stadium decrementi*, das sich an das Stadium acmes anschließt, kommt es über 1–2 Wochen zu undulierend abfallendem Fieber. In 10–20 % der Fälle können nach einem fieberfreien Intervall von 1–3 (–10) Wochen Rückfälle auftreten. Komplikationen (unbehandelt): Darmblutungen und -perforationen mit Peritonitis, nekrotisierende Cholezystitis, Hepatitis, interstitielle oder Bronchopneumonie, Milzruptur, thromboembolische Ereignisse, Meningitis,

Arthritis, Osteomyelitis bzw. Spondylitis, oftmals erst nach Monaten/Jahren, toxisches Kreislaufversagen. Letalität unbehandelt 15 %, nach Antibiotika-Therapie < 1 %.

4 Verfügbare diagnostische Methoden

Eine Erregerisolierung mit Differenzierung gelingt im Blut in der 1. und 2. Krankheitswoche aus Stuhl und Duodenalsaft ab der 2. Krankheitswoche und aus dem Urin in der 2. und 3. Krankheitswoche.
Die klassische Nachweismethode ist nach wie vor die *Widal-Reaktion*. Weiterhin sind möglich ELISA und Hämagglutinationshemmtest.

5 Präventives Potenzial

Durch Beratung lässt sich das Expositionsrisiko, durch Diagnostik und Impfung lassen sich Erkrankungen weitgehend verhindern. Hinweise betreffen präexpositionell die Einhaltung von Vorsichtsmaßnahmen beim Verzehr von Lebensmitteln (Endemiegebiete), frühzeitige Identifizierung von Erkrankten, Kontaktpersonen und Dauerausscheidern (Nicht-Endemiegebiete). Schutzimpfung mit oraler Lebendvakzine (Impfschutz 1 Jahre) oder parenteraler Totvakzine (Impfschutz 3 Jahre); ggf. Auffrischimpfung bei anhaltendem Risiko. Antibiotikatherapie mit Ciprofloxacin (Mittel der Wahl), alternativ Breitspektrum Cephalosporine, Trimethoprim-Sulfamethoxazol und ß-Laktam-Antibiotika.

6 Auslösekriterien

6.1 Pflichtuntersuchung

Bei *gezielten Tätigkeiten* Untersuchung der Beschäftigten in regelmäßigen Abständen, einschließlich Angebot zur Schutzimpfung (Lebend- und Totvakzine); ggf. Angebot zur Auffrischimpfung bei Tätigkeiten in Speziallaboratorien (Referenzlaboratorien).
Bei *nicht gezielten Tätigkeiten* in Stuhllaboratorien und Pflege von Thyphuspatienten.

6.2 Angebotsuntersuchung

Nach den in § 15a BioStoffV angegebenen Anlässen.

7 Quellenverzeichnis

Adam, Doerr, Link, Lode (Hrsg.): Die Infektiologie. Springer Berlin Heidelberg New York 2004
Epidemiologisches Bulletin. RKI. http://www.rki.de/INFEKT/EPIBULL/EPI.HTM
Hahn, Falke, Kaufmann, Ullmann: Medizinische Mikrobiologie und Infektiologie. 4. Auflage. Springer Verlag Berlin Heidelberg New York. 2001
Infektionskrankheiten von A-Z. RKI; RKI: Ratgeber – Merkblatt für Ärzte. www.rki.de Rubrik: Gesundheit und Infektionskrankheiten Stichwort: Infektionskrankheiten (A-Z)
Köhler, Eggers, Fleischer, Marre, Pfister, Pulverer: Medizinische Mikrobiologie. 8. Auflage. Urban & Fischer München Jena 2001

3.33 Schistosoma spec
(S. haematobium, S. mansoni, S. japonicum, S. intercalatum, S. mekongi)

1 Gefährdungspotenzial
1.1 Risikogruppe
Eingestuft in Risikogruppe 2.

1.2 Übertragungswege

Die Übertragung erfolgt im Süßwasser durch infektiöse Parasitenlarven (Zerkarien), die von spezifischen Zwischenwirtsschnecken abgegeben werden.
Die Zerkarien sind in der Lage, aktiv binnen Minuten die Haut zu durchdringen. Von hier aus gelangen die Larven über den venösen Blutstrom, Herz und Lungen in den großen Kreislauf, über den sie die Leber erreichen.
Von hier aus wandern die Würmer paarweise aktiv in die Venen von Blase (S. haematobium) bzw. vom Darm (S. mansoni, S. japonicum, S. intercalatum, S. mekongi).

1.3 Infektionsdosis

Zum Zustandekommen einer latenten *Bilharziose* sind mindestens 2 getrennt geschlechtlich differenzierte Zerkarien erforderlich. Eine klinisch manifeste Bilharziose entwickelt sich gewöhnlich erst nach Infektion durch Hunderte von Zerkarien.

2 Vorkommen

Schistosomen sind Parasiten der tropischen und subtropischen Regionen, wo sie sich besonders unter schlechten hygienischen Bedingungen etablieren.
S. haematobium kommt in fast ganz Afrika vor, besonders hohe Prävalenzen von z.T. über 90 % finden sich in Ägypten. Die Gesamtzahl der Infizierten beträgt ca. 90 Millionen. *S. mansoni* hat den Schwerpunkt seiner Verbreitung gleichfalls in Afrika, so dass es hier oft zu Doppelinfektionen mit *S. haematobium* kommt.

S. mansoni wurde darüber hinaus nach Südamerika verschleppt und ist an der Ostküste endemisch. Die Zahl der Infizierten wird weltweit auf ca. 100 Millionen geschätzt. *S. japonicum* ist auf den ostasiatischen Raum beschränkt (China, Philippinen). Dank massiver Bekämpfungsmaßnahmen beträgt die Zahl der Infizierten heute „nur" noch ca. 5 Millionen.

Die Haltung des Schistosomen-Zyklus im Labor wird i.d.R. mit S. mansoni durchgeführt.

3 Klinisches Krankheitsbild

Die adulten Parasiten führen zu keiner Krankheits-Symptomatik, dagegen kommt es zu typischen granulomatösen Entzündungsreaktionen um die Eier, die das eigentliche pathogenetische Agens darstellen.

Eigranulome, in deren Folge sich Fibrosierungen ausbilden, finden sich im Darmtrakt (Darmbilharziose) und im Urogenitaltrakt (Blasenbilharziose). Bei der Darmbilharziose kann sich dies zunächst in Blutungen und später einer Polyposis des Colons äußern. Das Hauptproblem stellen jedoch Fibrosierungen in Leber und Lunge dar, die durch verdriftende Eier zustande kommen und letztendlich zu portaler bzw. pulmonaler Hypertonie mit entsprechenden Folgeerscheinungen führen.

Das Primärsymptom einer Blasenbilharziose stellt die Hämaturie dar, später kann es infolge Ureterobstruktion zur Bildung von Hydroureter und Hydronephrophrose mit Sekundärinfektionen und sogar zur Entstehung von Blasenkarzinomen kommen.

Eine *Schistosomiasis* kann akut mit Zerkariendermatitis und 2–4 Wochen später mit einer fieberhaften allergischen Allgemeinreaktion *(Katayamafieber)* beginnen. In der Regel verläuft diese Parasitose jedoch zunächst unbemerkt und führt nur bei stärkerem Befall nach Monaten bis Jahren zu den dargestellten Schäden.

4 Verfügbare diagnostische Methoden

Die Diagnostik erfolgt primär auf serologischem Weg. Eine AK-Bestimmung ist durch IFT, IHAT und ELISA möglich. Für die Erfassung einer noch aktiven Infektion sowie zur Therapiekontrolle ist jedoch nach wie vor der klassische Nachweis von Eiern in 24 h Urin bzw. im Stuhl erforderlich. Daneben ist in Speziallaboratorien der Antigennachweis im Blut mit monoklonalen Antikörpern möglich.

5 Präventives Potenzial

Eine Laborinfektion ist nur beim Umgang mit lebenden Zerkarien möglich.

6 Auslösekriterien

6.1 Pflichtuntersuchung

Bei *gezielten Tätigkeiten* Untersuchung der Beschäftigten in regelmäßigen Abständen. Zu den gezielten Tätigkeiten gehört ausschließlich die Haltung des Schistosomen-Zyklus im Labor. Eine Infektionsgefahr besteht hier ausschließlich beim Arbeiten mit Schistosoma-infizierten Schnecken.

6.2 Angebotsuntersuchung

Nach den in § 15a BioStoffV angegebenen Anlässen.

7 Quellenverzeichnis

Darai, Handermann, Hinz, Sonntag (Hrsg) Lexikon der Infektionskrankheiten des Menschen, Springer 2003

Epidemiologisches Bulletin. RKI. http://www.rki.de/ INFEKT/EPIBULL/EPI.HTM

Hahn, Falke, Kaufmann, Ullmann: Medizinische Mikrobiologie und Infektiologie. 4. Auflage. Springer Verlag Berlin Heidelberg New York. 2001

Hülße, Kober, Littmann: Infektionskrankheiten – Meldepflicht, Epidemiologie, Labordiagnostik, Therapie, Prävention – Handbuch für den öffentlichen Gesundheitsdienst. Landesgesundheitsamt M-V Rostock (2002)

Lang, Löscher (Hrsg): Tropenmedizin in Klinik und Praxis, Thieme 2001

Marre, Mertens, Trautmann, Vanek: Klassische Infektiologie. Urban & Fischer. München, Jena 2000

Murray, Baron, Pfaller, Tenover, Yolken,: Manual of Clinical Microbiology. ASM Press. Washington, D.C.. 1999

3.34 Streptococcus pneumoniae*

1 Gefährdungspotenzial – (vgl. auch Kap. 4.1.7)

1.1 Risikogruppe

Eingestuft in Risikogruppe 2.

1.2 Übertragungswege

Die Übertragung erfolgt durch Tröpfcheninfektion und Schmierinfektion.

1.3 Infektionsdosis

Nicht bekannt. Eine Infektbahnung kann durch Herpesvirusinfektion (vor allem bei Varizellen) erfolgen.

2 Vorkommen

Streptococcus pneumoniae ist weltweit verbreitet. 79 % der Erkrankungen finden in den ersten

5 Lebensjahren statt. Es wird in dieser Altersgruppe mit ca. 1000 Erkrankungen pro Jahr in Deutschland gerechnet. Im Alter bis 16 Jahre treten nur noch halb so viele Erkrankungen auf. Eine Gefährdung ist dann wieder bei älteren Menschen mit chronischen Erkrankungen gegeben.

3 Klinisches Krankheitsbild

Die Infektion breitet sich hämatogen aus und zeigt sich mit einer klassischen *Lobärpneumonie*, aber auch Bronchopneumonien und vielfach mit einer purulenten Meningitis (> 40 %). Komplikationen sind Pneumokokkensepsis (Post-Splenektomie-Syndrom), septische Arthritis, Osteomyelitis, Pneumokokkenperitonitis, fortgeleitete Infektionen wie Otitis media, Hörstörungen (5,8 %), Sinusitis-Exazerbationen, z.B. bei chronischer Bronchitis. In 6,6 % der Fälle ist nach Meningitis mit zerebralen Residuen zu rechnen.
Die Letalität liegt bei der Meningitis 8,3 %. Die durchgemachte Erkrankung hinterlässt keine lebenslange Immunität.

4 Verfügbare diagnostische Methoden

Antistreptolysin-Titer-Bestimmung.

5 Präventives Potenzial

Die Dispositionsprophylaxe mit Teilantigenvakzine (Streptococcus pneumoniae) ist verfügbar. Eine Umgebungsprophylaxe mit Penicillin bei Ansteckungsverdächtigen ist möglich.

6 Auslösekriterien
6.1 Pflichtuntersuchung

Bei *gezielten Tätigkeiten* als Erstuntersuchung; wenn Immunität vorliegt oder Impfung erfolgt und Titeranstieg keine weitere Untersuchung; eine zweite Untersuchung bei ungenügendem Impferfolg; weitere Untersuchung nur bei Ablehnung der Impfung. Bei *nicht gezielten Tätigkeiten* im Pflegebereich und Einrichtungen, in denen Kinder betreut und behandelt werden, nur bei Beschäftigten im Alter von über 60 Jahren.

6.2 Angebotsuntersuchung

Nach den in § 15a BioStoffV angegebenen Anlässen.

7 Quellenverzeichnis

Hahn, Falke, Kaufmann, Ullmann: Medizinische Mikrobiologie und Infektiologie. 4. Auflage. Springer Verlag Berlin Heidelberg New York. 2001
Hülße, Kober, Littmann: Infektionskrankheiten – Meldepflicht, Epidemiologie, Labordiagnostik, Therapie, Prävention – Handbuch für den öffentlichen Gesundheitsdienst. Landesgesundheitsamt M-V Rostock (2002)
Infektionskrankheiten von A–Z. RKI; RKI: Ratgeber – Merkblatt für Ärzte. www.rki.de Rubrik: Gesundheit und Infektionskrankheiten Stichwort: Infektionskrankheiten (A–Z)
Epidemiologisches Bulletin. RKI. http://www.rki.de/ INFEKT/EPIBULL/EPI.HTM
Marre, Mertens, Trautmann, Vanek: Klassische Infektiologie. Urban & Fischer. München, Jena 2000
Murray, Baron, Pfaller, Tenover, Yolken,: Manual of Clinical Microbiology. ASM Press. Washington, D.C.. 1999
Pneumologie, DPG, 2001 ff.

3.35 Tollwutvirus* – (Rabies, Lyssa)

1 Gefährdungspotenzial
1.1 Risikogruppe
Eingestuft in Risikogruppe 3**.

1.2 Übertragungswege
Infektion erfolgt i.d.R. über Speichel (Biss), direkten Schleimhautkontakt bei erworbenen (Kratzen, Abschürfungen) bzw. bestehenden Hautverletzungen/ Mikroläsionen (Belecken, kontaminierte Materialen); selten aerogen (staubgetragener Fledermauskot); alimentär durch kontaminiertes rohes Fleisch; Übertragung von Erkrankten zu Kontaktpersonen bisher nicht bekannt.

1.3 Infektionsdosis
Nicht bekannt.

2 Vorkommen

Das „klassische" Tollwutvirus (neuro-viszerotroper Wildtyp) kommt endemisch vor, v.a. in Süd- und Südostasien und verursacht jährlich ca. 60.000 humane Tollwuterkrankungen. Häufigste Infektionskettenbildung in Deutschland (Einzelereignisse) über Rotfuchs (80 %) und andere Wildtiere, streunende Haustiere, Nutztiere, neuerdings auch über Fledermäuse. Gefährdet sind Beschäftigte in Veterinärmedizin, Landwirtschaft, Gartenbau, Forst- und Holzwirtschaft, Jagd, bei Impfköderausbringung (Lebendimpfstoff!), bei Tierhaltung (Tierpflege, Tierhandel, Tierlaboratorien), im Gesundheitsdienst (Behandlung, Pflege Tollwutkranker), Arbeitsaufenthalt im Ausland (Tollwut-Risikogebiete) und in Speziallaboratorien (auch laboradaptierte Passageviren).

3 Klinisches Krankheitsbild

Die einzige zu 100 % tödliche Virusinfektionskrankheit ist die *Tollwut.* Die mittlere Inkubationszeit beträgt 3–8 Wochen, kann jedoch auch erheblich länger sein. Die Krankheit beginnt mit uncharakteristischen Prodromi (z.B. Fieber, Appetitlosigkeit), Hyperästhesie an der Bissstelle, durch optische und akustische Wahrnehmung von Wasser ausgelöste Schlingkrämpfe, motorische Unruhe, tonisch-klonische Krämpfe, depressive Stimmung oder aggressive Wutanfälle. Gegebenenfalls bereits im Krampf (3.–4. Tag) tödlicher Verlauf *(Rasende Wut),* aufsteigende schlaffe Lähmungen. Tod infolge Asphyxie bei vollem Bewusstsein oder im Koma *(Stille Wut).*

4 Verfügbare diagnostische Methoden

Impf-(buch)kontrolle oder quantitative Bestimmung von (Impf-)Antikörpern. Postvakzinaler Schnellnachweis (binnen 48 Stunden) mittels RFFIT (rapid focus fluorescent inhibition test), in Zweifelsfällen Nukleinsäure-Nachweis (z.B. in Speicheldrüsen) mittels RT-PCR (reverser transcription polymerasechain reaction) in Verbindung mit Nukleinsäure-Sequenzierung.

5 Präventives Potenzial

Durch Beratung lassen sich Expositionsrisiko und durch Impfung lassen sich Erkrankung verhindern. Hinweise betreffen präexpositionell den vorsichtigen Umgang mit Haustieren bei fremdartigem Benehmen, Wildtiere ohne natürliche Scheu, das Hantieren mit aufgefundenen Tierkadavern; Tragen von Schutzhandschuhen, Nasen- und Mundschutz bzw. Gesichtsschutz. Schutzimpfung und ggf. Auffrischung mit inaktiviertem Tollwutvirus nach Angaben des Herstellers.

6 Auslösekriterien
6.1 Pflichtuntersuchung

Bei *gezielten Tätigkeiten* Untersuchung der Beschäftigten in regelmäßigen Abständen, einschließlich Grundimmunisierung und halbjährlicher Kontrollen der (neutralisierenden) Impfantikörper, ggf. Auffrischimpfung. Bei *nicht gezielten Tätigkeiten* Untersuchung der Beschäftigten mit beruflichem (fortbestehendem) Expositionsrisiko (Kontakt zu Tieren in Risikogebieten: Veterinärmedizin, Forst- und Waldarbeiter, Tierpflege) in regelmäßigen Abständen, einschließlich Nachweis von (neutralisierenden) Impfantikörpern, ggf. Grundimmunisierung bzw. Auffrischimpfung.

6.2 Angebotsuntersuchung

Nach den in § 15a BioStoffV angegebenen Anlässen.

7 Quellenverzeichnis

Adam, Doerr, Link, Lode (Hrsg.): Die Infektiologie. Springer Berlin Heidelberg New York 2004
Epidemiologisches Bulletin. RKI. http://www.rki.de/INFEKT/EPIBULL/EPI.HTM
Hahn, Falke, Kaufmann, Ullmann: Medizinische Mikrobiologie und Infektiologie. 4. Auflage. Springer Verlag Berlin Heidelberg New York. 2001
Infektionskrankheiten von A–Z. RKI; RKI: Ratgeber – Merkblatt für Ärzte. www.rki.de Rubrik: Gesundheit und Infektionskrankheiten Stichwort: Infektionskrankheiten (A–Z)
Köhler, Eggers, Fleischer, Marre, Pfister, Pulverer: Medizinische Mikrobiologie. 8. Auflage. Urban & Fischer München Jena 2001

3.36 Treponema pallidum (Syphilis, Lues)

1 Gefährdungspotenzial
1.1 Risikogruppe
Eingestuft in Risikogruppe 2.

1.2 Übertragungswege
Die Übertragung erfolgt durch direkten Hautkontakt, insbesondere beim Geschlechtsverkehr (95 %).

1.3 Infektionsdosis
Ca. 57 Erreger.

2 Vorkommen
Infektionsquelle ist nur der Mensch. Die Syphilis ist weltweit verbreitet.

3 Klinisches Krankheitsbild
3.1 Primäraffekt
Infiltrative Stelle, begleitet von einer Schwellung der regionären Lymphknoten.

3.2 Sekundärstadium
Generalisierte Roseola oder papulöses Exanthem verbunden mit Enanthemen und Polyadenopathie.

3.3 Tertiärluische Organmanifestation
Jedes innere Organ kann befallen sein, insbesondere Mesoaortitis und neuroluische Symptome.

4 Verfügbare diagnostische Methoden

Dunkelfeldmikroskopie, Antikörpernachweis, Serologische Methoden.

5 Präventives Potenzial

Eine Impfung ist nicht möglich. Daher sind bei der Tätigkeit die Schutzmaßnahmen besonders zu beachten.

6 Auslösekriterien

6.1 Pflichtuntersuchung

Bei *gezielten Tätigkeiten* als Erstuntersuchung und Nachuntersuchung.

6.2 Angebotsuntersuchung

Nach den in § 15a BioStoffV angegebenen Anlässen.

7 Quellenverzeichnis

Adam, Doerr, Link, Lode (Hrsg.): Die Infektiologie. Springer Berlin Heidelberg New York 2004

Epidemiologisches Bulletin. RKI. http://www.rki.de/INFEKT/EPIBULL/EPI.HTM

Hahn, Falke, Kaufmann, Ullmann: Medizinische Mikrobiologie und Infektiologie. 4. Auflage. Springer Verlag Berlin Heidelberg New York. 2001

Infektionskrankheiten von A–Z. RKI; RKI: Ratgeber – Merkblatt für Ärzte. www.rki.de Rubrik: Gesundheit und Infektionskrankheiten Stichwort: Infektionskrankheiten (A–Z)

Köhler, Eggers, Fleischer, Marre, Pfister, Pulverer: Medizinische Mikrobiologie. 8. Auflage. Urban & Fischer München Jena 2001

3.37 Tropheryma whippeli (Morbus Whipple)

1 Gefährdungspotenzial

1.1 Risikogruppe

Nicht eingestuft. Die Einstufung in Risikogruppe 2 wird empfohlen, weil mit den Aktinomyceten verwandt.

1.2 Übertragungswege

Der Übertragungsweg ist nicht bekannt.

1.3 Infektionsdosis

Nicht bekannt.

2 Vorkommen

Der Erreger ist ein ubiquitär vorkommendes Bakterium. Infektionen werden gehäuft in ländlichen Gebieten festgestellt. Cluster und familiär auftretende Erkrankungen werden beobachtet.

Die Erkrankung ist selten. Weltweit wurden bisher weniger als 1000 Kasuistiken publiziert. Männer erkranken 8-mal häufiger als Frauen.

3 Klinisches Krankheitsbild

Klinisch manifestiert sich die auch als *Morbus Whipple* bekannte Erkrankung als intermittierende Arthralgien über mehrere Jahre, gefolgt von Diarrhoen, Gewichtsverlust und abdominellen Beschwerden. Weitere Symptome sind periphere Lymphadenitis, Hyperpigmentierung der Haut und leichtes Fieber. Selten sind Störungen des ZNS oder eine Endokarditis.

4 Verfügbare diagnostische Methoden

Beweisend ist einzig der Genomnachweis von Tropheryma whippelii mittels PCR aus Gewebe.

5 Präventives Potenzial

Der Morbus Whipple ist eine bakteriell verursachte, chronisch-rezidivierende Erkrankung. Eine Therapie ist mit Sulfonamiden, Penicillin, Doxycyclin oder auch Ceftriaxon möglich. Ohne Antibiotikatherapie ist die Prognose infaust. Seit Einsatz der Langzeittherapie ist eine Remission zu erreichen.

6 Auslösekriterien

6.1 Pflichtuntersuchung

Bei Vorliegen von Symptomen und entsprechender Differentialdiagnose sind zur Abklärung Laborbefunde, bildgebende Verfahren und die PCR heranzuziehen. Da eine Laborroutinemethode nicht zur Verfügung steht, können Pflichtuntersuchungen nicht empfohlen werden. Allerdings wird bei *gezielter Tätigkeit* mit dem Erreger wegen der Schwere der Erkrankungen ein Aufsuchen des nach § 15 Abs. 3 BioStoffV beauftragten Arztes (Betriebsarztes) auch bei geringfügigen Krankheitszeichen empfohlen.

6.2 Angebotsuntersuchung

Nach den in § 15a BioStoffV angegebenen Anlässen.

7 Quellenverzeichnis

Hahn, Falke, Kaufmann, Ullmann: Medizinische Mikrobiologie und Infektiologie. 4. Aufl. Springer Verlag Berlin, Heidelberg, New York. 2001

Suttorp, Mielke, Kiehl, Stück: Infektionskrankheiten, Georg Thieme Verlag, Stuttgart, New York 2004-12-08

3.38 Trypanosoma cruzi (Erreger der Chagas-Krankheit)

1 Gefährdungspotenzial – (vgl. auch Kap. 4.2.9)

1.1 Risikogruppe
Eingestuft in Risikogruppe 3.

1.2 Übertragungswege
Die Erreger der *Chagas-Krankheit,* einzellige begeißelte tierische Parasiten, werden normalerweise durch nachtaktive blutsaugende Raubwanzen *(Reduviidae)* übertragen. Die Raubwanzen, die sich tagsüber typischerweise in Rissen von Lehmwänden oder den Strohdächern der Hütten verstecken, scheiden die Erreger mit dem Kot aus, der schon während des Blutsaugens abgesetzt wird. Durch Kratzen an den juckenden Einstichstellen werden die Trypanosomen in die Stichwunde eingerieben. Häufig stechen die Vektoren Schlafende im Gesicht (*kissing bugs*) Die Trypanosomen können dann ins Auge gelangen und via Konjuktiven in den Körper eindringen. Daneben sind Infektionen durch Verzehr von Nahrungsmitteln möglich, die mit Wanzenkot kontaminiert waren. Ein ernstes Problem in Endemiegebieten sind Blutkonserven, die von Personen mit chronischer Chagas-Krankheit gewonnen wurden. Die Übertragung durch Inokulation von Kulturflüssigkeit ist bei Laborinfektionen beschrieben worden.

1.3 Infektionsdosis
Die Infektionsdosis ist nicht bekannt, dürfte jedoch bei wenigen Parasiten liegen.

2 Vorkommen
Das Vorkommen von *Trypanosoma cruzi* beschränkt sich auf „die Amerikas": von den Südstaaten der USA (hier sind menschliche Infektionen sehr selten) bis etwa 46° südlicher Breite in Argentinien. Das Amazonasbecken ist kaum betroffen.
Neben dem Menschen gelten alle Säugetiere als empfänglich für den Parasiten. Klassische Reservoirtiere sind das Opossum (Beutelratte) und das Gürteltier.

3 Klinisches Krankheitsbild
An der Eintrittsstelle kann eine ödematöse Schwellung auftreten Beim Einreiben der Erreger ins Auge entsteht ein typisches Lid- und Gesichtsödem (Romaña's sign).
Die Inkubationszeit ist sehr variabel und reicht von 2 Wochen bis mehrere Monate. Danach beginnt die akute Phase der Erkrankung mit uncharakteristischen Beschwerden wie Fieber, Kopfschmerzen, Lymphknotenschwellungen, Myalgie, Übelkeit und Erbrechen.
Diese Symptome klingen spontan ab und es beginnt die chronische Phase. Sie kann bei einigen Betroffenen bis zum Lebensende völlig symptomlos verlaufen.
Die Erreger teilen sich vorzugsweise in myokardialen und glatten Muskelzellen. EKG-Veränderungen in Form von AV- und Schenkelblöcken (bevorzugt Rechtsschenkelblock und links anteriorer Hemiblock) sind frühe Zeichen einer Schädigung des Herzens.
Eine (dilatative) Kardiomyopathie und die Ausbildung von Aneurismen (besonders im li-ventrikulären Apex) können folgen. Im gastro-intestinalen Bereich kann die chronische Schädigung und Dilatation der Muskulatur zum Auftreten von Mega-Oesophagus bzw. -Kolon führen, mit den entsprechenden klinischen Zeichen (Schluckbeschwerden, Obstipation etc.).

4 Verfügbare diagnostische Methoden
Da besonders im chronischen Stadium die Parasitendichte im peripheren Blut sehr gering sein kann, nehmen serologische Tests (ELISA, IFAT, IHAT) und die PCR eine dominierende Rolle ein. In Endemiegebieten wird auch vielfach die sog. „Xenodiagnose" eingesetzt. Hierbei saugen „reine" Raubwanzen an Patienten Blut. Nach einigen Wochen werden die Raubwanzen seziert und auf Trypanosomen untersucht. Auch diagnostische Kulturverfahren werden verwendet.

5 Präventives Potenzial
Strenges „Containment" der Erreger aus Kulturen und ggf. infizierter Vektoren (!) ist entsprechend den Sicherheitsmaßnahmen der Schutzstufe 3 zu gewährleisten.

6 Auslösekriterien

6.1 Pflichtuntersuchung
Untersuchungen vor Aufnahme der Tätigkeit, besonders jedoch bei Laborunfällen und in regelmäßigen Abständen sollten serologische Tests beinhalten, um ggf. frühzeitig behandeln zu können.

6.2 Angebotsuntersuchung
Nach den in § 15a BioStoffV angegebenen Anlässen.

7 Quellenverzeichnis

Cook GC, Zumla A (2003): Manson´s tropical diseases; 21. Edition. Saunders

Mandell GL, Bennett JE, Dolin R (1995): Principles and practice of infectious diseases; 4. Edition. Churchill Livingstone

3.39 Varizella-Zoster-Virus (VZV)* (DNA-Virus, Familie Herpesviren – Windpocken)

1 Gefährdungspotenzial

1.1 Risikogruppe
Eingestuft in Risikogruppe 2.

1.2 Übertragungswege
Die Übertragung der Varizellen erfolgt durch Tröpfcheninfektion, aber auch durch Kontakt- und Schmierinfektion über Bläscheninhalt, Krusten, bei Herpes zoster durch Kontakt- und Schmierinfektion. Das Virus wird auch diaplazentar in etwa 1–2 % der erkrankten Schwangeren übertragen und führt zum schweren kongenitalen Varizellensyndrom.
Die Varizellen sind immer die Erst- *(Windpocken)* und die *Gürtelrose* die Zweiterkrankung (Reaktivierung der in den Nervenbahnen persistierenden Erreger).

1.3 Infektionsdosis
Nicht bekannt.
Die Ansteckungsfähigkeit der *Windpocken* ist sehr hoch und mit Masern vergleichbar bei 90–100 %. Bei akut Erkrankten können Windpocken weiträumig bis zu einer Entfernung von 20 m übertragen werden. Bei *Herpes zoster* ist die Ansteckungsfähigkeit deutlich geringer.

2 Vorkommen
Das Varizella-Zoster-Virus (VZV) kommt weltweit vor. Der Mensch und Primaten sind das einzige Reservoir. Es ruft zwei Krankheitsbilder hervor, die Windpocken (Varizellen) bei exogener Neuinfektion und die Gürtelrose (Herpes zoster) bei endogener Reaktivierung. Die Varizellen treten hierzulande jahreszeitlich gehäuft mit Gipfel im Winter und Frühjahr auf. In Deutschland sind sie die häufigste impfpräventable Infektionskrankheit vor allem im Kindesalter. Ausbrüche in Kindereinrichtungen werden aus der ganzen Welt berichtet. Jährlich ist mit ca. 700.000 Fälle zu rechnen.
Im Gesundheitsdienst fand sich in verschiedenen Studien aus Belgien, Irland, Großbritannien, Australien und Freiburg eine Prävalenz von Antikörpern gegenüber VZV im Gesundheitsdienst zwischen 94–98 %.

Vom Gesundheitsamt Münster und dem Robert-Koch-Institut (RKI) wurde eine Studie zur Immunitätslage von 135 Erzieherinnen Münsteraner Kindergärten durchgeführt. Die Erzieherinnen waren 20–59 Jahre alt, im Mittel 33 Jahre. 100 % wiesen eine Immunität gegenüber Varizellen auf. Sie liegen damit über dem altersmäßigen Durchschnitt der Bevölkerung.

3 Klinisches Krankheitsbild
Die Inkubationszeit bei der Ersterkrankung (Windpocken) beträgt 14–16 (max. 8–28) Tage. Eine Ansteckungsfähigkeit besteht bereits einen Tag vor Ausbildung des Exanthems (Ausschlags) bis zum Abfall der Borken. Der Bläscheninhalt ist mindestens zwei Tage infektiös.
Windpocken (Varizellen) entwickeln anfangs uncharakteristische Krankheitszeichen, gefolgt von einem juckenden Exanthem (Ausschlag) und Fieber. Es bilden sich einzel stehende, verschorfende Papeln und Bläschen. Die Erkrankung verläuft schubweise mit nebeneinander bestehenden unterschiedlichen Stadien der Erkrankung (Unterschied zu Pocken!). Bei Kindern entwickelt sich in 25 % der Fälle mindestens subklinisch eine Hepatitis. Die schwerste Komplikation im Kindesalter ist das *Reye-Syndrom* (3,2 Fälle/100.000 Kinder) mit einer Letalität von 30 %. Bei mindestens 15 % der Betroffenen (häufiger bei Erwachsenen; ca. 20 %) tritt eine Pneumonie auf, eine Enzephalitis bei 15 von 100.000 Erwachsenen und bei 1,7 von 100.000 bei Kindern. Die Letalität beträgt hier 15 %. Das *Guillain-Barré-Syndrom* (generelle Lähmung) ist seltener. Weitere mögliche Komplikationen sind die Myokarditis (Herzmuskelentzündung) und Glomerulonephritis (Nierenentzündung). Schwere Komplikationen treten durch bakterielle Superinfektionen (durch die das Immunsystem schwächenden Eigenschaften des Erregers) v.a. mit Streptokokken auf.
Letalität der Erkrankung liegt bei Kindern unter 14 Jahren bei 2,0 je 100.000 Erkrankten, bei Erwachsenen bei 50 je 100.000 Erkrankten. Das Robert-Koch-Institut (RKI) erfasste in der Bundesrepublik von jährlich 6 Todesfällen durch Windpocken, von

denen die Hälfte Kinder unter 5 Jahren betraf. Dabei ist zu beachten, dass die Todesfälle an Komplikationen der Windpocken wie Pneumonie, Enzephalitis nicht als Todesfall an Windpocken erfasst werden und somit die Zahl deutlich höher liegt. Das Robert-Koch-Institut (RKI) schätzt die tatsächliche Zahl an Todesfällen an Varizellen aus dem Vergleich mit den USA, England, Wales und Australien auf 25 bis 40 Todesfälle je Jahr für Deutschland. In den USA fiel auf, dass die Mehrheit der Todesfälle nicht Immungeschwächte, sondern gesunde Personen betraf.

Das Virus persistiert lebenslang im Nervensystem (in sensiblen Ganglien, vor allem Spinalganglien, Trigeminusbereich). Bei spontaner Reaktivierung des Erregers infolge verminderter Abwehr nach Jahren bis Jahrzehnten kommt es dann zur *Gürtel- oder Gesichtsrose (Herpes Zoster)*. Häufig finden sich nur schwere bis schwerste Schmerzen ohne Hauterscheinungen auf einer Körperseite. Meist sind diese im mittleren Thorakal- (Brustkorb) oder Gesichtsbereich lokalisiert. Es bilden sich Bläschen mit infektiösem Inhalt. Oft sind Krankenhausbehandlungen nötig. Tritt bei Kindern ein Herpes Zoster auf, dann zeigen diese oft einen gutartigen Verlauf. Ein Zoster bei Schwangeren ist risikolos für das Ungeborene (vorbestehende mütterliche Immunität).

Weitere Manifestationen des Herpes Zoster können eine Meningoenzephalitis, granulomatöse Angiitis mit kontralateraler Hemiplegie, aufsteigende Myelitis (evtl. mit motorischen Paralysen) und Befall der verschiedener Hirnnerven sein.

Ein besonderes Bild stellt der *Zoster generalisatus* bei Immundeffizienz dar. Es handelt sich dabei um einen disseminierten, nicht auf die Haut begrenzten, schwer verlaufender Zoster (30–50 % der erkrankten Immundefizienten) mit Varizellen-ähnlichem Bild, Pneumonie (Letalität 3–5 %).

Beim *Zoster ophthalmicus* im Augenbereich finden sich Konjunktivitis, Keratitis (Hornhauttrübung) mit Ulkusbildung, Iridozyklitis (Sekundärglaukom), Retinitis, akutes retinales Nekrose-Syndrom (Immunkompromittierte), selten eine Augenmuskellähmung und beim *Zoster maxillaris* Schleimhautveränderungen von Zunge, Gaumen, Mundboden. Beim *Zoster oticus* kann eine Beteiligung von Ohrmuschel, äußerem Gehörgang und Innenohr verbunden mit Schmerzen, Erythem, Bläschenbildung, Schwerhörigkeit, Tinnitus, Ertaubung, Schwindel mit Nystagmus und Fazialislähmung (oft nur inkomplette Rückbildung) auftreten.

Die Erkrankung hinterlässt eine T-Zell-vermittelte lang dauernde (in den meisten Fällen lebenslange) Immunität (IgG-Antikörper).

Das *Kongenitale Varizella-Syndrom* (Varizellen-Embryopathie) tritt bei Varizellen-Primärinfektion während der Schwangerschaft auf, die jedoch selten ist. Bei mütterlichen Varizellen bis zur 12. SSW findet sich eine Embryopathie in 0,4 % der Fälle, zwischen der 13. und 20. SSW in 1–2 % der Fälle und ab der 21. SSW keine Embryopathien mehr trotz steigender fetaler Infektionsraten (5 % bei Infektion in 0.–12. SSW, 10 % bei Infektion in 13.–24. SSW, 25 % bei Infektion in 25.–36. SSW). Das Vollbild ist gekennzeichnet von schweren Hautveränderungen (Skarifikationen, Ulzera, Narben), hypoplastischen Extremitäten, Hypotrophie, Katarakt, Mikrophthalmie und Chorioretinitis.

Infiziert sich das Kind unter Geburt bzw. bis zu 7 Tagen vor und 2 Tagen nach der Geburt bei der Mutter, kommt es zu Neugeborenen-Varizellen, die schwer und lebensbedrohlich verlaufen. Infiziert sich der Fetus asymptomatisch, kann es zu Zoster-Erkrankungen im 1. Lebensjahr kommen.

4 Verfügbare diagnostische Methoden

Der Antikörpernachweis erfolgt mittels indirektem IFT und ELISA. Bei Varizellen sind der IgM- (frische Antikörper) und der IgA- (Gewebsantikörper), bei Herpes Zoster meist nur der IgG- (alte Antikörper) und der IgA- (Gewebsantikörper) Nachweis positiv. Der Virusnachweis erfolgt mittels direkter IFT, neuerdings auch mit Hilfe der PCR in Bläschen.

5 Präventives Potenzial

Bei 95 % der Geimpften kommt es zur Serokonversion. Mittels Impfung können bei 100 % der erfolgreich Geimpften die klinisch relevante Erkrankung und die o.g. Komplikationen verhindert werden, bei 88 % kann die Erkrankung völlig verhindert werden. Wenn Varizellen auftreten erfolgt das i.d.R. in milder Form bei engem Kontakt zu Erkrankten als „Impfdurchbruch" und bereits direkt in den Jahren nach der Impfung. Der Zoster kann auch bei Geimpften auftreten, jedoch seltener als bei Ungeimpften. In 8 % der Fälle können Impfvirus-assoziierte-Varizellen auftreten. Sie sind u.U. jedoch sehr selten übertragbar.

Die Impfviren können in den Fällen der Impfvirus-assoziierten-Varizellen persistieren und später einen Zoster auslösen, jedoch deutlich seltener. Es sind zwei Impfdosen im Abstand von 6 Wochen erforderlich.

Eine aktive Immunisierung ist bei Varizellen-Ausbrüchen (klinische pädiatrische Bereiche, Gemeinschaftseinrichtungen) als Indikationsimpfung empfänglicher Kontaktpersonen für Ungeimpfte mit negativer Varizellen-Anamnese sinnvoll und innerhalb von 5 Tagen nach Exposition oder 3 Tagen nach Beginn des Exanthems durchzuführen. Eine passive Immunisierung (PEP) mit Varicella-Zoster-Immunglobulin (VZIG) wird bei nicht möglicher Impfung innerhalb von 96 Stunden nach Exposition bei Kontaktpersonen ($\geq$ 1 Std., face-to-face-Kontakt, Haushaltskontakt) bzw. Risikopersonen wie Immundefiziente mit unbekannter/fehlender Varizellen-Immunität, bei ungeimpften Schwangeren ohne Varizellen-Anamnese und bei Neugeborenen perinatal an Varizellen erkrankter Mütter empfohlen.

6 Auslösekriterien

6.1 Pflichtuntersuchung

Bei *gezielten Tätigkeiten* als Erstuntersuchung; wenn Immunität vorliegt, keine weiteren Maßnahmen; wenn Impfung erfolgt und Titeranstieg eine zweite Untersuchung zur zweiten Impfdosis; weitere Untersuchung nur bei Kontraindikation oder Ablehnung der Impfung. Bei *nicht gezielten Tätigkeiten* in pädiatrischen Einrichtungen des Gesundheitsdienstes und der Wohlfahrtspflege bei Pflege und Behandlung erkrankter oder infektionsverdächtiger Patienten als Erstuntersuchung; wenn Immunität vorliegt, keine weiteren Maßnahmen; wenn Impfung erfolgt und Titeranstieg eine zweite Untersuchung zur zweiten Impfdosis; weitere Untersuchung nur bei Ablehnung der Impfung.

Bei *nicht gezielten Tätigkeiten* in Kindereinrichtungen (Tagesstätten, Heimen, Grundschulen) als Erstuntersuchung; wenn Immunität vorliegt, keine weiteren Maßnahmen; wenn Impfung erfolgt und Titeranstieg eine zweite Untersuchung zur zweiten Impfdosis; weitere Untersuchung nur bei Ablehnung der Impfung.

6.2 Angebotsuntersuchung

Nach den in § 15a BioStoffV angegebenen Anlässen.

7 Quellenverzeichnis

Epidemiologisches Bulletin. RKI. http://www.rki.de/INFEKT/EPIBULL/EPI.HTM

Hahn, Falke, Kaufmann, Ullmann: Medizinische Mikrobiologie und Infektiologie. 4. Auflage. Springer Verlag Berlin Heidelberg New York. 2001

Hofmann, Nübling, Tiller: Infektionen mit dem Varizellavirus – arbeits- und sozialmedizinische Aspekte. ASU. 32(1997)6; S. 219–224

Hülße, Kober, Littmann: Infektionskrankheiten – Meldepflicht, Epidemiologie, Labordiagnostik, Therapie, Prävention – Handbuch für den öffentlichen Gesundheitsdienst. Landesgesundheitsamt M-V Rostock (2002)

Infektionskrankheiten von A–Z. RKI; RKI: Ratgeber – Merkblatt für Ärzte. www.rki.de Rubrik: Gesundheit und Infektionskrankheiten Stichwort: Infektionskrankheiten (A–Z)

Marre, Mertens, Trautmann, Vanek: Klassische Infektiologie. Urban & Fischer. München, Jena 2000

Murray, Baron, Pfaller, Tenover, Yolken,: Manual of Clinical Microbiology. ASM Press. Washington, D.C.. 1999

Vandermissen, Moens, Vranckx, Deschryver, Jacques: Occupational risk of infection by varicella zoster virus in Belgian healthcare workers: aseroprevalence study. Occup.Environm.Med. 57 (2000); S. 621–626

3.40 Yersinia pestis* (Pest)

1 Gefährdungspotenzial

1.1 Risikogruppe

Eingestuft in Risikogruppe 3.

1.2 Übertragungswege

Die Übertragung auf den Menschen erfolgt durch Flöhe *(Xenopsylla cheopis)* mittels Regurgitation des Vormageninhalts beim Saugversuch. Eine Übertragung auf den Menschen kann auch durch Bisse infizierter Nager erfolgen.

Bei *Lungenpest* erfolgt die Übertragung durch Aerosole von Mensch zu Mensch. Aerogene Infektionen des Menschen bei Umgang mit infizierten Tieren treten selten auf.

1.3 Infektionsdosis

Sehr hohe Infektiosität. Es wird angenommen, dass 1 Erreger ausreicht, um eine Erkrankung beim Menschen auszulösen.

2 Vorkommen

Der Erreger der *Pest, Yersinia pestis,* ist in Ratten und anderen Wildnagetieren weltweit verbreitet. Endemiegebiete mit vereinzelten Ausbrüchen sind heute die USA, Südamerika, Süd- und Ostafrika, Vorder- und Südostasien, Indien und China. Infizierte Nager entwickeln Immunität. Reduktionen von Populationen nicht immuner Nager nach Infektionen können zum Befall des Menschen durch die Flöhe führen.

Die Infektiösität bleibt in getrocknetem Blut und Sekreten mehrere Tage und im feucht-kühlem Erdboden bis zu mehreren Monaten erhalten.

3 Klinisches Krankheitsbild

Etwa 80–90 % der Pesterkrankungen manifestieren sich als *Beulen- oder Bubonenpest.* Nach einer Inkubationszeit von 2–8 Tagen können sich uncharakteristische Symptome wie hohes Fieber, Übelkeit, Durchfall, Kopfschmerzen, Schwindel und zunehmende Somnolez oder Delirium entwickeln. Typisch ist die Entwicklung von tastbaren und schmerzhaften Lymphknotenvergrößerungen (bis zur Größe eines Hühnereies) im Oberschenkel- (70 %), Achsel- (20 %) oder Nackenbereich. Die Patienten entwickeln eine Schonhaltung. Die darüber liegende Haut kann gerötet sein. Hautverletzungen als Hinweis auf Flohbisse können auch fehlen. Die stark vergrößerten Lymphknoten können schrumpfen, aufbrechen und fisteln. Purpurähnliche Hautläsionen können nekrotisieren und zur Extremitätengangrän führen, worauf die Bezeichnung „Schwarzer Tod" beruht.

Eine *septikämische Pest* manifestiert sich bei 5–10 % der Patienten aus einer Beulenpest, jedoch müssen die Bubonen zuvor nicht sichtbar sein.

Besonders gefährlich ist die hochinfektiöse *Lungenpest,* die durch Aerosole (primäre Lungenpest) verbreitet wird oder durch Eindringen der Erreger in die Blutbahn und mit anschließender Besiedlung der Lunge ausgelöst wird *(sekundäre Lungenpest).* Es resultiert ein blutiges, bakterienreiches, hochinfektiöses Sputum. Bei der Lungenpest treten zusätzlich zu der beschriebenen Symptomatik Husten, Hämoptysen und Brustschmerz auf.

4 Verfügbare diagnostische Methoden

Der Erreger kann kulturell im Stuhl bzw. aus infizierten Lymphknoten, bei septischen Verläufen auch im Blut und bei Lungenpest aus dem Sputum nachgewiesen werden. Die Diagnostik ist auch mittels PCR nach mindestens 5 Tagen durch Antikörpernachweis mittels ELISA sowie durch (F1-) Antigennachweis durch Fluoreszenzmikroskopie

möglich. Eine Bestätigung der Pest kann durch einen 4fachen Titeranstieg im indirekten Hämagglutinationstest durch Speziallabore bestätigt werden. Die Lungenpest manifestiert sich im Röntgenbild als massive multilobäre Bronchopneumonie.

5 Präventives Potenzial

Für Pflege- und Laborpersonal steht ein Totimpfstoff mit eingeschränkter Schutzwirkung für 6 Monate zur Verfügung. Präexpositionelle Chemoprophylaxe bei bekannter Gefährdung ist mit Doxycyclin, Ciprofloxaxin oder Cotrimoxazol ggf. sinnvoll. Wesentlich ist jedoch die Expositionsprophylaxe durch strenge Desinfektionsmaßnahmen, Maßnahmen zum Schutz gegen Nagetiere und Flöhe sowie Isolation von Krankheitsverdächtigen.

6 Auslösekriterien

6.1 Pflichtuntersuchung

Bei *gezielten Tätigkeiten* Kultivierung von Yersinia pestis.

Bei *nicht gezielten Tätigkeiten*, insbes. im Labor- und Pflegebereich Impfangebot und Überprüfung des Impftiters.

6.2 Angebotsuntersuchung

Nach den in § 15a BioStoffV angegebenen Anlässen.

7 Quellenverzeichnis

Adam, Doerr, Link, Lode (Hrsg.): Die Infektiologie. Springer Berlin Heidelberg New York 2004

Epidemiologisches Bulletin. RKI. http://www.rki.de/ INFEKT/EPIBULL/EPI.HTM

Infektionskrankheiten von A–Z. RKI; RKI: Ratgeber – Merkblatt für Ärzte. www.rki.de Rubrik: Gesundheit und Infektionskrankheiten Stichwort: Infektionskrankheiten (A–Z)

Köhler, Eggers, Fleischer, Marre, Pfister, Pulverer: Medizinische Mikrobiologie. 8. Auflage. Urban & Fischer München Jena 2001

Marre, Mertens, Trautmann, Vanek (Hrsg.): Klinische Infektiologie. Urban & Fischer München Jena 2000

Robert Koch-Institut: Merkblatt für Ärzte „Pest". www.rki.de

Suttorp, Mielke, Kiehl, Stück (Hrsg.): Infektionskrankheiten. Thieme Verlag, Stuttgart, New York. 2004

4

**Medizinisch-wissenschaftliche Begründungen
für arbeitsmedizinische Vorsorgeuntersuchungen
bei biologischen Arbeitsstoffen
nach Anhang VI Gentechnik-Sicherheits-Verordnung
(GenTSV)**

4.0 Einführung

Für die Gentechnik-Sicherheitsverordnung (vgl. Anhang 4.3) wurden *32 Infektionserreger* ausgewählt, die nach Angaben der Aufsichtsbehörden und der Praxis besonders häufig für gentechnische Arbeiten als Wirts- oder Spenderorganismus verwendet werden, und zwar unterschieden nach:

4.1	Bakterien	8
4.2	Parasiten	9
4.3	Pilze	4
4.4	Viren	11

Für die Begründungen und weitere Hinweise zu den Biologischen Arbeitsstoffe nach Anhang VI GenTSV wurde für die TRBA 310 folgender systematischer Aufbau, der sich aus der Fragestellung des alten Anhangs VI, insbesondere Teil L ergab, gewählt:
Die Angaben in der Liste und den Begründungen bedeuten:

4. **Biologischer Arbeitsstoff**
1 *Organismus*
   Bezeichnung der Spender- und Empfängerorganismen für gentechnische Arbeiten
2 *Risikogruppe*
   Einstufung nach der Liste risikobewerteter Spender- und Empfängerorganismen für gentechnische Arbeiten
   ** Das Infektionsrisiko für Beschäftigte ist begrenzt, da eine Infektion über den Luftweg normalerweise nicht erfolgen kann
3 *Pathogenität*
   H   Humanpathogen
   T   Tierpathogen
4 *Impfung*
   Ja   Impfung wird empfohlen (ZKBS/STIKO)
   Nein keine generelle Impfempfehlung
5 *Asservierung*
   Untersuchungsmaterial und Aufbewahrungsdauer in Jahren
6 *ngU*
   nachgehende Untersuchungen
7 *Hinweise*
   Hier werden erregerspezifische Hinweise gegeben, die über den Inhalt des Berufsgenossenschaftlichen Grundsatzes für arbeitsmedizinische Vorsorgeuntersuchungen G 42 „Infektionsgefährdung" hinausgehen.

Hinweis
Die Arbeitsmedizinischen Vorsorgeuntersuchungen nach Anhang VI GenTSV dienen grundsätzlich der Früherkennung der Berufskrankheit der Nr. 3101 Anlage zur Berufskrankheiten-Verordnung – BKV (vgl. Anlage 10.8). Deswegen wurde das nicht jedes Mal zusätzlich erwähnt.

Bei den 6 Organismen, die auch im Rahmen der Begründungen für Arbeitsmedizinische Vorsorgeuntersuchungen nach Anhang IV Biostoffverordnung (BioStoffV) genannt werden (vgl. Kap. 3 und Anlage 10.2), ist ein entsprechender Hinweis gegeben. Die Doppelnennung ist aus dem Grunde erfolgt, da die Beurteilungskriterien für den gezielten oder ungezielten Umgang mit Wildtypen nach anderen Gesichtspunkten erfolgten als die für die gentechnischen Arbeiten mit diesen Organismen.

Hinweis
Ist der Arbeitgeber ein Arzt, der ggf. die Voraussetzungen der §§ 15 Abs. 3 BioStoffV und GefStoffV oder von § 13 Abs. 4 LärmVibrationsV erfüllt, darf er sich nicht selbst mit der Durchführung der arbeitsmedizinischen Vorsorgeuntersuchung im eigenen Betrieb beauftragen. Auf die Regelung in § 15 Abs. 3 Satz 2 GefStoffV und BioStoffV (fehlt in § 13 Abs. 4 Satz 2 LärmVibrationsArbSchV) „... *und die selbst keine Arbeitgeberpflichten gegenüber den zu untersuchenden Beschäftigten wahrnehmen*" (vgl. Kap. 2 ➜ beauftragte Ärzte) wird ausdrücklich hingewiesen.

Im Gegensatz zu den medizinisch-wissenschaftlichen Begründungen in den Kapiteln 3 und 5 bis 9 ist die in Kap. 4 verwendete Fachliteratur zusammengefasst am Schluss des Kapitels aufgeführt.

4.0.1 Liste der biologischen Arbeitsstoffe/GVO[1]

Nr.	Organismus/GVO	Risiko-gruppe[2]	Patho-genität	Impfung	Asser-vierung	ngU	Weitere Hinweise zu Vorsorgeuntersuchungen
4.1	**Bakterien**						
4.1.1	Escherichia coli EHEC	2 3**	H, T	nein	nein	nein	
4.1.2	Mycoplasma pneumoniae	2	H	nein	nein	nein	
4.1.3[3]	Neisseria meningitidis (vgl. 3.28)	2	H	(ja)	nein	nein	Beim Umgang mit Meningokokken bestehen für deutlich und dauerhaft abwehrgeschwächte Beschäftigte gesundheitliche Bedenken.
4.1.4	Staphylococcus aureus	2	H, T	nein	nein	nein	Beim Umgang mit S. aureus bestehen für abwehrgeschwächte Beschäftigte (auch Diabetiker) gesundheitliche Bedenken.
4.1.5	Staphylococcus epidermidis	2	H	nein	nein	nein	
4.1.6	Streptococcus agalactiae	2	H, T	nein	nein	nein	bei Schwangerschaft kulturelle Untersuchung auf Besiedlung mit S. agalactiae
4.1.7[3]	Streptococcus pneumoniae (vgl. 3.34)	2	H, T	(ja)	nein	nein	Untersuchung auf bestimmte Risikofaktoren, insbesondere Zustand nach Milzexstirpation
4.1.8	Streptococcus pyogenes (Scharlach)	2	H, T	nein	nein	nein	Untersuchung auf Folgezustände von akutem rheumatischen Fieber und akuter Glomerulonephritis
4.2	**Parasiten**						
4.2.1	Entamoeba histolytica	2	H, T	nein	nein	nein	
4.2.2	Leishmania major	2	H	nein	nein	nein	Beim Umgang mit L. major bestehen für abwehrgeschwächte Beschäftigte gesundheitliche Bedenken.
4.2.3	Plasmodium falciparum	3*	H	nein	nein	nein	
4.2.4	Plasmodium malariae	2	H	nein	nein	nein	
4.2.5	Plasmodium ovale P. vivax	2	H	nein	nein	nein	
4.2.6	Toxoplasma gondii	2	H, T	nein	nein	nein	Beim Umgang mit T. gondii bestehen für deutlich und dauerhaft abwehrgeschwächte Beschäftigte und für seronegative Schwangere gesundheitliche Bedenken.
4.2.7	Trypanosoma brucei gambiense	2	H, T	nein	nein	nein	
4.2.8	Trypanosoma brucei rhodesiense	3*	H, T	nein	nein	nein	
4.2.9[3]	Trypanosoma cruzi (vgl. 3.38)	3	H, T	nein	nein	ja	regelmäßige Untersuchungen auf Antikörper

Nr.	Organismus/GVO	Risiko-gruppe[2]	Patho-genität	Impfung	Asser-vierung	ngU	Weitere Hinweise zu Vorsorgeuntersuchungen
4.3	**Pilze**						
4.3.1	Aspergillus fumigatus	2	H, T	nein	nein	nein	Beim Umgang mit A. fumigatus können für Beschäftigte mit klinisch relevanter Typ-I-Sensibilisierung gegen Schimmel-pilze, mit anamnestisch bekannter exogen-allergischer Alveolitis oder chronischen Erkrankungen der Atemwege gesundheit-liche Bedenken bestehen.
4.3.2	Candida albicans	2	H, T	nein	nein	nein	
4.3.3	Candida tropicalis	2	H, T	nein	nein	nein	
4.3.4	Fusarium oxysporum, F. solani, F. verticilloides	2	H, T	nein	nein	nein	Für Beschäftigte mit bekannter Schimmel-pilzallergie, chronischen Erkrankungen der Atemwege oder unter ständiger Gabe von Immunsuppressiva kann der Umgang mit Fusarium oxysporum, F. solani und F. verti-cilloides eine Gefährdung der Gesundheit bedeuten.
4.4	**Viren**						
4.4.1	Adenovirus (HAd, VI-47)	2	H	nein	nein	nein	Für immunsupprimierte Beschäftigte bestehen gesundheitliche Bedenken.
4.4.2	Affen Foamy-Virus	2	H	nein	nein	nein	
4.4.3	Animale Retroviren – als GVO	1 1–2	H	nein	nein	nein	
4.4.4	Epstein-Barr-Virus (EBV)	2	H	nein	nein	nein	
4.4.5[3]	Hepatitis B-Virus (HBV) (vgl. 3.17)	3**	H	ja	nein	nein	Leberzirrhose, Leberzellkarzinom
4.4.6[3]	Hepatitis C-Virus (HCV) (vgl. 3.18)	3**	H	nein	nein	ja	Leberzirrhose, Leberzellkarzinom
4.4.7	Humanes Cytomegalie-Virus (HCMV)	2	H	nein	nein	nein	Beim Umgang mit HCMV bestehen für deutlich und dauerhaft abwehrgeschwächte Beschäftigte und für seronegative Schwangere gesundheitliche Bedenken.
4.4.8	Humanes Immun-defizienz-Virus Typ 1 und Typ 2 (HIV-1, HIV-2)	3**	H	nein	nein	ja	Hohe Variabilität lässt Rückschlüsse auf die Infektionsquelle zu.
4.4.9	Semliki Forest-Virus (SFV)	2	H	nein	nein	nein	Für immunsupprimierte Beschäftigte bestehen gesundheitliche Bedenken.
4.4.10	Sindbis-Virus (SINV)	2	H	nein	nein	nein	
4.4.11[3]	Vaccinia-Virus (Pocken) – (vgl. 3.29)	2	H, T	nein	nein	nein	Beim Umgang mit Vaccinia-Virus bestehen für Immunsupprimierte, Beschäftigte mit Ekzemen oder Schwangere gesundheitliche Bedenken.

[1] Nach der TRBA 310 (Ausgabe April 1997; Stand: November 1998).
[2] Die Einstufung in eine Riskogruppe erfolgt durch die ZKBS nach der EU-Richtlinie 2000/54/EG.
[3] Zu 6 biologischen Arbeitsstoffen liegen Erläuterungen nach BioStoffV und GenTSV vor (vgl. Kap. 3).

4.1 Bakterien

4.1.1 Escherichia coli

1 Organismus

Die Spezies E. coli ist nicht nur einer der bekanntesten, wenn nicht der bekannteste Repräsentant der Familie Enterobacteriaceae, sondern das wahrscheinlich in der Natur auch am weitesten verbreitete Mitglied dieser Familie. Als Art ist E. coli zwar gut definiert, weist aber eine auffällige Heterogenität sowohl in taxonomischer Hinsicht (viele verschiedene Serovarietäten) als auch in Hinsicht auf natürlichen Standort und Pathogenität auf.

2 Risikogruppe

Viele Stämme von *E. coli* gehören zur physiologischen Darmflora von Mensch und Tier und besitzen allenfalls Bedeutung als opportunistische Krankheitserreger, wenn sie von ihrem natürlichen Standort aus in andere Körperregionen (z. B. Urogenitalsystem, Bauchhöhle, Wunden) verschleppt werden. Andere *Stämme von E. coli* gehören zu den *obligat* pathogenen menschlichen und tierischen Krankheitserregern, die bei fäkal-oralem Infektionsweg oder bei oraler Aufnahme über erregerhaltige Nahrungsmittel zu verschiedenen enteralen Infektionen führen können. Die wichtigsten Infektionskrankheiten, die durch opportunistische Vertreter der physiologischen *Escherichia-coli*-Darmflora hervorgerufen werden können, sind Harnwegsinfektionen einschließlich von Pyelonephritis und Cystitis, Peritonitis, Cholangitis, Cholecystitis, Septikämie und postoperative oder posttraumatische Wundinfektionen. Die von den obligat pathogenen Pathovarietäten von *E. coli* ausgelösten Krankheitszustände umfassen verschiedene Formen des Brechdurchfalls (Gastroenteritis) wie Säuglingsenteritis, ruhrähnliche und choleraähnliche Erkrankungen sowie die hämorrhagische Colitis und das hämolytisch-urämische Syndrom. Entsprechend ihren unterschiedlichen Pathomechanismen und den sich unterscheidenden Erkrankungsbildern werden obligat pathogene Pathovarietäten von *E. coli* auch als EPEC (enteropathogene *Escherichia-coli*-Stämme – Säuglingsdyspepsie), EIEC (enteroinvasive *Escherichia-coli*-Stämme – ruhrähnliche Krankheitsbilder), ETEC (enterotoxigene *Escherichia-coli*-Stämme – Diarrhöen und choleraähnliche Erkrankungen im Kleinkindalter, Reisediarrhöen) und EHEC (ente-

rohämorrhagische *Escherichia-coli*-Stämme – hämorrhagische Colitis, hämorrhagisch [hämolytisch]-urämisches Syndrom) bezeichnet. Unter den genannten Krankheitsbildern finden sich sowohl solche mit grundsätzlich überwiegend leichten Verlaufsformen als auch solche mit gelegentlich oder häufig schweren bis lebensbedrohlichen Verläufen. In die letztere Gruppe gehört neben der *Escherichia-coli*-Septikämie vor allem die EHEC-Infektion mit hämorrhagisch-urämischem Syndrom, die in ihrer schweren Verlaufsform prinzipiell alle Altersgruppen, vor allem aber Säuglinge und Kinder befällt. Allerdings sind auch bei Säuglingen und Kleinkindern milde (leichter Durchfall) und mittelschwere (hämorrhagische Colitis) Verläufe weitaus häufiger als das lebensbedrohliche hämorrhagisch-urämische Syndrom.

Durch *E. coli* ausgelöste Erkrankungen beim Tier sind die Ödemkrankheit des Schweines sowie durch Enterotoxine verursachte Durchfallerkrankungen bei Jungschweinen, Kälbern und Lämmern. Diese Durchfallerkrankungen können generalisieren und dann rasch tödlich enden, und derartige systemische Verlaufsformen werden typischerweise auch bei Geflügel beobachtet. EPEC- und EHEC-Stämme sind ebenfalls im Tierreich als Krankheitserreger verbreitet; nicht zuletzt deshalb gelten Rind- und Kalbfleisch sowie Milch und Rohmilchprodukte als wichtigste Infektionsquellen für menschliche EHEC-Infektionen. Bei Wildkaninchen scheinen bestimmte *Escherichia-coli*-Stämme Atemwegsinfektionen und Lungenentzündungen hervorrufen zu können. Bei einer taxonomisch wie pathogenetisch so heterogenen Spezies wie *E. coli* ist es nicht einfach, eine für die ganze Spezies gültige Risikobewertung vorzunehmen, zumal wenn man bedenkt, dass dieser Spezies auch Stämme wie *E. coli* K 12 angehören, die als völlig apathogene Varianten der Art sogar als biologische Sicherheitsmaßnahme Verwendung finden. Deshalb gibt es in jüngerer Zeit Vorschläge, in Analogie zur unterschiedlichen Risikobewertung verschiedener *Salmonella-enterica*-Serovarietäten auch einzelne Bio- und Pathovarietäten von *E. coli* unterschiedlichen Risikogruppen zuzuordnen. Dies gilt bereits, und zwar international unumstritten, für *E. coli* K 12 und analoge genetisch verarmte

Derivate, die keinerlei pathogene Eigenschaften mehr besitzen und deshalb zu Recht in Risikogruppe 1 eingestuft werden. Für alle *E. coli*-Wildtypstämme bis auf die EHEC-Stämme, die neuerdings auf EU-Ebene in die Risikogruppe 3** eingestuft wurden, gilt dagegen trotz des genannten Spektrums in der Schwere der hervorgerufenen Erkrankungen die einheitliche Einstufung in die Risikogruppe 2. Denn für alle diese Infektionen gibt es leistungsfähige diagnostische und therapeutische Maßnahmen sowie eine wirksame Prophylaxe, die im wesentlichen aus hygienischen Vorkehrungen insbesondere auch bei der Nahrungsmittelherstellung und -zubereitung besteht und die gerade beim beruflichen Umgang mit diesen Bakterien problem- und lückenlos durchgeführt werden kann.

3 Pathogenität

Die opportunistisch pathogenen *Escherichia-coli*-Stämme aus der physiologischen Darmflora verfügen über Hämolysine, Fimbrien, K-1-Antigen und Serumresistenz als Virulenzfaktoren. Diese Virulenzfaktoren, die genetisch gekoppelt zu sein scheinen, sind aber offensichtlich nicht die einzigen Mechanismen, mit deren Hilfe opportunistische intestinale *Escherichia-coli*-Stämme Krankheiten verursachen können. Die Virulenzfaktoren der obligat pathogenen Vertreter der Spezies *E. coli* sind in Abhängigkeit von der Zugehörigkeit zu den einzelnen, bereits genannten Gruppen unterschiedlich: Die Pathogenität von EPEC-Stämmen beruht u. a. auf der Anwesenheit eines plasmidkodierten Membranproteins, das als EAF (EPEC-Adhärenz-Faktor) bezeichnet wird und als Adhäsin wirkt. Außerdem werden das Endotoxin und bisher nicht näher charakterisierte Enterotoxine als Virulenzfaktoren diskutiert. Die Pathogenität von EIEC-Stämmen beruht vor allem auf ihrer Fähigkeit, in Körperzellen einzudringen und sich dort intrazellulär zu vermehren. Diese Eigenschaft ist extrachromosomal kodiert. Außerdem bilden diese Stämme Toxine, die funktionelle Ähnlichkeit mit dem Shiga-Toxin besitzen. ETEC-Stämme zeichnen sich im Gegensatz zu den physiologisch im Darm vorkommenden Varianten durch einen Tropismus für den höher gelegenen, normalerweise bakterienfreien Abschnitt des Dünndarms aus. Sie sind in der Lage, die schützende Schleimschicht zu durchdringen und sich mit Hilfe von Fimbrien an Rezeptoren der Dünndarmepithelien anzuheften. Die zentralen Virulenzfaktoren sind ein hitzelabiles (LT) und ein hitzestabiles (ST) Exotoxin, welche den intestinalen Wasser- und Elektrolythaushalt stören und dadurch ähnlich wie das Choleratoxin zu Durchfällen führen. EHEC-Stämme zeichnen sich durch die Produktion von Toxinen aus, die strukturelle Ähnlichkeit mit dem Shiga-Toxin von *Shigella dysenteriae* besitzen und deshalb auch als Shiga-like-Toxine (SLT) bezeichnet werden. Wegen ihres zytopathischen Effektes auf Verozellen werden sie auch als Verotoxine (VT) bezeichnet. Neben den Toxinen verfügen EHEC-Stämme auch über Fimbrien, die ihnen die Anheftung an die Darmepithelien ermöglichen. Bei den tierischen Erkrankungen durch *E. coli* kommen offenbar den humanen Pathogenitätsfaktoren ähnliche, aber nicht unbedingt identische Mechanismen zur Wirkung.

4 Impfung

Es stehen gegenwärtig weder antibakterielle noch antitoxische Impfstoffe zur Verfügung.

5 Asservierung

Eine Asservierung von Serum, zellulären Blutbestandteilen oder anderen Körpermaterialien ist nicht erforderlich. Bei *einigen* der genannten Erkrankungsformen hat der Antikörpernachweis eine gewisse *diagnostische* Bedeutung, ohne dass sich daraus aber die Notwendigkeit einer Asservierung von Serum ableiten ließe.

6 Nachgehende Untersuchungen

Nachgehende Untersuchungen sind nicht erforderlich. Langzeitpersistenz oder Latenz mit später Reaktivierung sind von Escherichia-coli-Infektionen nicht bekannt. Die Besiedlung des Dickdarms durch an den Menschen angepasste, allenfalls opportunistisch pathogene Stämme von E. coli ist physiologisch. Sie macht anteilmäßig bis zu 1 % der gesamten Dickdarmflora und zahlenmäßig 10^4 bis 10^6 Zellen pro Gramm Dickdarminhalt aus. Die obligat pathogenen Escherichia-coli-Stämme gehören nicht zur physiologischen Darmflora.

7 Weitere Hinweise zu Vorsorgeuntersuchungen

Wegen des physiologischen Vorkommens von *E. coli* im menschlichen Dickdarm und wegen der nicht geringen Chancen, Infektionen mit obligat pathogenen Stämmen der Spezies im Alltagsleben zu erwerben, sind bakteriologische und serologische Vorsorgeuntersuchungen *nicht* sinnvoll. Eine vermehrte Anfälligkeit für Infektionen mit obligat pathogenen *Escherichia-coli*-Stämmen findet sich nur ausgeprägt bei Säuglingen und Kleinkindern, so dass sich hiermit auch keine arbeitsmedizinischen Vorsorgeuntersuchungen begründen lassen. Infektionen mit opportunistischen *Escherichia-coli*-Stämmen sind in der Regel endogener Natur, d. h. sie stammen aus der physiologischen Flora des betroffenen Patienten selbst. Sollte einmal der begründete Verdacht auf eine am Arbeitsplatz *erwor-*

bene Infektion mit einem obligat pathogenen *Escherichia-coli*-Stamm bestehen, sind eine vergleichende Typisierung von Labor- und Patientenstamm, z. B. mit molekularbiologischen Methoden, oder der gezielte Nachweis für den Laborstamm charakteristischer Marker am Patientenisolat erforderlich.

4.1.2 Mycoplasma pneumoniae

1 Organismus

Mykoplasmen sind Prokaryonten, die sich von anderen Bakterien vor allem durch das Fehlen einer Zellwand und den Choleseringehalt ihrer Membran unterscheiden.

Die Gattung *Mycoplasma* enthält eine Vielzahl von Arten, die überwiegend im Tierreich vorkommen und dort teilweise schon seit langem als Seuchenerreger von Rindern, Ziegen, Geflügel und Laboratoriumstieren bekannt sind. Bei Menschen werden nur wenige *Mycoplasma-Arten* gefunden, die zudem überwiegend keine Bedeutung als Krankheitserreger besitzen. Die wichtigste humanpathogene Spezies ist *Mycoplasma pneumoniae.*

2 Risikogruppe

Der Mensch ist das einzige natürliche Reservoir von *Mycoplasma pneumoniae,* das als obligater Parasit die Epithelzellen des Respirationstraktes besiedelt. Infektionen durch *M. pneumoniae* sind weltweit verbreitet und werden durch das Zusammenleben von Menschen auf sehr engem Raum, z. B. in Schülerheimen, Flüchtlingslagern oder Notunterkünften, begünstigt. Besonders häufig erkranken Personen im Alter von 5 bis 15 Jahren; bei Kindern unter 5 Jahren verläuft die Infektion in der Regel ohne klinisch sichtbare Krankheitszeichen.

Die durch *M. pneumoniae* hervorgerufene Infektionskrankheit zeigt sich nach einer Inkubationszeit von 12 bis 20 Tagen als sogenannte primär atypische Pneumonie (Lungenentzündung). Begleitend finden sich häufiger Tracheobronchitis, Pleuritis (Rippenfellentzündung) oder Otitis media (Mittelohrentzündung), ggf. mit hämorrhagischer Myringitis (Trommelfellentzündung). Wegen seiner Empfindlichkeit ist der Erreger in der Regel nicht in der Lage, über die befallene Schleimhaut hinaus in den menschlichen Körper vorzudringen. Mit *M. pneumoniae*-Infektionen in Zusammenhang gebrachte Komplikationen und Folgekrankheiten in Organen, die weit entfernt von den Schleimhäuten des Res-

pirationstraktes liegen, sind deshalb vorwiegend auf besondere immunologische Reaktionen des Wirtes und nicht auf unmittelbare Erregerwirkung zurückzuführen. Zu diesen Komplikationen und Folgekrankheiten gehören z. B. Perikarditis, Myokarditis, Erythema exsudativum multiforme, unspezifische Hepatitis, Arthritis, Erythema nodosum, hämolytische Anämien, thrombopenische Purpura, Meningitis; Meningoenzephalitis (möglicherweise vereinzelt auch mit Erregernachweis), Polyneuritis, Guillain-Barré-Syndrome und Psychosen.

Normalerweise heilt die Primärinfektion im Bereich des Atemtraktes auch ohne spezifische Behandlung innerhalb von 2–6 Wochen ab; schwere Verläufe kommen vor; tödlicher Ausgang ist selten.

Zur Behandlung der *M. pneumoniae*-Infektion stehen Tetracycline und, vor allem bei Kindern, Makrolide (z. B. Erythromycin) zur Verfügung. Die in der Regel leichten bis höchstens mittelschweren Krankheitsverläufe, die prinzipiell gute Behandelbarkeit der Infektion, die große Empfindlichkeit des Erregers gegen Umwelteinflüsse (wegen des Fehlens einer bakteriellen Zellwand) sowie die kurz skizzierten epidemiologischen Daten begründen die Einstufung in die Risikogruppe 2.

3 Pathogenität

Als wichtigen Pathogenitätsfaktor besitzt *M. pneumoniae* ein Adhärenzprotein, mit dessen Hilfe es sich an einen Glykoproteinrezeptor der Epithelzellen des Respirationstraktes anheftet, ohne in die Zelle selbst einzudringen. Als weitere Pathogenitätsfaktoren produziert *M. pneumoniae* H_2O_2 sowie Proteasen und Nukleasen. Außerdem interferriert der Erreger in verschiedener Hinsicht mit dem Immunsystem des Wirtes (Induktion von Kälteagglutininen, polyklonale B-Zell-Aktivierung, zirkulierende Immunkomplexe, T-Zell-Stimulation), worauf wahrscheinlich sowohl Symptome der akuten Infektion als auch die Folgekrankheiten zurückzuführen sind.

4 Impfung

Die Infektion mit *M. pneumoniae* hinterlässt jenseits des 5. Lebensjahres wahrscheinlich eine zeitlich begrenzte Immunität. Mehrfache Reinfektionen sind aber möglich. Ein wirksamer Impfstoff existiert nicht.

5 Asservierung

Eine Asservierung von Serum, zellulären Blutbestandteilen oder anderer Körpermaterialien ist nicht erforderlich. Der Nachweis von Antikörpern hat nur im Zusammenhang mit einer bestehenden bzw. kürzlich durchgemachten Infektion diagnostische Bedeutung.

6 Nachgehende Untersuchung

M. pneumoniae besiedelt die Schleimhäute des Respirationstraktes und verbreitet sich in der Regel nicht systemisch im menschlichen Körper.

Zu einer dauerhaften Persistenz des Erregers auf den Schleimhäuten (Latente Infektion) nach Abheilung der klinischen Erscheinungen kommt es nicht. Komplikationen und typische Folgekrankheiten stehen in deutlichem zeitlichen Zusammenhang zur Primärinfektion im Bereiche des Respirationstraktes. Nachgehende Untersuchungen sind deshalb nicht erforderlich:

7 Weitere Hinweise zu Vorsorgeuntersuchungen

Das bevorzugte Auftreten bei Kindern und Jugendlichen sowie die Tatsache, dass hohe Infektionsdosen oder vielfacher Erregerkontakt zur Auslösung einer Infektionskrankheit erforderlich sind, machen erregerspezifische Untersuchungen überflüssig.

4.1.3 Neisseria meningitidis
(vgl. auch 3.28)

1 Organismus

Neisseria meningitidis (Meningokokken) ist neben *Neisseria gonorrhoeae* der humanmedizinisch wichtigste Vertreter der Gattung *Neisseria*, die mit einigen anderen Genera zur Familie *Neisseriaceae* gehört.

2 Risikogruppe

Das klassische, durch Meningokokken hervorgerufene Krankheitsbild ist die eitrige Hirnhautentzündung, die auch epidemisch auftreten kann (Meningitis epidemica). N. meningitidis kann aber auch uncharakteristische Entzündungen des Rachens (Pharyngitis) oder der Lunge (Pneumonie) auslösen. Besonders bedrohlich ist die akute Meningokokkensepsis, das Waterhouse-Friderichsen-Syndrom. Bei rechtzeitiger Diagnosestellung sind die durch Meningokokken hervorgerufenen Erkrankungen einer Antibiotikabehandlung zugänglich. Gesunde Meningokokken-Keimträger kommen häufig vor; ihre Zahl hängt in erster Linie von der Wohndichte ab (Internate, Kasernen, Altersheime).

3 Pathogenität

N. meningitidis findet sich ausschließlich beim Menschen. Wichtigste Virulenzfaktoren sind Fimbrien, welche die Anheftung an die Epithelzellen des Nasenrachenraums vermitteln, eine phagozyto-

sehemmende Kapsel sowie das bei vielen gramnegativen Bakterien als Virulenzfaktor wirkende Endotoxin. Außerdem scheiden Meningokokken ein Enzym aus, das Immunglobulin A1 spaltet und damit die lokale Schleimhautimmunität stört.

4 Impfung

Es steht ein Impfstoff zur Verfügung, der allerdings hauptsächlich zur Vermeidung von Epidemien bei Kindern und Jugendlichen eingesetzt wird. Wegen der großen Verbreitung von Meningokokken durch und bei gesunde(n) Keimträger(n) besitzen viele Erwachsene bereits eine gewisse, vor allem schleimhautständige Hintergrundimmunität. Eine generelle Impfempfehlung kann nicht ausgesprochen werden. Nur in Ausnahmefällen (z.B. ZNS-Vorschädigungen) ist die Indikation zu prüfen.

5 Asservierung

Eine Asservierung von Serum, zellulären Blutbestandteilen oder anderen Körpermaterialien ist nicht erforderlich. Wegen der Verbreitung der Meningokokken in der gesunden Bevölkerung lässt der Nachweis von Antikörpern keinen Rückschluss auf berufsbedingten Kontakt mit dem Erreger zu. Außerdem sind serologische Untersuchungsverfahren nicht etabliert und validiert, da sie in der praktischen Diagnostik keine Rolle spielen.

6 Nachgehende Untersuchungen

Langzeitpersistenz oder Latenz mit später Reaktivierung ist bei *N. meningitidis* nicht bekannt. Trägertum ist unter natürlichen Bedingungen so häufig, dass es, wenn es länger nach Ende des beruflichen Umgangs mit *N. meningitidis* auftritt, nicht auf diesen zurückgeführt werden kann.

7 Weitere Hinweise zu Vorsorgeuntersuchungen

Beim Umgang mit Meningokokken bestehen für deutlich und *dauerhaft* abwehrgeschwächte Beschäftigte gesundheitliche Bedenken.

4.1.4 Staphylococcus aureus

1 Organismus

Staphylococcus aureus ist der humanmedizinisch wichtigste Vertreter der artenreichen Gattung *Staphylococcus*. Die große morphologische Ähnlichkeit zu Mitgliedern des Genus *Micrococcus* ist, wie wir heute wissen, kein Zeichen enger phylogenetischer Verwandtschaft.

2 Risikogruppe

S. aureus ist der Erreger vieler verschiedener Erkrankungen bei Mensch und Tier. Typische invasive Infektionserkrankungen des Menschen durch *S. aureus* sind Furunkel, Karbunkel, Pyodermie/Impetigo (Hauteiterungen), Wundinfektionen, Parotitis (Ohrspeicheldrüsenentzündung), Mastitis (Brustdrüsenentzündung), Schweißdrüsenabzeß, Empyeme, primär hämatogene Osteomyelitis (Knochen- und Knochenhautentzündung), Pneumonie (Lungenentzündung als Superinfektion bei Grippepneumonie), Endokarditis (Herzinnenhautentzündung) und Sepsis (Blutvergiftung). Außerdem kann *S. aureus* verschiedene Toxine bilden, die für die Entstehung weiterer Krankheiten verantwortlich sind: Staphylococcal Scalded Skin Syndrome (Schälblase), Toxic Shock Syndrome (TSS), enterotoxinbedingte Gastroenteritis (Brechdurchfall).

Die invasiven Infektionen sind unmittelbar einer Antibiotika-Therapie zugänglich. Grundsätzlich stehen zur Behandlung eine ganze Reihe verschiedener antibakterieller Chemotherapeutika zur Verfügung. S. aureus neigt allerdings zur Resistenzentwicklung. Doch selbst bei multiresistenten Stämmen sind wenigstens noch *Vancomycin* und *Teicoplanin* weiterhin wirksam. Die toxinvermittelten Erkrankungen bedürfen einer kombinierten symptomatischen und antibiotischen Behandlung.

S. aureus kommt als Besiedler der menschlichen und tierischen Körperoberflächen natürlich vor. Beim Menschen findet sich der Erreger ohne Entzündungszeichen vor allem im Naseneingangsbereich, auf der Rachenschleimhaut, in den Ausführungsgängen der Brustdrüsen und gelegentlich im Darm sowie auf der Haut der Achselhöhle und in der Umgebung des Afters.

3 Pathogenität

Menschliche und tierische Stämme von *S. aureus* unterscheiden sich deutlich hinsichtlich ihrer spezifischen Virulenz. Sie werden deshalb auch als Standortvarietäten mit entsprechend eingeengtem Wirtsspektrum angesehen, die in der Regel wirtsgebunden bleiben und nicht von der einen auf die andere Wirtsspezies übergehen. Menschliche Isolate von *S. aureus* verfügen über eine Vielzahl von Pathogenitätsfaktoren, die das Bakterium im komplexen Zusammenwirken untereinander zum Krankheitserreger werden lassen. Zu diesen Pathogenitätsfaktoren gehören: Protein A, Clumpingfaktor, Plasmakoagulase, Leukozidin, Hämolysine, Hyaluronidase, Exfoliatine (exfoliative Toxine), Enterotoxine, Toxic Shock Syndrome Toxin 1, Lipasen, Nukleasen und Proteasen.

4 Impfung

Es stehen weder antibakterielle noch antitoxische Impfstoffe zur Verfügung.

5 Asservierung

Eine Asservierung von Serum, zellulären Blutbestandteilen oder anderen Körpermaterialien ist nicht erforderlich. Der Nachweis von Antikörpern gegen Staphylokokkenzellbestandteile hat keine diagnostische Bedeutung. Antitoxische Antikörper lassen sich mit geeigneten Verfahren bestimmen, ohne dass sich die Notwendigkeit einer Asservierung von Serum ableiten ließe. Der Kontakt des Menschen mit *S. aureus* und seinen Produkten im Alltagsleben ist ein ausgesprochen häufiges Ereignis.

6 Nachgehende Untersuchungen

Nachgehende Untersuchungen sind nicht erforderlich. Langzeitpersistenz oder Latenz mit später

Reaktivierung ist von *Staphylococcus-aureus*-Infektionen nicht bekannt. Die Besiedlung von Körperoberflächen ist dagegen ein häufiges Ereignis. Dabei kann man zwischen intermittierender und persistierender Besiedlung unterscheiden. Dauerhafte *Kolonisation* erfolgt durch individuell angepasste Typen, nicht durch beliebige, im Labor bearbeitete Stämme. Ein temporäres Trägertum verschwindet nach kürzerer oder längerer Dauer von selbst.

7 Hinweise zu Vorsorgeuntersuchungen
Wegen der Häufigkeit von Besiedlungen mit und Infektionen durch *S. aureus* sind bakteriologische

und serologische Vorsorgeuntersuchungen nicht sinnvoll. Bekannt ist aber die erhöhte Anfälligkeit von Abwehrgeschwächten (schwere und schwer einstellbare Fälle von Diabetes und Immundefiziente anderer Genese) für häufig wiederkehrende *Infektionen* mit diesem Erreger (z.B. Furunkulose). Deshalb bestehen in diesen Fällen gesundheitliche Bedenken gegen einen Umgang mit *S. aureus*.
Sollte in speziellen Fällen der begründete Verdacht einer am Arbeitsplatz erworbenen Infektion durch *S. aureus* bestehen, so sollte eine Typisierung des Laborstammes und des Patientenisolates, z.B. mit *molekularbiologischen* Methoden, vorgenommen werden.

4.1.5 Staphylococcus epidermidis

1 Organismus
Staphylococcus epidermidis gehört zur großen Gruppe von *Staphylococcus*-Arten, die sich durch das Fehlen des Enzyms Koagulase von *Staphylococcus aureus* unterscheiden. Aus humanmedizinischer Sicht sind *S. epidermidis* und *Staphylococcus saprophyticus* die wichtigsten koagulasenegativen Spezies.

2 Risikogruppe
S. epidermidis gehört zur physiologischen Haut- und Schleimhautoberflächenflora des gesunden Menschen. Nur unter bestimmten Bedingungen kann er als opportunistischer Erreger Krankheiten verursachen. Diese entstehen überwiegend endogen; nosokomiale Ausbreitungen kommen vor, sind aber weitaus seltener als bei *Staphylococcus aureus*. Typische menschliche Erkrankungen, die durch S. *epidermidis* hervorgerufen werden können, sind: (Rechtsherz)-Endokarditis bei Drogenabhängigen, vor allem *Heroinsüchtigen*, die das Rauschgift intravenös applizieren;
Septikämien bei abwehrgeschwächten Menschen, insbesondere solchen mit bösartigen Erkrankungen des blutbildenden Systems, aber auch solchen mit soliden Tumoren;
Infektionen, überwiegend Septikämien, im Zusammenhang mit implantierten Fremdkörpern oder intravasalen Kathetern (sog. *Endoplastitis*).
Ausnahmsweise soll *S. epidermidis* auch das Toxic-Shock-Syndrom verursachen können.
Infektionen durch *S. epidermidis* sind grundsätzlich einer Antibiotikatherapie zugänglich. Im Krankenhaus erworbene Erregerstämme weisen aber

häufig eine breite Antibiotikaresistenz auf; darüber hinaus sind Fremdkörper-assoziierte Infektionen grundsätzlich und somit auch solche durch *S. epidermidis* schwierig zu therapieren, solange der infizierte Fremdkörper nicht entfernt wird.

3 Pathogenität
Die Pathogenität von *S. epidermidis* beruht im wesentlichen auf seiner Fähigkeit, sich an im Körper liegende Fremdkörper fest anzulagern, sich dort zu vermehren und extrazelluläre Schleimsubstanzen zu bilden. Letztere unterstützen seine Haftung auch an glatten *Fremdkörperoberflächen*; sie schützen den Erreger aber auch vor körpereigenen Abwehrmechanismen (Fresszellen) und als Diffusionsbarriere vor der Wirkung von Antibiotika und Desinfektionsmitteln.
Weitere Pathogenitätsfaktoren wie Hämolysine oder Toxic-Shock-Syndrom-Toxin werden nur vereinzelt gebildet.

4 Impfung
Ein Impfstoff gegen Infektionen mit *S. epidermidis* steht nicht zur Verfügung.

5 Asservierung
Eine Asservierung von Serum, zellulären Blutbestandteilen oder anderen Körpermaterialien ist nicht erforderlich. Der Nachweis von *Antikörpern* gegen *S. epidermidis* oder seine extrazellulären Produkte hat keine diagnostische Bedeutung. Aufgrund des physiologischen Standortes von *S. epidermidis* hat jeder Mensch bereits seit frühester Kindheit laufenden Kontakt mit diesem Erreger.

6 Nachgehende Untersuchungen

Haut- und Schleimhaut in der Nähe physiologischer Körperöffnungen sind praktisch bei jedem Menschen von *S. epidermidis* besiedelt. Dieser Besiedlung kommt möglicherweise sogar Bedeutung als Schutzmechanismus vor der Ansiedlung gefährlicherer Erregerarten zu. Der Schutzeffekt dürfte sich damit auch auf Mikroorganismen erstrecken, mit denen im Rahmen der beruflichen Tätigkeit umgegangen wird. Deshalb sind nachgehende Untersuchungen nicht erforderlich.

7 Weitere Hinweise zu Vorsorgeuntersuchungen

Die Tatsache, dass praktisch jeder gesunde Mensch mit *S. epidermidis* besiedelt ist, macht bakteriologische oder serologische Tests im Rahmen von Vorsorgeuntersuchungen überflüssig.

4.1.6 Streptococcus agalactiae

1 Organismus

S. agalactiae ist eine der zahlreichen Arten der Gattung *Streptococcus*, die zusammen mit mehreren weiteren Gattungen verwandter Bakterien der Familie *Streptococcaceae* angehört. Die Spezies besitzt das *Gruppenpolysaccharid* B und wird deshalb auch als „(Gruppe)-B-Streptokokken" bezeichnet.

2 Risikogruppe

B-Streptokokken wurden primär bekannt als Erreger einer Euterentzündung des Rindes, die mit dem Namen „gelber Galt" belegt wurde. Beim Menschen kann *S. agalactiae* unspezifische, entzündliche Krankheitserscheinungen wie Wundinfektionen, Sepsis, Meningitis oder Harnwegsinfektionen auslösen. Diese treten vornehmlich bei *abwehrgeschwächten* Erwachsenen, insbesondere Diabetikern auf. Daneben haben B-Streptokokken vor allem als Erreger von perinatal erworbenen Infektionen Neugeborener oder junger Säuglinge große humanmedizinische Bedeutung erlangt. Diese Erkrankungen gehen auf eine normalerweise asymptomatische Besiedlung von Vagina und Rektum schwangerer Frauen zurück. Besiedlungsraten zwischen 3 und 30 Prozent wurden gefunden. Zur Entstehung einer Neugeboreneninfektion sind aber neben der Besiedlung des mütterlichen Genitaltraktes weitere bahnende Einflüsse wie geburtshilfliche Komplikationen oder geringes Geburtsgewicht erforderlich. Infektionen durch *S. agalactiae* sprechen in der Regel gut auf eine Therapie mit Antibiotika, insbesondere Penicillinen an. Die Prognose derartiger Infektionen ist deshalb überwiegend günstig; nur bei einer bestimmten Form der Neugeboreneninfektion liegt die Letalität bei bis zu 30 Prozent.

3 Pathogenität

S. agalactiae kommt bei Mensch und Tier sowohl als Besiedler der Schleimhäute als auch als Erreger verschiedener Infektionskrankheiten vor. Dabei scheinen sich die menschlichen und tierischen B-Streptokokken-Populationen so zu unterscheiden, dass eine Übertragung vom Tier auf den Menschen als Ausnahme gelten kann. Wichtigste bekannte Virulenzfaktoren von *S. agalactiae* sind die kapselartig angeordneten Typenpolysaccharide. Das Fehlen von protektiven, mütterlichen Antikörpern gegen diese Substanzen im kindlichen Kreislauf scheint ein wesentlicher Risikofaktor für die Entstehung einer B-Streptokokken-Sepsis zu sein. Weitere Virulenzfaktoren sind ein zellgebundenes Hämolysin sowie der sogenannte CAMP-Faktor.

4 Impfung

Ein zugelassener, wirksamer Impfstoff gegen *S. agalactiae* steht nicht zur Verfügung.

5 Asservierung

Eine Asservierung von Serum, zellulären Blutbestandteilen oder anderen Körpermaterialien ist nicht erforderlich. Da *S. agalactiae* auch als asymptomatischer Besiedler der menschlichen Schleimhäute auftritt und da Infektionen mit diesem Erreger jederzeit aus dem natürlichen Umfeld oder im Sinne einer endogenen Infektion erworben werden können, erlaubt der Nachweis von Antikörpern gegen *S. agalactiae* keinen Rückschluss auf eine eventuelle arbeitsplatzbedingte Exposition. Außerdem existieren keine evaluierten diagnostischen Verfahren für den Antikörpernachweis gegen B-Streptokokken.

6 Nachgehende Untersuchungen

S. agalactiae verursacht weder chronische noch persistierende Infektionen. Ebenso wenig ist mit lange Zeit nach beruflicher Exposition auftretenden Erkrankungen zu rechnen. Deshalb sind nachgehende Untersuchungen nicht erforderlich.

7 Weitere Hinweise zu Vorsorgeuntersuchungen
Werden Frauen, die im Rahmen ihrer beruflichen Tätigkeit mit *S. agalactiae* umgehen oder bis vor kurzem Umgang hatten, schwanger, sollten sie kulturell auf eine Besiedlung des Genital- und unteren Verdauungstraktes mit *S. agalactiae* untersucht werden (Beratung der Schwangeren und Information des Gynäkologen).

Ein *positiver* Befund sollte erst dann zu chemoprophylaktischen Maßnahmen mit Penicillinen gegen eine Neugeborenensepsis Anlass geben, wenn kurz vor oder während der Geburt perinatale Risikofaktoren erkennbar werden.

4.1.7 Streptococcus pneumoniae
(vgl. auch 3.34)

1 Organismus
S. pneumoniae ist ein weiteres Mitglied der Gattung *Streptococcus*, das allerdings wegen morphologischer, physiologischer und pathogenetischer Besonderheiten früher unter verschiedenen Bezeichnungen einer eigenen Gattung zugeordnet wurde. Diese Eigenständigkeit lebt heute noch unter der inoffiziellen deutschen Bezeichnung „Pneumokokken" weiter.

2 Risikogruppe
S. pneumoniae ist ein typischer Erreger verschiedener Formen der Lungenentzündung (Pneumonie); außerdem ruft er Entzündungen der Nasennebenhöhlen und des Mittelohres sowie eine eitrige Hirnhautentzündung hervor. Dies ist die häufigste Form der bakteriellen Meningitis bei Menschen jenseits des 40. Lebensjahres.
Schließlich kann der Erreger auch Infektionen des Auges (Bindehautentzündung, geschwürige Entzündung der Augenhornhaut) auslösen. Pneumokokken finden sich häufig auch bei gesunden Menschen auf den Schleimhäuten des Atemtraktes. Viele manifeste Infektionen entstehen deshalb endogen oder zweizeitig nach vorausgehender asymptomatischer Besiedlung. Die Pneumokokkeninfektionen sind einer wirksamen antibakteriellen Chemotherapie zugänglich, gleichwohl wurden Stämme von *S. pneumoniae* gefunden, die nur noch mäßig empfindlich oder sogar resistent gegenüber Penicillinen und Cephalosporinen sind. Auch Resistenzen gegen andere Chemotherapeutika wurden beobachtet. Grundsätzlich bleiben Pneumokokkeninfektionen aber weiterhin behandelbar.

3 Pathogenität
Neben den genannten und weiteren Infektionen beim Menschen kann *S. pneumoniae* unter natürlichen Bedingungen auch tierische Infektionen *er-*

zeugen, z.B. Euterentzündungen und Septikämien bei Kühen, Schafen und Ziegen sowie Infektionen des Respirationstraktes bei Affen und Meerschweinchen. Der zentrale Virulenzfaktor vom *S. pneumoniae* ist seine Polysaccharidkapsel. Verlust der Kapselbildung führt auch zum Verlust der Virulenz. Die Rolle weiterer Virulenzfaktoren ist noch nicht ausreichend erforscht.

4 Impfung
Es existieren Impfstoffe, welche die Kapselpolysaccharide der häufigsten zu Septikämien führenden Streptococcus-*pneumoniae*-Kapseltypen enthalten.
Diese Impfung wird besonders bei bestimmten Risikopatienten mit Erfolg eingesetzt. Gut gesichert ist ihr Erfolg bei Menschen, denen die Milz entfernt werden musste und die vor der Milzexstirpation geimpft wurden.

5 Asservierung
Eine Asservierung von Serum, zellulären Blutbestandteilen oder anderen Körpermaterialien ist nicht erforderlich. Antikörper gegen häufige Kapseltypen finden sich in der Bevölkerung nicht selten, so dass ihre Anwesenheit keine Rückschlüsse auf Kontakte mit dem Erreger am Arbeitsplatz zulässt.

6 Nachgehende Untersuchungen
Nachgehende Untersuchungen sind nicht erforderlich, da Pneumokokken nicht zu latenten Infektionen, die viel später aktiviert oder reaktiviert werden könnten, führen.

7 Weitere Hinweise zu Vorsorgeuntersuchungen
Vor der Aufnahme von Arbeiten mit *S. pneumoniae* sollte auf Risikofaktoren (chronische Lungen- und Herzerkrankungen, Diabetes mellitus, Leberzirrhose, Krankheiten von Nieren, Milz oder blutbildenden

Organen) untersucht werden. Entsprechende Beschäftigte sollten ggf. geimpft werden. Gesundheitliche Bedenken gegen den Umgang mit *S. pneu-* *moniae* bestehen bei Beschäftigten, denen ohne vorherigen Impfschutz die Milz entfernt werden musste.

4.1.8 Streptococcus pyogenes (Scharlach)

1 Organismus

S. pyogenes ist der humanmedizinisch wichtigste Vertreter der Gattung *Streptococcus* innerhalb der Familie *Streptococcaceae*. Er besitzt das Gruppenpolysaccharid A.

2 Risikogruppe

Typische, durch *S. pyogenes* hervorgerufene Erkrankungen sind die eitrige Pharyngitis *(Angina lacunaris)*, der *Scharlach* und das *Erysipel*. Derselbe Erreger kann außerdem Pyodermien (Impetigo contagiosa), *phlegmonöse* Entzündungen sowie Sepsis (auch *Puerperalsepsis*) sowie eine dem Toxic-Shock-Syndrom ähnliche Erkrankung hervorrufen. Die unbehandelte *Streptococcus-pyogenes*-Infektion kann mit einer Latenzzeit von zwei bis drei Wochen zu den sogenannten Folgekrankheiten akutes rheumatisches Fieber oder akute Glomerulonephritis führen. Alle durch *S. pyogenes* ausgelösten Infektionen sind prinzipiell antibiotisch gut behandelbar (insbesondere mit Schmalspektrum-Penicillinen oder Makroliden). Obwohl *Streptococcus-pyogenes*-Infektionen (z.B. der Scharlach) sich epidemisch ausbreiten können, gibt es auf der anderen Seite, besonders im Kindesalter, völlig gesunde Keimträger, die den Erreger unbemerkt verbreiten können.

3 Pathogenität

S. pyogenes ist ein typischer menschlicher Krankheitserreger. Offenbar nur ausnahmsweise kann er unter natürlichen Bedingungen auch Tiere, z.B. Affen, infizieren. Wichtigster Virulenzfaktor ist das M-Protein, das die frühzeitige Phagozytose hemmt. Weitere Virulenzfaktoren sind Fimbrien, Hyaluronidase, Streptokinase, Streptodornase, Hämolysin O sowie bei manchen Stämmen die erythrogenen Toxine.

4 Impfung

Versuche, einen Impfstoff zu entwickeln, sind bisher noch nicht zu einem erfolgreichen Abschluss gebracht worden. Es steht deshalb kein zugelassener und wirksamer Impfstoff zur Verfügung.

5 Asservierung

Auch im Hinblick auf die Folgekrankheiten (akutes rheumatisches Fieber, akute Glomerulonephritis) ist die Asservierung von Serum, zellulären Blutbestandteilen oder anderen Körpermaterialien nicht sinnvoll, denn diese Folgekrankheiten entwickeln sich in engem zeitlichen Abstand zu einer *Streptococcus-pyogenes*-Infektion.

Außerdem ist der Erreger in der mitteleuropäischen Bevölkerung so verbreitet, dass jeder Mensch mehrfach in seinem Leben mit ihm in Kontakt kommt. Antikörper, z.B. gegen Streptolysin O, sind praktisch bei jedem gesunden Erwachsenen vorhanden.

6 Nachgehende Untersuchungen

Latente Infektionen mit Spätaktivierung oder sich spät manifestierende Langzeitwirkungen sind nicht bekannt. Deshalb sind nachgehende Untersuchungen nicht erforderlich.

7 Weitere Hinweise zu Vorsorgeuntersuchungen

Bei Folgezuständen eines akuten rheumatischen Fiebers und eventuell auch einer kürzlich abgelaufenen akuten Glomerulonephritis bestehen gesundheitliche Bedenken gegen den Umgang mit *S. pyogenes*.

4.2 Parasiten

4.2.1 Entamoeba histolytica

1 Organismus

In den letzten Jahren setzt sich vor allem auf Grund biochemischer Untersuchungen die Auffassung mehr und mehr durch, dass im Dickdarm des Menschen zwei zu unterscheidende Arten von Entamöben vorkommen, die jedoch morphologisch nicht zu trennen sind und die bisher als *E. histolytica* bezeichnet wurden. Eine Art wäre nun – entsprechend einer älteren, jetzt wieder aktuellen Nomenklatur – *E. dispar* zu nennen, die andere *E. histolytica* (im engeren Sinne). *E. dispar* ist stets apathogen, d. h. sie kann die Umwandlung in eine invasive Form nicht vollziehen. *E. histolytica* dagegen kann sich von einer kommensalen darmlumenbewohnenden Form in die bekannte invasive und damit pathogene Form umwandeln. Die beiden Spezies sind durch eine Analyse ihrer Isoenzyme (setzt erfolgreiche Kultivierung des in Frage stehenden Stammes voraus) und ihrer DNS zu unterscheiden. Infektionen mit *E. dispar* sind nach dieser Auffassung unbedenklich.

2 Risikogruppe

E. histolytica ist in gemäßigten Breiten selten. Die Infektion kommt durch orale Aufnahme von *Zysten* mit Speisen und Getränken zustande. Wahrscheinlich sind nur Menschen und Affen natürliche Wirte von *E. histolytica*.

Laborpersonal und Tierpfleger sowie außerdem Reisende in tropische und subtropische Länder sind gefährdet. Bei homosexuellen Männern ist eine relativ hohe Prävalenz der Infektion gefunden worden, da aber die invasive Form der Amöbiasis in dieser Population – auch bei den HIV-Infizierten – nicht wesentlich häufiger ist als in der Allgemeinpopulation, muss davon ausgegangen werden, dass keine Infektionen mit *E. histolytica* vorlagen, sondern *Entamoeba-dispar*-Infektionen.

3 Pathogenität

Die Faktoren, die zu einer Umwandlung der kommensalen Form von *E. histolytica* in die invasive Form führen, sind im Einzelnen unbekannt. Bei einer Invasion der Darmschleimhaut kommt es zur Ausbildung von Geschwüren, Komplikationen sind Leberabszesse und Perforationen des Darmes. Leberabszesse werden bei etwa 30% der Patienten mit einer Darmamöbiasis gefunden, sie können aber auch ohne eine vorausgehende klinisch fassbare Darmerkrankung auftreten.

4 Impfung

Ein Impfstoff steht nicht zur Verfügung.

5 Asservierung

Eine Asservierung von Serum, zellulären Blutbestandteilen oder anderen Körpermaterialien ist nicht erforderlich.

6 Nachgehende Untersuchungen

Wenn mit Zysten von *E. histolytica* oder zystenhaltigem Material gearbeitet wurde, ist mit Abschluss der Tätigkeit eine parasitologische Stuhluntersuchung (3 Proben im Abstand von 2 bis 3 Tagen) zu empfehlen, außerdem eine serologische Untersuchung bei Abschluss der Tätigkeit auf Antikörper gegen *E. histolytica*. Im Falle einer dann festgestellten *E. histolytica*-Positivität ist eine BK-Anzeige zu erstatten. Weitere nachgehende Untersuchungen sind nicht erforderlich.

7 Weitere Hinweise zu Vorsorgeuntersuchungen

Eine stärkere Gefährdung von Immundefizienten erscheint fraglich.

4.2.2 Leishmania major

1 Organismus

Leishmania major (Ordnung: Kinetoplastida) ist ein parasitisches Protozoon. Beim Menschen ist L. major einer von mehreren möglichen Erregern der Hautleishmaniose der Alten Welt *(Orientbeule, Bagdadbeule, Jahresbeule)*.

2 Risikogruppe

Reservoirwirte sind kleine, wildlebende Nagetiere, unter welchen die Parasiten durch die blutsaugenden Weibchen von Sandmücken *(Phlebotomus spec.)* übertragen werden. Durch den Stich dieser Mücken wird auch der Mensch infiziert. Schmierinfektionen und Infektionen durch einen Nadelstich sind beim Umgang mit dem Erreger denkbar, wenn auch sehr unwahrscheinlich.

3 Pathogenität

Die Leishmanien leben beim Menschen ausschließlich intrazellulär in Makrophagen und Histiozyten. Die Parasiten rufen lokal am Inokulationsort eine Entzündung hervor mit Freisetzung von Mediatoren. Die Heilung, die mehrere Monate in Anspruch nimmt, wird gewöhnlich durch die Bildung eines Geschwürs eingeleitet.
Nach Abheilen des Geschwürs besteht eine Immunität gegen weitere Infektionen mit dem gleichen Erreger. Die Pathogenese wird beim Menschen durch genetische Faktoren bestimmt. Bei entsprechender Disposition können Sonderformen der Erkrankung entstehen mit Persistenz der Erreger, Ausbreitung und Viszeralisation.

4 Impfung

Ein *zugelassener*, wirksamer Impfstoff gegen *L. major* steht nicht zur Verfügung.

5 Asservierung

Eine Asservierung von Serum, zellulären Blutbestandteilen oder anderen Körpermaterialien ist nicht erforderlich.

6 Nachgehende Untersuchungen

Leishmania major verursacht weder chronische noch persistierende Infektionen. Ebenso wenig ist mit lange Zeit nach beruflicher Exposition auftretenden Erkrankungen zu rechnen. Deshalb sind nachgehende Untersuchungen nicht erforderlich.

7 Weitere Hinweise zu Vorsorgeuntersuchungen

Beim Umgang mit Leishmanien bestehen für abwehrgeschwächte Beschäftigte *gesundheitliche Bedenken.*

4.2.3 Plasmodium falciparum

1 Organismus

Plasmodium falciparum ist als Erreger der *Malaria tropica* der gefährlichste Malariaerreger des Menschen. Er ist in tropischen und subtropischen Ländern („Reiseländer") verbreitet. Der Mensch wird durch Stich parasitentragender Anophelesmücken infiziert.

2 Risikogruppe

Gefährdet sind alle Reisenden in und Bewohner von Gebieten mit endemischer Malaria tropica, vor allem bei ungenügender Prophylaxe.
Laborinfektionen beim Umgang mit infiziertem Blut sind vorgekommen. Bei Arbeiten mit infizierten Anophelen ist das Risiko wesentlich höher zu bewerten. Seltene Infektionsquellen sind Bluttransfusionen (Transfusionsmalaria) und der gemeinsame Gebrauch von Spritzen und Injektionskanülen bei Drogenabhängigen.

3 Pathogenität

Die Infektion des Menschen mit *Plasmodium falciparum* ist prinzipiell als unmittelbar lebensbedrohlich einzuschätzen.
Wegen der Adhärenz der Malariaparasiten an das Gefäßendothel kommt es zu Durchblutungsstörungen vor allem im Gehirn. Eine möglichst frühzeitige Diagnose und eine sachgerechte Behandlung sind unbedingt erforderlich.

4 Impfung

Ein Impfstoff steht nicht zur Verfügung.

5 Asservierung

Eine Asservierung von Serum, zellulären Blutbestandteilen oder anderen Körpermaterialien ist nicht erforderlich.

6 Nachgehende Untersuchungen
Nachgehende Untersuchungen sind nicht erforderlich.

7 Weitere Hinweise zu Vorsorgeuntersuchungen
Eine Infektion mit *Plasmodium falciparum* ist unverzüglich als BK zu melden.

4.2.4 Plasmodium malariae

1 Organismus
Plasmodium malariae ist der Erreger der *Malaria quartana*. Er ist in tropischen und subtropischen Ländern („Reiseländer") verbreitet. Der Mensch wird durch Stich parasitentragender Anophelesmücken infiziert.

2 Risikogruppe
Gefährdet sind alle Reisenden in und Bewohner von Gebieten mit endemischer Malaria quartana, vor allem bei ungenügender Prophylaxe.
Laborinfektionen beim Umgang mit infiziertem Blut sind vorgekommen. Bei Arbeiten mit infizierten Anophelesmücken ist das Risiko wesentlich höher zu bewerten. Seltene Infektionsquellen sind Bluttransfusionen (Transfusionsmalaria) und der gemeinsame Gebrauch von Spritzen und Injektionskanülen bei Drogenabhängigen.

3 Pathogenität
Die Infektion des Menschen mit *Plasmodium malariae* ist nicht als lebensbedrohlich einzuschätzen.

Die Entwicklung von bleibenden Nierenschäden ist bei Bewohnern von endemischen Gebieten beobachtet worden. Eine möglichst frühzeitige Diagnose und eine sachgerechte Behandlung sind jedoch erforderlich.

4 Impfung
Ein Impfstoff steht nicht zur Verfügung.

5 Asservierung
Eine Asservierung von Serum, zellulären Blutbestandteilen oder anderen Körpermaterialien ist nicht erforderlich.

6 Nachgehende Untersuchungen
Nachgehende Untersuchungen sind nicht erforderlich.

7 Weitere Hinweise zu Vorsorgeuntersuchungen
Eine Infektion mit *Plasmodium malariae* ist unverzüglich als BK zu melden.

4.2.5 Plasmodium ovale; Plasmodium vivax

1 Organismus
Plasmodium ovale und *Plasmodium vivax* sind die Erreger der *Malaria tertiana*. Sie sind in tropischen und subtropischen Ländern („Reiseländer") verbreitet. Der Mensch wird durch Stich parasitentragender Anophelesmücken infiziert.

2 Risikogruppe
Gefährdet sind alle Reisenden in und Bewohner von Gebieten mit endemischer Malaria tertiana, vor allem bei ungenügender Prophylaxe.
Laborinfektionen beim Umgang mit infiziertem Blut sind vorgekommen.
Bei Arbeiten mit infizierten Anophelesmücken ist das Risiko wesentlich höher zu bewerten. Seltene Infektionsquellen sind Bluttransfusionen (Transfusionsmalaria) und der gemeinsame Gebrauch von Spritzen und Injektionskanülen bei Drogenabhängigen.

3 Pathogenität
Die Infektion des Menschen mit *Plasmodium ovale* und *Plasmodium vivax* ist nicht als lebensbedrohlich einzuschätzen.
Die Pathogenität beruht im wesentlichen auf der Entwicklung einer Anämie und der Schwächung des Organismus durch lang andauernde Fieberanfälle.
Eine möglichst frühzeitige Diagnose und eine sachgerechte Behandlung sind jedoch erforderlich.

4 Impfung
Ein Impfstoff steht nicht zur Verfügung.

5 Asservierung
Eine Asservierung von Serum, zellulären Blutbestandteilen oder anderen Körpermaterialien ist nicht erforderlich.

6 Nachgehende Untersuchungen

Nachgehende Untersuchungen sind nicht erforderlich.

7 Weitere Hinweise zu Vorsorgeuntersuchungen

Eine Infektion mit *Plasmodium ovale* bzw. *P. vivax* ist unverzüglich als BK zu melden.

4.2.6 Toxoplasma gondii

1 Organismus

Toxoplasma gondii ist ein parasitisches Protozoon, das weltweit verbreitet ist. Die Prävalenz der Infektion in *der* Bevölkerung ist altersabhängig und geographisch unterschiedlich. In Deutschland zeigen positive Antikörpernachweise bei etwa 40 % der 50-jährigen eine hohe Durchseuchung an.

2 Risikogruppe

Die Infektion des Menschen kommt hierzulande überwiegend durch die perorale Aufnahme von Zysten zustande, die im Fleisch von Schlachttieren enthalten sind. Eine geringere Rolle als *Infektionsquelle* dürften Oozysten aus Katzenkot spielen, die über Salate und Rohkost aufgenommen werden können. Infizierte Tiere aber auch Menschen sind, abgesehen von der Katze, keine direkte Infektionsquelle. *Laborinfektionen* bei dem Umgang mit Parasitensuspensionen sind bekannt geworden. Eintrittspforte waren dann Nadelstichverletzungen oder die Bindehaut des Auges.

3 Pathogenität

Für den Menschen ist *T. gondii* wahrscheinlich nur pathogen, wenn eine Immunschwäche vorliegt. Beim Immunkompetenten verläuft die Infektion unbemerkt oder nur mit geringen Symptomen. Treten Primärinfektion und Schwangerschaft gleichzeitig auf, so ist eine Übertragung auf die Frucht mit intrauterinen oder kindlichen Spätschäden möglich. Die Infektion hinterlässt eine tragfähige Immunität,

die nur durch eine schwere Immundefizienz abgeschwächt oder ausgelöscht wird. Die Toxoplasmen persistieren in Zystenform.

4 Impfung

Ein Impfstoff steht nicht zur Verfügung.

5 Asservierung

Eine Asservierung von Serum, zellulären Blutbestandteilen oder anderen Körpermaterialien ist nicht erforderlich.

6 Nachgehende Untersuchungen

Nachgehende Untersuchungen sind nicht erforderlich.

7 Weitere Hinweise zu Vorsorgeuntersuchungen

Bevor Frauen mit Material arbeiten, das *T. gondii* in infektiöser Form enthält, sollten sie wegen der besonderen Gefährdung der möglichen Frucht auf das Vorhandensein von Antikörpern gegen *T. gondii* untersucht werden. Die Untersuchung ist bei seronegativen Frauen bei Abschluss der Tätigkeit mit dem infektiösen Material zu wiederholen.
Beim Umgang mit *T. gondii* bestehen für die unter 2 aufgeführten Beschäftigten mit Immunschwäche und seronegative Schwangere gesundheitliche Bedenken.
Seronegative Frauen sind auf die Risiken einer intrauterinen Infektion in der Schwangerschaft hinzuweisen.

4.2.7 Trypanosoma brucei gambiense

1 Organismus

Trypanosoma brucei gehört zu den *Flagellaten* und ist der Erreger der *westafrikanischen Schlafkrankheit*. Diese ist auf West- und Zentralafrika beschränkt. Der Mensch wird durch den Stich der parasitentragenden Tsetsefliegen infiziert.

2 Risikogruppe

Gefährdet sind alle Reisenden in und Bewohner von Gebieten mit endemischer Schlafkrankheit. Infek-

tionen bei Reisenden sind allerdings außerordentlich selten. Laborinfektionen beim Umgang mit infiziertem Blut sind vorgekommen. Bei Arbeiten mit infizierten Tsetsefliegen ist das Risiko wesentlich höher zu bewerten.

3 Pathogenität

Eine unbehandelte Schlafkrankheit des westafrikanischen Typs führt nach einem längeren Verlauf (mehr als 1 Jahr) stets zum Tod. Die Pathogenese der Krankheit ist sehr komplex und nur zum Teil bekannt. Eine möglichst frühzeitige Diagnose ist erforderlich. Die Behandlung ist schwierig und daher erfahrenen Ärzten zu überlassen.

4 Impfung
Ein Impfstoff steht nicht zur Verfügung.

5 Asservierung
Eine Asservierung von Serum, zellulären Bestandteilen oder anderen Körpermaterialien ist nicht erforderlich.

4.2.8 Trypanosoma brucei rhodesiense

1 Organismus
Trypanosoma rhodesiense gehört zu den *Flagellaten* und ist der Erreger der *ostafrikanischen Schlafkrankheit*. Der Mensch wird durch den Stich der parasitentragenden Tsetsefliegen infiziert.

2 Risikogruppe
Gefährdet sind alle Reisenden in und Bewohner von Gebieten mit endemischer Schlafkrankheit. Infektionen bei Reisenden sind allerdings außerordentlich selten.
Laborinfektionen beim Umgang mit infiziertem Blut sind vorgekommen. Bei Arbeiten mit infizierten Tsetsefliegen ist das Risiko wesentlich höher zu bewerten.

3 Pathogenität
Eine unbehandelte Schlafkrankheit des ostafrikanischen Typs führt stets zum Tod. Dieser kann bereits wenige Wochen nach der Infektion eintreten.

4.2.9 Trypanosoma cruzi
(vgl. auch 3.38)

1 Organismus
Trypanosoma cruzi gehört zu den *Flagellaten* und ist der Erreger der *Chagas-Krankheit*. Er ist in Südamerika weit verbreitet. Der Mensch wird durch den Stich der parasitentragenden Raubwanzen (*Triatoma spec., Rhodnius prolixus* u. a.) infiziert.

2 Risikogruppe
Gefährdet sind Bewohner von Gebieten mit endemischer Chagas-Krankheit und Reisende, vor allem

6 Nachgehende Untersuchungen
Nachgehende Untersuchungen sind nicht erforderlich.

7 Weitere Hinweise zu Vorsorgeuntersuchungen
Keine.

Die Pathogenese der Krankheit ist sehr komplex und nur zum Teil bekannt. Eine möglichst frühzeitige Diagnose ist erforderlich. Die Behandlung ist schwierig und daher erfahrenen Ärzten zu überlassen.

4 Impfung
Ein Impfstoff steht nicht zur Verfügung.

5 Asservierung
Eine Asservierung von Serum, zellulären Bestandteilen oder anderen Körpermaterialien ist nicht erforderlich.

6 Nachgehende Untersuchungen
Nachgehende Untersuchungen sind nicht erforderlich.

7 Weitere Hinweise zu Vorsorgeuntersuchungen
Keine.

sog. Abenteuerreisende. Laborinfektionen sind mehrfach vorgekommen. Als risikoreich ist der Umgang mit infizierten Raubwanzen einzuschätzen.

3 Pathogenität
Als intrazellulärer Parasit führt *Trypanosoma cruzi* vor allem zur Zerstörung von Herzmuskelzellen, Muskelzellen und Nervenzellen. Spätschäden (Herzinsuffizienz, sog. Megaorgane) können nach jahrzehntelanger Latenz auftreten, auch wenn die

Infektion zunächst keine Krankheitssymptome verursacht hat.

4 Impfung
Ein Impfstoff steht nicht zur Verfügung.

5 Asservierung
Eine Asservierung von Serum, zellulären Bestandteilen oder anderen Körpermaterialien ist nicht erforderlich.

6 Nachgehende Untersuchungen
Eine einmalige Untersuchung (Bestimmung der *T.-cruzi*-Antikörper) ist 3 Monate nach Beendigung der Tätigkeit angezeigt. Im Falle einer dann festgestellten *T.-cruzi*-Positivität ist eine BK-Anzeige zu erstatten. Weitere nachgehende Untersuchungen sind nicht erforderlich.

7 Weitere Hinweise zu Vorsorgeuntersuchungen
Da die Infektion unbemerkt stattfinden kann, ist bei Umgang mit infektiösem Material (parasitenhaltiger Wanzenkot, parasitenhaltigem Blut oder Organen) eine serologische Untersuchung in etwa vierteljährlichem Abstand zu erwägen.

4.3 Pilze

4.3.1 Aspergillus fumigatus

1 Organismus

Aspergillus fumigatus gehört zur Klasse der Euascomycetes. Er ist in Europa nicht nur innerhalb der Gattung *Aspergillus*, sondern auch unter den Schimmelpilzen allgemein die humanmedizinisch wichtigste Art. Aufgrund seiner Thermotoleranz und seines ubiquitären Vorkommens gilt *A. fumigatus* als der klassische Rottepilz.

2 Risikogruppe

Erkrankungen des Menschen entstehen in erster Linie nach Inhalation der 2,5 bis 3 μm großen Konidien. Bei der primären Wirtsabwehr sind die Funktion der Alveolarmakrophagen und die Menge der inhalierten Konidien wesentlich. *A. fumigatus* wird beim Menschen am häufigsten als Besiedler präformierter Höhlen (Aspergillom und der sog. Gehörgangsmykose) und bei unterschiedlichen allergischen Erkrankungen (exogen-allergische Alveolitis, Bronchialasthma, allergisch *bronchopulmonale* Aspergillose, allergische Sinusitis) isoliert. *A. fumigatus* wird als Erreger oberflächlicher Mykosen, z.B. einer Keratitis auch bei Immunkompetenz nachgewiesen.

Tiefe Organmykosen, insbesondere der Lunge treten ohne traumatische Vorschädigung mit wenigen Ausnahmen nur bei schwerer Immundefizienz auf. Insbesondere bei Dissemination verlaufen Aspergillosen unbehandelt letal. Gefährdet für invasive Aspergillosen sind insbesondere Personen unter hoch dosierter Corticosteroidtherapie oder einer schweren Neutropenie bzw. mit einem schweren Defekt der Granulozyten.

3 Pathogenität

A. fumigatus ist fakultativ pathogen für Mensch und Tier. *A. fumigatus* verfügt über zahlreiche *antigene* Determinanten, die bei allergischen und invasiven Erkrankungen eine Antikörperproduktion induzieren können. Als Pathogenitätsfaktoren werden u.a. mehrere extrazelluläre Proteasen diskutiert.

4 Impfung

Ein Impfstoff steht nicht zur Verfügung.

5 Asservierung

Eine Asservierung von Serum, zellulären Blutbestandteilen oder anderen Körpermaterialien ist nicht erforderlich. Bei der Diagnostik einer allergischen Erkrankung bzw. einer Infektion durch *A. fumigatus* stellt der Antikörpernachweis – bei massiven Mykosen auch der Antigen-(Galaktomannan-)Nachweis – ein wichtiges diagnostisches Kriterium dar. Aufgrund des ubiquitären Vorkommens von *A. fumigatus* erlaubt der Antikörpernachweis gegen *Aspergillus*-Arten jedoch keinen eindeutigen Rückschluss auf eine berufliche Exposition. Der Verdacht auf eine am Arbeitsplatz erworbene Erkrankung durch *A. fumigatus* wird daher durch die zusammenfassende Bewertung klinischer, kultureller und serologischer Befunde (bei allergischen Erkrankungen z.B. durch eine klinische Besserung bei Allergenkarenz) erhärtet.

6 Nachgehende Untersuchungen

A. fumigatus kann in Ausnahmen über einen unterschiedlichen langen Zeitraum als Besiedler im Respirationstrakt des Menschen persistieren. Bei allergischen Atemwegserkrankungen oder einer invasiven Erkrankung treten Krankheitssymptome jedoch in der Regel in zeitlichem Zusammenhang zur Exposition auf. Nachgehende Untersuchungen sind daher nicht erforderlich.

7 Weitere Hinweise zu Vorsorgeuntersuchungen

Bei Immunkompetenz wird *A. fumigatus* in geringer Keimzahl häufig als „Anflugkeim" ohne *pathogene* Bedeutung aus Untersuchungsproben des Respirationstraktes isoliert.

Beim Umgang mit *A. fumigatus* können für Beschäftigte mit klinisch relevanter Typ-I-*Sensibilisierung* gegen Schimmelpilze, mit anamnestisch bekannter exogen-allergischer Alveolitis oder chronischen Erkrankungen der Atemwege gesundheitliche Bedenken bestehen.

Darüber hinaus bestehen gesundheitliche Bedenken insbesondere unter ständiger Gabe von Immunsuppressiva für deutlich und dauerhaft abwehrgeschwächte Beschäftigte.

4.3.2 Candida albicans

1 Organismus

C. albicans ist eine diploide Hefe der Klasse der asporogenen *Endomycetales*.

2 Risikogruppe

C. albicans stellt den häufigsten opportunistischen Erreger von Hefemykosen des Menschen dar. Auf der Haut und Schleimhaut der meisten Menschen in geringer Keimzahl nachgewiesen, kann C. albicans zur transienten Flora des Menschen gezählt werden. Für die Entstehung einer Mykose durch C. albicans sind ein oder mehrere prädisponierende Faktoren erforderlich, z.B. Schädigung der zellulären Immunabwehr, physiologische Veränderungen, Schädigung der kommensalen Flora oder lang andauernde Antibiotikaeinnahme. Bei Einhaltung allgemeiner Hygienevorschriften beim Umgang mit infektiösem Material ist die Entstehung einer *Candida*-Mykose durch Exposition am Arbeitsplatz wenig wahrscheinlich.

3 Pathogenität

Candida albicans ist als opportunistischer Erreger bei Mensch und Tier (Vogel, Haus-, Wild- und Meerestiere) nachgewiesen. Die Pathogenität von C. albicans für Maus, Kaninchen und Mensch ist vergleichbar. C. albicans wurde beim Menschen als Erreger kutaner und mukokutaner Infektionen, Mykosen einzelner innerer Organe und disseminierter Infektionen nachgewiesen. Als am besten erforschte Pathogenitätsfaktoren sind z.B. die Fähigkeit von C. albicans zur Adhärenz an Epithelzellen des Wirts, die Bildung saurer Proteasen und Phospholipasen und der Dimorphismus zu nennen. Im Gegensatz zum Infektionsmodus von Schimmelpilzmykosen per inhalationem erfolgt die Infektion mit C. albicans am häufigsten endogen bzw. durch Schmierinfektion.

4 Impfung

Ein zugelassener, wirksamer Impfstoff gegen C. albicans steht nicht zur Verfügung.

5 Asservierung

Ein Asservieren von Serum, zellulären Blutbestandteilen oder anderen Körpermaterialien ist nicht erforderlich. Aufgrund der hohen Kolonisierungsrate des Menschen durch C. albicans und der Fähigkeit der Hefe, z.B. durch Translokation bzw. Persorption die Dünndarmepithelbarriere zu überwinden und in den großen Kreislauf zu gelangen, hat nahezu jeder gesunde Mensch irgendwann mit einer humoralen Immunantwort reagiert. Auch bei klinisch gesunden Erwachsenen können Antikörper gegen C. albicans-Antigen nachgewiesen werden. Ein Anstieg eines Antikörper-Titers gegen C. albicans bei einer serologischen Verlaufsuntersuchung deutet auf eine bestehende bzw. kürzlich abgelaufene Infektion hin. Weder durch den direkten Erregernachweis noch einen Antikörpernachweis kann ein ätiologischer Zusammenhang mit einer Exposition am Arbeitsplatz hergestellt werden.

6 Nachgehende Untersuchungen

Nachgehende Untersuchungen entfallen aus den unter Asservierung genannten Gründen.

7 Weitere Hinweise zu Vorsorgeuntersuchungen

Sollte in speziellen Fällen, z.B. nach einem Trauma, der begründete Verdacht einer am Arbeitsplatz *erworbenen Candida*-Mykose bestehen, so sollte eine Typisierung des Laborstammes und des Patientenisolates, z.B. mit molekularbiologischen Methoden, vorgenommen werden.

4.3.3 Candida tropicalis

1 Organismus

Candida tropicalis ist eine diploide Hefe der Gattung *Candida*. Die Art C. tropicalis umfasst sowohl Saccharose fermentierende als auch Saccharose nichtfermentierende Stämme (früher eigene Species C. paratropicalis).

2 Risikogruppe

C. tropicalis ist für Mensch und Tier fakultativ pathogen und die zweithäufigste Art, die als Erreger von *Candida-Mykosen* des Menschen nachgewiesen wird. Die klinische Manifestation einer C. tropicalis-Infektion reicht von lokalen Infektionen, z.B. Onychomykosen, über Pneumonien bis zu disseminierten Infektionen, darunter auch Endophthalmitiden. Bei Patienten mit malignen Grunderkrankungen beträgt der Anteil von C. tropicalis bei einer *Candida*-Sepsis etwa 25 %. Die prädisponierenden Faktoren für eine Sepsis durch C. tropicalis entsprechen weitgehend den bei C. albicans beschriebenen.

Patienten mit Neutropenie, Breitspektrum-Antibiotika-Therapie und einer Schädigung der gastrointestinalen Mukosa sind besonders gefährdet. Nosokomiale Häufungen von *C. tropicalis*-Fungämien bei Neugeborenen und Mykosen bei Patienten nach koronarer Bypass-Operation ohne Neutropenie sind beschrieben. Ein Nachweis von *C. tropicalis* aus menschlichem Untersuchungsmaterial ist bemerkenswerter als ein entsprechender *Candida albicans*-Nachweis.

3 Pathogenität

Als Pathogenitätsfaktoren von *C. tropicalis* werden die Sekretion extrazellulärer Aspartat-*Proteinasen*, Phospholipasen, Adhärenz u.a. diskutiert.

Die Bedeutung der *C. tropicalis*-Proteinase als Virulenzfaktor ist noch nicht eindeutig geklärt, da die proteolytische Aktivität dieser Hefe bei physiologischem pH-Wert niedrig ist. Bei Patienten mit hämatologischen Grunderkrankungen oder nach Knochenmarkstransplantation wird beobachtet, dass trotz weitaus höherer Kolonisierungsraten durch *C. albicans* vergleichsweise häufiger disseminierte Candidosen durch *C. tropicalis* als durch *C. albicans* auftreten. Dies deutet darauf hin, dass *C. tropicalis*-Stämme für den Menschen pathogener sind als *C. albicans*.

Anders als für *C. albicans* ist der Mensch nicht primärer Standort für *C. tropicalis*. *C. tropicalis* wird aus an organischen Substanzen reichen Substraten im Erdboden und wässrigen Milieu, jedoch nur in ca. 2–6 % der isolierten *Candida*-Stämme aus menschlichem Untersuchungsmaterial gesunder Personen nachgewiesen.

4 Impfung

Ein zugelassener, wirksamer Impfstoff gegen *C. tropicalis* steht nicht zur Verfügung.

5 Asservierung

Zwischen *C. tropicalis* und *C. albicans* bestehen Antigen-Gemeinschaften der Zellwand-Mannane. Zum Antikörpernachweis beim Verdacht einer Mykose durch *C. tropicalis* werden daher routinemäßig *Candida albicans*-Antigene eingesetzt. Ein Asservieren von Serum, zellulären Blutbestandteilen oder anderen Körpermaterialien ist daher aus den bei *C. albicans* genannten Gründen nicht erforderlich.

6 Nachgehende Untersuchungen

Nachgehende Untersuchungen entfallen aus den unter Asservierung genannten Gründen.

7 Weitere Hinweise zu Vorsorgeuntersuchungen

Sollte in speziellen Fällen, z.B. nach einem Trauma, der begründete Verdacht einer am Arbeitsplatz erworbenen *Candida-Mykose* bestehen, so sollte eine Typisierung des Laborstammes und des Patientenisolates, z.B. mit molekularbiologischen Methoden, vorgenommen werden.

4.3.4 Fusarium oxysporum, F. solani, F. verticilloides

1 Organismus

Fusarium oxysporum, F. solani, F. verticilloides (syn. F. moniliforme) gehören zur Klasse der *Euascomycetes*. Sie kommen in Europa ubiquitär vor und sind wie zahlreiche andere *Fusarium*-Arten phytopathogen.

2 Risikogruppe

Vorrangig gefährdet für *Fusariosen* innerer Organe sind Personen mit hämatologischem Grundleiden und einer schweren Neutropenie (z.B. unter Zytostatikatherapie, Knochenmarkstransplantation). Anders als bei Aspergillosen u. a. gibt es keine sicheren Hinweise, dass eine hoch dosierte Corticosteroidtherapie die Entstehung einer Fusarium-Infektion begünstigt. Bei Dissemination verlaufen Fusariosen unbehandelt i. d. R. letal. Auch bei Immunkompetenz werden *Fusarium oxysporum, F. solani* und *F. verticilloides* als Infektionserreger isoliert. So sind diese *Fusarium*-Arten die häufigsten Erreger einer mykotischen Keratitis, werden bei Myzetomen, mykotischen Sinusitiden und kutanen Infektionen isoliert. Eine Infektion kann nach Inhalation oder direkter (z.B. posttraumatischer) Inokulation der Conidien erfolgen.

3 Pathogenität

Fusarium oxysporum, F. solani und *F. verticilloides* sind fakultativ pathogen für Mensch und Tier. Ihr Wachstumsmaximum liegt bei 37 °C. Sie verfügen über antigene Determinanten, die bei allergischen und invasiven Erkrankungen eine Antikörperproduktion induzieren können. Pathogenitätsfaktoren bei *Fusarium* (ausgenommen die Mykotoxinproduktion) sind bislang nicht ausreichend untersucht. Lediglich die niedrige Inzidenz von disseminierten *Fusarium*-Infektionen im Vergleich zu Aspergillosen in Kollektiven neutropenischer Patienten bei vergleichbar ubiquitärem Vorkommen ermöglicht gewisse Rückschlüsse auf eine geringere Pathogenität von *Fusarium oxysporum, F. solani* und *F. verticilloides* als von *Aspergillus fumigatus*.

Neben den Infektionen kommen auch Intoxikationen vor, die sich sowohl als Schäden des Integuments (Augenentzündungen, Hautschäden), als auch als Allgemeinbeschwerden (Kopfschmerzen, Übelkeit, Erbrechen, Durchfall) äußern können. Eine Mykotoxinbelastung des Menschen wird am ehesten durch den Verzehr kontaminierter Lebensmittel hervorgerufen. Stämme aller drei angeführten Fusariumarten sind potentielle Produzenten von Trichothecenen als sekundäre Stoffwechselprodukte. Diesen gehören in erster Linie Moniliformin, Fusarinsäure, Naphthochinone und bei *F. verticilloides* Fusarin C u. a. an. Moniliformin ist im Tierversuch z. B. als Auslöser intestinaler Hämorrhagien bekannt, Fusarin C ist als mutagenes Agens beschrieben.

4 Impfung

Ein Impfstoff steht nicht zur Verfügung.

5 Asservierung

Eine Asservierung von Serum, zellulären Blutbestandteilen oder anderen Körpermaterialien ist nicht erforderlich. Bei der Diagnostik einer allergischen Erkrankung durch *Fusarium sp.* stellen der Antikörpernachweis bzw. der indirekte Hinweis durch eine klinische Besserung bei Allergenkarenz wichtige diagnostische Kriterien dar. Im Falle einer Infektion durch *Fusarium sp.* kann der Antikörpernachweis eine diagnostische Aussage erlauben.

6 Nachgehende Untersuchungen

Fusarium sp. können zwar in Ausnahmen über einen unterschiedlich langen Zeitraum die Nasennebenhöhlen des Menschen besiedeln, im Falle allergischer Atemwegserkrankungen oder einer invasiven Erkrankung (Ausnahme langsam wachsende Eumyzetome) treten Krankheitssymptome i. d. R. in zeitlichem Zusammenhang mit der Exposition auf. Nachgehende Untersuchungen sind daher nicht erforderlich.

7 Weitere Hinweise zu Vorsorgeuntersuchungen

Für Beschäftigte mit bekannter Schimmelpilzallergie, chronischen Erkrankungen der Atemwege oder unter ständiger Gabe von Immunsuppressiva kann der Umgang mit *Fusarium oxysporum, F. solani* und *F. verticilloides* eine Gefährdung der Gesundheit bedeuten.

4.4 Viren

4.4.1 Adenovirus (Had, VI-47)

1 Organismus

Adenoviren sind unbehüllte, dsDNA enthaltende Viren von etwa 80–120 nm Durchmesser und einem Genom von ungefähr 2×10^7 Molekulargewicht. Die hexagonale Struktur der Viren zeichnet sich durch antennenähnliche Fortsätze auf den Pentonstrukturen aus (Pentonfibern). Die Gattung *Mastadenovirus* enthält etwa 10 Gruppen von Viren, die verschiedene Säuger infizieren. Bei den Adenoviren des Menschen können 47 Serotypen unterschieden werden. Davon können etwa die Hälfte Krankheitserscheinungen auslösen. Adenoviren sind sehr wirtsspezifisch. Adenoviren sind beliebte Modellviren in der Virologie und Molekularbiologie und werden z. B. als experimentelle Vektoren zur Gentherapie eingesetzt.

2 Risikogruppe

Adenoviren sind ubiquitär verbreitet und verursachen 5 bis 8 % der Infektionen des Respirationstraktes. Ein wesentlicher Teil der meist latent-persistierenden Infektionen verläuft subklinisch.

Durch konsequente hygienische Maßnahmen mit Unterbrechung der Übertragungswege lassen sich nosokomiale Ausbrüche von Adenoviren eindämmen.

3 Pathogenität

Etwa die Hälfte der 47 bekannten Serotypen des humanen Adenovirus können definierten Krankheitsbildern zugeordnet werden. Es werden insbesondere Kinder und Jugendliche infiziert. Die Krankheitsbilder reichen von akuten Infektionen des oberen Respirationstraktes, der Augen (Hornhaut, Konjunktivalschleimhaut) über Pneumonien bis hin zu (seltenen) hämorrhagischen Zystitiden, Diarrhöen und Meningoenzephalitiden. Todesfälle sind selten. Nach Abheilung der Läsionen bleiben keine Schäden, allerdings können Adenoviren über längere Zeit (Jahre) ohne klinische Folgen im Wirtsorganismus persistieren. Die Übertragung erfolgt per Kontakt oder aerogen. Durch experimentelle Infektion heterologer Wirtsorganismen (Hamster, Maus, Ratte u. ä.) können Tumoren erzeugt werden. Für den Menschen haben Adenoviren kein onkogenes Potential. Bei immunsupprimierten Personen können Adenovirusinfektionen einen schweren Verlauf, u. U. mit Todesfolge nehmen.

4 Impfung

Impfstoffe wurden zwar in früheren Jahren entwickelt. Ein zugelassener Impfstoff ist aber nicht verfügbar. Daher werden Impfungen von Beschäftigten nicht empfohlen.

5 Asservierung

Eine Asservierung von Serum, zellulären Blutbestandteilen oder anderen Körpermaterialien ist nicht erforderlich.

6 Nachgehende Untersuchungen

Nachgehende Untersuchungen sind nicht erforderlich.

7 Weitere Hinweise zu Vorsorgeuntersuchungen

Für immunsupprimierte Beschäftigte bestehen gesundheitliche Bedenken beim Umgang mit Adenoviren.

4.4.2 Affen Foamy-Virus

1 Organismus

Das *Affen Foamy-Virus* gehört zur Familie der *Retroviridae*, Subfamilie *Spumaviridae*. Dieses Virus kommt in 70% aller in Gefangenschaft gehaltenen Affenpopulationen vor.

2 Risikogruppe

Trotz intensiver Suche sind beim Menschen keine auf *Affen Foamy-Virus* zurückzuführenden Erkrankungen vorgekommen.

3 Pathogenität

Das Virus kann exponierte Menschen (z. B. Tierpfleger) infizieren und führt durch Integration ins Genom menschlicher Zellen zu einer lebenslang persistierenden Infektion. In den Zellen liegt das

Foamy-Genom methyliert vor. Nach einer Primär-infektion werden Antikörper gebildet. Onkogene Eigenschaften wurden bei den wenigen Infektionen des Menschen bislang nicht beobachtet.

4 Impfung
Ein Impfstoff gegen *Affen Foamy-Virus* steht nicht zur Verfügung.

5 Asservierung
Eine Asservierung von Serum, zellulären Bestand-teilen oder anderen Körpermaterialien ist nicht er-forderlich.

6 Nachgehende Untersuchungen
Nachgehende Untersuchungen sind nicht erfor-derlich.

7 Weitere Hinweise zu Vorsorgeuntersuchungen
Keine.

4.4.3 Animale Retroviren – als GVO

1 Organismus
Von den murinen *Retroviren* werden vor allem die amphotropen, welche menschliche Zellen infizieren können, für gentechnische bzw. gentherapeutische Arbeiten genutzt.
Die genomische RNA besteht aus zwei Strängen, die durch das mitgeführte Enzym *Reverse Transkriptase* in DNA umgeschrieben werden können. Das Genom enthält wie bei allen *Retroviren* LTR-, Env-, Pol- und Gag-Genregionen.

2 Risikogruppe
Erkrankungen bei Menschen sind nicht bekannt. Die Viren werden ohne genetische Veränderungen in Gruppe 1 eingestuft. Durch veränderten Tropis-mus (Verpackung) können aber GVO entstehen, die nach Risikogruppe 2 einzuordnen sind.

3 Pathogenität
Große Teile des Genoms verschiedener *Retroviren* (z. B. *Moloney Leukämievirus*) können in mensch-liche Gewebekultur-Zellen eingeschleust werden und dort kontinuierlich retrovirale Strukturproteine produzieren. Solche veränderten Verpackungszell-Linien synthetisieren retrovirale oder auch andere virale Strukturproteine. Nach Transfektion mit ei-nem LTR-haltigen Plasmid, in das ein für eine Gen-therapie erforderliches Gen einkloniert wurde, wird dieses fremde Gen ins Genom von Gewebekultur-zellen integriert und eine genomische RNA herge-stellt. Diese wird mittels der viralen Strukturpro-teine verpackt.
Durch Auswahl der Hüllgene können Viruspartikel mit unterschiedlichem Tropismus für verschiedene Zellen hergestellt werden. Es entstehen im Allge-meinen Viren, die in menschliche Zellen eindringen können, aber nicht vermehrungsfähig sind. Nach Infektion mit solchen Partikeln kann aber wegen der vorhandenen *Reverse Transkriptase* ein fremdes Gen in die Ziel-Zell-DNA integriert und dort auch exprimiert werden. Es liegt hier der Fall vor, dass gentechnisch veränderte Retroviren einen anderen Zelltropismus für den Menschen haben können als Wildstämme.
Das Genom kann über Zellteilung im Menschen weitergegeben werden, auch wenn keine Virusrepli-kation stattfindet. Jede Integration von Fremdgenen ins menschliche Genom ist mit einem gewissen Ri-siko der Zellentartung behaftet. Bei experimentellen Arbeiten mit solchen retroviralen Konstrukten be-steht daher eine größere Gefahr, sich Fremdgene einzuverleiben, als bei der Arbeit mit den originä-ren tierpathogenen Retroviren.

4 Impfung
Ein Impfstoff gegen GVO animaler *Retroviren* steht nicht zur Verfügung.

5 Asservierung
Eine Asservierung von Serum, zellulären Bestand-teilen oder anderen Körpermaterialien ist nicht er-forderlich.

6 Nachgehende Untersuchungen
Nachgehende Untersuchungen sind nicht erfor-derlich.

7 Weitere Hinweise zu Vorsorgeuntersuchungen
Mittels PCR kann die Aufnahme von Virus in den Zielzellen der Beschäftigten überprüft werden.

4.4.4 Epstein-Barr-Virus (EBV)

1 Organismus

EBV ist ein humanes Herpesvirus 4 (HHV-4) der Familie Herpesviridae, Subfamilie Gammaherpesvirinae, Genus Lymphocryptovirus mit doppelsträngigem DNA-Genom (172 kB), umgeben von einem Ikosaederkapsid und einer lipidhaltigen Hülle. Aufgrund genetischer Analyse können 2 Typen unterschieden werden. *EBV* ist ein ubiquitäres Virus, das nur beim Menschen vorkommt und dort nach Primärinfektion latent in Lymphozyten lebenslang persistiert.

2 Risikogruppe

Das EBV ist endemisch. Etwa 90 % der Bevölkerung haben in ihrem Leben Kontakt mit dem Virus. Die Ausscheidung erfolgt vorwiegend über den Speichel.

3 Pathogenität

Primäre Zielzellen für das Virus sind Epithelzellen des Nasen-Rachen-Raums und B-Lymphozyten. In den letzteren etabliert das Virus eine latente Infektion. EBV kann infektiöse Mononukleose *(Pfeiffersches Drüsenfieber)* verursachen. Die Krankheit tritt meist bei Jugendlichen, gelegentlich bei Kindern auf. Die Inkubationszeit beträgt zwischen 30–50 Tagen. Eine akute infektiöse Mononukleose heilt in den meisten Fällen vollständig aus. In seltenen Fällen kann es bei Jugendlichen zu Todesfällen kommen. Mit zunehmendem Alter, besonders zwischen 15 und 25 Jahren, erhöht sich die Anzahl der seropositiven Personen.

Aus den Lymphozyten der meisten Seropositiven kann das Virus isoliert werden. Aus immunsupprimierten Patienten mit B-Zelltumoren wird häufig *EBV* isoliert. In einigen Regionen der Welt ist es mit Tumorerkrankungen wie *Burkitt-Lymphom* (Zentralafrika) und Nasopharyngealkarzinom (China) assoziiert.

4 Impfung

Ein zugelassener, wirksamer Impfstoff gegen EBV steht nicht zur Verfügung.

5 Asservierung

Eine Asservierung von Serum, zellulären Blutbestandteilen oder anderen Körpermaterialien ist nicht erforderlich.

6 Nachgehende Untersuchungen

EBV verursacht in sehr seltenen Fällen chronische Krankheitsbilder. Ebenso wenig ist mit lange Zeit nach beruflicher Exposition auftretenden Erkrankungen zu rechnen.
Bei Seronegativen ist bei Abschluss der Tätigkeit ein Antikörperstatus zu erheben. In Fällen einer während der Tätigkeit erworbenen Anti-EBV-Positivität ist eine BK-Anzeige zu erstatten. Deshalb sind nachgehende Untersuchungen nicht erforderlich.

7 Weitere Hinweise zu Vorsorgeuntersuchungen

Beim Umgang mit *EBV* bestehen für Immunsupprimierte, seronegative Beschäftigte gesundheitliche Bedenken.

4.4.5 Hepatitis B-Virus (HBV)
(vgl. auch 3.17)

1 Organismus

HBV gehört zur Familie der *Hepadnaviridae*. Es sind sphärische Partikeln mit einem Durchmesser von 42–47 nm mit einem elektronendichten inneren Core von 22–25 nm Durchmesser. Das Core ist von einer lipidhaltigen Hülle umgeben, die das Oberflächenantigen (S-surface, HBsAg) enthält, gegen das die neutralisierenden Antikörper gerichtet sind. Weitere diagnostisch wichtige Antikörper sind gerichtet gegen das virale Core-(HBcAg)- und das e-(HBeAg)Antigen. Das kleine virale Genom besteht aus einer zirkulären DNA, die teils ein- und teils doppelsträngig vorliegt. *HBV*

dient dem Hepatitis Delta-Virus, einem defekten RNA-Virus, als Helfervirus.

2 Risikogruppe

Die mögliche Transmission von *HBV* im Labor erfolgt durch parenterale Inokulation oder aber konjunktival. Eine aerogene Übertragung von HBV findet normalerweise nicht statt. Damit ist das Infektionsrisiko für Beschäftigte begrenzt (Stellungnahme der ZKBS vom 10. Oktober 1995). Unterdruck im Labor und Filterung der Abluft sind nicht erforderlich. Die Einstufung ergibt sich daraus, dass eine Therapie im Erkrankungsfall nicht möglich ist.

3 Pathogenität

Infektionen mit Hepatitis B-Virus verlaufen bei Erwachsenen zu etwa 70 % symptomlos, etwa 30 % erkranken. Die primäre Letalität beträgt etwa 1 %. Akute Hepatitis heilt in der Regel aus. 2–10 % aller Infizierten bleiben chronisch infiziert (mögliche Folgeschäden s. u.).

4 Impfung

Eine prophylaktische Impfung ist verfügbar. Impfstoffe (z.B. rekombinantes HBs-Antigen, z. T. mit präS) gelten als wirksam und sicher.

> **Hinweis**
> – Bei Beschäftigten, deren Impfung nicht zu einem ausreichenden Antikörpertiter führt, bestehen gesundheitliche Bedenken beim Umgang mit HBV.
> – Bei der Nachuntersuchung anlässlich der Beendigung der Beschäftigung sollte der Impftiter überprüft werden (siehe auch nachgehende Untersuchungen).

5 Asservierung

Eine Asservierung von Serum, zellulären Blutbestandteilen oder anderen Körpermaterialien ist nicht erforderlich.

6 Nachgehende Untersuchungen

Beschäftigten ohne ausreichenden Impfschutz ist eine nachgehende Untersuchung zu ermöglichen. Diese Untersuchung ist einmalig 6 Monate nach Beendigung der Tätigkeit indiziert. Im Falle einer dann festgestellten HBsAg-Positivität ist eine BK-Anzeige zu erstatten. Weitere nachgehende Untersuchungen sind nicht erforderlich.

7 Weitere Hinweise zu Vorsorgeuntersuchungen

Die HBV-Infektion kann persistieren. Es liegt dann entweder ein asymptomatischer Trägerstatus *oder* eine chronische Hepatitis vor. Letztere kann im Spätstadium (Zeitraum: Jahre) zu Leberzirrhose und Leberzellkarzinom führen.

Sehr selten sind HBV-Mutanten *("vaccine escape mutants")* beschrieben, bei denen die schutzinduzierenden antigenen Determinanten mutiert sind.

4.4.6 Hepatitis C-Virus (HCV)
(vgl. 3.18)

1 Organismus

Der Organismus gehört zu den *Flaviviridae*. HCV besitzt als Genom eine einzelsträngige RNA von 9,4 kB Länge. Es existieren 6 Typen weltweit mit einer hohen Variabilität. Ein 300 kD Vorläuferpolyprotein wird weiter gespalten in p22, gp35, gp70 mit HVR1 (hypervariable Region) und in 7 Nichtstruktur-Proteine (Proteasen etc.). Der Mensch ist der einzige Wirt.

2 Risikogruppe

100 Millionen Menschen sind weltweit infiziert. Die Antikörperprävalenz beträgt bei der erwachsenen europäischen Bevölkerung 0,4 bis 1,2 %, bei Drogenabhängigen bis zu 80 %. Eine Übertragung findet vor allem durch Blut und Blutprodukte statt. In Deutschland erfolgt eine Übertragung in 42 % durch Needle sharing bei Drogenkonsum und in 6 % durch Blutprodukte. In 50 % ist der Infektionsweg unbekannt. Eine erhöhte Ansteckungsgefahr besteht bei Promiskuität. Eine geringe Gefahr liegt bei Nadelstichverletzungen vor (geringer als bei HBV, höher als bei HIV). Die Übertragungsrate von Mutter auf Kind ist sehr gering.

3 Pathogenität

Bei der Hepatitis C handelt es sich um ein außerordentlich ernstzunehmendes Krankheitsbild. Über 50 % aller Infektionen verlaufen als chronische Hepatitis (Spätfolge: Leberzirrhose). Auffallend ist jedoch, dass 75 % der Infektionen klinisch wenig dramatisch (anikterisch) beginnen. Generell hat die akute Form der Hepatitis eine bessere Prognose. Nur ein geringer Teil der progredienten Verläufe bessert sich durch α-Interferon-Therapie. Die mittlere Inkubationszeit beträgt 7,5 Wochen.

4 Impfung

Ein zugelassener, wirksamer Impfstoff gegen HCV steht nicht zur Verfügung. Wegen der hohen *Antigen*-Variabilität wird ein breit wirksamer Impfstoff schwierig zu entwickeln sein.

5 Asservierung

Eine Asservierung von Serum, zellulären Blutbestandteilen oder anderen Körpermaterialien ist nicht erforderlich. Auch mit serologischen Tests der 3. Generation werden Proben erst mehrere Wochen nach Infektion positiv. Zur Stammdifferenzierung kann die RT-PCR im NS5-Bereich verwendet werden. Diese ist auch bei Seronegativen mit chronischer HCV-Infektion positiv.

6 Nachgehende Untersuchungen
6 Monate nach Beendigung der Tätigkeit ist ein Hepatitis-C-Immunstatus (Anti-HCV-*Antikörpertest* der 3. Generation) zum Ausschluss einer Infektion i. S. einer sog. Abschlussuntersuchung indiziert. Im

Falle einer dann festgestellten Anti-HCV-Positivität ist eine BK-Anzeige zu erstatten. Weitere nachgehende Untersuchungen sind nicht erforderlich.

7 Weitere Hinweise zu Vorsorgeuntersuchungen
Das Persistieren der HCV-Infektion kann als Spätfolge zu Leberzirrhose und auch *Leberzellkarzinom* führen. Verschiedene Subtypen sind weltweit beschrieben.

4.4.7 Humanes Cytomegalie-Virus (HCMV)

1 Organismus
HCMV gehört zur Unterfamilie der gamma-Herpesviren, auch HHV5, mit 229 kB Doppelstrang-DNA. Es besteht aus einem Ikosaederkapsid, umgeben von einer Lipidhülle und enthält ca. 30 Strukturproteine. *HCMV* ist ein ubiquitäres Virus, das nur beim Menschen vorkommt und dort nach der Primärinfektion latent in Lymphozyten lebenslang persistiert.

2 Risikogruppe
Die übliche Übertragung erfolgt durch Speichel, meist schon im Kindesalter. Je nach den Hygienebedingungen in verschiedenen Ländern entwickeln bereits 20–90 % der Kinder Antikörper nach subklinischer Infektion.

In Deutschland besitzen ca. 50–60 % der Erwachsenen Antikörper gegen *HCMV* und können damit als latent infiziert gelten. Gelegentlich kommt es wie bei den anderen Herpesviren zu Reaktivierungen, die auch mit einer Virusausscheidung in Speichel und Urin einher gehen können.

3 Pathogenität
Bei Infektion nach der Pubertät entwickelt sich eine *HCMV-Mononukleose* mit unterschiedlich schwerem Verlauf. Nach einer Primärinfektion in der Schwangerschaft kann es zur Übertragung auf die Frucht mit eventuell intrauterinen Schäden kommen. Reaktivierungen finden sich vor allem bei Immunsupprimierten (AIDS, Organtransplantation, Tumortherapie). Hier sind lebensbedrohliche Komplikationen häufig. Bei voll immunkompetenten,

seropositiven Personen sind ernste Erkrankungen selten zu erwarten.

4 Impfung
Ein zugelassener, wirksamer Impfstoff gegen *HCMV* steht nicht zur Verfügung.

5 Asservierung
Eine Asservierung von Serum, zellulären Blutbestandteilen oder anderen Körpermaterialien ist nicht erforderlich. Das Virus kann wegen seiner Latenz auch bei klinisch gesunden Personen gelegentlich im Speichel oder Urin nachgewiesen werden.

6 Nachgehende Untersuchungen
Bei Nichtimmunsupprimierten kommt es trotz Erregerpersistenz nicht zu chronischen Krankheitsverläufen. Deshalb sind nachgehende Untersuchungen nicht erforderlich.

7 Weitere Hinweise zu Vorsorgeuntersuchungen
Beim Umgang mit *HCMV* bestehen für die unter Pathogenität aufgeführten immunsupprimierten Beschäftigten und seronegative Schwangere gesundheitliche Bedenken.

Seronegative Frauen sind auf die Risiken einer intrauterinen Infektion in der Schwangerschaft *hinzuweisen*.

Bei Seronegativen ist bei Abschluss der Tätigkeit ein Antikörperstatus zu erheben; die alleinige *Serokonversion* begründet noch keinen Verdacht auf eine BK.

4.4.8 Humanes Immundefizienz-Virus Typ 1 und Typ 2 (HIV-1, HIV-2)

1 Organismus

Die Viren gehören zur Familie *Retroviridae*, Unterfamilie *Lentiviren*, und enthalten Einzelstrang-RNA (ca. 9,5 kB), die intrazellulär durch die reverse Transkriptase in DNA umgeschrieben wird. Durch Lesefehler des Enzyms gibt es im Genom des HIV hypervariable Regionen. Das Kapsid ist umgeben von einer Lipidhülle, in der die viralen Rezeptoren (gp 120, gp 41) sitzen. Nach der Primärinfektion findet eine ständige Vermehrung u.a. in menschlichen CD4$^+$-Lymphozyten statt. Dadurch bildet sich eine progrediente Immundefizienz aus. HIV-1 und -2 kommen nur beim Menschen vor. HIV-2 ist eng verwandt mit dem Affenvirus SIV.

2 Risikogruppe

Die Übertragung erfolgt durch Sexualkontakt, durch Spritzen (Drogenabhängige) und durch Blut und Blutprodukte (Transfusion). Infektionen durch Blut-Transfusion sind inzwischen in Deutschland sehr selten (1:1 Mio.). Bei infizierten Frauen kann es durch eine Schwangerschaft in ca. 30 % zu einer Übertragung auf das Neugeborene kommen. In Deutschland wurden bis Ende 1995 ca. 50.000 männliche und 10.000 weibliche HIV-1-Infizierte gemeldet. HIV-2-Infektionen machen ca. 0,5 % der Fälle aus. In Deutschland sind nur wenige Fälle (bis 1996 10 Fälle) berufsbedingter Infektionen bekannt geworden. Infektionen durch die intakte Haut oder inhalativ sind bisher nicht beschrieben worden.

3 Pathogenität

Durch die Ausbildung der Immundefizienz (AIDS) verläuft die Infektion mit HIV-1 und HIV-2 in fast allen Fällen tödlich. Von der Infektion bis zum Tode vergehen in Europa ca. 10 Jahre. Nach der Diagnose AIDS ist die Überlebenszeit im Mittel noch 20 Monate. Bei der HIV-2-Infektion wird eine langsamere Progredienz beobachtet.

4 Impfung

Ein Impfstoff steht nicht zur Verfügung.

5 Asservierung

Eine Asservierung von Serum, zellulären Blutbestandteilen oder anderen Körpermaterialien ist nicht erforderlich.

6 Nachgehende Untersuchungen

Spezifische Antikörper lassen sich 3–25 Wochen nach einer Primärinfektion nachweisen. 6 Monate nach Beendigung der Tätigkeit ist bei Seronegativen ein HIV-Immunstatus (mit zugelassenem anti-HIV-1-2-ELISA) zum Ausschluss einer Infektion zu erheben. Bei Infektion mit HIV, nachgewiesen durch Serokonversion während der Tätigkeit, ist eine BK-Anzeige erforderlich.

7 Weitere Hinweise zu Vorsorgeuntersuchungen

Wegen der hohen genetischen Variabilität des HIV kann u. U. durch Sequenzierung auf den für eine Infektion verantwortlichen Virusstamm rückgeschlossen werden.

Bei der Untersuchung ist auf entzündliche Hautveränderungen und Verletzungen der Haut zu achten.

4.4.9 Semliki Forest-Virus (SFV)

1 Organismus

Das *Semliki Forest-Virus (SFV)* ist ein Arbovirus, das taxonomisch dem Genus Alphavirus der Familie *Togaviridae* angehört. Das Virus hat einen Durchmesser von etwa 50 nm, es hat ein einsträngiges RNA-Genom mit positiver Polarität und ist umgeben von einer Lipidhülle.

Es ist labil gegenüber Detergenzien und organischen Lösungsmitteln. Unter natürlichen Verhältnissen kommt das Virus in Afrika und in Teilen von Asien vor.

2 Risikogruppe

Das Virus kann über Aerosole Laborinfektionen verursachen.

3 Pathogenität

In den letzten Jahrzehnten sind drei Laborinfektionen bekannt geworden. Eine davon verlief nach außergewöhnlich hoher Exposition durch virushaltige Aerosole unter Erscheinungen einer Enzephalitis tödlich. Die anderen Infektionen sind inapparent verlaufen.

4 Impfung
Es gibt keinen Impfstoff gegen *SFV*.

5 Asservierung
Eine Asservierung von Serum, zellulären Blutbestandteilen oder anderen Körpermaterialien ist nicht erforderlich, da Alphaviren akute Infektionen verursachen. Viruspersistenz oder -latenz sind nicht bekannt.

6 Nachgehende Untersuchungen
Nachgehende Untersuchungen sind nicht erforderlich.

7 Weitere Hinweise zu Vorsorgeuntersuchungen
Für immunsupprimierte Beschäftigte bestehen gesundheitliche Bedenken beim Umgang mit *SFV*.

4.4.10 Sindbis-Virus (SINV)

1 Organismus
Das *Sindbis-Virus (SINV)* ist ein *Arbovirus*, das taxanomisch dem Genus *Alphavirus* der Familie *Togavaridae* angehört. Das Virus hat einen Durchmesser von etwa 50 nm, es hat ein einsträngiges RNA-Genom mit positiver Polarität und ist umgeben von einer Lipidhülle. Es ist labil gegenüber Detergenzien und organischen Lösungsmitteln. Unter natürlichen Verhältnissen kommt das Virus in verschiedenen Regionen der Welt, u. a. auch in Nordeuropa vor. In der freien Natur wird das *Sindbis-Virus* durch den Stich infizierter Mücken übertragen. Das *SINV* gilt als Modellvirus, das in den letzten Jahrzehnten sehr intensiv analysiert wurde. Das Virus ist serologisch verwandt mit den anderen *Alphaviren*, so z. B. auch mit dem *Semliki Forest-Virus* (vgl. 4.4.9).

2 Risikogruppe
Durch die im Labor benutzten Stämme sind bisher keine Infektionskrankheiten bei Beschäftigten bekannt geworden.

3 Pathogenität
Das *Sindbis-Virus* ist eines der Alphaviren mit der geringsten Pathogenität. Serologische Untersuchungen zeigen, dass es in bestimmten Regionen der Welt sehr weit verbreitet ist, ohne dass es zu klinischen Erscheinungen kommt. Wenn durch *Feldvirus* induzierte Krankheitssymptome auftreten, handelt es sich um Fieber, Arthritis, Sehnenscheidenentzündungen, Muskelschmerzen oder vesikuläre bzw. hämorrhagische Hautveränderungen. Im Gegensatz zu anderen *Alphaviren* wurde nie Enzephalitis beim Menschen beobachtet. In nordeuropäischen Regionen (Schweden, Finnland und Rußland) verursacht ein *SINV*-ähnliches Virus die *Ockelbo-Krankheit*.

4 Impfung
Ein Impfstoff gegen *SINV* steht nicht zur Verfügung.

5 Asservierung
Eine Asservierung von Serum, zellulären Bestandteilen oder anderen Körpermaterialien ist nicht erforderlich.

6 Nachgehende Untersuchungen
Nachgehende Untersuchungen sind nicht erforderlich.

7 Weitere Hinweise zu Vorsorgeuntersuchungen
Keine.

4.4.11 Vaccinia-Virus (Pocken)
(vgl. auch 3.29)

1 Organismus
Das Vaccinia-Virus gehört zur Gattung *Orthopoxvirus* in der Familie der *Pockenviren*. Es ist komplex aufgebaut, hat ein dsDNA-Genom und eine Größe von ca. 250 nm. Sein Ursprung ist unklar. Das Virus wurde während der letzten etwa 100 Jahre zu der von Jenner eingeführten Impfung gegen die Pocken *(Variola)* eingesetzt. Es erscheint zweifelhaft, dass es von dem von Jenner ursprünglich eingesetzten Kuhpocken-Virus abstammt.

2 Risikogruppe
Das Virus verfügt über eine Restpathogenität. Die mögliche Transmission im Labor erfolgt über Hautläsionen (Wunden, Ekzeme) oder aber konjunktival.

3 Pathogenität

Das Vaccinia-Virus weist eine geringe und stammesabhängige unterschiedliche Pathogenität auf.

Impfungen mit dem Virus verursachen eine lokale Reaktion und führen in vielen Fällen zu vorübergehendem Fieber und Lymphknotenschwellung. Gelegentlich kann das Virus durch Kontakt übertragen werden, insbesondere, wenn die Kontaktperson unter Ekzemen leidet. Bei immunsupprimierten Personen kann es zu schweren Fällen generalisierter Vacciniainfektionen kommen. In seltenen Fällen treten postvakzinale Enzephalitiden mit einer bis zu 30%igen Letalität auf.

Die Komplikationsrate hinsichtlich der Enzephalitiden (1 : 10.000 bis 1 : 300.000) ist abhängig vom verwendeten Virusstamm.

4 Impfung

Es sind erprobte Impfstoffe, allerdings mit den o. g. Restrisiken, verfügbar. Eine generelle Impfung für Beschäftigte wird derzeit weder von der STIKO noch von der ZKBS empfohlen. Die Impfung kann in Einzelfällen in Abhängigkeit vom Gefährdungspotential erforderlich sein (siehe auch Merkblatt ZH 1/ BGI 344 „Eingruppierung biologischer Agenzien: Viren" der BG Chemie).

5 Asservierung

Eine Asservierung von Serum, zellulären Blutbestandteilen oder anderen Körpermaterialien ist nicht erforderlich.

6 Nachgehende Untersuchungen

Nachgehende Untersuchungen sind nicht erforderlich.

7 Weitere Hinweise zu Vorsorgeuntersuchungen

Beim Umgang mit Vaccinia-Virus bestehen für Immunsupprimierte, Beschäftigte mit Ekzemen oder Schwangere gesundheitliche Bedenken.

Quellenverzeichnis

Bundesministerium für Gesundheit (Hrsg.): Liste risikobewerteter Spender- und Empfängerorganismen für gentechnische Arbeiten, Bundesgesundheitsblatt 40 (1997), 12, Sonderbeil., 1–29

Gentechnikgesetz (GenTG) vom 16. Dezember 1993 (BGBl. I S. 2066), zuletzt geändert am 16. August 2002 (BGBl. I S. 3220)

Gentechnik-Sicherheitsverordnung (GenTSV) in der Neufassung vom 14. März 1995 (BGBl. I S. 297), zuletzt geändert am 23. Dezember 2004 (BGBl I S. 3758);

Höhler, T., P. R. Galle: Klinik und Therapie der Virushepatitiden. CHAZ 2 (2001) 6 : 253–258

Hofmann, F., G. Reschauer, U. Stößel: Arbeitsmedizin im Gesundheitsdienst – 11. Freiburger Symposium 1997. edition FFAS, Freiburg i. Br., 1998

Hofmann, F., G. Reschauer, U. Stößel: Arbeitsmedizin im Gesundheitsdienst – 15. Freiburger Symposium 2001. edition FFAS, Freiburg i. Br., 2002

Kralj, N., F. Hofmann, M. A. Rieger: Hepatitis-B und Hepatitis-C-Epidemiologie bei Beschäftigten im Gesundheitsdienst. In: Selmair, H., M. P. Manns (Hrsg.): Virushepatitis als Berufskrankheit – Ein Leitfaden zur Begutachtung. ecomed, Landsberg, 2000, S. 71–92

Robert-Koch-Institut – RKI (Hrsg.): Impfempfehlungen der Ständigen Impfkommission – STIKO. Epidemiologisches Bulletin Nr. 30 vom 23. Juli 2004

Schmid, K., P. Lederer, P. Frank, H. Drexler: Infiziertes Personal im Gesundheitsdienst. Arbeitsmed. Sozialmed. Umweltmed. 37 (2002) 2, 95–101

Selmair, H., M. P. Manns: Virushepatitis als Berufskrankheit. ecomed, Landsberg, 2000

5

Medizinisch-wissenschaftliche Begründungen für arbeitsmedizinische Vorsorgeuntersuchungen bei gefährlichen Stoffen und Tätigkeiten nach Anhang V Gefahrstoffverordnung (GefStoffV)

5.0 Einführung

Der neue Anhang V der Gefahrstoffverordnung 2005 i. d. F. vom 6. März 2007 (BGBl. I S. 261) (vgl. Anhang 10.4) nennt *45 gefährliche Stoffe bzw. gefährdende Tätigkeiten*, die neben der toxikologischen Wirkung teilweise zusätzlich eine krebserzeugende, erbgutverändernde oder fruchtschädigende Wirkung (CMR) sowie teilweise eine sensibilisierende Potenz aufweisen (vgl. dazu auch Kap. 6). In Vorbereitung auf die Novellierung der GefStoffV wurden im Auftrag des AGS die Stoffe des alten Anhangs überprüft und Vorschläge zur Aufnahme neuer Gefahrstoffe oder Tätigkeiten in die Prüfung einbezogen. Man folgte dabei insbesondere folgenden Kriterien*:

1. Der Gefahrstoff oder die Tätigkeit hat das Potenzial zu einer erheblichen Gefährdung der Gesundheit:
   - Beeinträchtigung von Körperfunktionen (Verursachung einer Regelwidrigkeit),
   - Beeinflussung der allgemeinen Morbidität durch arbeitsbedingte Faktoren,
   - Risiko akuter lebensbedrohlicher Reaktionen bei bestimmten Dispositionen,
   - Verursachung von Berufskrankheiten der Anl. zur BKV.
2. Geeignete diagnostische Methoden stehen zur Verfügung. Hierzu wird vorrangig auf die Berufsgenossenschaftlichen Grundsätze zur Durchführung arbeitsmedizinischer Vorsorgeuntersuchungen – G-Sätze als *allgemein anerkannte Regeln der Arbeitsmedizin* verwiesen (vgl. Kap. 10.6). Soweit erforderlich erfolgen ergänzende Hinweise zu Methoden, deren Aufnahme in das Untersuchungsspektrum bzw. deren Modifizierung wünschenswert sind. Diese Hinweise sollen dazu beitragen, dass die spezielle arbeitsmedizinische Vorsorgeuntersuchung nach einheitlichen, arbeitsmedizinisch anerkannten Methoden und Bewertungskriterien (vgl. Kap. 10.7 *Leitlinien der DGAUM*) durchgeführt werden. Leitlinien und G-Grundsätze sind lediglich eine Hilfestellung für den Arzt, aber nicht rechtsverbindlich. Sie dienen dem Grundsatz der *„Gleichbehandlung der Versicherten"*, ohne die ärztliche

Handlungsfreiheit (Weisungsfreiheit; Diagnosefreiheit) im Einzelfall unzulässig einzuschränken.
3. Der Untersuchungsanlass besitzt ein ausreichendes Präventionspotenzial, und zwar im Hinblick auf Rückwirkungen auf die Primärprävention i. S. von § 15 Abs. 1 Nr. 4 GefStoffV sowie Möglichkeiten der verbesserten individuellen Prävention.

Hierzu erfolgen Ausführungen nur dann, wenn spezielle Hinweise vorliegen. Die allgemein gültige Aussage, dass arbeitsmedizinische Vorsorgeuntersuchungen über die Früherkennung von Beschwerden und Erkrankungen auch zum Erkennen von Lücken im Arbeitsschutz und zur Verbesserung der Arbeitsbedingungen beitragen, wird vorausgesetzt (vgl. auch § 3 ASiG; § 11 ArbSchG).

Hinweis

Ist der Arbeitgeber ein Arzt, der ggf. die Voraussetzungen der §§ 15 Abs. 3 BioStoffV und GefStoffV oder von § 13 Abs. 4 LärmVibrationsV erfüllt, darf er sich nicht selbst mit der Durchführung der arbeitsmedizinischen Vorsorgeuntersuchung im eigenen Betrieb beauftragen. Auf die Regelung in § 15 Abs. 3 Satz 2 GefStoffV und BioStoffV (fehlt in § 13 Abs. 4 Satz 2 LärmVibrationsArbSchV) *„.... und die selbst keine Arbeitgeberpflichten gegenüber den zu untersuchenden Beschäftigten wahrnehmen"* (vgl. Kap. 2 → beauftragte Ärzte) wird ausdrücklich hingewiesen.

Für die Gefahrstoffe nach Anhang V GefStoffV wurde von der Arbeitsgruppe des AGS folgender systematischer Aufbau gewählt:

5.	Gefahrstoff/Tätigkeit
1	Gefährdungspotenzial
2	Verfügbare diagnostische Methoden
3	Präventives Potenzial
4	Auslösekriterien nach geltendem Recht
4.1	Pflichtuntersuchung
4.2	Angebotsuntersuchung
5	Literatur (Quellenverzeichnis)

---

* Nach einer Veröffentlichung vom Ausschuss für Gefahrstoffe – AGS Geschäftsführung – BAuA – www.baua.de – 21.11.2003

Bei der Zusammenstellung der Untersuchungsanlässe im Anhang V GefStoffV waren neben den o. g. Kriterien auch Fragen der Verbindlichkeitsgrade (Angebot-/Pflichtuntersuchung) und die jeweiligen Auslösekriterien für die einzelnen Stoffe bzw. Tätigkeiten von Bedeutung, insbesondere bei:

a) Nichteinhaltung des Grenzwertes (AGW, BGW),
b) Nichteinhaltung eines arbeitsmedizinisch begründeten stoffspezifischen Grenzwertes,

c) Arbeitsmedizinisch relevantem Hautkontakt bei gut hautgängigen Stoffen (vgl. z. B. H-Kennzeichnung in der MAK-Werte Liste) bei hautschädigenden Stoffen *(Dermale Exposition)* i. S. der TRGS 401,
d) Fehlen von Kriterien nach a) bis c). Dann sind Beschreibungen i. S. der Auswahlkriterien angegeben bzw. wird auf solche verwiesen.

5.0.1 Liste der gefährlichen Stoffe und Tätigkeiten

Nr.	Gefährlicher Stoff oder Tätigkeit nach Anhang V GefStoffV	CAS-Nr.	EG-Nr.
5.1	Acrynitril	107-13-1.	203 466 5
5.2	Alkylquecksilber	–	–
5.3	Anorganische unlösliche Stäube	–	–
	– Alveolengängiger Staub (A-Staub),		
	– Einatembarer Staub (E-Staub), vgl. 5.15		
5.4	Aromatische Nitro- oder Aminoverbindungen	–	–
5.5	Arsen oder seine Verbindungen	7440-38-2	231 148 6
	(Arsensäure)	7778-39-4	231 901 9
5.6	Asbest	1332-21-4	231 901 9
5.7	Begasungen nach Anhang III Nr. 5	–	–
5.8	Benzol	71-43-2	200 753 7
5.9	Beryllium	7440-41-7	231 150 7
5.10	Blei und anorganische Bleiverbindungen	7439-92-1	231 100 4
5.11	Bleialkyle – Bleitetraethyl und	78-00-2	201 075 4
	Bleitetramethyl	75-74-1	200 897 0
5.12	Cadmium oder seine Verbindungen	7440-43-9	231 152 8
5.13	Chrom(VI)-Verbindungen	18540-29-2	–
5.14	Dimethylformamid (DMF)	66-12-2	200 679 5
5.15	Einatembarer Staub (E-Staub), vgl. 5.3	–	–
5.16	Epoxidharze, unausgehärtete, Tätigkeiten mit Belastung durch	–	–
5.17	Feuchtarbeit	–	–
5.18	Fluor oder seine anorganischen Verbindungen	7782-41-4	231 954 8
5.19[1]	Getreide- und Futtermittelstäube, Tätigkeiten mit Belastung durch (vgl. 6.13)	–	–
5.20	Glycerintrinitrat und	55-63-0	200 240 8
	Glykoldinitrat (Nitroglycerin/Nitroglykol)	628-96-6	211 063 0
5.21[1]	Hartholzstaub (vgl. 6.16)	–	–
5.22	Isocyanate, Tätigkeiten mit Belastung durch	4098-71-9	223 861 6
5.23	Kohlen(stoff)disulfid (Schwefelkohlenstoff)	75-15-0	200 843 6
5.24	Kohlen(stoff)monoxid	630-08-0	211 128 3
5.25	Krebserzeugende oder erbgutverändernde Stoffe oder Zubereitungen	–	–
	der Kategorie 1 oder 2, Tätigkeiten mit		
5.26[1]	Labortierstaub, Tätigkeiten mit Belastung durch (vgl. 6.18)	–	–
5.27[1]	Latexhandschuhe aus Naturgummi, Tätigkeiten mit Benutzung von (vgl. 6.20)	–	–

Nr.	Gefährlicher Stoff oder Tätigkeit nach Anhang V GefStoffV	CAS-Nr.	EG-Nr.
5.28	Lösemittel, Stoffe oder deren Gemische, Tätigkeiten mit:	–	–
	– n-Hexan,		
	– n-Heptan,		
	– 2-Butanon,		
	– 2-Hexanon,		
	– Methanol,		
	– Ethanol,		
	– 2-Methoxyethanol,		
	– Benzol, Toluol, Xylol, Styrol,		
	– Dichlormethan,		
	– 1,1,1-Trichlorethan,		
	– Trichlorethen,		
	– Tetrachlorethen,		
5.29[1]	Mehlstaub (vgl. 6.14)	68525-86-0	271 199 1
5.30	Methanol	67-56-1	200 659 6
5.31	Nickel oder seine Verbindungen	7440-02-1	231 111 4
5.32	Phosphor, weißer (Tetraphosphor)	7723-14-0	231 768 7
5.33[1]	Platinverbindungen (Chlorplatinate) – (vgl. 6.29)	–	–
5.34	Polycyclische aromatische Kohlenwasserstoffe (PAK) – (Pyrolyseprodukte aus organischem Material)	–	–
5.35[1]	Quecksilber oder seine anorganischen Quecksilberverbindungen (vgl. 6.31)	7439-97-6	231 106 7
5.36	Schädlingsbekämpfung nach Anhang III Nr. 4	–	–
5.37	Schwefelwasserstoff	7783-06-4	231 977 3
5.38	Schweißen und Trennen von Metallen/Schweißrauch	–	–
5.39	Silikogener Staub (Quarzhaltiger Staub)	14808-60-7	238 878 4
5.40	Styrol	100-42-5	202 851 5
5.41	Tetrachlorethen (PER)	127-18-4	204 825 9
5.42	Toluol	108-88-3	203 625 9
5.43	Trichlorethen (TRI)	79-01-6	201 167 4
5.44	Vinylchlorid	75-01-4	200 831 0
5.45	Xylol	1330-20-7	215 535 7

[1] Für 7 Stoffe/Einwirkungen liegen Begründungen nach Anhang V GefStoffV und nach TRGS 907 vor (vgl. Kap. 6).

5.1 Acrylnitril

(CAS-Nr. 107-13-1/EG-Nr. 203 466 5)

1 Gefährdungspotenzial

Acrylnitril wird über die Lunge, die Haut und den Magen-Darm-Trakt resorbiert. Im Vordergrund einer akuten Intoxikation steht die Reizwirkung auf Haut, Schleimhäute, Atemwege und Gastrointestinaltrakt sowie die Wirkung auf das Zentralnervensystem.

Kurzzeitige Exposition gegenüber Acrylnitrildämpfen führt zu Reizerscheinungen an Haut, Augen und Lunge, sowie zu Übelkeit, Erbrechen, Durchfall, Gelbsucht, Schwindel, Kopfschmerzen und Beklemmungsgefühl. Schwere Vergiftungen können mit Bewusstlosigkeit, Krämpfen und Atemstillstand zum Tod führen.

Hautkontakt mit flüssigem Acrylnitril ruft starke lokale Reizung an den betroffenen Stellen und Blasenbildung hervor. Darüber hinaus werden auch Fälle von toxischer und allergischer Dermatitis beschrieben.

Chronische Acrylnitrilexposition führt zu Reizeffekten an Haut und Augen, Übelkeit, Erbrechen, Diarrhoe, Gastritis, allgemeiner Schwäche, Schwindelgefühl, Herz- und Brustschmerzen, Dyspnoe, Hustenreiz, Bronchitis und Symptomen einer Neurasthenie.

Klinisch-chemisch wurden Veränderungen des Blutbildes, reduzierte Aktivität der T-Lymphozyten, erhöhte Glutathionwerte und erhöhte Cholinesteraseaktivität festgestellt. Nach einer japanischen Publikation (KANEKO, 1992, zit. nach BUA-Stoffbericht) wurden derartige Beschwerden bei Arbeitern mit Exposition von gerundet 4 bis 30 mg/m^3 über 5 bis 9 Jahre per Fragebogen erfasst. Insgesamt sind die Expositionsbedingungen jedoch ungenügend charakterisiert (BUA, 1994).

Acrylnitril ist als K-2-Stoff eingestuft (Legaleinstufung nach § 4a Gefahrstoffverordnung). Ältere Studien lassen aufgrund methodischer Mängel (kleine Kohorten, Mischexposition) keine gesicherte Aussage zur krebserzeugenden Wirkung von Acrylnitril zu. Während einerseits eine erhöhte Inzidenz an Lungenkrebserkrankungen gefunden wurde, konnte in anderen, mit ähnlichen Mängeln behafteten Studien keine kanzerogene Wirkung festgestellt werden (BUA, 1994; EHC, 1983).

Neuere Studien geben keinen Hinweis auf ein erhöhtes Krebsrisiko bei Acrylnitrilexponierten (COLLINS u.a., 1989; SWAEN u.a., 1992; CHEN u.a., 1987 und 1988).

2 Verfügbare diagnostische Methoden

Berufsgenossenschaftlicher Grundsatz G 40 mit Aussagen u. a. zu:
Biomonitoring,
Lungenfunktionsprüfung.

Zusätzliche Hinweise

Neurotoxisches Screening mit entsprechend validiertem Beschwerdefragebogen (z.B. PNF I/II; SEEBER u.a., 1978; SIETMANN u.a., 1996)

Einfach strukturierte und zeitökonomische Kurztestverfahren zur Hirnleistung (Kurzzeitgedächtnis, Reaktionsgeschwindigkeit).

3 Präventives Potenzial

Früherkennung der Berufskrankheiten Nrn. 4302 und 5101 Anl. zur BKV. Durch das biologische Monitoring kann die individuelle Belastung erfasst werden. Gegebenenfalls können danach Maßnahmen für die primäre Prävention abgeleitet werden. Durch gezielte arbeitsmedizinische Vorsorgeuntersuchungen ist es möglich, Erkrankungen des Nervensystems, des Blutes, der Leber und des Respirationstraktes in einem reversiblen Stadium zu erkennen bzw. zu therapieren.

4 Auslösekriterien

4.1 Pflichtuntersuchung

Bei Nichteinhaltung des AGW oder bei unmittelbarem Hautkontakt.

4.2 Angebotsuntersuchung

Bei Ausgesetztsein.

5 Literatur

[1] Acrylonitrile. International Programme on Chemical Safety. Geneva: World Health Organisation 1983. (Environmental health criteria, 28)
[2] Beratergremium für umweltrelevante Stoffe (BUA): BUA-Stoffbericht 142Acrylnitril. Stuttgart: Hirzel 1994
[3] Chen, J. L.; Walrath, J.; O'Berg, M. T.; Burke, C. A.; Pell, S: Cancer incidence and mortality among workers exposed to Acrylonitrile. Am. J. Ind. Med. 11 (1987), 157–163
[4] Chen, J. L.; Fayerweather, W. E.; Pell, S.: Cancer incidence of workers exposed to Dimethylformamide and/or Acrylonitrile. J. Occup. Med. 30 (1988), 813–818
[5] Chen, J. L.; Fayerweather, W. E.; Pell, S.: Cancer mortality study of workers exposed to Dimethyl-forma-

mide and/or Acrylonitrile. J. Occup. Med. 30 (1988), 819–821

[6] Collins, J. J; Page, L. C.; Caporossi, J. C.; Utidjian, H. M.; Lucas, L. J.: Mortality patterns among employees exposed to Acrylonitrile. J. Occup. Med. 31 (1989), 368–371

[7] Seeber, A.; Schneider, H.; Zeller, H.J.: Ein psychologisch-neurologischer Fragebogen (PNF) als Screeningmethode zur Beschwerdenerfassung bei neurotoxisch Exponierten. Probl. Ergeb. Psychol. 65 (1978), 23–43

[8] Sietmann, B.; Kiesswetter, E.; Zeller, H.J.; Seeber, A.: Untersuchung neurotoxisch verursachter Beschwerden: Die Standardisierung des Psychologisch-Neuro-

logischen Fragebogens „PNF II". In: Dokumentationsband über die 36. Jahrestagung der Deutschen Gesellschaft für Arbeitsmedizin und Umweltmedizin. Fulda: Rindt 1996, 365–366

[9] Swaen, G. M. H.; Bloemen, L. J. N.; Twiske, J.; Scheffers, T.; Slangen, J. J. M.; Sturmans, F.: Mortality of workers exposed to Acrylonitrile. J. Occup. Med. 34 (1992), 801–80 Acrylonitrile. International Programme on Chemical Safety. Geneva: World Health Organisation 1983. (Environmental health criteria, 28)

5.2 Alkylquecksilber

1 Gefährdungspotenzial

Eine deutschsprachige MAK-Begründung liegt nicht vor. Die amerikanische TLV-Begründung (gleicher Wert) stützt sich im Wesentlichen auf eine schwedische Untersuchung aus dem Jahre 1948 (AHLMARK, 1948).

Die BAT-Wert-Begründung bezieht sich im Wesentlichen auf orale Massenintoxikationen in Japan (Minamata), Irak und Kanada. Im Konsens mit der WHO (1976 und 1990) (Untersuchungen von u.a. MARSH, KJELLSTROM, BACCI und NORDBERG) gehen die Verfasser von einer Wirkschwelle von Quecksilber-Blutspiegeln von 20–40 mg/dl bezogen auf die Allgemeinbevölkerung aus. Dies entspricht einem kalkulierten Quecksilber-Luftgehalt von 0,07 mg/m^3. Aussagekräftige Studien zum beruflichen inhalativen Umgang mit organischen Quecksilberverbindungen liegen nicht vor.

Die Symptomatik der Toxizität von den schnell metabolisierten Phenyl- und Alkoxyquecksilberverbindungen entspricht der von den anorganischen Quecksilberverbindungen, dagegen stehen beim Methylquecksilber und anderen kurzkettigen stabilen Alkylquecksilberverbindungen Symptome des zentralen Nervensystems im Vordergrund. Nach einer Latenzzeit von einigen Wochen bis Jahren treten zunächst Parästhesien an Händen, Füßen und Lippen, Unruhe, Erregung, in schwereren Fällen Tremor, Wahrnehmungsstörungen, Einschränkung des Gesichtsfeldes, Dysarthrien, Ataxie, Hörverlust u.ä. auf. Bei schwersten Vergiftungen wurden Krämpfe und Lähmungen sowie Entwicklungsschäden beobachtet (HATHAWAY u.a., 1996).

Die Halbwertszeit von Methylquecksilber beträgt beim Menschen ca. 70 Tage.

2 Verfügbare diagnostische Methoden

Berufsgenossenschaftlicher Grundsatz G 9 mit Aussagen u.a. zu:
Biomonitoring.

Zusätzliche Hinweise

Neurotoxisches Screening mit entsprechend validiertem Beschwerdefragebogen (z.B. PNF I/II; SEEBER u.a., 1978; SIETMANN u.a., 1996).

3 Präventives Potenzial

Früherkennung der Berufskrankheit Nr. 1102 Anl. zur BKV. Gesundheitsadverse chronische Entwicklungen können mit der vorgeschlagenen Vorgehensweise weitgehend verhindert werden.

4 Auslösekriterien
4.1 Pflichtuntersuchung

Bei Nichteinhaltung des AGW oder unmittelbarem Hautkontakt.

4.2 Angebotsuntersuchung

Bei Ausgesetztsein.

5 Literatur

[1] Ahlmark, A.: Poisoning by methyl mercury compounds. Br. J. Ind. Med. 5 (1948), 117–119

[2] Mercury. Geneva: World Health Organization 1976. (Environmental health criteria, 1) (IPCS International Programme on Chemical Safety)

[3] Methylmercury. Geneva: World Health Organization 1990. (Environmental health criteria, 101) (IPCS International Programme on Chemical Safety)

[4] Hathaway, G.J.; Proctor, N.H.; Hughes, J.P.: Proctor and Hughes' Chemical Hazards of the Workplace. 4. ed. New York: Van Nostrand Reinhold 1996

[5] Seeber, A.; Schneider, H.; Zeller, H.J.: Ein psychologisch-neurologischer Fragebogen (PNF) als Screeningmethode zur Beschwerdenerfassung bei neurotoxisch Exponierten. Probl. Ergeb. Psychol. 65 (1978),
23–43

[6] Sietmann, B.; Kiesswetter, E.; Zeller, H.J.; Seeber, A.:
Untersuchung neurotoxisch verursachter Beschwerden: Die Standardisierung des Psychologisch-Neurologischen Fragebogens „PNF II". In: Dokumentationsband über die 36. Jahrestagung der Deutschen
Gesellschaft für Arbeitsmedizin und Umweltmedizin.
Fulda: Rindt 1996, 365–366

5.3 Anorganische unlösliche Stäube
– Alveolengängiger Staub (A-Staub)
– Einatembarer Staub (E-Staub)

(sofern nicht wegen spezifischer Wirkung anders geregelt)

1 Gefährdungspotenzial

An verschiedenen Spezies wurde nachgewiesen, dass
bei langfristiger Einatmung unlöslicher Partikel, die
in den Alveolarbereich gelangen, eine Einschränkung der Lungenclearance eintritt (OBERDÖRSTER,
1988; MORROW, 1988; MUHLE u.a., 1988). An der
Ratte beginnt dieses sog. Overloadphänomen, wenn
6 % des Makrophagenvolumens mit schwerlösli-
chen Partikeln ausgefüllt sind.

Um dies zu erreichen, müsste nach den toxikologischen Berechnungen bei der Ratte eine kontinuierliche Partikelkonzentration von 3,3 und beim Menschen von 0,8 mg/m^3 über 8 Stunden täglich und
240 Tage/Jahr einwirken. Für Stäube mit einer
Dichte zwischen 1–2 g/cm^3 Dichte ist daraus eine
Grenzwertempfehlung von 1,2 mg/m^3 für den 8-
Stunden-Tag abgeleitet worden (GREIM, 1997).

Aktivierung und Überladung der Makrophagen stehen am Anfang der chronisch entzündlichen Reaktion der Atemwege unter Staubeinwirkung. Bei jah-
relang fortgesetzter Einwirkung kommt es über die
Freisetzung von sog. Mediatoren zur Anlockung
von Entzündungszellen, zur Vermehrung der Drü-
sen in der Schleimhaut der Atemwege, zur Verdickung und zum Umbau der Atemwegswände und
schließlich zur obstruktiven Funktionsstörung.

Damit entsteht das Vollbild der chronischen obstruktiven Bronchitis (COLD/COPD), die in ihren
ausgeprägten Stadien leistungseinschränkend und
lebensverkürzend werden kann. Wichtigste Ursache
dieser weit verbreiteten Krankheit (Schätzungen für
Deutschland: 5–10 % über alle Altersklassen bzw.
ca. 20 % bei inhalativ belasteten Berufen am Ende
des Berufslebens) ist das Zigarettenrauchen. Durch
epidemiologische Untersuchungen ist aber auch
nachgewiesen, dass nach langfristiger Einwirkung
von Stäuben eine signifikante Erhöhung des Vorkommens chronischer obstruktiver Lungenkrankheiten bis über die Verdopplung des Vorkommens in
der Allgemeinbevölkerung hinaus (Kohlenbergbau,
Gießereiarbeiter, Feldbau u.a.) eintritt (BRÄUNLICH
u.a., 1993; MORFELD und PIEKARSKI, 1998). Unter
Einsatz des Zielkriteriums „Anstieg der chronischen
obstruktiven Lungenkrankheit um 5 %" wurden in
unterschiedlichen Kollektiven der Metallurgie signifikante Schwellenwerte für die einatembare Fraktion zwischen 3,8 und 18 mg/m^3 und für die alveolengängige Fraktion zwischen 1,7 und 5,0 mg/m^3
berechnet (GREIM, 1997).

2 Verfügbare diagnostische Methoden

Berufsgenossenschaftliche Grundsätze G 1.4 und
G 23.

3 Präventives Potenzial

Früherkennung der Berufskrankheiten Nrn. 4111
und 4302 Anl. zur BKV.

Die Entwicklung der chronischen obstruktiven Lungenkrankheit ist ein Jahre bis Jahrzehnte dauernder
Prozess. Neben der gezielten Anamnese gestattet
insbesondere die Screeningdiagnostik von Funktionsstörungen mittels Fluß-Volumen-Kurve/Spiro-
metrie eine Früherkennung der Personen, die unter
inhalativer Belastung eine obstruktive Lungenkrankheit entwickeln.

Besondere Sensitivität wird dadurch erreicht, dass
die Bewertung der Messergebnisse unter Berücksichtigung der individuellen Norm im Langzeit-
verlauf erfolgt. Auf dieser Basis kann rechtzeitig
eine personenbezogene Intervention einsetzen (z.B.
Arbeitseinsatzlenkung, verstärkte Nutzung persönlicher Schutzmaßnahmen, Meidung außerberufli-
cher Inhalationsnoxen usw.).

Die Wirksamkeit solcher Maßnahmen im Sinne der
Verhinderung des Entstehens manifester obstruktiver Lungenkrankheiten mit Einschränkung der

Erwerbsfähigkeit ist durch Längsschnittstudien, insbesondere an Raucherkollektiven, gut belegt.

4 Auslösekriterien
4.1 Pflichtuntersuchung
Bei Nichteinhaltung des AGW für Alveolengängigen Staub (A-Staub).

4.2 Angebotsuntersuchung
Bei Ausgesetztsein von A-Staub.

5 Literatur

[1] Bräunlich, A.; Enderlein, G.; Heuchert, G.; Kersten, N.; Schneider, W. D.: Betriebsärztliche Möglichkeiten zur Prävention chronisch obstruktiver Lungenkrankheiten – Einfluss von Stäuben und chemischen Atemtrakt-Irritationen. Zentralbl. Arbeitsmed. 43 (1993), 214–223

[2] Greim, H.: Allgemeiner Staubgrenzwert. In: Gesundheitsschädliche Arbeitsstoffe – Toxikologisch-arbeitsmedizinische Begründungen von MAK-Werten (Maximale Arbeitsplatz-Konzentrationen). WILEY-VCH, 25. Lieferung 1997

[3] Morfeld, P.; Piekarski, C.: Epidemiologie der Pneumokoniose und der Chronischen Bronchitis im Steinkohlenbergbau. Bremerhaven: Wirtschaftsverlag. NW 1998. (Schriftenreihe der Bundesanstalt für Arbeitsschutz und Arbeitsmedizin S 45)

[4] Morrow, P. E.: Possible mechanisms to explain dust overloading of the lungs. Fundam. Appl. Toxicol. 10 (1988), 369–384

[5] Muhle, H.; Bellmann, B.; Heinrich, U.: Overloading of lung clearance of experimental animals to particles. Ann. Occup. Hyg. 32 (1988), Suppl: 141–148

[6] Oberdörster, G.: Lung clearance of inhaled insoluble and soluble particles. J. Aerosol. Med. 1 (1988), 289–320

5.4 Aromatische Nitro- oder Aminoverbindungen

1 Gefährdungspotenzial
Die dermale oder inhalative Aufnahme von aromatischen Nitro- und Aminoverbindungen kann je nach Stoff und Ausmaß der Resorption ein breites Spektrum von Gesundheitsstörungen/Erkrankungen auslösen. Bei der guten Fettlöslichkeit der meisten Verbindungen aus diesen Stoffklassen ist im Allgemeinen von einer guten Hautresorption auszugehen.

Viele Verbindungen dieser Stoffgruppen sind in unterschiedlich starkem Maße Methämoglobinbildner, wobei die Wirkungsstärke durch individuelle Stoffwechseleigenschaften der betroffenen Person und durch zusätzliche Noxen (z.B. Alkohol) mitbestimmt wird. Die Methämoglobinbildung führt zu einer Verminderung der Sauerstoff-Transport-Kapazität der Erythrozyten und damit zu einer verminderten Sauerstoffversorgung der Organe, mit einer Vielzahl daraus resultierender Symptome seitens des Herz-Kreislauf-Systems, des Zentralnervensystems und der Nieren.

Während die Symptome einer akuten Einwirkung in der Regel bei rechtzeitiger Diagnose und Therapie voll rückbildungsfähig sind, kann es bei chronischer Einwirkung zu Zystitis, sekundärer Anämie, Nierenschäden, Leberparenchymschäden, toxischen und kontaktallergischen Dermatosen kommen. Einige aromatische Aminoverbindungen können beim Menschen Blasenpapillome und Blasenkrebs auslösen.

2 Verfügbare diagnostische Methoden
Berufsgenossenschaftlicher Grundsatz G 33 mit Aussagen u.a. zu:
- soweit verfügbar Biomonitoring,
- Differentialblutbild und Methämoglobinbestimmung,
- bei krebserzeugenden Stoffen Urinzytologie.

3 Präventives Potenzial
Früherkennung der Berufskrankheiten Nrn. 1301 und 5101 Anl. zur BKV. Vorsorgeuntersuchungen dienen der Früherkennung von Erkrankungen oder Enzymdefekten, bei denen eine durch Methämoglobinämie ausgelöste verminderte Sauerstoffversorgung der Gewebe und Organe zur Verschlimmerung oder Entstehung einer Gesundheitsstörung führen kann. Bei bestimmten vorbestehenden Erkrankungen (z.B. Anämie, insbes. Sichelzellanämie) können auch lebensbedrohliche Verschlimmerungen verhindert werden. Bei krebserzeugenden Stoffen dieser Stoffgruppen kann durch Früherkennung von tumorösen Veränderungen der Harnblase Heilung bzw. langfristiges Überleben der Erkrankten mittels entsprechender frühzeitiger Therapie gesichert werden.

4 Auslösekriterien
4.1 Pflichtuntersuchung
Bei Nichteinhaltung des AGW, bei bekannt krebserzeugenden Stoffen (K 1 und K 2) oder bei unmittelbarem Hautkontakt.

4.2 Angebotsuntersuchung
Bei Ausgesetzsein.

5 Literatur
[1] Giesen, T.; Zerlett, G.: Berufskrankheiten und medizinischer Arbeitsschutz, Abschnitt C. Köln: Kohlhammer, (1996)
[2] Hanssen, H. P. u.a.: Association of N-acetyltransferase polymorphism and environmental factors with bladder carcinogenesis. Eur. Urol. 11 (1985), 263–266
[3] Kiese, M.: Methemoglobinemia. A comprehensive treatise. CRC Press, Cleveland, OH. (1974)
[4] Korallus, U.; Lewalter, J.: Amine/Aromatische Amine. In: Konietzko-Dupuis – Handbuch der Arbeitsmedizin, IV – 2.30 und 2.30.2 (1989), 77 Seiten
[5] Korallus, U.; Lewalter, J.: Aromatische Nitroverbindungen. In: Konietzko-Dupuis – Handbuch der Arbeitsmedizin, IV – 2.31.4, (1989), 45 Seiten
[6] Steinborn, J.: Chemische Induktion des Blasencarcinoms. Zbl. Arb. Med. 34 (1984), 258–263

5.5 Arsen oder seine Verbindungen
– Arsentrioxid und -pentoxid, arsenige Säure (CAS-Nr. 7440-38-2/EG-Nr. 231 148 6),
– Arsensäure und deren Salze (CAS-Nr. 7778-39-4/EG-Nr. 231 901 9)

1 Gefährdungspotenzial
1.1 Krebserkrankungen
Die oben genannten Arsenverbindungen sind beim Menschen bekanntermaßen krebserzeugend (Legaleinstufung nach § 4a GefStoffV: K1). Als Krebslokalisationen stehen die Bronchien und die Haut im Vordergrund, seltener wurden bösartige Tumoren der Leber beschrieben. Die durchschnittliche Einwirkungsdauer beträgt 20,3 Jahre, die durchschnittliche Latenzzeit 40,4 Jahre (BUTZ, 1999); als kürzeste Einwirkungszeit werden 0,5 Jahre und als kürzeste Latenzzeit 3 Jahre angegeben (NORPOTH und WOITOWITZ, 1994). Im Zeitraum 1978 bis 1997 wurden 101 Krebserkrankungen (91 Bronchialkarzinome, 8 Fälle mit Krebserkrankungen der oberen Atemwege und 2 mit Hautkrebs) nach Arsenexposition als Berufskrankheit anerkannt (BUTZ, 1999).

1.2 Sonstige Erkrankungen
Primär-toxische Dermatitiden, nach systemischer Aufnahme Hautveränderungen wie Exantheme, Melanosen, Keratosen, die in Hautkrebs übergehen können, Nagelveränderungen und Haarausfall werden beschrieben. Es wurden Blutbildveränderungen, periphere Kreislaufstörungen, Raynaud-Phänomen, Akrozyanose, Gangrän, Symptome toxischer Leber- und Nierenparenchymschädigungen (ADAMS, 1990; THIELE, 1986) sowie Schleimhautreizungen der Atemwege, Ulzera der Nasenscheidewand und Septumperforationen (BLOM u.a., 1996) beobachtet. Sowohl Tage bis Wochen nach akuter als auch nach chronischer Intoxikation entwickeln sich Polyneuropathien, beginnend mit sensiblen Reizerscheinungen an den distalen Extremitätennerven, gefolgt von sensomotorischen Ausfällen vom Dying-Back-Typ; auch ein Verlauf als Guillain-Barré-Syndrom ist möglich (NEUNDÖRFER, 1998). Histologisch wurden axonale Degenerationen und Vorderhornzelluntergänge gefunden.

Bei klinisch gesunden Exponierten wurden subklinische Polyneuropathien mit Dosis-Wirkungs-Beziehungen im Elektroneurogramm gefunden; diese Wirkungen begannen bei Urinwerten von 250 µg/l (FELDMAN u.a., 1979). Die dem TRK-Wert von 0,1 mg/m^3 entsprechenden Urinwerte bewegen sich zwischen 70 und 330 µg/l (LAUWERYS u. HOET, 1993). Knapp oberhalb des TRK-Wertes ist daher mit peripher-neurotoxischen Wirkungen zu rechnen.

2 Verfügbare diagnostische Methoden
Berufsgenossenschaftlicher Grundsatz G 16 mit Aussagen u.a. zu: Biomonitoring.

Zusätzliche Hinweise
Neurotoxisches Fragebogen-Screening mit Betonung der peripher-neural aussagefähigen Skalen (z.B. PNF I/II, N-Skala; SEEBER u.a., 1978; SIETMANN u.a., 1996).

3 Präventives Potenzial
Früherkennung der Berufskrankheiten Nrn. 1108 und 5101 Anl. zur BKV.
Durch gezielte arbeitsmedizinische Vorsorgeuntersuchungen ist die sekundäre Prävention von Erkrankungen des Nerven- und Gefäßsystems, die Diagnostik und Therapie von Präkanzerosen sowie die Früherkennung von Krebserkrankungen möglich.

4 Auslösekriterien
4.1 Pflichtuntersuchung
Bei Nichteinhaltung des AGW.

4.2 Angebotsuntersuchung

Bei Ausgesetztsein.

5 Literatur

[1] Adams, R.M.: Occupational skin disease. Philadelphia: W. B. Saunders Company 1990

[2] Blom, S.B.; Lagerkvist, B.; Linderholm, H.: Arsenic exposure to smelter workers. Clinical and neurophysiological studies. Scand. J. Work Environ. Health 11 (1985), 265–269

[3] Butz, M.: Beruflich verursachte Krebserkrankungen. Eine Darstellung der im Zeitraum 1978–1997 anerkannten Fälle. 7. Aufl. Sankt Augustin: HVBG 1999

[4] Feldman, R.G.; Niles, C.A.; Kelly-Hayes, M.; Sax, D.S.; Dixon, W.Y.; Trompson, D.J.; Landau, E.: Peripheral neuropathy in arsenic smelter workers. Neurology (Minneapolis) 29 (1979), 939–944

[5] Lauwerys, R.R.; Hoet, P.: Industrial chemical exposure. Boca Raton, Ann Arbor, London, Tokyo: Lewis Publishers 1993

[6] Neundörfer, B.: Toxische Neuropathien. In: Triebig, G., Lehnert, G.: Neurotoxikologie in der Arbeitsmedizin und Umweltmedizin. Stuttgart: Gentner 1998, 87–126

[7] Norpoth, K.; Woitowitz, H.-J.: Beruflich verursachte Tumoren. Grundlagen der Entscheidung zur BK-Verdachtsanzeige. Köln: Dt. Ärzte-Verl. 1994

[8] Seeber, A.; Schneider, H.; Zeller, H.J.: Ein psychologisch-neurologischer Fragebogen (PNF) als Screeningmethode zur Beschwerdenerfassung bei neurotoxisch Exponierten. Probl. Ergeb. Psychol. 65 (1978), 23–43

[9] Sietmann, B.; Kieswetter, E.; Zeller, H.J.; Seeber, A.: Untersuchung neurotoxischer Beschwerden: Die Standardisierung des Psychologisch-Neurologischen-Fragebogens „PNF II". In: Dokumentationsband über die 36. Jahrestagung der Deutschen Gesellschaft für Arbeitsmedizin und Umweltmedizin. Fulda: Rindt 1996, 365–366

[10] Thiele, H.: Berufskrankheiten: verhüten, erkennen, betreuen. München, Wien, Baltimore: Urban & Schwarzenberg 1986

5.6 Asbest
(Abbruch-, Sanierungs- und Instandsetzungsarbeiten – ASI)
(CAS-Nr. 1332-21-4/EG-Nr. 231 901 9)

1 Gefährdungspotenzial

Nach der Gefahrstoffverordnung besteht ein Herstellungs- und Verwendungsverbot für Asbest. Für Abbruch-, Sanierungs- oder Instandhaltungsarbeiten gelten besondere Vorschriften.

Die Einatmung von asbestfaserhaltigem Staub kann zu fibrosierenden Lungenkrankheiten (Asbestose) und bösartigen Tumoren (Lungenkrebs, Kehlkopfkrebs, Mesotheliom) führen. 1997 wurden innerhalb der gewerblichen Berufsgenossenschaften 3295 Fälle an Berufskrankheiten durch Asbest anerkannt, davon mehr als ein Drittel Krebserkrankungen. Letztere machen 80 Prozent der als BK anerkannten Krebserkrankungen aus (Geschäfts- und Rechnungsergebnisse der gewerblichen Berufsgenossenschaften 1998; BUTZ, 1999). Wegen der langen Latenzzeit nach Exposition wird bis zum Jahre 2010 noch eine Zunahme der Häufigkeit der asbestbedingten Krankheiten erwartet (WOITOWITZ, GIESEN, 1986). Bei der Zentralen Erfassungsstelle asbeststaubgefährdeter Arbeitnehmer (ZAs) waren Ende 1996 etwa 376.000 Arbeitnehmer gemeldet, die einer Asbestexposition ausgesetzt waren. Als Nochexponierte sind 54.000 Arbeitnehmer gemeldet (Jahresbericht der Textil- und Bekleidungs-Berufsgenossenschaft, 1997).

2 Verfügbare diagnostische Methoden

Berufsgenossenschaftlicher Grundsatz G 1.2.

Zusätzliche Hinweise

Bei Verdacht auf asbestbedingtes Larynxkarzinom ergänzende Untersuchungen wie Kehlkopfspiegelung und bioptische Verfahren.

Auf die zur Aufnahme in die BK-Liste vorgesehene neue Berufskrankheit „Synkanzerogenese durch PAK und Asbest" wird ebenfalls hingewiesen.

3 Präventives Potenzial

Früherkennung der Berufskrankheiten Nrn. 4103, 4104 und 4105 Anl. zur BKV.

Frühzeitige und wiederholte umfassende Aufklärung über Krankheitssymptome und über die präventive Bedeutung des Verzichts auf das Tabakrauchen (synkanzerogener Risikofaktor für Lungenkrebs) sind wichtige Elemente der Vorsorge. Die Röntgendiagnostik ist als Basisverfahren der Asbestvorsorgeuntersuchungen gut standardisiert (HERING u.a., 1999).

Individuell gestaltete Vorsorgeprogramme entsprechend der früheren Expositionshöhe, u. U. unter Einbeziehung spezieller bildgebender Verfahren und mit kürzeren Untersuchungsabständen (unter

Abwägung des Risikos der Strahlenbelastung) verbessern die Früherkennung (RAITHEL und KRAUS, 1998). Für die Definition von Hochrisikokollektiven in Hinsicht auf bösartige Tumoren sind die Einflussgrößen Latenzzeit, Expositionsintensität, Expositionsdauer, kumulative Faserdosis und inhalative Rauchgewohnheiten (KRAUS und RAITHEL, 1998) sowie Befunde einer Lungen- und/oder Pleuraasbestose (WOITOWITZ u.a., 1991) zu berücksichtigen. Die frühzeitige Einleitung von speziellen Rehabilitationsmaßnahmen kann die Krankheitsentwicklung der Asbestose günstig beeinflussen (KIESEL u.a., 1999).

4 Auslösekriterien

4.1 Pflichtuntersuchung

Bei Nichteinhaltung des AGW (z. B. bei Abbruch-, Sanierungs- oder Instandhaltungsarbeiten, wenn die Asbestfaserkonzentration von 15.000 Fasern/m^3 nicht eingehalten wird).

4.2 Angebotsuntersuchung

Bei Ausgesetztsein.

5 Literatur

[1] Butz, M.: Beruflich verursachte Krebserkrankungen: Eine Darstellung der im Zeitraum 1978 bis 1997 anerkannten Fälle. 7. überarb. u. erg. Aufl. – Sankt Augustin: HVBG, 1999

[2] Geschäfts- und Rechnungsergebnisse der gewerblichen Berufsgenossenschaften 1997. – Sankt Augustin: HVBG, 1998

[3] Hering, K.G.; Borsch-Galetke, E.; Tuengerthal, S.; Kraus, T.; Raithel, H.J.: Bildgebende Verfahren zur Thoraxdiagnostik bei Pneumokoniosen und semiquantitative Auswertung von HRCT-Befunden. Ergo Med 15 (1999), 7–15

[4] Kiesel, J.; Woitowitz, R.H.; Woitowitz, H.-J.: Abschlussbericht 1997: Verlaufsbeurteilung bei asbestvorsorgeuntersuchten Versicherten mit beginnender Asbestose zur Verbesserung der Rehabilitation: Berichtszeitraum 1.1.1992 bis 30.6.1997. Sankt Augustin: HVBG 1999. (BK-Report, 1/99)

[5] Kraus, T.; Raithel, H.-J.: Frühdiagnostik asbeststaubverursachter Erkrankungen. Differenzierte Vorsorgestrategie bei Asbeststaubexposition – Arbeitsmedizinische Längsschnittuntersuchungen bei einem Hochrisikokollektiv ehemals asbeststaubexponierter Arbeitnehmer. Sankt Augustin: HVBG 1998

[6] Raithel, H.-J., Kraus, T.: Ergebnisse einer differenzierten Vorsorgestrategie unter Einschluss der HRCT zur Frühdiagnostik asbeststaubassoziierter Malignome. In: Falkensteiner Tage 1998. Forum für Arbeitsmedizin und Rehabilitation von Berufskrankheiten. Methoden zur Früherkennung von Lungenkrebs. Sankt Augustin: HVBG 1998, 135–144

[7] Textil- und Bekleidungs-Berufsgenossenschaft: Jahresbericht 1997. Augsburg: Textil- und Bekleidungs-Berufsgenossenschaft 1998

[8] Woitowitz, H. J.; Lange, H.J.; Rödelsperger, K.; Rösler, J.; Woitowitz, R.H.: Medizinische Eingrenzung von Hochrisikogruppen ehemals asbeststaubexponierter Arbeitnehmer. Sankt Augustin: HVBG 1991. (Forschungsbericht Asbest, 3)

5.7 Begasungen nach Anhang III Nr. 5 GefStoffV

(vgl. auch Kap. 9.3)

1 Gefährdungspotenzial

In Deutschland sind nach Anhang III Nr. 5.1 GefStoffV folgende Stoffe und ihre Zubereitungen als Begasungsmittel zugelassen: 1. Cyanwasserstoff (Blausäure), 2. Phosphorwasserstoff, 3. Ethylenoxid, 4. Formaldehyd und 5. Sulfuryldifluorid (Sulfurylfluorid).

1.1 Cyanwasserstoff

ist als sehr giftig eingestuft. Nach TRGS 900 besteht darüber hinaus die Gefahr der Hautresorption beim Umgang mit dem Stoff. Cyanwasserstoff bindet an das dreiwertige Eisen der Cytochromoxidase, einem Schlüsselenzym der Atmungskette. Die Blockierung der Zellatmung führt ohne Antidotgabe zu einer *inneren Erstickung* (DFG, 1999).

1.2 Phosphorwasserstoff

entwickelnde Zubereitungen, wie z.B. Aluminium-, Magnesium- und Kalziumphosphid sind als sehr giftig eingestuft. Phosphorwasserstoff ist ein *Zellstoffwechselgift*, das unter den Zeichen der *inneren Erstickung* zum Tode führt. Der Tod tritt durch Hirnödem, zentrale Atemlähmung, Lungenödem oder Kreislaufversagen ein. Bei Exposition gegenüber mittleren Konzentrationen treten u. U. erst nach einer Latenzzeit von mehreren Stunden Vergiftungserscheinungen auf. Spätschäden an Nieren, Leber und Herz sind möglich (DFG, 1999).

1.3 Ethylenoxid

ist ein krebserzeugender (Kategorie 2 nach TRGS 905) und erbgutverändernder (Kategorie 2) Gefahrstoff.

Der Stoff ist ein potentes alkylierendes Agens und reagiert mit Makromolekülen. Als Hapten kann es nach der Bindung an Eiweiße allergen wirksam werden. Neben Allergien vom Soforttyp können auch allergische Kontaktekzeme auftreten (DFG, 1999).

1.4 Formaldehyd

ist nach TRGS 905 als krebserzeugend Kategorie 3 bewertet worden. Nach TRGS 900 besteht darüber hinaus die Gefahr der Hautresorption beim Umgang mit dem Stoff, während bei der Einhaltung der MAK und des BAT ein Risiko der Fruchtschädigung nicht befürchtet zu werden braucht. Für Formaldehyd besteht ferner die Gefahr einer Hautsensibilisierung (DFG, 1999). Formaldehyd wirkt stark reizend auf die Haut und Schleimhäute. Eine Inhalation auch geringer Konzentrationen (bis 10 ppm) führt zu Konjunktivitis, Rhinitis mit Anosmie und Pharyngitis. Eine erhebliche Gewöhnung wird hierbei beobachtet.

Inhalation hoher Konzentrationen ($>$ 50 ppm) verursacht eine Nekrose der betroffenen Schleimhäute, ein Glottisödem und einen Laryngospasmus. Die subjektiven Erscheinungen nach Ingestion von Formaldehyd gleichen einer Säureverätzung (DFG, 1999).

1.5 Sulfuryldifluorid (Sulfurylfluorid)

Dazu liegt noch keine abschließende Bewertung des AGS vor.

2 Verfügbare diagnostische Methoden

Berufsgenossenschaftliche Grundsätze G 23, G 24, G 26, G 40,
Biomonitoring: S-Methylcystein-Albumin im Serum bei Exposition durch Methylbromid,
Hydroxyethylvalin in Erythrozyten bei Exposition durch Ethylenoxid.

3 Präventives Potenzial

Früherkennung der Berufskrankheiten Nrn. 1302 und 4302 Anl. zur BKV.
Aufklärung über allgemeine und besondere (z.B. bei Hautkontakt) Gesundheitsgefahren und Frühsymptome von Vergiftungen bei der arbeitsmedizinischen Beratung. Überwachung der individuellen Belastung und der Wirksamkeit von Schutzmaßnahmen durch Biomonitoring.

4 Auslösekriterien
4.1 Pflichtuntersuchung
Nicht vorgesehen (vgl. Kap. 9.3).

> **Hinweis**
> Die nach Anhang III Nr. 5.3.1 Abs. 2 Nr. 2 durchzuführende Eignungsuntersuchung ist keine Vorsorgeuntersuchung i. S. v. § 15 GefStoffV (vgl. Angebotsuntersuchung).

4.2 Angebotsuntersuchung
Nach Anhang V Nr. 2.2 Nr. 2 GefStoffV für Beschäftigte, die Begasungsmittel einsetzen.

5 Literatur

[1] Müller, A. M. F.; Hallier, E.; Westphal, G.; Schröder, K. R.; Bolt, H. M.: Determination of methylated globin and albumin for biomonitoring of exposure to methylating agents using HPLC with precolumn fluorescent derivatization. Fresenius J. Anal. Chem. 350 (1994), 712–715

[2] Bolt, H. M.; Gansewendt, B.: Mechanisms of Carcinogenicity of Methyl Halides. CRC Crit. Rev. Toxicol. 23 (1993), 237–253

[3] Garnier, R.; Rambourg-Schepens, M. O.; Müller, A.; Hallier, E.: Glutathione transferase activity and formation of macromolecular adducts in two cases of acute methyl bromide poisining. Occup. Environ. Med. 53 (1996), 211–215

[4] Biologische Bundesanstalt für Land- und Forstwirtschaft. Bundesrepublik Deutschland. Informationsaustausch in Anlehnung an Artikel 12 Abs. 2 der Richtlinie 91/414/EWG, 2. Liste der Wirkstoffe in zugelassenen Pflanzenschutzmitteln (Stand 01.01.2000). http://ww.bba.de

[5] Bundesministerium für Arbeit und Soziales (Hrsg.): TRGS 512 „Begasungen". BArbBl. 6/2004, S. 54;

[6] Bundesministerium für Arbeit und Soziales (Hrsg.): TRGS 513 „Begasungen mit Ethylenoxid und Formaldehyd in Sterilisations- und Desinfektionsanlagen". BArbBl. 2/2000, S. 80

[7] BMA (Hrsg.): Empfehlung des BMA zur Durchführung von Eignungsuntersuchungen von Befähigungsscheinbewerbern für Begasungen. BArbBl. 12/1995, S. 41

5.8 Benzol

(CAS-Nr. 71-43-2/EG-Nr. 200 753 7)

1 Gefährdungspotenzial

Benzol reizt Haut und Schleimhäute. Die Hautresorption ist von den Bedingungen der Exposition abhängig. Über die Haut kann Benzol in flüssigem oder dampfförmigem Zustand absorbiert werden. Wegen der geringen Konzentration auf der Hautoberfläche penetrieren allerdings Dämpfe kaum (DGMK, 1982).

Bei der akuten Intoxikation nach Aufnahme hoher Benzolkonzentrationen steht die narkotische Wirkung im Vordergrund.

Chronische Exposition kann vor allem das hämatopoetische System schädigen, wobei eine Beeinträchtigung aller Knochenmarksfunktionen einzeln oder gemeinsam möglich ist. Der Effekt hängt von Dosis, Expositionsdauer und Stadium der Stammzellentwicklung ab. Es werden aplastische Anämien, Thrombo-, Granulo-, Lympho- und Panzytopenien sowie Leukämien, insbesondere akute myeloische Formen, beschrieben. 1978–1997 wurden 286 Fälle von Leukämie als Berufskrankheit anerkannt. Das durchschnittliche Alter bei Beginn der Erkrankung betrug 60 Jahre, die durchschnittliche Expositionsdauer 22,4 Jahre und die durchschnittliche Latenzzeit 31,9 Jahre (BUTZ, 1999).

Als kürzeste Expositionszeit werden 6 Monate und als kürzeste Latenzzeit zwei Jahre angegeben (NORPOTH, 1991).

Benzol ist in der Liste nach § 4a GefStoffV als K1-Stoff eingestuft.

2 Verfügbare diagnostische Methoden

Berufsgenossenschaftlicher Grundsatz G 8 mit Aussagen u.a. zu: Biomonitoring.

3 Präventives Potenzial

Früherkennung der Berufskrankheiten Nrn. 1303, [1318] und 5101 Anl. zur BKV.

Benzolinduzierten Leukämien gehen häufig langwierige Panzytopenien voraus. Sie können aber auch vorkommen, ohne dass vorausgehende Zeichen für eine Hemmung der Blutbildung registriert wurden (NORDISKA expertengruppen, 1981). Das präventive Potenzial besteht in der Förderung der primären Prävention durch individuelle Beratung und in der Früherkennung eventueller Gesundheitsstörungen im Vorfeld der malignen Erkrankung.

4 Auslösekriterien

4.1 Pflichtuntersuchung

Bei Nichteinhaltung des AGW bzw. des arbeitsmedizinisch begründeten stoffspezifischen Wertes oder bei unmittelbarem Hautkontakt.

4.2 Angebotsuntersuchung

Bei Ausgesetztsein.

5 Literatur

[1] Butz, M.: Beruflich verursachte Krebserkrankungen. 7. Aufl. Sankt Augustin: Hauptverband der gewerblichen Berufsgenossenschaften 1999

[2] DGMK (Deutsche Gesellschaft für Mineralölwissenschaft und Kohlechemie e.V.): Wirkung von Benzol auf Mensch und Tier. Projekt 174-6 (1982). In: Konietzko, J.; Dupuis, H.: Handbuch der Arbeitsmedizin. Landsberg/Lech: ecomed, IV-2.10.1 Benzol

[3] Nordiska expertengruppen för gränsvärdesdokumentation. 20. Benzen: Solna: Arbetslivsinst. 1981. (Arbete och hälsa, 1981, 11)

[4] Norpoth, K.: Einführung in die Arbeitsmedizin. Landsberg/Lech: ecomed 1991 Ausschuss für Gefahrstoffe – AGS-Geschäftsführung – BAuA – www.baua.de – 21.11.2003

5.9 Beryllium

(CAS-Nr. 7440-41-7/EG-Nr. 231 150 7)

1 Gefährdungspotenzial

Beryllium-Verbindungen verursachen Reizungen der Augen, der Haut und des Atemtraktes. Zusätzlich besteht die Gefahr der Sensibilisierung. Bei hohen Expositionen kommen fieberhafte Erkrankungen (Metalldampffieber) oder Lungenentzündungen

(mit Nieren- und Leberschädigung einhergehend) vor. Nach lang andauernder Einwirkung niedriger Konzentrationen bzw. im Anschluss an eine akut aufgetretene berylliumbedingte Lungenentzündung kann eine granulomatöse Lungenerkrankung (Berylliose) auftreten. Die Berylliose ist eine seltene

Berufskrankheit (Nr. 1110 der BKV). Infolge einer direkten Berylliumeinwirkung und im Verlauf einer toxischen Berylliumpneumonie können ulzeröse und granulomatöse Hautveränderungen entstehen. Beryllium ist als K2-Stoff eingestuft, d.h., es besteht der Verdacht auf eine krebserzeugende Wirkung. In Einzelfällen sind Veränderungen im Knochensystem (Berylliumrachitis), Leberparenchymschäden und Nervenlähmungen beschrieben.

2 Verfügbare diagnostische Methoden
Berufsgenossenschaftlicher Grundsatz G 40.

Zusätzliche Hinweise
Bei der Untersuchung sollten folgende Effekte beachtet werden
- Reizerscheinungen der oberen Atemwege,
- Granulomatöse und ulzeröse Hautveränderungen,
- Lungenfunktionsstörungen.

Zum Nachweis einer Berylliumsensibilisierung kann der Lymphozytentransformationstest durchgeführt oder Beryllium im Gewebe oder Urin untersucht werden.

3 Präventives Potenzial
Früherkennung der Berufskrankheiten Nrn. 1110 und 5101 Anl. zur BKV.
Durch Inspektion können im Rahmen der Früherkennung Hautveränderungen erfasst und der Diagnostik zugeführt werden. Die Früherkennung ermöglicht arbeitsmedizinische und therapeutische Interventionen im (reversiblen) Stadium vor Übergang in eine leistungsbegrenzende bzw. lebensverkürzende Lungenfibrose. Wegen der immunologischen Pathogenese ist die rechtzeitige Meidung einer weiteren Exposition (auch gegenüber Konzentrationen unterhalb des AGW) dringend erforderlich. Ohne spezielle arbeitsmedizinische Vorsorge besteht die Gefahr der Verwechslung mit (dem klinisch weitgehend identischen Krankheitsbild) der Sar-

koidose und damit der Nichtbeachtung der eigentlichen Ursache in diesen Fällen.

4 Auslösekriterien
4.1 Pflichtuntersuchung
Bei Nichteinhaltung AGW oder bei unmittelbarem Hautkontakt.

4.2 Angebotsuntersuchung
Bei Ausgesetztsein.

5 Literatur
[1] Eisenbud, M.: The Standard for control of chronic beryllium disease. Appl. Occup. Environ. Hyg. 13 (1998), 25–31
[2] IARC Monographs on the evaluation of carcinogenic risks to humans, Vol. 58, Beryllium and beryllium compounds. – Lyon: IARC, 1993, S. 41–117
[3] Kazemi, H.: Beryllium disease. In: Stellman, J.M. (Ed.): Encyclopaedia of occupational health and safety. Vol. 1. 4. ed. Genf: International labour office 1998. S. 10.27–10.31
[4] Kreiss, K.; Mroz, M.M.; Zhen, B.; Martyny, J.W.; Newman, L.S.: Epidemiology of beryllium sensitization and disease in nuclear workers. Am. Rev. Respir. Dis. 148 (1993), 985–991
[5] Kreiss, K.; Miller, F.; Nweman, L.S.; Ojo-Amaize, E.A.; Rossman, M.D.; Saltini, C.: Chronic beryllium disease – from the workplace to cellular immunology, molecular immunogenetics, and back. Clin. Immunol. Immunopath. 71 (1994), 123–129
[6] Kreiss, K.; Mroz, M.M.; Newman, L.S.; Martyny, J.; Zhen, B.: Machining risk of beryllium disease and sensitization with median exposures below 2 mg/m∆. Am. J. Ind. Med. 30 (1996), 16–25
[7] Mroz, M.M.; Kreiss, K.; Lezotte, D.C. et al.: Reexamination of the blood lymphocyte transformation test in the diagnosis of chronic beryllium disease. J. Allergy Clin. Immunol. 88 (1991) 54–60
[8] Newman, L.S.: Beryllium disease and sarcoidosis: Clinical and laboratory links. Sarcoidosis 12 (1995), 7–19
[9] Preuß, O. und Oster, H.: Zur Gesundheitsgefährdung durch Beryllium aus heutiger Sicht. Arb.med. Soz.med. Präv.med. 11 (1980), 270–275

5.10 Blei und anorganische Bleiverbindungen
(CAS-Nr. 7439-92-1/EG-Nr. 231 100 4)

1 Gefährdungspotenzial
Einschränkungen psychometrischer Daten sowie kognitiver Funktionen wie Gedächtnis, Aufmerksamkeit, Konzentration wurden ab 400 µg/l Blutblei beobachtet (u. a. MAIZLISH, 1995; STOLLERY, 1996; LINDGREN, 1996), wobei sich ab 300 µg/l Blutblei

eine lineare Beziehung zur Reaktionszeit ergab BLEECKER, 1997).
Als Zeichen der peripheren Nervenveränderungen fand sich ab 400–500 µg/l Blutblei eine Erniedrigung der Nervenleitgeschwindigkeit (CHIA, 1996; EPPÄLÄINEN, 1979). Veränderungen in Einzelfällen

wurden bereits bei Blutbleiwerten von 174 µg/l im EEG (YEH, 1995) oder ab 300 µg/l im EEG (KOVALA, 1997) gesehen.

Eine Abnahme der Delta-Aminolävulinsäureaktivität wurde bei Blutbleiwerten von 300–400 µg/l bei Frauen sowie 350–450 µg/l Blutblei bei Männern beobachtet. Eine Zunahme des Erythrozytenprotoporphyrins zeigte sich bei Frauen ab Blutbleiwerten von 200–300 µg/l und bei Männern von 250–350 µg/l (ROELS, 1975). Ab 400 µg/l wurden erste Niereneffekte (N-Acetyl-b-D-glukosaminidase), ab 800 µg/l eine Anämie beschrieben (SUSSELL, 1997).

Etwa 90 % des aufgenommenen Bleis werden als tertiäres Bleiphosphat im Knochengewebe mit einer Halbwertszeit von 10–30 Jahren gespeichert. Eine Freisetzung von Blei aus dem Knochengewebe erfolgt bei verändertem Knochenstoffwechsel z.B. im Rahmen von Infektionskrankheiten, Fieber, Azidose, Alkoholabusus, starker körperlicher Belastung. Auf diesem Wege kann es nach Jahren zu akuten Bleiintoxikationen kommen (FUCHS u.a., 1953; LUDEWIG und LOHS, 1988; REX, 1990; VECSEI u.a., 1998). Die reproduktionstoxische Wirkung kann noch nicht abschließend beurteilt werden.

2 Verfügbare diagnostische Methoden

Berufsgenossenschaftlicher Grundsatz G 2 mit Aussagen u.a. zu: Biomonitoring.

Zusätzliche Hinweise

Neurotoxisches Screening mit entsprechend validiertem Beschwerdefragebogen (z.B. PNF I/II; SEEBER u.a., 1978; SIETMANN u.a., 1996).

3 Präventives Potenzial

Früherkennung der Berufskrankheiten Nrn. 1101 und 5101 Anl. zur BKV.

Die vorgeschlagene Vorgehensweise ermöglicht eine Erfassung toxischer Organschäden im Stadium der Reversibilität und somit eine Prävention von Dauerschäden.

4 Auslösekriterien

4.1 Pflichtuntersuchung

Bei Nichteinhaltung des AGW (z. B. bei Nichteinhaltung eines Blutbleiwertes von 400 µg/l in Übereinstimmung mit der Richtlinie 98/24/EG des Rates der Europäischen Gemeinschaften, Anhang II. Diese Blutbleikonzentration entspricht einer Luftkonzentration von 0,075 mg/m^3.

Wegen möglicher Gefährdung der Leibesfrucht ist in Bereichen, in denen damit zu rechnen ist, dass der Blutbleiwert von 200 µg/l nicht eingehalten wird, bei Frauen unter 45 Jahren wiederholtes Biomonitoring durch Vorsorgeuntersuchungen notwendig.

4.2 Angebotsuntersuchung

Bei Ausgesetztsein (mit Biomonitoring).

5 Literatur

[1] Bleecker, M.L.; Lindgren, K.N.; Tiburzi, M.J.; Ford, D.P.: Curvilinear relationship between blood lead level and reaction time. J. Occup. Environ. Med. 39 (1997), 426–431

[2] Chia, S.E.; Chia, K.S.; Chia, H.P.; Ong, C.N.; Jeyaratnam, J.: Three-year follow-up of serial nerve conduction among lead-exposed workers. Scand. J. Work Environ. Health 22 (1996), 374–380

[3] Fuchs, M.S.: Spätfolgen der Bleivergiftung. Arch. Mal. Prof. Méd. Trav. Sécur. Soc. 14 (1953), 392–394

[4] Kovala, T.; Matikainen, E.; Mannelin, T.; Erkkilä, J.; Riihimäki, V.; Hänninen, H.; Aitio, A.: Effects of low level exposure to lead on neurophysiological functions among lead battery workers. Occup. Environ. Med. 54 (1997), 487–493

[5] Lindgren, K.N.; Masten, V.L.; Ford, D.P.; Bleecker, M.L.: Relation of cumulative exposure to inorganic lead and neuropsychological test performance. Occup. Environ. Med. 53 (1996), 472–477

[6] Ludewig, R.; Lohs, K.: Akute Vergiftungen. 7. Aufl. Jena: G. Fischer 1988

[7] Maizlish, N.A.; Parra, G.; Feo, O.: Neurobehavioural evaluation of Venezuelan workers exposed to inorganic lead. Occup. Environ. Med. 52 (1995), 408–414

[8] Rex, G.: Untersuchungen zur Wirksamkeit von oral appliziertem Na2Ca-EDTA bei der Therapie chronischer Bleiintoxikationen. Diss. Akad. für Ärztl. Fortb. Berlin 1990

[9] Roels, H.A.; Lauwerys, R.R.; Buchet, J.P.; Vrelust, M.T.: Response of free erythrocyte porphyrin and urinary delta-aminolevulinic acid in men and women moderately exposed to lead. Int. Arch. Arb.med. 34 (1975), 97–108

[10] Seeber, A.; Schneider, H.; Zeller, H.J.: Ein psychologisch-neurologischer Fragebogen (PNF) als Screeningmethode zur Beschwerdenerfassung bei neurotoxisch Exponierten. Probl. Ergeb. Psychol. 65 (1978), 23–43

[11] Sietmann, B.; Kiesswetter, E.; Zeller, H.J.; Seeber, A.: Untersuchung neurotoxisch verursachter Beschwerden: Die Standardisierung des Psychologisch-Neurologischen Fragebogens „PNF II". In: Dokumentationsband über die 36. Jahrestagung der Deutschen Gesellschaft für Arbeitsmedizin und Umweltmedizin. Fulda: Rindt 1996, 365–366

[12] Seppalainen, A.M.; Hernberg, S.; Kock, B.: Relationship between blood lead levels and nerve conduction velocities. Neurotoxicology 1 (1979), 313–332

[13] Stollery, B.: Reaction time changes in workers exposed to lead. Neurotoxicol. Teratol. 18 (1996), 477–483

[14] Yeh, J.H.; Chang, Y.C.; Wang, J.D.: Combined electro-neurographic and electromyographic studies in lead workers. Occup. Environ. Med. 52 (1995), 415–419

[15] Sussell, E. (Ed.): Protecting workers exposed to lead-based paint hazards. A report to congress. Cincinnati,

Ohio: NIOSH 1997. (DHHS (NIOSH) publication, No. 98–112

[16] Vecsei, Ch.; Jahn, O.; Wolf, Ch.; Rüdiger, H.W.: Blei. In: Triebig, G.; Lehnert, G. (Hrsg.): Neurotoxikologie in der Arbeitsmedizin und Umweltmedizin. Stuttgart: Gentner 1998, 303–332

5.11 Bleialkyle
– Bleitetraethyl (CAS-Nr. 78-00-2/EG-Nr. 201 075 4)
– Bleitetramethyl (CAS-Nr. 75-74-1/EG-Nr. 200 897 0)

1 Gefährdungspotenzial

1.1 Bleitetraethyl

Der MAK-Wert wurde 1998 von der MAK-Kommission auf 0,05 mg/m^3 aufgrund neurodiagnostischer Befunde gesenkt: ZHANG u.a. (1994) fanden bei Langzeitexponierten dosisabhängig ab 0,05 mg/m^3 Tremor (Hände, Zunge, Augenlider) und ab 0,03 mg/m^3 Sinusbradykardien. SEEBER u.a. (1990) fanden in einem Herstellerbetrieb bei einer Exposition bis 0,043 mg/m^3 inkonsistente Beziehungen zwischen Expositionsindikatoren und Verhaltensparametern.

Wiederholte Exposition kann, wie Intoxikationen bei „Benzinschnüfflern" zeigen (s. Übersicht in den MAK-Begründungen 1994), in Beziehung zu gemessenen Blutbleiwerten zu schweren zentralnervösen Störungen mit hirnatrophischen Prozessen und Nervenzelluntergängen führen. Von prinzipieller Bedeutung ist die Übersicht von WALSH und TILSON (1984), in der Beziehungen zwischen verhaltenstoxikologischen Befunden und Schäden am limbischen System auf der Grundlage von Berichten zu humanen und animalen Alkylblei-Intoxikationen analysiert werden. Diese Ergebnisse über die offenbare Alteration des limbischen Systems durch Alkylblei sind qualitativ auf den Menschen anwendbar. Die hochtoxische Substanz wird akut sehr schnell pulmonal aufgenommen. Die akuten neurotoxischen Wirkungen treten wenige Stunden bis 7 Tage nach der Aufnahme auf, sind durch den Metabolit Bleitriethyl verursacht und können sich zu lebensbedrohlichen Zuständen entwickeln.

Durch die langsame Ausscheidung des Bleitriethyls über den Urin ist selbst bei geringen Dosen durch Kumulation eine subakut/chronische Zunahme der neurotoxischen Effekte möglich (s. Übersicht in den MAK-Begründungen 1998).

Frühsymptome der Bleitriethylwirkung sind neben unspezifischen Zeichen (Müdigkeit, Schwäche-gefühl, Kopfschmerz, Übelkeit) relativ typische Schlafstörungen mit belastenden Träumen, gefolgt von neurologischen Symptomen (bes. Kleinhirnzeichen: Ataxie, Tremor, Muskelhypotonie; zentral-vegetative Störungen: Bradykardie, Hypothermie) (GRANDJEAN, 1984).

Chronische Blei-Wirkungen über die Metabolisierung und Speicherung als anorganisches Blei sind prinzipiell möglich, wurden jedoch bisher nicht in überzeugender Ausprägung beobachtet; neurophysiologische Studien zu dieser Frage liegen nicht vor. Restitutionen nach klinischem Intoxikationsbild wurden nach Wochen bis Monaten beobachtet, jedoch liegen keine Informationen über die Vollständigkeit der Rückbildung vor (GRANDJEAN, 1984). Neueste Studien (DUYDU und VURAL, 1998) zeigen: Raffinerie-Arbeiter und Automechaniker wiesen gleichermaßen im Kontrollgruppenvergleich statistisch bedeutsam höhere DALS- und Urinblei-Werte auf.

1.2 Bleitetramethyl

Die Datenlage zur biologischen Wirkung von Bleitetramethyl ist wesentlich unzulänglicher als zum Bleitetraethyl. Aufgrund analoger Wirkungsweise wurde der MAK-Wert 1998 auf den gleichen Wert wie für Bleitetraethyl, auf 0,05 mg/m^3 (als Pb) gesenkt (MAK-Begründungen 1995). Beide Bleialkylverbindungen werden in der Regel gemeinsam als Gemische eingesetzt, wobei der Bleitetraethylanteil stark überwiegt. Bleitetramethyl wird erst seit 15 Jahren bevorzugt für Flugbenzine verwendet.

Um den gleichen Blutbleispiegel zu erhalten ist in der Zeiteinheit gegenüber Bleitetraethyl die dreifache Luftkonzentration (als Pb) von Bleitetramethyl erforderlich, woraus auf eine langsamere Resorption des Bleitetramethyls geschlossen wird (HATHAWAY u.a., 1996). Analog dem Tetraethylblei ist der neurotoxisch wirksame Metabolit das

Trimethylblei. Im Rattenversuch erwies sich Blei-tetramethyl bezüglich der Neurotoxizität gegenüber Bleitetraethyl als deutlich destruktiver (SCHEPERS, 1964): umfangreichere zerebrale Schäden, peripher-neurale Schäden (nicht bei Tetraethylblei).

Es bestehen jedoch bezüglich der Effektrelationen erhebliche Speziesunterschiede (HATHAWAY u.a., 1996).

Gegenüber höheren Trialkylverbindungen mit In-duktionswirkung auf die Lipidperoxidation hat Trimethylblei diese Wirkung nicht und besitzt daher ein höheres chronisches Toxizitätspotenzial (RAM-STOCK u.a., 1980, zit. bei HATHAWAY u.a., 1996).

SEEBER u.a. (1990) konnten bei Arbeitern eines Alkylblei herstellenden Betriebes bis 0,046 mg/m^3 Bleitetraethyl und 0,0075 mg/m^3 Bleitetramethyl (als Pb) nur inkonsistente neuropsychologische Dosis-Wirkungs-Beziehungen finden.

Da bisher eine akute reine Bleitetramethyl-Intoxi-kation nicht beobachtet werden konnte, können spezifische akute Frühsymptome nicht genau ange-geben werden. Rückschlüsse aus den tierexperi-mentellen Ergebnissen sind wegen der bemerkens-werten Speziesunterschiede in der Suszeptibilität für unterschiedliche Strukturen des Nervensystems nur global möglich (HATHAWAY u.a., 1996, MAK-Begründungen 1998).

Dementsprechend muss man sich in den zu erwar-tenden zerebralen Frühsymptomen gegenüber dem Bleitetraethyl auf eine größere Unspezifität einstel-len: Neben psychovegetativen Allgemeinsymp-tomen ist auf Störungen der Kleinhirnfunktionen und der vegetativen Hochzentren zu achten; bei schweren Vergiftungen sind sowohl zerebrale Kon-vulsionen als auch hirnstammbedingte komatöse Zustände zu erwarten.

Da für Alkylblei in der Bundesrepublik ein Anwen-dungsverbot besteht, bezieht sich die Vorsorge auf Herstellungsbetriebe, die in der Regel einen hohen Sicherheitsstandard erfüllen. Wegen der hohen To-xizität sind jedoch durch geringe unbemerkte Aus-trittsmöglichkeiten im technologischen Prozess auf kumulativem Wege Intoxikationen möglich, bevor die Schadstellen entdeckt werden. Das Gleiche trifft für den Transport zu. Daher muss die Auslösung der Vorsorgeuntersuchung an die Beobachtung von Frühsymptomen geknüpft werden. Nicht auszu-schließen sind Kontakte mit Tetraalkylblei bei Mit-arbeitern von Tankstellen in der Nähe der Landes-grenze (bes. zu den osteuropäischen Ländern); hier wären fast ausschließlich chronische Expositions-auswirkungen möglich.

2 Verfügbare diagnostische Methoden

Berufsgenossenschaftlicher Grundsatz G 3 mit Aus-sagen u.a. zu: Biomonitoring.

Zusätzliche Hinweise

Als Screening sollte ein für Neurotoxizität vali-dierter und geeichter Beschwerdefragebogen (z.B. psychologisch-neurologischer Fragebogen – PNF) eingesetzt werden. Zur Verbesserung der Sensibi-lität ist eine Ergänzung durch andere zeitökonomi-sche psychologische Testverfahren (z.B. Zahlen-Symbol-Test aus HAWIE-R) möglich (SEEBER u.a., 1978; SIETMANN u.a., 1996).

Für Arbeitsplätze, an denen der Kontakt mit Alkyl-blei nicht auszuschließen ist, ist eine Erstunter-suchung erforderlich, in deren Rahmen durch den beauftragten Arzt nach § 15 Abs. 3 GefStoffV eine Beratung über Gefahrenquellen und Frühsymptome einer Intoxikation zu erfolgen hat. Der Beschäftigte wird aufgefordert, sich beim Auftreten von zu er-läuternden Frühsymptomen unverzüglich beim Be-triebsarzt vorzustellen. Der Arzt wird, wenn er nach Würdigung der vorgetragenen Beschwerden und ei-ner orientierenden ärztlichen Untersuchung (inkl. neurotoxisch orientierter Fragebogenerhebung) den Verdacht einer Angiftung nicht sicher ausschließen kann, ein Biomonitoring und eine neurologisch/ psychologische Untersuchung veranlassen und da-nach über Antidot-Maßnahmen entscheiden. Im Hinblick auf die wahrscheinliche Beeinträchtigung limbischer Hirnstrukturen ist die leistungspsycholo-gische Untersuchung kognitiver Funktionen von vorrangiger Bedeutung.

3 Präventives Potenzial

Früherkennung der Berufskrankheiten Nrn. 1101 und 5101 Anl. zur BKV. Mit den vorgeschlagenen Vor-gehensweisen sind lebensbedrohliche oder irreversi-ble Intoxikationsfolgen bei vertretbarem Aufwand/ Nutzen-Verhältnis weitestgehend vermeidbar.

4 Auslösekriterien
4.1 Pflichtuntersuchung
Bei Nichteinhaltung des AGW.

4.2 Angebotsuntersuchung
Bei Ausgesetztsein.

5 Literatur
5.1 Bleittetraethyl

[1] Duydu Y, Vural N: Urinary excretion of lead and del-ta-aminolevulinic acid in workers occupationally ex-

posed to tetraethyl lead. Biologic.Trace Element Res. 63(1998)3, 185–194

[2] Grandjean P: Organolead exposures and intoxications, in: Biological Effects of Organolead Compounds, Boca Raton, FL,CRC, (1984), 1–278

[3] Seeber A, Kiesswetter E, Neidhart B, Blaszkewicz M (1990): Neurobehavioral effects of a long-term exposure to tetraalkyllead. Neurotoxicol Teratol 12: 653–655

[4] Seeber A., Schneider H, Zeller, HJ: Ein psychologisch-neurologischer Fragebogen (PNF) als Screeningmethode zur Beschwerdenerfassung bei neurotoxisch Exponierten. Probleme und Ergebnisse der Psychologie. 65 (1978) 23–43

[5] Sietmann B, Kiesswetter E, Zeller HJ, Seeber A: Untersuchung neurotoxisch verursachter Beschwerden: Die Standardisierung des Psychologisch-Neurologischen Fragebogens „PNF II". Verhandlungen der deutschen Gesellschaft für Arbeitsmedizin und Umweltmedizin. 36 (1996) 365–366

[6] Walsh TJ, Tilson WH: Neurobehavioral Toxicology of the Organoleads. Neurotoxicology 5(1984)3, 67–68

[7] Zhang YD, Zhang G-G, Han-Zhen H, Bolt HM (1994) Early effects and biological monitoring in persons oc-

cupationally exposed to tetraethyl lead. Occup Environ Health 65: 395–399

5.2 Bleitetramethyl

[1] Gething J: Tetramethyl lead: A report of human exposure to a high level of tetra methyl lead. Br. J. Ind. Med. 32 (1975) 329–333

[2] Hathaway GJ, Proctor NH, Hughes JP: Proctor and Hughes' Chemical Hazards of the Workplace, 4th Ed., New York: Van Nostrand Reinhold 1996

[3] Ramstock ER u.a.: Trialkyl lead metabolism and lipid peroxidation in vivo in vitamin E- and selenium deficient rats by ethane production. Toxicol. Appl. Pharmacol. 54 (1980) 251–257

[4] Schepers GWH: Tetraethyl lead und tetramethyl lead – comparative experimental pathology. Part I.Lead absorption and pathology. Arch. Environ. Health 8 (1964) 277–295

[5] Seeber A, Kiesswetter E, Neidhart B, Blaszkewicz M (1990) Neurobehavioral effects of a long-term exposure to tetraalkyllead. Neurotoxicol. Teratol. 12, 653655

5.12 Cadmium oder seine Verbindungen
(CAS-Nr. 7440-43-9/EG-Nr. 231 152 8)

1 Gefährdungspotenzial

Kritisches Organ bei kurzzeitiger Cd-Exposition ist die Lunge. Erste Effekte (Pneumonie u. Folgeerscheinungen) wurden bei 20 mg Cd /m^3 (Rauch) bzw. 70 mg Cd/m^3 (Staub) gefunden. Chronische Einwirkung kann emphysematöse Veränderungen der Lunge hervorrufen. Die deutlichste Ausprägung Cd-bedingter Atemwegsschädigungen findet man bei Rauchern.

Die Niere ist das kritische Organ bei Langzeitexpositionen. Die auf die Cd-Akkumulation in der Niere zurückzuführenden kritischen Effekte treten im Allgemeinen erst nach mehrjähriger Exposition auf. Expositionshöhen am Arbeitsplatz, die nach 30 Berufsjahren zu einer gegenüber der Normalbevölkerung erhöhten Prävalenz an Proteinurie führen, werden mit 23, 27, 33 und 38 mg Cd/m^3 angegeben (JARUP u.a., 1988; THUN u.a., 1989; ELINDER u.a., 1985; MASON u.a., 1988; FALCK u.a., 1983). Während JARUP u.a. (1988) bei gleicher Expositionsdauer einen NOAEL mit 17 mg Cd /m^3 angeben, sollen nach NORDBERG (1992) schon bei 14 mg Cd/m^3 und 25-jähriger Exposition 10% der Exponierten einen Nierenschaden erleiden. BUCHET u.a. (1980) fanden erhöhte Ausscheidungsraten sowohl hoch-als auch niedrigmolekularer Proteine und der tubu-

lären Enzyme bei Arbeitern mit Cd-Konzentrationen oberhalb 10 mg/g Kreatinin im Urin bzw. 10 mg/l Blut.

Eine Urinkonzentration von 10 mg Cd/g Kreatinin wird als der Wert angesehen, bei dem die kritische Cd-Konzentration in der Nierenrinde – im Mittel mit 200 mg Cd/kg Feuchtgewicht angegeben – erreicht wird, die zu einer erhöhten Prävalenz an tubulärer Dysfunktion der Niere führt.

Frühsymptome einer Nierenschädigung sind die erhöhte Ausscheidung niedermolekularer Proteine (β2- und α1-Mikroglobulin, Retinol-bindendes Protein (RBP)), eine erhöhte Konzentration des lysosomalen Enzyms N-Acetyl-β-glucosaminidase (NAG) und erhöhte Cd/Urin-Werte. Im weiteren Verlauf werden auch vermehrt Makroproteine mit dem Urin ausgeschieden als Hinweis auf die verminderte Filtrationskapazität der Niere. Nach Angaben der WHO (1992) führt die kritische Konzentration von 200 mg Cd/kg in der Niere bei 10 %, eine Konzentration von 300 mg/kg bereits bei 50 % der Exponierten zur Proteinurie. Bei Überschreitung von 5 mg Cd/g Kreatinin bzw. 5 mg Cd/l Blut werden Vorsorgemaßnahmen empfohlen. Die OSHA (1993) beziffert das zusätzliche Risiko für Nierendysfunktion nach 45-jähriger Cd-Exposition am Arbeitsplatz gegen 5 µg Cd/m^3 mit 1,4–2,3 %, entsprechend 4,4–6,9 % bzw. 8,5–26,6 % bei 10 bzw. 20 mg Cd/m^3. Cd-bedingte Proteinurie persistiert auch nach mehrjähriger Expositionsfreiheit und macht so die Irreversibilität der Nierenschädigung deutlich. Obwohl die Cd-bedingte Inzidenz des Lungenkrebses nach dem gegenwärtigen Wissensstand nur mit erheblicher Unsicherheit quantitativ geschätzt werden kann, lassen experimentelle und epidemiologische Hinweise vermuten, dass wahrscheinlich auch die Kanzerogenität als kritischer Effekt einer inhalativen Langzeitexposition anzusehen ist. Das Lungenkrebsrisiko bei einem Permissible Exposure Level (PEL) von 5 mg Cd/m^3 und 45-jähriger Exposition am Arbeitsplatz schätzt die OSHA (1993) auf epidemiologischer Basis mit 0,3 %. Hierauf bezogen könnte bei dem TRK-Wert von 15 bzw. 30 mg/m^3 unter Annahme linearer Extrapolationsmöglichkeiten ein Lungenkrebsrisiko von 0,9 bzw. 1,8 % erwartet werden.

2 Verfügbarkeit diagnostischer Methoden
Berufsgenossenschaftlicher Grundsatz G 32 mit Aussagen u.a. zu: Biomonitoring.

Zusätzliche Hinweise
Bestimmung von Effekt-Parametern möglicher Veränderungen der Nierenfunktion (z.B. Albumin, β2-Mikroglobulin, α1-Mikroglobulin, RBP, NAG).

3 Präventives Potenzial
Früherkennung der Berufskrankheit Nr. 1104 Anl. zur BKV.
Ziel ist insbesondere die Erfassung von Frühindikatoren tubulärer und glomerulärer Nierenfunktionsstörungen, damit eine gezielte individuelle Sekundärprävention chronischer Krankheiten der Nieren durchgeführt werden kann. Bei höheren Belastungen wird durch Lungenfunktionsmessungen mit Bezug auf die individuellen Ausgangswerte eine Früherkennung der Emphysementwicklung mit der Möglichkeit der Sekundärprävention erreicht. Kontroll- bzw. Schutzmaßnahmen sind erforderlich, wenn die Biomonitoringergebnisse 5 µg Cd/g Kreatinin bzw. 5 µg Cd/l Gesamtblut übersteigen (WHO, 1980).

4 Auslösekriterien
4.1 Pflichtuntersuchung
Bei Nichteinhaltung des AGW.
(Eine arbeitsmedizinisch begründete stoffspezifischen Luftkonzentration liegt bei 10 mg Cd/m^3).

4.2 Angebotsuntersuchung
Bei Ausgesetztsein.

5 Literatur
[1] Bernard A, Roels H, Bucher J P, Lauwerys R: Cadmium and health: the Belgian experience. In: Nordberg G F, Herber R F M, Alessio L (Hrsg.): Cadmium in the Human Environment: Toxicity and Carcinogenicity. Lyon: International Agency for Research on Cancer 1992. (IARC scientific publications, 118)

[2] Buchet, J.P.; Roels, H.; Bernard, A.; Lauwerys, R.: Assessment of renal function of workers exposed to inorganic lead, cadmium or mercury vapor. J. Occup. Med. 22 (1980), 741–748

[3] Cadmium. Geneva: World Health Organization 1992. (Environmental health criteria, 134) (IPCS International Programme on chemical safety)

[4] Elinder, C.G.; Kjellström, T.; Hogstedt, C.; Anderson, K.; Spang, G.: Cancer mortality of cadmium workers. Br. J. Ind. Med. 42 (1985), 651–655

[5] Falck, F.Y.; Fine, L.; Smith, R.G. u.a.: Occupational cadmium exposure and renal status. Am. J. Ind. Med. 4 (1983), 541–549

[6] Jarup, L.; Elinder, C.G.; Spang, G.: Cumulative bloodcadmium and proteinuria: A dose-response relationship. Int. Arch. Occup. Environ. Health 60 (1988), 223–229

[7] Mason, H.J. et al: Relations between liver cadmium, cumulative exposure, and renal function in cadmium alloy workers. Br. J. Ind. Med. 45 (1988), 793–802

[8] Nordberg G F: Application of the 'critical effect' and 'critical concentration' concept to human risk assessment for cadmium. In: Nordberg G F, Herber R F M, Alessio L (Hrsg.): Cadmium in the Human Environment: Toxicity and Carcinogenicity. Lyon: International Agency for Research on Cancer 1992. (IARC scientific publications, 118)

[9] Recommended health-based limits in occupational exposure to heavy metals. Report of a WHO study group. Geneva: World Health Organization 1980. (WHO Technical report series, 647)

[10] Thun, M.J.; Osorio, A.M.; Schober, S.; Hannon, W.B.; Lewis, B,; Halperin, W.: Nephropathy in cadmium workers: assessment of risk from airborne occupational exposure to cadmium. Br. J. Ind. Med. 46 (1989), 689–697

[11] Department of Labor, Occupational Safety and Health Administration (OSHA): Occupational exposure to cadmium, final rule: US Federal Register (1992); correction: US Federal Register (1993)

5.13 Chrom(VI)-Verbindungen

(CAS-Nr. 18540-29-2)

1 Gefährdungspotenzial

1.1 Krebserzeugende Wirkung

Zinkchromat und Chromtrioxid sind beim Menschen krebserzeugend – K1-Einstufung.

Andere Chrom(VI)-Verbindungen sollten als krebserzeugend für den Menschen angesehen werden – K2-Einstufung, ausgenommen Bleichromat, für das die Daten zu einer K2-Einstufung noch nicht ausreichen, deshalb Einstufung als K3-Stoff (Liste nach § 4a der Gefahrstoffverordnung).

Durch epidemiologische Studien wurden Tumoren infolge Chrom(VI)-Einwirkung (Zinkchromat, Chromtrioxid) in der Lunge nachgewiesen, über Tumoren im Nasenraum liegen Einzelfallbeobachtungen vor HENSCHLER, 1972, 1985, 1987). Für Krebserkrankungen des Atemtraktes – erzeugt durch Chrom-(VI)-Exposition – werden als kürzeste Einwirkungszeit 2 Jahre und als kürzeste Latenzzeit 4 Jahre angegeben (NORPOTH und WOITOWITZ, 1994). Im Zeitraum 1978 bis 1997 wurden 145 Berufskrebserkrankungen (Bronchialkrebs: 131, Krebs der oberen Atemwege: 9, Nasenkrebs: 5) nach Exposition durch Chrom oder seine Verbindungen anerkannt; die mittlere Einwirkungsdauer betrug 20 Jahre, die mittlere Latenzzeit 28 Jahre (BUTZ, 1999).

1.2 Wirkungen auf Haut und Schleimhäute

Schädigungen der Nasenschleimhaut (Septumperforation, atrophische Rhinitis) werden beim Verchromen und bei der Einwirkung von Chromaten und Chromtrioxidstaub beobachtet (zit. nach HENSCHLER, 1972). Zur atemwegssensibilisierenden Wirkung von Chrom(VI)-Verbindungen liegen keine epidemiologischen Daten vor. Es gibt kasuistische Berichte über chrominduzierte Atemwegserkrankungen bei Galvanikarbeitern (NOVEY u.a., 1983; PARK u.a., 1994; BRIGHT u.a., 1997) und durch Zementstaub (PARK u.a., 1994). Diese schließen positive inhalative Provokationstests mit Kaliumdichromat ein (SHIRAKAWA u.a., 1996; BRIGHT u.a., 1997) und im RAST konnten spezifische IgE-Antikörper nachgewiesen werden (NOVEY u.a., 1983; SHIRAKAWA u.a., 1996). Gemessen an der Zahl der Exponierten ist die atemwegssensibilisierende Wirkung offenbar von untergeordneter Bedeutung. Bislang erfolgte daher keine Einstufung als Inhalationsallergen seitens der DFG und EU. In der Bundesrepublik wurden 1997 je 2 Fälle durch Chromate und Dichromate als BK-4301 und BK-4302 anerkannt (BUTZ, 1998). Chrom(VI)-Verbindungen wirken an der Haut ätzend und sensibilisierend. Sie sind mit Ausnahme des kaum löslichen Barium- und Bleichromates mit R43 eingestuft. Chromate und Dichromate sind Kontaktallergene. Eine minimale Auslösekonzentration bei Sensibilisierten im Epikutantest wird mit 0.089 mg Chrom(VI)/cm^3 Haut angegeben (NETHERCOTT u.a., 1994). Der sichere Wert für chromatierte Oberflächen soll nicht über 0,3 mg Chrom(VI)/cm^3 Freisetzung in 20 Minuten liegen (WASS u.a., 1991).

Lösliche Chrom(VI)-Verbindungen vermögen im Gegensatz zu Chrom(III)-Verbindungen die Haut gut zu durchdringen. Sie werden dann zu Chrom(III) reduziert, welches mit hauteigenen Proteinen als Hapten wirkt. Chrom(III)-Ionen induzieren in der Regel keine Sensibilisierung durch Hautkontakt.

Die Sensibilisierungsraten für Kaliumdichromat in konsekutiven Testkollektiven in Deutschland betragen 3,7 % für Frauen und 5,7 % für Männer (SCHNUCH u.a., 1997). Der Umgang mit feuchtem Zement ist die häufigste Ursache für ein allergisches Chromatekzem (sog. „Maurerkrätze"), begünstigt durch die irritative Wirkung des Zementes (pH-Wert um 12).

44 % von 510 Beschäftigten in Bauhauptgewerken mit Hautkrankheiten waren gegen Kaliumdichromat sensibilisiert (GEIER u.a., 1998). Von 1980 bis 1990 wurden 1600 Berufsdermatosen von der Bau-BG erstmals entschädigt, davon waren 80 % Zementekzeme (RÜHL u.a., 1991). 1997 wurden insgesamt 244 Fälle durch Chromate und Dichromate und 118 Fälle durch Zement und Mörtel als BK-5101 anerkannt (BUTZ, 1998).

Die guten Erfahrungen in Skandinavien mit der Absenkung des Gehaltes an löslichem Chromat auf maximal 2 ppm in Zement durch Zusatz von Eisen-II-sulfat wurden in der TRGS 613 umgesetzt. In Bereichen mit intensivem Hautkontakt sollen nur noch chromatarme Zemente und zementhaltige Zubereitungen verwendet werden. Chromverbindungen sind in industriellen Bereichen weit verbreitet, deshalb können Fälle von Chromatekzem in nahezu allen Industriezweigen auftreten (CAVELIER u.a., 1995).

In Deutschland (Nordbayern) wurden neben der Bauindustrie häufiger Fälle von beruflich relevanter Chromatallergie bei Galvanik- und Lederbearbeitern gefunden (DIEPGEN u.a., 1996).

2 Verfügbarkeit diagnostischer Methoden

Berufsgenossenschaftlicher Grundsatz G 15 mit Aussagen u.a. zu: Biomonitoring.

Zusätzliche Hinweise

Bei relevantem Hautkontakt mit sensibilisierenden Chromverbindungen ist ergänzend zu dem G 15 der G 24 einzusetzen. Wenn der Hautkontakt das Auswahlkriterium ist, werden die Untersuchungen nach G 24 durchgeführt. Dieser ermöglicht, Personen mit individuellen Risikofaktoren (atopischen Hautkrankheiten, Hinweisen und Zeichen einer atopischen Hautdiathese, Allergien, Unverträglichkeit früherer Hautbelastung) zu erkennen und speziell zu beraten. Epikutantestungen sind nur gezielt bei Verdacht auf ein allergisches Kontaktekzem zu empfehlen.

3 Präventives Potenzial

Früherkennung der Berufskrankheiten Nrn. 1103 und 5101 Anl. zur BKV.

Die Vorsorgeuntersuchungen dienen der Früherkennung von Praekanzerosen der Nase sowie der Früherkennung des Bronchialkarzinoms, wodurch eine frühzeitige Therapie eingeleitet werden kann.

Menschen mit einer atopischen Hautdiathese oder empfindlicher Haut sind durch die irritative Wirkung von feuchtem Zement besonders gefährdet, ein 2-Phasen-Ekzem zu entwickeln und bedürfen der individuellen Beratung. Durch die Vermittlung geeigneter Schutzkonzepte soll eine Irritationsdermatitis, die die Sensibilisierung begünstigen kann, verhindert und der Allergenkontakt minimiert werden.

Irritative Veränderungen der Haut und Sensibilisierungen können frühzeitig erkannt und einer Behandlung zugeführt werden, um der Entwicklung eines chronischen Chromatekzems vorzubeugen.

4 Auslösekriterien

4.1 Pflichtuntersuchung

- bei Nichteinhaltung des AGW,
- bei Hautkontakt/Feuchtarbeit mit chromathaltigem Zement und chromathaltigen Zementzubereitungen, die nass und von Hand verarbeitet werden (s. TRGS 613).

4.2 Angebotsuntersuchung

Bei Ausgesetztsein, Hautkontakt oder Feuchtarbeit.

5 Literatur

[1] Bright, P.; Burge, P.S.; O'Hickey, S.P.; Gannon, P.F.G.; Robertson, A.S.; Boran, A.: Occupational asthma due to chrome and nickel electroplating. Thorax 52 (1997), 28–32

[2] Butz, M. (pers. Mitteilung, 1998)

[3] Butz, M.: Beruflich verursachte Krebserkrankungen. Eine Darstellung der im Zeitraum 1978–1997 anerkannten Fälle. 7. Aufl. Sankt Augustin: HVBG 1999

[4] Cavelier, C.; Foussereau, J.: Kontaktallergie gegen Metalle und deren Salze. Teil I. Chrom und Chromate. Dermat. Beruf Umwelt 43 (1995), 100–112

[5] Diepgen, T.L.; Schmidt, A.; Berg, A.; Plinske, W.: Berufliche Rehabilitation von hautkranken Beschäftigten. Dtsch. Ärztebl. 93 (1996), 24–33

[6] Geier, J.; Schnuch, A.: Kontaktallergien im Bau-Hauptgewerbe. Eine Auswertung der Daten des Informationsdienstes Dermatologischer Kliniken (IVDK) 1994–1996. Dermat. Beruf Umwelt 46 (1998), 109–114

[7] Nethercott, J.; Paustenbach, D.; Adams, R.; Fowler, J.; Marks, J.; Morton, C.; Taylor, J.; Horowitz, S.: Finley, B.: A study of chromium induced allergic contact dermatitis with volunteers: implications for environmental risk assessment. Occup. Environ. Med. 51 (1994), 371–380

[8] Norpoth, K.; Woitowitz, H.-J.: Beruflich verursachte Tumoren. Grundlagen der Entscheidung zur BK-Verdachtsanzeige. Köln: Dt. Ärzte-Verl. 1994

[9] Novey, H.; Habib, M.; Wells, I.D.: Asthma and IgE antibodies induced by chromium and nickel salts. J. Allergy Clin. Immunol. 72 (1983), 407–412

[10] Park, H.S.; Yu, H.J.; Jung, K.-S.: Occupational asthma caused by chromium. Clin. Exp. Allergy 24 (1994), 676–681

[11] Rühl, R.; Wilken, U.: Gefahrstoffe beim Bauen, Renovieren und Reinigen. Wuppertal: Bau-Berufsgenossenschaft 1991

[12] Schnuch, A.; Geier, J.; Uter, W.; Frosch, P.J.; Lehmacher, W.; Aberer, W.; Agathos. M.; Arnold, R.; Fuchs, Th.; Laubstein, B.; Lischka, G.; Pietrzyk, P.M.; Rakosi, J.; Richter, G.; Rueff, F.: National rates and regional differences in sensitization to allergens of the standard series. Contact Dermatit. 37 (1997), 200–209

[13] Shirakawa, T.; Morimoto, K.: Brief reversible bronchospasm resulting from bichromate exposure. Arch. Environ. Health 51 (1996), 221–226

[14] TRGS 613: Ersatzstoffe, Ersatzverfahren und Verwendungsbeschränkungen für chromathaltige Zemente und chromathaltige zementhaltige Zubereitungen. Bundesarbeitsblatt (1999), 7–8, 45–47

[15] Wass, U.; Wahlberg, J.E.: Chromated steel and contact allergy. Contact Dermatit. 24 (1991), 114–118

[16] ZH 1/600.15: Auswahlkriterien für die spezielle arbeitsmedizinische Vorsorge nach den Berufsgenossenschaftlichen Grundsätzen für arbeitsmedizinische Vorsorgeuntersuchungen „Chrom(VI)-Verbindungen", 1991

5.14 Dimethylformamid (DMF)

(CAS-Nr. 66-12-2/EG-Nr. 200 679 5)

1 Gefährdungspotenzial

Die Leber ist sowohl nach akuter als auch chronischer Exposition das kritische Zielorgan einer Dimethylformamid (DMF)-Schädigung (MAK-Wert-Begründung, BUA-Stoffbericht, Environmental Health Criteria). Bei der akuten Vergiftung stehen daneben zentralvegetative Symptome, gastrointestinale Beschwerden und eine Pankreatitis im Vordergrund (KENNEDY und SHERMAN, 1986; SCAILTEUR und LAUWERYS, 1987). Schon bei DMF-Expositionen unterhalb des MAK-Wertes von 30 mg/m^3 kann es durch Hemmung der Aldehyddehydrogenase zu Alkoholunverträglichkeiten vom Disulfiramtyp mit Flush-Symptomatik, Kopfschmerzen, Verwirrtheit, Engegefühl im Brustbereich, Angstzuständen und Schwindel kommen (u.a. CHIVERS, 1978; ECKEY und GÖHRINGER, 1994; LYLE u.a., 1979). FIORITO u.a. (1997) beobachteten bei 75 Exponierten mit Luftkonzentrationen von 21,5 mg/m^3 DMF in 50 % Alkoholunverträglichkeiten und in 22,7 % Leberfunktionsstörungen in Form von GGT-, GOT-, GPT- und/oder Bilirubin-Werterhöhungen. In Konzentrationsbereichen unter 60 mg/m^3 sind von CIRLA u.a. (1984); GARNIER u.a. (1992); KLAVIS (1970); REDLICH u.a. (1990); WANG u.a. (1991) u.a. Veränderungen von Leberwerten, insbesondere Erhöhungen der Transaminasen und der GGT beobachtet worden.

Vor der Erhöhung der lebersensiblen Enzyme entwickelt sich eine Leberverfettung bzw. Fettleber, die häufig asymptomatisch verläuft, aber sonographisch darstellbar ist.

Bei höheren Expositionen sind gastrointestinale Beschwerden mit Appetitlosigkeit, Übelkeit, Erbrechen, Kopfschmerzen, Oberbauchbeschwerden, Stuhlbeschwerden (Obstipation, Diarrhoe) bis hin zu pankreatitisähnlichen Krankheitsbildern beschrieben.

Bezüglich der Hepatotoxizität besteht ein synergistischer Effekt zwischen Alkohol und DMF (WRBITZKY, 1999).

Vorbestehende Leberschäden, aber auch die Einnahme von Medikamenten, deren Wirkung oder Nebenwirkung in der Aldehydhydrogenase-Hemmung besteht, erhöhen das Risiko einer Leberschädigung durch DMF.

DMF wird gut über die Haut resorbiert und hat die Einstufung RE2 (Stoff, der als entwicklungsschädigend für den Menschen angesehen werden sollte).

2 Verfügbare diagnostische Methoden

Biomonitoring,
lebersensible Enzyme,
ggf. Sonographie.

Exponierte sind unbedingt auf mögliche Alkoholunverträglichkeiten, die schon im Bereich unterhalb des Luftgrenzwertes auftreten können, hinzuweisen. Eine solche Symptomatik kann bis zu 4 Tagen nach Exposition beobachtet werden.

3 Präventives Potenzial

Früherkennung der Berufskrankheit Nr. 1316 Anl. zur BKV.

Die Vorsorgeuntersuchungen sichern die Früherkennung gesundheitsgefährdender DMF-Belastungen und -Beanspruchungen am Arbeitsplatz und ermöglichen so eine gezielte individuelle Sekundärprävention.

Nach einer Untersuchung von LUN u. a. (1987) ergab sich nach Expositionskarenz im Regelfall eine vollständige Reversibilität der Lebererkrankung.

4 Auslösekriterien

4.1 Pflichtuntersuchung

– bei Nichteinhaltung des AGW,
– bei Hautkontakt.

4.2 Angebotsuntersuchung

Bei Ausgesetztsein.

5 Literatur

[1] Beratergremium für umweltrelevante Altstoffe (BUA) der Gesellschaft Deutscher Chemiker. N,N-Dimethylformamid. Weinheim: VCH Verlagsgesellschaft 1992 (BUA Stoffbericht, 84)

[2] International Programme on Chemical Safety (IPCS): „Dimethylformamide". Geneva: WHO 1991. (Environmental health criteria, 114)

[3] Chivers, C.P.: Disulfiram effect from inhalation of dimethylformamide. Lancet 11 (1978), 331

[4] Cirla, A.M.; Pisati, G.; Invernizzi, E.; Torricelli, P.: Epidemiological study on workers exposed to low dimethylformamide concentrations. G. Ital. Med. Lav. 6 (1984), 149–156

[5] Eckey, R.; Göhringer, H.: Untersuchungen zur Pathophysiologie der Alkohol-Intoleranz nach Dimethylformamid-Exposition. In: 34. Jahrestagung der Deutschen Gesellschaft für Arbeitsmedizin und Umweltmedizin. Stuttgart: Gentner 1994, 211–216

[6] Fiorito, A.; Larese, F.; Molinari, S.; Zanin, T.: Liver function alterations in synthetic leather workers ex-

posed to dimethylformamide. Am. J. Ind. Med. 32 (1997), 255–260

[7] Garnier, R.; Chataigner, D.; Perez-Trigalou, B.; Efthymiou, M.L.: Intoxikations professionelles par le dimethylformamide. Arch. Mal. Prof. Med. Trav. Sécur. Soz. 53 (1992), 111–120

[8] Kennedy, G.L.; Sherman, H.: Acute and subchronic toxicity of Dimethylformamide and Dimethylacetamide following various routes of administration. Drug Chem. Toxicol. 9 (1986), 147–170

[9] Klavis, G.: Leberfunktionsstörungen nach Dimethylformamid. Arbeitsmedizin-Sozialmedizin-Arbeitshygiene 9 (1970), 251–252

[10] Lun, A.; Schimmelpfennig, W.; Roschlau, G.: Zur Hepatotoxizität von Dimethylformamid. Z. klin. Med. 42 (1987), 2003–2006

[11] Lyle, W.H.; Spence, W.M.; McKinneley, W.M.; Duckers, K.: Dimethylformamide and alcohol intolerance. Brit. J. Ind. Med. 36 (1979), 63–66

[12] Redlich, CA.; West, A.B.; Flemming, L.; True, LD.; Cullen MR., Riely CA.: Clinical and pathological characteristics of hepatotoxicity associated with occupational exposure to dimethylformamide. Gastroenterology 99 (1990), 748–757

[13] Scailteur, V.; Lauwerys, R.R.: Dimethylformamide (DMF) Hepatotoxicity. Toxicology 43 (1987), 231–238

[14] Wang, J.D.; Chen, J.S.; Lin, J.M.; Chiang, J.R.; Shiau, S.J.; Chang, W.S.: Dimethylformamide-induced liver damage among synthetic leather workers. Arch. Environ. Health 46 (1991), 161–166

[15] Wrbitzky, R.: Liver funktion in workers exposed to N,N-Dimethylformamide during the production of synthetic textiles. Int. Arch. Occup. Environ. Health 72 (1999), 19–25

5.15 Einatembarer Staub (E-Staub)
(vgl. Kap. 5.3)

5.16 Epoxidharze, unausgehärtete, Tätigkeiten mit Belastung durch

1 Gefährdungspotenzial
Schon bald nach ihrer Einführung in den späten 40er Jahren sind Epoxidharze als Allergene bekannt geworden. Verschiedene Publikationen belegen das hohe allergene Potenzial:

In einer Gruppe von 335 Patienten aus Bauberufen mit Berufsdermatosen, die im Rahmen des IVDK (Informationsverbund deutscher dermatologischer Kliniken) erfasst wurden, fand man bei 7,8 % der Patienten Sensibilisierungen gegenüber Epoxidharzen (GEIER u. a., 1998). Im Rahmen einer Untersuchung von 325 Personen, die gegenüber Epoxidharzen exponiert waren, wurde eine Sensibilisierungsrate von 28,8 % von 1984 bis 1988 und 15,5 % von 1989 bis 1993 festgestellt. 52 % der Patienten waren nur gegen Epoxidharze allergisch, 22 % gegen die Harze und die Härter (Polyamine, Dicarbonsäureanhydride) und 16 % ausschließlich gegen die Härter (KIEC-SWIERCZYNSKA, 1995). Von 22 Beschäftigten einer Skifabrik zeigten 6 Reaktionen gegenüber Epoxidharzen, Härtern bzw. reaktiven Verdünnern (JOLANKI u. a., 1996).

Im Patientengut des gewerbeärztlichen Dienstes Nordbayern, welches alle regionalen Berufskrankheitenverfahren vollständig erfasst, fanden sich in den Jahren 1990 bis 1993 bei 89 erkrankten Bau- und Betonarbeitern in 13,5 % der Fälle Epoxidharz-Sensibilisierungen. Von 29 erkrankten Fliesenlegern zeigten 30 % eine Epoxidharz-Sensibilisierung und von 52 erkrankten Malern 10 % (DIEPGEN, 1995).

Beim Umgang mit epoxidharzhaltigen Arbeitsstoffen werden nicht selten auch allergische Gesichtsekzeme durch geringe Allergenmengen in der Luft verursacht (CARMICHAEL u. a., 1997; SOMMER u. a., 1997).

2 Verfügbare diagnostische Methoden
Berufsgenossenschaftlicher Grundsatz G 24.

Zu berücksichtigen sind insbesondere individuelle Risikofaktoren (atopische Hauterkrankungen oder Veranlagung, Allergien in der Vorgeschichte). Epikutantestungen sollten nur nach strengen Kriterien und bei deutlichen anamnestischen oder klinischen Hinweisen für eine Epoxidharz-Allergie durchgeführt werden.

3 Präventives Potenzial
Früherkennung der Berufskrankheiten Nrn. 4301 und 5101 Anl. zur BKV.

Durch eine Vorsorgeuntersuchung der Haut soll die Manifestation eines Kontaktekzems an den Händen oder im Gesicht (aerogen) frühzeitig erkannt werden.

Wichtig ist bei gefährdeten Personen die Beratung zur Kontaktminimierung, zur Ausschaltung fördernder Expositionsbedingungen und zum Hautschutz. Hierdurch soll ein Verbleib am Arbeitsplatz erreicht werden.

Eine vorbestehende, klinisch relevante Epoxidharz-Sensibilisierung stellt ein Ausschlusskriterium für Tätigkeiten dar, bei denen Hautkontakt mit Epoxidharzen nicht gemieden werden kann. Die Vorsorgeuntersuchung ist in diesen Fällen ein Instrument zur Verhütung von sonst unvermeidlich auftretenden Berufskrankheiten der Haut.

4 Auslösekriterien

4.1 Pflichtuntersuchung

Nach Anhang V Nr. 2.1 Nr. 7 bei Tätigkeiten mit Belastung durch unausgehärtete Epoxidharze und Kontakt über die Haut oder die Atemwege.
(Hiervon ist bei jedem offenen Umgang mit unausgehärteten Epoxidharzen auszugehen, außer wenn es sich um sehr kleine Mengen handelt.)

4.2 Angebotsuntersuchung

Nach den in § 16 GefStoffV vorgesehenen Anlässen.

5 Literatur

[1]   Carmichael, A.J.; Gibson, J.J.; Walls, W.G.: Allergic contact dermatitis to bisphenol-A-glycidyldimethacrylate (BIS-GMA) dental resin associated with sensitivity to epoxy resin. Brit. Dent. J. 8 (1997), 297–298

[2]   Diepgen, Th.L.: Abschlussbericht zum Forschungsvorhaben „Epidemiologie berufsbedingter Hautkrankheiten in Nordbayern" vom 10.03.1995

[3]   Geier, J.; Schnuch, A.: Kontaktallergien im Bau-Hauptgewerbe. Dermatosen 44 (1998), 109–114

[4]   Jolanki J.; Tarvainen, K.; Tatar, T.; Estlander, T.; Henriks-Eckerman, M.-L.; Mustakallio, K.K.; Kanerva, L.: Occupational dermatoses from exposure to epoxy resin compounds in a ski factory. Contact Dermatitis 34 (1996), 390–396

[5]   Kiec-Swierczynska, M.: Allergy to epoxy compounds over a decade. Contact Dermatitis 32 (1995), 180

[6]   Sommer, S.; Wilkinson, S.; Wilson, C.: Airborne contact dermatitis caused by microscopy immersion fluid containing epoxy resin. Contact Dermatitis 39 (1997), 141–142

5.17 Feuchtarbeit

1 Gefährdungspotenzial

Arbeiten im feuchten Milieu (Umgang mit Wasser, wässrigen Zubereitungen und anderen flüssigen oder feuchten Medien) können in Abhängigkeit von der Dauer und Häufigkeit der Tätigkeit und von der Beschaffenheit der Kontaktstoffe die Haut schädigen (s. TRGS 501). Elektronenmikroskopische Untersuchungen an tierischer (Schwein) und menschlicher Haut haben ergeben, dass sowohl verdünnte Detergentien (Natriumdodecylsulfat) als auch Wasser allein bereits nach 2 Stunden und zunehmend nach weiterer Exposition Schäden an den interzellulären Lipidstrukturen der Hornschicht bewirken (WARNER u. a., 1999). Durch Feuchtarbeit entsteht eine Abnutzungsdermatose bzw. ein irritatives Kontaktekzem, durch welches bei gleichzeitiger Einwirkung von sensibilisierenden Kontaktstoffen die Entwicklung eines allergischen Kontaktekzems begünstigt werden kann (LAMMINTAUSTA, 1994). Das Schädigungspotenzial dieser kombinierten Einwirkung zeigt sich in der hohen Zahl von Berufsdermatosen bzw. Verdachtsmeldungen in Berufsgruppen wie Friseure, Heil- und Pflege-, Lebensmittel-, Metall- und Reinigungsberufe, für die ein erheblicher Anteil Feuchtarbeit angenommen werden kann. Das langzeitige Tragen flüssigkeitsdichter Handschuhe führt durch Schweißbildung unter Okklusion zu einem ähnlichen Effekt (GRAVES u. a., 1995). In einer prospektiven Studie an über 2000 Auszubildenden des Friseurhandwerkes wurde gefunden, dass das Risiko für Hautveränderungen bei Feuchtarbeit über 2 Stunden anzusteigen beginnt (OR bis 1,37). Durch Feuchtarbeit von 2–4 Stunden wurde das Risiko verdoppelt (OR über 2) (SCHWANITZ u. a., 1996). Bei Berufsanfängern der Automobilindustrie war das Risiko für eine Hauterkrankung in der Gruppe mit 3 Stunden Feuchtarbeit gegenüber weniger als 3 Stunden deutlich erhöht (FUNKE u. a., 1996). In prospektiven Untersuchungen von Berufsanfängern des Friseurhandwerkes und in der Krankenpflege wurde ungeschützte Feuchtarbeit (über 4 Stunden im Vergleich zu 1–4 Stunden) als ein wesentlicher exogener Risikofaktor für die Entstehung des Händeekzems ermittelt. 68 % der Friseurlehrlinge verrichteten Feuchtarbeit über 4 h/d, 26 % 1–4 h/d, von den Krankenschwesternschülerinnen 5,4 % über 4 h/d und 61 % 1–4 h/d (DIEPGEN, 1998). Abgesehen von der atopischen Hautdiathese zeichnet kein anderer Risikofaktor so deutlich. Menschen mit ausgeprägt trockener Haut, atopischem Ekzem bzw. atopischer Hautdiathese sind stärker gefährdet (SCHWANITZ, 1994).

Als Folge einer beruflichen Hauterkrankung können für den Betroffenen neben der funktionellen und optischen Beeinträchtigung durch die Hautveränderungen große ökonomische Nachteile durch den Verlust des Arbeitsplatzes entstehen. Die Vielzahl der beruflichen Hauterkrankungen führt zu einer erheblichen finanziellen Belastung der Arbeitgeber und Versicherungsträger.

2 Verfügbare diagnostische Methoden

Berufsgenossenschaftlicher Grundsatz G 24, der auch Hinweise auf die Berücksichtigung individueller Risikofaktoren (atopische Hautkrankheiten in der Vorgeschichte, Minimalzeichen der Atopie, Allergien) enthält. Dazu ist die Inspektion des gesamten Hautorgans erforderlich. Epikutantestungen sollten nur nach strengen Kriterien und bei deutlichen anamnestischen oder klinischen Hinweisen für eine Allergie durchgeführt werden.

3 Präventives Potenzial

Früherkennung der Berufskrankheit Nr. 5101 Anl. zur BKV.
Frühzeichen einer Hautschädigung sind ohne großen diagnostischen Aufwand durch Inspektion des Hautorgans erkennbar und in diesem Stadium durch individuelle Präventivmaßnahmen überwiegend reversibel.
Möglichkeiten der Prävention sind u. a. Minimierung der Feuchtarbeit durch Beeinflussung der Arbeitsorganisation, Optimierung der Arbeitsweise und geeigneter Hautschutz (Schutz- und Pflegepräparate, schonende Reinigung, Schutzhandschuhe – HAUTSCHUTZPLAN) nach individueller, dem Hautbefund angepasster Beratung der Betroffenen (TRGS 401).

4 Auslösekriterien
4.1 Pflichtuntersuchungen
Bei Feuchtarbeit von regelmäßig 4 Stunden oder mehr pro Tag (darunter können z.B. Friseure, Metall-

oberflächenbearbeiter mit Kühlschmiermittelkontakt, Pflegeberufe, Masseure, Reinigungskräfte fallen).

4.2 Angebotsuntersuchung
Bei Feuchtarbeit von regelmäßig mehr als 2 Stunden.

5 Literatur

[1] Diepgen, T.L.: Abschlußbericht zum Forschungsprojekt „Entstehungsursachen allergischer und nicht-allergischer Dermatosen bei Berufsanfängern im Friseur-, Krankenpflege- und Metallhandwerk unter besonderer Berücksichtigung endogener Risikofaktoren", HVBG 617.0-FF 78, 1998
[2] Funke, U.; Diepgen, T.L.; Fartasch, M.: Risk-Group-Related Prevention of Hand Eczema at the Workplace. In: Elsner, P.; Lachapelle J.M.; Wahlberg, J.E.; Maibach, H.I. (eds.): Prevention of Contact Dermatitis. Curr. Probl. Dermatol. Basel: Karger, 1996, 25, 123–132
[3] Graves, C.J.; Edwards, C.; Marks, R.: The occlusive Effects of Protective Gloves on the Barrier Properties of the Stratum corneum. In: Elsner, P.; Maibach, H.I. (eds.): Irritant Dermatitis. New clinical and Experimental Aspects. Curr. Probl. Dermatol. Basel: Karger, 1995, 23, 87–94
[4] Lammintausta, K.: Risk Factors for Hand Dermatitis in Wet Work. In: Menné, T.; Maibach, H.I. (eds.): Hand Eczema. Boca Raton: CRC Press, 1994, 99–104
[5] Schwanitz, H. J.; Uter, W.; Wulfhorst, B (Hrsg.).: Neue Wege zur Prävention Paradigma Friseurekzem. Osnabrück: Universitätsverlag Rasch, 1996
[6] Schwanitz. H.J.: Spezielle Aspekte des Hautschutzes in Deutschland – Bedeutung der Vorsorgeuntersuchung. Z. Haut- u. Geschlechtskr. 69 (1994) 338–340
[7] Warner, R.R.; Boissy, Y.L.; Lilly, N.A.; Spears, M.J.; McKillop, K.; Marshall, J.L.; Stone, K.J.: Water disrupts Stratum Corneum Lipid Lamellae: Damage is similar to surfactans. J. Invest. Dermatol. 113 (1999) 960–966

5.18 Fluor oder seine anorganischen Verbindungen
(CAS-Nr. 7782-41-4/EG-Nr. 231 954 8)

1 Gefährdungspotenzial
Lokale Exposition gegenüber hohen Konzentrationen von gas-, nebel-, rauch- oder staubförmigen Fluorverbindungen verursacht örtlich Reizerscheinungen (Tränenfluss, Niesen, Husten, Dyspnoe). Eine massive Einatmung von Fluorwasserstoff oder

Flusssäure-Aerosolen kann akut zu einem Lungenödem, in seltenen Fällen innerhalb von 48 Stunden zum Tode führen (MASSMANN, 1981; RUNGE, 1988; WHO, 1984).
Bei der Einwirkung der stark ätzenden Fluorwasserstoffsäure (Flusssäure) auf die Haut treten unter

starken Schmerzen tiefe, sich schnell ausbreitende, schwer heilende Nekrosen auf.

Durch Resorption von Fluorid kann es durch chemische Bindung an Calcium und Magnesium zu einer Verminderung der Calcium- und Magnesiumkonzentration (Bildung unlöslicher Fluoride) und dadurch zu einer Hemmung lebenswichtiger Enzyme und damit zu akuten bedrohlichen Stoffwechselstörungen und Störung von Organfunktionen kommen.

Nach der seltenen oralen Aufnahme von Fluorverbindungen werden dosis- und konzentrationsabhängig Verätzungen im Magen-Darm-Trakt sowie akute Leber-, Herz- und Nierenschäden beobachtet (BIOLOGICAL MONITORING GUIDES, 1971). Die toxische Wirkung bei Aufnahme von elementarem Fluor wird auf eine Schädigung der Gewebsstrukturen durch Hydratation bzw. Fluorierung von Eiweißkörpern zurückgeführt.

Nach langjähriger Einwirkung von Fluorwasserstoff oder Fluoridstaub können rheumatoide Beschwerden auftreten, die ihre Ursache in einer Osteosklerose insbesondere der spongiösen Knochen wie der des Beckens, der Wirbelsäule oder der Rippen haben *(Fluorose)*.

Hinweise auf das Vorliegen einer *Fluorose* können sein:

– eine Polyarthralgie,
– verknöcherte Bandansätze,
– eine erhöhte Fluoridausscheidung im Urin.

Die Diagnose kann aber nur durch gezielte Röntgenuntersuchungen und durch eine Knochenbiopsie gesichert werden.

Bei der Berufskrankheit Nr. 1308 Anl. zur BKV handelt es sich um eine seltene Berufskrankheit. So erfolgten im Jahre 1996 zwar 18 Anzeigen auf Verdacht einer Berufskrankheit, aber keine Anerkennung einer durch Fluor oder seine anorganischen Verbindungen verursachten Berufskrankheit (BK-DOK 96, 1998).

2 Verfügbare diagnostische Methoden

Berufsgenossenschaftlicher Grundsatz G 34 mit Aussagen u. a. zu: Biomonitoring der Fluoridausscheidung im Urin.

3 Präventives Potenzial

Früherkennung der Berufskrankheiten Nrn. 1308, 1302 und 1312 Anl. zur BKV.

Die Messung der Fluoridausscheidung im Rahmen der arbeitsmedizinischen Vorsorgeuntersuchungen erlaubt zusätzlich zur Kontrolle des Luftgrenzwertes eine genaue Bestimmung der individuellen Belastung jedes Arbeitnehmers. Im Rahmen der Vorsorgeuntersuchungen sollen außerdem Frühstadien von durch Fluorverbindungen verursachten oder verschlimmerbaren Gesundheitsstörungen sowie Frühzeichen einer *Fluorose* erfasst und rechtzeitig arbeitsmedizinische und therapeutische Interventionen eingeleitet werden.

Nach dem gegenwärtigen Wissensstand kann angenommen werden, dass im Allgemeinen keine Gesundheitsschäden durch Fluor oder seine Verbindungen auftreten, wenn der Luftgrenzwert am Arbeitsplatz und die BAT-Werte bei den Beschäftigten dauerhaft unterschritten werden [Urin-Fluorid-Konzentration von 4 mg/g Kreatinin im Harn (Vorschichtwert) bzw. von 7 mg/g Kreatinin im Harn (Nachschichtwert)].

4 Auslösekriterien

4.1 Pflichtuntersuchung

Bei Nichteinhaltung des AGW.

4.2 Angebotsuntersuchung

Bei Ausgesetztsein.

Eine individuell unterschiedliche Empfindlichkeit gegenüber Fluor scheint eine Rolle bei der Entstehung der *Fluorose* zu spielen (MORABIA u. a., 1986).

Bei Vorsorgeuntersuchungen kann mittels Urin-Analyse die vom Individuum aufgenommene Menge an Fluor einfach erfasst werden (BIOLOGICAL MONITORING GUIDES, 1971).

5 Literatur

[1] BK-DOK 96: Dokumentation des Berufskrankheiten-Geschehens in Deutschland. Hauptverband der gewerblichen Berufsgenossenschaften (Hrsg.). Juli 1998

[2] Biological Monitoring Guides: Fluorides (1971). Am Ind Hyg Assoc J 32 (1971) 1, 274–279

[3] Massmann, W. (1981): Die Einwirkung von Fluor und seiner anorganischen Verbindungen auf den arbeitenden Menschen und deren Überwachung. Zbl. Arbmed. 31 (1981) 12, 484–488

[4] Morabia, Al.; Rey, P.; Bousquet, A.; Giezendanner, D.; Junod, A.; Liechti, B. (1986): Principes d'analyse décisionelle appliquès au dépistage de maladies professionelles: Exemple de la fluorose industrielle. Sozial- und Präventivmedizin 31 (1986), 257–259

[5] Runge, H. (1988): Verändertes Erscheinungsbild der Berufskrankheit Fluorose innerhalb der vergangenen 15 Jahre. Z gesamte Hyg 34 (1988) 7, 396–398

[6] WHO (1984): IPCS. Environmental Health Criteria 36. Fluorine and Flurides. WHO, Genf, 1984

5.19 Getreide- und Futtermittelstäube, Tätigkeiten mit Belastung durch

(vgl. 6.13)

1 Gefährdungspotenzial

Pflanzliche Stäube sind die häufigsten Auslöser berufsbedingter Atemwegsallergien. Nach einer Auswertung des Berufskrankheiten-Geschehens der BK-DOK für die Jahre 1989–1993 lagen allergische Atemwegserkrankungen durch Staub von Nahrungs- und Futtermittel an 2. Stelle hinter den durch Mehle und Mehlprodukte verursachten anerkannten Berufskrankheiten unter der BK-Ziffer 4301 (STRASSBURGER u. a., 1996).

Gefährdet sind Beschäftigte im Lager- und Transportgewerbe, in Mühlen- und Silobetrieben und in der Landwirtschaft.

„Getreide- und Futtermittelstäube" wird hier als Sammelbegriff für in der Zusammensetzung variierende Gemische von Getreide- und Pflanzenbestandteilen (z.B. Gerste, Hafer, Roggen, Weizen, Mais, Palmkern, Soja, Sorghum, Tapioka) und ihrer Verunreinigungen (Bakterien und -endotoxine, Pilzsporen, Mykotoxine, Milben und Insektenbestandteile) verwendet. Biologische Bestandteile (Mikroorganismen) erfordern eine Gefährdungsbeurteilung auch nach Biostoffverordnung.

Entsprechend der komplexen Staubzusammensetzung sind die zu erwartenden Beanspruchungsreaktionen vielfältig (CHANG-YEUNG u. a., 1992; HOWARTH, 1989; WARREN, 1992). Neben immunologisch vermittelten Reaktionen mit Entwicklung eines *Getreidestaubasthmas* (ANTO u. a., 1996; BLAINEY u. a., 1989; CHANG-YEUNG u. a., 1979) sind Partikeleffekte denkbar (BAUR und SCHNEIDER, 2000). In Querschnitt- und Längsschnittuntersuchungen sind akute reversible Störungen an den Atemwegen, wie Husten, Luftnot und Lungenfunktionseinschränkung (CHANG-YEUNG u. a., 1992; doPICO u. a., 1984) sowie chronische Veränderungen mit Entwicklung eines hyperreagiblen Bronchialsystems, chronische Bronchitis und Abnahme der Lungenfunktion über die Dauer der Beschäftigung nachgewiesen worden (HEEDERIK u. a., 1994; HUY u. a., 1991; ZEJDA u. a., 1992). Erkrankungen an *Organic Dust Toxic Syndrome* werden beschrieben (doPICO u. a., 1982). In der Auswertung arbeitsmedizinischer Vorsorgeuntersuchungen bei 1211 kanadischen Siloarbeitern in einer follow-up-Studie zwischen 1978 und 1993 wurden Symptome (Niesen) als Predictor für die Abnahme der Lungenfunktion (FEV1, FVC) über die Zeit klassifiziert (SENTHISELVAN u. a., 1996).

Eine Dosis-Wirkungs-Beziehung konnte sowohl für akute als auch für chronische Effekte an den Atemwegen nachgewiesen werden (COREY u. a., 1982; HUY u. a., 1991; POST u. a., 1998). Von den Autoren wird darauf hingewiesen, dass das Risiko auf Grund des Healthy-worker-effects eher unterschätzt wird. Zur Verhütung arbeitsbedingter Atemwegserkrankungen wird das Unterschreiten einer Luftkonzentration von 4 mg/m^3 [E] als Schichtmittelwert für erforderlich gehalten (ACGIH, 1992; BECKLAGE u. a., 1996; BROWN, 1988; GR GEZONDHEIDSRAAD, 1997). Begründet ist dies u. a. durch den Endotoxingehalt des organischen Staubs.

2 Verfügbarkeit diagnostischer Methoden

Berufsgenossenschaftlicher Grundsatz G 23.

3 Präventives Potenzial

Früherkennung der Berufskrankheiten Nrn. 4201 und 4301 Anl. zur BKV.

Durch Früherkennung von Symptomen und Maßnahmen zur Dosisreduktion bzw. zur Optimierung von Schutzmaßnahmen ist die Möglichkeit der primären und der sekundären Prävention gegeben.

4 Auslösekriterien

4.1 Pflichtuntersuchung

Bei Überschreitung der Luftkonzentration von 4 mg/m^3 [E-Staub].

4.2 Angebotsuntersuchung

Bei Überschreitung der Luftkonzentration von 1 mg/m^3 [E-Staub].

5 Literatur

[1] ACGIH American Conference of Government Industrial Hygienists: Threshold limit values for chemical substances in the work environment adopted by ACGIH for 1990–91. ACGIH Cincinatti 1992

[2] Anto, J.M.; Sunyer, J., Taylor A.J.M.: Comparison of soybean edidemic asthma and occupational asthma. Thorax 1996; 51:743–749

[3] Baur, X: Schneider, W.D.: Nicht allergische obstruktive Atemwegserkrankungen in der Landwirtschaft. Pneumologie 2000; 54:80–91

[4] Becklage, M.; Broder, I.; Chang-Yeung, M.; Dosman, J.A.H.; Ernst, P.; Herbert, A.; Kennedy, S.M.; Warren, P.W.: for the Canadian Thoracic Society Standards Committee: Recommendations for reducing the effect of grain dust on the lungs. Can. Med. Assoc. J. 1996; Nov 5 (10) 155:1399–1403

[5] Blainey, A.D.; Topping, M.D.; Ollier, S.; Davies, R.J.: Allergic respiratory Disease in grain workers: The role of storage mites. J. Allergy Clin. Immunol. 1989; 84:296–303

[6] Brown, M.A.: NIOH and NIOSH basis for an occupational health standard: grain dust. Health hazards of storing, handling and shipping grain. National Institute for Occupational Health, US Centers for disease Control, US Public Health Services, Atlanta, Georgia, United States of America in Cooperation with the National Institute for Occupational Health; DHHS NIOSH Publ No 89-126; Solna 1988

[7] Chang-Yeung, M.; Wong, R.; MacLean, L: Respiratory abnormalities among grain elevator workers. Chest 1979; 75:461–467

[8] Chang-Yeung, M.; Enarson, D.A.; Kennedy, S.M.: The impact of grain dust on respiratory health. Am. Rev. Respir. Dis. 1992; 145:476–487

[9] Corey, P.; Hutcheon, M.; Broder, I.; Mintz, S.: Grain elevator workers show work-related pulmonary function changes and dose-effect relationships with dust exposure. Brit. J. Ind. Med. 1982; 39:330–337

[10] doPico, A.; Flaherty, D.; Bhansali, P.; Chavaje, N.: Grain fever syndrome induced by inhalation of airborne grain dust. J. Allergy Clin. Immunol. 1982; 69:435–43x

[11] doPico, A.; Guillermo, A.; Reddan, W.; Tsiattis, A.; Peters, M.E.; Rankin, J.: Epidemiologic study of clinical and physiological parameters in grain handlers of Northern United States. Am. Rev. Respir. Dis. 1984; 130:759–765

[12] GR Gezondheidsraad: Werkgroep van deskundigen ter vaststelling van MACwaarden: Health based re-commended occupational exposure limits for grain dust: draft. Gr; Den Haag 1997

[13] Heederik, D.; Smid, T.; Houba, R.; Quanjer, P.H.: Dust related decline in lung function among animal feed workers. Am. J. Ind. Med. 1994; 25:117–119

[14] Howarth, R.F.: Grain dust: Some of ist effects on health. Health and Safety Executive; Research Paper 28, 1989

[15] Huy, T.; Schipper, K.D.; Chang-Yeung, M.; Kennedy, S.M.: Grain dust and lung function. Am. Rev. Respir. Dis. 1991; 144:1314–1321

[16] Post, W.; Heederik, D.; Houba, R.: Decline in lung function related to exposure and selection processes among workers in the grain processing and animal feed industry. Occup. Environ. Med. 1998; 55:349–355

[17] Senthiselvan, A.; Pahwa, P.; Wang, P.; McDuffie, H.; Dosman, A.J.: Persistent wheeze in grain elevator workers should not be ignored. Am. J. Respir. Crit. Care Med. 1996; 153:701–705

[18] Straßburger, K.U.; Will, W.; Zober, A.: Allergisches Berufsasthma (BK 4301) in Deutschland. Auswertung der Berufskrankheiten – Dokumentationsdaten 1989–1993. Arbeitsmed Sozialmed Umweltmed 1996; 11:461–466

[19] Warren, C.P.W.: Health and safety in the grain industry. In: Rom WN (ed) Environmental and occupational medicine. Little Brown and Company 1992; pp 381–391

[20] Zejda, J.E.; Pahwa, P.; Dosman, J.A.: Decline in spirometric variables in grain workers from start of employment: differential effect of duration of follow up. Brit. J. Indust. Med. 1992; 49:576–580

5.20 Glycerintrinitrat (CAS-Nr. 55-63-0/EG-Nr. 200 240 8) und Glykoldinitrat (Cas-Nr. 628-96-6/EG-Nr. 211 063 0) (Nitroglycerin/Nitroglykol)

1 Gefährdungspotenzial

Die Salpetersäureester Ethylenglykoldinitrat (Nitroglykol) und Glycerintrinitrat (Nitroglycerin), die unter beruflichen Bedingungen (Pharmazie, Sprengstoffwesen) meist als Mixtur verwendet werden, sind gefäßreaktive Substanzen (Vasodilatoren). Sie werden sowohl durch Inhalation als auch durch Haut- und Schleimhautresorption aufgenommen. Die akuten Auswirkungen der Nitratesterexposition sind Kopfschmerzen, Schwindel, Übelkeit, Erbrechen und Herzbeschwerden. Objektiv werden Blutdruckabfall und Herzfrequenzanstieg beobachtet. Nach täglich wiederholter Exposition verschwinden diese Symptome als Folge der Gewöhnung. Bei Langzeitexponierten wurden nach 1–2-tägiger Expositionsunterbrechung Angina pectoris ähnliche Symptome, aber auch Myokardinfarkte und plötzliche Todesfälle beobachtet (AMNON, 1989; BAR-TALINI u. a., 1957; DAUM, 1992; PRZYBOLEWSKI, 1986; STAYNER u. a., 1992). Als auslösende Ursache wird dafür ein Reboundvasospasmus (gegenregulatorische Gefäßverengung nach Wegfall der durch Nitratester induzierten Koronardilatation) diskutiert. Neben dieser vasospastischen koronaren Reaktion wird auch ein erhöhtes koronararteriosklerotisches Risiko diskutiert (CRAIG u. a., 1985; HOGSTEDT u. a., 1977; HOGSTEDT u. a., 1979; KRISTENSEN, 1989; REEVE u. a., 1983). Allerdings wird die beobachtete Assoziation zwischen Nitratexposition und sklerotisch bedingter Herzkrankheit als unsicher angesehen, weil der Pathomechanismus nicht geklärt ist.

2 Verfügbare diagnostische Methoden

Berufsgenossenschaftlicher Grundsatz G 5 mit Aussagen u. a. zu:

- Biomonitoring,
- Diagnostik von Risikofaktoren für Herz-Kreislauf-Erkrankungen.

3 Präventives Potenzial

Früherkennung der Berufskrankheit Nr. 1309 Anl. zur BKV.

Der Primärprävention auch kurzzeitiger Belastungen kommt besondere Bedeutung zu. Eine erhöhte Suszeptibilität gegenüber den organischen Nitraten bei Herz-Kreislauf-Kranken sowie vegetativ Labilen ist strittig. Da aber ein höheres Risiko bei vorbestehenden Herz-Kreislauf-Krankheiten im Allgemeinen angenommen wird und auch Assoziationen zwischen Nitratbestimmung und Sklerose beobachtet worden sind, werden Vorsorgeuntersuchungen zur Früherkennung und Einleitung einer individuellen Sekundärprävention für sinnvoll gehalten.

4 Auslösekriterien

4.1 Pflichtuntersuchung

Bei Nichteinhaltung des AGW.

4.2 Angebotsuntersuchung

Bei Ausgesetztsein.

5 Literatur

[1] Amnon, B.-D.: Cardic arrest in an explosives factory worker due to withdrawal from nitroglycerin exposure. Am. J. Ind. Med. 15 (1989), 719–722

[2] Bartalini, E.; Cavagna, G.; Foa, V.: Epidemiological and clinical features of occupational nitroglycol poisoning italy. Med. Lavorno 58 (1957), 619–623

[3] Craig, R.; Gillis, C.R.; Hole, D.J.; Paddle, G.M.: Sixteen year follow up of workers in an explosives factory. J. Soc. Occup. Med. 35 (1985), 107–110

[4] Daum, S.M.: Nitroglycerin and alkyl nitrates. In: Rom, W.N. (Hrsg.): Environmental and Occupational Medicine. 2. ed. Boston: Little, Brown and Co. 1992, 1013–1019

[5] Hogstedt, Ch.; Axelson, O.: Nitroglycerine-Nitroglycol exposure and the mortality in cardio-cerebrovascular diseases among dynamite workers. J. Occup. Med. 19 (1977), 675–678

[6] Hogstedt, Ch.; Andersson, Kjell: A cohort study on mortality among dynamite workers. J. Occup. Med. 21 (1979) 8, 553–556

[7] Kristensen, T.S.: Cardiovascular diseases and the work environment. A critical review of the epidemiologic literature on chemical factors. Scand. J. Work Environ. Health 15 (1989), 245–264

[8] Przybolewski, J.Z.: Myocardial infarct complicating dilated (congestive) cardiomyopathy in an industrial nitroglycerin worker – A case report. SAMJ 69 (1986), 381–384

[9] Reeve, G.; Bloom, T.; Rinsky, R.; Smith, A.: Cardiovascular disease among nitroglycerin-exposed workers. Am. J. Epidemiol. 118 (1983), 418

[10] Stayner, L.T.; Dannenberg, A.L.; Thun, M.; Reeve, G.; Bloom, T.F.; Boeniger, M.: Cardiovascular motality among munitions workers exposed to nitroglycerin and dinitrotoluene. Scand. J. Work Environ. Health 18 (1992), 34–43

5.21 Hartholzstaub (bisher: Buchen- und Eichenholzstaub)

(vgl. 6.16)

1 Gefährdungspotenzial

Karzinome der Nase und der Nasennebenhöhlen sind seltene Tumoren. Ihr Anteil an allen Malignomen beträgt ca. 1 % (SCHROEDER, 1989; MÖHNER u. a., 1994). Nach Buchen- und Eichenholzstaubexposition werden überwiegend Adenokarzinome beobachtet. In der Literatur gibt es Hinweise, dass neben Buchen- und Eichenholzstaub auch Stäube anderer Harthölzer gleiche Tumoren verursachen können.

1988 wurde das Adenokarzinom der Nasenhaupt- und Nasennebenhöhlen durch Eichen- oder Buchenholzstaub als BK 4203 in die deutsche Berufskrankheiten-Liste aufgenommen. Im Rahmen der Öffnungsklausel wurden bis 1988 über 30 Fälle mit Adenokarzinomen der Nasenhaupt- und Nasennebenhöhlen bei Exponierten gegenüber Eichen- oder Buchenholzstaub anerkannt. Für den Zeitraum 1978–1997 gibt BUTZ (1999) 311 anerkannte Krebserkrankungen dieser Ziffer an. Dabei betrug die durchschnittliche Einwirkungsdauer 25,9 Jahre, die Latenzzeit 39,9 Jahre, das durchschnittliche Alter bei Erkrankungsbeginn 62,2 und die Zeitspanne zwischen Beginn der Erkrankung und Tod wird mit durchschnittlich 2,2 Jahren angegeben.

Nach SCHROEDER (1989) beträgt die mittlere Expositionszeit 30,5 und die mittlere Latenzzeit 39 Jahre, die kürzeste 8 bzw. 19 Jahre. Die bisher mitgeteilte kürzeste Expositionszeit betrug 18 Monate bei einem in einer Möbelfabrik Exponierten, der 40 Jahre später an einem Adenokarzinom erkrankte (HADFIELD, 1970). Das Alter des jüngsten Erkrankten im Zeitraum 1990–1996 betrug 42 Jahre (SCHROEDER und WOLF, 1998).

Kanzerogenes Zielorgan sind die innere Nase an der mittleren Muschel, die laterale Nasenwand sowie der mittlere Nasengang am Übergang zum Siebbein (SCHROEDER, 1989). Die Tumoren entwickeln sich lange in einer klinisch stummen Region und verursachen erst dann Symptome, wenn sie schon relativ weit fortgeschritten sind.

Die Richtlinie 1999/38/EG empfiehlt die Einbeziehung aller Harthölzer mit folgender Aussage: „Beim Schutz der Gesundheit der Arbeitnehmer sollte das Vorsorgeprinzip gelten. Deshalb sollte der Anwendungsbereich der Richtlinie über den Schutz der Arbeitnehmer gegen Gefährdung durch Karzinogene bei der Arbeit (RL 90/394/EWG) auf Stäube sämtlicher Hartholzarten ausgedehnt werden." (RL 99/38/EG).

Zu den Harthölzern gehören neben Eiche und Buche u. a. Ahorn, Erle, Birke, Hickory, Kastanie, Esche, Walnuss, Platane, Espe, Kirsche, Weide, Linde, Ulme sowie tropische Hölzer, z.B. Palisander, Meranti, Teak, Iroko, Ebenholz, afrikanisches Mahagoni, Bété, Fraké, Abachi, Limba (IARC, 1995) – (vgl. auch TRGS 906 – Anhang 10.4.5).

Hartholzstäube können zu Reizerscheinungen an den Atemwegen führen. Abachi-, Limba- und Eichenholzstaub verursachen in Einzelfällen Atemwegsallergien (KERSTEN und WAHL, 1994; KIRSTEN u. a., 1985; OERTMANN und BERGMANN, 1993; TRGS 908), eine Reihe von Hölzern allergische Hauterkrankungen (TRGS 907, TRGS 908).

2 Verfügbare diagnostische Methoden
Berufsgenossenschaftlicher Grundsatz G 44.

Zusätzliche Hinweise
Bei Verdacht auf Haut- bzw. Atemwegserkrankungen wird ergänzend die Durchführung des G 24 bzw. G 23 empfohlen.

3 Präventives Potenzial
Früherkennung der Berufskrankheiten Nrn. 4203, 4301, 4302 und 5101 Anl. zur BKV.

Durch Inspektion mit dem Nasenspekulum und Endoskopie der inneren Nase ist eine Früherkennung tumoröser Veränderungen möglich. Da im Zeitraum 1990–1996 nur ein Fall mit Adenokarzinom unter 45 Jahre festgestellt wurde, ist besonderes Augenmerk auf ältere Beschäftigte und nachgehende Untersuchungen bei inzwischen Ausgeschiedenen (siehe etwa 30 Neuerkrankungen jährlich, die

bisher unabhängig von Vorsorgeuntersuchungen festgestellt wurden) zu richten (SCHROEDER und WOLF, 1998).

4 Auslösekriterien
4.1 Pflichtuntersuchung
Bei Nichteinhaltung des AGW.

4.2 Angebotsuntersuchung
Bei Ausgesetztsein.

5 Literatur
[1] Butz, M.: Beruflich verursachte Krebserkrankungen. Eine Darstellung der im Zeitraum 1978–1997 anerkannten Fälle. 7. Aufl. Sankt Augustin: HVBG 1999

[2] Hadfield, E.H.: A study of adenocarcinoma of the paranasal sinuses in woodworkers in the furniture industry. Ann. R. Coll. Surg. Engl. 46 (1970), 301–319

[3] IARC Monographs: Wood Dust and Formaldehyde, Vol. 62 (1995), 37–38

[4] Kersten, S.; Wahl, P.-G.: Allergische Atemwegserkrankungen in der holzverarbeitenden Industrie. Allergologie 17 (1994), 55–60

[5] Kirsten, D.; Liebetrau, G.; Meister, W.: Holzstaub als inhalative Noxe. Z. Erkrank. Atmungsorgane 165 (1985), 235–241

[6] Möhner, M.; Stabenow, R.; Eisinger, B.: Atlas der Krebsinzidenz in der DDR 1961–1989/Gemeinsames Krebsregister der Länder Berlin, Brandenburg, Mecklenburg-Vorpommern, Sachsen-Anhalt und der Freistaaten Sachsen und Thüringen (Hrsg.). Berlin; Wiesbaden: Ullstein Mosby, 1994

[7] Oertmann, Ch.; Bergmann, K.-Ch.: Atemwegserkrankungen bei Arbeitern im Holzgewerbe. Allergologie 16 (1993), 334–340

[8] Richtlinie des Rates über den Schutz der Arbeitnehmer gegen Gefährdung durch Karzinogene bei der Arbeit vom 28. Juni 1990 (90/394/EWG)

[9] Richtlinie zur zweiten Änderung der RL 90/394/EWG über den Schutz der Arbeitnehmer gegen Gefährdung durch Karzinogene bei der Arbeit und zu ihrer Ausdehnung auf Mutagene vom 29. April 1999 (99/38/EG)

[10] Schroeder, H.G.: Forschungsbericht Holzstaub. Adenokarzinom der inneren Nase und Holzstaubexposition. Klinische, morphologische und epidemiologische Aspekte. Sankt Augustin: HVBG 1989, S. 7 (Schriftenreihe des Hauptverbandes der gewerblichen Berufsgenossenschaften e.V.)

[11] Schroeder, H.G.; Wolf, J.: Vorsorgeuntersuchungen nach G 44. Eichen- und Buchenholzstaub. Erfahrungen und Änderungsvorschläge. Arb.med. Soz.med. Umweltmed. 33 (1998), 560–561

[12] TRGS 553: Holzstaub, Ausgabe März 1999 (BArbBl. Nr. 3/1999)

5.22 Isocyanate, Tätigkeiten mit Belastung durch

(CAS-Nr. 4098-71-9/EG-Nr. 223 861 6)

1 Gefährdungspotenzial

Isocyanate sind hochreaktive chemische Verbindungen. Sie sind charakterisiert durch die NCO-Gruppe. Je nach der Anzahl der im Molekül vorhandenen Isocyanatgruppen handelt es sich um Mono-, Di-, Tri- oder Polyisocyanate. Die technisch bedeutsamsten Isocyanate sind Toluylendiisocyanat (TDI, synon. 2,4- und 2,6-Diisocyanattoluol) Diphenylmethan-4,4'-diisocyanat (MDI), Hexamethylen-1,6-diisocyanat (HDI), Isophorondiisocyanat (IPDI, synon. 3-Isocyanatmethyl-3,5,5-trimethylcyclohexylisocyanat) und Naphthylendiisocyanat (NDI) (BIA-Report 4/95).

Die wichtigsten Expositionsbereiche sind chemische Industrie, Kunststoffindustrie, Formenbau, Lacke und Klebstoffe, Gießereien (isocyanathaltige Bindersysteme) und das Ausschäumen mit Montageschäumen (siehe BGI-Nr. 504-27, BGI-Nr. 524). Um die Emissionen von Isocyanaten zu vermindern, werden Präpolymere eingesetzt. In diesen liegt der Gehalt an Monomeren unter 0,5 Gewichts-%.

Die Wirkung der Isocyanate wird bestimmt von der Konzentration und der Dauer der Einwirkung. Bei inhalativer Exposition treten graduell abgestuft Erscheinungen an den Atemwegen auf. Leichte bis mäßige Überschreitung der Grenzwerte führt zu reversiblen Reizerscheinungen an Augen und oberen Atemwegen (Konjunktivitis, Rhinitis, Pharyngitis). Bei stärkerer Überschreitung der Grenzwerte treten Reizungen der tiefen Atemwege mit Husten, Brustschmerzen und Kurzatmigkeit auf. Wiederholte bzw. wesentliche Überschreitungen der Grenzwerte können zum Asthma bronchiale führen (BAUR 1995a, 1996). Dabei scheinen Konzentrationsspitzen bedeutsamer zu sein als Durchschnittskonzentrationen (BAUR, 1990; OMAE u. a., 1992). Nach OMAE u. a. (1992) sollten Werte über 20 ppb TDI, nach BAUR (1990) Werte über 10 ppb TDI vermieden werden. Fälle von berufsbedingtem Asthma wurden auch in Bereichen beobachtet, in denen keine Isocyanate in der Luft nachgewiesen werden konnten. Ursächlich werden messtechnische Schwierigkeiten und der kutane Aufnahmeweg, diskutiert (AU u. a., 2000). Neben flüchtigen monomeren Diisocyanaten können auch Präpolymere asthmatische Beschwerden verursachen (BUTCHER u. a., 1993; VANDENPLAS u. a., 1992 und 1993a). Untersuchungen zum Pathomechanismus des Isocyanatasthmas weisen auf irritative, toxische und immunologische (zell-, und/oder antikörpervermittelte) Effekte hin (BAUR, 1994; RAULFF-HEIMSOTH u. a., 1999). Nur bei ca. 20 % der Fälle von berufsbedingtem *Isocyanatasthma* sind spezifische IgE-Antikörper nachweisbar (TEE u. a., 1998). Selten wird eine *allergische Alveolitis* beobachtet (BAUR, 1995b; VANDENPLAS u. a., 1993b). Für Atopiker (definiert als Personen mit Sensibilisierung gegen ubiquitär vorkommende Allergene, z. B. Pollen, Hausstaubmilben) wird nach gegenwärtigem Wissensstand kein höheres Erkrankungsrisiko angenommen (KAROL u. a., 1994; VANDENPLAS u. a., 1993b). Durch direkten Hautkontakt kommt es zur Reizung der Haut und es können nach Sensibilisierung allergische Hautkrankheiten ausgelöst werden.

In vielen Ländern sind Isocyanate eine bzw. die häufigste Ursache des beruflichen Asthmas (Finnland, England). In der BRD wurden im Zeitraum 1996 bis 1998 353 Fälle eines BK 1315-Verdachts (Erkrankungen durch Isocyanate, die zur Unterlassung aller Tätigkeiten gezwungen haben, die für die Entstehung, die Verschlimmerung oder das Wiederaufleben der Krankheit ursächlich waren oder sein können) gemeldet und als Berufskrankheit anerkannt (Arbeits-Sicherheit '99). Die jährliche Inzidenzrate wird mit 1,5 Fällen pro 1000 Exponierte angegeben (DILLER u. a., 1998).

2 Verfügbare diagnostische Methoden

Berufsgenossenschaftlicher Grundsatz G 27.

3 Präventives Potenzial

Früherkennung der Berufskrankheiten Nrn. 1315 und 5101 Anl. zur BKV.

Frühzeitige Aufklärung über Krankheitssymptome und über die präventive Bedeutung der Früherfassung isocyanatbedingter Beschwerden ist erforderlich. Eine nachgewiesenermaßen günstige Prognose besteht bei frühzeitiger Diagnosestellung, kurzfristig eingeleitetem Arbeitsplatzwechsel (TARLO u. a., 1997; PARK u. a., 1997), bei geringgradiger unspezifischer bronchialer Hyperreaktivität. Erkrankte mit günstigem Krankheitsverlauf nach Arbeitsplatzwechsel hatten im Trend häufiger spezifische IgE-Antikörper gegen TDI – Konjugate als Erkrankte mit ungünstigem Krankheitsverlauf (PARK u. a., 1997). Keine Assoziation ist gegeben zur Atopie, zum Raucherstatus, zum Lebensalter sowie zur Expositionsdauer bzw. Latenzzeit bis zur

Erkrankungsmanifestation (PARK u. a., 1997). Bei nachgewiesenem Isocyanatasthma ist die Umsetzung in einen Bereich mit geringerer Isocyanatexposition als nicht ausreichend anzusehen (PISATI u. a., 1993). Expositionskarenz führt nachgewiesenermaßen zum signifikanten Rückgang der TDI-Überempfindlichkeit sowie bioptisch belegt zum Rückgang der Entzündungsreaktionen (SAETTA u. a., 1995).

4 Auslösekriterien

4.1 Pflichtuntersuchung

Nach Anhang V Nr. 2.1 Nr. 4 GefStoffV Tätigkeiten mit Belastung durch Isocyanate, bei denen ein regelmäßiger Hautkontakt nicht vermieden werden kann oder eine Luftkonzentration von 0,05 mg/m^3 überschritten wird, z. B.

– bei Tätigkeiten mit Isocyanaten, bei denen erfahrungsgemäß mit gesundheitsrelevanten oder schwer kontrollierbaren Expositionen zu rechnen ist,

– bei Tätigkeiten, bei denen ein regelmäßiger Hautkontakt aufgrund des Arbeitsverfahrens nicht vermieden werden kann. Hierzu gehören u. a.,

– Herstellen und Handhaben von Isocyanaten, den entsprechenden Präpolymeren und technischen Zubereitungen (z. B. beim Abwiegen, manuellen Umfüllen),

– Herstellung und Verarbeitung von Kunststoffen (Polyurethane „PUR"), Lacken, Klebstoffen, Haftvermittlern, Bindern und ähnlichen Produkten unter Verwendung von Isocyanaten. Dies gilt, wenn dabei flüchtige Isocyanate verarbeitet werden, isocyanathaltige Aerosole entstehen oder ein regelmäßiger Hautkontakt nicht vermieden werden kann,

– Arbeitsverfahren mit Staub- und/oder Dampfentwicklung an Teilen, die mit Isocyanaten behandelt sind (z. B. Verarbeiten von Spanplatten in der Holzindustrie),

– Ausschäumen mit Montageschaum, soweit dieser Arbeitsvorgang zeitlich wesentlicher Bestandteil der Tätigkeit ist (üblicherweise mehr als die Hälfte der Arbeitsschicht),

– Herstellung von polyurethanbasierten Belägen (Sportstätten) und polyurethanbasierten Beschichtungen vor Ort, soweit dieser Arbeitsvorgang zeitlich wesentlicher Bestandteil der Tätigkeit ist (üblicherweise mehr als die Hälfte der Arbeitsschicht),

– Gesteinsverfestigung im Berg- und Tunnelbau mit polyurethanbasierten Systemen,

– Anmischen, Handformen und Prüfen der Sandmischung polyurethanbasierter Form- und/oder Kernsande (Cold-Box-, Novathen-, Linocureverfahren) in Gießereien,

– Arbeitsabläufe, bei denen es zur Thermolyse von PUR-Material (z. B. Isolierungen, Beschichtungen) kommen kann (z. B. Schweißen, Schleifen, Löten).

Bei der Beurteilung der gesundheitlichen Relevanz der Exposition ist zu berücksichtigen, dass mit der derzeit verfügbaren Analytik die Belastung mit Isocyanaten nicht in jedem Fall vollständig erfasst werden kann [AU u. a., 2000]. Hilfe für die Beurteilung von Arbeitsplätzen geben die Expositionsbeschreibungen in der TRGS „Isocyanate".

4.2 Angebotsuntersuchung

Nach den in § 16 GefStoffV vorgesehenen Anlässen.

5 Literatur

[1] Arbeits-Sicherheit '99. Unfallverhütungsbericht Arbeit. Hrsg.: Bundesministerium für Arbeit und Sozialordnung 1999

[2] Au, M.; Doller, W. F.; Heger, M.; Hoffmann, H.D.; Rühl, R.; Scheel, B.; Wilms, V.: Sicherer Umgang mit isocyanathaltige Produkten – Vorschläge zur Erfassung der Exposition und zur Verbesserung der Prävention. Zulu. Arb.med. 50 (2000), 335–341

[3] Baur, X.: New aspects of isocyanate asthma. Lung 168 (1990), Suppl., 606–613

[4] Baur, X.; Marek, W.; Ammon, J.; Czuppon, A.B.; Marczynski, B.; Raulf-Heimsoth, M.; Roemmelt, H; Fruhmann, G.: Respiratory and other hazards of isocyanates. Int. Arch. Occup. Environ. Health 66 (1994), 141–152

[5] Baur, X.: Hypersensitivity pneumonitis (extrinsic allergic alveolitis) induced by isocyanates. J. Allergy Clin. Immunol. 95 (1995a), 1004–1010

[6] Baur, X.: Wirkung von Isocyanaten und anderen niedermolekularen Substanzen auf die Atemwege und das Immunsystem. Atemwegs- Lungenkr. 21 (1995b), 184–188

[7] Baur, X.: Isocyanate. In: Schlipköter,H.-K.; Füllgraff, G.: Handbuch Umweltmedizin. 9. Erg.Lfg. 1996, VI-4, 1–9

[8] Butcher, B. T.; Mapp, C. E.; Fabbri, L. M.: Polyisocyanates and their prepolymers. In: Bernstein I. L.; Chan-Yeung, M.; Malo J.-L.; Bernstein D. I. (Hrsg.): Asthma in the Workplace." New York: Dekker 1993, 415– 437

[9] Diller, W. F.; Hoffarth, H.-P.: Zur Häufigkeit des Isocyanat-Asthmas in Deutschland. Arb.med. Soz.med. Präv.med. 33 (1998), 485–488

[10] Isocyanate. Sankt Augustin: HVBG 1995. (BIA-Report, 4/95)

[11] Isocyanates in working life. – 1999. – 2 Bl. Workshop summary: European conference, 22–25 Jan 2001/ Work Life 2000. – Solna: Arbetslivsinst.

[12] Karol, M.H.; Tollerud, D.J.; Campbell, T.P.; Fabbri, L.; Maestrelli, P.; Saetta, M.; Mapp, C.E.: Predictive value of airways hyperresponsiveness and circulating IgE for identifying types of responses to toluene di-isocyanate inhalation challenge. Am. J. Respir. Crit. Care Med. 149 (1994), 611–615

[13] Omae, K.; Higashi T.; Nakadate T.; Tsugane S.; Nakaza M.; Sakurai H.: Four-year follow-up of effects of toluene diisocyanate exposure on the respiratory system in polyurethane foam manufacturing workers. Int. Arch. Occup. Environ. Health 63 (1992), 565–569

[14] Park, H.S.; Nahm, D.H.: Prognostic factors for toluene diisocyanate-induced asthma after removal from exposure. Clin. Exp. Allergy 27 (1997), 1145–1150

[15] Pisati, G.; Baruffi, A.; Zedda S.: Toluene diisocyanate induced asthma: Outcome according to persistance or cessation of exposure. Br. J. Ind. Med. 50 (1993), 60–64

[16] Raulff-Heimsoth, M.; Baur, X.: Pathomechanismen isocyanatverursachter Erkrankungen – Zusammenfassung des aktuellen Kenntnisstandes. Pneumologie 53 (1999), 143–149

[17] Saetta, M.; Maestrelli, P.; Turato, G.; Mapp, C.E.; Milani, G.; Pivirotto, F.; Fabbri, L.M.; di Stefano A.: Airwall remodelling after cessation of exposure to isocyanates in sensitized asthmatic subjects. Am. J. Respir. Crit. Care Med. 151 (1995), 489–494

[18] Tarlo, S.M.; Banks, D.; Liss, G.; Broder, I.: Outcome determinants for isocyanate induced occupational asthma among compensation claimants. Occup. Environ. Med. 54 (1997), 756–761

[19] Tee, R.D.; Cullinan, P.; Welch, J.; Burge, P.S.; Newman-Taylor. A.J.: Specific IgE to isocyanates: A useful diagnostic role in occupational asthma. J. Allergy Clin. Immunol. 101 (1998), 709–715

[20] Vandenplas, O.; Cartier, A.; Lesage, J.; Perrault, G.; Grammer, L.C.; Malo, J.-.L.: Occupational asthma caused by a prepolymer but not the monomer of toluene diisocyanate (TDI). J. Allergy Clin. Immunol. 89 (1992), 1183–1188

[21] Vandenplas, O.; Cartier, A.; Lesage, J.; Cloutier, Y.; Perreault, G.; Grammer, L.C.; Shaughnessy, M.A.; Malo, J.L.: Prepolymers of hexamethylene diisocyanate as a cause of occupational asthma. J. Allergy Clin. Immunol. 91 (1993a), 850–861

[22] Vandenplas, O.; Malo, J.L.; Saetta, M.; Mapp, C.E.; Fabbri, L.M.: Occupational asthma and extrinsic alveolitis due to isocyanates – current status and perspectives. Br. J. Ind. Med. 50 (1993b), 213–228

5.23 Kohlen(stoff)disulfid (Schwefelkohlenstoff)
(CAS-Nr. 75-15-0/EG-Nr. 200 843 6)

1 Gefährdungspotenzial

Schwefelkohlenstoff (CS_2) wird überwiegend in der Viskoseproduktion als Reagenz zur Transformation der Zellulose in flüssige Viskose benötigt. In Abhängigkeit von der Konzentration und der Expositionsdauer bzw. Dosis werden toxische Wirkungen bevorzugt am

1. Nervensystem,

2. Herz-/Kreislaufsystem beobachtet.

CS_2 kann sowohl durch Inhalation als auch perkutan in den Körper inkorporiert werden.

1.1 Nervensystem

Die neurotoxische Wirkung von Kohlendisulfid ist unbestritten. Die Wirkungsschwelle ist schwer genau abzuschätzen, da bei Langzeitexponierten wegen der kumulierenden Wirkung frühere Expositionen zu berücksichtigen sind, über die in der Regel keine genauen Messwerte vorliegen. Hinzu kommt, dass mit den älteren Messmethoden zu niedrige Luftwerte im Verhältnis zur tatsächlichen Raumluftkonzentration gemessen wurden (BUA, 1991). Das Auftreten psychoorganisch zu bewertender kognitiver Störungen wird ab 30 mg/m^3 angenommen (HERBORN, 1992). Die periphere Neurotoxizität manifestiert sich in einer Polyneuropathie. Die Ergebnisse zur Prognose derselben sind kontrovers. Einige Studien zeigten irreversible Veränderungen der peripheren Nervenleitfähigkeit im Rahmen einer Polyneuropathie (RUIJTEN u. a., 1990, 1993), andere nicht (REINHARDT u. a., 1997). Die abgeschätzten mittleren Konzentrationen von 12 mg/m^3 bei peripheren Schäden sind wegen der Unsicherheiten früherer Expositionen wiederum mit einem erheblichen Fehler behaftet. Auch viszerale Polyneuropathien sind zu beobachten (RUIJTEN u. a., 1993).

1.2 Herz-Kreislaufsystem

In zahlreichen Studien wird nach Langzeitexposition ein erhöhtes kardiovaskuläres Risiko bei CS_2-Exposition oberhalb 60 mg/m^3 belegt (BUA, 1991). Kardiale Effekte werden aber auch um bzw. unterhalb des bisher gültigen MAK von 30 mg/m^3 beschrieben (MÜNCHINGER, 1958; KAMAL, 1991). Die niedrigste CS_2-Konzentration, bei der ein Effekt festgestellt wurde, liegt bei 22 mg/m^3 (SWAEN, 1994). Bei medianen CS_2-Konzentrationen von

12 mg/m^3 und einer durchschnittlichen Expositionszeit von 5,5 Jahren wurden jedoch keine Wirkungen am Herz-Kreislaufsystem beobachtet (DREXLER, 1996). Insgesamt ist die Datenlage im Niedrigexpositionsbereich für die sichere Festlegung eines No-effect-level bezüglich kardiovaskulärer Toxizität aber noch unzureichend. Der Pathomechanismus der CS$_2$-bedingten kardiovaskulären Schädigung ist nicht geklärt, u. a. werden sowohl CS$_2$-bedingte Lipidstoffwechselstörungen als auch ein direkter kardiotoxischer Effekt diskutiert.

Gefäßschädigungen in anderen Organen (retinale Aneurysmen) wurden überwiegend bei Konzentrationen über 30 mg/m^3 (BUA, 1991), aber auch unter 9 mg/m^3 (FAJEN u. a., 1981) beschrieben. Die genauen Dosis-Wirkungs-Beziehungen sind unklar. So konnten bei nahezu gleichen CS$_2$-Belastungen unterschiedliche Effekte in verschiedenen Ländern beobachtet werden, wofür ethnische und ernährungsbedingte Unterschiede ursächlich diskutiert werden.

2 Verfügbare diagnostische Methoden
Berufsgenossenschaftlicher Grundsatz G 6.

Zusätzliche Hinweise
Neurotoxisches Screening mit entsprechend validiertem Beschwerdefragebogen (z.B. PNF I/II; SEEBER u. a., 1978; SIETMANN u. a., 1996) – Diagnostik von Risikofaktoren für Herz-Kreislauf-Erkrankungen.

3 Präventives Potenzial
Früherkennung der Berufskrankheit Nr. 1305 Anl. zur BKV.

Regelmäßige Vorsorgeuntersuchungen sind erforderlich, um frühzeitig vaskulär Gefährdete/Erkrankte erfassen und nach einer entsprechenden Abklärungsdiagnostik einer gezielten individuellen Intervention (primärer bzw. sekundärer Prävention) zuführen zu können.

Die Anwendung neurotoxischen Screenings und danach notwendig gewordener Abklärungsdiagnostik ist in der Lage irreversible Schädigungen am peripheren und zentralen Nervensystem durch Kohlendisulfid zu verhindern.

4 Auslösekriterien
4.1 Pflichtuntersuchung
Bei Nichteinhaltung des AGW oder bei unmittelbarem Hautkontakt.

4.2 Angebotsuntersuchung
Bei Ausgesetztsein.

5 Literatur
[1] Beratergremium für umweltrelevante Altstoffe (BUA) der Gesellschaft Deutscher Chemiker: Schwefelkohlenstoff (Kohlenstoffdisulfid). Weinheim: VCH 1992. (BUA-Stoffbericht, 83)

[2] Drexler, H.; Ulm, K.; Hardt, R.; Hubmann, M.; Göen, T.; Lang, E.; Angerer, J.; Lehnert, G.: Carbon disulphide, IV. Cardiovascular function in workers in the viscose industry. Int. Arch. Occup. Environ. Health 69 (1996), 27–32

[3] Fajen, J.; Albright, B.; Leffingwell, S.: A cross-sectional medical and industrial hygiene survey of workers exposed to carbon disulfide. Scand. J. Work Environ. Health 7 (1981), Suppl.4, 20–27

[4] Herborn, H.: Gesundheitsgefährdung durch Schwefelkohlenstoff. In: Schäcke, G.; Ruppe, K.; Vogel-Sührig, C. (Hrsg.): Bericht über die 31. Jahrestagung der Deutschen Gesellschaft für Arbeitsmedizin. Stuttgart: Gentner 1991, 263–265

[5] Kamal, A.-A. M; Ahmed, A.; Saied, K.; Metwally, M.: Quantitative Evaluation of ECG Components of Workers Exposed to Carbon Disulfide. Environ. Health Perspect. 90 (1991), 301–304

[6] Münchinger, R: Untersuchungen über die Schwefelkohlenstoffwirkungen in der Viskose-Industrie. Präv.med. 3 (1958), 285–286

[7] Reinhardt, F.; Drexler, H.; Bickel, A.; Claus, D.; Angerer, J.; Ulm, K.; Lehnert, G.; Neundürfer, B.: Neurotoxicity of long-term low-level exposure to carbon disulphide: results of questionaire, clinical neurological examination and neurophysiological testing. Int. Arch. Occ. Environ. Health 69 (1997), 332–338

[8] Ruijten, M.W.; Sallé, H.J.; Verbek, M.M.; Muijser, H.: Special nerve functions and colour discrimination on workers with long term low level exposure to carbon disulphide. Br. J. Ind. Med 47 (1990), 589–595

[9] Ruijten, M.W.; Sallé, H.J.; Verbek, M.M.:Verification of effects on the nervous system of low level occupational exposure to CS2. Br. J. Ind. Med. 50 (1993), 301–307

[10] Seeber, A.; Schneider, H.; Zeller, H.J.: Ein psychologisch-neurologischer Fragebogen (PNF) als Screeningmethode zur Beschwerdenerfassung bei neurotoxisch Exponierten. Probl. Ergeb. Psychol. 65 (1978), 23–43

[11] Sietmann, B.; Kiesswetter, E.; Zeller, H.J.; Seeber, A.: Untersuchung neurotoxisch verursachter Beschwerden: Die Standardisierung des Psychologisch-Neurologischen Fragebogens „PNF II". In: Dokumentationsband über die 36. Jahrestagung der Deutschen Gesellschaft für Arbeitsmedizin und Umweltmedizin. Fulda: Rindt 1996, 365–366

[12] Swaen, G.M.H.; Braun, C.; Stangen, J.J.M.: Mortality of Dutch workers exposed to carbon disulfide Int. Arch. Environ. Health 66 (1994), 103–110

5.24 Kohlen(stoff)monoxid

(CAS-Nr. 630-08-0/EG-Nr. 211 128 3)

1 Gefährdungspotenzial

Die zwei wichtigsten Angriffspunkte des CO sind
1. das Zentralnervensystem sowie
2. das kardiovaskuläre System.

Die toxischen Effekte von CO sind überwiegend durch die Gewebshypoxie bedingt, die aus der COHb-Bildung und der dadurch bedingten Verminderung der Sauerstoffversorgung des Gewebes resultiert.

1.1 Zentralnervensystem

Die Reaktionen des Nervensystems auf CO bieten eine erhebliche interindividuelle Streuung. Komatöse Zustände bei akuten Vergiftungen können schon bei 38 % COHb, aber auch erst bei 60 % auftreten. Ebenso können wiederholte akute Angiftungen mit Kopfschmerzen, Schwindel, Übelkeit, Muskel-, Antriebsschwäche, Erregungszuständen, Benommenheit ab 20 %, aber auch erst ab 50 % COHb beobachtet werden (NIOSH, 1972).

Wird eine akute Intoxikation überlebt, sind als Folgezustände dauerhafte Schädigungen in verschiedenen Hirnstrukturen möglich.

Periphere Nervenschäden sind in erster Linie als Spätfolge einer CO-Vergiftung bekannt geworden (SZINICZ, 1998). Im Tierversuch wurden jedoch bei 5–30 % COHb irreversible Veränderungen der peripheren Nervenleitfähigkeit beobachtet, die zum großen Teil nicht durch die Minderung der Sauerstofftransportkapazität bedingt waren und eine direkt neurotrope Wirkung in den Bereich der Möglichkeit rücken (PANKOW, 1981).

Bezüglich zerebraler Wirkungen fehlen Daten zu chronischen Wirkungen niedriger Einwirkungskonzentrationen. Eine Senkung des Sauerstoffpartialdrucks im Gehirn wurde im Tierversuch ab 2,5 % COHb beobachtet. Kognitive Leistungsbeeinträchtigungen beim Menschen wurden im Experiment ab 3 % COHb festgestellt. Die Dosis-Wirkungs-Beziehungen sind jedoch sehr abhängig vom Sauerstoffgehalt der Luft, die vor der Exposition geatmet wurde und von prämorbiden Beeinträchtigungen des zerebralen Kreislaufs sowie bestehenden neuralen Vorschäden (PANKOW 1981).

1.2 Kardiovaskuläres System

Im Rahmen einer akuten Vergiftung treten beim Gesunden kardiovaskuläre Effekte erst bei COHb-Konzentrationen von 35–40 % auf. Bei schwerer Koronargefäßerkrankung (KHK) können unter körperlicher Belastung jedoch bereits bei niedrigen COHb-Konzentrationen (2–6 %) Angina-pectoris-Beschwerden ausgelöst werden (ARONOW, 1981; ALLRED, 1989; KLEINMAN, 1989; KIRKWOOD, 1989).

Das Risiko, eine koronare Herzkrankheit überhaupt zu erwerben, wird für Männer über 40 Jahre bis zum Alter von 65 Jahren mit nahezu 50 % angegeben (LLOYD-JONES, 1999). Auch die Infarktraten steigen in dieser Altersspanne deutlich an (LÖWEL u. a., 1991). Diese Tatsache ist im Rahmen der Vorsorge bei CO-Belastungen zu berücksichtigen. In Bezug auf die Verursachung einer koronararteriosklerotischen Erkrankung wird die CO-Langzeitwirkung nach wie vor kontrovers diskutiert (KRISTENSEN, 1989; SMITH, 1993). Als wahrscheinlich gilt die Verschlechterung einer vorbestehenden ischämischen Herzkrankheit als Folge wiederholter, subakuter CO-Intoxikationen.

Das unterschiedliche Niveau der COHb-Konzentrationen bei Rauchern und Nichtrauchern ist zu beachten. Bei Rauchern liegen die mittleren COHb-Konzentrationen bei 5%, bei extensivem Tabakkonsum können diese bis 15 % steigen (PANKOW, 1981).

2 Verfügbare diagnostische Methoden

Berufsgenossenschaftlicher Grundsatz G 7 mit Aussagen u. a. zu: Biomonitoring.

Zusätzliche Hinweise

Neurotoxisches Screening mit entsprechend validiertem Beschwerdefragebogen (z.B. PNFI/II; SEEBER u. a. 1978, SIETMANN u. a. 1996),
Gezieltes Screening auf chronisch-ischämische Herzkrankheit (IHK/KHK) (insbesondere bei Beschäftigten über 40 Jahre) mittels entsprechend validiertem Fragebogen (z.B. WHO-Fragebogen – s. u. a. in: HEINEMANN und SINNECKER, 1994).

3 Präventives Potenzial

Früherkennung der Berufskrankheit Nr. 1201 Anl. zur BKV.

Die Anwendung des neurotoxischen Screenings ermöglicht die Früherkennung von Schädigungen des Nervensystems im reversiblen Stadium. Damit kann irreversiblen Schäden vorgebeugt werden.

Regelmäßige Screeninguntersuchungen können zur frühzeitigen Erfassung von KHK-Gefährdeten/Erkrankten beitragen, die dann – nach entsprechender Abklärungsdiagnostik – einer individuellen Sekundärprävention zugeführt werden können.

4 Auslösekriterien

4.1 Pflichtuntersuchung

Bei Nichteinhaltung des AGW.

4.2 Angebotsuntersuchung

Bei Ausgesetztsein.

5 Literatur

[1] Allred, E.N. u.a.: Short-term effects of carbon monoxide exposure on the exercise performance of subjects with coronary artery disease. New Engl. J. Med. 321 (1989), 1426–1432

[2] Aronow, W.S.: Aggravation of angina pectoris by two percent carboxyhemoglobin. Am. Heart J. 101 (1981), 154–157

[3] Heinemann, L, Sinnecker, H. (Hrsg.): Epidemiologische Arbeitsmethoden. Stuttgart: Fischer Verlag Jena 1994, 421–434

[4] Kirkwood, F.A. u.a.: Acute elevation of blood carboxyhemoglobin to 6% impairs exercise performance and aggravates symptoms in patients with ischemic heart disease. J. Am. Coll. Cardiol. 12 (1988), 900–909

[5] Kleinman, M.T. u.a.: Effects of short-term exposure to carbon monoxide in subjects with coronary artery disease. Arch. Environ. Health 44 (1989), 361–369

[6] Konietzko, J.; Ludolph, A.C.: Intoxikationen durch Arbeitsstoffe. In: Hopf, H.C.;. Deuschl, G.; Diener, H.C.; Reichmann, H. (Hrsg.): Neurologie in Praxis und Klinik Bd.1, 3. Aufl. Stuttgart: Thieme 1999, 1104–1105

[7] Kristensen T.S.: Cardiovascular diseases and the work environment. Scand. J. Work Environ. Health 15 (1989), 245–264

[8] Lloyd-Jones, D.M.; Larson, M.G.; Beiser, A.; Levy, D.: Lifetime risk of developing coronary heart disease. Lancet 353 (1999), 89–92

[9] Löwel, H.; Lewis, M; Hörmann, A.; Eberle, E.; Bolte, H.D.; Gostomzyk, J.; Keil, U.: Morbidität und Mortalität an akutem Herzinfarkt. Münch. med. Wschr. 133 (1991) Nr. 3, S. 20–25

[10] NIOSH: Criteria for a Recommended Standard Occupational Exposure to Carbon Monoxide. Washington DC 1972

[11] Pankow, D.: Toxikologie des Kohlenmonoxids. Berlin: Verl. Volk u. Gesundheit 1981

[12] Sietmann, B.; Kiesswetter, E.; Zeller, H.J.; Seeber, A.: Untersuchung neurotoxisch verursachter Beschwerden: Die Standardisierung des Psychologisch-Neurologischen Fragebogens „PNF II". In: Dokumentationsband über die 36. Jahrestagung der Deutschen Gesellschaft für Arbeitsmedizin und Umweltmedizin. Fulda: Rindt 1996, 365–366

[13] Seeber, A.; Schneider, H.; Zeller, H.J.: Ein psychologisch-neurologischer Fragebogen (PNF) als Screeningmethode zur Beschwerdenerfassung bei neurotoxisch Exponierten. Probl. Ergeb. Psychol. 65 (1978), 23–43

[14] Smith C. J. u.a.: The atherogenic potenzial of carbon monoxide. Atherosclerosis, 99 (1993), 137–149

[15] Szinicz, L.: Kohlenmonoxid. In: Triebig, G.; Lehnert, G. (Hrsg.): Neurotoxikologie in der Arbeitsmedizin und Umweltmedizin. Stuttgart: Gentner 1998, 435–453

5.25 Krebserzeugende oder erbgutverändernde Stoffe oder Zubereitungen der Kategorie 1 oder 2, Tätigkeiten mit

1 Gefährdungspotenzial

Nach § 4 a der GefStoffV und TRGS 905 sind derzeit 16 Stoffe als beim Menschen und 123 Stoffe als im Tierversuch gesichert krebserzeugend anzusehen. 6 der K1-Stoffe bzw. 86 der K2-Stoffe sind im Anhang V GefStoffV nicht direkt benannt und ein jeweils spezifischer G-Satz steht nicht dafür zur Verfügung.

Das tatsächliche Risiko für den Umgang mit diesen Stoffen am Arbeitsplatz ist nicht oder ungenügend bekannt (BOFFETTA, 1998).

Angesichts des schwerwiegenden Endpunkts „Krebs" und der nicht ausräumbaren Rest-Unsicherheit der Maßnahmen, die aus dem Minimierungsgebot resultieren, ist arbeitsmedizinische Vorsorge auch individuell angezeigt (PARTIKEL und MÜLLER, 1992).

2 Verfügbare diagnostische Methoden

Erstuntersuchung (G 40)

Durch gezielte Anamnese bezüglich Neigung zu Krebserkrankungen in der Familie und in der eigenen Anamnese der Beschäftigten können Personen mit erhöhtem Risiko erkannt und individuell beraten werden (MARQUARDT, 1994).

Nachuntersuchung (G 40)

Mittels Biomonitoring kann bei einem Teil dieser Stoffe die individuelle Belastung/Beanspruchung und damit die Wirksamkeit der primären Prävention ermittelt werden. Solche Untersuchungen sind in Abhängigkeit von den Ergebnissen und/oder Veränderungen am Arbeitsplatz wiederholt durchzuführen (LEWALTER und MIKSCHE, 1992; SCHALLER u.a., 1996; LEWALTER und NEUMANN, 1998).

Spezifische Untersuchungsmethoden (sog. Nachgehende Untersuchungen) mit dem Ziel der Früherkennung von Tumoren bzw. deren Vorstadien sind bisher für die hier gegebene Fragestellung (überwiegend K2-Stoffe) nicht evaluiert (MARSCHALL, 1992; ALLHOFF u.a., 1993; BOFFETTA, 1998; THOMAS u.a., 2000).

3 Präventives Potenzial

Früherkennung von Praekanzerosen oder Tumoren. Ggf. ist zu prüfen, ob eine Berufskrankheit nach Anl. zur BKV oder § 9 Abs. 2 oder 3 SGB VII vorliegt. Die individuelle Beratung setzt die Beschäftigten in die Lage, über die Annahme/Ablehnung von Tätigkeiten mit noch nicht einschätzbarem Risiko der Krebserkrankung infolge Umgangs mit krebserzeugenden Arbeitsstoffen unter Beachtung ihrer persönlichen Bedingungen selbst zu entscheiden (KLEEBERG, 1995; GIESEN, 1996). Im Falle der Annahme solcher Tätigkeiten können die Beschäftigten ihre Zustimmung zur Dokumentation der Ergebnisse der arbeitsmedizinischen Vorsorge mit dem Ziel der späteren Auswertung erteilen.

4 Auslösekriterien

4.1 Pflichtuntersuchung

Nicht vorgesehen.

4.2 Angebotsuntersuchung

Tätigkeiten mit krebserzeugenden oder erbgutverändernden Stoffen oder Zubereitungen der Kategorie 1 oder 2 (K 1- oder K 2-Stoffe).

5 Literatur

[1] Allhoff, P.; Flatten, G.; Laaser, U. (Hrsg.): Krankheitsverhütung und Früherkennung. Springer-Verlag, 1993, 80–81

[2] Boffetta, P.: Cancer. In: Stellman, J. (Hrsg.): Encyclopaedia of occupational health and safety. Part 1. International labour office, Geneva, 1998, Kap. 2.12.18

[3] Giesen, T.: Ärztliche Untersuchungen von Arbeitnehmern. Zbl Arbeitsmed. 46 (1996), 287–299

[4] Kleeberg, U. R.: Krebsfrüherkennung. Von der Wunschvorstellung zu realistischen Ansätzen. Deutsches Ärzteblatt 92, 36 (1995), C-1546–C-1549

[5] Lewalter, J.; Miksche, L. W.: Vorstellungen zum arbeitsmedizinischen Beanspruchungsmonitoring. In: A. Horst, K. Norpoth, C. Verkoyen (Hrsg.): Krebsrisiken am Arbeitsplatz. Springer-Verlag 1992, 11–18

[6] Lewalter, J.; Neumann, H.-G.: Biologische Arbeitsstoff-Toleranzwerte (Biomonitoring). Teil XIII: Die Bedeutung von Referenzwerten für die Bewertung von Fremdstoffbelastungen. Arbeitsmed. Sozialmed. Umweltmed. 33 (1998), 388–393

[7] Marquardt, H.: Chemische Kanzerogenese. In: Marquardt, H.; Schäfer, G. (Hrsg.): Lehrbuch der Toxikologie. Wissenschaftsverlag; Mannheim, Leipzig, Wien, Zürich, 1994

[8] Marschall, B.: Eine Problemanalyse aus Unternehmenssicht. In: A. Horst, K. Norpoth, C. Verkoyen (Hrsg.): Krebsrisiken am Arbeitsplatz. Springer-Verlag 1992, 3–10

[9] Partikel,H.; Müller, R.: Krebsrisiken in der Arbeitsumwelt – Forderungen der Gewerkschaften an die Arbeitsschutzpolitik und -praxis. In: A. Horst, K. Norpoth, C. Verkoyen (Hrsg.): Krebsrisiken am Arbeitsplatz. Springer-Verlag 1992, 57–64

[10] Schaller, K. H.; Angerer, J.; Lehnert, G.: Biomonitoring in der arbeitsmedizinischen Vorsorge. Eine Anleitung für die Praxis. Praxis (1996), 1–8

[11] Thomas, M.; Gatzemeier, U.; Goerg, R.; Matthiessen, W.; Morr, H.; Schönfeld, N.; Ukena, D.; Stamatis, G.: Empfehlungen zur Diagnostik des Bronchialkarzinoms. Pneumologie 54 (2000), 361–371

5.26 Labortierstaub, Tätigkeiten mit Belastung durch

(vgl. 6.18)

1 Gefährdungspotenzial

Labortierstäube sind häufige Ursache berufsbedingter allergischer Atemwegserkrankungen. Im Zeitraum 1995 bis 1998 wurde in 35 Fällen von BK 4301-Verdacht der berufliche Zusammenhang bestätigt (BK-DOK, HVBG, 1999). Gefährdet sind Personen, die beruflich Kontakt zu Labortieren (meist Ratte, Maus, Kaninchen, Meerschweinchen, seltener Hamster, Katze und Hund) bzw. ihren Körperprodukten haben.

Die sensibilisierende Wirkung von Labortierproteinen (Haare, Epithelzellen, Urin, Serum, Speichel) ist durch zahlreiche epidemiologische Studien und Kasuistiken belegt (AGRUP u.a., 1986; AOYAMA u.a., 1992; BLAND u.a., 1986, BOTHAM u.a., 1987 und 1995; COCKROFT u.a., 1981; CULLINAN u.a., 1994; DAVIES u.a., 1981 und 1983; FAUS-KEßLER u.a., 1992, FUORTES u.a., 1996; GORDON u.a., 1993 und 1996; GROSS 1980; HUNSKAAR u.a., 1990; KIBBY u.a., 1989; LINCOLN u.a., 1974; LUTZKY u.a., 1975; NEWMAN TAYLOR u.a., 1977; PLATTS-MILLS u.a., 1987; RENSTRÖM u.a., 1994; SCHU-MACHER u.a., 1981 und 1987; SLOVAK u.a., 1981; VENABLES u.a., 1988; WALLS u.a., 1985). Es treten Konjunktivitis und Rhinitis, seltener Kontakturtikaria auf. In rund einem Drittel der Fälle entwickelt sich ein Asthma bronchiale. Die Latenzzeit von Expositionsbeginn bis zur Beschwerdenmanifestation liegt im Mittel bei 1 bis 3 Jahren (COCKROFT u.a., 1981; LUTZKY u.a., 1975; SLOVAK u.a., 1981) mit einem Bereich von Wochen bis zu 22 Jahren (LUTZKY u.a., 1975). Die Inzidenz für alle Symptome wird in prospektiven Studien mit 10 bis 37 %, für *Labortierasthma* mit 2 % (BOTHAM u.a., 1987; DAVIES u.a., 1983; SJÖSTEDT u.a., 1993) bis 8 % (zit. bei SJÖSTEDT u.a., 1995) angegeben. Die Prävalenz schwankt für expositionsabhängige Beschwerden (alle Symptome) in Querschnittstudien zwischen 11 (LINCOLN u.a., 1974) und 44 % (VENABLES u.a., 1988), für *Labortierasthma* zwischen 3 (DAVIES u.a., 1981) und 13 % (WEISSENBACH u.a., 1988).

Neben dispositionellen Faktoren (Atopie) sind expositionelle Bedingungen (Zahl der Tiere, Spezies, Art des Umgangs, Lüftung) für die Erkrankungsmanifestation von Bedeutung (AOYAMA u.a., 1992; BOTHAM u.a., 1995; COCKROFT u.a., 1981; EGGLESTON u.a., 1989; NIEUWENHUIJSEN u.a., 1994, 1995; RENSTRÖM u.a., 1994, SJÖSTEDT u.a., 1989, 1993, 1995; VENABLES u.a., 1988). Spuren von Rattenurinallergen konnten beispielsweise noch in Büroräumen außerhalb des Tierhauses nachgewiesen werden (NIEUWENHUIJSEN u.a., 1994). Für die Auslösung von Symptomen bei erkrankten Personen genügen Nanogramm des Allergens (EGGLESTON u.a., 1990). Labortierstaub ist im „Verzeichnis sensibilisierender Stoffe" der TRGS 907 aufgeführt, die entsprechende Begründung ist publiziert (vgl. Kap. 6.18).

2 Verfügbare diagnostische Methoden

Berufsgenossenschaftlicher Grundsatz G 23.
Bei Hinweisen auf Hautveränderungen (Kontakturtikaria) beim Umgang mit Labortieren wird ergänzend die Durchführung des G 24 empfohlen.

3 Präventives Potenzial

Früherkennung der Berufskrankheiten Nrn. 4301 und 5101 Anl. zur BKV.
Individuelle Prävention ist sowohl im Sinne der primären (z. B. spezielle Beratung für Personen mit atopischer Disposition) als auch der sekundären

Prävention bei eingetretener Sensibilisierung bzw. Auftreten arbeitsabhängiger Beschwerden (bei Früherkennung günstigere Prognose, Symptomreduktion durch Dosisreduktion) wirksam (EGGLESTON u.a., 1990, 1992, 1995).

4 Auslösekriterien
4.1 Pflichtuntersuchung

Nach Anhang V Nr. 2.1 Nr. 5 GefStoffV bei Tätigkeiten mit Belastung durch Labortierstaub in Tierhaltungsräumen oder -Anlagen (z. B. Handling der Tiere, z. B. Füttern, Wiegen, Umsetzen),
Experimentelle Arbeiten mit Tieren, z. B. Applikation von Prüfsubstanzen, Entnahme von Körperflüssigkeiten, operative Eingriffe, Sektionen,
Instandhaltungs- und Reinigungsbereich: Tätigkeiten, die mit der Sammlung und Entsorgung von kontaminiertem Material (Einstreu, Futter, Exkremente, Tierkadaver, Filterreinigung) sowie der Reinigung der Käfige in Verbindung stehen.

4.2 Angebotsuntersuchung

Nach den in § 16 GefStoffV vorgesehenen Anlässen.

5 Literatur

[1] Agrup, G.; Belin, J.; Sjöstedt, L.; Skerfving, S.: Allergy to laboratory animals in laboratory technicians and animal keepers. Br. J. Ind. Med. 43 (1986), 192–198

[2] Aoyama, K.; Ueda, A.; Manda, F.; Matsushita, T. Ueda, T.; Yamauchi, C.: Allergy to laboratory animals: an epidemiological study. Br. J. Ind. Med. 49 (1992), 41–47

[3] Bland, S.M.; Levine, M.S.; Wilson, P.D.; Fox, N.L.; Rivera, J.C.: Occupational allergy to laboratory animals: An epidemiologic study. J. Occup. Med. 28 (1986), 1151–1157

[4] Botham, P.A.; Davies, G.E.; Teasdale, E.L.: Allergy to laboratory animals: A prospective study of its incidence and of the influence of atopy on its development. Br. J. Ind. Med. 44 (1987), 627–632

[5] Botham, P.A.; Lamb, C.T.; Teasdale, E.L.; Bonner, S.M.; Tomenson, J.A.: Allergy to laboratory animals: A follow up study of its incidence and of the influence of atopy and pre-existing sensitiziation on its development. Occup. Environ. Med. 52 (1995), 129–133

[6] Cockroft, A.; McCarthy, P.; Edwards, J.; Andersson, N.: Allergy in laboratory workers. Lancet (1981), 827–830

[7] Cullinan, P.; Lowson, D.; Nieuwenhuijsen, M.J.; Gordon, S.; Tee, R.D.; Venables, K.M.; McDonald, J.C.; Newman Taylor, A.J.: Work-related symptoms, sensitisation, and estimated exposure in workers not previously exposed to laboratory rats. Occup. Environ. Med. 51 (1994), 589–592

[8] Davies, G.E.; Mc Ardle, L.A.: Allergy to laboratory animals: A survey by questionnaire. Int. Arch. Allergy Appl. Immunol. 64 (1981), 302–307

[9] Davies, G.E.; Thompson, A.V.; Niewola, Z.; Burrows, G.E.; Teasdale, E.L.; Bird, D.J.; Phillips, D.A.: Allergy to laboratory animals: A retrospective and prospective study. Br. J. Ind. Med. 40 (1983), 442–449

[10] Eggleston, P.A.; Newill, C.A.; Ansari, A.A.; Pustelnik, A.; Lou, S.-R.; Evans, R.; Marsh, D.G.; Longbottom,. J.L.; Corn, M.: Task-related variation in airborne concentrations of laboratory animal allergens: Studies with Rat n I. J. Allergy Clin. Immunol. 84 (1989), 347–352

[11] Eggleston, P.A.; Ansari, A.A.; Ziemann, B.; Adkinson, N.F.; Corn, M.: Occupational challenge studies with laboratory workers allergic to rats. J. Allergy Clin. Immunol. 86 (1990), 63–72

[12] Eggleston, P.A.; Wood, R.A.: Management of allergies to animals. Allergy Proc. 13 (1992), 289–292

[13] Eggleston, P.A; Ansari, A.A.; Adkinson, N.F.; Wood, R.A.: Environmental challenge studies in laboratory animal allergy. Effect of different airborne allergen concentrations. Am. J. Respir. Crit. Care Med. 151 (1995), 640–646

[14] Faus-Keßler, T.; Tritschler, J.: A review of epidemiological methods applied in studies on laboratory animal allergy. With a discussion of the relation between prevalence and risk of an irreversible disease in a dynamic population of constant size. Soz. Präventivmed. 37 (1992), 269–275

[15] Fuortes, L.J.; Weih, L., Jones, M.L.; Burmeister, L.F.; Thorne, P.S.; Pollen, S.; Merchant, J.A.: Epidemiologic assessment of laboratory animal allergy among university employees. Am. J. Ind. Med. 29 (1996), 67–74

[16] Gordon, S.; Tee, R.D.; Newman Taylor, A.J.: Analysis of rat urin proteins and allergens by sodium dodecyl sulfate-polyacrylamide gel electrophoreses and immunoblotting. J. Allergy Clin. Immunol. 92 (1993), 298–305

[17] Gordon, S.; Tee, R.D.; Newman Taylor, A.J.: Analysis of the allergenic composition of rat dust. Clin. Exp. Allergy 26 (1996), 533–541

[18] Gross, N.J.: Allergy to laboratory animals: Epidemiologic, clinical, and physiologic aspects, and a trial of cromolyn in its management. J. Allergy Clin. Immunol. 66 (1980), 158–165

[19] Hunskaar, S.; Fosse, R.T.: Allergy to laboratory mice and rats: A review of the pathophysiology, epidemiology and clinical aspects. Lab. Anim. 24 (1990), 358–374

[20] Kibby, T.; Powell, G.; Cromer, J.: Allergy to laboratory animals: A prospective and cross-sectional study. J. Occup. Med. 31(1989), 842–846

[21] Lincoln, T.A.; Bolton, N.E.; Garret, A.S.: Occupational allergy to animal dander and sera. J. Occup. Med. 16 (1974), 465–469

[22] Lutzky, I.; Neumann, I.: Laboratory animal dander allergy. I. An occupational disease. Ann. Allergy 35 (1975), 201–205

[23] Newman Taylor, A.J.; Longbottom. J.L.; Pepys, J.: Respiratory allergy to urine proteins of rats and mice. Lancet (1977), 847–849

[24] Nieuwenhuijsen, M.J.; Gordon, S.; Tee, R.D.; Venables, K.M.; McDonald, J.C.; Newman Taylor, A.J.: Exposure to dust and rat urinary aeroallergens in research establishments. Occup. Environ. Med. 51 (1994), 593–596

[25] Nieuwenhuijsen, M.J.; Gordon, S.; Harris, J.M.; Tee, R.D.; Venables, K.M.; Newman Taylor, A.J.: Variation in rat urinary aeroallergen levels explained by differences in site, task and exposure group. Ann. Occup. Hyg. 39 (1995), 819–825

[26] Platts-Mills, T.A.E.; Longbottom, J.; Edwards, J. Cockroft, A.; Wilkins, S.: Occupational asthma and rhinitis related to laboratory rats: Serum IgG and IgE antibodies to the rat urinary allergen. J. Allergy Clin. Immunol. 79 (1987), 505–515

[27] Renström, A.; Malmberg, P.; Larsson, K.; Sundblad, B-M.; Larsson, P.H.: Prospective study of laboratory-animal allergy: Factors predisposing to sensitization and development of allergic symptoms. Allergy 49 (1994), 548–552

[28] Schumacher, M.J.; Tait, B.D.; Holmes, M.C.: Allergy to murine antigens in a biological research institute. J. Allergy Clin. Immunol. 68 (1981), 310–318

[29] Schumacher, M.J.: Clinically relevant allergens from laboratory and domestic small animals. Allergy Proc. 8 (1987), 225–231

[30] Sjöstedt, L.; Willers, S.: Predisposing factors in laboratory animal allergy: A study of atopy and environmental factors. Am. J. Ind. Med. 16 (1989), 199–208

[31] Sjöstedt, L.; Willers, S.; Orbaek, P.: A follow-up study of laboratory animal exposed workers: The influence of atopy for the development of occupational asthma. Am. J. Ind. Med. 24 (1993), 459–469

[32] Sjöstedt, L.; Willers, S.; Orbaek, P.: Laboratory animal allergy – A review. Indoor Environ. 4 (1995), 67–79

[33] Slovak, A.J.M.; Hall, R.N.: Laboratory animal allergy: A clinical survey of an exposed population. Br. J. Ind. Med. 38 (1981), 38–41

[34] Venables, K.M.; Upton, J.l.; Hawkins, E.R.; Tee, R.D.; Longbottom, J.L.; Newman Taylor, A.J.: Smoking, atopy, and laboratory animal allergy. Br. J. Ind. Med. 45 (1988), 667–671

[35] Venables, K.M.; Tee, R.D.; Hawkins, E.R.; Gordon, D.J.; Wale, C.J.; Farrer, N.M.: Lam, T.H.; Baxter, P.J.; Newman Taylor, A.J.: Laboratory animal allergy in a pharmaceutical company. Br. J. Ind. Med. 45 (1988), 660–666

[36] Walls, A.F.; Longbottom, J.L.: Comparison of rat fur, urine, saliva, and other rat allergen extracts by skin testing, RAST, and RAST inhibition. J. Allergy Clin. Immunol. 75 (1985), 242–251

[37] Weissenbach, T.; Wüthrich, B.; Weihe, W.H.: Labortier-Allergien: Eine epidemiologische, allergologische Studie bei Labortier-exponierten Personen. Schweiz. med. Wochenschr. 118 (1988), 930–938

5.27 Latexhandschuhe aus Naturgummi, Tätigkeiten mit Benutzung von
(vgl. 6.20)

1 Gefährdungspotenzial

Allergien gegenüber Naturgummilatex (Kontakt-urtikaria, generalisierte Urtikaria, Rhinokonjunkti-vitis, Asthma bronchiale, anaphylaktischer Schock) sind ein zunehmendes Problem im Gesundheits-wesen durch das Tragen von Einmalhandschuhen im Operations- und Untersuchungsbereich. Unter-suchungen von HEESE u.a. (1996) ergaben eine Häufigkeit der *Latexallergie* im Gesundheitswesen von 10 %. Erkrankungen wurden ferner bei Beschäf-tigten in der Gummiindustrie beobachtet (TARLO u.a., 1990). Im Zeitraum 1995 bis 1998 wurde bei 2278 Verdachtsfällen von BK 5101 und 671 Ver-dachtsfällen von BK 4301 der berufliche Zusam-menhang bestätigt (BK-DOK, HVBG, 1999).

Sensibilisierung und Symptome entwickeln sich bei direktem Haut- oder Schleimhautkontakt und durch Inhalation, z. B. auch durch Aufenthalt in Räumen, in denen mit Latexhandschuhen (insbesondere ge-puderten) gearbeitet wird. Risikofaktoren sind häu-fige Exposition (beruflich, außerberuflich) und atopische Veranlagung. Vorbestehende Hauterkran-kungen oder Hautreizungen durch Handschuhpuder können die dermale Sensibilisierung begünstigen. Es liegen zahlreiche kasuistische Mitteilungen und einzelne epidemiologische Untersuchungen zu Haut- und Atemwegserkrankungen bei Beschäftig-ten im Gesundheitswesen vor, die belegen, dass es sich um IgE-bedingte Sofortreaktionen (Nachweis spezifischer IgE-Antikörper in vivo und in vitro) handelt (BAUR u.a., 1992, 1999; FUCHS u.a., 1992; HEESE u.a., 1995, 1996; LISS u.a., 1997; MONE-RET-VAUTRIN u.a., 1993; SUSSMAN u.a., 1998a, 1998b; TURJANMAA u.a., 1987, 1994; VANDEN-PLAS u.a., 1995).

Im Naturgummilatex wurden 200 Polypeptide nach-gewiesen, 60 binden IgE von sensibilisierten Pa-tienten, klinisch bedeutsam sind 2 Majorallergene (lösliches Hevein, partikelgebundener rubber elon-gation factor) (POSCH u.a., 1998).

Naturgummilatex und naturgummilatexhaltiger Staub sind im „Verzeichnis sensibilisierender Stof-fe" nach TRGS 540 oder 907 aufgeführt. Eine entspre-chende Begründung ist publiziert (vgl. Kap. 6.20).

2 Verfügbare diagnostische Methoden

Berufsgenossenschaftlicher Grundsatz G 23.
Bei Hinweisen auf Hautveränderungen (Kontakt-urtikaria, Ekzem) bei Kontakt mit Naturgummilatex

wird ergänzend die Durchführung des G 24 emp-fohlen.

3 Präventives Potenzial

Früherkennung der Berufskrankheiten Nrn. 4301 und 5101 Anl. zur BKV.

Nach TRGS 401 und 540 sind gepuderte Naturgum-milatexhandschuhe durch puderfreie und allergen-arme Naturgummilatexhandschuhe oder andere ge-eignete Handschuhe zu ersetzen. Personen mit atopischer Disposition sind hinsichtlich des höheren Erkrankungsrisikos zu beraten. Durch Umstellung auf ungepuderte Latexhandschuhe sinkt die Latex-luftkonzentration, wodurch verhindert wird, dass ein unkontrollierbar großer Personenkreis exponiert wird. Bei aerogener Exposition ist mit einem hö-heren Risiko von Schleimhautreaktionen (Konjunk-tivitis, Rhinitis, Asthma) zu rechnen (ALLMERS u.a., 1996, 1998; BAUR u.a., 1996, 1997, 1998; HAA-MANN, 1998; PRZYBILLA u.a., 1996; TARLO u.a., 1994).

4 Auslösekriterien

4.1 Pflichtuntersuchung

Nach Anhang V Nr. 2.1 Nr. 6 bei Tätigkeiten mit Benutzung von Naturgummilatexhandschuhen mit mehr als 30 µg Protein/g im Handschuhmate-rial.

4.2 Angebotsuntersuchung

Nach den in § 16 GefStoffV vorgesehenen Anläs-sen.

5 Literatur

[1] Allmers, H.; Kirov, A.; Hagemeyer, O.; Huber, H.; Walther, J.W.; Baur, X.: Latexsensibilisierung und Latexallergenkonzentration in der Luft. Allergologie 19 (1996), 68–70

[2] Allmers, H.; Brehler, R.; Chen, Z.; Fels, H.; Baur, X.: Reduktion der aerogenen Latexallergen-Belastung durch Austausch von gepuderten Latexhandschuhen in einem Krankenhaus. Arbeitsmed. Sozialmed. Umweltmed. 33 (1998), 194–201

[3] Baur, X.; Jäger, D.; Engelke, T.; Rennert, S.; Czuppon, A.B.: Latexproteine als Auslöser respiratorischer und systemischer Allergien. Dtsch. med. Wochenschr. 117 (1992), 1269–1273

[4] Baur, X.; Chen, Z.; Allmers, H.; Beckmann U.; Walther, J. W. : Relevance of latex aeroallergen for healthcare workers. Allergology International 20 (1996), 105–111

[5] Baur, X.; Chen, Z.; Raulff-Heimsoth, M.; Degens, P.:
Protein and allergen content of various natural latex
articles. Allergy 52 (1997), 661–664

[6] Baur, X.; Chen, Z.; Allmers, H.: Can a treshold limit
value for national rubber latex airborne allergen be
defined? J. Allergy Clin. Immunol. 101 (1998), 24–27

[7] Baur, X.; Allmers, H.: Anamnese und arbeitsplatzbe-
zogener Expositionstest bei Latexallergie. Art und
Häufigkeit einzelner Organmanifestationen. Dtsch.
Ärztebl. 96 (1999), C-955–C-957

[8] Berufsgenossenschaft für Gesundheitsdienst und
Wohlfahrtspflege; Bundesverband der Unfallkassen
e.V. (Hrsg.): Allergiegefahr durch Latex-Einmalhand-
schuhe. Merkblatt. Stand 4/99. Hamburg: BGW 1999

[9] Fuchs, T; Wahl R.: Allergische Soforttypreaktionen
auf Naturlatex unter besonderer Berücksichtigung
von Operationshandschuhen. Med. Klinik 87 (1992),
355–363

[10] Haamann, F.: Prävention von Latexallergien im
Gesundheitsdienst – eine Schwerpunktaktion des
technischen Aufsichtsdienstes der Berufsgenossenschaft für Gesundheitsdienst und Wohlfahrtspflege.
In: Hofmann, Reschauer, Stößel: Arbeitsmedizin im
Gesundheitsdienst. Bd. 11, FFAS Freiburg im Breisgau
1998, S. 284–288

[11] Heese, A.; Peters, K.P.; Stahl, L.; Koch, H.U.; Hornstein, O.P.: Allergie gegen Latexhandschuhe. Allergologie 18 (1995), 358–365

[12] Heese, A.; Lacher, U.; Koch, H.U.; Kubosch, J.; Ghane,
Y.; Peters, K.P.: Aktuelles zum Thema Latex-Allergie.
Hautarzt 47 (1996), 817–824

[13] Liss, G.M.; Sussman, G.L.; Deal, K.; Brown, S.;
Cividino, M.; Siu, S.; Beezhold, D.H.; Smith, G.;
Swanson, M.C.; Yunginger, J.; Douglas, A.; Holness,
D.L.; Lebert, P.; Keith, P.; Wasserman, S.; Turjanmaa,
K.: Latex allergy: Epidemiological study of 1352 hos-
pital workers. Occupat. Environm. Med. 54 (1997),
335–342

[14] Moneret-Vautrin, D.A.; Beaudouin, E.; Widmer, S.;
Mouton, C.; Kanny, G.; Prestat, F.; Kohler, C.; Feldmann, L.: Prospective study of risk factors in natural
rubber latex hypersensitivity. J. Allergy Clin. Immunol. 92 (1993), 668–677

[15] Posch, A.; Chen, Z.; Raulff-Heimsoth, M.; Baur, X.: Latex allergens. Clin. Exper. Allergy 28 (1998), 134–140

[16] Przybilla, B.; Rueff, F.: Zur gesundheitlichen Gefährdung durch die Allergie vom Soforttyp gegenüber
Naturlatex. Positionspapier der Deutschen Gesellschaft für Allergie- und Immunitätsforschung. Allergo J. 5 (1996), 185–192

[17] Sussman, G.L.; Liss, G.M; Deal, K.; Brown, S.; Cividino,
M.; Siu, S.; Beezhold, D.H.; Smith, G.; Swanson, M.C.;
Yunginger, J.; Douglas, A.; Holness, D.L.; Lebert, P.;
Keith, P.; Waserman, S.; Turjanmaa, K.: Incidence of la-
tex sensitization among latex glove users. J. Allergy
Clin. Immunol. 101 (1998a), 171–178

[18] Sussman, G.L.; Liss, G.M; Waserman, S.: Update on
the Hamilton, Ontario latex sensitization study. J.
Allergy Clin. Immunol. 102 (1998b), 333

[19] Tarlo, S.M.; Wong, L.; Roos, J.; Booth, N.: Occupational asthma caused by latex in a surgical glove
manufacturing plant. J. Allergy Clin. Immunol. 85
(1990), 626–631

[20] Tarlo, S.M.; Sussman, G.; Contala, A.; Swanson, M.C.:
Control of airborne latex by use of powder-free latex
gloves. J. Allergy Clin. Immunol. 93 (1994), 985–989

[21] Turjanmaa, K.: Incidence of immediate allergy to latex gloves in hospital personnel. Contact Dermatit. 17
(1987), 270–275

[22] Turjanmaa K.: Update on occupational natural rubber
latex allergy. Dermatol. Clin. 12 (1994), 561–567

[23] Vandenplas, O.; Delwiche, J.-P.; Evrard, G.; Aimont,
P.; van der Brempt, X.; Jamart, J.; Delaunois, L.:
Prevalence of occupational asthma due to latex
among hospital personnel. Am. J. Respir. Crit. Care
Med. 151 (1995), 54–60

5.28 Lösemittel, Stoffe und deren Gemische, Tätigkeiten mit

1 Gefährdungspotential

Lösungsmittel werden in der Arbeitswelt vielfältig
verwendet, bevorzugt als Gemische von meist 2 bis
6 verschiedenen Gefahrstoffen. Der Einsatz erfolgte
in den zurückliegenden Jahren vorwiegend in folgenden Bereichen: Chemische Industrie, Metallurgi-
sche Industrie, Elektrotechnik, Feinmechanik, Holzwirtschaft, Polstermöbelindustrie, Leder-/Textil-/
Bekleidungsgewerbe, Druckerei-Gewerbe, Papierin-
dustrie und Baugewerbe (BK-Report 3/99 zur BK
1317; TRIEBIG u.a., 1999).

In der wissenschaftlichen Begründung zur Berufskrankheit Nr. 1317 „Polyneuropathie oder Enzephalopathie durch organische Lösungsmittel oder deren

Gemische" (BArbBl. 9/1996) werden beispielhaft für
275 lösungsmittelhaltige Zubereitungen als Bestandteile 33 einzelne Lösungsmittel aufgeführt.
Davon werden 15 Substanzen als neurotoxische Lösungsmittel ausgewiesen, da zu ihnen beweiskräf-
tige epidemiologische und tierexperimentelle Untersuchungen vorliegen. Von diesen wiederum
stehen 7 Gefahrstoffe im Anhang V der GefStoffV
(Benzol, Methanol, Styrol, Tetrachlorethen, Toluol,
Trichlorethen, Xylol).

Tätigkeiten mit Lösemitteln, Stoffen oder deren Gemische:

– n-Hexan,
– n-Heptan,

- 2-Butanon,
- 2-Hexanon,
- Methanol,
- Ethanol,
- 2-Methoxyethanol,
- Benzol, Toluol, Xylol, Styrol,
- Dichlormethan,
- 1,1,1-Trichlorethan,
- Trichlorethen,
- Tetrachlorethen.

In Gefahrstoffgemischen sind toxikokinetische und toxikodynamische Interaktionen möglich. Die Kenntnisse über derartige Interaktionen einzelner Lösungsmittel sind noch sehr unvollkommen. In der Regel wird von einem additiven Gesamteffekt ausgegangen, möglich sind jedoch auch überadditive oder inhibitorische Effekte. Beispielsweise soll die Kombination von 2-Butanon und n-Hexan eine potenzierende Wirkung am peripheren Nervensystem hervorrufen.

Generell erfordern Mischexpositionen unter Einschluss von n-Hexan wegen dessen hoher neurotoxischer Potenz besondere Beachtung. In den Fällen, in denen die Wirkungsverstärkung auf der Inhibition des Stoffwechsels einer Lösungsmittelkomponente beruht, ist ein Biomonitoring der Ausgangsstoffe besonders wichtig (z.B. für Xylol bei Anwesenheit von 2-Butanon).

Wenn auch die neurotoxische Potenz der Lösungsmittel-Gemische eindeutig überwiegt, so ist doch über hepato-, nephro- oder hämatotoxische sowie krebserzeugende Wirkungen berichtet worden (s. TRIEBIG, 1993).

Ausreichend gesichert sind diese Effekte jedoch nur bei Gemischen, die hohe Anteile von Gefahrstoffen enthalten, die bereits im Anhang V der GefStoffV vertreten sind. Organische Lösungsmittelgemische in Form von Dämpfen und Aerosolen verursachen konzentrationsabhängig Schleimhautreizungen an den oberen Atemwegen (TRIEBIG, 1993; NASTERLACK et al., 1997; WIELANDER et al., 1997).

2 Verfügbare diagnostische Methoden

Zur Früherfassung neurotoxischer Wirkungen stehen als Screening für Neurotoxizität validierte Beschwerdefragebögen (Q 18, PNF I, PNF II) zur Verfügung (IHRIG u. DIETZ, 2001; IHRIG u.a., 2001; SEEBER et al., 1978; SIETMANN et al., 1996).

Bleibt bei auffälligen Screening-Ergebnissen oder verdächtiger wirkungsspezifischer Anamnese nach Hinterfragung durch den Arzt der Verdacht auf eine organisch zu bewertende Störung des Nerven-systems bestehen, so ist eine diagnostische Abklärung durch Psycho- und Neurodiagnostik erforderlich.

Besteht Exposition gegenüber Lösungsmittel-Gemischen, die Stoffe aus dem Anhang V der GefStoffV enthalten, so ist nach den stoffspezifischen berufsgenossenschaftlichen Grundsätzen für arbeitsmedizinische Vorsorgeuntersuchungen (G 8, G 10, G 14, G 17, G 29, G 40, G 45) zu verfahren. Das trifft besonders für die nicht-neurotoxischen Wirkungen zu.

Soweit im Gemisch neurotoxische Lösungsmittel enthalten sind, für die ein biomonitorisches Verfahren besteht, ist unter Beachtung der TRGS 710 ein biologisches Monitoring durchzuführen und zu bewerten.

3 Präventives Potential

Früherkennung der Berufskrankheit Nr. 1317 Anl. zur BKV.

Die vorgeschlagene Vorgehensweise ermöglicht es, lösungsmittelbedingte Effekte am Nervensystem im Stadium der Reversibilität zu erfassen.

4 Auslösekriterien

4.1 Pflichtuntersuchung

Nicht vorgesehen, soweit der Stoff nicht in Anhang V Nr. 1 aufgeführt ist und dort eine Pflichtuntersuchung auslöst (z. B. Benzol, Styrol, Toluol, Xylol, Methanol, Tetrachlorethen, Trichlorethen).

4.2 Angebotsuntersuchung

Nach Anhang V Nr. 2.2 Nr. 3 Tätigkeiten mit den unten genannten Stoffen oder deren Gemische (z. B. bei Nichteinhaltung eines Bewertungsindex von 1,0 nach TRGS 403 unter Berücksichtigung der Grenzwerte, wenn eine Exposition gegenüber Lösungsmittel-Gemischen aus verschiedenen der folgenden Gefahrstoffe vorliegt: n-Hexan, n-Heptan, 2-Butanon, 2-Hexanon, Methanol, Ethanol, 2-Methoxyethanol, Benzol, Toluol, Xylol, Styrol, Dichlormethan, 1,1,1-Trichlorethan, Trichlorethen, Tetrachlorethen).

5 Literatur

[1] BMA: Wissenschaftliche Begründung „Polyneuropathie oder Enzephalopathie durch organische Lösungsmittel oder deren Gemische". BArbBl. 9/1996, S.44

[2] Deutsche Forschungsgemeinschaft (DFG): Verhaltenstoxikologie und MAK-Grenzwertfestlegungen, Reihe Wissenschaftliche Arbeitspapiere, Wiley-VCH Verlag GmbH, Weinheim 1997

[3] Hauptverband der gewerblichen Berufsgenossen-schaften: BK-Report 3/99: BK 1317

[4] Ihrig, A..; Dietz, M. C.: Zur Anwendung des Screen-ing-Fragebogens Q18 bei arbeitsmedizinisch-neuro-toxischen Fragestellungen (Q18 – A questionnaire on neurotoxic symptoms). ErgoMed (2001) 50–55

[5] Ihrig, A.; Triebig, G.; Dietz, M. C.: Evaluation of a mo-dified German version of the Q16 questionnaire for neurotoxic symptoms in workers exposed to solvents. Occup Environ Med 58 (2001) 19–23

[6] Liira et al.: Coexposure of man to m-xylene and me-thyl ethyl ketone. Scand.J.Work.Environ.Health 14(1988)322–327

[7] Nasterlack, M.; Frank, K.; Hacke, W.; Scherg, H.; Schmittner, H.; Stelzer, O.; Zimber, A.; Triebig, G.: Die Heidelberger Malerstudie der ARG Bau. Arbeits-med.Sozialmed.Umweltmed., Sonderheft 23, 1997

[8] Sietmann, B.; Kiesswetter, E.; Zeller, H.J.; Seeber, A.: Untersuchung neurotoxisch verursachter Beschwer-den: Die Standardisierung des Psychologisch-Neuro-

[9] Seeber, A.; Schneider, H.; Zeller, H.J.: Ein psycholo-gisch-neurologischer Fragebogen (PNF) als Screen-ingmethode zur Beschwerdenerfassung bei neuro-toxisch Exponierten. Probleme und Ergebnisse der Psychologie 65 (1978) 23–43

[10] Triebig, G.: Erkrankungen durch organische Lösungs-mittelgemische, in: Verhandlungen der DGAUM e.V., 33. Jahrestagung, Wiesbaden 10. bis 13. Mai 1993 (Hrsg. G.Triebig, O.Stelzer), Stuttgart 1993, S. 53–68

[11] Triebig, G.; Grobe, T.; Dietz, M. C.: Polyneuropathie und Enzephalopathie durch organische Lösungsmittel und Lösungsmittelgemische. Arbeitsmedizinische und neurologische Aspekte zur neuen Berufskrankheit. Nervenarzt 70 (1999) 306–314

[12] Wieslander, G.; Norbäck, D.; Edling, C.: Airway symptoms among house painters in relation to exposure to volatile organic compounds (VOCS). Ann.Occup.Hyg. 41 (1997) 155–166

logischen Fragebogens „PNF II". Dtsch. Ges. Arbeits-med. Umweltmed. 36 (1996) 365–366

5.29 Mehlstaub

(CAS-Nr. 68525-86-0/EG-Nr. 271 199 1)
(vgl. 6.14)

1 Gefährdungspotenzial

Mehlstäube sind die häufigste Ursache berufsbe-dingter allergischer Atemwegserkrankungen (BAUR u.a., 1998) und als sog. *Bäckerasthma* seit altersher bekannt. Im Zeitraum 1990 bis 1996 wurde in 8082 Fällen die Anerkennung einer allergischen Atem-wegserkrankung durch Mehle nach BK-Ziffer 4301 ausgesprochen (BK-DOK, HVBG, 1998) mit entspre-chenden Folgekosten und sozialen Problemen (Arbeitsplatzwechsel etc.). Die Erkrankung manifes-tiert sich zu Beginn meist als Rhinitis, in der Folge kann sich ein Asthma bronchiale entwickeln (Etagenwechsel). Die Häufigkeit von Symptomen in Exponiertengruppen liegt für Rhinitis bei 10 bis 29 %, für Asthma bronchiale bei 2 bis 6 % (Lite-raturübersicht bei HOUBA, 1996; BOLM-AUDORFF u.a., 1997). Für das Auftreten der Erkrankung sind die individuelle Allergiebereitschaft (Atopie) (BRIS-MAN u.a., 1999; HOUBA, 1996; HOUBA u.a., 1998; de ZOTTI u.a., 1994) und die Mehlstaubkonzen-tration am Arbeitsplatz von besonderer Bedeutung (CULLINAN u.a., 1994; HOUBA, 1996; MUSK u.a., 1989). Es besteht ein erhöhtes Sensibilisierungs-risiko bei Gesamtstaubwerten über 2 mg/m^3. Zur Zeit ist ein Grenzwert für Mehlstaub (in Back-betrieben) von 4 mg/m^3 festgelegt (TRGS 900). Getreidemehlstäube von Roggen und Weizen sind im „Verzeichnis sensibilisierender Stoffe" der TRGS

540 und 907 aufgeführt. Eine entsprechende Be-gründung ist publiziert (vgl. Kap. 6.14).

2 Verfügbare diagnostische Methoden

Berufsgenossenschaftlicher Grundsatz G 23.
Bei Hinweisen auf Hautveränderungen (Proteinder-matitis) beim Umgang wird ergänzend die Durch-führung des G 24 empfohlen.

3 Präventives Potenzial

Früherkennung der Berufskrankheiten Nrn. 4301 und 5101 Anl. zur BKV.
Individuelle Prävention ist nachgewiesenermaßen sowohl im Sinne der primären Prävention (z. B. spezielle Beratung für Menschen mit atopischer Disposition) als auch der sekundären Prävention bei eingetretener Sensibilisierung bzw. Auftreten arbeitsabhängiger Beschwerden (je früher die Krankheit erkannt wird, desto günstiger die Prognose; Symptomreduktion durch Dosisreduk-tion; Allergenkarenz; Vermeidung von BK-Fällen) wirksam (GRIESHABER u.a., 1995, 1998; LASI 1996).

4 Auslösekriterien
4.1 Pflichtuntersuchung
Bei Nichteinhaltung des AGW (Luftgrenzwert 4 mg/m^3).

4.2 Angebotsuntersuchung

Bei Ausgesetztsein.

5 Literatur

[1] Baur, X.; Degens, P.O.; Sander, I.: Bakers'asthma: Still among the most frequent occupational respiratory disorders. J. Allergy Clin Immonol. 102 (1998) 984–997

[2] Bolm-Audorff, U.; Backé, E.; Bienfait, H. G.; Hoffmann, M.; Pohlabeln, H.; Popp, I.; Wallenstein, G.; Witzko, K.H.: Häufigkeit von allergisch bedingten obstruktiven Atemwegserkrankungen bei Beschäftigten in Bäckereibetrieben. In: Borsch-Galettke, E. (Hrsg.): Verhandlungen der Deutschen Gesellschaft für Arbeitsmedizin und Umweltmedizin. Fulda: Rindt-Druck 1997, 227–232

[3] Brisman, J.; Järvholm, B.: Bakery work, atopy and the incidence of self-reported hay fever. Eur. Respir. J. 13 (1999), 502–507

[4] Cullinan, P.; Lowson, D.; Nieuwenhuijsen, M.J.; Sandiford, C.; Tee, R.D.; Venables, K.M.; Mc Donald, J.C.; Newman Taylor, A.J.: Work related symptoms, sensitisation, and estimated exposure in workers not previously exposed to flour. Occup. Environ. Med. 51 (1994), 579–583

[5] Grieshaber, R.; Nolting, H.-D.; Rosenau, C.; Stauder, J.; Vonier, J.: Effektivität eines Sekundärpräventionsprogramms für asthmatisch und rhinitisch Erkrankte im Bäckerhandwerk. Pneumologie 52 (1998), 656–665

[6] Grieshaber, R.; Rothe, R.: Obstruktive Atemwegserkrankungen in Bäckereien. Staub-Reinhaltung der Luft 55 (1995), 403–407

[7] Houba, R.; Heederik, D.J.J.; Doekes, G.: Wheat sensitization and work-related symptoms in the baking industry are preventable. Am. J. Respir. Crit. Care Med. 158 (1998) 1499–1503

[8] Houba, R.: Occupational respiratory allergy in bakery workers. Relationships with wheat and fungal a1-amylase aeroallergen exposure. Thesis Landbouwuniv. Wageningen 1996, 101–118

[9] Länderausschuss für Arbeitsschutz und Sicherheitstechnik (LASI) (Hrsg.): Mehlstaub in Backbetrieben. Handlungsanleitung der Länderarbeitsschutzbehörden und der Berufsgenossenschaft Nahrungsmittel und Gaststätten. Wiesbaden: 1996

[10] Musk, A.W. Venables, K.M.; Crook, B.; Nunn, A.J.; Hawkins, R.; Crook, G.D.W.; Graneek, B.J.; Tee, R.D.; Farrer, N.; Johnson, D.A.; Gordon, D.J.; Darbyshire, J.H.; Newman Taylor, A.J.: Respiratory symptoms, lung function, and sensitization to flour in a British bakery. Brit. J. Ind. Med. 46 (1989), 636–642

[11] Zotti, R. de; Larese, F.; Bovenzi, M.; Negro, C.; Molinari, S.: Allergic airway disease in Italian bakers and pastry makers. Occup. Environ. Med. 51 (1994), 548–552

5.30 Methanol

(CAS-Nr. 67-56-1/EG-Nr. 200 659 6)

1 Gefährdungspotenzial

Eine deutschsprachige Begründung für den MAK-Wert von 260 mg/m^3 liegt nicht vor. Zu dem Luftgrenzwert in gleicher Höhe in den USA besteht eine Begründung von 1992, die sich auf einen Bericht von KINGSLEY und HIRSCH sowie ZATMAN (1955) stützt, der bei Luftkonzentrationen zwischen 260–480 mg/m^3 schwere Kopfschmerzen feststellte. LEAF (1952) fand ab 3900 mg/m^3 eine Kumulation von Methanol beim Menschen. Über einen Sicherheitsfaktor von 1:10 kommt er zu 390 mg/m^3 als Dosis ohne Kumulation. Eine neuere Studie von KAWAI u.a. (1991) fand bei 598 mg/m^3 signifikante Dosis-Wirkungs-Beziehungen für Sehstörungen (Nebelsehen) und Kopfschmerzen. FREDERICK u.a. (1984) beobachteten ab einer Luftkonzentration von 475 mg/m^3 signifikant häufiger verschwommenes Sehen, Kopfschmerzen, Schwindel und Übelkeit. [Akute ingestive Intoxikationen sind gekennzeichnet durch Opticus-Neuropathie, metabolische Azidose und respiratorische Depression (HATHAWAY u.a., 1996).] Hinweise auf Wirkungen extrem niedriger Konzentrationen zwischen 1–3 mg/m^3 in der russischen Literatur (UBAIDULLAEV, 1966) wurden bisher nicht bestätigt und bleiben deshalb hier ohne Berücksichtigung.

2 Verfügbare diagnostische Methoden

Berufsgenossenschaftlicher Grundsatz G 10 mit Aussagen u.a. zu: Biomonitoring.

Zusätzliche Hinweise

Neurotoxisches Screening mit entsprechend validiertem Beschwerdefragebogen (z.B. PNF I/II; SEEBER u.a., 1978; SIETMANN u.a., 1996).

3 Präventives Potenzial

Früherkennung der Berufskrankheit Nr. 1306 Anl. zur BKV.

Die oben genannten Risiken lassen sich durch regelmäßige Vorsorgeuntersuchungen früh erfassen, so dass durch spezielle Abklärungsdiagnostik im reversiblen Stadium eine gezielte individuelle Sekundärprävention veranlasst werden kann.

4 Auslösekriterien

4.1 Pflichtuntersuchung

Bei Nichteinhaltung des AGW oder bei unmittelbarem Hautkontakt.

4.2 Angebotsuntersuchung

Bei Ausgesetztsein.

5 Literatur

[1] Frederick, L.J.; Schulte, P.A.; Apol, A.: Investigation and control of occupational hazards associated with the use of spirit duplicators. Am. Ind. Hyg. Assoc. 45 (1984), 51–55

[2] Hathaway, G.J.; Proctor, N.H.; Hughes, J.P.: Proctor and Hughes' Chemical Hazards of the Workplace. 4. ed. New York: Van Nostrand Reinhold Verl. 1996

[3] Kawai, T.; Yasugi, T.; Mizunuma, K.; Horiguchi, S.; Hirase, Y.; Uchida,Y.; Ikeda, M.: Methanol in urine as a biological indicator of occupational exposure to methanol vapor. Int. Arch. Occup. Environ. Health 63 (1991), 311–318

[4] Kingsley, W.H.; Hirsch, F.C.: Toxicologic Considerations in Direct Process Sprint Dublicating Machines. Compen. Med. 40: 7–8 (1954–1955)

[5] Leaf, G.; Zatman, L.J.: A Study of the Conditions Under Which Methanol May Exert a Toxic Hazard in Industry. Br. J. Ind. Med. 9: 19–31 (1952)

[6] Seeber, A.; Schneider, H.; Zeller, H.J.: Ein psychogisch-neurologischer Fragebogen (PNF) als Screeningmethode zur Beschwerdenerfassung bei neurotoxisch Exponierten. Probl. Ergeb. Psychol. 65 (1978), 23–43

[7] Sietmann, B.; Kiesswetter, E.; Zeller, H.J.; Seeber, A.: Untersuchung neurotoxisch verursachter Beschwerden: Die Standardisierung des Psychologisch-Neurologischen Fragebogens „PNF II". In: Dokumentationsband über die 36. Jahrestagung der Deutschen Gesellschaft für Arbeitsmedizin und Umweltmedizin. Fulda: Rindt 1996, 365–366

[8] Ubaidullaev, R: Effect of small concentrations of methanol vapour on the body of men and animals. Gig. Sanit. 4 (1966), 9–12

5.31 Nickel oder seine Verbindungen
(CAS-Nr. 7440-02-1/EG-Nr. 231 111 4)

1 Gefährdungspotenzial

Bestimmte Nickelverbindungen können Krebs der oberen Atemwege verursachen. Nickeldioxid, Nickelmonoxid und Nickelsulfid sind in der Liste nach § 4a GefStoffV mit K1 und Nickel, Nickelcarbonat, Nickelhydroxid, Nickelsulfat und Nickeltetracarbonyl mit K3 eingestuft.

Im Zeitraum 1978 bis 1994 wurden in der Bundesrepublik 26 Fälle mit Lungenkrebs, 3 mit Kehlkopfkrebs und ein Fall mit Nasenkrebs durch Nickelexposition als BK 4109 anerkannt.

Die Einwirkungszeit betrug im Mittel 22 Jahre, die Latenzzeit 30 Jahre (BUTZ, 1996).

Nickel und seine Verbindungen wirken sensibilisierend durch Hautkontakt (R43). Aufgrund der weiten Verbreitung von nickelhaltigen Gegenständen (Schmuck usw.) im täglichen Leben ist Nickel derzeitig mit Sensibilisierungsraten in Abhängigkeit von Alter und Geschlecht zwischen 18,3 % (Frauen) und 4,8 % (Männer) das häufigste Allergen, obgleich im Tierexperiment maximal eine mittelgradige sensibilisierende Potenz nachgewiesen wurde (SCHNUCH u.a., 1997). Feuchtes Milieu und Okklusion können die Entstehung des Nickelkontaktekzems begünstigen.

Die Nickelkonzentration in Lösungen von Wasch- und Reinigungsmitteln liegt in der Regel unter der Auslöseschwelle (zwischen 3 und bis 3000 mg Nickel/cm^2 Haut in Abhängigkeit vom Sensibilisierungsgrad und den Expositionsbedingungen) (BARROT, 1998).

Ein erhöhtes Risiko für Primärsensibilisierung und *Nickelekzem* besteht insbesondere in galvanischen Anstalten an Vernicklungsbädern und bei der nachfolgenden Bearbeitung frisch vernickelter Teile. Von 1993 bis 1997 wurde in 42 Fällen die Verursachung eines *Nickelekzems* in der Galvanik bestätigt (BUTZ, 1998).

Nickelsulfat ist auch als Inhalationsallergen (R42) eingestuft. Diese Einstufung basiert auf Beobachtungen am Menschen mit Asthma bronchiale nach Nickelsulfatexposition in der Galvanik (MALO u.a., 1982; MC CONNELL u.a., 1973; NOVEY u.a., 1983) und bei der Nickelkatalysatoraufarbeitung (DAVIES, 1986).

Es fanden sich positive bronchiale Provokationstests mit Nickelsulfat, z. T. mit Zunahme der unspezifischen bronchialen Hyperreaktivität nach spezifischer bronchialer Provokation.

Es konnten spezifische IgE-Antikörper (RAST) nachgewiesen werden (SHIRAKAWA u.a., 1992). Obgleich die Exponiertenzahlen hoch sind, handelt es sich um Einzelbeobachtungen von Asthma mit und ohne Kontaktdermatitis.

2 Verfügbare diagnostische Methoden

Berufsgenossenschaftlicher Grundsatz G 38 mit Aussagen u.a. zu: Biomonitoring.

Zusätzliche Hinweise

– bei unklaren obstruktiven Atembeschwerden erweiterte Lungenfunktionsdiagnostik (z.B. Ganzkörperplethysmographie, Bestimmung der unspezifischen bronchialen Hyperreagibilität),
– bei auffälliger Heiserkeit Empfehlung einer HNO-ärztlichen Abklärung,
– Untersuchung der Haut in Anlehnung an den G 24 auf individuelle Minderbelastbarkeit und Frühzeichen einer Irritation, da diese die Entstehung eines allergischen Kontaktekzems begünstigen kann,
– gezielte Epikutantestung bei Hinweis auf Nickelallergie (Modeschmuckunverträglichkeit) oder zur Differentialdiagnostik eines bestehenden Händeekzems,
– Nachweis der Nickelfreisetzung von Oberflächen mit dem Dimethylglyoximtest.

3 Präventives Potenzial

Früherkennung der Berufskrankheiten Nrn. 4109, 4301, 4302 und 5101 Anl. zur BKV.
Vorsorgeuntersuchungen bei Umgang mit kanzerogenen Nickelverbindungen dienen der Früherkennung von Präkanzerosen im Nasen- und Kehlkopfbereich sowie der Früherkennung des Bronchialkarzinoms. Bezüglich der Haut soll durch die Aufklärung über die allgemeine und individuelle Gefährdung und Beratung zum optimalen Hautschutz die Meidung des direkten Hautkontaktes mit Nickelverbindungen und frisch vernickelten Teilen erreicht werden um einer Primärsensibilisierung vorzubeugen. Bei vorbestehender Sensibilisierung kommt der Beratung zum Hautschutz, zur Kontaktminimierung und zur Ausschaltung fördernder Expositionsbedingungen besondere Bedeutung zu. Es soll die Manifestation eines Händeekzems verhindert und ein Verbleib am Arbeitsplatz erreicht werden.

4 Auslösekriterien

4.1 Pflichtuntersuchung

Bei Nichteinhaltung des AGW oder unmittelbarem Hautkontakt.

4.2 Angebotsuntersuchung

Bei Ausgesetztsein
(z. B. bei arbeitsbedingtem, längerem, ungeschütztem Hautkontakt mit nickelfreisetzenden Oberflächen (positiver Dimethylglyoximtest!) sollten die Beschäftigten auf die mögliche Gefährdung hingewiesen und Beschäftigten mit bekannter Nickelallergie ein Angebot zur Untersuchung nach G 24 gemacht werden).

5 Literatur

[1] Barrot, R.: Vorraussetzungen für die Entstehung eines allergischen Kontaktekzems auf dem Boden einer Nickelsensibilisierung. ErgoMed 22 (1998), 176–180
[2] Butz, M.: Beruflich verursachte Krebserkrankungen. Eine Darstellung der im Zeitraum 1978–1994 anerkannten Fälle. 6. Aufl. St. Augustin: HVBG 1996
[3] Butz, M. (pers. Mitteilung, 1998)
[4] Davies, J. E.: Occupational asthma caused bei nickel salts. J. Soc. Occup. Med. 36 (1986), 29–31
[5] Malo, J. L.; Cartier, A.; Doepner, M.; Nieboer, E.; Evans, S.; Dolovich, J.: Occupational asthma caused by nickel sulfate. J. Allergy Clin. Immunol. 69 (1982), 55–59
[6] Mc Connell, L. H.; Fink, J. N.; Schlueter, D. P.; Schmidt, M. G.: Asthma caused by nickel sensitivity. Ann. Intern. Med. 78 (1973), 888–890
[7] Novey, H. S.; Habib, M.; Wells, I. D.: Asthma and IgE antibodies induced by chromium and nickel salts. J. Allergy Clin. Immunol. 74 (1983), 407–412
[8] Schnuch, A.; Geier, J.; Uter, W.; Frosch, P.J.; Lehmacher, W.; Aberer, W.; Agathos, M.; Arnold, R.; Fuchs, T.; Laubstein, B.; Lischka, G.; Pietrzyk, P.M.; Rakoski, J.; Richter, G.; Rueff, F.: National rates and regional differences in sensitization to allergens of the standard series. Contact Dermatit. 37 (1997), 200–209
[9] Shirakawa, Z.; Kusaka, Y.; Morimoto, K.: Spezific IgE antibodies to nickel in workers with known reactivity to cobalt. Clin. Exp. Allergy 22 (1992), 213–218

5.32 Phosphor, weißer (Tetraphosphor)

(CAS-Nr. 7723-14-0/EG-Nr. 231 768 7)

1 Gefährdungspotenzial

Im Rahmen der akuten Vergiftung muss zwischen der lokalen Giftwirkung und den Resorptionsfolgen unterschieden werden. Die akute Vergiftung nach Einatmen von Phosphordämpfen und/oder Phosphorrauch ist durch Reizerscheinungen an den Schleimhäuten der Augen (Konjunktivitis mit ungewöhnlicher Lichtempfindlichkeit) sowie durch Irritationen der oberen und unteren Atemwege (Rhinitis, Hustenreiz) gekennzeichnet.

Bei Exposition gegenüber größeren Mengen kann innerhalb weniger Stunden unter dem Bild des Kreislaufversagens und des toxischen Lungenödems der Tod eintreten.

Im Überlebensfall kann nach einem relativ symptomfreien Intervall von 2–3 Tagen eine Leberschädigung folgen. Die tödliche Dosis des weißen Phosphors liegt vermutlich unterhalb von 50 mg (HATHAWAY u.a., 1996; WHO, 1988).

Auf der Haut erzeugt Phosphor stark schmerzende Brandwunden und tiefe Nekrosen, die durch eine sehr schlechte Heilungstendenz und ausgedehnte Narbenbildung bei der Ausheilung gekennzeichnet sind. Die Resorption aus Phosphorbrandwunden führt zu schweren Leberschädigungen (bis zur akuten gelben Leberdystrophie mit Leberkoma, eventuell Leberzirrhose als Dauerschaden), zu einer toxischen Enzephalopathie und zu Nierenparenchymschädigungen.

Die chronische Gesundheitsschädigung ist durch Appetitstörungen, Müdigkeit, allgemeine Schwäche, Verdauungsstörungen, Gewichtsabnahme sowie Neigung zu Blutungen von Haut, Schleimhaut und am Augenhintergrund, jedoch vor allem durch schmerzhafte Knochendegenerationsprozesse (Osteoporose, insbesondere der Kieferknochen) mit Verdickung des Periosts und Hyperostosen gekennzeichnet.

Bei jüngeren Personen sind Verkalkungen in den Epiphysenlinien beobachtet worden. Knochen in der Nähe von Schleimhäuten sind infektionsgefährdet. So wurden insbesondere bei Beschäftigten in der phosphorverarbeitenden Streichholzproduktion schwere chronische Osteomyelitiden mit Sequesterbildung (Phosphornekrosen) beobachtet (MOESCHLIN, 1986; FELTON, 1982).

Bei der Berufskrankheit Nr. 1109 der BKV (Erkrankungen durch anorganische Phosphorverbindungen) handelt es sich um eine seltene Berufskrankheit. So erfolgten im Jahr 1996 10 An-

zeigen auf den Verdacht einer Berufskrankheit und keine Anerkennungen als Berufskrankheit (BK-DOK 96).

2 Verfügbare diagnostische Methoden
Berufsgenossenschaftlicher Grundsatz G 12.

3 Präventives Potenzial
Früherkennung der Berufskrankheit Nr. 1109 Anl. zur BKV.

Durch gezielte arbeitsmedizinische Untersuchungen können Gesundheitsbeeinträchtigungen (insbesondere der Leber- und Nierenfunktion sowie am Knochensystem) frühzeitig erkannt werden.

Durch rechtzeitige Interventionen kann der Eintritt von chronischen Krankheiten vermieden werden.

4 Auslösekriterium
4.1 Pflichtuntersuchung
Bei Nichteinhaltung des AGW
(Luftgrenzwert 0,1 mg/m^3).

4.2 Angebotsuntersuchung
Bei Ausgesetztsein.

5 Literatur
[1] BK-DOK 96: Dokumentation des Berufskrankheiten-Geschehens in der Bundesrepublik Deutschland. Sankt Augustin: Hauptverband der gewerblichen Berufsgenossenschaften 1998

[2] Felton, J.S.: Classical syndromes in occupational medicine. Phosphorrus necrosis – a classical occupational disease. Am. J. Ind. Med. 3 (1982), 77–120

[3] Moeschlin, S.: Klinik und Therapie der Vergiftungen. Stuttgart, New York: Thieme Verlag 1986

[4] Hathaway, G. J.; Proctor, N. H.; Hughes, J. P.: Proctor and Hughes' Chemical Hazards of the Workplace. 4. ed. New York: Van Nostrand Reinhold 1996

[5] Phosphine and selected metal phosphides. Geneva: World Health Organization 1988. (Environmental health criteria, 73) (IPCS International Programme on chemical safety)

5.33 Platinverbindungen (Chloroplatinate)
(vgl. 6.29)

1 Gefährdungspotenzial
Chloroplatinate (Natrium-, Kalium- und Ammoniumtetrachlorplatinate oder -hexachlorplatinate) kommen in Platinraffinerien, Galvanikbetrieben, der Schmuckindustrie, der analytischen Chemie vor und werden u. a. zur Ummantelung von Elektroden für die Chlorherstellung und zur Herstellung von

Katalysatoren verwendet (IPCS, 1991). Kasuistische Mitteilungen (FREEDMAN u.a., 1968; ORBAEK 1982; PEPYS u.a., 1976) sowie epidemiologische Querschnittstudien (BAKER u.a., 1990, ROOKS u.a., 1990; HUNTER u.a., 1945; MERGET u.a., 1988, MURDOCH u.a., 1986; NIEZBORALA u.a., 1996, ROBERTS, 1951; VENABLES u.a., 1989) belegen, dass Chloroplatinate zu Überempfindlichkeitsreaktionen am Atemtrakt (Rhinitis, Asthma bronchiale) und an der Haut (Urtikaria, Ekzem) führen, objektiviert durch positive Haut- und bronchiale Provokationstestergebnisse (BAKER u.a., 1990; MERGET u.a., 1991 und 1994; MURDOCH u.a., 1986). Im Zeitraum 1990 bis 1996 wurden 82 Fälle von BK 4301-Verdacht durch Platin und seine Verbindungen bestätigt (BK-DOK, HVBG, 1998).

Die Prävalenz von expositionsabhängigen Beschwerden wird mit 8 bis 73 % (zit. nach MERGET u.a., 1988) angegeben. Positive Hauttestergebnisse finden sich in 14 (BIAGINI u.a., 1985; BROOKS u.a., 1990) bis 42 % (ROBERTS, 1951), wobei der Pricktest mit Hexachloroplatinat hochspezifisch ist (KULZER u.a., 1995). Spezifische IgE-Antikörper wurden nachgewiesen (MURDOCH u.a., 1986), sind jedoch wie die Histaminfreisetzung aus Basophilen für die Diagnosestellung von untergeordneter Bedeutung (MERGET u.a., 1988).

Zwischen allergenspezifischer (Chloroplatinate) und unspezifischer bronchialer Hyperreaktivität (Methacholin) besteht keine Korrelation (MERGET u.a., 1996).

Das Risiko des Auftretens einer Platinsalzsensibilisierung ist bei Atopikern nicht höher als bei Nichtatopikern, bei Rauchern gegenüber Nichtrauchern erhöht (BAKER u.a., 1990; VENABLES u.a., 1989). Arbeitsplatzbezogene Symptome finden sich signifikant häufiger bei hoher Exposition (BAKER u.a., 1990; BOLM-AUDORFF u.a., 1992; CALVERLEY u.a., 1995). Platinverbindungen (Chloroplatinate) sind im „Verzeichnis sensibilisierender Stoffe" der TRGS 907 aufgeführt, die entsprechende Begründung ist publiziert (vgl. Kap. 6.29).

2 Verfügbare diagnostische Methoden

Berufsgenossenschaftlicher Grundsatz G 23.
Bei Hinweisen auf Hautveränderungen (Urtikaria, sehr selten Kontaktekzem) beim Umgang mit Chloroplatinaten wird ergänzend die Durchführung des G 24 empfohlen.

3 Präventives Potenzial

Früherkennung der Berufskrankheiten Nrn. 4301 und 5101 Anl. zur BKV.
Individuelle Prävention ist sowohl im Sinne der primären Prävention (z. B. spezielle Beratung für Raucher) als auch der sekundären Prävention (frühzeitige Erkennung der Sensibilisierung und frühzeitige Intervention im Sinne einer völligen Allergenkarenz) wirksam (KULZER u.a., 1995). Eine schlechte Prognose besteht nachweislich für Personen, die trotz Beschwerden weiter im Hochexpositionsbereich verbleiben (MERGET u.a., 1999).

4 Auslösekriterien

4.1 Pflichtuntersuchung

Bei Nichteinhaltung des AGW
(Luftgrenzwert 2 mg/m^3, z. B. Bereiche mit erhöhter Gefährdung sind

– Katalysatorherstellung: Imprägnierbereiche,
– Scheiderei: Umgang mit filtrierten trockenen Platinverbindungen und Reinigen der Nutschen).

4.2 Angebotsuntersuchung

Bei Ausgesetztsein.

5 Literatur

[1] Baker, D.B.; Gann, P.H.; Brooks, S.M.; Gallagher, J.; Bernstein, I.L.: Crosssectional study of platinum salts sensitization among precious metals refinery workers. Am. J. Ind. Med. 18 (1990), 653–664

[2] Biagini, R.E.; Bernstein, I.L.; Gallagher, J.S.; Moorman; W.J.; Brooks, S.; Gann, P.H.: The diversity of reaginic immune responses to platinum and palladiummetallic salts. J. Allergy Clin. Immunol. 76 (1985), 794–804

[3] Bolm-Audorff, U.; Bienfait, H.-G.; Burkhard. J.; Byry, A.-H., Merget, R.; Pressel, G.; Schultze-Werninghaus, G.: Prevalence of respiratory allergy in platinum rafinery. Int. Arch. Occup. Environ. Health 64 (1992), 257–260

[4] Brooks, S.M.; Baker, D.B.; Gann, P.H.; Jarabek, A.M.; Hertzberg, V.; Gallagher, J.: Cold air challenge and platinum skin reactivity in platinum refinery workers. Chest 97 (1990), 1401–1407

[5] Calverley, A.E.; Rees, D.; Dowdeswell, R.J.; Linnett, P.J.; Kielkowski, D.: Platinum salt sensitivity in refinery workers: Incidence and effects of smoking and exposure. Occup. Environ. Med. 52 (1995), 661–666

[6] Freedman, S.O.; Krupey, J.: Respiratory allergy caused by platinum salts. J. Allergy 42 (1968), 233–237

[7] Hunter, D.; Milton, R.; Perry, K.M.A.: Asthma caused by the complex salts of platinum. Brit. J. Ind. Med. 2 (1945), 92–98

[8] International Programme on Chemical Safety (IPCS). Environmental Health Criteria 125: Platinum. World Health Organization, Geneva, 1991, 167

[9] Kulzer, R.; Merget, R.; Korb-Bangang, A.; Breitstadt, R.; Kniffka, A.; Schultze-Werninghaus, G.: Effektive Sekundärprävention bei Berufsasthma durch Platinsalze. In: Innenraumbelastungen aus arbeits- und umweltmedizinischer Sicht. Wirkung elektromagnetischer Felder auf den Menschen. Arbeitsmedizinisches Kolloquium der gewerblichen Berufsgenossenschaften. Hrsg. Schiele, R.; Beyer, B.; Petrovitc, A. – Fulda: Rindt, 1995, 321–324 (Verhandlungen der Deutschen Gesellschaft für Arbeitsmedizin e. V.)

[10] Merget, R.; Schultze-Werninghaus, G.; Muthorst, T.; Friedrich, W.; Meier-Sydow, J.: Asthma due to the complex salts of platinum – a cross sectional survey of workers in a platinum refinery. Clinical Allergy 18 (1988), 569–580

[11] Merget, R.; Schultze-Werninghaus, G.; Bode, F.; Bergmann, E.-M.; Zachgo, W.; Meyer-Sydow, J.: Quantitative skin prick and bronchial provocation tests with platinum salt. Brit. J. Ind. Med. 48 (1991), 830–837

[12] Merget, R.; Reineke, M.; Rueckmann, A.; Bergmann, E.-M.; Schultze-Werninghaus, G.: Nonspecific and specific brochial responsivness in occupational asthma caused by platinum salts after allergen avoidance. Am. J. Respir. Crit. care Med. 150 (1994), 1146–1149

[13] Merget, R.; Dierske, A.; Rueckmann, A.; Bergmann, E.-M.; Schultze-Werninghaus, G.: Absence of relationship between degree of nonspecific and specific bronchial responsiveness in occupational asthma due to platinum salts. Eur. Respir. J. 9 (1996), 211–216

[14] Merget, R.; Schulte, A.; Gebler, A.; Breitstadt, R.; Kulzer, E.; Berndt, E.-D.; Baur, X.; Schultze-Wer-

ninghaus, G.: Outcome of occupational asthma due to platinum salts after transferral to low-exposure areas. Int. Arch. Occup. Environ. Health 72 (1999), 33–39

[15] Murdoch, R.D.; Pepys, J.; Hughes, E.G.: IgE antibody responses to platinum group metals: a large scale refinery survey. Brit. J. Ind. Med. 43 (1986), 37–43

[16] Niezborala, M.; Garnier, R.: Allergy to complex plainum salts: a historical prospective cohort study. Occup. Environ. Med. 53 (1996), 252–257

[17] Orbaek, P.: Allergy to the complex salts of platinum. A review of the literature and three case reports. Scand. J. Work Environ. Health 8 (1982), 141–145

[18] Pepys, J.; Pickering, C.A.C.; Hughes, E.G.: Asthma due to inhaled chemical agents – complex salts of platinum. Clinical Allergy 2 (1976), 391–396

[19] Roberts, A.E.: Platinosis. Archives of Industrial Health and Occupational Hygiene 4 (1951), 549–559

[20] Venables, K.M.; Dally, M.B.; Nunn, A.J.; Stevens, J.F.; Stephens, R.; et al: Smoking and occupational allergy in workers in a platinum refinery. Brit. Med. J. 299 (1989), 939–943

5.34 Polycyclische aromatische Kohlenwasserstoffe (PAK) – (Pyrolyseprodukte aus organischem Material)

1 Gefährdungspotenzial

Pyrolyseprodukte aus organischem Material enthalten neben vielen anderen Inhaltsstoffen polyzyklische aromatische Kohlenwasserstoffe (PAK), von denen sich im Tierversuch zahlreiche Vertreter als krebserzeugend erwiesen.

Braunkohlenteere, Steinkohlenteere, Steinkohlenteerpeche, Steinkohlenteeröle und Kokereirohgase enthalten besonders hohe Anteile an PAK. Bei diesen Stoffgemischen gelang mit epidemiologischen Methoden der Nachweis der krebserzeugenden Wirkung beim Menschen.

Zielorgane der insbesondere lokal krebserzeugenden Wirkung sind Atemwege und Lunge sowie die Haut. PAK besitzen ein hohes Potenzial über die Haut aufgenommen zu werden.

1.1 Krebs der Atemwege und der Lungen

„Bösartige Neubildungen der Atemwege und der Lungen nach Einwirkung von Kokereirohgasen" wurden 1988 als BK 4110 in die Liste der Berufskrankheiten aufgenommen.

Im Zeitraum von 1978 bis 1997 wurden 148 Berufskrebserkrankungen (136 Bronchialkarzinome, 7 Kehlkopfkarzinome, 5 Karzinome der oberen Atemwege) nach Kokereirohgasexposition anerkannt; die mittlere Einwirkungsdauer betrug 19,6

Jahre und die mittlere Latenzzeit 30,9 Jahre (BUTZ, 1999).

Für Krebserkrankungen des Atemtraktes nach ‚Teer'/Pech-Exposition werden als kürzeste beobachtete Einwirkungszeit 3 Jahre und als kürzeste Latenzzeit 4 Jahre angegeben (NORPOTH und WOITOWITZ, 1994).

Im Jahr 1998 hat der Ärztliche Sachverständigenbeirat beim BMA die Empfehlung ausgesprochen, „Lungenkrebs durch polizyklische aromatische Kohlenwasserstoffe von mindestens 100 Benzo[a]pyren-Jahren [(g/m^3) x Jahre] in die Liste der Berufskrankheiten (Anl. zur BKV) aufzunehmen. Diese Empfehlung wurde wissenschaftlich begründet und amtlich bekannt gemacht (BArbBl. 4/1998, S. 54–61).

Lungenkrebserkrankungen mit nachgewiesener Exposition von sog. 100 PAK-Jahren sind seitdem als Berufskrankheit „nach neuer wissenschaftlicher Erkenntnis" (§ 9 Abs. 2 SGB VII) anzuerkennen und ggf. zu entschädigen.

1.2 Hautkrebs oder zur Krebsbildung neigende Hautveränderungen

Durch direkten Hautkontakt mit Pyrolyseprodukten (auch durch Staub, Dämpfe sowie verschmutzte Arbeitskleidung) können entzündliche Rötung und juckende Dermatitiden (Ekzem), Pigmentverschiebungen (Melanose), Follikulititiden und Akne (*Öl-akne*, *Teerakne*) auftreten.

Auch ohne diese Hautveränderungen ist die Entstehung von *Teer-* und *Pechwarzen* möglich, die zu karzinomatöser Entartung neigen. Von 1978 bis 1997 wurden 124 Fälle von Hautkrebs nach beruflicher Exposition gegenüber Pech, Teer, Teerölen in Bitumen u. ä. Stoffen als Berufskrankheit (BK 5102) anerkannt. Die Einwirkungsdauer betrug durchschnittlich 25,5 Jahre und die durchschnittliche Latenzzeit 33,1 Jahre (BUTZ, 1999).

2 Verfügbare diagnostische Methoden

Berufsgenossenschaftliche Grundsätze G 4 und G 40 mit Aussagen u.a. zu: Biomonitoring.

Zusätzliche Hinweise

Krebs der Atemwege und der Lungen

Durch PAK-Exposition verursachte Atemwegstumoren unterscheiden sich in Klinik und Diagnose nicht von solchen anderer Verursachung. Die Diagnostik hat sich an den allgemeinen Regeln zur Früherkennung von Atemwegs- und Lungentumoren zu orientieren.

Auf die zur Aufnahme in die BK-Liste vorgesehene neue Berufskrankheit „Synkanzerogenese durch PAK und Asbest" wird ebenfalls hingewiesen.

Hautkrebs oder zur Krebsbildung neigende Hautveränderungen

Berufsgenossenschaftlicher Grundsatz G 4 bei relevantem Hautkontakt. Zusätzlich zum G 4 sollte durch ein aufklärendes Arztgespräch dem Beschäftigten Anleitung und Motivation zur regelmäßigen Selbstbeobachtung der Haut, zur Hygiene und ggf. zum Lichtschutz gegeben werden.

3 Präventives Potenzial

Früherkennung der Berufskrankheiten Nrn. 4110 und 5102 Anl. zur BKV (ggf. § 9 Abs. 2 SGB VII). Pflicht- wie auch Angebotsuntersuchungen bei Beschäftigten mit inhalativer Exposition gegenüber Pyrolyseprodukten ermöglichen die Früherkennung und Therapie von Präkanzerosen der Atemwege sowie die Früherkennung des Bronchialkarzinoms. Die Untersuchungen bei Beschäftigten mit arbeitsmedizinisch relevantem Hautkontakt gegenüber Pyrolyseprodukten ermöglichen das Erkennen und den Schutz besonders Gefährdeter, z. B. durch Einsatz der im G 4 genannten Ausschlusskriterien

oder durch Formulierung individueller Voraussetzungen, unter denen eine Beschäftigung oder Weiterbeschäftigung möglich ist. Das Erkennen, die Überwachung und Therapie von Dermatosen und Akne, Präkanzerosen der Haut sowie die Früherkennung und Therapie von Hautkrebs; wobei die Prognose des einzelnen Hautkrebses, wenn keine Metastasierung eingesetzt hat, nach entsprechender Behandlung im Allgemeinen günstig ist (BK-Merkblatt 5102).

Mit einer dauerhaften Heilung ist allerdings nicht zu rechnen, da nach entsprechender Exposition lebenslang weitere Präkanzerosen und Karzinome auftreten können.

4 Auslösekriterien

4.1 Pflichtuntersuchung

Bei Nichteinhaltung des AGW oder bei unmittelbarem Hautkontakt

(Luftgrenzwert für die Bezugssubstanz Benzo[a]-pyren von 0,002 mg/m^3).

4.2 Angebotsuntersuchung

Bei Ausgesetztsein.

5 Literatur

[1]   BK-Merkblatt 4110. In: Giesen, T. Zerlett, G.: Berufskrankheiten und medizinischer Arbeitsschutz. Ergänzbare Ausgabe mit Rechtsvorschriften, Merkblättern, Statistiken, sozialgerichtlichen Entscheidungen und Hinweisen zu § 9 Abs. 2 SGB VII. – Stuttgart; Berlin: Kohlhammer. Losebl. Ausgabe. 7. neubearb. Auflage, 44. Lieferung: Stand April 2006

[2]   BK-Merkblatt 5102. In: Giesen, T. Zerlett, G.: Berufskrankheiten und medizinischer Arbeitsschutz. Ergänzbare Ausgabe mit Rechtsvorschriften, Merkblättern, Statistiken, sozialgerichtlichen Entscheidungen und Hinweisen zu § 9 Abs. 2 SGB VII. – Stuttgart; Berlin: Kohlhammer. Losebl. Ausgabe. 7. neubearb. Auflage, 44. Lieferung: Stand April 2006

[3]   Butz, M.: Beruflich verursachte Krebserkrankungen. Eine Darstellung der im Zeitraum 1978–1997 anerkannten Fälle. 7. Aufl. Sankt Augustin: HVBG 1999

[4]   Norpoth, K.; Woitowitz, H.-J.: Beruflich verursachte Tumoren. Grundlagen der Entscheidung zur BK-Verdachtsanzeige. Köln: Dt. Ärzte-Verl. 1994

[5]   Wissenschaftliche Begründung zu Lungenkrebs durch 100 PAK-Jahren. In: Giesen, T. Zerlett, G.: Berufskrankheiten und medizinischer Arbeitsschutz. Ergänzbare Ausgabe mit Rechtsvorschriften, Merkblättern, Statistiken, sozialgerichtlichen Entscheidungen und Hinweisen zu § 9 Abs. 2 SGB VII. – Stuttgart; Berlin: Kohlhammer. Losebl. Ausgabe. 7. neubearb. Auflage, 44. Lieferung: Stand April 2006

5.35 Quecksilber oder seine anorganischen Verbindungen

(CAS-Nr. 7439-97-6/EG-Nr. 231 106 7)

(vgl. 6.31)

Vorbemerkung

Wegen erheblicher Differenzen in den Wirkungen zwischen Quecksilberdampf und anorganischen Quecksilberverbindungen soll noch für jede der Expositionen eine getrennte Begründung vorgelegt werden (s. dazu auch Kap. 6.31).

1 Gefährdungspotenzial

Die Berufskrankheit Nr. 1102 Anl. zur BKV gehört zu den ältesten Berufskrankheiten (Merkurismus).

Der MAK-Wert wurde 1980 auf 0,1 mg/m^3 festgelegt, aber „nur als vorläufiger, unzureichend begründeter Wert betrachtet".

Unter diesem Wert wurden subjektive Beschwerden beschrieben, aufgrund derer die USA ihren TLV-Wert auf 0,05 mg/m^3 festlegten (SMITH, 1970). Bezüglich des peripheren Nervensystems sind bei niedriger Exposition zwischen 0,11 und 0,27 mg/m^3 elektrophysiologisch Funktionsstörungen an motorischen und sensiblen Extremitätennerven nachgewiesen worden (FELDMAN, 1982).

Die nierenschädigende Wirkung reinen Quecksilberdampfes ist umstritten. Sie wird entweder abgelehnt (BERLIN, 1986) oder zumindest erst bei höheren Konzentrationen erwartet als neurotoxische Effekte (WHO, 1991, zit. bei SCHIELE, 1998).

Unter Beimengungen anorganischer Quecksilbersalze nimmt die Rangigkeit von glomerulären Dysfunktionen zu.

Gesundheitsadverse Effekte wurden unterhalb des gegenwärtigen MAK- und TLV-Wertes gefunden:

- Müdigkeit, Appetitlosigkeit (0,025–0,08 mg/m^3: WHO, 1991),
- messbarer Tremor (u.a. VERBERK, 1986 ab 0,017 mg/m^3; EHRENBERG, 1991 ab 0,025 mg/m^3),
- EEG-Veränderungen (PIIKIVI, 1989 ab 0,025 mg/m^3),
- glomeruläre Dysfunktion (u.a. BUCHERT, 1980; ROELS, 1982 ab 0,04 mg/m^3),
- Auffälligkeiten in psychodiagnostischen Befunden (u.a. NIGIM, 1992 ab 0,014 mg/m^3; ROELS, 1982 ab 0,025 mg/m^3; LIANG, 1991 ab 0,033 mg/m^3). KISHI (1994) fand 10 Jahre nach Expositionsende Veränderungen der Psychomotorik.

2 Verfügbare diagnostische Methoden

Berufsgenossenschaftlicher Grundsatz G 9 mit Aussagen u.a. zu: Biomonitoring.

Zusätzliche Hinweise

Neurotoxisches Screening mit entsprechend validiertem Beschwerdefragebogen (z.B. PNF I/II; SEEBER et al., 1978; SIETMANN et al., 1996).

3 Präventives Potenzial

Früherkennung der Berufskrankheit Nr. 1102 Anl. zur BKV.

Die vorgeschlagene Vorgehensweise sichert weitgehend eine Früherfassung beginnender Quecksilberwirkungen im Stadium der Reversibilität.

4 Auslösekriterien

4.1 Pflichtuntersuchung

Bei Nichteinhaltung des AGW.

(Stoffspezifischer Wert 0,05 mg/m^3; die MAK-Wert Begründung von 1980 konnte Hinweise auf toxikogene adverse Effekte unterhalb 0,1 mg/m^3 ab 1980 noch nicht berücksichtigen).

4.2 Angebotsuntersuchung

Bei Ausgesetztsein.

5 Literatur

[1] Berlin M: Mercury. In: Friberg, L. et al. (Ed.): Handbook on the Toxicology of Metals. 2. ed. Amsterdam: Elsevier 1986, 387–445

[2] Buchet, J.P.; Roels, H.; Bernard, A; Lauwerys. R.: Assessment of renal function of workers exposed to inorganic lead, cadmium or mercury vapor. J. Occup. Med. 22 (1980), 741–750

[3] Ehrenberg, R.L.; Vogt, R.; Smith, A.B.; Brondum, J.; Brightwell, W.S.; Hudson, P.J.; McManus, K.P.; Hannon, W.H.; Phipps, F.C.: Effects of elemental mercury exposure at a thermometer plant. Am. J. Ind. Med. 19 (1991), 495–507

[4] Feldman, R.G.: Neurological Manifestations of Mercury Intoxication. In: Juntunen, J. (Ed.): Occupational neurology. Copenhagen: Munksgaard 1982, 201–210

[5] Inorganic Mercury. Geneva: World Health Organization 1991. (Environmental health criteria, 118) (IPCS International Programme on Chemical Safety)

[6] Kishi, R.; Doi, R.; Fukuchi, Y.; Satoh, H.; Satoh, T.; Ono, A.; Moriwaka, F.; Tashiro, K.; Takahata, N.; Sasatani, H.; Shirakashi, H.; Kamada, T.; Nakagawa, K.: Residual neurobehavioural effects associated with chronic exposure to mercury vapor. Occup. Environ. Med. 51 (1994), 35–41

[7] Liang, Y.X.; Sun, R.K.; Sun, Y.; Chen, Z.Q.; Li, L.H.: Psychological effects of low exposure to mercury vapor: application of a computer-administrated neurobehavioral evaluation system. Environ. Res. 60 (1993), 320–327

[8] Nigim, C.H.; Foo, S.C.; Boey, K.W.; Jeyararnam, J.: Chronic neurobehavioural effects of elemental mercury in dentists. Br. J. Ind. Med. 49 (1992), 782–790

[9] Piikivi, L.; Tolonen, U.: EEG findings in chlor-alkali workers subjected to low long term exposure to mercury vapor. Br. J. Ind. Med. 46 (1989), 370–375

[10] Schiele, R.: Quecksilber. In: Triebig, , G.; Lehnert, G. (Hrsg.): Neurotoxikologie in der Arbeitsmedizin und Umweltmedizin. Stuttgart: Gentner 1998, 345–363

[11] Seeber, A.; Schneider, H.; Zeller, H.J.: Ein psychologisch-neurologischer Fragebogen (PNF) als Screeningmethode zur Beschwerdenerfassung bei neuro-

toxisch Exponierten. Probl. Ergeb. Psychol. 65 (1978), 23–43

[12] Sietmann, B.; Kiesswetter, E.; Zeller, H.J.; Seeber, A.: Untersuchung neurotoxisch verursachter Beschwerden: Die Standardisierung des Psychologisch-Neurologischen Fragebogens „PNF II". In: Dokumentationsband über die 36. Jahrestagung der Deutschen Gesellschaft für Arbeitsmedizin und Umweltmedizin. Fulda: Rindt 1996, 365–366

[13] Roels, H.;Lauwerys, R.; Buchet, J.P.; Bernard, A.; Barthels, A.; Oversteyns, M.; Gaussin, J.: Comparison of renal function and psychomotor performance in workers exposed to elemental mercury. Int. Arch. Occup. Environ. Health 50 (1982), 77–93

[14] Verberk, M.M.; Salle, H.J.; Kemper, C.H.: Tremor in workers with low exposure to metallic mercury. Am. Ind. Hyg. Assoc. J. 47 (1986), 559–562

5.36 Schädlingsbekämpfung nach Anhang III Nr. 4 GefStoffV

(vgl. auch Kap. 8.5)

1 Gefährdungspotenzial

Für die Schädlingsbekämpfung mit sehr giftigen, giftigen und gesundheitsschädlichen Stoffen und Zubereitungen nach Anhang III Nr. 4 GefStoffV können 12 Stoffklassen zum Einsatz kommen (am 1.1.2000 zugelassen: 271 einzelne Wirkstoffe in 1.153 Zubereitungen):

1.1 Organophosphate

werden oral, dermal und inhalativ gut resorbiert. Sie wirken stark neurotoxisch durch die fast irreversible Hemmung der Acetylcholinesterase im Nervensystem.

Neben den muskarinartigen (z.B. Abdominalkrämpfe), nicotinartigen (z.B. Muskelzuckungen) und ZNS-Wirkungen (z.B. schwere Kopfschmerzen) treten lebensbedrohliche Atemfunktionsstörungen, Bronchokonstriktion sowie periphere und zentrale Atemlähmung auf.

Bei einigen Vertretern der Substanzklasse (z.B. Dichlorvos) wird eine verzögerte Neuropathie durch die irreversible Hemmung der „Neurotoxischen Esterase" beobachtet.

1.2 Carbamate

werden ebenfalls oral, dermal und inhalativ gut aufgenommen. Das Wirkprinzip und das Gefährdungspotenzial gleichen dem der Organophosphate mit dem wesentlichen Unterschied, dass die Hemmung der Acetylcholinesterase vollständig reversibel ist. Die Vergiftungssymptome schwinden daher rascher als bei Organophosphaten.

1.3 Dithiocarbamate

werden oral und inhalativ resorbiert, die hauptsächliche Aufnahme erfolgt aber durch die Haut.

Die akute Toxizität dieser Stoffklasse ist gering. Symptome einer systematischen Vergiftung sind Krämpfe, vorübergehendes Nierenversagen und eine Beeinflussung der Schilddrüsenfunktion. Dithiocarbamate verursachen lokal irritative Effekte auf Haut und Schleimhäute sowie allergische Kontaktdermatitiden.

Die Dialkyl-Derivate der Substanzklasse hemmen die Alkohol-und Acetaldehyd-Dehydrogenase, was zu einem verzögerten Ethanolabbau und Alkoholintoleranz führt.

1.4 Synthetische Pyrethroide

werden oral nur zum Teil und dermal kaum aufgenommen. Nach oraler Aufnahme kommt es zu gastrointestinalen Beschwerden, in schweren Fällen zu Bewusstseinsstörungen und Krämpfen.

Die Symptome sind reversibel, bleibende Nervenschäden wurden bisher nicht registriert. Direkter Hautkontakt kann mit einer Latenzzeit von wenigen Minuten bis mehreren Stunden zu lokalen, allerdings reversiblen Parästhesien führen. Synthetische Pyrethroide können Schleimhäute, Atemwege und Augen reizen.

1.5 Chlorierte zyklische Kohlenwasserstoffe (Organochlorverbindungen)

werden oral oder dermal gut resorbiert. Sie entfalten eine neurotoxische Wirkung mit Parästhesien der Zunge, des Gesichtes und der Extremitäten. Nach sehr hohen Dosen (z.B. ab ca. 16 mg DDT/kg Körpergewicht) treten Agitiertheit, Krämpfe, Erbrechen, Mydriasis und Bewusstlosigkeit auf.

1.6 Triazine

zeigten keine toxischen Symptome nach oraler Aufnahme von mehreren hundert Gramm in dokumentierten Einzelfällen. Nach der Exposition gegen die Einzelsubstanz Anilazin wurde eine allergische Hautreaktion beobachtet. Substituierte Harnstoffe werden oral und dermal gut aufgenommen. Ihre neurotoxische Wirkung verursacht lang anhaltende, z. T. irreversible Schäden des ZNS und der motorischen und sensorischen peripheren Nerven.

1.7 Cumarine

werden oral, durch Hautkontakt oder durch Inhalation von kontaminiertem Staub aufgenommen. Ihre toxische antikoagulierende Wirkung beruht auf der Blockade des Vitamin-K-Stoffwechsels. Die mit 36–72 h Verzögerung einsetzende Verstärkung der Blutungsneigung führt zu Blutergüssen, Nasenbluten, blutendem Zahnfleisch und Blut in Urin und Stuhl. Bei schweren Vergiftungen treten massive innere Blutungen auf. Todesursache ist dann ein hämorrhagischer Schock. Die Veränderungen in der Blutgerinnung können dosisabhängig über zwei Monate persistieren.

1.8 Organozinn-Verbindungen

werden oral oder dermal resorbiert. Die Substanzklasse reizt die Haut, die Augen und den Atemtrakt. Substanzspritzer verursachen Konjunktivitis und Hornhauttrübung an den Augen; direkter Hautkontakt kann zur Erythem- und Blasenbildung mit Pruritus führen.
Vergiftete zeigen schwere neurologische und psychiatrische Symptome wie z.B. Hörverlust, Gedächtnisverlust, Halluzination und Agitiertheit, gefolgt von Koma und Krämpfen. Die Symptome bilden sich nur langsam zurück. Zerebrale und pulmonale Ödeme, zusammen mit Nierenversagen, können die Todesursache in solchen Fällen sein.

1.9 Morpholin-Derivate

werden oral resorbiert. Ihre Toxizität ist gering. Die Substanzklasse reizt Haut und Augen.

1.10 Chlorierte Phenoxycarbonsäuren

werden oral und dermal gut aufgenommen. Die Haut ist der Hauptaufnahmeweg. Toxische Wirkun-

gen sind vegetative und muskuläre Störungen, insbesondere eine Starre der Stamm- und Extremitätenmuskulatur, sowie periphere Neuropathien. Bei extrem hohen Dosen kommt es zu Bewusstseinsstörungen, Herz-Kreislauf-Versagen und Atemlähmungen. Die Substanzklasse verursacht eine leichte Reizung der Haut und der Augen.

1.11 Bipyridilium-Verbindungen

werden in geringen Mengen oral aufgenommen, für die dermale Resorption ist eine Vorschädigung der Haut nötig. Paraquat, nicht jedoch Diquat, kumuliert in der Lunge. Topischer Kontakt führt nach einer Latenzzeit (einige Stunden bis zu zwei Tagen) zu Schäden der Haut (z.B. Erythem) oder des äußeren Auges (Ulzera mit lang dauernder narbiger Defektheilung). Die orale Vergiftung verläuft in drei Phasen. Phase 1: symptomarme Latenz mit Gastroenteritis; Phase 2: Nephritis, Leberzellnekrosen, ZNS-Symptome; Phase 3: progrediente Lungenfibrose.

2 Verfügbare diagnostische Methoden

Berufsgenossenschaftliche Grundsätze G 23, G 24, G 26 (nur für Tragen von Atemschutz),
Biomonitoring: Acetylcholinesteraseaktivität in Erythrozyten bei Organophosphatexposition.

3 Präventives Potenzial

Früherkennung der Berufskrankheiten Nrn. 1302, 1310, 4302 und 5101 Anl. zur BKV.
Akute Vergiftungen sind Arbeitsunfälle (§ 8 SGB VII).
Aufklärung über allgemeine und besondere (z.B. bei Hautkontakt) Gesundheitsgefahren und Frühsymptome von Vergiftungen.
Überwachung der individuellen Belastung und der Wirksamkeit von Schutzmaßnahmen durch Biomonitoring.

4 Auslösekriterien
4.1 Pflichtuntersuchung
Nicht vorgesehen (vgl. Kap. 8.5).

> **Hinweis**
> Die nach Anhang III Nr. 4 Abs. 4 Nr. 3 durchzuführende Eignungsuntersuchung ist keine Vorsorgeuntersuchung i. S. v. § 15 GefStoffV (vgl. Angebotsuntersuchung).

4.2 Angebotsuntersuchung
Nach Anhang V Nr. 2.2 Nr. 1 GefStoffV für Beschäftigte mit Tätigkeiten als Schädlingsbekämpfer.

5 Literatur

[1] Reichl, F. X. (Hrsg.): Taschenatlas der Toxikologie. Georg Thieme Verlag Stuttgart, 1997

[2] Tordoir, F. W.; Maroni, M.; He, F. (Eds.): Health surveillance of pesticide workers. A manual for occupational health professionals. Toxicology 91 (1994), 11–15

[3] Biologische Bundesanstalt für Land- und Forstwirtschaft. Bundesrepublik Deutschland. Informationsaustausch in Anlehnung an Artikel 12 Abs. 2 der Richtlinie 91/414/EWG, 2. Liste der Wirkstoffe in zugelassenen Pflanzenschutzmitteln (Stand 01.01.2000). http://ww.bba.de

[4] Bundesministerium für Arbeit und Soziales (Hrsg.): TRGS 512 „Begasungen". BArbBl. 6/2004, S. 54

[5] Bundesministerium für Arbeit und Soziales (Hrsg.): TRGS 513 „Begasungen mit Ethylenoxid und Formaldehyd in Sterilisations- und Desinfektionsanlagen". BArbBl. 2/2000, S. 80

[6] Bundesministerium für Arbeit und Soziales (Hrsg.): TRGS 523 „Schädlingsbekämpfung mit sehr giftigen, giftigen und gesundheitsschädlichen Stoffen und Zubereitungen". BArbBl. 9/2001, S. 86

[7] BMA (Hrsg.): Empfehlung des BMA zur Durchführung von Eignungsuntersuchungen von Befähigungsscheinbewerbern für Begasungen. BArbBl. 12/1995, S. 41

5.37 Schwefelwasserstoff

(CAS-Nr. 7783-06-4/EG-Nr. 231 977 3)

1 Gefährdungspotenzial

Schwefelwasserstoff (H_2S) wird vorwiegend über die Atemwege sowie in geringerem Maß durch Hautresorption aufgenommen. Bei Kontakt mit Schleimhäuten und Gewebeflüssigkeit entstehen Alkalisulfide, die insbesondere an den Augen und Schleimhäuten der Nase und des Rachens starke Reizwirkungen verursachen.

Schwache Konzentrationen werden durch den typischen Geruch nach faulen Eiern leicht wahrgenommen. Bei größeren und gefährlichen Konzentrationen wird der Geruch auch als süßlich empfunden. Schon nach kurzer Zeit tritt eine Lähmung des Geruchssinnes ein, wodurch der Warneffekt durch die Geruchswahrnehmung entfällt.

Ab 100 mg/m^3 treten Reizerscheinungen an Lidern und Bindehäuten auf, ab 200 mg/m^3 schnell zunehmende Reizwirkungen auf die Schleimhäute der Atemwege, Schwindelerscheinungen, Kopfschmerzen. Oberhalb 400 mg/m^3 werden zusätzlich Bewusstseinsstörungen, Atmungsdepression, Verwirrtheitszustände und Diskoordination, aber auch schon Todesfälle bei längerem Verbleiben in der Schwefelwasserstoff-Atmosphäre (s. u. a. ARNOLD u.a., 1985) beobachtet. Der gültige MAK-Wert beträgt 15 mg/m^3 (10 ppm). BHAMBHANI u.a. (1996, 1997) beobachteten ab 7 mg/m^3 (5 ppm) Hemmungen der Sauerstoffutilisation im arbeitenden Muskel, eine Herabsetzung der MAK wird daher diskutiert.

Die schwere akute Schwefelwasserstoff-Vergiftung (über 700 mg/m^3) erfolgt schlagartig: Schon beim zweiten Atemzug tritt Bewusstlosigkeit und nach wenigen Minuten Tod durch Atemlähmung ein. Nach überlebter akuter Vergiftung mit Bewusstlo-

sigkeit waren häufig schwere zerebrale Dauerschäden oder Residuen die Regel: Psychorganische Syndrome, extrapyramidale und zerebelläre Störungen, symptomatische Psychosen, Störungen des Sehvermögens und der Augenmotorik, Minderungen des Hörsinns und zentrale Lähmungen (TVEDT u.a., 1991a/b). Die Genese dieser schweren Krankheitsbilder ist umstritten. Auf der einen Seite (s. u. a. GUIDOTTI, 1994) werden ausschließlich Folgen einer zerebralen Hypoxie durch Blockierung der Atemkette angenommen, auf der anderen Seite aus Tierexperimenten auf zusätzlich direkte neurotrope Wirkungen geschlossen (REIFENSTEIN u.a., 1992; SÄVOLÄINEN, 1991). TVEDT u.a. (1989, 1991b) und KILBURN (1993) berichten allerdings über Angiftungsfälle ohne Bewusstlosigkeit mit nachfolgenden Polyneuropathien und psychoorganischen Syndromen, was gegen eine ausschließliche hypoxische Verursachung spräche.

Es ist weiterhin ungeklärt, ob es bewertbare neurotoxische Wirkungen nach chronischer Exposition ohne akute Angiftungsepisoden gibt. Eine kumulative Auswirkung am Nervensystem durch unterbewertete akute Angiftungen in Folge ist nach den gegenwärtigen Kenntnissen nicht unwahrscheinlich.

Bei der Berufskrankheit Nr. 1202 der BeKV (Erkrankungen durch Schwefelwasserstoff) handelt es sich inzwischen um eine seltene Berufskrankheit, da bei der beruflichen Einwirkung von Schwefelwasserstoff der sogenannte Sekundentod durch Atemlähmung im Vordergrund steht und chronische Gesundheitsschäden umstritten sind. 1996 erfolgten 17 Anzeigen auf Verdacht einer Berufskrankheit und keine Anerkennungen (BK-DOK 96).

2 Verfügbare diagnostische Methoden

Berufsgenossenschaftlicher Grundsatz G 11.

Zusätzliche Hinweise

Neurotoxisches Screening mit entsprechend validiertem Beschwerdefragebogen (z.B. PNF I/II, SEEBER et a., 1978; SIETMANN u.a., 1996).
Ergibt die wirkungstypische Anamnese Hinweise für eine akute Angiftung, so sind die Screening-Untersuchungen für mindestens 2 Jahre jährlich zu wiederholen.

3 Präventives Potenzial

Früherkennung der Berufskrankheit Nr. 1202 Anl. zur BKV.
Die vorgeschlagene Vorgehensweise bietet die Möglichkeit, auch leichtere Angiftungen im Stadium der Reversibilität erfassen zu können, initiale Risiken durch Vorerkrankungen zu mindern und die neurotrope Schadenskumulation mit hoher Wahrscheinlichkeit zu verhindern.

4 Auslösekriterien

4.1 Pflichtuntersuchung

Bei Nichteinhaltung des AGW
(Luftgrenzwert 15 mg/m^3).
Auch vor Aufnahme einer Tätigkeit an Arbeitsplätzen mit Schwefelwasserstoff-Kontakt sollte bei allen Arbeitnehmern eine Pflichtuntersuchung durchgeführt werden, um Personen mit Herz- und Kreislaufschäden, Anämien, Lungenkrankheiten, die mit erheblichen Lungenfunktionsstörungen einhergehen, ausgeprägten psychovegetativen Beeinträchtigungen und Nervenstörungen, Erkrankungen der Augenbindehäute bzw. der Schleimhäute der oberen und tieferen Luftwege oder beispielsweise mit Störungen des Geruchsvermögens vor schwefelwasserstoffbelasteten Arbeitsplätzen zu schützen und eingehend über die mit diesem Arbeitsplatz für sie möglicherweise einhergehenden gesundheitlichen Konsequenzen zu beraten.

4.2 Angebotsuntersuchungen

Bei Ausgesetztsein.

5 Literatur

[1] Arnold, I. M.; Dufresne, R. M.; Alleyne, B., C.; Stuart, P. J. W.: Health Implication of Occupational Exposures to Hydrogen Sulfide. J. Occup. Med. 27 (1985), 373–376

[2] BK-DOK 96: Dokumentation des Berufskrankheiten-Geschehens in der Bundesrepublik Deutschland. Sankt Augustin: Hauptverband der gewerblichen Berufsgenossenschaften 1998

[3] Bhambhani Y.; Burnham, R.; Snydmiller, G.; MacLean, I.; Martin, T.: Effects of 5 ppm hydrogen sulfide inhalation on biochemical properties of skeletal muscle in exercising men and woman. Am. Ind. Hyg. Assoc. J. 57 (1996), 464–468

[4] Bhambhani Y.; Burnham, R.; Snydmiller, G.; MacLean, I.: Effects of 10-ppm hydrogen sulfide inhalation in exercising men and woman. J. Occup. Environ. Med. 39 (1997), 122–129

[5] Guidotti, T.L.: Occupational exposure to hydrogen sulfide in the sour gas industry: some unresolved issues. Int. Arch. Occup. Environ. Health 66 (1994), 153–160

[6] Kilburn, K.H.: Case report: profound neurobehavioral deficits in an oil field worker overcome by hydrogen sulfide. Am. J. Med. Sci. 306 (1993), 301–305

[7] Madaus, W.-P.: Schwefelwasserstoff. In: Triebig, G.; Lehnert, G. (Hrsg.): Neurotoxikologie in der Arbeitsmedizin und Umweltmedizin. Stuttgart: Gentner 1998, 493–502

[8] Poda, G.A.: Hydoggen sulfide can be handled safely. Arch. Environ. Health 12 (1966), 795–800

[9] Reiffenstein, R.J.; Hulbert, W.C.; Roth, S.H.: Toxicology of hydrogene sulfide. Annu. Rev. Pharmacol. Toxicol. 1992, 109–134

[10] Sävöläinen, H: Biological monitoring of hydrogen sulfide exposure. Biol. Monit. 1 (1991), 27–33 [Abstract]

[11] Tvedt. B.; Brunstad, O.P.; Mathiesen, T.: Nervous system damage caues by H2S poisoning without inconsciousness. Tidsskr. Nor. Laegeforen 109 (1989), 845–846

[12] Tvedt, B.; Edland, A.; Skyberg, K; Forberg, O. (a): Delayed neuropsychiatric sequelae after acute hydrogen sulfide poisoning: affection of motor function, memory, vision and hearing. Acta Neurol. Scand. 84 (1991), 348–351 (published erratum: Acta Neurol. Scand. 85 (1992), 376

[13] Tvedt, B.; Skyberg, K.; Aaserud, O.; Hobbesland, A.; Mathiesen, T. (b): Brain damage caused by hydrogen sulfide: A follow-up study of six patients. Am. J. Ind. Med. 20 (1991), 91–101

5.38 Schweißen und Trennen von Metallen/Schweißrauch

1 Gefährdungspotenzial

Beim Schweißen entstehen in Abhängigkeit von dem zu schweißenden Material und dem angewandten Schweißverfahren unterschiedlich zusammengesetzte Schweißrauche (KRAUME und ZOBER, 1989). Die Hauptkomponenten sind Metalloxide, Fluoride sowie irritativ-toxisch wirkende Gase (Ozon, nitrose Gase). Die feste Komponente zeichnet sich durch kleine Partikeldurchmesser aus (A-Fraktion bzw. ultrafeine Stäube), so dass im Falle der Einatmung größere Anteile den Alveolarbereich der Lunge erreichen.

Im Vordergrund möglicher Gesundheitsstörungen bei Schweißern stehen chronische Bronchitis und Siderofibrose (Übersichten dazu bei ZOBER, 1981; ZSCHIESCHE, 1989). In Längsschnittstudien ist auch eine Beeinflussung der Lungenfunktion insbesondere im Bereich der kleinen Bronchien nachgewiesen worden, die im Mittel geringgradig zu sein scheint, aber im Einzelfall klinische Relevanz erreichen kann (MUR 1989, LYNGENBO 1989, CHINN 1990 und 1995). In britischen Mortalitätsstudien (COGGON 1994) ist eine erhöhte Sterblichkeit an Pneumonie für Schweißer im Alter von 20–64 Jahren nachgewiesen worden (PMR für Lobärpneumonie 255 (95% CI:192–332).

In Einzelfällen sind Sensibilisierungen gegenüber Einzelkomponenten spezieller Schweißrauche (z.B. Chrom, Nickel) beschrieben. Auch krebserzeugende Gefahrstoffe können in Schweißrauchen enthalten sein. Die OR für Bronchialkrebs bei Schweißern liegt bei 1,4 (STERN, 1987). Darüber hinaus ist bei hohen Belastungen an systemische Wirkungen toxischer Einzelkomponenten zu denken (Mangan).

Die sog. *Schweißerfibrose (Siderofibrose)* wurde vom Ärztlichen Sachverständigenbeirat „Berufskrankheiten" zur Aufnahme in die Liste als neue Berufskrankheit [4113] empfohlen (vgl. Wissenschaftliche Begründung zu dieser BK).

2 Verfügbare diagnostische Methoden
Berufsgenossenschaftlicher Grundsatz G 39.

3 Präventives Potenzial
Früherkennung der Berufskrankheiten der Nrn. [4113], 4301 und 4302 Anl. zur BKV.

Die *chronische Bronchitis (COLD/COPD)* ist durch gezielte Anamnese, klinische Untersuchung und Lungenfunktionsprüfung sicher und frühzeitig zu erkennen.

Die *Siderofibrose* ist röntgenologisch ebenfalls in einem Stadium erkennbar, das in der Regel noch nicht mit schweren funktionellen Einschränkungen verbunden ist. Dies ermöglicht eine individuell gestaltete Sekundärprävention im reversiblen Stadium der Krankheit. Die Wirksamkeit rehabilitativer Maßnahmen, bei denen Expositionsreduktion bzw. -unterbrechung im Vordergrund stehen müssen, ist erwiesen. Angebotsuntersuchungen auch unterhalb vorhandener Grenz- bzw. Richtwerte sind deshalb geboten, weil es in nicht vernachlässigbarem Umfang Menschen mit erhöhter Empfindlichkeit gegenüber Reizstoffen gibt (bronchiale Überempfindlichkeit – CURS), die entweder akut gefährdet werden können oder unter chronischer Belastung einen beschleunigten Lungenfunktionsverlust entwickeln.

4 Auslösekriterien
4.1 Pflichtuntersuchung
Bei Überschreitung einer Luftkonzentration von 3 mg/m^3 Schweißrauch.

4.2 Angebotsuntersuchung
Bei Einhaltung einer Luftkonzentration von 3 mg/m^3 Schweißrauch.

5 Literatur
[1] Chinn, D. J.; Stevenson, I. C.; Cotes, J. E.: Longitudinal respiratory survey of shipyard workers: effects of trade and tropic status. British Journal of Industrial Medicine 47 (1990), 83–90

[2] Chinn, D. J.; Cotes, J. E.; Garnal, F. M. El.; Wollaston, J. F.: Respiratory health of young shipyard welders and other tradesmen studied cross sectionally and longitudinally. Occupational and Environmental Medicine 55 (1995), 33–42

[3] Coggon, D.; Inskip, H.; Winter, P.; Pannett, B.: Lobar pneumonia: an occupational disease in welders. Public health. The Lancet 344 (1994), 41–43

[4] Kraume, G.; Zober, A.: Arbeitssicherheit und Gesundheitsschutz in der Schweißtechnik: Ein Handbuch für Techniker und Arbeitsmediziner. Hrsg.: Dt. Verb. für Schweißtechnik e.V. Düsseldorf: DVS-Verl., 1989

[5] Lyngenbo, O.; Groth, S.; Groth, M.; Olsen, O.; Rossing, N.: Occupational Lung Function Impairment in Never-smoking Danish Welders. Scand. J. Soc. Med. 17 (1989) 2, 157–164

[6] Mur, J. M.; Pham, Q. T.; Teculescu, D.; Massin, N.; Meyer-Bisch, C.; Moulin, J. J.; Wild, P.; Leonard, M.; Henquel, J. C.; Baudin, V.; Betz, M.; Fontana, J. M.; Toamain, J. P.: Arc welders´ respiratory health evolution over five years. Int. Arch. Occup. Environ. Health (1989) 61, 321–327

[7] Stern, R. M.: Cancer Incidence Among Welders: Possible Effects of Exposure to tremely Low Frequency Electromagnetic Radiation (ELF) and to Welding Fumes. Environmental Health Perspectives, 76 (1987), 221–229

[8] Wissenschaftliche Begründung zur sog. Schweißerfibrose. In: Giesen, T. Zerlett, G.: Berufskrankheiten und medizinischer Arbeitsschutz. Ergänzbare Ausgabe mit Rechtsvorschriften, Merkblättern, Statistiken, sozialgerichtlichen Entscheidungen und Hinweisen zu § 9 Abs. 2 SGB VII. – Stuttgart; Berlin: Kohlhammer. Losebl. Ausgabe. 7. neubearb. Auflage, 44. Lieferung: Stand April 2006

[9] Zober, A.: Symptome und Befunde am bronchopulmonalen System bei Elektroschweißern. I. Mitteilung: Epidemiologie. Zbl. Bakt. Hyg., I. Abt., Orig. B, 173 (1981) 92–119. II. Mitteilung: Lungenfibrosen. Ebenda, S. 120–148

[10] Zschiesche, W.; Emmerling, G.: Zur Frage obstruktiver Atemwegserkrankungen durch Schweißrauche. Arbeitsmedizin Schwerpunkt medizinischer Präven-

tion – Chance für den arbeitenden Menschen. In: Meyer-Falcke, A.; Jansen, G. (Hrsg.): Verhandlungen der Deutschen Gesellschaft für Arbeitsmedizin e.V. 29. Jahrestagung in Düsseldorf vom 26. bis 29.April 1989. Arbeitsmedizinisches Kolloquium der gewerblichen Berufsgenossenschaften. Gentner Verlag Stuttgart, S. 63–93

5.39 Silikogener Staub (Quarzhaltiger Staub)

(CAS-Nr. 14808-60-7/EG-Nr. 238 878 4)

1 Gefährdungspotenzial

Silikogener Staub, d.h. die alveolengängige Fraktion (A-Staubfraktion, früher Feinstaub) von Quarzstaub (einschließlich Cristobalit und Tridymit) bzw. quarzhaltigem Staub, kann in Abhängigkeit von der individuellen Disposition, der Höhe der A-Staubkonzentration, dem Gehalt an kristallinem Siliziumdioxid (SiO_2) und der Dauer der Exposition die Quarzstaublungenerkrankung (Silikose) verursachen. Sie ist als Folge der Auseinandersetzung der Staubpartikel mit den Alveolarmakrophagen anzusehen, an deren Ende die Fibrosierung des interstitiellen Lungengewebes in Form hyalinschwieliger Knötchen bis hin zu ausgedehnten hyalinen Schwielen steht (REICHEL,1976). Bei quarzarmen alveolengängigen Mischstäuben werden die Gewebsreaktionen durch Begleitstäube mitgeprägt, wobei die Wirkung von Quarz nicht immer proportional zum Quarzgehalt des bearbeiteten Materials bzw. der A-Staubkonzentration ist, was sich für den Bereich des Steinkohlenbergbaus exemplarisch zeigen lässt (REICHEL, 1994).

Das Krankheitsbild der Silikose hängt von Art und Ausmaß der strukturellen und funktionellen Veränderungen ab, wobei das *chronisch unspezifische respiratorische Syndrom (CURS)*, die Störung des respiratorischen Gasaustausches und das chronische Cor pulmonale mit entsprechender Beeinträchtigung der Erwerbsfähigkeit und der Lebensqualität im Vordergrund stehen.

Die Quarzstaublungenerkrankung kann auch nach Expositionsende fortschreiten (REICHEL, 1976 und 1994). Es besteht eine positive Korrelation zwischen dem Schweregrad der Silikose und der Tuberkulosehäufigkeit. Selten ist die Silikose mit rheumatischen Affektionen *(Caplan-Syndrom)* und anderen kollagenen Erkrankungen (pulmonale Sklerodermie) vergesellschaftet (HARTUNG u.a., 1992).

Der Verdacht auf ein kanzerogenes Risiko beim Menschen durch die Exposition gegenüber den A-Fraktionen von Quarz- bzw. quarzhaltigem Staub (Lungenkrebs) (BLOME u.a., 1999; SMITH u.a., 1995) sowie quarzarmem Steinkohlengrubenstaub (Lungenkrebs, Magenkrebs) (MORFLED u.a., 1998) wird diskutiert. Die „Senatskommission zur Prüfung gesundheitsschädlicher Arbeitsstoffe" der Deutschen Forschungsgemeinschaft hat 1999 kristallines Siliziumdioxid (Quarz, Cristobalit und Tridymit) als K1-Stoff eingestuft. Für den Steinkohlengrubenstaub mit einem Quarzanteil bis zu 7 % erfolgte 1998 eine Aussetzung des MAK-Wertes von 1971 und eine Zuordnung zum Abschnitt III, Kategorie 3 der Liste. Seit 2002 ist der Lungenkrebs durch Quarzstaub als Bk Nr. 4112 in die Anlage zur BKV als Berufskrankheit aufgenommen.

2 Verfügbare diagnostische Methoden

Berufsgenossenschaftlicher Grundsatz G 1.1.

Zusätzliche Hinweise

Im Bergbau gilt der Plan für die Durchführung der ärztlichen Untersuchungen (PLAN FÜR DIE DURCHFÜHRUNG DER ÄRZTLICHEN UNTERSUCHUNGEN IM STEINKOHLENBERGBAU, 1996) gemäß Gesundheitsschutz-Bergverordnung (GesBergV), der z. T. über die entsprechenden Regelungen des G 1.1 hinausgeht (BAUER, 1997). Darüber hinaus werden in Erfüllung des § 3 Abs. 3c des Arbeitssicherheitsgesetzes (ASiG) mit bewährten epidemiologischen Methoden und Instrumenten Untersuchungen zu den langfristigen Auswirkungen akkumulierten Staubes in den Lungen Exponierter durchgeführt (MORFELD u.a., 1998).

Hinweis

Im Bergbau gilt das Bergrecht. Danach ist zunächst die *Bergtauglichkeit* durch einen von der Bergaufsicht *ermächtigten Arzt* festzustellen (vgl. Kap. 8.1).

Neuere Untersuchungen weisen darauf hin, dass die Zytokine TNF-a und IL-8 als Bioindikatoren der Silikose fungieren.

Ob es sich bei ihnen um Dispositionsmarker und/oder Effektmarker handelt, lässt sich zum jetzigen Zeitpunkt noch nicht mit hinreichender Sicherheit sagen und ist Gegenstand laufender Forschungen (DERWALL u.a., 1998).

3 Präventives Potenzial

Früherkennung der Berufskrankheiten Nrn. 4101, 4102, 4111 und 4112 Anl. zur BKV.

Die Früherkennung einer Silikose ist mit den verfügbaren diagnostischen Methoden gewährleistet. Ihr kommt eine wichtige Bedeutung zu, da der Übergang in eine leistungsbegrenzende und lebensqualitätsmindernde Erkrankung durch arbeitseinsatzlenkende Maßnahmen und ggf. durch rechtzeitige symptomatisch-therapeutische Intervention verhindert werden kann (REICHEL, 1976 und 1994). In Anbetracht des kanzerogenen Risikos erhält die Silikosefrüherkennung einen besonderen Stellenwert, da nach den vorliegenden epidemiologischen Erkenntnissen Überhäufigkeiten von Lungenkrebs bei beruflich Quarzstaubexponierten ohne gleichzeitiges Vorliegen einer röntgenmanifesten Silikose eher unwahrscheinlich sind (BLOME u.a., 1999; MORFELD u.a., 1998).

4 Auslösekriterien

4 a Obertägige Industrie

4.1a Pflichtuntersuchung

Bei Nichteinhaltung des AGW.

4.2a Angebotsuntersuchung

Bei Ausgesetztsein.

4 b Bergbau (untertägig)

Es gelten die Bestimmungen der GesBergV vom 31.07.1991, die in § 6 die zulässigen persönlichen Staubbelastungswerte und in § 10 die Begrenzung der Belastung durch fibrogene Stäube unter Beachtung der Staubgrenzwerte nach Anlage 10 (4 mg/m^3 bei bis zu 4 % Massenanteil des Quarzes im A-Staub) festlegt.

4.1.b Pflichtuntersuchung

Alle Personen im Unter-Tage-Betrieb unabhängig vom Grad der Exposition.

4.2.b Angebotsuntersuchung

Im Bergrecht nicht vorgesehen.

Bei Beschwerden hat der Beschäftigte das Recht auf eine arbeitsmedizinische Untersuchung und Beratung nach § 11 ArbSchG.

5 Literatur

[1] Bauer, H.-D.: Maßnahmen des Steinkohlenbergbaus zur Sicherung eines effektiven Gesundheitsschutzes bei Exposition gegenüber fibrogenen Grubenstäuben. Zent.bl. Arb.med. Arb.schutz Ergonom. 47 (1997), 402–409

[2] Bergverordnung zum gesundheitlichen Schutz der Beschäftigten (Gesundheitsschutz-Bergverordnung – GesBergV) (v. 31.07.1991) (BGBl I S. 10751)

[3] Blome, H.; Bochmann, F.; Mattenklott, M.; Niess, E.; Stamm, R.; Bauer, H.-D.; Otten, H.: Aspekte zur vermuteten krebserzeugenden Wirkung von Quarz. Gefahrst. Reinh. Luft 59 (1999), 15–19

[4] Derwall, R.; Lenaerts-Langanke, H.; Witte, B.; Borm, P.; Schins, R.; Morfeld, P.; Piekarski, C.: Freisetzung von Zytokinen (TNFa, IL-8) im Vollblut ehemaliger Steinkohlenbergleute mit und ohne progressive massive Fibrose. Dokumentationsband über die 39. Jahrestagung der DGAUM in Wiesbaden vom 11. bis 14. Mai 1998. Fulda: Rindt-Druck, S. 97–101

[5] Hartung, W.; Seong Moon, J.: Das derzeitige Bild der Anthrako-Silikose, ihre Komplikationen und Kollisionen mit anderweitigen Erkrankungen. Pneumologie 46 (1992), 516–524

[6] Morfeld, P.; Piekarski, C.: Epidemiologische Erkenntnisse zur kanzerogenen Wirkung von Steinkohlengrubenstäuben. In: Silikosebericht Nordrhein-Westfalen Band 20 (1998)

[7] Morfeld, P.; Piekarski, C.: Epidemiologie der Pneumokoniose und der chronischen Bronchitis im Steinkohlenbergbau. Schriftenreihe der Bundesanstalt für Arbeitsschutz und Arbeitsmedizin – Sonderschrift – S 45. Dortmund/Berlin 1998, Wirtschaftsverlag NW, Verlag für neue Wissenschaft GmbH

[8] Plan für die Durchführung der ärztlichen Untersuchungen im Steinkohlenbergbau, Stand 1996. Essen: Verlag Glückauf, Verlags-Nr. 291

[9] Reichel, G.: Die Silikose. In: Handbuch der Inneren Medizin, 5. Aufl. Band IV. Atmungsorgane, 1. Teil Pneumokoniosen. Berlin, Heidelberg, New York: Springer 1976, 159–229

[10] Reichel, G.: Pneumokoniosen durch anorganische Stäube. In: Ferlinz, R. (Hrsg.): Pneumologie in Praxis und Klinik. Stuttgart, New York: Georg Thieme Verlag 1994, 581–584

[11] Smith, A.H.; Lipopero, P.A.; Barroga, V.R.: Meta-analysis of studies of lung cancer among silicotics. Epidemiology 6 (1995), 617–624

5.40 Styrol

(CAS-Nr. 100-42-5/EG-Nr. 202 851 5)

1 Gefährdungspotenzial

Bei einer Styrolexposition stehen neurotoxische Wirkungen im Vordergrund. Dazu kommen Schleimhautreizungen der Augen und oberen Atemwege. Die MAK-Wert-Kommission stufte Styrol in die Kategorie 5 ein: „Stoffe mit krebserzeugender und genotoxischer Wirkung, deren Wirkungsstärke jedoch als so gering erachtet wird, dass unter Einhaltung des MAK-Wertes kein nennenswerter Beitrag zum Krebsrisiko für den Menschen zu erwarten ist." Früheste Wirkungen auf das periphere Nervensystem in Form einer erniedrigten sensiblen Nervenleitgeschwindigkeit wurden von MURATA u.a. (1991) bei 93 mg/m^3 beobachtet. Bei höheren Belastungen sind Veränderungen der motorischen Nervenleitgeschwindigkeit und des Vibrationsempfindens diagnostiziert worden.

Erste Effekte auf das *zentrale Nervensystem* mit Befindensveränderungen wie Müdigkeit und Vergesslichkeit, die mit dem Beschwerdefragebogen z.B. Q16 (schwedische Originalversion) zu erfassen sind, wurden von EDLING u.a., 1993 bei einer Styrolexposition gegenüber 37 mg/m^3, FLODIN u.a., 1989 bei 50 mg/m^3, MERGLER u.a., 1996 bei 75 mg/m^3 und CHEKOWAY u.a., 1992 bei 80 mg/m^3 beobachtet. Dabei zeigten sich signifikante Veränderungen in psychometrischen Testverfahren wie der manuellen Geschicklichkeit (FLODIN u.a., 1989, bei 50 mg/m^3), der sensomotorischen Koordination (Santa Ana Test), der Reaktionszeit, im Zahlen-Symbol- und im Aiming-Test (MERGLER u.a., 1996, bei 75 mg/m^3). Knapp oberhalb des MAK-Wertes von 85 mg/m^3 (= 20 ppm) konnten in mehreren Studien Veränderungen bei der visumotorischen Geschwindigkeit, der Lernfähigkeit, im Aiming-Test, bei der Bildervervollständigung sowie Beschwerden wie Schwindel, Müdigkeit, Reizbarkeit, Kopfschmerzen und Konzentrationsstörungen nachgewiesen werden (u.a. CHERRY u.a., 1981; FALLAS u.a., 1992; HÄRKÖNEN u.a., 1977; MUTTI u.a., 1984; TSAI u.a., 1996; YOKOYAMA u.a., 1992). Erste EEG-Veränderungen ließen sich in der Untersuchung von MATIKAINEN u.a. (1993) ab 119 mg/m^3 darstellen.

Styrolinduzierte Farbsinnstörungen mit einer Gelb-blau-Schwäche sind bereits unterhalb des derzeit gültigen MAK-Wertes von u.a. CAMPAGNA u.a. (1995 und 1996), GOBBA u.a. (1991) und STARK u.a. (1998) festgestellt worden. Zur Reversibilität dieser Farbsinnstörungen besteht noch Forschungsbedarf.

Ein Effekt auf die *Nierentubulusfunktion* durch Erhöhung des Retinol-bindenden Proteins (RBP) wurde von VERPLANKE und HERBER (1998) bei einer Styrolexposition von 21–405 mg/m^3 nachgewiesen. Erhöhungen von *lebersensiblen Enzymen* treten erst bei höheren Expositionen ab 213 mg/m^3 auf. Pränarkotische Symptome sind Zeichen akuter höherer Expositionen.

2 Verfügbare diagnostische Methoden

Berufsgenossenschaftlicher Grundsatz G 45 mit Aussagen u.a. zu:
- Biomonitoring,
- Arbeitsmedizinisch-neurotoxischer Fragebogen.

Zusätzliche Hinweise

- Zur Diagnose der Farbsinnstörung kann der Lanthony Desaturated Panel-D-15Test durchgeführt werden.
- Die Früherkennung von nephrotoxischen Wirkungen ist möglich z.B. durch Bestimmung von α1-Mikroglobulin, ggf. ergänzt durch Albumin oder eine Sodiumdodecylsulfat-Polyarylamid-gelelektrophorese (SDS-PAGE)

3 Präventives Potenzial

Früherkennung der Berufskrankheit Nr. 1303 Anl. zur BKV.

Die Untersuchung dient vorrangig der Früherkennung von Schädigungen des zentralen und peripheren Nervensystems, aber auch anderer Organsysteme, zu einem Zeitpunkt, an dem die Veränderungen noch reversibel sind.

4 Auslösekriterien
4.1 Pflichtuntersuchung

Bei Nichteinhaltung des AGW oder bei unmittelbarem Hautkontakt
(Stoffspezifischer Wert 40 mg/m^3).

4.2 Angebotsuntersuchung

Bei Ausgesetztsein.

5 Literatur

[1]   Campagna, D.; Mergler, D., Huel, G.; Belanger, S.; Truchon, G.; Ostiguy, C.; Drolet, D.: Visual dysfuncti-

on among styrene-exposed workers. Scand. J. Work Environ. Health 21 (1995), 382–390

[2] Campagna, D.; Gobba, F.; Mergler, D.; Moreau, T.; Galassi, C.; Cavaööeri, A.; Huel, G.: Color vision loss among styrene-exposed workers neurotoxicological threshold assessment. Neurotoxicology 17 (1996), 367–374

[3] Checkoway, H.; Costa, L.G.; Camp, J.; Coccini, T.; Daniell, W.E.; Dills, R.L.: Peripheral markers of neurochemical function among workers exposed to styrene. Br. J. Ind. Med. 49 (1992), 560–565

[4] Cherry, N.; Rodgers, B.; Venables, H.; Waldron, H.A.; Wells, G.G.: Acute behavioural effects of styrene exposure: a further analysis. Br. J. Ind. Med. 38 (1981), 346–350

[5] Edling, C.; Anundi, H.; Johanson, G.; Nilsson, K.: Increase in neuropsychiatric symptoms after occupational exposure to low levels of styrene. Br. J. Ind. Med. 50 (1993), 843–850

[6] Fallas, C.; Maslard, P.; Dally, S.: Subclinical impairment of colour vision among workers exposed to styrene. Br. J. Ind. Med. 49 (1992), 679–682

[7] Flodin, U.; Ekberg, K.; Andersson, L.: Neuropsychiatric effects of low exposure to styrene. Br. Ind. Med. 46 (1989), 805–808

[8] Gobba, F.; Galassi, C. et al.: Acquired dyschromatopsia among styreneexposed workers. J. Occup. Med. 33 (1991), 761–7

[9] Härkönen, H.: Relationship of symptoms to occupational styrene exposure and to the findings of electroencephalographic and psychological examinations. Int. Arch. Occup. Environ. Health 40 (1977), 231–239

[10] Matikainen, E.; Forsman-Grönholm, L.; Pfäffli, P.; Juntunen, J.: Nervous system effects of occupational exposure to styrene: a clinical and neurophysiological study. Environ. Res. 61 (1993), 93–106

[11] Mergler, D.; Huel, G. et. al.: Surveillance of early neurotoxic dysfunction. Neurotoxicology 17 (1996), 803–812

[12] Murata, K.; Araki, S.; Yokoyama, K.: Assessment of the peripheral, central and autonomic nervous system function in styrene workers. Am. J. Ind. Med. 20 (1991), 775–784

[13] Mutti, A.; Mazzuchi, A.; Rustichelli, P.; Frigeri, G.; Arfini, G.; Franchini, I.: Exposure-effect and exposure-response relationships between occupational exposure to styrene and neuropsychological funktions. Am. J. Ind. Med. 5 (1984), 275–286

[14] Stark, T.; Dietz, M.; Ihrig, A.; Triebig, G.: Feldstudie zur Frage von Styrolinduzierten Farbsinnstörungen. In: Dokumentationsband über die 38. Jahrestagung der Deutschen Gesellschaft für Arbeitsmedizin und Umweltmedizin. Fulda: Rindt 1998, 389–393

[15] Tsai, S.Y.; Chen, J.D.: Neurobehavioral effects of occupational to low-level styrene. Neurotoxicol. Teratol. 18 (1996), 464–469

[16] Verplanke, A.J.W.; Herber, R.F.M.: Effects of the kidney of occupational exposure to styrene. Int. Arch. Occup. Environ. Health 71 (1998), 47–52

[17] Yokoyama, K.; Araki, S., Murrata, K.: Effects of low level styrene exposure on psychological performance in FRP boat laminating workers. Neurotoxicology 13 (1992), 551–556

5.41 Tetrachlorethen (Perchlorethylen/Per)
(CAS-Nr. 127-18-4/EG-Nr. 204 825 9)

1 Gefährdungspotenzial

Erste Einschränkungen der psychischen Leistungsfähigkeit wurden ab 83 mg/m^3 beobachtet – Exposition 12 ± 9 Jahre – (SEEBER, 1989; ZELLER, 1991). Früheste glomeruläre und tubuläre Nierenfunktionsstörungen zeigten sich ab 104 mg/m^3 – Exposition 10 Jahre – (MUTTI u.a., 1992). Erste sonographische Leberparenchymveränderungen stellten sich ab 110 mg/m^3 – Exposition 5 ± 6 Jahre – dar (BRODKIN u.a., 1995).

Die ersten Wirkungen an den o. g. Organen treten somit bereits unterhalb des Luftgrenzwertes von 345 mg/m^3 $\triangle$ 50 ppm auf. Bei chronischer Einwirkung sind insbesondere psychoorganische Symptome mit erheblicher Beeinträchtigung der Erwerbsfähigkeit und der Lebensqualität zu erwarten (ANTTI-POIKA, 1982; AXELSON u.a., 1976; GILIOLI, 1993; JUNTUNEN u.a., 1982; MIKKELSEN, 1980).

Die kanzerogene bzw. genotoxische Wirkung kann noch nicht abschließend beurteilt werden. Die MAK-Kommission hat in ihrer MAK-Wert-Begründung für Tetrachlorethen 1997 den MAK-Wert bis zur Klärung der Genotoxizität ausgesetzt. Zum Schutz vor Nierenfunktionsveränderungen und verhaltenstoxischen Effekten wird in dem Begründungstext eine Absenkung auf 69 mg/m^3 $\triangle$ 10 ppm empfohlen.

2 Verfügbare diagnostische Methoden

Berufsgenossenschaftlicher Grundsatz G 17 mit Aussagen u.a. zu: Biomonitoring.

Zusätzliche Hinweise

– Neurotoxisches Screening mit entsprechend validiertem Beschwerdefragebogen (z.B. PNF: SEEBER u.a., 1978; SIETMANN u.a., 1996),

- Leberparenchymveränderungen können durch die Sonographie diagnostiziert werden,
- Früherkennung von nephrotoxischen Wirkungen ist möglich z.B. durch Bestimmung von α1-Mikroglobulin, ggf. ergänzt durch Albumin, Transferrin, N-Acetyl-b-D-Glukosaminidase (NAG) und die Sodiumdodecylsulfat-Polyarylamidgelelektrophorese (SDS-PAGE).

3 Präventives Potenzial

Früherkennung der Berufskrankheit Nr. 1303 Anl. zur BKV.

Die oben genannten Risiken lassen sich durch regelmäßige Screening-Untersuchungen früh erfassen, so dass durch spezielle Abklärungsdiagnostik im reversiblen Stadium eine gezielte individuelle Sekundärprävention veranlasst werden kann.

4 Auslösekriterien

4.1 Pflichtuntersuchung

Bei Nichteinhaltung des AGW oder bei unmittelbarem Hautkontakt

(arbeitsmedizinisch begründeter stoffspezifischer Wert 69 mg/m^3).

4.2 Angebotsuntersuchung

Bei Ausgesetztsein.

5 Literatur

[1] Antti-Poika, M.: Overall prognosis of patients with diagnosed chronic solvent intoxication. Int. Arch. Occup. Environ. Health 51 (1982), 127–138

[2] Axelson, O.; Hane, M.; Hogstedt, C.: A case-referent study on neuropsychiatric disorders among workers exposed to solvents. Scand. J. Work. Environ. Health 2 (1976), 14–20

[3] Brodkin, C.A.; Chekoway, W.D.H.; Echeverria, D.; Johnson, J.; Wang, K.; Sohaey, R.; Green, D.; Redlich, C.; Gretch, D.; Rosenstock, L.: Hepatic ultrasonic changes in workers exposed to perchloroethene. Occup. Environ. Med. 52 (1995), 679–685

[4] Gilioli, R.: EURONEST: A concerted action of the european community for the study of organic solvents neurotoxicity. Environ. Res. 62 (1993), 89–98

[5] Juntunen, J.; Antti-Poika, M.; Tola, S.: Partanen, T.: Clinical prognosis of patients with diagnosed chronic solvent intoxication. Acta Neurol. Scand. 65 (1982), 488–503

[6] Mikkelsen, S.: A cohort study of disability und death among painters with special regard to disabling presenile dementia as an occupational disease. Sand. J. Soc. Med. 16 (1980) Suppl., 34–43

[7] Mutti, A.; Alinovi, R.; Bergamaschi, E.; Biagnini, C.; Cavazzini, S.; Franchini, I.; Lauwerys, R.R.; Bernard, A.M.; Roels, H.; Gelpi, E.; Rosello, J.; Ramis, I.; Price, R.G.; Taylor, S.A.; De Broe, M.; Nuyts, G.D.; Stolte, H.; Fels, L.M.; Herbort, C.: Nephropathies and exposure to perchloroethylene in dry-cleaners. Lancet 340 (1992), 189–193

[8] Sietmann, B.; Kiesswetter, E.; Zeller, H.J.; Seeber, A.: Untersuchung neurotoxisch verursachter Beschwerden: Die Standardisierung des Psychologisch-Neurologischen Fragebogens „PNF II". In: Dokumentationsband über die 36. Jahrestagung der Deutschen Gesellschaft für Arbeitsmedizin und Umweltmedizin. Fulda: Rindt 1996, 365–366

[9] Seeber, A.: Neurobehavioral toxicity of long-term exposure to tetrachlorethylene. Neurotoxicol. Teratol. 11 (1989), 579–583

[10] Seeber, A.; Schneider, H.; Zeller, H.J.: Ein psychologisch-neurologischer Fragebogen (PNF) als Screeningmethode zur Beschwerdenerfassung bei neurotoxisch Exponierten. Probl. Ergeb. Psychol. 65 (1978), 23–43

[11] Zeller, H.J.: Neurologische Verlaufsuntersuchungen bei chronischer Tetrachlorethylen-Exposition. In: Dokumentationsband über die 31. Jahrestagung der Deutschen Gesellschaft für Arbeitsmedizin und Umweltmedizin. Fulda: Rindt 1991, 277–279

5.42 Toluol

(CAS-Nr. 108-88-3/EG-Nr. 203 625 9)

1 Gefährdungspotenzial

Kritisches Zielorgan nach Exposition gegenüber Toluol ist das *zentrale Nervensystem*.

Darüber hinaus sind hepatotoxische Effekte sowie Reizerscheinungen im Bereich der Augen und der Atemwege beschrieben. Bezüglich beobachteter Blutbildveränderungen wird im Allgemeinen eine Verunreinigung toluolhaltiger Gemische durch Benzol diskutiert, hinsichtlich der metabolischen Umwandlung von Toluol zu o-Kresol ist eine myelotoxische Wirkung nicht auszuschließen. Für das zentrale Nervensystem wird von einem Lowest Observed Adverse Effect Level (LOAEL) von 75 ppm ausgegangen (ANDERSEN u.a., 1983; ECHEVERRIA u.a., 1989; FOO u.a., 1990; IREGREN u.a., 1986; KEMPE u.a., 1980).

Für den No Observed Adverse Effect Level (NOAEL) wird eine Grenze von 40 ppm angenommen (ANDERSEN u.a., 1983; MAK-Wert-Begründung). Ein Risiko der Fruchtschädigung braucht bei Einhaltung des MAK-Wertes (50 ppm) und des BAT-Wertes nicht befürchtet zu werden (MAK-Wert-Begründung; NG u.a., 1992).

Der Möglichkeit, dass Toluol zu Schädigungen des Nervensystems führt, wurde durch die Aufnahme dieses Stoffes in das Merkblatt zur BK 1317 Rechnung getragen. Erkrankungen nach Toluol-Exposition fallen ansonsten ggf. unter die BK-Nr. 1303.

2 Verfügbare diagnostische Methoden

Berufsgenossenschaftlicher Grundsatz G 29 mit Aussagen u.a. zu: Biomonitoring (MONSTER u.a., 1993).

Zusätzliche Hinweise

Neurotoxisches Screening mit entsprechend validiertem Beschwerdefragebogen (z.B. PNF I/II; SEEBER u.a., 1978; SIETMANN u.a., 1996).

3 Präventives Potenzial

Früherkennung der Berufskrankheiten Nrn. 1303 und 1317 Anl. zur BKV.

Die unter 1. genannten gesundheitlichen Risiken lassen sich durch regelmäßige Vorsorgeuntersuchungen so frühzeitig erfassen, dass präventive Maßnahmen ergriffen werden können. Beispielsweise ist davon auszugehen, dass toxische Enzephalopathien mit Schweregrad I vollständig reversibel sind.

4 Auslösekriterien

4.1 Pflichtuntersuchung

Bei Nichteinhaltung des AGW oder bei unmittelbarem Hautkontakt.

4.2 Angebotsuntersuchung

Bei Ausgesetztsein.

5 Literatur

[1] Andersen, I.; Lundqvist, G.R.; Mølhave, L.; Pedersen, O.F.; Proctor, D.F.; Væth, M.; Wyon, D.P.: Human response to controlled levels of toluene in six-hour exposures. Scand. J. Work Environ. Health 9 (1983), 405–418

[2] Echeverria, D.; Fine, L.; Langolf, G.; Schorck, A.; Sampaio, C.: Acute neurobehavioural effects of toluene. Br. J. Ind. Med. 46 (1989), 483–495

[3] Foo, S.C.; Jeyaratnam, J.; Koh, D.: Chronic neurobehavioral effects of toluene. Br. J. Ind. Med. 47 (1990), 480–484

[4] Iregren, A.; Åkerstedt, T.; Olson, B.A.; Gamberale, F.: Experimental exposure to toluene in combination with ethanol intake. Psychophysiological functions. Scand. J. Work Environ. Health 12 (1986), 128–136

[5] Kempe, H.; Meister, A.; Seeber, A.: Psychologische Untersuchungen zur akuten Wirkung von Toluolexposition. Z. gesamte Hyg. 26 (1980), 313–317

[6] Monster, A.C.; Kezic, S.; Gevel, I.; Wolff, F.A.: Evaluation of biological monitoring parameters for occupational exposure to toluene. Int. Arch. Occup. Environ. Health 65 (1993), 159–162

[7] Ng, T.P.; Foo, S.C.; Yoong, T.: Risk of spontaneous abortion in workers exposed to toluene. Br. J. Ind. Med. 49 (1992), 804–808

[8] Sietmann, B.; Kiesswetter, E.; Zeller, H.J.; Seeber, A.: Untersuchung neurotoxisch verursachter Beschwerden: Die Standardisierung des Psychologisch-Neurologischen Fragebogens „PNF II". In: Dokumentationsband über die 36. Jahrestagung der Deutschen Gesellschaft für Arbeitsmedizin und Umweltmedizin. Fulda: Rindt 1996, 365–366

[9] Seeber, A.; Schneider, H.; Zeller, H.J.: Ein psychologisch-neurologischer Fragebogen (PNF) als Screeningmethode zur Beschwerdenerfassung bei neurotoxisch Exponierten. Probl. Ergeb. Psychol. 65 (1978), 23–43

5.43 Trichlorethen (Trichlorethylen/Tri)

(CAS-Nr. 79-01-6/EG-Nr. 201 167 4)

1 Gefährdungspotenzial

Die Literatur zur Neurotoxizität von Trichlorethen (Trichlorethylen) ist sehr umfangreich, so dass hier auf Übersichten im BUA-Stoffbericht 95 (1993), von BOLT (1998) und bezüglich älterer Erkenntnisse auf den NIOSH-Bericht (1973) Bezug genommen wird. Der LOAEL für Effekte auf das *zentrale Nervensystem* mit Befindensveränderungen wie Müdigkeit, erhöhtes Schlafbedürfnis, Schwindel, Vergesslichkeit, Tremor und Krämpfe in den Extremitäten, tro-

ckener Mund, Alkoholintoleranz liegt bei 164 mg/m^3 (30 ppm) (KANEKO u.a., 1997).

Wirkungen auf das *periphere Nervensystem* wurden von RUIJTEN u.a. (1991) bei 16 Jahren mittlerer Expositionsdauer ab 191 mg/m^3 (35 ppm) mit einer Reduktion der Nervenleitgeschwindigkeit sowie einer Verlängerung der Latenzzeit des Nervus suralis gesehen. Verlängerungen der Refraktärperiode ergaben sich bereits ab 93 mg/m^3 (17 ppm) (RUIJTEN, 1992). TRIEBIG u.a. (1982) fanden bei wesentlich kürzerer mittlerer Expositionsdauer keine Effekte. *Hirnnerven-Wirkungen* mit dem Schwerpunkt auf dem N. trigeminus wurden später als Auswirkung des Dichlorazetylens erkannt, welches sich unter Licht- oder Wärmeeinwirkung im alkalischen Milieu durch Chlorwasserstoff-Abspaltung aus Trichlorethen entwickelt (HUFF u.a., 1971; HENSCHLER u.a., 1970).

Neuere Untersuchungen weisen unter Trichlorethen Trigeminuswirkungen in Form von Verzögerungen des *Masseter-Reflexes* aus (RUIJTEN, 1992). Damit ist wahrscheinlich wegen technologisch bedingter alkalischer Beimengungen im Trichlorethen auch gegenwärtig ein Risiko für Hirnnervenschäden nicht auszuschließen. Bei chronischer Einwirkung wurden ab 550 mg/m^3 noch psychoorganische Syndrome, neurologische Störungen und Sehstörungen gefunden (TAKAMITSU, 1962; ANDERSSON, 1957; GRANDJEAN u.a., 1955).

Psychorganische Syndrome und vorzeitige Hirnleistungseinschränkungen sind bei chronischer Einwirkung generell nicht auszuschließen (ANTTI POIKA u.a., 1982; AXELSON u.a., 1976; GILIOLI, 1993; JUNTUNEN u.a., 1982; MIKKELSEN, 1980).

Von Bedeutung ist auch der potenzierende *Kombinationseffekt* zwischen *Ethanol* und *Trichlorethen*, der sich in Unverträglichkeitserscheinungen mit ausgeprägten vegetativen Reaktionen inkl. Kreislauflabilisierung und Hautreaktionen zeigt (BOLT, 1998). Ab 190 mg/m^3 (35 ppm) konnten NAGAYA u.a. (1993) vor einer Erhöhung der g-GT und GOT eine Cholesterinerhöhung, insbesondere des HDL-Anteils, feststellen, wobei diese subklinischen hepatischen Effekte reversibel sind.

Nierenveränderungen sind erst ab mehrfachen Grenzwert-Überschreitungen beschrieben. Nach GOLKA u.a. (1997) handelt es sich dabei vorwiegend um tubuläre Schäden. Bei langjährigen extrem hohen Expositionen wurden Nierenzellkarzinome beim Menschen beobachtet (HENSCHLER u.a., 1995). Bekannt ist eine *kardiotoxische Wirkung* aufgrund einer Sensibilisierung des Herzens gegenüber Katecholaminen (BOLT, 1998). Der Metabolit Trichloressigsäure hat eine starke Eiweißbindung und kann z.B. Medikamente wie Phenylbutazon und Antikoagulantien aus der Plasmaeiweißbindung verdrängen. Die Wechselwirkungen mit Trinkalkohol, die nicht auszuschließende Möglichkeit von Hirnnervenbeeinträchtigungen und die nicht absehbare Möglichkeit chronischer Toleranzsenkungen des Nervensystems sind wesentliche Gründe für Vorsorgemaßnahmen.

2 Verfügbare diagnostische Methoden

Berufsgenossenschaftlicher Grundsatz G 14 mit Aussagen u.a. zu: Biomonitoring.

Zusätzliche Hinweise

- neurotoxisches Screening mit entsprechend validiertem Beschwerdefragebogen (z.B. PNF I/II; SEEBER u.a., 1978; SIETMANN u.a., 1996),
- für Leberparenchymveränderungen Sonographie,
- Früherkennung von nephrotoxischen Wirkungen ist möglich z.B. durch α1-Mikroglobulin, ggf. ergänzt durch Albumin, Transferrin, N-Acetyl-b-D-Glukosaminidase (NAG) und die Sodiumdodecylsulfat-Polyarylamidgelelektrophorese (SDS-PAGE).

3 Präventives Potenzial

Früherkennung der Berufskrankheit Nr. 1302 Anl. zur BKV.

Akute Komplikationen und gesundheitsadverse chronische Entwicklungen können mit der vorgeschlagenen Vorgehensweise weitgehend verhindert werden.

4 Auslösekriterien

4.1 Pflichtuntersuchung

Bei Nichteinhaltung des AGW oder bei unmittelbarem Hautkontakt
(arbeitsmedizinisch begründeter stoffspezifischer Wert 160 mg/m^3).

4.2 Angebotsuntersuchung

Bei Ausgesetztsein.

5 Literatur

[1] Criteria for a recommended standard ... Occupational exposure to trichloroethylene. Cincinnati, Ohio: NIOSH 1973

[2] Andersson, A.: Gesundheitliche Gefahren in der Industrie bei Exposition für Trichloräthylen. Acta Med. Scand. 157 (1957), Suppl. 232, 1–220

[3] Antti-Poika, M.: Overall prognosis of patients with diagnosed chronic solvent intoxication. Int. Arch. Occup. Environ. Health 51 (1982), 127–138

[4] Axelson, O.; Hane, M.; Hogstedt, C.: A case-referent study on neuropsychiatric disorders among workers exposed to solvents. Scand. J. Work Environ. Health 2 (1976), 14–20

[5] Beratungsgremium für umweltrelevante Altstoffe (BUA) der Gesellschaft Deutscher Chemiker: Trichlorethen. Stuttgart: Hirzel 1993. (BUA-Stoffbericht, 95)

[6] Bolt, H.M.: Halogenkohlenwasserstoffe. In: Triebig, G.; Lehnert, G. (Hrsg.): Neurotoxikologie in der Arbeitsmedizin und Umweltmedizin. Stuttgart: Gentner 1998

[7] David, N.J.; Wolman, R.; Milne, F.J.; Niekerk, I. van: Acute renal failure due to trichloroethylene poisoning. Br. J. Ind. Med. 46 (1989), 347–349

[8] Gilioli, R.: EURONEST: A concerted action of the European Community for the study of organic solvents neuotoxicity. Environ. Res. 62 (1993), 89–98

[9] Golka, K.; Hartert-Raulf, T.; Schöps, W.; Kierfeld, G.; Brüning, T.; Bolt, H.M.: Subclinical changes in urinary protein excretion of renal cell cancer patients: effect of high occupational exposure to trichlor-ethylene. Cent. Eur. J. Occup. Environ. Med. 3 (1997), 164–177

[10] Grandjean, E.; Münchinger, R.; Turrian, V.; Haas, P.A.; Knoefel, H.-K.;Rosenund, H.: Investigations into the effects of exposure to trichloroethylene in mechanical engineering. Br. J. Ind. Med. 12 (1955), 131–142

[11] Henschler, D.; Vamvakas, S.; Lammert, M.; Dekant, W.; Kraus, B.; Thomas, B.; Ulm, K.: Increased incidence of renal cell tumors in a cohort of cardboard workers exposed to trichloroethene. Arch. Toxicol. 69 (1995), 291–299

[12] Juntunen, J.; Antti-Poika, M.; Tola, S.; Partanen, T.: Clinical prognosis of patients with diagnosed chronic solvent intoxication. Acta Neurol. Scand. 65 (1982), 488–503

[13] Kaneko, T.; Wang, P.-Y.; Sato, A.: Review article – Assessment of health effects of trichloroethylene. Ind. Health 35 (1997), 301–324

[14] Mikkelsen, S.: A cohort study of disability and death among painters with special regard to disabling presenile dementia as an occupational disease. Sand. J. Soc. Med. 16 (1980), Suppl. 34–43

[15] Nagaya, T.; Ishikawa, N.; Hata, H.; Otobe, T.: Subclinical and reversible hepatic effects of occupational exposure to trichlorethylene. Int. Arch. Occup. Environ. Health 64 (1993), 561–563

[16] Ruijten, M.W.; Verberk, M.; Sallé, H.: Nerve function in workers with long term exposure to trichloroethene. Br. J. Ind. Med. 48 (1991), 87–92

[17] Ruijten, M.W.: Early detection of neurotoxic effects in workers. Application of collision techniques. Haveka B.V. Alblasserdam 1992

[18] Sietmann, B.; Kiesswetter, E.; Zeller, H.J.; Seeber, A.: Untersuchung neurotoxisch verursachter Beschwerden: Die Standarisierung des Psychologisch-Neurologischen Fragebogens „PNF II". In: Dokumentationsband über die 36. Jahrestagung der Deutschen Gesellschaft für Arbeitsmedizin und Umweltmedizin. Fulda: Rindt 1996, 365–366

[19] Seeber, A.; Schneider, H.; Zeller, H.J.: Ein psychologisch-neurologischer Fragebogen (PNF) als Screeningmethode zur Beschwerdenerfassung bei neurotoxisch Exponierten. Probl. Ergeb. Psychol. 65 (1978), 23–43

[20] Takamatsu, M.: Health hazards in workers exposed to trichloroethylene vapor II. Kumamoto Med. J. 15 (1962), 43–54

[21] Triebig, G.; Trautner, P.; Weltle, D.; u.a.: Untersuchungen zur Neurotoxizität von Arbeitsstoffen; III. Messung der motorischen und sensorischen Nervenleitgeschwindigkeit bei beruflich Trichloräthylen-belasteten Personen. Int. Arch. Occup. Environ. Health 51(1982), 25–34

5.44 Vinylchlorid

(CAS-Nr. 75-01-4/EG-Nr. 200 831 0)

1 Gefährdungspotenzial

Vinylchlorid galt als relativ wenig giftig, bis Anfang der 70er Jahre das klinische Bild der sogenannten Vinylchlorid-Krankheit erkannt wurde. Die Krankheit geht mit Raynaudartigen Durchblutungsstörungen der Hände und Füße, Akroosteolyse der Fingerendglieder (bandförmige Knochenauflösung mit plumper Auftreibung der Fingerspitzen) und sklerodermieartigen Hautveränderungen einher (JÜHE und LANGE, 1972; BENOIT, 1969). Charakteristisch ist eine hepatoienale Befundkonstellation mit fibrotischer Lebervergrößerung, portaler Hypertension, Splenomegalie und Thrombozytopenie. Bei Vinylchlorid-Exponierten konnte eine statistisch signifikante Erhöhung der Inzidenz an malignen Lebertumoren (Hämangiosarkome) nachgewiesen werden. Die kürzeste beschriebene Latenzzeit betrug 5 Jahre (BUA-Stoffbericht 35, 1989). Bei Exposition bis zu 1 ppm wurden keine Hämangiosarkome der Leber beobachtet (EASTE und VON BURG, 1994). In einer US-amerikanischen Kohortenstudie (WONG, 1991) war außerdem die Mortalität infolge chronisch obstruktiver Lungenkrankheiten signifikant erhöht (SMR 179). Erkrankungen durch Vinylchlorid werden unter der BK 1302 (Erkrankungen durch Halogenkohlenwasserstoffe) der Liste der Berufskrankheiten anerkannt.

2. Verfügbare diagnostische Methoden

Berufsgenossenschaftlicher Grundsatz G 36 mit Aussagen u.a. zu: Biomonitoring.

Zusätzliche Hinweise

Faustschlussprobe und Kälteprovokation zur frühzeitigen Diagnostik der raynaudartigen Durchblutungsstörungen,

Lungenfunktionsprüfung.

3 Präventives Potenzial

Früherkennung der Berufskrankheit Nr. 1302 Anl. zur BKV.

Die Akroosteolyse heilt nach Beendigung der Exposition im Wesentlichen wieder aus, ebenso wie die Veränderungen im Sinne eines Raynaudschen Syndroms und die sklerodermieartigen Hautveränderungen (BUA-Stoffbericht 35, 1989, JÜHE und LANGE, 1972).

Die Erniedrigung der Thrombozytenzahl wurde anfänglich als Früh- und Leitsymptom der berufsbedingten Vinylchlorid-Krankheit angesehen. Bei einigen schweren Erkrankungen trat die Thrombozytopenie jedoch erst als Spätsymptom auf (BUA-Stoffbericht 35, 1989).

4 Auslösekriterien

4.1 Pflichtuntersuchung

Bei Nichteinhaltung des AGW oder bei unmittelbarem Hautkontakt
(Luftgrenzwert 8 mg/m^3 für bestehende Anlagen VC- und PVC-Herstellung, 5 mg/m^3 im Übrigen).

4.2 Angebotsuntersuchung

Bei Ausgesetztsein.

5 Literatur

[1] Benoit, J.-P.: L◊acro-ostéolyse. Cah. Notes Document. 54 (1969), 83–89

[2] Beratergremium für umweltrelevante Altstoffe (BUA) der Gesellschaft Deutscher Chemiker: Vinylchlorid (Chlorethen). Weinheim: VCH 1989. (BUA – Stoffbericht, 35)

[3] Easte, M.D.; von Burg, R.: Toxicology Update. J. Appl. Toxicol. 14 (1994), 301307

[4] EWG-Richtlinie über den Schutz der Gesundheit von Arbeitnehmern, die Vinylchloridmonomer ausgesetzt sind (78/610/EWG v. 29.Juni 1978)

[5] Jühe, S.; Lange, C.-E.: Sklerodermieartige Hautveränderungen, Raynaud-Syndrom und Akroosteolysen bei Arbeitern der PVC-herstellenden Industrie. Dtsch. med. Wochenschr. 97 (1972), 1922–192

[6] Wong, O.; Whorton, M.D.; Foliart, D.E.; Ragland, D.: An industry-wide epidemiologic study of vinyl chloride workers, 1942–1982. Am. J. Ind. Med. 20 (1991), 317–334

5.45 Xylol

(CAS-Nr. 1330-20-7/EG-Nr. 215 535 7)

1 Gefährdungspotenzial

Xylol verursacht Reizerscheinungen an Augen und Atemwegen. Als Schwelle für die Reizwirkung wurden in Abhängigkeit von der individuellen Empfindlichkeit Werte zwischen 440 und 880 mg/m^3 genannt (BAT-Wert-Begründung).

Beschrieben sind darüber hinaus Schädigungen von Leber und Knochenmark bei Exposition gegenüber Lösungsmittelgemischen, die u. a. Xylol enthielten. Nach längerer Exposition am Arbeitsplatz wurden vermehrt u. a. uncharakteristische Symptome berichtet, die auf eine Beeinträchtigung zentral-nervöser Funktionen hinweisen.

Bei wiederholter Exposition unter Laborbedingungen wurden Störungen vestibulärer Funktionen ab 880 mg/m^3, in Einzelfällen bereits ab 440 mg/m^3 beobachtet (LAINE u.a., 1993; SÄVOLÄINEN u.a., 1979, 1980 und 1981).

Die gleichzeitige Exposition gegenüber anderen organischen Lösungsmitteln kann zu einer Beeinflussung des Xylol-Metabolismus mit konsekutiv erhöhter Xylol-Konzentration im Blut führen (CHEN, 1994; LIIRA u.a., 1988).

Der Möglichkeit, dass Xylol zu Schädigungen des Nervensystems führt, wurde durch die Aufnahme dieses Stoffes in das Merkblatt zur BK 1317 Rechnung getragen. Erkrankungen nach Xylol-Exposition fallen ansonsten ggf. unter die BK-Ziffer 1303.

2 Verfügbare diagnostische Methoden

Berufsgenossenschaftlicher Grundsatz G 29 mit Aussagen u.a. zu: Biomonitoring (FISEROVA-BERGEROVA u.a., 1990).

Zusätzliche Hinweise

Neurotoxisches Screening mit entsprechend validiertem Beschwerdefragebogen (z.B. PNF I/II; SEEBER u.a., 1978; SIETMANN u.a., 1996).

3 Präventives Potenzial

Früherkennung der Berufskrankheiten Nrn. 1303 und 1317 Anl. zur BKV.

Die oben genannten Schädigungen lassen sich durch regelmäßig durchgeführte Vorsorgeuntersuchungen so frühzeitig erfassen, dass Maßnahmen der Prävention zur Verhinderung ernsthafter Erkrankungen möglich sind. Beispielsweise ist davon auszugehen, dass toxische Enzephalopathien mit Schweregrad I vollständig reversibel sind.

4 Auslösekriterien

4.1 Pflichtuntersuchung

Bei Nichteinhaltung des AGW oder bei unmittelbarem Hautkontakt.

4.2 Angebotsuntersuchung

Bei Ausgesetztsein.

5 Literatur

[1] Chen, Z.; Liu, S.J.; Cai, S.X.; Yao, Y.M.; Yin, H.; Ukai, H.; Uchida, Y.; Nakatsuka, H.; Watanabe, T.; Ikeda, M.: Exposure of workers to a mixture of toluene and xylenes. II. Effects. Occup. Environ. Med. 51 (1994), 47–49

[2] Fiserova-Bergerova, V.; Pierce, J.T.; Droz, P.: Dermal absorption potenzial of industrial chemicals: criteria for skin notation. Am. J. Ind. Med. 17 (1990), 617–635

[3] Laine, A.; Savolainen, K.; Riihimäki, V.; Matikainen, E.; Salmi, T.; Juntunen, J.: Acute effects of m-xylene inhalation on body sway, reaction times, and sleep in man. Int. Arch. Occup. Environ. Health. 65 (1993), 179–188

[4] Liira, J.; Riihimäki, V.; Engström, K.; Pfäffli, P.: Co-exposure of man to m-xylene and methylethyl ketone. Scand. J. Work Environ. Health. 14 (1988), 322–327

[5] Sävoläinen, K.; Riihimäki, V.; Linnoila, M.: Effects of short-term xylene exposure on psychophysiological functions in man. Int. Arch. Occup. Environ. Health 44 (1979), 201–211

[6] Sävoläinen, K.; Riihimäki, V.; Seppäläinen, A.M.; Linnoila, M.: Effects of shortterm m-xylene exposure and physical exercise on the central nervous system. Int. Arch. Occup. Environ. Health 45 (1980), 105–121

[7] Sävoläinen, K.; Riihimäki, V.: Xylene and alcohol involvement of the human equilibrium system. Acta Pharmacol. Toxicol. 49 (1981), 447–451

[8] Sietmann, B.; Kiesswetter, E.; Zeller, H.J.; Seeber, A.: Untersuchung neurotoxisch verursachter Beschwerden: Die Standardisierung des Psychologisch-Neurologischen Fragebogens „PNF II". In: Dokumentationsband über die 36. Jahrestagung der Deutschen Gesellschaft für Arbeitsmedizin und Umweltmedizin. Fulda: Rindt 1996, 365–366

[9] Seeber, A.; Schneider, H.; Zeller, H.J.: Ein psychologisch-neurologischer Fragebogen (PNF) als Screeningmethode zur Beschwerdenerfassung bei neurotoxisch Exponierten. Probl. Ergeb. Psychol. 65 (1978), 23–43

6

Medizinisch-wissenschaftliche Begründungen für arbeitsmedizinische Vorsorgeuntersuchungen bei sensibilisierenden Stoffen i. S. von Anhang V GefStoffV sowie TRGS 540 und TRGS 907

6.0 Einführung

Auf der Basis des Anhang I der EU-Richtlinie 67/548/EWG sowie der TRGS 540 und TRGS 907 „Verzeichnis der sensibilisierenden Stoffe" wurden seit Januar 1998 (BArbBl 1/1998, S. 41) Stoffe bekannt gemacht, die nach den vom Ausschuss für Gefahrstoffe – AGS ermittelten gesicherten wissenschaftlichen Erkenntnissen sensibilisierende Eigenschaften für Beschäftigte haben. Anfangs wurden diese Erkenntnisse als TRGS 908 (BArbBl. 1/1998, S. 41; BArbBl. 7–8/1999, S. 66; BArbBl. 2/2000, S. 90) vom damaligen BMA amtlich bekannt gegeben. Inzwischen wurde die TRGS 908 vom AGS förmlich aufgehoben. Für eine Reihe von diesen Stoffen wurden von einer Arbeitsgruppe des AGS Einstufungsvorschläge zur sensibilisierenden Potenz mit entsprechenden Begründungen erarbeitet, die seitdem als „Beschlüsse des AGS" unter www.baua.de/prax/ veröffentlicht werden.

Die TRGS 907 (vgl. Anhang 10.4.6) nennt 48 *gefährliche Stoffe* bzw. *gefährdende Tätigkeiten,* die eine sensibilisierende Potenz aufweisen. Sie wurde nach dem Grad des Allergierisikos und der Häufigkeit, mit der sie Krankheitserscheinungen verursachen, ausgewählt. Kriterien waren insbesondere Erfahrungen aus der berufsdermatologischen Praxis oder das gehäufte Vorkommen in Berufskrankheitenverfahren, insbesondere nach den Nrn. 4201, 4301 und 5101 Anl. zur Berufskrankheiten-Verordnung (BKV). Für 7 der 48 Stoffe/Einwirkungen liegen Begründungen auch nach Anhang V GefStoffV (vgl. Kap. 5) vor. Darauf wurde jeweils hingewiesen (vgl. 6.0.1 „Liste der Sensibilisierenden Stoffe"). Für die Begründungen der Stoffe nach TRGS 907 wurde folgender systematischer Aufbau gewählt:

6.   Sensibilisierendes Agens
1   Vorkommen
2   Arbeitsmedizinische und experimentelle Daten
3   Bewertung
4   Literatur (Quellenverzeichnis)

6.0.1 Liste der Sensibilisierenden Stoffe

Nr.	Sensibilisierender Stoff nach TRGS 907	CAS-Nr.	BArbBl./ Heft/S.
6.1	4-Aminodiphenylamin	101-54-2	7–8/99, S. 76
6.2	4-Aminophenol	123-30-8	www.baua.de
6.3	Ammoniumpersulfat	7727-54-0	7–8/99, S. 77
6.4	Ammoniumthioglykolat	5421-46-5	7–8/99, S. 76
6.5	Benzalkoniumchlorid	8001-54-5	7–8/99, S. 78
6.6	2-Chloracetamid	79-07-2	7–8/99, S. 81
6.7	2-Chlor-10-(3-(dimethyl-amino)-(propyl)-phentothiazin (Chlorpromazin)	69-09-0	7–8/99, S. 80
6.8	1-Clor-2,4-dinitrobenzol (DNCB)	97-00-7	www.baua.de
6.9	5-Chlor-2-methyl-2,3-dihydroisothiazol-3-on (CMI) und	26172-55-4	7–8/99, S. 82
	2-Methyl-2,3-dihydroisothiazol-3-on (MI) –	2682-20-4	
	(Gemisch im Verhältnis 3:1)	55965-84-9	
6.10	1,2-Cyclohexandicarbonsäureanhydrid (HHPA)	85-42-7	1/98, S. 41
6.11	N-Cyclohexyl-N'-phenyl-p-phenylendiamin	101-87-1	www.baua.de
6.12	1,2-Dibrom-2.4-dicyanbutan (BCB)	35691-65-7	7–8/99, S.83
6.13*	Futtermittel- und Getreidestäube (vgl. 5.19)	–	1/98, S. 42
6.14*	Getreidemehlstäube von Roggen und Weizen (vgl. 5.29)	–	1/98, S. 43
6.15	Glycerylmonothioglykolat (GMTG)	30518-84-9	7–8/99, S. 83
6.16*	Hölzer und Holzstäube (vgl. 5.21)	-	7–8/99, S. 66
6.17	N-(2-Hydroxyethyl)-3-methyl-2-chonoxalin-carboxamid-1,4-dioxid (Olaquindox)	23696-28-8	7–8/99, S. 84
6.18*	Labortierstaub (vgl. 5.26)	–	1/98, S. 45
6.19	N-Methyl-N,2,4,6-tetranitroanilin (Tetryl)	479-45-8	2/2000, S. 90
6.20*	Naturgummilatex und Naturgummilatex-haltiger Staub (vgl. 5. 27)	–	7–8/99, S. 69

* für 7 Stoffe/Einwirkungen liegen Begründungen nach Anhang V GefStoffV und nach TRGS 907 vor (vgl. Kap. 5)

Nr.	Sensibilisierender Stoff nach TRGS 907	CAS-Nr.	BArbBl./ Heft/S.
6.21	o-Nitro-p-phenylendiamin	5307-14-2	7–8/99, S. 85
6.22	Nutztierstaub	–	1/98, S. 47
6.23	p-Phenetidin	156-43-4	www.baua.de
6.24	Phenol-Formaldehydharz	9003-35-4	7–8/99, S. 87
6.25	1-Phenylazo-2-naphthol	842-07-9	2/2000, S. 91
6.26	Phenylhydrazin	100-63-0	2/2000, S. 91
6.27	Phenylhydrazin-HCl	59-88-1	2/2000, S. 91
6.28	Phthalsäureanhydrid (PSA)	85-44-9	1/98, S. 48
6.29*	Platinverbindungen (Chlorplatinate) – (vgl. 5.33)	–	7–8/99, S. 70
6.30	Pyromellitsäureanhydrid (PMDA)	89-32-7	1/98, S. 49
6.31*	Quecksilberverbindungen, organisch (vgl. 5.35)	7439-97-6	7–8/99, S. 86
6.31.1	Thiomersal	54-64-8	7–8/99, S. 86
6.31.2	Mercurochrom	129-16-6	7–8/99, S. 86
6.31.3	Quecksilberacetat	62-38-4	7–8/99, S. 86
6.31.4	Quecksilber-Chlorid	100-56-1	7–8/99, S. 86
6.31.5	Quecksilber-Borat	102-98-7	7–8/99, S. 86
6.31.6	Quecksilber-Nitrat	55-68-5	7–8/99, S. 86
6.31.7	Quecksilber-Propionat	103-27-5	7–8/99, S. 86
6.32	Rohkaffestaub	–	1/98, S. 50
6.33	Schimmelpilzhaltiger Staub	–	1/98, S. 51
6.34	Spinnmilbenhaltiger Staub	–	1/98, S. 52
6.35	Strahlenpilzhaltiger Staub	–	1/98, S. 52
6.36	Terpentinöl	8006-64-2	7–8/99, S. 87
6.37	Tetrachlorphthalsäureanhydrid (TCPA)	117-08-8	1/98, S. 53
6.38	Triisobutylphosphat	126-71-6	www.baua.de
6.39	N,N',N'-Tris(β-hydroxyethyl)-hexahydro-1,3,5-triazin (THT/HTHT)	4719-04-4	7–8/99, S. 88
6.40	9-Vinylcarbazol	1484-13-5	2/2000, S. 92
6.41	Vorratsmilbenhaltiger Staub	–	1/98, S. 54
6.42	Zierpflanzenbestandteile	–	7–8/99, S. 71
6.42.1	– Atemwegserkrankungen	–	7–8/99, S. 71
6.42.2	– Hauterkrankungen (STL)	–	7–8/99, S. 71
6.43	Tulipalin A	547-65-9	7– 8/99, S. 71
6.44	Primin	119-38-0	7– 8/99, S. 71
6.45	Zimtaldehyd	104-55-2	7–8/99, S. 89
6.46	Zink-dibutyldithiocarbamat (ZBC/ZDB)	136-23-2	7–8/99, S. 90
6.47	Zink-diethyldithiocarbamat (ZDC)	14324-55-1	7–8/99, S. 90
6.48	Zuckmückenhaltiger Staub	–	1/98, S.56

* für 7 Stoffe/Einwirkungen liegen Begründungen nach Anhang V GefStoffV und nach TRGS 907 vor (vgl. Kap. 5)

6.1 4-Aminodiphenylamin

(CAS-Nr. 101-54-2) – (p-Aminodiphenylamin, N-Phenyl-p-phenylendiamin) – PADA

1 Vorkommen

p-Aminodiphenylamin (PADA) ist Bestandteil von Farbstoffen für Haare, Pelze und Textilien.

2 Arbeitsmedizinische und experimentelle Daten

In Testkollektiven von verschiedenen Hautkliniken wurden in 2–25 % positive Reaktionen auf p-Aminodiphenylamin (PADA) gefunden [zit. bei 3]. Die Testung erfolgt in der Regel mit dem Hydrochlorid. Bei der Testung hautkranker Friseure in 9 europäischen Hautkliniken wurden Sensibilisierungsraten von 0–8,3 % und bei 104 Friseurkunden mit Hautproblemen in 3,8 % positive Testreaktionen auf PADA festgestellt [1]. In einer anderen Untersuchung reagierten 4,5 % der Friseure auf PADA bzw. 4,2 % der Friseurkunden [zit. bei 3]. Von 190 Friseuren mit Ekzem hatten 7 (3,7 %) positive Reaktionen auf PADA; von diesen reagierte nur einer isoliert auf PADA, die anderen zeigten Kreuzreaktionen mit p-Phenylendiamin (PPD) und anderen p-substituierten Aminen [4]. HOTING u.a. [2] fanden bei 8/23 Patienten mit PPD-Allergie Reaktionen auf PADA. In einer anderen Untersuchung hatten 7/25 Friseuren mit PPD-Allergie Kreuzreaktionen mit PADA [5]. Im Adjuvans-Test konnten 95 % der Meerschweinchen, im offenen Epikutantest 50 % und im okklusiven Epikutantest konzentrationsabhängig (1 % und 0,1 %) 40–10 % der Tiere sensibilisiert werden [zit. bei 3].

3 Bewertung

Die sensibilisierende Wirkung durch Hautkontakt wird durch die Häufigkeit positiver Testreaktionen in Testkollektiven verschiedener Kliniken und in Exponiertenkollektiven sowie durch die Ergebnisse der Tierversuche und Strukturvergleiche mit anderen p-substituierten Aminen begründet.

4 Literatur

[1] Frosch, P. J.; Barrows, D.; Camarasa, J. G.; Dooms-Goosens, A.; Ducombs, G.; Lahti, A.; Menné, T.; Rycroft, R. J. G.; Shaw, S.; White, I. R.; Wilkinson, J. D.: Allergic reaction to a hairdressers series: results from 9 European centres. Contact Derm. 28 (1993), 180–183

[2] Hoting, E.; Baum, C.; Schulz, K.-H.: Untersuchung zur Frage der Kreuzallergenität von amino- und nitrosubstituierten aromatischen Verbindungen. Dermatosen 43 (1995), 50–58

[3] Kayser, D.; Schlede, E. (Hrsg.): Chemikalien und Kontaktallergie – Eine bewertende Zusammenstellung. München: MMV, 1995 , Losebl.-Ausg. [4] Peters, K.-P.; Frosch, P. J.; Uter, W. u.a.: Typ IV-Allergien auf Friseurstoffe. Dermatosen 42 (1994), 50–57

[5] Wagner, E.: Zu Veränderungen des Allergenspektrums bei Friseuren in den neuen Bundesländern – Allergie gegen p-Phenylendiamin und Koinzidenz mit anderen Haarfärbemitteln und ausgewählten Textilfarben bei Friseuren. Forschungsbericht 5001 der Bundesanstalt für Arbeitsmedizin, Berlin, 1996

6.2 4-Aminophenol

(CAS-Nr. 123-30-8) – (4-Amino-1-hydroxybenzol, p-Aminophenol, p-Hydroxyanilin)

1 Vorkommen

p-Aminophenol (P-AP) wird in Oxidationshaarfärbemitteln eingesetzt, kann als Reduktionsmittel in fotografischen Entwicklern verwendet werden und als Zwischenprodukt bei der Herstellung von Fotochemikalien, Färbemitteln, Arzneimitteln oder Schädlingsbekämpfungsmitteln vorkommen. P-AP ist auch ein Metabolit beim Abbau von Phenacetin und Paracetamol [4].

2 Arbeitsmedizinische und experimentelle Daten

Erste Beobachtungen zur Gruppenallergie von p-Phenylendiamin als Pelzfärbemittel mit anderen p-substituierten Aminen u. a. auch P-AP machte bereits Mayer 1928 [zit. bei 22]. 7 von 12 Patienten, die primär durch p-Phenylendiamin sensibilisiert worden waren, reagierten neben anderen Aminen auch auf P-PAP (1 % in Eucerin/Olivenöl) [22]. Der Einfluss der Seitenkettensubstituenten auf das Reaktionspotential wurde an 60 Probanden mit einer „Para-Gruppenallergie" untersucht. Auf P-AP (1 % in Vaseline) reagierten 7 (12 %) jedoch nur 2 (3 %) auf N-Methyl-4-aminophenol (Metolâ), welches als Fotochemikalie eingesetzt wird [7]. Von 160 Personen mit positivem Epikutantest auf p-Phenylendiamin reagierten 37,3 % auch auf P-AP (2 % in Vaseline) [15]. 31 Beschäftigte einer Chemiefabrik wurden wegen Hauterkrankungen mit verschiedenen Berufsstoffen u. a. auch mit P-AP (1 %, 0,5 % und 0,1 % in Vaseline) getestet.

9 zeigten positive Reaktionen auf 1 %, einer auch auf 0,1 % [20]. Ein Reiniger in einem chemischen Betrieb erkrankte nach einer unfallartigen Benetzung mit Methylendianilin (4,4' Diaminodiphenylmethan) mit einem akuten Kontaktekzem. Die Testung war mit MDA und anderen Aminen, einschließlich P-AP (5 % in Vaseline), stark positiv [13]. Routinemäßig wird P-AP neben anderen Haarfärbemitteln bei Friseuren getestet. Die Sensibilisierungsraten sind bei Unverträglichkeiten auf Haarfarbeninhaltsstoffe erhöht. Von 191 Friseuren mit Verdacht auf allergisches Händeekzem reagierten 5 (2,6 %) auch auf P-AP [21]. 6,3 % von 32 Friseuren mit Handdermatitis reagierten im Epikutantest auf P-AP [11].

Bei der Auswertung von Gutachten über das Friseurekzem hatten 2/86 (2,3 %) auch Reaktionen auf P-AP (2 % in Vaseline) [8]. Zwischen 1993 und 1995 wurden im Informationsverbund dermatologischer Kliniken (IVDK) 528 hautkranke Friseure mit Friseurstoffen getestet. 3,2 % reagierten auch auf P-AP [26]. Jeweils 1/22 und 1/4 getesteten Friseuren mit Händeekzem reagierten auf P-AP [23, 19]. In zwei Fällen von Ekzem durch Haarfärbemittel reagierten die Betroffenen auf Wasserstoffperoxid und andere Friseurstoffe, darunter auch auf P-AP (1 % in Vaseline). Nur einer war auch gegen p-Phenylendiamin allergisch [1]. Gruppenreaktionen finden sich auch mit Azofarben für Textilien und P-AP. Als Suchtest auf eine Textilfarbenallergie wurden von 1973 bis 1977 4600 Patienten einer Hautklinik in Spanien mit Benzidin und anderen p-Aminoverbindungen, darunter auch P-AP, getestet. 231 Getestete (5,02 %) reagierten auf Benzidin, davon 38 (16,4 %) auch auf andere Amine, 1 % (46) auch auf P-AP. Relevanz dieser Reaktionen wurde nicht nachgewiesen [10]. Von 100 Patienten mit einer Textilfarbenallergie reagierten 9 von 98 Getesteten auch auf P-AP (1 % in Vaseline) [24]. Ein weiterer Einzelfall mit Reaktionen auf Textilfarben und P-AP wurde berichtet [18]. Von 10 Patienten mit früheren Sensibilisierungen gegen p-Phenylendiamin waren diese in 8 Fällen reproduzierbar und von diesen reagierten 5 unter anderem auch auf P-AP, von 10 Kontrollen ohne Hinweis auf Sensibilisierungen gegen p-Phenylendiamin keiner. Im Meerschweinchenmaximisationstest erwies sich Metol® als starkes Allergen; 9/10 Tieren waren positiv (Auslösung mit 5 %). 8/10 dieser Tiere zeigte auch Kreuzreaktionen auf P-AP (5 %) [3]. 6/22 Patienten mit einer Allergie gegen p-Phenylendiamin und 31/116 mit einer Sensibilisierung gegen einen „Para-Stoff" reagierten im Epikutantest auch auf P-AP (1 % in Vaseline). Die Untersucher halten mehrere Wege der Gruppenreaktion für möglich z. B. neben der Bildung von Benzochinon auch den Effekt der Para-Stellung der Substituenten [17]. Landsteiner und Jacobs fanden sensibilisierende Wirkung an der Meerscheinchenhaut [zit. bei 4]. Hartley-Meerschweinchen wurden 4 mal 24 Stunden okklusiv epikutan mit 2 % P-AP in Vaseline behandelt. Nach 14 Tagen wurden Auslösekonzentrationen von 2 %, 1 %, 0,5 % 0,1 % in Vaseline appliziert. In Abhängigkeit von der Konzentration reagierten 9/10 (2 %), 6/10 (1 %), 5/10 (0,5 %) und 3/10 (0,1 %). Im Vergleich mit anderen p-Amino-Benzol-Verbindungen war P-AP nach p-Phenylendiamin ein stärkeres Allergen als Verbindungen mit Sulfonsäure, Carbonsäure oder Nitrogruppen [16]. Ein Epikutantest am Meerschweinchen mit 3 % P-AP zur Induktion und Provokation war negativ [zit. bei 5]. Ein Adjuvans-Test am Meerschweinchen war bei 40 % der 12 Tiere positiv, wenn eine Mischung von Adjuvans und 0,18 mmol P-PA/l in die Hinterpfote injiziert wurde, und negativ, wenn nach der Injektion von Adjuvans zweimal eine offene dermale Applikation 0,18 mmol P-AP/l erfolgte. Die Auslösung erfolgte jeweils offen epikutan mit 0,09 mmol/l. Kreuzreaktionen wurden mit p-Phenylendiamin gefunden, nicht jedoch mit o- oder m-Aminophenol [6]. Ein okklusiver Epikutantest am Meerschweinchen mit 1 % P-AP in Vaseline (48 Stunden, 3mal wöchentlich über 2 Wochen) war in Abhängigkeit von der Auslösekonzentration bei 1/10 (10 %) der Tiere mit 1 % P-AP positiv und bei 0/10 Tieren mit 0,1 % P-AP negativ. Im Vergleich zu anderen Haarfärbemitteln wurde P-AP im Tierversuch als schwaches Allergen bewertet; aufgrund der Reaktionshäufigkeit bei Dermatitispatienten wurde eine mittlere Potenz angenommen [12]. Ein modifizierter Single Injection Adjuvans Test am Meerschweinchen (Induktion mit 1 %, Provokation mit 5 % P-AP) und ein kumulativer Epikutantest mit Adjuvans (Induktion mit 10 %, Provokation mit 5 % P-AP) waren bei 7/10 bzw. 5/10 Tieren positiv. Kreuzreaktionen wurden auf Benzochinon sowie o- und m-Aminophenol beobachtet [2]. Im Meerschweinchenmaximisationstest erwies sich Metol® als starkes Allergen; 9/10 Tieren waren positiv (Auslösung mit 5 %); 8/10 dieser Tiere zeigte auch Kreuzreaktionen auf P-AP (5 %) [3].

Ein Mauseohr-Schwelltest nach intraperitonealer Injektion von P-AP inkubierten Milzzellen und Fütterung von Vitamin A war nicht eindeutig positiv

[14]. Fotosensibilisierende Wirkung konnte für P-AP nicht bestätigt werden [zit. bei 9]. Lymphozyten vom Meerschweinchen, die gegen p-Phenylendiamin sensibilisiert wurden, zeigten zu 50 % auch Kreuzreaktionen mit P-AP [25].

3 Bewertung

Kasuistiken über relevante Primärsensibilisierungen durch p-Aminophenol liegen nicht vor. Sensibilisierungsraten in zahlreichen Testkollektiven (insbesondere bei Friseuren) aus verschiedenen Ländern, ausgeprägte Kreuzreaktivität mit anderen p-substituierten Aminen und die positiven Ergebnisse aus Tierexperimenten mit und ohne Adjuvans begründen die Bewertung als sensibilisierend durch Hautkontakt (R43).

4 Literatur

[1] Aguirre, A.; Zabala, R.; Sanz, c. et al.: Positive patch tests to hydrogen peroxide in 2 cases. Contact Dermatitis 30 (1994), 113

[2] Basketter, D.A.; Goodwin, B.F.J.: Investigation of the prohapten concept. Cross reactions between 1,4-substituted benzene derivates in the guinea pig. Contact Dermatitis 19 (1988), 248–253

[3] Basketter, D.A.; Lidén, C.: Further investigation of the prohapten concept: reactios to benzene derivates in man. Contact Dermatitis 27 (1992), 90–97

[4] Berufsgenossenschaft der chemischen Industrie (BG Chemie): Toxikologische Bewertungen Nr. 27b, p-Aminophenol. BG Chemie Heidelberg, 1995

[5] CIR (Cosmetic Ingredient Review): Final report on the safety assessment of paminophenol, m-aminophenol and o-aminophenol. J Am. Coll. Toxicol. 77 (1988), 279–333

[6] Dossou, K.G.; Sicard, C.; Kalopissis, G.; Reymond, D.; Schaefer,H.: Method for assessment of experimental allergy in guinea pigs adapted to cosmetic ingredients. Contact Dermatitis 13 (1985), 226–234

[7] Düngemann, H.; Borelli, S.: Untersuchungen zur Gruppenallergie bei aromatischen Aminoverbindungen – Testergebnisse zur sogenannten „Paragruppen" – Allergie – Berufsdermatosen 14 (1966), 281–336

[8] Gehse, M.; Scheer, T.; Gehring, W.; Gloor, M.: Das Friseurekzem – Ergebnisse gutachterlicher Bewertungen von 1984 – 1987. H+G Zeitschr. Hautkr. 64 (1989), 172–178

[9] Greim, H. (Hrsg.): Gesundheitsschädliche Arbeitsstoffe. Toxikologischarbeitsmedizinische Begründungen von MAK-Werten. 4-Aminophenol, 30. Lieferung 2000 Weinheim: VCH-Losebl.-Ausg.

[10] Grimalt, F.; Romaguera, C.: Cutaneous sensitivity to Benzidine. Dermatosen 29 (1981), 95–97

[11] Holness, L.; Nethercott, R.: Dermatitis in Hairdressers. Dermatologic Clinics 8 (1990), 119–126

[12] Ishihara, M.; Nogami, T.; Itoh, M.; Nishimura, M.: Sensitization potency of dye intermediates and modifiers in guinea pigs. Hifu 27 (1985), 585–590

[13] van Joost, T.; Heule, F.; De Boer, J: Sensitization to methylendianiline and parastrukturen. Contact Dermatitis 16 (1987), 246–248

[14] Kalish, R.; Wood, J.A.: Sensitization of mice to paraphenylendiamine and strukturally-related compounds: adjuvant effects of vitamin A supplementation. Contact Dermatitis 33 (1995), 407–423

[15] Kleniewska, D.: Studies on Hypersensitivity to „Para Group". Berufsdermatosen 23 (1975), 31–36;

[16] Kleniewska, D.; Maibach, H.: Allergenicity of Aminobenzene Compounds: Structure-Function Relationships. Dermatosen 28 (1980), 11–13

[17] Lisi, P.; Hansel, K.: Is benzochinone the prohapten in cross-sensitivity among aminobenzene compounds? Contact Dermatitis 39 (1998), 304–306

[18] Mathelier-Fusade, P.; Aissaoui, M.; Chabane, M.H. et al.: Chronic generalized eczeme caused by multiple dye sensitization. Am.J. Contact Dermatitis 7 (1996), 224–225

[19] Matsunaga, K.; Hosokawa, K.; Suzuki, M. et al.: Occupational allergic contact dermatitis in beauticians. Contact Dermatitis 18 (1988), 94–96

[20] Naniwa, S.: Industrial contact dermatitis due to nitro and amino derivates. J. Dermatol. 6 (1979), 59–63

[21] Peters, K.-P.; Frosch, P.J.; Uter, W. et al.: Typ IV-Allergien auf Friseurberufsstoffe. Ergebnis einer multizentrischen Studie in acht Kliniken der Deutschen Kontaktallergiegruppe und des „Informationsverbundes Dermatologischer Kliniken" in Deutschland. Dermatosen 42 (1994), 50–57

[22] Schulz, K.H.: Allergien gegenüber aromatischen Amino- und Nitro-Verbindungen. Berufsdermatosen 10 (1962), 69–91

[23] Seidenari, S.; Gimma, A.; Manzini, B.M. et al.: Sensibilizzazione per contatto e atopia nei parrucchieri. G. Ital. Dermatol. Venereol. 126 (1991), 215–219

[24] Seidenari, S.; Manzani, B.M.; Danese, P.: Contact sensitization to textile dyes: descriptopn of 100 subjects. Contact Dermatitis 24 (1991), 253–258

[25] Shigematsu, T.; Ozawa, N.; Nakayama, H.: In vitro study of the cross-sensitivity of hair dye using hapten-specific lymphocytes. Contact Dermatitis 19 (1988), 30–35ipa

[26] Uter, W.: Aktuelle Allergene. In : Schwanitz, H.J.; Uter, W.; Wulfhorst, B. (Hrsg.): Neue Wege zur Prävention – Paradigma Friseurekzem. Osnabrück: Universitätsverlag Rasch, 1996, 68–77

6.3 Ammoniumpersulfat

(CAS-Nr. 7727-54-0) – (Ammoniumperoxodisulfat, Ammoniumperoxydisulfat)

1 Vorkommen

Alkali-Persulfate sind starke Bleich- und Oxidationsmittel. Sie werden als Polymerisationsbeschleuniger, Antiseptika, bei der Bearbeitung von Metallen, in der Fotografie, bei der Herstellung von Anilinfarben, in Haarbleichmitteln (Blondiercremes) u.a. eingesetzt [6]. Die Verwendung als Mehlverbesserungsmittel ist in einer Reihe von Ländern verboten.

2 Arbeitsmedizinische und experimentelle Daten

Etwa seit der Jahrhundertwende wurden Kalium- und Ammoniumpersulfat als Mehlverbesserungsmittel eingesetzt und waren häufig Ursache für das allergische Kontaktekzem bei Bäckern. WAGNER (1959) fand bei einer Analyse von 500 allergischen Kontaktekzemen in 3 Jahren aus der Hautklinik Kiel 31 Fälle mit Persulfatekzem. Bei 13 % der 223 beruflich verursachten Fälle war der Epikutantest mit Persulfat positiv [20]. Bei einer Nachuntersuchung von Bäckern mit einer Berufsdermatose konnte FORCK (1968) bei 27/44 positive Epikutantestreaktionen auf Ammoniumpersulfat und bei 26/44 auf Kaliumpersulfat (beide Substanzen sind zum Nachweis einer Persulfatallergie geeignet) bestätigen [6]. PREYSS (1960) berichtete über 70 Bäcker mit Dermatitis, von denen 62,8 % eine berufliche Persulfatallergie hatten. Nachdem 1957 der Einsatz in Mehl und Backwaren wegen der Häufigkeit von Allergien in der Bundesrepublik Deutschland verboten wurde, sei das *Bäckerekzem* deutlich zurückgegangen [18].

In den Niederlanden wurden von 1986–1990 2320 Patienten zusätzlich zu der Standardreihe mit Ammonium- und Kaliumpersulfat getestet. 22 Frauen mit Handekzem (0,9 %) zeigen positive Testreaktionen auf eines oder beide Persulfate, 14 davon waren Friseure. 16 Personen reagierten auf beide Persulfate, 3 nur auf Ammoniumpersulfat [11]. Derzeitig sind Haarbleichmittel die häufigste Ursache für ein Persulfatekzem. Prävalenzen für eine Persulfatallergie vom Spättyp werden bei der Testung von Friseuren in 24,5 % (12/49) [12], 11,3 % (34/302) [10], 15,9 % (30/189) [17] gefunden. Bei der Testung mit der Friseurserie in 9 europäischen Zentren lag die Häufigkeit der Reaktionen auf Ammoniumpersulfat zwischen 1,2 (Finnland) und 20 % (Deutschland) [7]. GUERRA [9] berichtete über 7 (2,7 %) positive Reaktionen auf Ammoniumpersulfat bei 261 Friseurkunden mit Dermatitis.

Persulfate verursachen auch Überempfindlichkeitsreaktionen an den Atemwegen und der Haut unter dem Bild von Typ-I-Reaktionen (Kontakturtikaria, Rhinitis, Asthma). Darüber gibt es zahlreiche Kasuistiken und Untersuchungen zur Prävalenz bei Exponierten [1, 2, 5, 13, 15, 19, 23]. Pathogenetisch werden Irritation der Atemwege, Steigerung der unspezifischen bronchialen Reaktivität und Induktion einer subklinischen Entzündung sowie unspezifische Histaminliberation diskutiert [1, 4, 14, 16]. Die Krankheitsbilder, der Verlauf der Beschwerden und in der Regel positive Pricktests sind Hinweise für eine allergische Genese, über den Nachweis von spezifischen IgE wurde jedoch bisher lediglich einmal berichtet (keine Bestätigung durch weitere Positivkontrollen) [3]. Gleichzeitiges Auftreten von allergischem Kontaktekzem und Atemwegsbeschwerden (positiver Epikutantest und Pricktest) wurde beobachtet [21].

Hautveränderungen in Form von Juckreiz, roten Papeln und Ekzemherden („rashes") wurden bei 20 bis 70 % von neuen Beschäftigten in der Persulfatproduktion beobachtet und als Irritation bewertet [22]. Daten von experimentellen Untersuchungen zur sensibilisierenden Wirkung durch Hautkontakt fanden sich nicht.

3 Bewertung

Die Häufigkeit von positiven Testreaktionen in exponierten Kollektiven und Einzelfallbeobachtungen belegen die sensibilisierende Wirkung durch Hautkontakt (R43) und Überempfindlichkeitsreaktionen durch Einatmen.

4 Literatur

[1] Baur, X.; Mensing, T.; Marek, W.: Klinische und experimentelle Untersuchungen zum Blondiermittelasthma. In: Gesundheitsgefährdung im Friseurhandwerk. Bremerhaven: Wirtschaftsverlag, 1996, 82–86

[2] Blainey, A. D.; Ollier, S.; Cundell, D.; Smith, R. E.; Davie, R. J.: Occupational asthma in a hairdressing salon. Thorax 41 (1986), 42–50

[3] Brauel, R.; Brauel, P.; Stresemann, E.: Kontakturtikaria, Rhinopathie und allergisches Bronchialasthma durch Ammoniumpersulfat in Blondiermittel. Allergologie 18 (1995), 438–440

[4] Calnan, C. D.; Shuster, S.: Reactions to ammonium persulfate. Arch. Dermatol. 88 (1963), 812–815

[5] Drexler, H.; Schiel, R.; Lehnert, G.: Berufsbedingte obstruktive Atemwegserkrankungen im Friseurhandwerk. In: Verhandlungen der Deutschen Gesellschaft

für Arbeitsmedizin. Stuttgart: Gentner Verlag, 1992, 193–196

[6] Forck, G.: Vorkommen und Persistenz von Persulfatallergien. Berufsdermatosen 16 (1968), 84–92

[7] Frosch, P. J.; Barrows, D.; Camarasa, J. G.; Dooms-Goosens, A.; Ducombs, G.; Lahti, A.; Menné, T.; Rycroft, R. J. G.; Shaw, S.; White, I. R.; Wilkinson, J. D.: Allergic reaction to a hairdressers series: results from 9 European centres. Contact Derm. 28 (1993), 180–183

[8] Gamboa, P. M.; de la Cuesta, C. G.; Garcia, B. E.; Castillo, J. G.; Oehling, A.: Late asthma reaction in a hairdresser, due to the inhalation of ammonium persulphate salts. Allergol. et Immunopathol. 17 (1989), 109–111

[9] Guerra, L.; Bardazzi, F.; Tosti, A.: Contact dermatitis in hairdressers`clients. Contact Dermatit. 26 (1992), 108–111

[10] Guerra, L.; Tosti, E.; Bardazzi, F.; Pigatto, P.; Lisi, B.; Santucci, R.; Valsecchi, R.; Schena, D.; Angelini, G.; Sertoli, A.; Ayala, F.; Kokelj, F.: Contact dermatitis in hairdressers: the Italien Experience. Contact Derm. 26 (1992), 101–107

[11] van Joost, Th.; Roeseyanto, I. D.: Sensitization to persulphates in occupational and non-occupational hand dermatitis. Contact Derm. 24 (1991), 376–378;

[12] Kellett, J. K.; Beck, M. H.: Ammonium persulphate sensitivity in hairdressers. Contact Derm. 13 (1985), 26–28

[13] Meindl, K.; Meyer, R.: Asthma und Urtikaria im Friseurberuf durch Persulfathaltige Blondiermittel. Zbl. Arbeitsmed. 3 (1969), 75–79

[14] Mensing, T.; Marek, W.; Raulf-Heimsoth, M.; Baur, X.: Blondiermittelbestandteile als Auslöser einer bronchialen Überempfindlichkeit – Untersuchungen an einem Modell für berufsbedingte Lungenschädigungen. Pneumologie 7 (1995), 418–427

[15] Parra, F. M.; Igea, J. M.; Quirce, S.; Ferrando, M. C.; Martin, J. A.; Losada, E.: Occupational asthma in hairdressers caused by persulfate salts. Allergy 47 (1992), 656–660

[16] Parsons, J. F.; Goodwin, B. F. J.; Safford, R. J.: Studies on the action of histamine release by persulphates. Food Cosmet. Toxicol. 17 (1979), 129–136

[17] Peters, K.-P.; Frosch, P. J.; Uter, W.; Schnuch, A.; Arnold, R.; Bahmer, F.; Brasch, J.; Diepgen, T. L.; Elsner, F.; Fuchs, Th.; Henseler, T.; Müller, S.; Przybilla, B.; Schulze-Dirks, A.; Stary, A.; Zimmermann, J.: Typ-IV-Allergien auf Friseurstoffe. Dermatosen 42 (1994), 50–57

[18] v. Preyss, J. A.: Zur Beurteilung des Bäckerekzems. Berufsdermatosen 8 (1960), 68–72

[19] Schwaiblmair, M.; Baur, X.; Fruhmann, G.: Asthma bronchiale durch Blondiermittel im Friseurberuf. Dtsch. med. Wschr. 115 (1990), 695–697

[20] Wagner, G.: Eine Analyse von 500 allergischen Kontaktekzemen. Berufsdermatosen 7 (1959) 307–319

[21] Wallenstein, G.; Wagner, E.; Schöneich, R.: Polyvalente Allergie (Asthma, Ekzem) durch Friseurchemikalien – Kasuistik. Allergologie 15 (1992), 69

[22] White, I. R. et al.: Rashes amongst persulphate workers. Contact Derm. 8 (1992), 168–172

[23] Wrbitzky, R.; Drexler, H.; Letzel, S.: Early reaction type allergies and diseases of the respiratory passages in employees from persulphate produktion. Int. Arch. Occup. Environ. Health 67 (1995), 413–417

6.4 Ammoniumthioglykolat – ATG

(CAS-Nr. 5421-46-5) – (Ammoniummercaptoacetat, Mercaptoessigsäure)

1 Vorkommen

Ammoniumthioglykolat (ATG) wird seit etwa 1940 zum Kräuseln (Kaltwelle) und Entkräuseln der Haare eingesetzt. Nach der Kosmetik-VO ist eine Konzentration von 11 % bei einem pH-Wert von 7–9,5 zulässig. Die Produkte müssen einen Warnhinweis erhalten.

Verwendung in Enthaarungsmitteln und auch als Stabilisator in Haarfarben ist möglich [16]. ATG kann bis 2 % Dithioglykolat enthalten. Exponiert sind die Anwender der Dauerwelle und Beschäftigte in der Herstellung.

2 Arbeitsmedizinische und experimentelle Daten

Ganz überwiegend werden Friseure mit Verdacht auf allergisches Händeekzem mit ATG getestet. Von diesen reagierten 8 % (8/100) [9], 2,6 % (2/77) [2], 3,2 % (2/62) [14], 5 % (15/302) [7], 6,9 % (8/116) [5] auf ATG. Von 7 Patienten, die auf Kaltwelle im offenen Test reagiert hatten, zeigten 3 auch Testreaktionen auf ATG [11]. FROSCH et al. [4] fanden bei einer Auswertung der Europäischen Kontaktdermatitis-Gruppe insgesamt bei 3,8 % (31/809) Friseuren positive Testreaktionen auf ATG. In Deutschland lagen die Sensibilisierungsraten bei 5,5 %, in 9 anderen europäischen Kliniken zwischen 0 und 10,2 %. Eine Multizenterstudie in Deutschland ergab bei 2,1 % (4 von 190 Friseuren) positive Reaktionen auf ATG. Die Autoren schätzen die Sensibilisierungsrate als relativ gering ein [12]. Von 993 Untersuchten mit beruflichen Hauterkrankungen in Australien, darunter 66 Friseure, hatten insgesamt 7,7 % der Frauen und 0,4 % der Männer Reaktionen im Epikutantest auf ATG [17]. GUERRA [6] berichtete über Reaktionshäufigkeit von 1,1 % bei 261 Friseurkunden mit Hauterkrankungen. 4 Friseurlehrlinge mit Händeekzem reagierten im offenen Epikutantest auf Kaltwelle (mit 5 % ATG) und ATG (5 %ig und 2 %ig), 2 auch schwach auf 1 % , keiner auf 0,1 % ATG. Diese Reaktionen wurden als Sensibilisierungen mit Relevanz für das Ekzem bewertet [18]. 223 hautgesunde Probanden (1 Mann, 222 Frauen), von denen 101 Personen früher Kaltwelle angewandt hatten, wurden ATG (etwa 6 %ig) und Thioglycerollösung für 48 Stunden auf dem Rücken appliziert. Nach 2 Wochen wurde die Prozedur wiederholt. Nach dem ersten Test reagierten 24 Probanden auf ATG, nach der zweiten Testung (n = 213) 25 Probanden mit einer Frühreaktion und einer mit Früh- und Spätreaktion, 16 reagierten auf beide Substanzen [3]. In verschiedenen Untersuchungen wurde der „repeated insult patch test" an Probanden durchgeführt (Kaltwelllösung oder ATG bis 18 %).

Von 205 Personen reagierten 96 während der Induktion (ATG 18 %ig) oder nach der ersten Reexposition mit Erythem (irritativ). Von 7 Personen mit Erythem nach der ersten Serie wurden 3 noch einmal getestet, davon hatte nur einer ein Erythem nach 48 und 72 Stunden.

Andere Studien fielen ähnlich im Sinne einer schwachen Irritation und nicht eindeutiger experimenteller Sensibilisierung aus [zit. bei 1].

20 Meerschweinchen wurde über 10 Tage eine 10 %ige Lösung von ATG offen epikutan appliziert, 2 Wochen später reagierten 3 Tiere auf 5 %ige Lösung, keines auf 2 %ige und 15 %ige Lösung [13]. 30 %ige ATG-Lösung wurde 8 Hartley-Meerschweinchen okklusiv epikutan appliziert. Die Auslösekonzentrationen betrugen 0,2–30 %. 4 Tiere reagierten auf 30 %ige Lösung, keines auf 0,2 % ATG [8].

In anderen Untersuchungen war der Maximisationstest mit und ohne FCA mit Kaltwelllösungen (bis 8,3 % ATG) negativ [zit. bei 1].

Kreuzreaktionen mit anderen Thioglykolsäurederivaten (Th.-Hydrazid, Th.-amid, Th.-ester, insbesondere Glycerylmonothioglykolat) werden beschrieben [7, 12, 13, 15]. Die Sensibilisierungspotenz des ATG scheint verglichen mit diesen Produkten deutlich schwächer zu sein [13]. Von einigen amerikanischen Autoren wird ATG überwiegend nur als hautreizend eingeschätzt [10].

3 Bewertung

Aufgrund der nicht unerheblichen Zahl von Sensibilisierungen durch ATG bei Friseuren, der positiven

Testergebnisse in verschiedenen Hautkliniken und der Kreuzreaktionen muss die sensibilisierende Wirkung für die Haut (R43) als gesichert angesehen werden.

Im Vergleich mit Estern der Thioglykolsäure (z. B. Glycerylmonothioglykolat) ist die Sensibilisierungshäufigkeit deutlich geringer. Experimentelle Untersuchungen fielen nicht eindeutig im Sinne einer Sensibilisierung aus.

4 Literatur

[1] Anonym (Expert Panel): Final report on the safety assessment of ammonium and glyceryl thioglykolates and thioglycolic acid – 11. J. Am. Colleg. Toxicol. 10 (1991), 135–192

[2] Cronin, E.: Contact Dermatitis. Edinburgh: Churchill Livingstone, 1980

[3] Downing, J. G.: Dangers involved in dyes, cosmetics and permanent wave lotion applied to hair and scalp. Arch. Derm. Syph. 63 (1951), 561–564

[4] Frosch, P. J.; Barrows, D.; Camarasa, J. G.; Dooms-Goosens, A.; Ducombs, G.; Lahti, A.; Menné, T.; Rycroft, R. J. G.; Shaw, S.; White, I. R.; Wilkinson, J. D.: Allergic reaction to a hairdressers series: results from 9 European centres. Contact Dermatitis 28 (1993), 180–183

[5] Gehse, M.; Scheer, T.; Gehring, W.; Gloor, M.: Das Friseurekzem – Ergebnisse gutachterlicher Bewertungen von 1984–1987. Z. Hautkrankh. 64 (1989), 172–178

[6] Guerra, L.; Bardazzi, F.; Tosti, A.: Contact dermatitis in hairdressers clients. Contact Dermatitis 26 (1992), 108–111

[7] Guerra, L.; Tosti, E.; Bardazzi, F.; Pigatto, P.; Lisi, B.; Santucci, R.; Valsecchi, R.; Schena, D.; Angelini, G.; Sertoli, A.; Ayala, F.; Kokelj, F.: Contact dermatitis in hairdressers: the Italien Experience. Contact Dermatitis 26 (1992), 101–107

[8] Itoh, M.; Ishihara, M.; Hosono, K.; Kanton. H.; Nishimura, M.: Allergens in hairdresser hand dermatitis. Skin Res. 27 (1985), 510–520

[9] James, J.; Calnan, C. D.: Dermatitis in ladies hairdressers. Zit. bei [1]

[10] Marks, J.G.: Cosmetics. In: Adams, R. M.: Occupational skin disease. Philadelphia: W.B. Saunders Company, 1990, 326–348

[11] Matsunaga, K.; Hosokawa, K.; Suzuki, M. et al.: Occupational allergic contact dermatitis in beauticians. Contact Dermatitis 18 (1988), 94–96

[12] Peters, K.-P.; Frosch, P. J.; Uter, W.; Schnuch, A.; Arnold, R.; Bahmer, F.; Brasch, J.; Diepgen, T. L.; Elsner, F.; Fuchs, Th.; Henseler, T.; Müller, S.; Przybilla, B.; Schulze-Dirks, A.; Stary, A.; Zimmermann, J.: Typ IV-Allergien auf Friseurstoffe. Dermatosen 42 (1994), 50–57

[13] Schulz, K. H.: Durch Thioglykolsäurederivate ausgelöste Kontaktekzeme im Friseurberuf. Untersuchungen über Sensibilisierung und Gruppensen-

sibilisierung gegenüber Thioglykolsäurederivaten. Berufsdermatosen 9 (1961), 244–257

[14] Seidenari, S.; Gimma, A.; Manzini, B. M.; Di Nardo, A.; Pepe, P.: Sensibilizzazione per contatto e atopia nei parrucchieri. G. Ital. Dermatol. Venereol. 126 (1991), 215–219

[15] Tosti, A.; Melino, M.; Bardazzi, F.: Contact dermatitis due to glyceryl monothioglykolate. Contact Dermatitis 19 (1899), 71–72

[16] Verordnung über kosmetische Mittel (Kosmetik-V) vom 25. März 1991, BGBL. I, 802

[17] Wall, L. M.; Gebauer, K. A.: Occupational skin disease in Western Australien. Contact Dermatitis 24 (1991), 101–109

[18] Yamasaki, R.; Deiko, S. Jidoi, J.: Allergic contact dermatitis to ammonium thioglykolate. Contact Dermatitis 11 (1984), 255

6.5 Benzalkoniumchlorid

(CAS-Nr. 8001-54-5) – (N-Alkyl-N-benzyl-N,N-dimethylammoniumchlorid) – (Gemisch von Alkylbenzyldimethylammoniumchloriden, wobei der N-Alkylrest aus aliphatischen Kohlenstoffketten der Länge C_8 bis C_{18} besteht)

1 Vorkommen

Benzalkoniumchlorid wird als Konservierungsmittel, Desinfektionsmittel für chirurgische Instrumente sowie von Flächen (0,2 %), Händedesinfektion (0,2 %), für Fußbäder und Waschungen (0,1 %), zur Hohlraumdesinfektion (z.B. Blasenspülung; 0,05 %), in medizinischen Gurgellösungen (3,3 %) oder Halstabletten [39], als Konservierungsmittel in topisch eingesetzten Medikamenten (z.B. Augen- und Nasentropfen, Augentropfen 0,01–0,02 % [14], Wundsalben), medizinischen Pflasterverbänden [30], zur lokalen Empfängnisverhütung (1,18 %) [34] und Kosmetika (z.B. Deodorantien, Höchstkonzentration 0,25 % [3]), Algicid in Schwimmbädern (3 ml/m einer 33 %igen Lösung) und Springbrunnen eingesetzt. Technische Verwendung findet es in der Farbstoffsynthese, Metallurgie, Landwirtschaft, Textilverarbeitung [24].

2 Arbeitsmedizinische und experimentelle Daten

Toxische Kontaktdermatitis wurde nach Kontakt mit 1 % Benzalkoniumchlorid beschrieben [19]. Bei der Untersuchung an 42 gesunden Freiwilligen konnte mit 0,5 % oder 1 % Benzalkoniumchlorid in Wasser Reizeffekte bei 29 % bzw. 31 % der Probanden ausgelöst werden [5]. In einer Untersuchung an 289 Ekzempatienten und 35 Kontrollpersonen wurden mit 0,1 % Benzalkoniumchlorid positive Epikutantest-Reaktionen bei 7/289 (2,4 %) bzw. 1/35 (2,9 %) Personen beschrieben, während das Ergebnis mit 0,01 % Benzalkoniumchlorid 2/289 (0,7 %) bzw. 0/35 lautete [25].

CORAZZA [6] sah bei einem Fall von allergischem Kontaktekzem positive Testbefunde auf 0,1 % und 0,01 % Benzalkoniumchlorid und diskutierte eine Reizschwelle bei 0,1 %. Von 130 gesunden Probanden reagierte keiner auf 0,1 % Benzalkoniumchlorid im Epikutantest, während von 110 Ekzempatienten einer reagierte [30].

2.1 Befunde von Testkollektiven aus Hautkliniken

Von 1775 Patienten verschiedener Hautkliniken in Deutschland zeigten sich bei 32 Patienten (1,8 %) Befunde im Epikutantest mit 0,1 % Benzalkoniumchlorid, die als eine Sensibilisierung gewertet wurden. Zusätzlich wurden fragliche Reaktionen, die auch im Sinne einer Reizung gedeutet werden können, bei 65 Patienten (3,66 %) beschrieben. Das Verhältnis der allergischen zu den fraglich/irritativen Reaktionen betrug –0,2, womit deutlich wird, dass in einem nicht geringen Anteil auch irritative Reaktionen möglich sind [4, 16]. Von 32 Patienten einer Hautklinik reagierten 5 positiv auf 0,1 % Benzalkoniumchlorid.

In einer abklärenden Untersuchung an 3 der Patienten erbrachte der „Use-Test" mit dermaler Applikation auf den Unterarm 5x/Tag über 4 Tage nur bei einem Patienten ein positives Ergebnis [26]. In

Zahl der Patienten	Test-konz.	Positiv (%)	Referenz N N
411	0,1 %	0	MITCHELL 1982 [35]
611	?	0	MENEGHINI 1971 [33]
627	0,1 %	8 (1,3)	DE GROOT [9]
4600	0,1 %	71 (1,54)	ROMAGUERA 1980 [38]
1775	0,1 %	32 (1,8)	BRASCH 1993 [4]; FROSCH 1994 [16]
11308	0,1 %	207 (1,8)	SCHNUCH 1997 [44]
2806	0,1 %	60 (2,13)	CAMARASA 1979 [5]
74	0,1 %	4 (5,33)	GARCIA-PEREZ 1975 [21]
2295	0,1 %	127 (5,5)	PERRENOUD 1994 [37]
2146	0,1 %[1]	91 (7,2)	FUCHS 1993 [17]
2146	0,1 %[2]	16 (0,75)	FUCHS 1993 [17]

[1] in Wasser; [2] in Vaseline

einer anderen Untersuchung war der Anwendungstest (ROAT) in 27 % positiv [17].

2.2 Befunde von ausgewählten Testkollektiven
Beschäftigte im medizinischen Bereich
Eine Befragung von 1301 Krankenhausbeschäftigten ergab in 28,1 % der Fälle klinisch Hinweise auf eine Kontaktdermatitis verschiedenster Ursache. Bei der Epikutantestung dieser Personen zeigte sich in einem Fall eine positive Reaktion mit 0,25 % Benzalkoniumchlorid. Hinweise auf eine reizende Wirkung des Benzalkoniumchlorides durch arbeitsbedingte Anwendung wurde bei 24 Personen festgestellt [48]. In einer weiteren Untersuchung an Beschäftigten des Gesundheitswesens betrug die Reaktionsrate bei Krankenschwestern 18/703 (2,4 %), bei Zahnarzthelferinnen 3/92 (3,3 %) und bei Sprechstundenhilfen 1/150 (0,6 %) [45]. Bei einer getrennten Erfassung von Beschäftigten im Pflegebereich und Ärzten reagierten von 45 Ärzten keiner und von 323 Pflegern 5,5 % [42]. Die Testergebnisse von Ekzempatienten der Hautklinik Ulm von 1981 bis 1989 wurden nach Berufsgruppen ausgewertet. In der Gruppe der Heil- und Pflegeberufe (95 Personen) reagierten 2,1 % auf Benzalkoniumchlorid (0,1 % in Vaseline; keine Angaben zur Relevanz und Exposition) [20]. Von 371 überwiegend in medizinischen Berufen Beschäftigten in der DDR, zeigten 2 eine positive Testreaktion auf Benzalkoniumchlorid (0,1 %). Es wurde eine außerberufliche Sensibilisierung durch Augenmedikamente angenommen [40]. Von 120 Krankenhausangestellten, die Feuchtarbeit verrichteten (71 % Krankenschwestern, 16 % Reinigungskräfte, 12 % Küchenarbeiter) und an Händeekzem erkrankt waren, reagierten 4,1 % im Epikutantest auf Benzalkoniumchlorid (0,1 %, Vehikel nicht angegeben). Der Prick-Test mit 0,1 % Benzalkoniumchlorid war bei 5 von 41 Patienten positiv (Sofortreaktion). In einem Fall wurde Relevanz angenommen, da der Prick-Test mit dem Hautpflegemittel, welches Benzalkoniumchlorid enthielt, ebenfalls positiv war. Für die anderen 4 Fälle sei Relevanz wahrscheinlich [36]. Fallberichte liegen über eine Zahnarzthelferin, die auch auf Glutaraldehyd und andere Stoffe reagierte [8], einen Tierarzt [10] und eine Krankenschwester [29] vor. Patienten, die Medikamente angewendet hatten: Bei der Untersuchung von 100 Patienten, die mehrere Monate mit Benzalkoniumchlorid-haltigen Augentropfen behandelt wurden, ergab sich im Epikutantest (0,07 %) bei 6 Personen ein positiver Befund (6 %) [1]. In einer anderen Erhebung waren es von 27 Patienten

einer (3,7 %) (Benzalkoniumchlorid 0,1 %) [23] bzw. von 100 Patienten 6 (6 %) [41]. Von 142 Patienten mit Otitis externa zeigten 9 (6,3 %) positive Epikutantest-Reaktionen mit Benzalkoniumchlorid (0,1 %) [15]. Daten von 811 Patienten unter der Diagnose Stauungsdermatitis oder Unterschenkelekzem wurden aus dem Pool des IVDK (11/89 bis 6/93) ausgewertet. Von 302 Patienten, die unter anderem auch mit speziellen Konservierungsmitteln getestet wurden, reagierten 4,3 % auf Benzalkoniumchlorid (0,1 % in Vaseline). Der Verlauf (mind. 72 Stunden Plateau- oder Crescendo, keine Decrescendoreaktionen) ließ auf eine allergische Reaktion schließen. Die Expoistion wurde nicht geklärt [28]. Es wurden weitere Einzelfälle von allergischem Kontaktekzem durch Anwendung von Hautdesinfektionsmitteln [49], Augentropfen [7, 12, 13] und Deodorantien [46] dokumentiert. 5 Patienten mit Unverträglichkeit von Pflaster-/Gipsverbänden reagierten im Epikutantest auf Benzalkoniumchlorid (0,1 %) [30]. In einer weiteren Publikation derselben Arbeitsgruppe wurden bei 6 Patienten in 3 Fällen Reaktionen auf Benzalkoniumchlorid 0,1 % beschrieben, wobei diese Patienten auch auf andere Stoffe reagierten [47]. Die Testungen mit Benzalkoniumchlorid erfolgten überwiegend mit 0,1 % oder niedriger. Kreuzreaktionen wurden mit Cetrimid (Cetyltrimethylammoniumbromid) [30] und dem Muskelrelaxans Suxamethonium [50] beschrieben. Die in Auswertungen des IVDK ermittelte, relativ hohe Kopplung mit einer Stearylalkohol-Allergie (15 %) kann als Gruppenallergie gedeutet werden, obgleich strukturell auch die Möglichkeit einer Kreuzreaktion („langkettige Aliphaten-Allergie") diskutiert wurde [45]. Ein Draize-Test an 186 Freiwilligen (Induktion 10x 0,5 g 5 % bzw. 1 % über jeweils 48 oder 72 Stunden, Auslösekonzentration 0,1 %) [31] sowie ein Maximierungstest an 24 Freiwilligen (Induktion 25 %, Auslösung 10 %) [27] waren negativ, ebenso Studien an 200 Freiwilligen, die über 5 Tage mit einem nicht näher charakterisierten Benzalkoniumsalz (0,1 %) behandelt wurden (Auslösekonzentration 1 %) [zit. bei 2] und an 50 Freiwilligen, die mehrfach mit Benzalkoniumchlorid 20 % in Wasser behandelt worden waren [11]. Im Mouse Ear Swelling Test (MEST) ergab sich nach Induktion mit 1 % und Auslösung mit 3 % eine geringfügige Zunahme der Ohr-Dicke bei 30 % der Tiere [18]. Dieses Ergebnis ist als fraglich positiv zu bezeichnen, insbesondere unter Berücksichtigung der bekannten Reizwirkung. Ein Maximierungstest (Induktion intradermal mit 1 % und dermal mit 10 %, Auslösung mit 3 %) war negativ [18]. In einer weiteren Studie (Induktion intradermal und epidermal mit 0,1 %) zeigten bei Auslösung nach 24 Stunden 4/20 Tieren und nach 48 Stunden 2/20 Tieren schwache Effekte [43]. In einem Bühler-Test (Induktion 10 % und Auslösung 0,5 % in Vaseline) zeigte sich eine schwach positive Reaktion bei 2/10 Tieren [22]. In einem Optimierungstest nach Maurer (intradermale Induktion 9 x 0,1 %, davon 6 x mit FCA, intradermale Auslösebehandlung mit 0,1 %) wurden positive Reaktionen bei 11/20 Tieren beschrieben, während bei dermaler Auslösebehandlung (0,3 %) bei 4/19 Tieren eine Reaktion zu beobachten war. Dieses Ergebnis wurde als positiv nach intradermaler Auslösung und negativ nach dermaler Auslösung interpretiert [32].

3 Bewertung

Die Sensibilisierungsraten in Testkollektiven und speziellen Exponiertengruppen sprechen für eine sensibilisierende Wirkung durch Hautkontakt (R43). Freiwillige Probanden konnten nicht sensibilisiert werden. Tierversuche fielen negativ oder nur fraglich bzw. schwach positiv aus. In der Allgemeinbevölkerung ist Benzalkoniumchlorid ein seltenes Allergen, das aber in bestimmten (medizinischen) Berufen mit entsprechender Exposition eine Bedeutung hat.

Dabei muss beachtet werden, dass aufgrund der niedrigen Reizschwelle von Benzalkoniumchlorid, die mit 0,1 % etwa im Bereich der üblicherweise verwendeten Testkonzentration liegt, die Zahl der tatsächlichen allergischen Reaktionen mit klinischer Relevanz niedriger liegen kann, als die im Epikutantest ermittelten Daten.

4 Literatur

[1] Afzelius, H.;Thulin, H.: Allergic reactions to benzalkonium chloride. Contact Derm. 5 (1979), 60

[2] BIBRA Toxicity Profile 1989

[3] Blaue Liste, Inhaltsstoffe kosmetischer Mittel. Aulendorf: Editio Cantor, 1989

[4] Brasch, J.; Henseler, T.; Frosch, P.J.: Patch test reactions to a preliminary preservatives series. – A retrospective study based on data collected by the Information Network of Dermatological Clinics (IVDK) in Germany. Dermatosen 41 (1993), 71–76

[5] Camarasa, J.M.G.: First epidemiological study of contact dermatitis in Spain – 1977. Acta Dermatovener. Suppl. 59 (1979), 33–37

[6] Corazza, M., Virgili, A.: Airborne allergic contact dermatitis from benzalkonium chloride. Contact Derm. 28 (1993), 195–196

[7] Cox, N.H.: Allergy to benzalkonium chloride simulating dermatomyositis. Contact Derm. 31 (1994), 40;

[8] Cusano, F., Luciano, S., Contact allergy to benzalkonium chloride and glutaraldehyde in a dental nurse. Contact Derm. 28 (1993) 127

[9] De Groot, A. C.; Weyland, J.W.; Bos, J.D.; Jagtman, B.A.: Contact allergy to preservatives. Contact Derm. 14 (1986), 120–121

[10] Falk, E.S.; Hektoen, H.; Thune, P.O.: Skin and respiratory tract symptoms in veterinary surgeons. Contact Derm. 12 (1985), 274–278

[11] Finnegan, J.K.; Dienna, J.B.: Toxicological Observations on Certain Surface-Active Agents. Proc. Scient. Sect. Toilet Goods Ass. 20 (1953), 16–19

[12] Fisher, A.A.; Stillmann, M.A.: Allergic Contact Sensitivity to Benzalkonium Chloride. Arch. Derm. 106 (1972), 169–171

[13] Fisher, A.A.: Allergic contact dermatitis and conjunctivitis from benzalkonium chloride. Cutis 39 (1987), 381–383

[14] Foster, J.H.S.: Preservation of ophthalmic solutions – Part 2. Manufacturing Chemist and Aerosol News 36 (1965), 43–46

[15] Fräki, J.E.; Kalimo, K.; Tuohimaa, P.; Aantaa, E: Contact allergy to various components of topical preparations for treatment of external otitis. Acta Otolaryngol. (Stockh.) 100 (1985), 414–418

[16] Frosch, P.J.: Kontaktallergene in Kosmetika. Bundesgesundheitsbl. 10 1994), 418–419

[17] Fuchs, Th.; Meinert, A.; Aberer, W.; Bahmer, F.A.; Peters, K.P.; Lischka, G.; Schulze-Dirks, A.; Enders, F.; Frosch, P.J.: Benzalkoniumchlorid – relevantes Kontaktallergen oder Irritans? – Ergebnisse einer Multicenter-Studie der Deutschen Kontaktallergiegruppe. Hautarzt 44 (1993), 699–702

[18] Gad, S.C.; Dunn, B.J.; Dobbs, D.W.; Reilly, Ch.; Walsh, R.D.: Development and Validation of an Alternative Dermal Sensitization Test: The Mouse Ear Swelling Test (MEST). Toxicol. Appl. Pharmacol. 84 (1986), 93–114

[19] Gall, H.: Toxisches Kontaktekzem auf die quarternäre Ammoniumverbindung Benzalkoniumchlorid. Dermatosen 27 (1979), 139–140

[20] Gall, H.; Hutter, J.; Kaufmann, R.; Seidel, H.-J.: Epikutantest-Ergebnisse in Frauenberufen. Dermatosen 45 (1997), 160–164

[21] Garcia-Perez, A.; Moran, M.: Dermatitis from quaternary ammonium compounds. Contact Dermatitis 1 (1975), 316–317

[22] Goh, C. L.: Contact sensitivity to topical antimicrobials. (II). Sensitizing potentials of some topical antimicrobials. Contact Dermatitis 21, (1989), 166–171

[23] Hätinen, A.; Teräsvirta, M.; Fräki, J.E.: Contact allergy to components in topical ophthalmologic preparations. Acta Ophthalmologica 63 (1985), 424–426;

[24] Hausen, B.M.; Brinkmann, J.; Dohn W.: Bezalkoniumchlorid. In: Lexikon der Kontaktallergene, Ecomed Fachverlag, Landsberg am Lech (1992/1994)

[25] Itoh, M.; Ishihara, M.; Hosono, K.; Kantoh, H.; Kinoshita, M.; Yamada, K.; Nishimura, M.: Results of Patch

Tests Conduced between 1978 and 1985 using Cosmetic Ingredints. Skin Research 28 (1986), Suppl. 2, 110–119

[26] Klein, G.F., Sepp, N., Fritsch, P., Allergic reactions to benzalkonium chloride? do the use test! Contact Derm. 25 (1991), 269–70

[27] Kligman, J.: The Identification of Contact Allergens by Human Assay. III. The Maximization Test: A Procedure for Screening and Rating Contact Sensitizers. Invest. Derm. 47 (1966), 393

[28] Lange-Ionescu, S.; Pilz, B.; Geier, J.; Frosch, P.-J.: Kontaktallergien bei Patienten mit Stauungsdermatitis oder Ekzem der Beine. Ergebnisse des Informationsverbundes Dermatologischer Kliniken und der Deutschen Kontaktllergiegruppe. Dermatosen 44 (1996), 14–22

[29] Lombardi, P., Gola, M., Acciai, M. C., Sertoli, A., Unusual occupational allergic contact dermatitis in a nurse. Contact Derm. 20 (1989), 302–303

[30] Lovell, C.R.; Staniforth, P.: Contact allergy to benzalkonium chloride in plaster of Paris. Contact Derm. 7 (1981), 343–344

[31] Marzulli, F.N.; Maibach, H.I.: The Use of Graded Concentrations in Studying Skin Sensitizers: Experimental Contact Sensitization in Man. Fd. Cosmet. Toxicol. 12 (1974), 219–227

[32] Maurer, Th.: The Optimization Test. Curr. Probl. Derm. 14, 114–151 (1985)

[33] Meneghini, C.L., Rantuccio, F., Lomuto, M.: Additives, Vehicles and Active Drugs of Topical Medicaments as Causes of Delayed-Type Allergic Dermatitis. Dermatologica 143 (1982), 137–147

[34] Meyer, U., Runnebaum, G.B.: Benzalkonium-Chlorid zur vaginalen Kontrazeption – der Scheidenschwamm. Geburtsh. und Frauenheilk. 50 (1990), 542–547

[35] Mitchell, J.C., Adams, R.M., Glendenning, W.E., Fisher, A., Kanof, N., Larsen, W., Maibach, H.I., Rudner, E.J., Schnorr, W., Storrs, F., Taylor, J.S.: Results of Standard Patch Tests with Substances abandoned. Contact Derm. 8 (1982), 336–337

[36] Nilsson, E.: Contact sensitivity and urticaria in „wet" work. Contact Derm. 13 (1985), 321–328

[37] Perrenoud, D., Bircher, A., Hunziker, T., Suter, H., Bruckner-Tuderman, L., Stager, J., Thurlimann, W., Schmid, P., Suard, A., Hunziker, N., Frequency of sensitization to 13 common preservatives in Switzerland. Swiss Contact Dermatitis Research Group. Contact Derm. 30 (1994), 276–279

[38] Romaguera, C.; Grimalt, F.: Statistical and comparative study of 4600 patients tested in Barcelona (1973–1977). Contact Derm. 6 (1980), 309–315

[39] Rote Liste 1996. Arzneimittelverzeichnis. Aulendorf: Editio Cantor, 1996

[40] Rothe, A; Fiß, I.; Wagner, E.: Zum Kontaktekzem durch formaldehydfreie Desinfektionsmittel. Hyg. Med. 18 (1993), 167–175

[41] Rudzki, E., Kecik, T., Rebandel, P., Portacha, L., Pauk, M., Frequency of contact sensitivity to drugs and preservatives in patients with conjunctivitis. Contact Derm. 33 (1995), 270

[42] Rustemeyer, Th.; Pilz, B.; Frosch, P. J.: Kontaktallergien in medizinischen Berufen. Hautarzt 45 (1994), 834–844

[43] Schallreuther, K.U., Schulz, K.H.: A comparative study of the allergenicity of quaternary ammonium compounds in guinea-pigs. Clin. Experiment. Dermatol. 11 (1986), 460–466

[44] Schnuch, A: Benzalkoniumchlorid. Dertmatosen 45 (1997), 179–180

[45] Schnuch, A., Arnold, R., Bahmer, F., Brasch, J., Diepgen, T.L., Enders, F., Frosch, P.J., Fuchs, Th., Geier, J., Henseler, T., Müller, St., Peters, K.-P., Schulze-Dirks, A., Stary, A., Uter, W., Zimmermann, J., Epikutantestung mit der Salbengrundlagenreihe – Ergebnisse des Informationsverbundes Dermatologischer Kliniken (IVDK). Dermatosen 41 (1993), 176–183

[46] Shmunes, E.; Levy, E.J.: Quaternary Ammonium Compound Contact Dermatitis from a Deodorant. Arch. Derm. 105 (1972), 91–93

[47] Staniforth, P.; Lovell, C.R.: Contact dermatitis related to constituent of an orthopaedic wool. Brit. Med. J. 283 (1981), 1297

[48] Stingeni, L.; Lampomarda, V.; Lisi, P.: Occupational hand dermatitis in hospital enviroments. Contact Derm. 33 (1995), 172–176

[49] Trevisan, G., Kokelj, F., Briscik, E.: Dermatite da contato al benzalconio cloruro simulante una dermatite da metalli. G. Ital. Dermatol. Venereol. 123 (1988), 513–515

[50] Weston, A., Assem, E. S. K., Possible link between anaphylactoid reactions to anaesthetics and chemicals in cosmetics and biocides. Agents Actions 41 (1994), C138–C139

[51] Willis, C.M.; Stephens, J.M.; Wilkinson, J.D.: Experimentally-induced irritant contact dermatitis. Determination of optimum irritant concentrations. Contact Derm. 18 (1988), 20–24

6.6 2-Chloracetamid

(CAS-Nr. 79-07-2) – (Chloracetamid, 2-Chloressigsäureamid)

1 Vorkommen

Chloracetamid wird in Konzentrationen bis 0,4 % als Konservierungsmittel in technischen Produkten (Kühlschmiermitteln, Waschrohstoffen, Farben, Leimen, Leder, Schuhcreme u.a.), in Kosmetika (bis 0,3 % zugelassen) und auch in Heil- und Pflegecremes eingesetzt [6]. Kosmetika müssen den Hinweis „Enthält Chloracetamid" erhalten [10].

2 Arbeitsmedizinische und experimentelle Daten

In ersten Berichten sind Einzelfälle von allergischem Kontaktekzem durch Chloracetamid in Babycreme, Hirudoid-Cremes oder anderen Kosmetika publiziert worden. In weiteren Kasuistiken wurden Lederschuhe, Farben, Schneidöl u.a. konservierte Industrieprodukte als Ursache beschrieben. In allen Fällen waren Epikutantests mit Chloracetamid und vereinzelt auch mit N-Methylol-Chloracetamid positiv [Übersicht bei 6]. Durch Testung ausgewählter Exponiertengruppen wurden bei 3/70 Ulcus-cruris-Patienten [zit. bei 6] 18/51 Wollwachsalkoholallergikern [2], und 5/190 Malern [14]. Sensibilisierungen gegen Chloracetamid nachgewiesen. Von den 5 Malern reagierten 4 auf einen Kleber, der 0,12 % Chloracetamid enthielt und auf Verdünnungen des Klebers (20 und 50 %). Übliche Testkonzentrationen für Chloracetamid sind 0,1 % und 0,2 %. Es wurde auch über eine positive Testreaktion auf 0,001 % Chloracetamid berichtet [15]. In Testkollektiven von Hautkliniken reagierten in Holland 0,6 % (3/501) Patienten [5], in der Schweiz 1989 1,5 % von 2295 Patienten mit Verdacht auf Kontaktekzem bzw. 3 % von 606 Testpatienten auf Chloracetamid [11, 7]. FUCHS u.a. [4] berichteten über 9,4 % (21/224) positive Testergebnisse mit Chloracetamid. Eine Multizenterstudie in Deutschland ergab von 1987 bis 1989 bei 53/4948 (1,1 %) Getesteten positive Reaktionen im Epikutantest [12]. Eine Auswertung von Daten von 11432 Getesteten aus deutschen Hautkliniken (1990 bis 1994) ergab Sensibilisierungen in 1,2 % (142) [13]. Von insgesamt 31 Getesteten mit Lederchemikalien zeigte eine Schuhfabrikarbeiterin eine Reaktion auf Chloracetamid, die nicht als relevant beurteilt wurde [9].

In den USA sind Sensibilisierungen gegen Chloracetamid selten (1/648 Getesteten) [zit. bei 6]. Bei experimentellen Studien an Freiwilligen konnten von ARZULLI u.a. mit einem modifizierten Draize-Test mit einer Creme, die 1,25 % Chloracetamid enthielt (Okklusivtest für 48 oder 72 Stunden in 10 Applikationen) 17 % (35/205) sensibilisiert werden [zit. bei 1, 6]. JORDAN et al. [8] führten einen modifizierten Draize-Test an 150 Probanden durch (Induktion mit 0,5 % Chloracetamid in Wasser, epikutane Applikation an je 3 Tagen für 3 Wochen, nach 2 Wochen 2 mal 48 Stunden Challangeapplikation von 0,5 % Chloracetamid) und sensibilisierten 31 % (47/150), 57 % der Frauen und 24,6 % der Männer. CRONIN [3] berichtete über eine mögliche Sensibilisierung durch Epikutantestung mit 2 % Chloracetamid.

Sensibilisierungsversuche an Meerschweinchen (Maximierungstest mit FCA, Buehler Test, offener Epikutantest, auch auf abradierter Haut) waren bisher negativ oder maximal bei einem Tier positiv (zit. bei [1], [6]).

3 Bewertung

Eine Vielzahl von Kasuistiken, die Sensibilisierungsraten in Exponiertenkollektiven, der Anteil positiver Reaktionen in Testkollektiven und die Ergebnisse von Sensibilisierungsversuchen am Menschen belegen die sensibilisierende Wirkung durch Hautkontakt (R43) für 2-Chloracetamid in Anwendungskonzentrationen (bis ca. 0,4 %).

4 Literatur

[1] Anonym (Expert Panel): Final report on the safety assessment of chloracetamide. J. Am. Coll. Toxicol. 10 (1991), 21–32

[2] Auth, R.; Pevny, I.; Gernot. P.: Ein Beitrag zur Wollwachsallergie. Akt. Dermatol. 10 (1984), 215–220

[3] Cronin, E.: Contact Dermatitis. Edinburgh London and New York: Churchill Linvingstone, 1980

[4] Fuchs, T.; Ippen, H.: Hautallergien durch Konservierungsmittel. Pharmatechnol. 6 (1985), 52–55

[5] de Groot, A.C.; van Joost, T.; Bos, J.D.; Jagtman, B. A.; Bruynzeel, D.P., Weyland, J.W.: Contact allergy to preservatives (II). Contact Derm. 15 (1986) 218–222

[6] Hausen, B.M.; Brinkmann, J.; Dohn, W.: Lexikon der Kontaktallergene. Landsberg/Lech: Ecomed Fachverlag, 1992, Losebl.-Ausg.

[7] Hunziker, N.: Prevalence of sensitization to 13 preservatives in Switzerland. Contact Derm. 23 (1990), 245;

[8] Jordan, W.P.; King, S.E.: Delayed hypersensitivity in females. Conatact Derm. 3 (1977), 19–26

[9] Koch, P.; Nickolaus, G.; Geier, J.: Kontaktallergie bei Lederherstellern, Lederverarbeitern und in der Schuhindustrie. Dermatosen 44 (1996), 257–262

[10] Verordnung über kosmetische Mittel (Kosmetikverordnung) (Bek. Der Neufassung vom 7.Oktober 1997). BGBl I, S. 2410– 2448

[11] Perrenoud, D.; Bircher, T.; Hunziker, H. et al.: Frequency of sensitization to 13 common preservatives in Switzerland. Contact Derm 30 (1994), 276–279

[12] Scheuer, B.; Rüther, T.; v. Bülow, V. et al.: Häufige Kontaktallergene. Akt. Dermatol. 18 (1992), 44–49

[13] Schnuch, A.; Geier, J.; Uter, W.; Frosch, P.J.: Patch testing with preservatives, antimicrobials and industrial biocides. Results from a multicentre study. Br. J. Dermatol. 138 (1998), 467–476

[14] Wahlberg, J. E.; Högberg, M.; Skare, L.: Chloracetamide allergy in house painters. Contact Derm. 4 (1978), 116–117

[15] Wantke, F.; Demmer, C. M.; Götz, M.; Jarisch, R.: Sensitization to chloracetamide. Contact Derm. 29 (1993), 213–214

6.7 2-Chlor-1-10-(3-(dimethylamino)propyl)phenothiazin

(CAS-Nr. 69-09-0) – (Chlorpromazin)

1 Vorkommen

Chlorpromazin ist ein Medikament, das als Neuroleptikum, Antihistaminikum und Antiemetikum wirkt. Die Substanz gehört zur Klasse der Phenothiazine.

Das Chlorpromazinpräparat wurde 1952 eingeführt, wird in der Humanmedizin allerdings seit längerem nur noch selten eingesetzt. In der Landwirtschaft wird es zur Sedierung von Ferkeln und Schlachtschweinen verwendet.

2 Arbeitsmedizinische und experimentelle Daten

Schon bald nach seiner Einführung wurden photokontaktallergische Ekzeme beobachtet [1], und zwar fast ausschließlich beim Krankenpflegepersonal [2], das durch Hautkontakt mit dem Medikament sensibilisiert worden war. Nach verschiedenen Antibiotika und Lokalanaesthetika gehörten Phenothiazine zu den häufigsten beruflichen Kontaktallergenen im Gesundheitswesen der DDR [3]. Im Rahmen größerer Photopatchtest-Auswertungen fand sich Chlorpromazin unter den häufiger ermittelten Photoallergenen [4, 5]. Die Zahl der Neuerkrankungen im Gesundheitsdienst konnten durch Dragierung der Tabletten und durch entsprechende Vorsichtsmaßnahmen beim Umgang mit Ampullen allmählich vermindert werden. Chlorpromazin wird als Humanarznei nur noch selten angewandt, kommt jedoch in der Landwirtschaft beim Zusammenbringen von Ferkelwürfen und zur Sedierung von Schlachtschweinen gelegentlich zum Einsatz. Der kaum vermeidbare Hautkontakt der Landwirte und der früher fehlende Warnhinweis hatten zur Folge, dass aus diesem Bereich über Photokontaktekzeme, aber auch über persistierende schwere Lichtüberempfindlich-

keiten gegen Ultraviolett A („persistent light reaction") berichtet wurde [69].

3 Bewertung

Chlorpromazin ist ein Photosensibilisator für die Haut (R43).

4 Literatur

[1] Schulz, K.H.; Wiskemann, A.; WoiL K.: Klinische und experimentelle Untersuchungen über die photodynamische Wirksamkeit von Phenothioazlnderivaten, Insbesondere von Megaphen. Pech. Min. exp. Den. 202 (1956), 285–298

[2] Rudzki, E.: Occupational dermatitis among health service workers. Dermatosen 27 (1979), 112–125

[3] Rothe, A.; Bräunlich, T.: Zur Epidemiologie der Berufsdermatosen in der ehemaligen DDR. In: J Ring (Hrsg.): Epidemiologie allergischer Erkrankungen. München: MMV, Medizin Verlag, 1991, 83–97

[4] Wennersten, G.; Thune, P.; Brodthagen, H.; Jansen, C.; Rystedt, 1.: The Scandinavian multicenter photopatch study. Preliminary results. Contact Dermatitis 10(1984), 305–309

[5] HölzIe, E.: Photopatch-Test Ergebnisse der multizentrischen Studie. Akt. DermatoL 17(1991), 117–123;

[6] Ertie, T.: Beruflich bedingte Kontakt- und Photokontaktallergie bei einem Landwirt durch Chlorpromazin. Dermatosen 30(1982), 120–122

[7] Schauder, S.: Olaquindox und Chlorpromazin verursachen persistierende Lichtreaktionen bei Landwirten. Hautnah Denn 8(1992), 364–376

[8] Weyer, U.; Kowaizick, L; Köster, W.; Ring, J.: Persistent ilght reaction assodated with photoallergy towards chlorpromazine in a pigbreeder. Schweiz. med. Wschr. 121 (1991), Suppl 40, II, 91

[9] Arnbiard, P.; Beani, J.C.; Reymond, J.L.: Persistent light reaction due to phenothiazines in atopic disease. Pan. Dermatol. Venereoi. 109 (1992), 225–228

6.8 1-Chlor-2,4-dinitrobenzol (DNCB)

(CAS-Nr. 97-00-7)

1 Vorkommen

1-Chlor2,4dinitrobenzol – DNCB als Ausgangsprodukt für Explosiv-, Farb-, Gummihilfsstoffe und Fotochemikalien. Es entsteht als Zwischenprodukt bei der Herstellung von Chloramphenicol. Als Nachweisreagenz für Nikotinsäure und andere Pyridinverbindungen sowie bei der Qualitätskontrolle ist DNCB auch gelegentlich in analytischen und als experimenteller Sensibilisator in immuntoxikologi-

schen Laboratorien anzutreffen. Zeitweise war die Substanz auch als Algizid in Klimaanlagen im Handel [4, 5, 9]. Außerdem wird DNCB zur Feststellung des Immunstatus bei immundefizienten Patienten und zur Immuntherapie bei verschiedenen Erkrankungen eingesetzt [1].

Die Jahresproduktion beträgt > 1.000 t. Die Produktion und Verwendung erfolgt in geschlossenen Systemen. Beim Umladen oder Verladen können

Personen jedoch mit dem Stoff in Berührung kommen [4].

2 Arbeitsmedizinische und experimentelle Daten

DNCB verfügt über ausgesprochen stark sensibilisierende Eigenschaften, die gut dokumentiert und am Menschen schon im ersten Drittel des 20. Jahrhunderts nachgewiesen wurden [5, 9]. Bei experimentell durchgeführten Unersuchungen ergab sich eine eindeutige Dosis-Wirkungbeziehung: 62,5 pg führten bei 8 %, 500 pg bei 100 % der Probanden zu Sensibilisierungen [2]. Prädisponierte Individuen, nämlich solche mit multiplen Sensibilisierungen [8], und Frauen [7, 10] sind empfindlicher Die DNCB-Reaktivität bleibt auch nach einem Zeitraum von über 10 Jahren bestehen [7]. Untersuchungen zur Struktur-Wirkungsbeziehung zeigten, dass 1-Chlor-2,4-dinitrobenzol (DNCB) stark, und 1,2,4, Trinitrobenzol schwach wirksam sind, hingegen 1,2,-Dichlor-4-nitrobenzol, 2-Chlor-1, 4-dinitrobenzol und 1,3,5-Trinitrobenzol keine Allergien induzieren (Sulzberger und Baer 1938, zit. nach [9]).

Mit allergischen Kreuzreaktionen auf chemisch verwandte halogenierte Nitrobenzole ist bei beruflichem Kontakt zu rechnen, insbesondere auf 1-Fluor-2,4,-dinitrobenzol und 1-Chlor-2,4,6-trinitrobenzol [3]. Über den therapeutischen Einsatz der Substanz als Immunmodulator wird zusammenfassend bei [1] berichtet. Klinisch äußert sich die Sensibilisierung gegen DNCB fast ausschließlich unter dem Bild eines Kontaktekzems. Es sind aber auch Fälle von Kontakturticaria bekannt geworden [11].

Die nahezu nur beruflich bedingten Sensibilisierungen, meist in chemischen Betrieben (Laboratorien, Gummi-, Farben-, Keramik-, Sprengstoff-Industrie), stammen aus der ersten Hälfte des letzten Jahrhunderts (4, 9), und traten auch nach nur aerogenem Kontakt beim Be- oder Entladen – auch bei Büroangestellten – auf [4]. Als die Substanz in den siebziger Jahren als Algizid in Kühlsystemen eingesetzt wurde, traten bei einigen mit der Wartung beschäftigten Arbeitern Sensibilisierungen auf [9]. Weitere Fälle traten bei Arbeitern in der Chemieindustrie, der Textilindustrie und der Gummiindustrie sowie bei Transportarbeitern auf [4–6, 9]. Das starke Sensibilisierungsvermögen von DNCB wurde erstmalig 1935 an Meerschweinchen nachgewiesen. Die Substanz wurde im Tierexperiment häufig als Positivkontrolle und zur Validierung von Testmethoden eingesetzt. Bei verschiedenen Testmethoden mit und ohne Adjuvans kam es bei Meerschweinchen zu Sensibilisierungsraten von bis zu 100 % [5, 9].

3 Bewertung

2, 4-Dinitrochlorbenzol (DNCB) besitzt starke hautsensibilisierende Eigenschaften (R43), die sowohl beim Menschen als auch im Tierexperiment nachgewiesen wurden.

4 Literatur

[1] Epstein, W. L., Stricker, R. B.: Immunomodulation by Allergic Contact Sensitization: The Dinitrochlorobenzene Story. Am, J. Contact Derm. 6 (2), 117–121, (1995)

[2] Friedmann, P.S., Moss, C., Shuster, 5,, Simpson, J.M.: Quantitative relationships between sensitizing dose of DNCB and reactivity in normal subjects. Clin. Exp. mmunol. 53, 709–715 (1983)

[3] Garcia-Perez, A: Occupational dermatitis from DNFB with cross sensitity to DNCB. Contact Dermatitis 4, 125–7 (1978)

[4] Hausen, B.M., Kiehn, M.: Berufsbedingte Kontaktallergie auf Dinitrochlorbenzol (DNCB). Akta Dermatol. 16, 84–87 (1990)

[5] Kayser D., Schlede E., (Hrsg.): Chemikalien und Kontaktallergie – eine bewertende Zusammenstellung, MMV Medizin Verlag, München (1995/97/2001)

[6] Lübbe, D.: Professionelle Dinitrochlorbenzol-Kontaktdermatitis – elf Fälle in der Nitrieranlage eines Chemiewerkes. Derm. Beruf Umwelt 41, 19–24 (1993);

[7] Lübbe, D., Fiedler, H.: Experimentelle DNCB-Kontaktallergie, eine 10-Jahresstudie bei 137 Probanden. Z. Hautkr. 66, 954–956 (1991)

[8] Moss, C., Friedmann, P. 5., Shuster, 5., Simpson, J. M.: Susceptibility and amplification of sensitivity in contact dermatitis. Clin. Exp. Immunol. 61, 232–41 (1985)

[9] Greim H (Hrsg): Gesundheitsschädliche Arbeitsstoffe – Toxikologischarbeitsmedizinische Begründung von MAK-Werten. N.N., 1-Chlor-2,4-dinitrobenzol. Weinheim: Verlag Chemie, 22. Lfg. (1996)

[10] Rees, J. L., Friedmann, P. S, Matthews, J. N. S.: Sex differences n susceptiblity to deveopment of contact hypersensiflvity to dinitrochorobenzene (DNCB). Br. J. DermatoL 120, 371–4 (1989)

[11] Valsecchi, R., FoladelN, L., Reseghett, A, CaineiH, T.: Generalized urticarla from DNCB. Contact Dermatitis 14, 254–5 (1986)

6.9 **5-Chlor-2-methyl-2,3-dihydroisothiazol-3-on** und **2-Methyl-2,3-dihydroisothiazol-3-on**

(CAS-Nr. 26172-55-4 und 2682-20-4) – (CMI/MI)

Die Einzelsubstanzen CMI und MI liegen normalerweise als Gemisch (CAS-Nr. 55965-84-9) im Verhältnis 3:1 in den in den Handel gebrachten Produkten vor.

1 Vorkommen

CMI/MI ist ein Biozid mit bakterizider (CMI) und fungizider (MI) Wirkung. Es wird eingesetzt in Kühlschmierstoffen, Klebern, Wachsen, Leder und Textilien, wassermischbaren Farben, Holzschutzmitteln, bei der Papierherstellung (als Papierschleimbekämpfungsmittel), in (geschlossenen) Kühlwasserkreisläufen sowie in verschiedenen Kosmetika. Die Einsatzkonzentration liegt zwischen 5 ppm (0,0005 %) (Papierherstellung) und 30 ppm (0,003 %) (wässrige Farben). In Kosmetika sollte die Konzentration von 15 ppm nicht überschritten werden (rins-off-Produkte), bei ‚leave-on'-Produkten soll die Konzentration, wenn es dort überhaupt eingesetzt wird, noch niedriger liegen [1–3]. Unterschiedliche Konzentrationen in verschiedenen Anwendungen scheinen vertretbar, da die Freisetzung von der Formulierung abhängt – z.B. geringere Freisetzung aus Polymer-Emulsionen und Farben, als aus wässrigen Lösungen [4]. Während im industriellen Bereich CMI/MI in großem Maßstab eingesetzt wird, ist seine Verwendung in Kosmetika deutlich zurückgegangen [5].

2 Arbeitsmedizinische und experimentelle Daten

CMI/MI erwies sich sowohl bei humanen als auch tierexperimentellen Untersuchungen zur Sensibilisierungpotenz als Sensibilisator [6–10]. Beziehungen zwischen der Induktionsdosis und der Sensibilisierung konnten ermittelt werden [6], wobei bis zur Konzentration von 15 ppm an über 200 Versuchspersonen keine Sensibilisierung erzeugt werden konnte [9]. In einer anderen Serie reagierten nach einer Induktion mit 12,5 ppm 1/84 und mit 20 ppm 2/45 [9], so dass die Induktionsschwelle wohl zwischen 10 und 20 ppm liegt. Konzentrationsschwellenbestimmungen ergaben, dass bis zu einer Konzentration von 7 ppm im okklusiven Epikutantest noch Reaktionen bei CMI/MI-Sensibilisierten nachgewiesen werden. Bei Untersuchungen zur Struktur-Allergenitätsbeziehung zeigte sich, dass das chlorierte (CMI) und (ausgeprägter) das dichlorierte Isothiazolinon (als geringe Verunreinigung in CMI/MI enthalten) eine stärkere Sensibilisierungspotenz aufweisen als das nicht chlorierte MI [11]. Hingegen ist die Sensibilisierungspotenz von Isothiazolinonen mit „längerkettiger" Substitution wie N-Octylisothiazolinon (OIT) oder 1,2-Benzisothiazolinon (BIT) deutlich geringer [8, 12]. Während CMI/MI-Allergiker sowohl auf CMI als auch (seltener) auf MI reagieren [13], sind Kreuzreaktionen zwischen CMI/MI und OIT [14] oder CMI/MI und BIT [15, 16] praktisch nicht beobachtet wurden. Auf Abbauprodukte von CMI/MI wurden keine allergischen Reaktionen nachgewiesen [17]. Die Häufigkeit der Sensibilisierung in der Bevölkerung hängt von der Selektion der untersuchten Bevölkerungsgruppe ab. In der Allgemeinbevölkerung wurde eine Rate von 0,4 % (Männer) und 1,0 % (Frauen) ermittelt – zum Vergleich mit anderen Allergenen: Duftstoffe (1,1/1,0), Nickel (2,2/11,1), Kaliumdichromat (0,7/0,3) [18]. Bei Patienten mit Verdacht auf ein allergisches Kontaktekzem ist die Rate höher, schwankt jedoch erheblich in Abhängigkeit von der Region, dem Untersuchungszeitraum und der demographischen Zusammensetzung des Kollektivs [19]. In einer großen multizentrischen Studie unter Beteiligung zahlreicher europäischer Kliniken lagen die Raten zwischen 0,4 % und 11,1 % [20]. In Nordamerika spielen die Isothiazolinone nicht die Rolle als Allergen, die sie in Europa einnahmen [21, 22]. In den achtziger Jahren ermittelten Kliniken der DKG noch eine Rate von 5,2 % [23], wohingegen die letzten Auswertungen der Kliniken des IVDK das CMI/MI im Bereich von etwas über 2 % finden [24], nach einem stetigen, wenn auch langsamen Rückgang über die letzten Jahre [25, 26]. In Kollektiven mit einem hohen Anteil an berufsdermatologischen Fällen liegt die Sensibilisierungsrate höher [24]. Einzelne Berufszweige sind durch ihre berufsspezifische Exposition offenbar häufiger betroffen [27–29]. Einzelfälle einer aerogenen Kontaktdermatitis wurden beobachtet [30–32]. Trotz eines weiten Einsatzes in den USA wurden dort nicht so hohe Raten wie in Europa beobachtet. Als das entscheidende Problem erscheint ein ungeeigneter (z. B. in leave-on Produkten) oder unsachgemäßer Einsatz in zu hohen Einsatzkonzentrationen in ‚nicht-Kosmetika'. Der Arbeitsschutz sollte auf strikte Einhaltung und ggf. Überwachung der Konzentrationen gerichtet sein.

3 Bewertung

CMI/MI ist ein Biozid mit hautsensibilisierender Wirkung (R43).

4 Literatur

[1] Bruze, M.; Gruvberger, B.; Björkner, B.: Kathon CG – an unusual contact sensitizer. In: T. Menne, H. I. Maibach (Eds): Exogenous dermatoses: Environmental dermatitis. Boca Raton Ann Arbor Boston: CRC Press,1990, 283–298

[2] de Groot, A.C.: Methylisothiazolinone/Methylchloro-isothiazolinone (Kathon CG) Allergy: An Updated Review. Am J Contact Dermatitis 1 (1990), 151–156

[3] Hausen, B.M.; Brinkmann, J.; Dohn, W.: Lexikon der Kontaktallergene. Landsberg/Lech: Ecomed Fachverlag, 1992/1994, Losebl.-Ausg.

[4] Jayjock, M. A.; Hazelton, G. A.; Lewis, P. G.; Wooder, M. F.: Formulation Effect on the Dermal Bioavailability of Isothiazolone Biocide. Food Chem. Toxicol. 34 (1996), 277–282

[5] Ellis, J.: Preservatives in cosmetic products – „Hit-lists" and EEC legislation. Preservatech Conference Proceedings. Augsburg: Verlag für chemische Industrie, H. Ziolkowsky,1995, 136–158

[6] Chan, P.K.; Baldwin, R.C.; Parsons, R.D.; Moss, J.N.; Stiratelli, R.; Smith, J.M.; Hayes, A.W.: Kathon Biocide: Manifestation of Delayed Contact Dermatitis in Guinea Pigs is Dependent on the Concentration for Induction and Chalenge. J. Invest. Dermatol 81 (1983), 409–411

[7] Bruze, M.; Fregert, S.; Gruvberger, B.; Persson, K.: Contact allergy to the active ingredients of Kathon CG in the guinea pig. Acta Derm. Venereol. 67 (1987), 315–320

[8] Botham, P.A.; Hilton, J.; Evans, C.D.; Lees, D.; Hall, T.J.: Assessment of the relative skin sensitizing potency of 3 biocides using the murine local lymph node assay. Contact Dermatitis 25 (1991), 172–177

[9] Cardin, C. W.; Weaver, J. E.; Bailey, P. T.: Dose-response assessments of Kathon biocide. (II). Threshold prophetic patch testing. Contact Dermatitis 15 (1986), 10–16

[10] Gruvberger, B.: Methylisothiazolinones. Diagnosis and prevention of allergic contact dermatitis, Acta Dermato. Venereol. (1997) Suppl. 200

[11] Bruze, M.; Gruvberger, B.; Persson, K.: Contact allergy to a contaminant in Kathon CG in the guinea pig. Dermatosen 35 (1987), 165–168

[12] Emmett, E. A.; Ng, S. K.; Levy, M. A.; Moss, J. N.; Morici, I. J.: The irritancy and allergenicity of 2-n-octyl-4-isothiazol-3-one (Skane M-8), with recommendations for patch test concentration. Contact Dermatitis 20 (1989), 21–26

[13] Bruze, M.; Dahlquist, I.; Gruvberger, B.: Contact allergy to dichlorinated methylisothiazolinone. Contact Dermatitis 20 (1989), 219–220

[14] Geier, J.; Schnuch, A.: No cross-sensitization between MCI/MI, benzisothiazolinone and octylisothiazolinone. Contact Dermatitis 34 (1996), 148–149

[15] Taran, J.M.; Delaney, T.A.: Allergic contact dermatitis to 1,2-benzisothiazolin-3-one in the carpet industry. Australas J. Dermatol. 38 (1997), 42–43

[16] Damstra, R. J.; van Vlotten, W. A.; van Ginkel, C. J.: Allergic contact dermatitis from the preservative 1,2-benzisothiazolin-3-one (1,2-BIT; Proxel): a case report, its prevalence in those occupationally at risk and in the general dermatological population, and its relationship to allergy to its analogue Kathon CG. Contact Dermatitis 27 (1992), 105–109

[17] Bruze, M.; Gruvberger, B.: Patch testing with degradation products of Kathon CG. Contact Dermatitis 21 (1989), 124–125

[18] Nielsen, N.H.; Menné, T.: Allergic contact sensitization in an unselected Danish population – the Glostrup allergy study, Denmark. Acta Derm. Venereol. 72 (1992), 456–460

[19] Schnuch, A.: PAFS – Population adjusted frequency of sensitization (I) – Influence of sex and age. Contact Dermatitis 34 (1996), 377–382

[20] Menné, T.; Frosch, P.J.; Veien, N.K.; Hannuksela, M.; Björkner, B.; Lachapelle, J.-M.; White, I.R.; Veilsgaard, G.; Schubert, H.J.; Andersen, K.E.; Dooms-Goossens, A.; Shaw, S.; Wilkinson, J.D.; Camarasa, J.G.; Wahlberg, J.E.; Brandrup, F.; Brandao, F.M.; der Walle, H.B.; van, Angelini, G.; Thestrup-Pedersen, K.; Burrows, D.; Ducombs, G.; Tosti, A.: Contact sensitization to 5-chloro-2-methyl-4-isothiazolin-3-one and 2-methyl-4-isothiazolin-3-one (MCI/MI)– A European multicentre study. Contact Dermatitis 24 (1991), 334–341

[21] Marks Jr., J.G.; Moss, J.N.; Parno, J.R.; Fowler Jr., J.F.; Storrs, F.J.; Belsito, D.B.; Taylor, J.S.; Rietschel, R.L.; DeLeo, V.A.; Maibach, H.I.; Adams, R.M.; Larsen, W.G.: Methylisothiazoli none/Methylchloroisothiazolinone (Kathon CG) Biocide – United States Multicenter Study of Human Skin Sensitization. Am. J. Contact Derm. 1 (1990), 157–161

[22] Holness, D.L.; Nethercott, J.R.: Patch testing in an occupational health clinic. Am. J. Contact Derm. 5 (1994), 150–155

[23] Frosch, P.J.: Aktuelle Kontaktallergene. Hautarzt 41 (1990), Suppl. 10, 129–133

[24] Schnuch, A.; Geier, J.; Uter, W.; Frosch, P.J.; Lehmacher, W.; Aberer, W.; Agathos, M.; Arnold, R.,; Fuchs, Th.; Laubstein, B.; Lischka, G.; Pietrzyk, P.M.; Rakoski, J.; Richter, G.; Rueff, F.: National rates and regional differences in sensitization to allergens of the standard series. Population adjusted frequencies of sensitization (PAFS) in 40.000 patients from a multicenter study (IVDK). Contact Dermatitis 37 (1997), 200–209

[25] Schnuch, A.; Uter, W.; Lehmacher, W.T.; Müller, St.; Peters, K.-P.; Schulze-Dirks, A.; Stary, A.; Zimmermann, J.: Epikutantestung mit der Standardserie – Erste Ergebnisse des Projektes „Informationsverbund Dermatologischer Kliniken" (IVDK). Dermatosen 41 (1993), 60–70

[26] Schnuch, A.; Geier, J.: Die häufigsten Kontaktallergene im Jahr 1994/Auswertung aus den Kliniken des
IVDK in Zusammenarbeit mit der Deutschen Kontaktallergiegruppe. Dermatosen 43 (1995), 275–278

[27] Uter, W.; Schaller, S.; Bahmer, F.A.; Brasch, J.; Diepgen, T.L.; Enders, F. Frosch, P.J.; Fuchs, Th.; Henseler,
T.; Müller, S.; Peters, K.P.; Przybilla, B.; Schaller, J.;
Schnuch, A.; Schulze-Dirks, A.; Stary, A.: Contact allergy in metal workers – a one-year analysis based on
data collected by the „information network of dermatological clinics" (IVDK) in Germany. Dermatosen 41
(1993), 220–227

[28] Nethercott, J.R.; Rothman, N.; Holness, D.L.; O'Toole,
T.: Health problems in metal workers exposed to a
coolant oil containing Kathon 886 MW. Am. J. Contact Derm. 1 (1990), 94–99

[29] Schnuch, A.; Geier, J.; Uter, W.; Frosch, P.J.: Contact
allergy to preservatives, antimicrobials and industrial
biocides. Br. J. Dermatol. 138 (1998),467–476

[30] Finkbeiner, H.; Kleinhans, D.: Airborne allergic contact dermatitis caused by preservatives in home-
decorating paints. Contact Dermatitis 31 (1994), 275–
276

[31] Fernandez-de-Corres, L.; Navarro, J. A.; Gastaminza,
G.; Del-Pozo, M. D.: An unusual case of sensitization
to methylchloro- and methyl-isothiazolinone (MCI/MI)
Contact Dermatitis 33 (1995), 215–216

[32] Schubert, H.: Airborne contact dermatitis due to me-
thylchloro- and methylisothiazolinone (MCI/MI).
Contact Dermatitis 36 (1997), 274

6.10 1,2-Cyclohexandicarbonsäureanhydrid

(CAS-Nr. 85-42-7) – (Hexahydrophthalsäureanhydrid – HHPA)

1 Vorkommen

Dicarbonsäureanhydride, u.a. HHPA, werden in der
Herstellung und Weiterverarbeitung von Kunststoffen eingesetzt. Berichte über gesundheitliche
Beeinträchtigungen durch HHPA stammen insbesondere aus dem Bereich der Epoxidharzverarbei-
tung, wo HHPA als Härter Verwendung findet.

2 Arbeitsmedizinische und experimentelle Daten

Es liegen kasuistische Berichte [SCHÖNEICH et al.
1990, CHEE et cl. 1991] und Studien [WELINDER et
al. 1994, HOGAN et al. 1993, DREXLER et al. 1994]
über Rhinitis und Asthma bronchiale bei Exponierten vor. Es fanden sich positive in vivo Befunde
[Pricktest, nasaler Provokationstest; NIELSEN et al.
1994]. Ferner konnten spezifische IgE- und IgG-
Antikörper nachgewiesen werden [MOLLER et al.
1985, SCHÖNEICH et al. 1991, GRAMMER et al.
1994, DREXLER et cl. 1994, WELINDER et al. 1994].

3 Bewertung

Die allergene Wirkung von HHPA ist durch kasuistische Berichte und epidemiologische Studien hinreichend gesichert (siehe auch Begründung der DFG
1995).

4 Literatur

[1] Chee, 0. B. E.; Lee, H. 5.; Cheong, T. H.; Wang, Y. T.;
Poh, 5. 0.: Occupational asthma due to hexahydrophthalic anhydride: a case report. Brit. J. Ind. Med. 48
(1991), 643–645

[2] Drexler, H.; Weber, A.; Letzel, 5.; Kraus, G.; Schaller,
K. H.; Lehnert, G.: Detection and clinical relevance of
a type 1 allergy with occupational exposure to hexahydrophthalic anhydride and methyltetrahydroph-
thalic anhydride. Int. Arch. Occup. Environ. Health 65
(1994), 279–283

[3] Grammer, L. 0.; Shaughnessy, M. A.; Hogan, M. B.;
Lowenthal, M.; Yarnold, P. R.; Watkins, D. N.;
Beggruen, 5. M.: Study of employees with anhydride-
induced respiratory disease after removal from exposure. JOEM 37 (1995), 820–825

[4] Hogan, M. B.; Shaughnessy, M. A.; Beggruen, S.;
Watkins, D.; Grammer, L. 0.; mcidence of immuno-
logically mediated respiratory disease im employees
to hexahydrophthalic anhydride (HHPA). Olin. Research 3 (1993), 649A;

[5] Moller, D. R.; Gallagher, J. S.; Bernstein, D. 1.;
Wilcox, T. H.; Burroughs, H. E.; Bernstein, 1. L: Detection of lgE-mediated repsiratory sensitization in
workers exposed to hexahydrophthalic anhydride. J.
Allergy Olin. Immunol. 75 (1985), 663–672

[6] Nielsen, J.; Welinder, 1-1.; Ottosson, H.; Bensryd, 1.;
Venge, P.; Skerfving, S.: Nasal challenge shows pa-
thogenetic relevance of spezifc gE serum antibodies
for nasal symptoms caused by hexahydrophthalic
anhydride. Cm. Exp. Allergy 24 (1994), 440–449

[7] Schöneich, R.; Wallenstein, G.: Carbonsäureanhydri-
de als Ursache arbeitsbedingter allergischer Atemwegserkrankungen beim Umgang mit Epoxidharz. Z.
gesamte Hyg. 36 (1990), 164–166

[8] Venables, K. M.: Low molecular weight chemicals,
hypersensitivity, and direct toxicity: the acid anhydrides, Brit. J. Ind. Med. 46 (1989), 222–232

[9] Welinder, H.; Nielsen, J.: Immunologic tests of specific antibodies to organic acid anhydrides. Allergy
46 (1991), 601–609

[10] Welinder, H. E.; Jönsson, B. A.; Nielsen, J. E.; Ottosson, H. E.; Gustavsson, 0. A.: Exposure-response
relationships in the formation of specific antibodies
to hexahydrophthalic anhydride in exposed workers.
Scand. J. Work Environ. Health 20 (1994), 459–465

6.11 N-Cyclohexyl-N'-phenyl-p-phenylen-diamin

(CAS-Nr. 101-87-1) – (Syn: 1,4-Benzenediamine, N-cyclohexyl-N'-phenyl, CPPD, Flexone 6-H, Santoflex GP)

1 Vorkommen

N-Cyclohexyl-N'-phenyl-p-phenylendiamin (CPPD) wurde als Alterungsschutzmittel (Antioxidans) und, um das Nachdunkeln heller Gummisorten zu verhindern, in Gummiprodukten eingesetzt. Angeblich wird es in der Gummiindustrie nicht mehr verwendet. Es steht deshalb nicht mehr als Testsubstanz zur Verfügung [1].

In Schutzhandschuhen werden p-Phenylen-diamin (PPD)-Abkömmlinge in Deutschland offenbar nicht eingesetzt [7].

2 Arbeitsmedizinische und experimentelle Daten

Allergisches Kontaktekzem durch technische Gummimischungen ist bei entsprechender Exposition nicht selten. Zur Abklärung dieser Verdachtsdiagnose wurde bis etwa 1992 ein sog. PPD-Mix verwendet, der die Antioxidantien N-isopropyl-N'-phenyl-p-phenylendiamin (IPPD), N-dimethyl-1,3butyl-N'-phenyl-p-phenylendiamin (DMPPD) und CPPD enthielt. Positive Reaktionen auf diesen Mix wurden in Deutschland in 0,9–1,6 % der getesteten Patienten, [1] gefunden. Neben IPPD reagierte CPPD häufiger bei der Testung der Einzelstoffe des Mixes [1]. Über positive Epikutantestreaktionen auf den PPD-Mix (*Schwarzgummi-Mix*) wurde in Europa und Nordamerika in 0,5 % bis 3 % berichtet (zit. nach 2). In Österreich wurde CPPD (2 % in Vaseline), aber nicht IPPD bei 1385 Patienten in einer Standardreihe mitgetestet. Man fand 1975 und 1976 bei 10,5 % (43) bzw. 9,5 % (37) positive Reaktionen. Von 1972 bis 1974 hatten insgesamt nur 10 Personen reagiert [4]. Von 436 Patienten einer Hautklinik reagierten 18 Männer und 7 Frauen auf CPPD (0,25 % in Vaseline) immer gekoppelt mit anderen PPD-Derivaten. Überwiegend wurde berufliche Relevanz angenommen [6]. Von 1976 bis 1980 erkrankten von 1798 Gummiwerkern (Produktion von Reifen bzw. Gummischuhen) 21 an einem allergischen Kontaktekzem, davon wurde für 14 Fälle eine Verursachung durch PPD-Verbindungen gefunden. In 5 Fällen war auch die Testung mit CPPD positiv [5]. In der Reifenindustrie waren PPD-Verbindungen, insbesondere IPPD, die häufigsten Ursachen der allergischen Kontaktdermatitis durch Gummi. Kreuzreaktionen von IPPD und CPPD waren sehr oft zu finden, mit PPD weniger [3]. Ein Maximierungstest nach Magnusson u. Kligmann mit

intradermaler Injektion von 0,5 % CPPD in Olivenöl, Freund's Adjuvans und epidermaler Applikation von 1 % CPPD in Vaseline ergab in Abhängigkeit von der Auslösekonzentration von 0,05 % und 0,5 % in Vaseline eine Sensibilisierung bei 50 bzw. 90 % der 20 Hartley-Meerschweinchen. Kontrollen waren negativ.

Die Sensibilisierungspotenz wurde als mittel bis hoch bewertet. Von den mit CPPD behandelten Tieren reagierten auch 15 positiv p-Phenylendiamin (0,05 % in Vaseline) und 5 auf N-Phenyl-N'-dimethyl-1,3-butyl-p-Phenylendiamin (0,05 % in Vaseline) im Sinne einer Kreuzreaktion.

Bemerkung

Der PPD-Mix wurde inzwischen durch IPPD als einen guten Anzeiger für eine Allergie gegen schwarze technische Gummimischungen ersetzt.

3 Bewertung

Sensibilisierungen am Menschen wurden insbesondere als Gruppenallergien gegen PPD-Verbindungen, die als Antioxidantien in technischen Gummisorten eingesetzt werden, nachgewiesen. Kasuistiken mit einer relevanten Zuordnung des Einzelstoffes liegen nicht vor. Die sensibilisierende Wirkung von CPPD und die Kreuzreaktivität wurden im Tierversuch bestätigt. Eine Bewertung mit R43 ist begründet.

4 Literatur

[1] Fuchs,T.: Gummi und Allergie. München-Deisenhofen: Dustri, 1995

[2] Greim, H.: (Hrsg.): Gesundheitsschädliche Arbeitsstoffe. Toxikologischarbeitsmedizinische Begründungen von MAK-Werten. P-Phenylendiamin-Verbindungen, 1996, Weinheim: VCH.Losebl.-Ausg.

[3] Herve-Bazin,B.; Gradiski,D.; Duprat,P.; Marignac,B.; Foussereau,J.; Cavalier,C.; Bieber,P.: Occupational eczema from N-isopropyl-N'-phenylparaphenylendiamine (IPPD) and N-dimethyl-1,3 butyl-N'phenylparaphenylendiamine (DMPPD) in tyres. Contact Dermatitis 3 (1977), 1–15

[4] Jarisch, R.; Sandor, I.: Epikutanstandardtestung: Ergebnisse aus fünf Jahren und ihre Auswirkungen auf zukünftige Untersuchungen. Z.Hautkr. 53 (1978), 463–470

[5] Kilpikari,I.: Occupational contact dermatitis among rubber workers. Contact dermatitis 8 (1982), 359–326

[6] Korossy, S.; Nebenführer, L.; Vincze, E.: Häufigkeit, Relevanz und Latenz der chemischen Allergie bei Krankenhauspatienten in Budapest. Dermatosen Beruf Umwelt 31 (1983), 39–44
[7] [www.gisbau.de/Allergen/Allergene.html]

6.12 1,2-Dibrom-2,4-dicyanbutan – BCB

(CAS-Nr. 35691-65-7) – (BC, Methyldibromoglutaronitrile)

1 Vorkommen

1,2-Dibrom-2,4-dicyanbutan (BCB) wird als Konservierungsmittel, überwiegend in Kombination mit Phenoxyethanol als Euxyl K 400 eingesetzt. Es wird in Kosmetika, Hautreinigungsmitteln, feuchtem Toilettenpapier und industriell in Farben auf Wasserbasis, Kühlschmierstoffen, Klebstoffen, Spezialzementen, Polituren, Holzimprägniermitteln, Entwicklerlösungen usw. verwendet [1, 2].

2 Arbeitsmedizinische und experimentelle Daten

Obgleich tierexperimentell nur eine schwache Sensibilisierungspotenz (Meerschweinchen-Maximierungstest negativ, modifizierte FCA-Methode schwach positiv) nachgewiesen wurde [2], fielen bald nach dem verbreiteten Einsatz des BCB Einzelfälle von allergischem Kontaktekzem auf [1, 4, 7]. Inzwischen wird über steigende Sensibilisierungsraten in größeren Testkollektiven von 1,2 % bis 1,7 % (Italien, 1991), 0,5 %–4 % (Niederlande, 1991, 1994), 0,8 %–2 % (Deutschland, 1991, 1994), 1,5 % (USA, 1990 bis 1994) berichtet [2, 3, 4, 5, 6].

3 Bewertung

Die Beobachtungen am Menschen, ergänzt durch einen schwach positiven Tierversuch, begründen eine Bewertung als sensibilisierend durch Hautkontakt (R43).

4 Literatur

[1] Fuchs, Th.; Enders, F.; Przybilla, B. et al,.: Contact allergy to Euxyl K 400. Dermatosen 39(1991), 151–153
[2] Geier, J.; Schnuch, A.; Fuchs, Th.: Zunahme der Kontaktallergien gegen Methylbromoglutaronitril in Deutschland. Allergologie 19(1996), 399–402
[3] Greim, H. (Hrsg): Gesundheitsschädliche Arbeitsstoffe. Toxikologischarbeitsmedizinische Begründungen von MAK-Werten. 2-Brom-2-(brommethyl)-pentandinitril (1,2-Dibrom-2,4-dicyanbutan), 1996, Weinheim: VCH-Losebl.Ausg.
[4] Hausen, B. M.; Brinkmann, J.; Dohn, W: Lexikon der Kontaktallergene. Landsberg/Lech: Ecomed, 1992, Losebl.-Ausg.
[5] Kayser, D., Schlede, E. (Hrsg.): Chemikalien und Kontaktallergie – Eine bewertende Zusammenstellung. München: MMV. 1995, Losebl.-Sammlung (Erg. 1997)
[6] Marks, J.G., Jr.: North american contact dermatitis group standard tray patch test results (1992–1994). Amer. J. Contact Derm. 7(1995), 61 (abstract)
[7] Mathias, C.G.T.; Contact Dermatitis to a new biocide (Tectamer 38®) used in paste glue formulation, Contact Dermatitis 9 (1983), 418–419

6.13 Futtermittel- und Getreidestäube

(vgl. 5.19)

1 Vorkommen

Getreide- und Futtermittelstäube sind in der Zusammensetzung variierende Gemische verschiedener Getreide- und Pflanzenbestandteile (z.B. Gerste, Weizen, Hafer, Roggen, Mais, Sorghum, Soja, Tapioka, Palmkern) und ihrer Verunreinigungen (z.B. Bakterien und -endotoxine, Pilzsporen, Mykotoxine, Milben- und Insektenbestandteile, Pestizide, anorganische Bestandteile) [15, 20]. Exponierte kommen hauptsächlich aus dem Lager- und Transportgewerbe, der Nahrungsmittelindustrie und der Landwirtschaft. Die dadurch verursachten Erkrankungen sind u. a. als *Farmerlunge* oder *Drescherfieber* bekannt.

2 Arbeitsmedizinische und experimentelle Daten

Die Exposition gegenüber Getreide- und Futtermittelstaub verursacht obstruktive Lungenkrankheiten, was auch in epidemiologischen Untersuchungen belegt werden konnte [5]. In Querschnittsuntersuchungen wurden akute [13] und chronische Effekte an Schleimhäuten der oberen und mittleren Atemwege, in Längsschnittuntersuchungen Tendenzen der Entwicklung von Atemwegserkrankungen in Abhängigkeit von der Höhe und von der Dauer der Einwirkung gezeigt [4, 8, 9, 14, 16, 19]. Die Pathogenese dieser obstruktiven Atemwegserkrankungen ist offensichtlich komplex und von der Zusammensetzung der Stäube abhängig. In vielen Fällen liegen neben sensibilisierenden auch irritative Effekte vor. Belege für eine sensibilisierende Wirkung finden sich vor allem in folgenden Studien: Nachdem bereits in den 30er Jahren allergische Reaktionen bei Umgang mit Getreidestäuben vermutet worden waren, berichteten SKOULAS u.a. [18] im Rahmen einer klinischen Studie zu Getreidestaubwirkungen über diesbezügliche Allergiediagnostik an 51 Getreidespeicherarbeitern mit Beschwerden. Als Vergleichsgruppe dienten 22 Speicherarbeiter ohne Beschwerden. Mittels Intrakutantest erwiesen sich 31 Probanden (61 %) der Gruppe mit Beschwerden als positiv gegenüber Extrakt aus abgelagertem Gerstenstaub (32 % in der Kontrollgruppe). Für positive Reaktionen gegenüber abgelagertem Weizenstaub war die Differenz geringer (51 gegenüber 41 %). Ebenfalls deutliche Differenzen der Häufigkeit positiver Hauttestergebnisse fanden sich für Aspergillus, Alternaria u.a. Pilze. Weizenextrakt selbst ergab keine differenten Ergebnisse zwischen beiden Gruppen, während Haferextrakt in der Gruppe mit Beschwerden häufiger positiv war. Eine nichtexponierte Kontrollgruppe fehlt in dieser Studie. 1974 wurden von WARREN u.a. [21] Resultate allergologischer Haut- und Inhalationstests bei Farmern und Getreidespeicherarbeitern mit Atemwegsbeschwerden publiziert.

Von 17 Probanden zeigten 10 positive Pricktests (8-mal gegenüber Eigenextrakten aus Getreidestaub vom Arbeitsplatz, 2-mal gegenüber Candida). Kommerzieller „Getreidemühlenstaub" erzeugte nur in 4 Fällen positive Hautreaktionen. Die Eigenextrakte ergaben negative Testresultate bei 12 Kontrollpersonen. Im inhalativen Provokationstest mit den Eigenextrakten reagierten 7 der 8 hauttest-positiven und eine von 7 hauttest-negativen Personen mit Obstruktion. Damit wurde die klinische Relevanz der Sensibilisierung belegt, ohne dass die tatsächlich sensibilisierende Komponente präzisiert werden konnte. Schimmel und Pollen schließen die Autoren weitgehend aus, da die diesbezüglichen Hauttests nicht mit den Getreidestaubergebnissen korrelierten. Bei der detaillierten Untersuchung einer Gruppe von 22 Getreidestaubexponierten mit Beschwerden und Lungenfunktionsveränderungen durch CHAN-YEUNG et al. [6] reagierten 6 von diesen Probanden positiv im spezifischen inhalativen Provokationstest mit selbst hergestellten Extrakten aus „Getreidestaub" vom Arbeitsplatz. Diese Reaktionen waren mit Cromoglykat bzw. Kortikoiden hemmbar. Die übrigen 16 zeigten keine spezifische Reaktion,

hatten aber als Hinweis für Hyperreagibilität eine niedrige Schwelle im Methacholinprovokationstest. Hauttests und Präzipitinbestimmungen waren unauffällig. 11 Arbeitnehmer ohne Symptome und Lungenfunktionsveränderungen aus dem gleichen Unternehmen (Hafen von Vancouver) reagierten weder im unspezifischen noch im spezifischen Provokationstest. Die Autoren vermuten, dass der inhalative Provokationstest bei einer Reihe von Probanden mit Beschwerden (5 von 16) falsch-negativ war. Vermutlich habe der Extrakt nicht die tatsächlichen Allergene enthalten. Die anderen 11 Fälle werden als obstruktive chronische Bronchitis interpretiert, für die ebenfalls eine kausale Beziehung zur Getreidestaubbelastung angenommen wird. In einer neueren Übersicht zum berufsbedingten Asthma [10] kommt die Arbeitsgruppe in Vancouver zu der Einschätzung, dass Getreidespeicherarbeiter und Farmer in der Regel nicht gegenüber Getreidemehlen, sondern gewöhnlich gegenüber Vorratsmilben, z.B. *Glycyphages destructor* [12], sensibilisiert werden. Eine Querschnittsstudie an 133 Getreidespeicherarbeitern in Großbritannien bestätigte die hohe Prävalenz arbeitsbedingter obstruktiver Beschwerden (33 %) in dieser Berufsgruppe [2]. Die Autoren vertreten die Auffassung, dass der Nachweis von verschiedenen Vorratsmilben im Arbeitsplatzstaub und signifikant erhöhte Odds-Raten (3,54 bis 8,65) positiver Hauttests und RAST-Ergebnisse bezüglich Vorratsmilben (*Acarus siro, Glycyphagus destructor* und *domesticus, Tyrophagus putrescentiae*) für eine allergische Genese der arbeitsbedingten Beschwerden sprechen.

In einem Fall wurde die allergische Pathogenese durch einen positiven inhalativen Provokationstest belegt. Auch das Gesamt-IgE war in der Gruppe mit arbeitsbedingten Beschwerden signifikant erhöht. Die Testergebnisse mit Getreidebestandteilen selbst korrelierten nicht mit den Beschwerden. Schimmelpilze wurden nicht getestet.

Zur Erklärung der Diskrepanz gegenüber negativen Ergebnissen anderer Autoren zum Vorkommen von Vorratsmilben im Getreidestaub wird auf einen möglicherweise höheren Feuchtigkeitsgrad des Getreides in Großbritannien verwiesen. ANTO et al. [1] beschreiben zusammenfassend die Kenntnisse zur epidemischen Asthmaauslösung durch sojahaltigen Staub bei Anwohnern des Hafens von Barcelona nach entsprechenden Umschlagarbeiten. Bei den mehrfach Erkrankten wurde IgE-Antikörper-Bildung gegenüber Soja in 13 von 18 untersuchten Seren nachgewiesen.

Die epidemiologisch nachgewiesene Häufung von Notaufnahmen wegen Asthma bronchiale war auf die Hafenumgebung lokalisiert, wurde 20 Monate nach der ersten Entladung von Soja in Barcelona festgestellt, war in der Folge eng zeitlich mit der Entladung von Schiffen an einem bestimmten Speicher assoziiert und war nach dem Einbau von Filtern in diesem Speicher nicht mehr nachweisbar. In einer Fall-Kontroll-Studie zeigten diese Asthmanotfälle der Entladetage in 74,4 % der Fälle im RAST spezifisches IgE für Soja, die Asthmafälle an anderen Tagen nur in 4,6 % (OR = 61). Als Majorallergen wurde ein Glykoprotein mit einem Molekulargewicht $< 14,4$ kD identifiziert. Mit klinisch-experimentellem Ansatz durchgeführte vergleichende Untersuchungen von Mais- und Sojaextrakten sowie Endotoxinpräparationen mittels Provokationstest bei gesunden freiwilligen Probanden ohne berufliche Vorbelastung erbrachten untereinander ähnliche initiale Effekte bezüglich des Airflow mit einem Wirkungsmaximum nach 30 Minuten [11]. Im peripheren Blutbild fand sich 6 Stunden nach Applikation aller drei Testlösungen eine periphere Leukozytose, während nur bei Maisextrakt außerdem eine Lymphopenie und in der nasalen Lavage nach 24 Stunden eine Vermehrung der Lymphozyten festzustellen war.

Der Endotoxingehalt vermag also nicht allein alle Wirkungen von Getreidestäuben auf die Atemwege zu erklären.

Die Autoren verweisen darauf, dass offenbar eine Sensibilisierung erfolgen muss, um die schweren akuten Obstruktionen, wie beim Hafenumschlag von Getreide beobachtet, auszulösen. Zell- und Zytokinbestimmungen in bronchialer Lavageflüssigkeit ergaben später in einem ähnlichen Versuchsansatz allerdings keine Unterschiede nach Endotoxin- bzw. Getreidestaubextraktapplikation [17]. Auch vergleichende Inhalationstests mit Getreidestaubextrakten bei gesunden Atopikern und Nicht-Atopikern erbrachten keine Unterschiede [3]. Insgesamt belegen diese klinisch-experimentellen Ansätze an Gesunden also die Verursachung entzündlicher und in funktioneller Hinsicht obstruktiver Veränderungen an den Atemwegen, die mit hoher Wahrscheinlichkeit endotoxinbedingt sind. Immunologische Mechanismen lassen sich damit nicht belegen, aber auch nicht ausschließen.

3 Bewertung

Die komplexe und variable Zusammensetzung von Getreide- und Futtermittelstäuben hat nicht eine spezifische, sondern eine Reihe verschiedener respiratorischer Krankheiten zur Folge [7]. Neben chronischer Bronchitis und *Getreidestaubfieber* kommen ohne Zweifel immunologisch vermitteltes *Getreidestaubasthma* (auf der Basis verschiedener sensibilisierender Komponenten wie Soja oder Vorratsmilbenantigene) und allergische Alveolitis vor. Die immunologische Pathogenese des bei Umgang mit Getreide und Futtermitteln auftretenden Asthmas ist in mehreren Arbeiten durch Hauttests und das entsprechende klinische Bild, im Falle von Soja und Vorratsmilben auch durch Nachweis von spezifischem IgE in Erkrankungsfällen belegt. Da in vielen Fällen von obstruktiven Atembeschwerden bei Umgang mit Getreide und Futtermitteln der ätiologischen Differenzierung Grenzen gesetzt sind, wird der Gruppeneintrag (in Analogie zu den Gruppen der Isocyanate, Nutztierbestandteile, Holzstäube u. ä.) vorgenommen.

4 Literatur

[1] Anto, J. M.; Sunyer, J.; Taylor, A. J. M.: Comparison of soybean epidemic asthma and occupational asthma. Thorax 51 (1996), 743–749

[2] Blainey, A. D.; Topping, M. D.; Ollier, S.; Davies, R. J.: Allergic respiratory disease in grain workers: The role of storage mites. J. Allergy Clin. Immunol. 84 (1989), 296–303

[3] Blaski, C. A.; Clapp, W. D.; Thorne, P. S.; Quinn, T. J.; Watt, J. L.; Frees, K. L.; Yagla, S. J.; Schwartz, D. A.: The role of atopy in grain dust-induced airway disease. Am. J. Respir. Med. 154 (1996), 334–340

[4] Broder, I.; Corey, P.; Davies, G.; Hutcheon, M.; Mintz, S.; Inouye, T.; Hyland, R.; Leznoff, A.; Thomas, P.: Longitudinal study of grain elevator and control workers with demonstration of healthy worker effect. J. Occup. Med. 27 (1985), 873–880

[5] Brown, M. A.: NIOH and NIOSH basis for a occupational health standard: Grain dust, health hazards of storing, handling and shipping grain. National Institute for Occupational Safety and Health, US Centers for Disease control, US Public Health Services, Atlanta, Georgia, United States of America, in Cooperation with the National Institute of Occupational Health, Solna Sweden DHHs (NIOSH) (1988) Publ. No. 89–126

[6] Chan-Yeung M.; Wong, R.; MacLean, L.: Respiratory abnormalities among grain elevator workers. Chest 75 (1979), 461–467

[7] Chan-Yeung M.; Schulzer, M.; Mac Lean, L.; Dorken, E.; Grzybowski, S.: Epidemiologic health survey of grain elevator workers in British Columbia. Am. Rev. Respir. Dis. 121 (1980), 329–338

[8] Chan-Yeung M.; Schulzer, M.; Mac Lean, L.; Dorken, E.; Tan, F.; Lam, S.; Enarson, D.; Grzybowski, S.: A follow up study of the grain elevator workers in the

Port of Vancouver. Arch. Environ. Health 36 (1981), 75–81

[9] Chan-Yeung M.; Enarson, D.; Kennedy, S. M.: The impact of grain dust on respiratory health. Am. Rev. Respir. Dis. 145 (1992), 476–487

[10] Chan-Yeung M.; Malo J.-L.: Aetiological agents in occupational asthma. Eur. Respir. J. 7 (1994), 346–371;

[11] Clapp, W. D.; Thorne, P. S.; Frees, K. L.; Zhang, X.; Lux, C. R.; Schwartz, D. A.: The effects of inhalation of grain dust extract and endotoxin on upper and lower airways. Chest 104 (1993), 825–830

[12] Davies, R. J.; Green, M.; Schoffield, N.: Recurrent nocturnal asthma after exposure to grain dust. Am. Rev. Respir. Dis. 114 (1976), 1011–1019

[13] doPico G. A.; Reddan, W.; Anderson, S.; Flaherty, D.; Smalley, E.: Acute effects of grain dust exposure during a work shift. Am. Rev. Respir. Dis. 128 (1983), 399–404

[14] doPico G. A.; Reddan, W.; Tsiatis, A.; Peters, M. E.; Rankin, J.: Epidemiologic study of clinical and physiological parameters in grain handlers of Northern United States. Am. Rev. Respir. Dis. 130 (1984), 759–765

[15] Howarth, R. F.: Grain Dust: Some of its effects on health. Healt and Safety Executive, Research Paper 28, 1989

[16] Huy,T.; de Schipper, M.; Chan-Yeung, M.; Kennedy, S. M.: Grain dust and lung function, dose response relationships. Am. Rev. Respir. Dis. 144 (1991), 1314–1321

[17] Jagielo, P. J.; Thorne, P. S.; Watt, J. L.; Frees, K. L.; Quinn, B. S.; Schwartz, D. A.: Grain dust and endotoxin inhalation challenges produce similar inflammatory responses in normal subjects. Chest 110 (1996), 263–270

[18] Skoulas, A.; Williams, N.; Merriman, J. E.: Exposure to grain dust. II. A clinical study of the effects. J. Occup. Med. 6 (1964) 9, 359–372

[19] Smid, T.; Heederik, D.; Mensink, G.; Houba, R.; Boleij, J. S. M.: Exposure to dust, endotoxins, and fungi in the animal feed industry. Am. Ind. Hyg. J. 53 (1992) 6, 362–368

[20] Warren, C. P. W.: Health and safety in the grain industry. In: Rom, W.N. Environmental and Occupational Medicine, sec. ed. Little, Brown and Company (1992) 381–391

[21] Warren, P.; Cherniack, R. M.; Tse, K. S.: Hypersensitivity reactions to grain dust. J. Allergy Clin. Immunol. 53 (1974) 3, 139–149

6.14 Getreidemehlstäube von Roggen und Weizen

(vgl. 5.29)

1 Vorkommen

Exponiert sind Bäcker, Konditoren, Köche und Müller.

2 Arbeitsmedizinische und experimentelle Daten

Im Vordergrund des als sog. *Bäckerasthma* bekanntem Krankheitsbild stehen bei Bäckern, Konditoren, Köchen und Müllern Allergien gegen Weizen- und Roggenmehl. Im Mehlstaub konnten durch Immunoblotuntersuchungen verschiedene allergene Proteine nachgewiesen werden. Im Weizenmehl sind es vor allem Proteine mit einem Molekulargewicht von 15 kD, 17 kD und 46 kD, im Roggenmehl meist Proteine mit einem Molekulargewicht von 14 kD und 35 kD [Pfeil et al. 1990, Fränken et al. 1991]. Es besteht Kreuzreaktivität zwischen den Antigenen im Weizen- und Roggenmehl sowie anderen Getreidearten (Gerste, Hafer). In epidemiologischen Studien wird die Häufigkeit von Symptomen für Rhinitis mit 10 [PATUSSI 1995, zit. bei HOUBA 1996] bis 29 % [CULLINAN et al. 1994] und für Asthma bronchiale mit 2 [BOHADANA et al. 1994] bis 6 % [ROSENBERG 1991, zit. bei HOUBA 1996] angegeben, die Häufigkeit von Sensibilisie-rungen gegen Weizenmehl im Hauttest mit 5 % [MUSK et al. 1989, CULLINAN et al. 1994] bis 18 % [HERXHEIMER 1967, zit. bei HOUBA 1996], im RAST mit 9 [BAUR 1986, zit. bei HOUBA 1996] bis 28 % [THIEL 1980, zit. bei HOUBA 1996]. Für die Erkrankungsmanifestation sind Atopie [PRICHARD et al. 1985, MUSK et al. 1989, CULLINAN et al. 1994, de ZOTTI et al. 1994, POPP et al. 1994], Expositionsdauer und -intensität von Bedeutung [MUSK 1989, de ZOTTI 1994, HOUBA 1996, HOUBA et al. 1996].

3 Bewertung

Es liegen zahlreiche kasuistische Mitteilungen sowie epidemiologische Studien über Atemwegserkrankungen (Rhinitis, Asthma bronchiale) durch berufliche Mehlstaubexposition vor [Übersicht bei HOUBA 1996]. Die expositionsabhängigen Beschwerden wurden durch Haut- und Provokationstests sowie Nachweis von spezifischen IgE-Antikörpern im RAST objektiviert. Es handelt sich um IgE-bedingte Sofortreaktionen. Atopiker sind häufiger betroffen (siehe auch Begründung der DFG, 1995). Da Getreide zur Familie der Gräser gehört, besteht ggf. eine

Kreuzallergie zu Pollenallergikern (Heuschnupfen), die dadurch besonders gefährdet sind.

4 Literatur

[1] Armentia, A.; Martin-Santos, J. M.; Quintero, A.; Fernandez, A.; Barber, D.; Alonso, W.; Gil, I.: Bakers' asthma: prevalence and evaluation of immunotherapy with a wheat flour extract. Ann. Allergy 65 (1990), 265–272

[2] Bohadana, A. B.; Massin, N.; Wild, P.; Kolopp, M. N.; Toamain, J. P.: Respiratory symptoms and airway responsiveness in apparently healthy workers exposed to flour dust. Eur. Respir. J. 7 (1994), 1070–1076

[3] Cullinan, P.; Lowson, D.; Nieuwenhuijsen, M. J.; Sandiford, C.; et al.: Work related symptoms, sensitisation, and estimated exposure in workers not previously exposed to flour. Occup. Environ. Med. 51 (1994), 579–583

[4] Fränken, J.; Stephan, U.; Neuber, K.; Bujanowski-Weber, J.; et al.: Characterization of allergenic components of rye and wheat flour (Secale, Triticum vulgaris) by Western blot with sera of bakers: their effects on CD23 expression. Int. Arch. Allergy and Appl. Immunol. 96 (1991), 76–83

[5] Getreidemehlstäube Roggen/Weizen. In: Greim, H. (Hrsg.): Gesundheitsschädliche Arbeitsstoffe. Toxikologisch-arbeitsmedizinische Begründungen von MAK-Werten. Weinheim; VCH 1995 Losebl.-Ausg.

[6] Houba, R.: Occupational respiratory allergy in bakery workers-relationships with wheat and fungal a-amylase aeroallergen exposure. Thesis Landbouuniv. Wageningen 1996

[7] Houba, R.; Heederik, D.; Doekes, G.; van Run, P.: Exposure-sensitization relationship for a-amylase allergens in the baking industry. Am. J. Respir. Crit. Care Med. 154 (1996), 130–136

[8] Musk, A. W.; Venables, K. M.; Crook, B.; Nunn, A. J.; et al.: Respiratory symptoms, lung function, and sensitization to flour in a British bakery. Brit. J. Ind. Med. 46 (1989), 636–642

[9] Pfeil, T.; Schwabl, U.; Ulmer, W.; König, W.: Western blot analysis of watersoluble flour (Triticum vulgaris) allergens. Int. Arch. Allergy Appl. Immun. 91 (1990), 224–231

[10] Popp, W.; Wagner, C.; Kiss, D.; Zwick, H.; Sertl, K.: Prediction of sensitization to flour allergens. Allergy 49 (1994), 376–379

[11] Prichard, M. G.; Ryan, G.; Walsn, B. J.; Musk, A. W.: Skin test and RAST responses to wheat and common allergens and respiratory disease in bakers. Clin. Allergy 15 (1985), 203–210

[12] Zotti de, R.; Larese, F.; Bovenzi, M.; Negro, C.; et al.: Allergic airway disease in Italian bakers and pastry makers. Occup. Environ. Med. 51 (1994), 548–552

6.15 Glycerylmonothioglykolat (GMTG)

(CAS-Nr. 30518-84-9) – (Mercaptoessigsäuremonoester mit 1,2,3-Propantriol, Thioglykolsäure-α-monoglycerylester)

1 Vorkommen

Glycerylmonothioglykolat wird bzw. wurde als Wellmittel in der sogenannten „sauren" Dauerwelle eingesetzt.

Durch das Angebot von Alternativprodukten geht die Verwendung dieser Dauerwelle in Deutschland offenbar deutlich zurück.

2 Arbeitsmedizinische und experimentelle Daten

Nach Einführung der sauren Dauerwelle, die Glycerylmonothioglykolat (GMTG) enthält, wurden 1980/81 nach nur 4 Monaten Exposition bei 5 von 7 Friseuren positive Tests auf GMTG beobachtet [14]. In Deutschland reagierten 9 von 32 Friseuren positiv auf GMTG [1].

6 Kasuistiken über allergisches Ekzem durch GMTG bei Friseuren und anderen wurden aus Italien berichtet [10].

In einer Multizenter-Studie in Deutschland wurden 1989 196 Patienten, davon 87 Friseure, mit GMTG getestet. 43 (21,9 %) zeigten Reaktionen auf GMTG.

Für 23 von den 33 Friseure mit positivem Test wurde Relevanz angenommen [2].

Ein Screening mit Friseurchemikalien erbrachte bei 178 Patienten aus 11 Kliniken eine Sensibilisierungsrate von 30,9 % [3]. Von 1990–1991 wurden in 8 deutschen Kliniken 191 Patienten mit Friseurchemikalien getestet, 65 (32 %) reagierten positiv auf GMTG [8].

In Europa wurden in einer Studie in 9 Zentren Sensibilisierungsraten von 0–51 % bei erkrankten Friseuren gefunden [4]. 34 (11,3 %) von 302 hautkranken Friseuren und 9 von 261 (3,4 %) Friseurkunden mit Dermatitis waren in Italien gegen GMTG sensibilisiert [5, 6]. 59 (57 %) von 103 Friseuren reagierten in den Niederlanden auf GMTG [12].

In Australien lag GMTG hinter Nickel und Thiuram an 3. Stelle der Berufsallergene für Frauen (12,5 % von 103 Frauen mit allergischer Kontaktdermatitis) [12]. 3 Jahre nach Einführung des GMTG in den neuen Bundesländern betrug die Sensibilisierungsrate bei 68 Friseuren mit Händeekzem 45,8 % [13].

Nur selten werden kombinierte Reaktionen mit Ammoniumthioglykolat festgestellt [3, 13]. Die Ester der Thioglykolsäure haben im Tierversuch eine höhere sensibilisierende Potenz als die Salze [9]. Daten zum GMTG liegen nicht vor.

3 Bewertung

Aufgrund der hohen Sensibilisierungsraten in Exponiertenkollektiven nach kurzer Expositionszeit, der Kasuistiken und des Nachweises ist die sensibilisierende Wirkung durch Hautkontakt (R43) ausreichend belegt.

4 Literatur

[1] Frosch, P. J.: Aktuelle Kontaktallergene. Z. Hautkr. 62 (1987),1631–1638

[2] Frosch, P. J.; Kleinhans, D.; Fuchs, T.; Schnuch, A.; Ippen, H.; Ring, J.; Przybilla, B.; Rakosi, J.; Stary, A.; Merk, H.; Lischka, G.; Brasch, J.; Bahmer, F.; Goerz, G.: Formaldehyde and glyceryl monothioglykolate: Results of the German Contact Dermatitis Researche Group. Curr. Topic Contact Derm., Berlin: Springer, 1989, 274–279

[3] Frosch, P. J.: Aktuelle Kontaktallergene. Hautarzt 41 (1990), Suppl. X, 129–133

[4] Frosch, P. J.; Barrows, D.; Camarasa, J. G.; Dooms-Goosens, A.; Ducombs, G.; Lahti, A.; Menné, T.; Rycroft, R. J. G.; Shaw, S.; White, I R.; Wilkinson, J. D.: Allergic reaction to a hairdressers series: results from 9 European centres. Contact Derm. 28 (1993), 180–183

[5] Greim, H. (Hrsg): Gesundheitsschädliche Arbeitsstoffe. Toxikologischarbeitsmedizinische Begründungen von MAK-Werten. Glycerylmonothioglykolat, 1993, Weinheim: VCH-Losebl.-Ausg.

[6] Guerra, L.; Tosti, E.; Bardazzi, F.; Pigatto, P.; Lisi, B.; Santucci, R.; Valsecchi, R.; Schena, D.; Angelini, G.; Sertoli, A.; Ayala, F.; Kokelj, F.: Contact dermatitis in hairdressers: the Italien Experience. Contact Derm. 26 (1992), 101–107

[7] Guerra, L.; Bardazzi, F.; Tosti, A.: Contact dermatitis in hairdressers' clients. Contact Derm. 26 (1992) 108–111

[8] Peters, K.-P.; Frosch, P. J.; Uter, W.; Schnuch, A.; Arnold, R.; Bahmer, F.; Brasch, J.; Diepgen, T. L.; Elsner, F.; Fuchs, Th.; Henseler, T.; Müller, S.; Przybilla, B.; Schulze-Dirks, A.; Stary, A.; Zimmermann, J.: Typ IV-Allergien auf Friseurstoffe. Dermatosen 42 (1994), 50–57

[9] Schulz, K. H.: Durch Thioglykolsäurederivate ausgelöste Kontaktekzeme im Friseurberuf. Untersuchungen über die Sensibilisierung und Gruppensensibilisierung gegenüber Thioglykolsäurederivaten. Berufsdermatosen 9 (1961), 244–257

[10] Tosti, A.; Melino, M.; Bardazzi, F.: Contact dermatitis due to glyceryl monothioglycolate. Contact Derm. 19 (1988), 71

[11] Wagner, E.: Zu Veränderungen des Allergenspektrums bei Friseuren in den neuen Bundesländern – Allergie gegen p-Phenylendiamin und Koinzidenz mit anderen Haarfärbemitteln und ausgewählten Textilfarben bei Friseuren Forschungsbericht 5001 der Bundesanstalt für Arbeitsmedizin, Berlin, 1996

[12] Walle, van der, H. B.; Brunsveld, V. M.: Dermatitis in hairdressers (I.) The expierience of the past 4 years. Contact Derm. 30 (1994), 217–221

[13] Wall, L. M.; Gebauer, K. A.: Occupational skin disease in Western Australien. Contact Derm. 24 (1991), 101–109

[14] Warshawski, L.; Mitchell, J. C.; Storrs, F. J.: Allergic contact dermatitis from glyceryl monothioglycolate in hairdressers. Contact Derm. 7 (1981), 351–352

6.16 Hölzer und Holzstäube

(vgl. 5.21)

1 Vorkommen

Bau-, Möbel- und Modell-Tischler sowie Zimmerleute, ggf. auch Einschaler im Betonbau sind gegenüber einheimischen und tropischen Nutzhölzern exponiert.

A Atemwegserkrankungen

2.1 Arbeitsmedizinische und experimentelle Daten

Allergische Atemwegskrankheiten durch Holzstäube werden in einer Reihe von Publikationen beschrieben oft ohne genaue botanische Angabe der Holzart. Es handelt sich zu einem großen Teil um Einzelbeobachtungen. Am besten untersucht sind Kollektive in Nordamerika, Kanada und Schweden.

Hierbei werden von bis zu 13,5 % der Exponierten Atembeschwerden beschrieben (Übersicht bei [33]). Die meisten Daten betreffen das aus Nordamerika stammende Holz der Rotzeder, das vielseitige Verwendung in der Möbelindustrie findet. Schwedische Studien beziehen sich überwiegend auf die Hölzer Birke und Erle sowie Kiefer. Weitere Literaturdaten gibt es über die häufig verwendeten tropischen Hölzer Limba und Abachi sowie andere exotische Hölzer. Bislang konnten nur einige niedermolekulare Allergene (meist Chinon- und Flavonderivate) als Auslöser des Kontaktekzems und der Urtikaria sowie die Plikatsäure als Typ I-Allergen im Holzstaub der Rotzeder identifiziert werden. Die umfangreichsten deutschen Untersuchungen zu sensibilisierenden Hölzern haben KERSTEN und WAHL [19] durchgeführt. Die Autoren stellten gegenüber einer Vielzahl von Holzarten Typ I-vermittelte Sensibilisierungen fest, v. a. gegenüber Abachi, Macoré, Gaboon, Kambala, Eiche, Buche und Tanne. Dabei zeigten sich sowohl positive Hautreaktionen als auch positive Provokationsergebnisse im Sinne einer aktuellen Sensibilisierung der Atemwege. OERT-MANN und BERGMANN [24] nennen im Rahmen einer retrospektiven Auswertung von 55 Gutachten zur Frage einer allergischen/irritativen Atemwegserkrankung als häufigste sensibilisierende Holzarten Abachi, Macoré und Mahagoni. In 18 von 55 Verdachtsfällen konnte ein klinisch aktuelles Holzstaubasthma diagnostiziert werden, in vier Fällen lag eine allergische Rhinopathie vor. ABENDROTH et al. [1] fanden, dass 51 % (n = 17) der Beschäftigten eines holzverarbeitenden Betrieb (vornehmlich Schleifarbeiten bei der Herstellung von Küchenmöbeln) Beschwerden des oberen Respirationstraktes (Nasenverstopfung, Nasenjucken, gelegentliches Nasenbluten) angaben; in 18 % der Fälle konnten kutane Sensibilisierungen gegenüber Hölzern (Weichhölzer 9 %, Harthölzer 12 %, Eichenspäne 6 %) nachgewiesen werden.

Gleichzeitig wiesen 18 % Antikörper gegenüber saisonalen und perennialen Allergenen auf. Im RAST zeigten sich in 18 % positive Ergebnisse auf Weichhölzer und in 21 % auf Harthölzer (kommerzielle Extrakte) sowie in jeweils 24 % auf aus Schleifstaub von Eiche, Esche und Kirsche gefertigten Extrakten. Bemerkenswert ist, dass bei einer Nachuntersuchung nach 3 Jahren bei niedrigerem Aktivitätsniveau und Verbesserung der Holzstaubabsaugung bei 7 von 9 Arbeitnehmern mit initial positivem RAST jetzt ein negativer Befund vorlag. Provokationsuntersuchungen (nasal, inhalativ) wurden nicht durchgeführt. WIRTZ et al. konnten bei 3 von acht in der holzverarbeitenden Industrie tätigen Personen mit Verdacht auf Holzstaub-induziertes Asthma spezifische IgE-Antikörper gegenüber Limba *(Terminalia superba)*, Abachi *(Triplochiton scleroxylon)*, Mahagoni *(Swietenya macrophylla)* sowie Sipoholz *(Etandophagma utile)* nachweisen [31, 33]. Die umfangreichsten und zugleich detailliertesten Untersuchungen existieren über das Holz der Rotzeder und über Abachiholz.

Hier fanden sich sowohl positive Hauttestergebnisse, spezifische IgE-Antikörper als auch positive inhalative Provokationstestbefunde [10, 11, 12, 14, 16, 17, 20, 21, 24]. Auch für die Hölzer des afri-

kanischen Zebraholzes und des Spindelbaumes sowie Pau marfim-Holz belegen positive Haut- und Provokationstestresultate klinisch relevante Atemwegssensibilisierungen; durch den Nachweis spezifischer IgE-Antikörper werden diese Ergebnisse weiter gestützt. Dies gilt auch für Kiefer und Kirsche [6, 8, 15, 19, 24].

3.1 Bewertung

Atemwegskrankheiten durch Holzstäube nehmen in den letzten Jahren zu. Sie sind teils auf Typ I-Allergien, teils auf irritative Effekte zurückzuführen. Erstere lassen sich durch positive Hautteste und spezifischen IgE-Nachweis belegen. Die klinische Relevanz einer Sensibilisierung der tiefen Atemwege ist für die Hölzer von Rotzeder, Abachi, Limba und Eiche aufgrund der umfangreichen Datenlage und der Anzahl der Untersuchungen als gesichert anzusehen.

Auch Asthma durch afrikanisches Zebraholz, Spindelbaum und Pau marfim sowie Kiefer und Kirsche wurde im Provokationstest gesichert; hier liegen aber nur wenige Fallbeschreibungen vor. Für die Hölzer von Tanne, Gaboon, Qutibe, Macoré, Mansonia und Meranti konnte in Einzelfällen eine klinische Relevanz im arbeitsplatzbezogenen Provokationstest bei positiven Hauttesten belegt werden, spezifisches IgE wurde hier nicht nachgewiesen. Entsprechendes gilt für Weißzeder und Seifenbirke, wobei hier aber spezifische IgE-Antikörper feststellbar waren. Des Weiteren ergaben sich vereinzelt Hinweise auf IgG-vermittelte exogenallergische Alveolitiden durch Eichenholzstaub und Imbujaholz.

Nach der beschriebenen Datenlage und dem gegenwärtigen Kenntnisstand sind entsprechend den EU-Kriterien Rotzeder, Abachi, Limba und Eiche als atemwegssensibilisierend einzustufen. Eine Reihe weiterer Hölzer steht im Verdacht, ebenfalls atemwegssensibilisierend zu sein.

Zusätzlich wird auf eine ggf. bestehende chemisch-irritative Wirkung i. S. der Berufskrankheit Nr. 4302 Anl. zur BKV hingewiesen. Diese obstruktive Atemwegserkrankung wird auf Ausdünstungen des Holzes (ätherische Öle, Harz o. ä.) zurückgeführt (vgl. dagegen Terpentinöl, Kap. 6.36). Dies ist differentialdiagnostisch von der allergisch verursachten Atemwegserkrankung i. S. der Berufskrankheit Nr. 4301 Anl. zur BKV abzugrenzen.

Im Hinblick auf die dem Holzstaub zugerechneten krebserzeugende Wirkung vgl. Kap. 5.20, TRGS 905 und TRGS 906 (vgl. Anhänge 10.4.4 und 10.4.5).

B Hauterkrankungen

2.2 Arbeitsmedizinische und experimentelle Daten

Für einige Hölzer werden positive Hauttest- und Inhalationstestresultate beschrieben, ohne dass ein spezifischer IgE-Nachweis erbracht bzw. durchgeführt wurde. Dies gilt für Eiche, Tanne, Gaboon, Kotibe, Macoré, Mansonia und Meranti [19, 24, 28]. Im Falle von Weißzeder- und Seifenbirkenholz wird der Nachweis spezifischer IgE-Antikörper in Kombination mit positivem inhalativen Provokationstest beschrieben; die Hautteste fielen dabei negativ aus [9, 26]. Weiterhin finden sich in der Literatur vereinzelt Hinweise auf eine IgG-vermittelte exogen allergische Alveolitis durch Eichenholzstaub bzw. Imbujaholz [18, 31, 33].

3.2 Bewertung

Vorbemerkung

Die botanischen Namen der Baumarten und die Synonyme für die Holzarten werden nicht immer einheitlich verwendet. Hier wurde die Nomenklatur der referierten Literatur [34] übernommen.

– Dalbergia latifolia Roxb. syn.: Palisander, Ostindisches Rosenholz, Java-Palisander, Ostindisches Jacaranda,
– Dalbergia melanoxylon Guill. et Perr. syn.: Afrikanisches Grenadillholz, „Ebenholz", Grenadillaholz, Kongoholz, Senegal-Ebenholz,
– Dalbergia nigra Allem. syn.: Rio-Palisander, Brasilianisches Rosenholz, „Jacaranda", Polyxander, Rosenholz,
– Dalbergia retusa Hemsl. syn.: Foseholz, Cocobolo, Rosenholz,
– Dalbergia stevensonii Standley syn.: Honduras-Palisander,
– Macherium scleroxylon Tul. syn.: Jacaranda pardo, Santos-Palisander, Kayenne Palisander, Pao ferro, Santos-Rosewood.

Diese Baumarten aus der Familie der Fabaceae enthalten verschiedene Dalbergione, für die eine sensibilisierende Wirkung durch Hautkontakt durch Fälle von allergischem Kontaktekzem beim Menschen, positive Testbefunde mit Holzzubereitungen und Einzelallergenen sowie positive Tierversuche bestätigt wurde [34]. Die Kriterien für eine Einstufung mit R43 sind erfüllt.

– cacia melanoxylon R. Br. syn.: tropische Akazie,
– Brya ebenus DC syn.: Cocusholz, Westindisches Grenadilleholz, Kuba-Grenadilleholz, Amerikanisches „Ebenholz",

– Mansonia altissima A. Chev. syn.: Bété, African Black Walnut, Aprono, Kalamet, Koul, Mansonia, Ofun, Pruno, Nigerianische Walnuß,
– Paratecoma peroba (Record) Kuhlm. syn.: Peroba do campo, Peroba jaune, Ipé peroba, White peroba,
– Tectona grandis L. f. syn.: Teak, Teca, Indische Eiche, Djati, Kyun, Sagwan.

Aus diesen Hölzern verschiedener Pflanzenfamilien wurden mehrere Inhaltsstoffe isoliert, für die sensibilisierende Wirkung im Tierversuch nachgewiesen wurde.

Durch den überwiegend arbeitsbedingten Umgang mit den Hölzern wurden Fälle von allergischem Kontaktekzem verursacht, die durch Epikutantestung mit Holzstaub, Extrakten oder Einzelallergenen ursächlich bestätigt werden konnten [34]. Eine Einstufung mit R43 ist begründet.

– excelsa (Welw.) Benth. u. Hook. syn.: Iroko, Kambala, Abang, Afrikanische Eiche, Afrikanisches Teak, Bangui, Lusanga, Moreira, Odum, Rokko, Sanga-sanga, Yellow Wood u.a.,
– Distemonanthus benthamianus Baillon syn.: Ayan, Movingui, Afrikanisches Satinholz, Afrikanisches Zitronenholz, Anyaran, Bonsamdua, Nigerian Satinwood,
– Grevillea robusta A. Cunn. syn.: Australische Silbereiche, Grevillea, Australian silk(y) oak,
– Khaya anthotheca C. DC. syn.: Afrikanisches Mahagoni, Acajou blanc, Krala, Mangona, Mbawa, Munyama, N'Dola, White Acajou.

Beim Umgang mit diesen Hölzern wurde in Exponiertenkollektiven bzw. in Einzelfällen allergische Kontaktekzeme beobachtet. Die Verwendung von einer Grevilleazüchtung als Zimmerpflanze verursachte allergische Dermatitis. Epikutantestungen mit Holzstaub und/oder Einzelallergenen waren positiv. Ergebnisse aus Tierversuchen liegen nicht vor oder fielen nicht eindeutig positiv aus [34]. Die Einstufung mit R 43 erfolgt aufgrund der Beobachtungen am Menschen.

– Triplochiton sceroxylon K. Schum. syn.: Abachi, African Maple, african Whitewood, Aréré, Ayous, Obeche, Samba (skleoxylon), Wawa,
– Thuja plicata (D. Don.) syn.: Giant Cedar, Western Red Cedar, Red Cedar, Riesenlebensbaum, Rotzeder, Thuja gigantea.

Es wurde über einzelne, z. T. unzureichend dokumentierte Fälle von allergischem Kontaktekzem und beim Umgang mit Abachi auch über Kontakturtikaria und generalisierte Urtikaria (positiver Intrakutantest) berichtet. Im Vordergrund stehen allergische Reaktionen an den Atemwegen. Tierversuche liegen nicht vor [34]. Die Einstufung mit R 43 wird durch Beobachtungen an Exponierten begründet.

4 Literatur

[1] Abendroth, R. R.; Kalveram, C. M.; Kalveram, K. J.: Holzstauballergie: Klinik – Diagnostik – Verlauf. Allergologie 1992; 9: 300–303

[2] Ahman, M.; Holmström, M.; Cynkier, I.; Söderman, E.(a): Work related impairment of nasal function in Swedish woodwork teachers. Occup and Environ Med 1996; 53: 112–117

[3] Ahman, M.; Söderman, E. (b): Serial nasal peak expiratory flow measurements in woodwork teachers. Int Arch Occup Environ Health 1996; 68: 177–182

[4] Ahman, M.; van Hage-Hamsten, M.; Johansson, S. G. O.: IgE-mediated allergy to wood dusts probably does not explain the high prevalence of respiratory symptoms among Swedish woodwork teachers. Allergy 1995; 50: 559–562

[5] Ayars, G. H.; Altmann, L. C.; Franzier, C. E.; Chi, E. Y.: The toxicity of constituents of cedar and pine wood to pulmonary epithelium. J Allergy Clin Immunol 1989; 83: 610–118

[6] Basomba, A.; Burches, E.; Almodovar, A.; Hernandez, D.; de Rojas, F.: Occupational rhinitis and asthma caused by inhalation of balfourodendron riedelianum (Pau marfim) wood dust. Allergy 1991; 46(4): 316–318

[7] Baur, X.: Inhalative Allergene und Irritantien am Arbeitsplatz. Allergologie (13) 1990; 4: 134–139;

[8] Bush, R. K.; Yuninger, J. W.; Reed, C. E.: Asthma due to African zebrawood (Microberlinia) dust. Am Rev Resp Dis 1978; 117(3): 601–603

[9] Cartier, A.; Chan, H.; Malo, J. L.; Pineau, L.; Tse, K. S.; Chan-Yeung, M.: Occupational asthma caused by eastern white cedar (Thuja occidentalis) with demonstration that plicatic acid is present in this wood and is the causal agent. J Allergy Clin Immunol 1986; 77(4): 639–645

[10] Chang-Yeung, M.; Desjardins, A.: Bronchial hyperresponsiveness and level of exposure in occupational asthma due to western red cedar (Thuja plicata). Am Rev Resp Dis 1992; 146: 1606–1609

[11] Chang-Yeung, M.: Mechanism of occupational asthma due to western red cedar (Thuja plicata). Am J Ind Med 1994; 25: 13–18

[12] Chang-Yeung, M.; Chan, H.; Tse, K. S.; Salari, H.; Lam, St.: Histamine and leucotrienes release in bronchoalveolar fluid during plicatic acid-induced bronchoconstriktion. J Allergy Clin Immunol. 1989; 84: 762–768

[13] Côté, J.; Kennedy, S.; Chan-Yeung, M.: Sensitivity and specificity of PC20 and peak expiratory flow rate in cedar asthma. J Allergy Clin Immunol 1990; 85: 592–598

[14] Frew, A.; Chan, H.; Dryden, P.; Salari, H.; Lam, St.; Chan-Yeung, M.: Allergens, IgE, mediators, inflammatory mechanisms – Immunologic studies of the mechanisms of occupational asthma caused by western red cedar. J Allergy Clin Immunol 1993; 92: 466–78

[15] Herold, D. A.; Wahl, R.; Maasch, H. J.; Hausen, B. M.; Kunkel, G.: Occupational wood-dust sensitivity from Euonymus europaeus (spindle tree) and investigation of cross reactivity between Euonymus europaeus wood and Artemisia vulgaris pollen (mugwort). Allergy 1991; 46: 186–190

[16] Hinojosa, M.; Losada, E.; Moneo, I.; Dominguez, J.; Carillo, T.; Sanchez-Cano, M.: Occupational asthma caused by African maple (Obeche) and Ramin: evidence of cross reactivity between these two woods. Clin Allergy 1986; 16(2): 145–153

[17] Hinojosa, M.; Subiza, J.; Moneo, I.; Puyana, J.; Diez, M.L.; Fernandez-Rivas: Contact urticaria caused by obeche wood (Triplochiton scleroxylon). Report of eight patients. Annals of Allergy 1990; 64: 476–479

[18] Jeebhay, M. F.; Prescott, R.; Potter, P. C.; Ehrlich, R. I.: Brief communications – Occupational asthma caused by imbuia wood dust. J Allergy Clin Immunol 1996; 97: 1025–1027

[19] Kersten, S.; von Wahl, P.-G.: Allergische Atemwegserkrankungen in der holzverarbeitenden Industrie. Allergologie 1994; 17; 2: 55–60

[20] Lam, S.; Tan, F.; Chan, H.; Chan-Yeung, M.: Relationship between types of asthmatic reaction, nonspecific bronchial reactivity, and specific IgE antibodies in patients with red cedar asthma. J Allergy Clin Immunol 1983; 72(2): 134–139

[21] Lam, S.; LeRiche, J.; Phillips, D.; Chan-Yeung, M.: Cellular and protein changes in bronchial lavage fluid after late asthmatic reaction in patients with red cedar asthma. J Allergy Clin Immunol 1987; 80: 44–50

[22] Malmberg, P. O.; Rask-Andersen, A.; Larsson, K. A.; Stjernberg, N.; Sundblad, B.-M.; Eriksson, K.: Increased bronchial responsiveness in workers sawing scots pine. Am J Resp Crit Care Med 1996; 153: 948–952

[23] Malo, J.-L.; Cartier, A.; L'Archeveque, J.; Trudeau, C.; Courteau, J.-P.; Bherer, L.: Prevalence of occupational asthma among workers exposed to eastern white cedar. J Resp Crit Care Med 1994; 150: 1697–1701

[24] Oertmann, Ch.; Bergmann, K.-Ch.: Atemwegserkrankungen bei Arbeitern im Holzgewerbe – Beobachtungen an 55 Gutachten-Fällen. Allergologie 1993; (16) 8: 334–340

[25] Plinske, W.: Dokumentation des Berufskrankheiten-Geschehens in der Bundesrepublik Deutschland. Hauptverband der gewerblichen Berufsgenossenschaften, St. Augustin

[26] Raghuprasad, P. K.; Brooks, S. M.; Litwin, A.; Edwards, J. J.; Bernstein, I. L.; Gallagher, J.: Quillaja bark (soapbark)-induced asthma. J Allergy Clin Immunol 1980; 65(4): 285–287

[27] Sotillos, G.; Blanco Carmona J. G.; Juste Picon, S.; Rodriguez Gaston, P.; Perez Gimenez, R.; Alonso Gil, L.: Occupational asthma and contact urticaria caused by mukali wood dust (Aningeria robusta). J Invest Allergol Immunol 1995; 5: 113

[28] Spiewak, R.; Bozek, A.; Maslowski, T.; Brewczynski, P. Z.: Occupational asthma due to wood dust exposure (ash, oak, beech and pine) – a case study. Ann Agric Environ Med 1994; 1: 73–76

[29] Wilhelmsson, B.; Jernudd, Y.; Ripe, E.; Holmberg, K.: Nasal hypersensitivity in wood furniture workers. Allergy 1984; 39: 586–595

[30] Woods, B.; Calnan, C. D.: Toxic Woods. Br J Dermatology 1976; 95

[31] Wirtz, C.; v Kampen, V.; Papenfuß, F.; Allmers, H.; Baur, X.: Atemwegssensibilisierung durch Holzstäube

– Literaturübersicht und eigene Untersuchungsergebnisse. Atemw- Lungenkrkh 1997; 8: 473–474

[32] Wirtz, C.; Korn, M.; Chen, Z.; Raulf-Heimsoth, M.; v Kampen, V.; Baur, X.: Asthmaanfälle durch Abachi- und Limbaholz. Arbeitsmed Sozialmed Umweltmed 1997; 32: 257–260

[33] Wirtz, C.; Chen, Z.; Raulf-Heimsoth, M.; v Kampen, V.; Papenfuß, F.; Baur, X.: Atemwegssensibilisierung durch Holzstaub. Zbl. Arbeitsmed. 1997; 47: 336–342

[34] Greim, H. (Hrsg.): Gesundheitsschädliche Arbeitsstoffe. Toxikologischarbeitsmedizinische Begründungen von MAK-Werten. 1995, 1996, Weinheim: VCH-Losebl.-Ausg.

6.17 N-(2-Hydroxyethyl)-3-methyl-2-chinoxalin-carboxamid-1,4-dioxid

(CAS-Nr. 23696-28-8) – (Olaquindox)

1 Vorkommen

Olaquindox und andere strukturverwandte Chinoxalindioxide (Carbadox, Quindoxin) sind Chemotherapeutika mit starker antibakterieller Wirkung gegen verschiedene grampositive und -negative Keime. Seit Ende der 70er Jahre wird Olaquindox als Wachstumspromotor innerhalb der EG, insbesondere in der Ferkelaufzucht, eingesetzt. Es wird in Form von Mineralmischungen dem Futter zugegeben oder ist in der Endmischung (50 mg/kg) oder im Milchersatzfutter (50–100 mg/kg) bereits enthalten [7, 8, 13].

2 Arbeitsmedizinische und experimentelle Daten

Olaquindox gehört neben Chlorpromazin (vgl. Kap. 6.7) zu den bekanntesten photoallergischen Substanzen. 1985 wurde erstmals über allergische Kontaktdermatitis durch Olaquindox in Tierfutter berichtet, wobei der unbelichtete Patch-Test positiv war [1]. 1986 wurde der erste Fall einer photoallergischen Reaktion bei einem Schweinezüchter beschrieben, bei dem nur der belichtete Läppchentest mit 0,5 % Olaquindox in Vaseline positiv ausfiel [6]. Vorher waren bereits einige Fälle von photoallergischem Kontaktekzem durch das strukturähnliche Quindoxin bekannt geworden [15]. In den folgenden Jahren wurden in verschiedenen europäischen Ländern und Australien Erkrankungen in Form von photoallergischem aerogenem Ekzem bei Landwirten, die Olaquindox in pulverförmiger, staubender Form als Futterzusatz verwendet hatten, beobachtet [3, 5, 9, 12]. Aus Deutschland gibt es eine Übersicht von 15 Landwirten mit photoallergischem Kontaktekzem durch Verwendung von Olaquindox bei der Ferkelaufzucht und weitere Einzelfallberichte [2, 4, 8, 11, 14]. In allen Fällen war der Photo-Patch-Test, in Einzelfällen auch der unbelichtete Patch-Test positiv. Es wird eine Testkonzentration von 1 % Olaquindox in Vaseline empfohlen [13]. Bemerkenswert ist der schwere und chronische Verlauf dieser Lichtdermatosen, die wegen der speziellen Verwendung von Olaquindox insgesamt nicht häufig sind, für den Betroffenen jedoch wegen der Persistenz des Ekzems, der nicht selten nachfolgenden allgemeinen Lichtempfindlichkeit gegen UVA und auch UVB (chronische aktinische Dermatitis) und möglicher Kombination mit weiteren Photoallergien (Lichtschutzsubstanzen u.a.) zu einer erheblichen Minderung der Lebensqualität führt [13, 7]. Durch Pelletierung des Futterzusatzes wird die Staubentwicklung erfolgreich gemindert. Die Direktive 70/524/EWG von 1996 schreibt einen Warnhinweis bei dem Zusatz von Olaquindox in Tierfutter vor. Nach oraler Aufnahme sind beim Schwein, bei der Ratte und beim Meerschweinchen phototoxische Reaktionen aufgetreten. In verschiedenen experimentellen Untersuchungen am Meerschweinchen konnten weder eine sensibilisierende Wirkung noch ein photosensibilisierendes Potential nachgewiesen werden. Ein Lymphknotentest an Ratten war negativ [zit. bei 10].

3 Bewertung

Durch Beobachtungen am Menschen wird die sensibilisiernde und photosensibilisierende Wirkung von Olaquindox durch Hautkontakt belegt (R43).

4 Literatur

[1] Bedello, P.G.; Goitre, M.; Cane, D.; Roncarolo, G.: Allergic contact dermatitis to Bayo-N-Ox-I. Contact Dermatitis 12 (1985), 284

[2] Derharsching, J.: Photoallergisches Kontaktekzem auf Olaquindox. Z. Hautkr. 69 (1994), 548

[3] de Vries, H.; Bojarski, J.; Donker, A.A.; Dakri, A.; Beyersbergen van Henegouwen, G.M.J.: Photochemical reactions of quinoxin, olaquindox and cardox with protein, indicating photoallergic properties. Toxicology 63 (1990), 85–95

[4] Dunkel, F.G.; Elsner, P.; Pevny, I.; Burg, G.: Olaquidox-induced photoallergic contact dermatitis and persistent light reaction. Am. J. Cont. Derm. 1 (1990), 235–239

[5] Fewings, J.; Hoton, J.: Photoallergic dermatitis to a pig feed additive. Astr. J. Dermatol. 36 (1995), 99

[6] Francalanci, S,; Gola, M.; Giogini, S.; Mucinelli, A.; Sertoli, A.: Occupational photocontact dermatitis from Olaquindox. Contact Dermatitis 15 (1986), 112–114

[7] Greim, H. (Hrsg.): Gesundheitsschädliche Arbeitsstoffe. Toxikologischarbeitsmedizinische Begründungen von MAK-Werten. Olaquindox ,1993, Weinheim: VCH-Losebl.-Ausg.

[8] Hochsattel, R.; Gall, H.; Weber, L.; Kaufmann, R.: Photoallergische Reaktion auf Olaquindox. Hautarzt 42 (1991), 233–236

[9] Jagtmann, B.A.: Foto-allergische Contactekzeem door het Varkensvoeder additief Olaquindaox. Nederl. Tijdschr. Dermatol. Venerol. 1 (1991), 77–78

[10] Kayser, D., Schlede, E. (Hrsg.): Chemikalien und Kontaktallergie – Eine bewertete Zusammenstellung. München: MMV, 1995, Losebl.-Ausg.

[11] Kütting, B.; Brehler, R.; Forck, G.: Photokontaktallergie gegen Olaquindox bei Landwirten. Allergologie 15 (1992), 324

[12] Kumar, A.; Freeman, S.: Photoallergic contact dermatitis in a pig farmer caused by olaquindox. Contact Dermatitis 25 (1996), 249–250

[13] Schauder, S.; Schröder, W.; Geier, J.: Olaquidox-induced airborne photoallergic contact dermatitis followed by transient or persistent light reactions in 15 pig breeders. Contact Dermatitis 25 (1996), 344–354

[14] Schauder, S.: Gefahren durch Olaquindox. Photoallergie, chronische photosensitive Dermatitis und extrem gesteigerte Lichtempfindlichkeit beim Menschen, Hypoaldosteronismus beim Schwein. Dermatosen 37 (1989), 183–185

[15] Zaynoun, S.; Johnson, B.E.; Frain-Bell, W.: The Investigation of quindoxin Photosensitivity. Contact Dermatitis 2 (1976), 343–352

6.18 Labortierstaub

(vgl. 5.26)

1 Vorkommen

Die Labortierallergie (LA) tritt besonders bei Personen auf, die beruflich Kontakt zu Labortieren (meist Ratte, Maus, Kaninchen, Meerschweinchen, seltener Hamster, Katze und Hund) bzw. ihren Körperprodukten haben.

Dies sind Beschäftigte von Forschungslaboratorien der pharmazeutischen Industrie, Universitätsinstituten, Krankenhäusern, Beschäftigte der Landwirtschaft/Tierhaltung und Tierärzte.

2 Arbeitsmedizinische und experimentelle Daten

Die LA manifestiert sich als Konjunktivitis und Rhinitis, seltener als Kontakturtikaria. In rund einem Drittel der Fälle entwickelt sich ein Asthma bronchiale. Es handelt sich um IgE-bedingte Sofortreaktionen (positive Reaktionen im Haut- und Provokationstest, Nachweis von spezifischen IgE-Antikörpern in-vitro), Dualreaktionen sind möglich [AGRUP et al. 1986]. Die Latenzzeit von Expositionsbeginn bis zur Beschwerdenmanifestation liegt im Mittel bei 1 bis 3 Jahren [LUTZKY et al. 1975,

COCKROFT et al. 1981, SLOVAK et al. 1981], mit einem Bereich von Wochen bis zu 22 Jahren [LUTZKY et al. 1975]. Die Inzidenz der LA für alle Symptome wird in prospektiven Studien mit 10 bis 37 % [BOTHAM et al. 1987] und für *Labortierasthma* mit 2 [DAVIES et al. 1983, BOTHAM et al. 1987, SJÖSTEDT et al. 1993] bis 8 % [RENSTRÖM et al. 1993, zit. Bei SJÖSTEDT et al. 1995] angegeben. Die Prävalenz schwankt für expositionsabhängige Beschwerden (alle Symptome) in Querschnittstudien zwischen 11 [LINCOLN et al. 1974] und 44 % [VENABLES et al. 1988], für *Labortierasthma* zwischen 3 [DAVIES et al. 1981] und 13 % [WEISSENBACH et al. 1988].

Es gibt Hinweise für Dosis-Wirkungs-Beziehungen hinsichtlich der Expositionsstunden (Prävalenz einer Labortierallergie bei täglichem Labortierkontakt 27 %, in der Gruppe der nicht täglich Exponierten 20 %) bzw. der Zahl der Tierspezies, mit denen Kontakt besteht [eine Tierspezies 18 %, 2 Tierspezies 29 %; AOYAMA et al. 1992] und der Prävalenz der Labortierallergie. Atopieindikatoren (positiver Pricktest mit ubiquitären, insbesondere mit Tierallergenen wie Hund und Pferd, Gesamt-IgE-Werte über 100 kU/l) erhöhen das Risiko der Entstehung einer LA. Dieses Risiko besteht insbesondere für die Manifestation des *Labortierasthma* [COCKROFT et al. 1981, SJÖSTEDT et al. 1989 und 1993, RENSTRÖM et al. 1994, BOTHAM et al. 1995]. Durch immunologische Verfahren wurden verschiedene Majorallergene im Urin, Serum, Speichel und in der Haut der Tiere nachgewiesen, beispielsweise Rat n I und II im Urin der Ratte, Mus m I im Urin der Maus [NEWMAN TAYLOR et al. 1977, WALLS et al. 1985, SCHUMACHER 1987, GORDON et al. 1993]. Die Aeroallergenkonzentration ist von Zahl, Spezies, Alter und Geschlecht der Tiere sowie von Art und Weise des Umgangs mit den Tieren, von der Lüftung und der Luftfeuchtigkeit des Raumes abhängig. Personenbezogene Messungen der Rattenurinallergenkonzentration in der Luft von Forschungslaboratorien ergaben beispielsweise die höchsten Expositionen bei Personen, die experimentell mit Ratten arbeiteten bzw. die Reinigungsarbeiten ausführten. Spuren von Rattenurinallergen konnten noch in Büroräumen außerhalb des Tierhauses nachgewiesen werden [NIEUWENHUIJSEN et al. 1994]. Für die Auslösung von Symptomen bei erkrankten Personen genügen Nanogramme des Allergens [EGGLESTON et al. 1990].

3 Bewertung

Die sensibilisierende Wirkung von Labortierproteinen (Haare, Epithelzellen, Urin, Serum, Speichel) ist durch zahlreiche epidemiologische Studien und Kasuistiken belegt. Es handelt sich um IgE-bedingte allergische Reaktionen.

Neben dispositionellen Faktoren (Atopie) sind expositionelle Bedingungen (Zahl der Tiere, Spezies, Art des Umgangs, Lüftung) für die Erkrankungsmanifestation von Bedeutung.

4 Literatur

[1] Agrup, G.; Belin, J.; Sjöstedt, L.; Skerfving, S.: Allergy to laboratory animals in laboratory technicians and animal keepers. Br. J. Ind. Med. 43 (1986), 192–198

[2] Aoyama, K.; Ueda, A.;Manda, F.; Matsushita, T. Ueda, T.; Yamauchi, C.: Allergy to laboratory animals: an epidemiological study. Br. J. Ind. Med. 49 (1992), 41–47

[3] Bland, S. M.; Levine, M. S.; Wilson, P. D.; Fox, N. L.; Rivera, J. C.: Occupational allergy to laboratory animals: An epidemiologic study. J. Occup. Med. 28 (1986), 1151–1157

[4] Botham, P. A.; Davies, G. E.; Teasdale, E. L.: Allergy to laboratory animals: A prospective study of its incidence and of the influence of atopy on its development. Br. J. Ind. Med. 44 (1987), 627–632

[5 Botham, P. A.; Lamb, C. T.; Teasdale, E. L.; Bonner, S. M.; Tomenson, J. A.: Allergy to laboratory animals: A follow up study of its incidence and of the influence of atopy and pre-existing sensitiziation on its development. Occup. Environ. Med. 52 (1995), 129–133

[6] Cockroft, A.; McCarthy, P.; Edwards, J.; Andersson, N.: Allergy in laboratory workers. Lancet (1981), 827–830

[7] Cullinan, P.; Lowson, D.; Nieuwenhuijsen, M. J.; Gordon, S.; Tee, R. D.; Venables, K. M.; McDonald, J. C.; Newman Taylor, A. J.: Work-related symptoms, sensitisation, and estimated exposure in workers not previously exposed to laboratory rats. Occup. Environ. Med. 51 (1994), 589–592

[8] Davies, G. E.; Mc Ardle, L. A.: Allergy to laboratory animals: A survey by questionnaire. Int. Arch. Allergy Appl. Immunol. 64 (1981), 302–307

[9] Davies, G. E.; Thompson, A. V.; Niewola, Z.; Burrows, G. E.; Teasdale, E. L.; Bird, D. J.; Phillips, D. A.: Allergy to laboratory animals: A retrospective and prospective study. Br. J. Ind. Med. 40 (1983), 442–449

[10] Eggleston, P. A.; Newill, C. A.; Ansari, A. A.; Pustelnik, A.; Lou, S.-R.; Evans, R.; Marsh, D. G.; Longbottom,. J. L.; Corn, M.: Task-related variation in airborne concentrations of laboratory animal allergens: Studies with Rat n I. J. Allergy Clin. Immunol. 84 (1989), 347–352

[11] Eggleston, P. A.; Ansari, A. A.; Ziemann, B.; Adkinson, N. F.; Corn, M.: Occupational challenge studies with laboratory workers allergic to rats. J. Allergy Clin. Immunol. 86 (1990), 63–72

[12] Eggleston, P. A.; Wood, R. A.: Management of allergies to animals. Allergy Proc. 13 (1992), 289–292;

[13] Eggleston, P. A; Ansari, A. A.; Adkinson, N. F.; Wood, R. A.: Environmental challenge studies in laboratory animal allergy. Effect of different airborne allergen concentrations. Am. J. Respir. Crit. Care Med. 151 (1995), 640–646

[14] Faus-Keßler, T.; Tritschler, J.: A review of epidemiological methods applied in studies on laboratory animal allergy. With a discussion of the relation between prevalence and risk of an irreversible disease in a dynamic population of constant size. Soz.-Präv.med. 37 (1992), 269–275

[15] Uortes, L. J.; Weih, L., Jones, M. L.; Burmeister, L. F.; Thorne, P. S.; Pollen, S.; Merchant, J. A.: Epidemiologic assessment of laboratory animal allergy among university employees. Am. J. Ind. Med. 29 (1996), 67–74

[16] Gordon, S.; Tee, R. D.; Newman Taylor, A. J.: Analysis of rat urin proteins and allergens by sodium dodecyl sulfate-polyacrylamide gel electrophoreses and immunoblotting. J. Allergy Clin. Immunol. 92 (1993), 298–305

[17] Gordon, S.; Tee, R. D.; Newman Taylor, A. J.: Analysis of the allergenic composition of rat dust. Clin. Exp. Allergy 26 (1996), 533–541

[18] Gross, N. J.: Allergy to laboratory animals: Epidemiologic, clinical, and physiologic aspects, and a trial of cromolyn in its management. J. Allergy Clin. Immunol. 66 (1980), 158–165

[19] Hunskaar, S.; Fosse, R. T.: Allergy to laboratory mice and rats: A review of the pathophysiology, epidemiology and clinical aspects. Lab. Anim. 24 (1990), 358–374

[20] Kibby, T.; Powell, G.; Cromer, J.: Allergy to laboratory animals: A prospective and cross-sectional study. J. Occup. Med. 31(1989), 842–846

[21] Lincoln, T. A.; Bolton, N. E.; Garret, A. S.: Occupational allergy to animal dander and sera. J. Occup. Med. 16 (1974), 465–469

[22] Lutzky, I.; Neumann, I.: Laboratory animal dander allergy. I. An occupational disease. Ann. Allergy 35 (1975), 201–205

[23] Newman Taylor, A. J.; Longbottom. J. L.; Pepys, J.: Respiratory allergy to urine proteins of rats and mice. Lancet (1977), 847–849

[24] Nieuwenhuijsen, M. J.; Gordon, S.; Tee, R. D.; Venables, K. M.; McDonald, J. C.; Newman Taylor, A. J.: Exposure to dust and rat urinary aeroallergens in research establishments. Occup. Environ. Med. 51 (1994), 593–596

[25] Nieuwenhuijsen, M. J.; Gordon, S.; Harris, J. M.; Tee, R. D.; Venables, K. M.; Newman Taylor, A. J.: Variation in rat urinary aeroallergen levels explained by differences in site, task and exposure group. Ann. Occup. Hyg. 39 (1995), 819–825

[26] Platts-Mills, T. A. E.; Longbottom, J.; Edwards, J.; Cockroft, A.; Wilkins, S.: Occupational asthma and rhinitis related to laboratory rats: Serum IgG and IgE antibodies to the rat urinary allergen. J. Allergy Clin. Immunol. 79 (1987), 505–515

[27] Renström, A.; Malmberg, P.; Larsson, K.; Sundblad, B. M.; Larsson, P. H.: Prospective study of laboratory-animal allergy: Factors predisposing to sensitization and development of allergic symptoms. Allergy 49 (1994), 548–552

[28] Schumacher, M. J.; Tait, B. D.; Holmes, M. C.: Allergy to murine antigens in a biological research institute. J. Allergy Clin. Immunol. 68 (1981), 310–318

[29] Schumacher, M. J.: Clinically relevant allergens from laboratory and domestic small animals. Allergy Proc. 8 (1987), 225–231

[30] Sjöstedt, L.; Willers, S.: Predisposing factors in laboratory animal allergy: A study of atopy and environmental factors. Am. J. Ind. Med. 16 (1989), 199–208

[31] Sjöstedt, L.; Willers, S.; Orbaek, P.: A follow-up study of laboratory animal exposed workers: The influence of atopy for the development of occupational asthma. Am. J. Ind. Med. 24 (1993), 459–469

[32] Sjöstedt, L.; Willers, S.; Orbaek, P.: Laboratory animal allergy – A review. Indoor Environ. 4 (1995), 67–79

[33] Slovak, A. J. M.; Hall, R. N.: Laboratory animal allergy: A clinical survey of an exposed population. Br. J. Ind. Med. 38 (1981), 38–41

[34] Venables, K. M.; Upton, J. l.; Hawkins, E. R.; Tee, R. D.; Longbottom, J. L.; Newman Taylor, A. J.: Smoking, atopy, and laboratory animal allergy. Br. J. Ind. Med. 45 (1988), 667–671

[35] Venables, K. M.; Tee, R. D.; Hawkins, E. R.; Gordon, D. J.; Wale, C. J.; Farrer, N. M.: Lam, T. H.; Baxter, P. J.; Newman Taylor, A. J.: Laboratory animal allergy in a pharmaceutical company. Br. J. Ind. Med. 45 (1988), 660–666

[36] Walls, A. F.; Longbottom, J. L.: Comparison of rat fur, urine, saliva, and otherrat allergen extracts by skin testing, RAST, and RAST inhibition. J. Allergy Clin. Immunol. 75 (1985), 242–251

[37] Weissenbach, T.; Wüthrich, B.; Weihe, W. H.: Labortier-Allergien: Eine epidemiologische, allergologische Studie bei Labortier-exponierten Personen. Schweiz. med. Wochenschr. 118 (1988), 930–938

6.19 N-Methyl-N,2,4,6-tetranitroanilin (Tetryl)

(CAS-Nr. 479-45-8) – (N-Methyl-N,2,4,6-tetranitrobenzolamin, N-Pikryl-N-methyl-nitramin, Nitramin, Tetralit)

1 Vorkommen

Tetryl wird als empfindlicher Sprengstoff insbesondere zur Füllung von Sprengkapseln, Granaten und Torpedos verwendet und wurde im 2. Weltkrieg verbreitet eingesetzt [11, 14].

2 Arbeitsmedizinische und experimentelle Daten

CRIPPS [3] beschrieb bereits 1917 Hautveränderungen beim Umgang mit Tetryl und nahm eine irritative Wirkung an. Er forderte u. a. Maßnahmen eine Eignungsuntersuchung für diese Exposition. Die „Tetryldermatitis" war in den vierziger Jahren in Munitionsfabriken die häufigste Hauterkrankung [16]. In Arbeitsbereichen mit hoher Belastung mit staubförmigem Tetryl kam es neben einer intensiven gelb-orange Verfärbung der Haut und Haare nach kurzer Expositionszeit zu einer hohen Inzidenz von akuter Kontaktdermatitis an unbedeckten Körperpartien. Nicht selten traten auch Beschwerden wie Irritation der Augen und der oberen Atemwege, Nasenbluten und asthmaähnliche Symptome auf. Für die Kontaktdermatitis werden Erkrankungsraten bis über 50 % (PROBST et al., 1944, 62 %; EDDY, 1943, 40 %; SCHWARTZ, 1944, 30 %; BERGMAN, 1952, 4,2 % bis 7,7 % über 10 Jahre) angegeben. Einige Autoren berichteten über „Gewöhnung" („Hardening") nach einigen Wochen bei einem erheblichen Teil der Erkrankten, z. B. 3 von 4 [4], 8 5 % [15], 60-68 % [5], die dann die Arbeit fortsetzen konnten. Andere Betroffene erlitten bei geringstem Kontakt mit Tetryl Rezidive, so dass in diesen Fällen allergische Reaktionen angenommen wurden. Hauttestungen wurden nur selten durchgeführt. PARMEGGIANI [12] berichtete 1956, dass von 200 Exponierten in 2 Jahren 37 an einer Dermatitis erkrankten und in 2 Fällen davon der Hauttest positiv (in 5 weiteren schwach positiv) war. Nach BAIN u. THOMSON [1] war die Tetryldermatitis die häufigste Ursache für die Tätigkeitsaufgabe in der hochexponierten Abteilung einer englischen Munitionsfabrik. Wegen des eingeschränkten Umganges gibt es nur wenige neuere Mitteilungen zum Tetryl. GOH u. RAJAN [9] sahen bei einer Frau mit Dermatitis beim Umgang mit Tetryl und Trinitrotoluol (TNT) nur einen positiven Patch-Test mit 5 % TNT in Vaseline und nicht auf Tetryl (0,1 % in Olivenöl). Später wurde der Fall einer Munitionsarbeiterin mit Kontaktdermatitis beschrieben, die positive Tests auf 0,05 % bis 0,5 % Tetryl in Vaseline (negativ in Olivenöl und Aceton) zeigte, nachdem sie in einer früheren Testung nur positiv auf 5 % TNT in Vaseline und nicht auf 0,1 % Tetryl in Olivenöl reagierte (es wird nicht ganz klar, ob es sich hier um zwei verschiedene Fälle gehandelt hat). Die Autoren diskutieren eine Kreuzreaktion zwischen Tetryl und TNT.

Die Testung mit Cyclotrimethylentrinitramin und 20 Kontrolltestungen mit 0,1 % Tetryl in Vaseline waren negativ [8]. GELL [7] exponierte Meerschweinchen durch (1) i.c. Injektion, (2) dermale Applikation auf verbrühter Haut, (3) subcutane Implantation, (4) dermale Einreibung in Lanolin und (4) Inhalation (0,4 mg/L, 6 Tage für 30 Min, Gesamtaufnahme 7–10 mg).

Nach intradermaler und subcutaner Induktion sowie Inhalation und kutaner Auslösung waren nahezu alle Tiere sensibilisiert.

Durch die Methoden (2) und (4) wurden keine oder nur zweifelhafte Reaktionen ausgelöst. Nach Inhalation reagierten 6 Tiere im Hauttest positiv. Sensibilisierte Tiere zeigten Kreuzreaktionen zu Trinitrophenetol, Picrylchlorid, Methylpicramid, Picramid,

nicht jedoch auf Trinitrotoluol. Tetryl war nicht hautreizend. 6 Ratten konnten mit der intradermalen Technik (10 mal 1 % Tetryl in Propylenglycol) nicht sensibilisiert werden [12]. In einem Bühler-Test am Meerschweinchen wurden für Tetryl und Dinitrobenzol keine und für Trinitrobenzol eine schwache sensibilisierende Wirkung gefunden. Tetryl wirkte stark irritierend am Kanincheauge, jedoch nicht an der Haut [6].

Ob Tetryl auch durch Einatmen sensibilisierend wirken kann, ist bisher nicht ausreichend untersucht [10].

3 Bewertung

Auch wenn die allergische Verursachung für einen großen Teil der Fallberichte nicht hinreichend abgeklärt wurde, ist sehr wahrscheinlich und durch positive Epikutantests in Einzelfällen belegt, dass Tetryl sensibilisierend durch Hautkontakt wirkt (R 43).

Die Ergebnisse aus den Tierversuchen sind nicht eindeutig zu interpretieren.

4 Literatur

[1] Bain, W.A.; Thomson, G.H.: Pilot Trial of an Antihistaminic Drug in the Control of „Tetryl" Dermatitis. Br. J. Ind. Med. 11 (1954), 25–30

[2] Bergman, B.B.: Tetryl Toxicity: A Summary of Ten Years Experience. Arch. Ind. Hyg. Occup. Med. 5 (1952), 10–20

[3] Cripps, L.: The Properties of Tetryl. Br. J. Dermatol. 29 (1917), 3–17

[4] Eddy J.H.: Some Toxic Reactions of common Exposives. Ind. Med. 12 (1943), 483–486

[5] Fischer, C.N.; Murdock H.D.: Tetryl Exposure – Analysis of four Years of medical Experience with Tetryl. Ind. Med. 15 (1946), 428–429

[6] Fitzgerald, G.B.; Austin, A.; Diguilio, N.: Acute Toxicity Evaluation of Nitroaromatic Compounds. Toxikon Corp., Woburn,WA, USA , 1999, 70 S.

[7] Gell, P.G.H.: Sensitization to „Tetryl". Br. J. Exper. Path. 25 (1944), 174–192

[8] Goh, C.L.: Allergic contact dermatitis from tetryl and trinitrotoluene. Contact Dermatitis 10 (1984), 108

[9] Goh, C.L.; Rajan, V.S.: Contact sensitivity to trinitrotoluene. Contact Dermatitis 9 (1983), 433–434

[10] Greim, H. (Hrsg): Gesundheitsschädliche Arbeitsstoffe. Toxikologischarbeitsmedizinische Begründungen von MAK-Werten. N-Methyl-N,2,4,6-tetranitroanilin, 1995, Weinheim: WILEY-VCH, Losebl.-Ausg.

[11] Kayser, D.; Schlede, E. (Hrsg.): Chemikalien und Kontaktallergie – Eine bewertende Zusammenstellung. München: MMV, 1997 , Losebl.-Ausg.

[12] Parmeggiani, L.; Bartalini, E.; Sassi, C.; Perini, A.: Patologia professionale e sperimentale da Tetrile:

Ricerche sperimentali Osservazioni cliniche e Prevenzione. Med. Lavoro 47 (1956), 293–313

[13] Probst, E.W.; Mund, M.H.; Lewis, L.D.: Effects of Tetryl. J. A. M. A. 126 (1944), 424–427

[14] Römpp: Chemie Lexikon. Hrsg. Falbe, J.; Reglitz, M. 9. Auflage, Stuttgart: G.Thieme-Verlag, 1989–1992

[15] Schwartz, L.: Dermatitis from Explosives. J. A. M. A. 125 (1944), 186–190

[16] Schwartz, L., Tulipan, L.; Birmingham, D.J.: Occupational Diseasas of the Skin. Philadelphia: Lea & Febiger, 1957, 439–444

6.20 Naturgummilatex und Naturgummilatex-haltiger Staub
(vgl. 5.27)

1 Vorkommen

Naturgummilatex ist der Milchsaft des Gummibaumes *(Hevea brasiliensis)*. Auch andere Pflanzenarten enthalten Latices, werden jedoch selten genutzt. Er besteht aus einer wässrigen Emulsion von Kautschuk (Polyisopren), der das Ausgangsprodukt für Naturgummi ist, bis zu 2 % Pflanzenproteinen u.a. Stoffen. Naturgummi wird weit verbreitet in medizinischen Produkten (Handschuhen, Kathetern, Unterlagen, Bandagen usw.), in anderen Arbeitsbereichen (Schläuchen, Schutzhandschuhen u.a.) und in Gebrauchsartikeln (Bekleidung, Luftballons, Kondomen usw.) eingesetzt. Von den etwa 16 Millionen Tonnen Kautschuk pro Jahr, die weltweit produziert werden, sind ungefähr ein Drittel Naturgummikautschuk und 2 Drittel Synthesekautschuk [10, 20]. Eine berufliche Exposition gegenüber Naturgummilatex besteht im Gesundheitswesen, vor allem für Beschäftigte in Operationsräumen, in der Intensivmedizin und bei Zahnärzten, ferner bei Beschäftigten in der Gummiindustrie. Der Hauptaufnahmeweg ist die Inhalation, nachgewiesen vor allem bei an Stärkepuderpartikel gebundenem Allergen in der Luft bei Exposition mit Latexhandschuhen. Die Aufnahme kann auch durch Kontakt mit der Haut und/oder der Schleimhaut erfolgen.

A Atemwegserkrankungen
2.1 Arbeitsmedizinische und experimentelle Daten

Kasuistische Mitteilungen [6,26,30] und epidemiologische Studien [24,28,29,33,35,39,40,41,42,43] belegen das Auftreten von Kontakturtikaria, Rhinokonjunktivitis, Asthma bronchiale und anaphylaktischen Reaktionen durch Naturlatex. Symptome entwickeln sich bei direktem Haut- oder Schleimhautkontakt. Eine Sensibilisierung durch Inhalation ist auch durch Aufenthalt in Räumen, in denen mit Latexhandschuhen (insbesondere gepuderten) gearbeitet wird, möglich. Untersuchungen bei medizinischem Personal und in Latex-verarbeitenden Betrieben geben je nach Berufsgruppen und Nach-

weismethode Prävalenzen der *Latexallergie* vom Typ I zwischen 1,3 % [37] und 38 % [23] an. Die höchsten Prävalenzen wurden bei Ärzten und Pflegepersonal in den operativen Abteilungen beobachtet. Ein wesentlicher Risikofaktor für die Entstehung einer *Latexallergie* ist die Atopie. Es handelt sich weit überwiegend um IgE-bedingte Sofortreaktionen, belegt durch positive Sofortreaktionen im Haut- und Provokationstest (inhalativ, nasal) sowie in-vitro (RAST/EAST). Im Maus- und im Kaninchenmodell führt eine Immunisierung mit Latexallergen zu erhöhten IgE-Werten und Eosinophilie [11,36]. Immunoblotuntersuchungen zeigen Latex-spezifisches-IgE gegen eine Vielzahl von Latexproteinen verschiedener Größe [26,27].

Als Allergene im Latex wurden bisher ein „rubber elongation factor" (14 kD Protein) und Heveinpräprotein (20 kD) bzw. Hevein (14 kD, 5 kD), Hevamin (29 kD) und ein 46 kD Protein und sein Dimer mit 110 kD identifiziert bzw. zum Teil sequenziert.

3.1 Bewertung

Allergien gegenüber Naturgummilatex sind ein zunehmendes Problem in medizinischen Berufen. Sie treten insbesondere bei Beschäftigten auf, die Latexhandschuhe (insbesondere gepuderte) tragen. Es liegen zahlreiche kasuistische Mitteilungen und einzelne epidemiologische Untersuchungen zu Atemwegs- und Hauterkrankungen bei Beschäftigten im Gesundheitswesen vor, die belegen, dass es sich um IgE-bedingte Sofortreaktionen (Nachweis spezifischer IgE-Antikörper in vivo und in vitro) handelt [7].

B Hauterkrankungen
2.2 Arbeitsmedizinische und experimentelle Daten

Allergische Reaktionen vom Soforttyp (Kontakturtikaria, Proteindermatitis, generalisierte Urtikaria, Rhinitis, Konjunktivitis, Asthma) durch den Umgang mit naturlatexhaltigen Produkten werden seit ca. 20 Jahren zunehmend beschrieben [6, 7, 9, 16, siehe auch Teil A]. Sie werden durch Hautkontakt oder Inhalation am häufigsten durch medizinische Handschuhe und Handschuhpuderstäube verursacht. In Einzelfällen sind schwere anaphylaktische Reaktionen mit Todesfolge eingetreten. Positive Prick-Tests, Provokationstests und Nachweis von spezifischem IgE bestätigen die Typ-I-Allergie (Sofort-Typ). Hautsymptome sind unter Exponierten am häufigsten. Durch dermale Provokation lassen sich auch systemische Reaktionen mit und ohne Assoziation zur Kontakturtikaria auslösen [5]. Risikogruppen sind Atopiker mit beruflich (medizinische Berufe) oder außerberuflich (Operationen) häufiger Latexexposition [5, 6, 8, 13, 14]. Die Sensibilisierungsraten sind beim Umgang mit proteinreichen, gepuderten Latexhandschuhen deutlich erhöht, wobei vorbestehende Hautkrankheiten oder Hautreizungen durch Handschuhpuder die dermale Sensibilisierung begünstigen können [2, 9, 15, 16]. Die Latenzzeit wird mit 3,3 Jahren angegeben [10]. Prävalenzen der Latexallergie werden für Krankenhausangestellte im Durchschnitt mit 10 % bis zu 38 % [4, 10, 13, 23] mit Schwerpunkten in operativen Bereichen und in der Zahnmedizin, für Zahnmedizinstudenten bis 8,7 % mit Tendenz zur Zunahme schwererer Symptome [8], für Friseure mit häufigem Handschuhkontakt mit 12,1 %, für Beschäftigte in der Latexhandschuhproduktion mit 11 %, für Reinigungspersonal mit 8 % und für Gewächshausarbeiter mit 5 % [zit. bei 10] angegeben. Bei der Untersuchung von 1351 Krankenhausangestellten hatten 12,1 % einen positiven Latex-Hauttest. Signifikante Assoziationen wurden zur Atopie, positiven Tests auf bestimmte Nahrungsmittel, dem Gebrauch von sterilen Latexhandschuhen und arbeitsplatzbezogenen Symptomen gefunden [13]. Für die Gesamtbevölkerung wird ein Anteil von 1–3,5 % Latexallergie angegeben [17]. 36 % exponierter Atopiker (n=44) hatten einen positiven Hauttest auf Latex, jedoch nur 6,85 % von Exponierten ohne Atopie (n=73) [14]. Durch die ausschließliche Verwendung proteinarmer bzw. ungepuderter Handschuhe kann das Risiko deutlich gesenkt werden [1, 2, 10, 12]. Allergien vom Spättyp (allergisches Kontaktekzem) durch Naturgummilatex werden selten beschrieben bzw. diese für wenig wahrscheinlich gehalten [3, 22].

Bei Personen mit einem Kontaktekzem durch Gummihandschuhe wurde neben Typ-IV-Allergien auf Gummiakzeleratoren ein hoher Anteil von Latexallergien gefunden [21]. Es sind eine Vielzahl von Proteinen mit allergenem Potential isoliert worden, wobei sich etwa 7 und davon insbesondere Hevein

als Hauptallergene abzeichnen [18, siehe auch Teil A, 2.1].

Kreuzreaktionen mit einer Reihe von Früchten (Banane, Avocado, Kiwi, Esskastanie u. a.) und *Ficus benjamina* (Birkenfeige) wurden beschrieben und durch RAST-Inhibitions-Tests bestätigt [10, 13]. Im Kaninchenmodell konnten alle 9 Tiere durch subcutane und/oder intratracheale Injektion von Latexprotein (mit und ohne Ammoniak) sensibilisiert werden (positiver intradermaler Hauttest, Anstieg von Gesmt-IgE, hohe Titer von IgG-Antikörpern gegen Latex in Serum und Lavage, entzündliche Veränderungen im Lungengewebe). Eosinophile Granulome im Lungengewebe ließen sich auch nachweisen, wenn die Induktion nur über die Haut erfolgt war. Die Reaktionen auf Latex ohne Ammoniak fielen stärker aus [19]. Bei Mäusen konnten nach intranasaler und intraperitonealer Applikation von Latexprotein ein Anstieg des Gesamt-IgE, latexspezifische Antikörper, Eosinophilie und ein Anstieg der Cytokine IL-4 und IL-5 (nicht jedoch INF-g) nachgewiesen werden [11].

3.2 Bewertung

Latexproteine wirken durch Hautkontakt und Inhalation sensibilisierend und verursachen allergische Sofortreaktionen in hohen Prävalenzraten. Die Ergebnisse von Tierexperimenten sprechen ebenfalls für IgE-vermittelte Sensibilisierungen.

4 Literatur

[1] Allmers, H.; Brehler, R.; Chen, Z. et al.: Ergebnisse einer Interventionsstudie zur Reduktion von Latexallergen in der Raumluft eines Krankenhauses. Atemw.- Lungenkrkh. 24 (1998), 348–349

[2] Allmers, H.; Kirov, A.; Hagemeyer, O.; Huber, H.; Walther, J.W.; Baur, X.: Latexsensibilisierung und Latexallergenkonzentration in der Luft. Allergologie 19 (1996), 69–70

[3] Bartels, St.; Arnold, R.; Fuchs, Th.: Kontaktekzem durch Naturlatex? Allergo J. 5 (1996), 42

[4] Brown, R.H.; Schauble, J.F.; Hamilton, R.G.: Prevalence of latex allergy among anesthesiologists. Anesthesiologie 89 (1998), 292–299

[5] Drechsler, H.; Heese, A.; Wrbitzky, R.; Peters, K.P.; Strebl, H.; Lehnert, G.: Latexallergie bei Beschäftigten im Gesundheitsdienst – zur klinisch relevanten Aufnahme der Allergene. In: Schiele, R.; Beyer, B.; Petrovitch, A. (Hrsg.): Verhandlungen der Deutschen Gesellschaft für Arbeitsmedizin und Umweltmedizin e. V. 35. Jahrestagung in Wiesbaden vom 15. bis 18. Mai 1995. Stuttgart: Gentner Verlag, 347–348

[6] Fuchs, Th.; Wahl, R.: Allergische Soforttypreaktion auf Naturlatex unter besonderer Berücksichtigung von Operationshandschuhen. Med. Klinik 87 (1992), 355–363

[7] Greim, H. (Hrsg.): Gesundheitsschädliche Arbeitsstof-fe. Toxikologischarbeitsmedizinische Begründungen von MAK-Werten. Naturgummilatex, 1996, Weinheim: VCH-Losebl.-Ausg.

[8] Heese, A.; Peters, K.P.; Stahl, J.; Koch, H.U.; Hornstein, O.P.: Häufigkeit und Zunahme von Typ-I-Allergien gegen Gummihandschuhe bei Zahnmedizinstudenten. Hautarzt 46 (1995), 15–21

[9] Heese, A.; Peters, K.P.; Koch, H.U.; Hornstein, O.P.: Allergie gegen Latexhandschuhe. Allergologie 18 (1995), 358–365

[10] Heese, A.; Lacher, U.; Koch, H.U.; Kubosch, J.; Ghane, Y.; Peters, K.P.: Aktuelles zum Thema Latex-Allergie. Hautarzt 47 (1996), 817–824

[11] Kurup, V.P.; Kumar, A.; Choi, H.Y.; Murali, P.S.; Resnick, A.; Kelly, K.j.; Fink, J.N.: Latex antigens induce IgE and eosinophils in mice. Arch. Allergy and Immunol. 103 (1994), 370–377

[12] Levy, S.; Allouache, S.; Brion, M.; Valantin, C.; Wolikow, M.; Buck, D.; Roth, F.; Burney, P.; Leynandier, F.: Effect of powdered vs nonpowdered latex gloves on the prevalence of latex allergy in dental students. J. Allergy clin. Immunol. 101 (1998), 160

[13] Liss, G.M; Sussman, G.L.; Deal, K.; Brown, S.; Cividino, M.; Siu, S.; Beezhold, D.H.; Smith, G.; Swanson, M.C.; Yuninger, J.; Douglas, A.; Holness, D.L.; Lebert, P.; Keith, P.; Wasserman, S.; Turjanmaa, K: Latex allergy: epidemiological study of 1352 hospital workers. Occup. Environ. Med. 54 (1997), 335–342

[14] Moneret-Vautrin, D.-A.; Beaudouin, E.; Widmer, S.; Mouton, C.; Kanny, G.; Prestat, F.; Kohler, C.; Feldmann, L.: Prospective study of risk factors in natural rubber latex hypersensitivity. J. Allergy Clin. Immunol. 92 (1993), 668–677

[15] Palouso, T.; Mäkinen-Kiljunen, S.; Alenius, R.; Reunala, T.; Yip, E.; Turjanmaa, K: Measurement of natural rubber latex allergen levels in medical gloves by allergenspezific IgE-ELISA inhibition, RAST inhibition and skin prick test. Allergy 53 (1998), 59–67

[16] Peters, K.-P.; Heese, A.; Hornstein, O.P.: IgE-vermitteltes Kontaktekzem durch Latex. Allergologie 18 (1995), 369–373

[17] Porri, F.; Lemiere, C.; Birnbaum, J.; Guilloux, L.; Didelot, R.; Vervloet, D.; Charpin, D.: Prevalence of latex allergy in atopic and non-atopic-subjects from the general population. J. Allergy Clin. Immunil. 95 (1995), 154

[18] Posch, A; Chen, Z.; Raulf-Heimsoth, M.; Baur, X.: Latex allergens. Clin. Experiment. Allergy 28 (1998), 134–140

[19] Reijula, K.E.; Kelly, K.j.; Kurup, V.P.; Choi, H.Y.; Bongard, R.D.; Dawson, C.A.; Fink, J.N.: Latex-induced dermal and pulmonary hypersensitivity in rabbits. J. Allergy Clin. Immunol. 94 (1994), 891–902

[20] Schürer, N.Y.; Fillies, B.; Goerz, G: Die Latextransparenzliste, Dahlhausen, 1995

[21] Wilkinson, S.M.; Burd, R.: Latex: A cause of allergic contact eczema in users of natural rubber gloves. J. Am. Ac. Dermatol. 39 (1998), 36–42

[22] Wyss, M.; Elsner, P.; Wüthrich, B.; Burg, G.: Allergic contct dermatitis from atural latex without contact urticaria. Contact Dermatitis 28 (1993), 154–156

[23] Yassin, M.S; Lierl, M.; Fischer, T.; O`Brien, K.; Cross, J.; Steinmetz, C.: Latex allergy in hospital employees. Ann. Allergy 72 (1994), 245–249

[24] Arellano, R.; Bradley, J.; Sussman, G.: Prevalence of latex sensitization among hospital physicians occupationally exposed to latex gloves. Anesthesiology 77 (1992), 905–908

[25] Baur, X.; Jäger, D.; Engelke, T.; Rennert, S.; Czuppon, A. B.: Latexproteine als Auslöser respiratorischer und systemischer Allergien. Dtsch. med. Wochenschr. 117 (1992), 1269–1273

[26] Baur, X., Ammon, J.; Chen, Z., Beckmann, U.; Czuppon, A. B.: Health risk in hospitals through airborne allergens for patients presensitised to latex. Lancet 342 (1993), 1148–1149

[27] Beezhold, D. H.; Sussman, G. L.; Kostyal, D. A.; Chang, N. S.: Identification of a 46-kD latex protein allergen in health care workers. Clin. Exp. Immun. 98 (1994), 408–413

[28] Berky, Z. T.; Luciano, J. W.; James, W. D.: Latex glove allergy. A Survey of the US army dental corps. JAMA 268 (1992), 2695–2697

[29] Beaudouin, E.; Pupil, P.; Jacson, F.; Laxenaire, M. C.; Moneret-Vautrin, M.A.: Allergie professionelle au latex. Enquete prospective sur 907 dubjets du milieu hospitalier. Rev. Fr. Allergol. 30 (1990), 157–161

[30] Carrillo T.; Cuevas, M.; Munoz, T.; Hinojosa, M.; Moneo, I.: Contact urticaria and rhinitis from latex surgical gloves. Contact Dermatit. 15 (1986), 69–72

[31] Cormio, L.; Turjanmaa, K.; Talja M.; Andersson, L. C; Ruutu, M.: Toxicity and immediate allergenicity of latex gloves. Clin. Experim. Allergy 23 (1993), 618–623

[32] Hunt, L. W.: The epidemiology of latex allergy in health care workers. Arch. Pathol. Lab. Med. 117 (1993), 874–875

[33] Lagier, F.; Vervloet, D.; Lhermet, I.; Poyen, D.; Charpin D.: Prevalence of latex allergy in operating room nurses. J. Allergy Clin. Immunol. 90 (1992), 319–322

[34] Levy, D. A.; Charpin, D.; Pecquet, C.; Leynadier, F; Vervloet, D.: Allergy to latex. Allergy 47 (1992), 579–587

[35] Orfan, N. A., Reed, R.; Dykewicz, M. S.; Ganz, M.; Kolski, G. B.: Occupational asthma in a latex doll manufacturing plant. J. Allergy Clin. Immunol. 94 (1994), 826–830

[36] Reijula, K. E.; Kelly, K. J.; Kurup, V. P.; Choi, H.; Bongard, R. D.; Dawson, C. A.; Fink J. N.: Latex-induced dermal and pulmonary hypersensitivity in rabbits. J. Allergy Clin. Immunol. 94 (1994), 891–902

[37] Salkie, M. L.: Allergens in the workplace. Clin. Biochem. 27 (1994), 81–85

[38] Slater, J. E.: Latex allergy. J. Allergy Clin. Immunol. 94 (1994), 139–149

[39] Tarlo, S. M.; Wong, L.; Roos, J.; Booth, N.: Occupational asthma caused by latex in a surgical glove

manufacturing plant. J. Allergy Clin. Immunol. 85 (1990), 626–631

[40] Turjanmaa, K.: Incidence of immediate allergy to latex gloves in hospital personnel. Contact Dermatit. 17 (1987), 270–275

[41] Urjanmaa K.: Update on occupational natural rubber latex allergy. Dermatol. Clin. 12 (1994), 561–567

[42] Vandenplas, O.; Delwiche, J.-P.; Evrard, G.; Aimont, P.; van der Brempt, X.; Jamart, J.; Delaunois, L.: Prevalence of occupational asthma due to latex among hospital personnel. Am. J. Respir. Crit. Care Med. 151(1995), 54–60

[43] Wrangsjö, K.; Osterman, K.; van Hage-Hamsten, M.: Glove-related skin symptoms among operating theatre and dental care unit personnel (II). Clinical examination, test and laboratory findings indicating latex allergy. Contact Dermatit. 30 (1994), 139–143

6.21 o-Nitro-p-phenylendiamin

(CAS-Nr. 5307-14-2) – (2-Nitro-p-phenylendiamin, 1,4-Diamino-2-nitrobenzol, 2-Nitro-4-aminoanilin)

1 Vorkommen

o-Nitro-p-phenylendiamin (ONPPD) wird in permanenten und semipermanenten Haarfarben eingesetzt.

2 Arbeitsmedizinische und experimentelle Daten

Fälle von isolierter Allergie gegen o-Nitro-p-phenylendiamin (ONPPD) werden nur sehr selten berichtet. CRONIN [2] beobachtete von 1965 bis 1976 5 Patienten (2 Friseure und 3 Anwender von Haarfarben) mit positivem Epikutantest auf ONPPD ohne nachweisbare Allergie gegen p-Phenylendiamin (PPD). Ansonsten werden positive Testergebnisse im Rahmen einer Gruppenallergie mit PPD und ggf. anderen aromatischen Aminen festgestellt. In Friseurkollektiven waren zwischen 4 % und 31 % auch Sensibilisierungen gegen ONPPD nachweisbar, Reaktionen auf PPD überwogen demgegenüber. Bei Friseurkunden betrug die Sensibilisierungsrate 24 % (12/49) bei 39 % Reaktionen auf PPD [zit. bei 3]. Untersuchungen zur Kreuzallergie aromatischer Amine ergaben bei 4/23 bzw. 9/25 Untersuchten mit Allergie gegen PPD auch positive Reaktionen auf ONPPD. [4, 5]. 50 % (10/20) Meerschweinchen (Pibright-White-Stamm) konnten in einem Epikutantest mit FCA (modifizierter Maximierungstest) sensibilisiert werden (Challengekonzentration 1 %). In einer anderen Studie wurde durch Applikation von ONPPD (1 %) bei 8/10 Meerschweinchen Sensibilisierung festgestellt, eine 0,1 %ige Lösung war negativ. 5/19 Meerschweinchen, die mit einer modifizierten FCA-Methode gegen p-Phenylendiamin sensibilisiert worden waren, reagierten auch auf ONPPD (1 %) [3]. Nach topischer Applikation von 3 %iger Lösung von ONPPD täglich für 3 Wochen ließ sich nach 2 Wochen Pause bei 4/20 Tieren eine Sensibilisierung nachweisen. Der gleiche Test mit 4-Nitro-o-phenylendiamin ergab eine Sensibilisierung von 18/20 [zit. bei 1].

3 Bewertung

Die Sensibilisierungsraten beim Menschen, insbesondere bei einer Gruppenallergie gegen p-Phenylendiamin u.a., sowie die Ergebnisse aus Tierversuchen und Struktur-Wirkungsvergleiche begründen die sensibilisierende Wirkung durch Hautkontakt (R43) hinreichend.

4 Literatur

[1] Anonym (Expert Panel): Final report on the safety assessment of 2-nitro-pphenylendiamine and 4-nitro-o-phenylendiamine. J. Am. Coll. Toxicol. 4 (1985), 161–197

[2] Cronin, E.: Contact Dermatitis. Edinburgh London and New York: Churchill Linvingstone, 1980

[3] Greim, H. (Hrsg.): Gesundheitsschädliche Arbeitsstoffe. Toxikologischarbeitsmedizinische Begründungen von MAK-Werten. 2-Nitro-pphenylendiamin, 1996, Weinheim: VCH-Losebl.-Ausg.

[4] Hoting, E.; Baum, C.; Schulz, K. H.: Untersuchungen zur Frage der Kreuzallergenität von amin- und nitro-substituierten aromatischen Verbindungen. Dermatosen 43 (1995), 50–58

[5] Wagner, E.: Zu Veränderungen des Allergenspektrums bei Friseuren in den neuen Bundesländern – Allergie gegen p-Phenylendiamin und Koinzidenz mit anderen Haarfärbemitteln und ausgewählten Textilfarben bei Friseuren. Forschungsbericht 5001 der Bundesanstalt für Arbeitsmedizin, Berlin, 1996

6.22 Nutztierstaub

1 Vorkommen

Allergien gegen inhalierbare Nutztierproteine werden in der Literatur häufig beschrieben. Haare, Urin, Speichel, Hautschuppen und andere inhalierbare Bestandteile der Tiere können zu allergischen Atemwegskrankheiten führen. Insbesondere Landwirte und Tierärzte, die im Rahmen ihrer beruflichen Tätigkeit Kontakt zu Nutztieren haben, sind gefährdet.

2 Arbeitsmedizinische und experimentelle Daten

Die *Nutztierallergie* geht in der Regel mit den typischen Symptomen einer Sofortreaktion wie Rhinitis, Konjunktivitis und Asthma einher. Vor allem die Schweinezucht ist mit erhöhten Inzidenzen und Prävalenzen bzgl. chronischer Bronchitis und obstruktiver Atemwegskrankheiten verbunden [1]. In diesem Zusammenhang muss jedoch die Mischexposition der Landwirte berücksichtigt werden. In Stallstäuben sind neben Tierallergenen noch eine Vielzahl anderer inhalierbarer Stoffe zu finden. Laut NOWAK [2] sind Sensibilisierungen gegenüber Pollen und Tierepithelien in der Landwirtschaft vergleichsweise selten. Bei einer Zufallsstichprobe unter dänischen Landwirten konnten bzgl. Pollen in 0,5–1,6 %, bzgl. Schweine- und Rinderepithelien in 1,1 % und bzgl. Getreideantigenen in 2,7–5,5 % der Fälle IgE-Antikörper nachgewiesen werden. Andere Autoren verweisen auf das Allergierisiko für Milchbauern und beschreiben Kuhepithelien als wichtige landwirtschaftliche Allergenträger [3, 4]. Neben Epithelien gelten außerdem noch Haare, Exkremente und Speichel als Allergenquelle. So sind berufsbedingte asthmatische Beschwerden, hervorgerufen durch Urin von Rind und Schwein, unter Landwirten ebenfalls zu finden [5, 6]. HINZE und BERGMANN [7], die über die Symptomatik und den Verlauf des *Rinderhaarasthmas* berichten, geben an, dass 14 % der gesunden Landwirte mit Rinderhaltung einen positiven Pricktest zeigten. Über das Rinderhaarallergen Bos d 2 liegen Untersuchungen vor, die sich mit der Festlegung der Schwellenwertkonzentration hinsichtlich einer IgE-Sensibilisierung befassen.
Derzeit wird ein Schwellenwert von 20–29 mg Bos d 2-Allergen pro Gramm Staub diskutiert [8]. Auch Fälle berufsbedingter Sensibilisierung gegen Geflügel werden in der Literatur beschrieben [9]. LUTSKY et al. [10] untersuchten 16 symptomatische Geflügelbauern im Hauttest und im RAST auf fünf Hühnerallergene. Am häufigsten waren dabei Reaktionen auf die Geflügelmilbe *(Ornithonyssus sylviarum)* zu verzeichnen, die somit ein wichtiges Berufsallergen für Geflügelbauern darzustellen scheint. Ferner wurden allergische Reaktionen bei Personen beobachtet, die mit Schafen in Kontakt kamen [11]. Als auslösendes Allergen wurden jedoch nicht Schafhaare oder -epithelien identifiziert, sondern Bestandteile der Schaf-Schmeißfliege *Lucilia cuprina*. Neben Landwirten können auch Beschäftigte in Schlachthöfen, Tierpfleger, Tierärzte [12], Jäger und Förster berufsbedingt gegen Tierallergene sensibilisiert sein. DANIELOU [13] beschreibt den Fall einer 51-jährigen Frau, die beim Ausnehmen von Hühnern Handekzem und Asthma entwickelte. In einem anderen Fall litt ein Jäger nach dem Kontakt mit erlegtem Wild unter rhinokonjunktivalen Beschwerden sowie Asthma [14]. Bei diesem Patienten konnte die Diagnose einer Soforttyp-Sensibilisierung auf Rotwild- und Gemsenepithelien gestellt werden. Von Interesse ist hierbei, dass eine Kreuzreaktivität zwischen Damhirschepithelien und Pferdeepithelien festgestellt wurde. Dies konnte in einem anderen Fall bestätigt werden [15]. Neben dem beruflichen Kontakt mit Säugetieren und Vögeln können auch Fische und Insekten allergische Symptome hervorrufen. So wurde bei der Verarbeitung von Forellen und Lachsen das Auftreten allergischer respiratorischer Beschwerden beschrieben [16, 17]. Bei 8,2 % der 291 in der Lachsverarbeitung Beschäftigten wurde allergisches Asthma diagnostiziert. Die Ergebnisse von Hauttest, IgE-Bestimmung und bronchialer Provokation mit Extrakt aus Bienenkörpern wiesen bei einem Imker eindeutig auf eine Soforttyp-Allergie gegen Bienen hin [18]. Unter Arbeitern in der chinesischen Seidenindustrie traten asthmatische Erkrankungen auf, die auf die Exposition gegenüber Seidenraupen und deren Bestandteile zurückgeführt werden konnten [19].

3 Bewertung

Personen, die beruflichen Kontakt mit Nutztieren haben, sind wesentlich stärker gegenüber entsprechenden Aeroallergenen (Haar, Speichel, Exkremente, Epithelien) exponiert als die Normalbevölkerung. Besonders hoch sind Belastung und Krankheitsrisiko im landwirtschaftlichen Bereich und in der tierverarbeitenden Industrie. Von tierspezifischen Atemwegsallergien sind Erkrankungen durch Vorratsmilben, Schimmelpilze, Endotoxine und Tierparasiten abzugrenzen.

4 Literatur

[1] Paky, A.; Knoblauch, A.: Staubbelastung, staubbedingte Lungenkrankheiten und Atemschutzmaßnahmen in der Landwirtschaft. Schweiz Med Wochenschr 125, 458–466 (1995)

[2] Nowak, D.: Obstruktive Atemwegserkrankungen bei Landwirten: Epidemiologieund Risikofaktoren. Atemw Lungenkrkh 20 (1), 5–16 (1994)

[3] Malmberg, P.: Health effects of organic dust exposure in dairy farmers. Am J Ind Med 17 (1), 7–15 (1990)

[4] Terho, E. O.; Vohlonen, I.; Husman, K.; Rautalahti, M.; Tukiainen, H.; Viander, M.: Sensitization to storage mite and other work-related and common allergens among Finish dairy farmers. Eur J Resp Dis 152, 165–174 (1987)

[5] Ylonen, J.; Mantyjarvi, R.; Taivainen, A.; Virtanen, T.: IgG and IgE antibody responses to cow dander and urine in farmers with cow-induced asthma. Clin Exp Allergy 22 (1), 83–90 (1992)

[6] Harries, M. G.; Cromwell, O.: Occupational asthma caused by allergy to pigs' urine. Br Med J Clin Res Ed 284 (6319), 867 (1982)

[7] Hinze, S.; Bergmann, K. C.: Rinderhaarasthma: Symptomatik und Verlauf. Allergo J 4 (2), 97–101 (1995)

[8] Hinze, S.; Bergmann, K. C.; Löwenstein, H.; Nordskov Hansen, G.: Differente Schwellenwertkonzentration für Sensibilisierungen durch das Rinderhaarallergen Bos d 2 bei atopischen und nicht-atopischen Landwirten. Pneumologie 50, 177–181 (1996)

[9] Schwartz, H. J.: Raw poultry as a cause of occupational dermatitis, rhinitis, and asthma. J Asthma 31 (6), 485–486 (1994)

[10] Lutsky, I.; Teichtahl, H.; Bar-Sela, S.: Occupational asthma due to poulty mites. J Allergy Clin Immunol 73 (1), 56–60 (1984)

[11] Kaufman, G. L.; Gandevia, B. H.; Bellas, T. E.; Tovey, E. R.; Baldo, B. A.: Occupational allergy in an entomological research centre. I. Clinical aspects of reactions to the sheep blowfly Lucilia cuprina. Br J Ind Med 46 (7), 473–478 (1989)

[12] Lutsky, I.; Baum, G. L.; Teichtahl, H.; Mazar, A.; Aizer, F.; Bar-Sela, S.: Occupational respiratory disease in veterinarians. Ann Allergy 55 (2), 153–156 (1985)

[13] Danielou, M.: A case of allergy to chicken intestines. Allergie et Immunologie 27 (1), 23 (1995)

[14] Hürlimann, A. F.; Schmid-Grendelmeier, P.; Wüthrich, B.: Rhinokonjunktivitis, Asthma bronchiale sowie Kontakturtikaria auf Rotwild- und Gemsenepithelien bei einem Jäger. Allergo J 4 (1), 35 (1995), Abstract

[15] Huwyler, T.; Wüthrich, B.: A case of fallow deer allergy. Cross-reactivity between fallow deer and horse allergy. Allergy 47 (5), 574–575 (1992)

[16] Sheron, D.; Hansen, I.; Sigsgaard, T.: Occupationally related respiratory symptoms in trout-processing workers. Allergy 44 (5), 336–341 (1989)

[17] Douglas, J. D.; McSharry, C.; Blaikie, T.; Morrow, T.; Miles, S.; Franklin, D.: Occupational asthma caused by automated salmon processing. Lancet 346 (8977), 737–740 (1995)

[18] Ostrom, N. K.; Swanson, M. C.; Agarwal, M. K.; Yunginger, J. W.: Occupational allergy to honeybee-body dust in a honeybee processing plant. J Allergy Clin Immunol 77 (5), 736–740 (1986)

[19] Uragoda, C. G. und Wijekoon, P. M. B.: Asthma in silk workers. J Soc Occup Med 41, 140–142 (1991)

6.23 p-Phenetidin

(CAS-Nr. 156-43-4) – (4-Ethoxyanilin – EA)

1 Vorkommen

4-Ethoxyanilin (EA), häufig auch als p-Phenetidin bezeichnet, ist ebenso wie die beiden anderen stellungsisomeren Ethylether von o- und p-Aminophenol ein Zwischenprodukt für die Synthese von Riech- und Farbstoffen, Pflanzenschutzmittelwirkstoffen, Pharmaka und Laborchemikalien. Insbesondere ist EA nicht nur eine Vorstufe bei der Herstellung von Phenacetin und anderen strukturell verwandten Schmerzmitteln, sondern wird auch neben dem Hauptmetaboliten Paracetamol als ein weiterer wichtiger Metabolit nach Einnahme von Phenacetin im Körper des Menschen gebildet. EA ist ferner ein Ausgangsstoff für die Synthese des Antioxidans-Wirkstoffs Ethoxyquin und tritt als Verunreinigung in technischen Ethoxyquin-Gemischen

auf, die z. B. als Alterungsschutzmittel in der Kautschukindustrie und für Futtermittelstabilisatoren verwendet werden. Darüber hinaus wird EA bei der Herstellung des (in Deutschland inzwischen verbotenen) Süßstoffes Dulcin verwendet. Allein in Deutschland wird EA in Mengen von mehr als 1000 Tonnen/Jahr hergestellt (VCI 1988, 1995).

2 Arbeitsmedizinische, pharmakologische und experimentelle Daten

In der arbeitsmedizinischen Literatur wurde EA erstmals Anfang der 70er Jahre als sensibilisierender Stoff erwähnt (PAMBOR, 1971). In einem Betrieb, der Futtermittel herstellte, wurde als ekzemauslösende Noxe ein Produkt „Niflex D" ermittelt, das Ethoxyquin als antioxidierenden Wirkstoff und als Verunreinigung 1–2 % EA enthielt. „Niflex D" wurde als Stabilisator mit einem Anteil von 1–2 % den Wirkstoffmischungen zugesetzt. Nach 3 Monaten Verwendung des Stabilisators kam es infolge der starken Staubentwicklung beim Mischen und Abfüllen der Wirkstoffmischungen bei 8 Produktionsarbeitern unter Juckreiz zu einer Hautentzündung, zunächst an den freien Körperstellen, später auch an Stamm und Oberschenkeln. 18 Beschäftigte des Betriebes wurden untersucht, wobei die 8 Patienten (6 männlich und 2 weiblich) bei unterschiedlicher Verteilung der Ekzemherde morphologisch gleichartige Befunde boten. Mykologische Untersuchungen waren negativ. Im Epikutantest zeigten 4 der erkrankten Patienten eine positive Reaktion gegenüber EA ab 0,1 %–1 %, 3 davon auch gegenüber dem unverdünnten Stabilisator. Auch 1 % p-Phenylendiamin löste bei diesen 4 Patienten eine positive Reaktion im Sinne einer Gruppenallergie aus, andere Parastoffe wie 10 % Benzokain und 2 % Anilin waren hingegen negativ. Bei den übrigen 14 Stabilisator-exponierten Beschäftigten war die Testung mit Berufssubstanzen negativ mit Ausnahme von unverdünntem EA, das in 6 Fällen eine positive Reaktion verursachte. Nach Abheilen des Ekzems reagierten die 4 Patienten mit nachgewiesener epidermaler Allergie prompt auf eine erneute Exposition, bei den anderen 4 Ekzempatienten traten Ekzemrückfälle erst nach längerer Zeit der Exposition wieder auf.

Zum Vergleich wurde ein weiterer Epikutantest mit 58 Patienten aus dem unausgewählten Krankengut der Klinik sowie mit 12 Patienten mit bekannter p-Phenylendiamin-Allergie durchgeführt. Tests mit 1 % EA und 1 % p-Phenylendiamin ergaben weitgehend übereinstimmende Ergebnisse im Sinne einer Gruppenallergie. EA in Konzentrationen von 1 % und 5 % ergab bei 15 bzw. 17 Testpersonen eine positive Reaktion, 10 % und 100 % EA (toxische) positive Reaktionen bei 24 bzw. 48 der 70 Patienten. Parastoffe wie 10 % Benzokain , 2 % Anilin oder 1 % p-Aminophenol führten bei 9 bzw. 3 bzw. bei 2 von den 70 Patienten zu positiven Hautreaktionen. In einer anderen Untersuchung zeigte sich, dass auch das Antioxidans Ethoxyquin in dem Stabilisator „Niflex D" Ekzeme auslösen kann (SCHUBERT et al., 1973). In einem Kälberaufzuchtmittel war der Stabilisator zu ca. 1 % und Ethoxyquin zu ca. 0,01 % enthalten. Nur die 3 Arbeiter, die Ekzeme entwickelt hatten, reagierten im Epikutantest positiv auf das Futtermittel selbst, auf den unverdünnten Stabilisator sowie auf 0,2 % Ethoxyquin. 7 weitere expo-

nierte Arbeiter sowie ein nicht exponiertes Kontrollkollektiv von 10 Personen reagierten nicht auf diese Stoffe. Keine der 20 getesteten Personen reagierte auf 1 % EA bzw. eine ganze Reihe weiterer getesteter, z. T. typischer Futtermittelzusatzstoffe. Im Maximierungstest nach Magnussen und Kligman wurden je 10 Meerschweinchen mit maximal 5 % Testsubstanz in Freund'schem Adjuvans vorbehandelt. Die Testung nach 14 Tagen mit 0,2 % Ethoxyquin bzw. 1 % EA ergab nur mit Ethoxyquin bei 7 von 10 Tieren eine positive Reaktion, während EA nur bei einem Tier eine fraglich positive Reaktion auslöste, ansonsten aber negativ war. Eine Kreuzreaktion zwischen beiden Stoffen zeigte sich nicht. Bereits Anfang der 70er Jahre war bekannt, dass chronischer Phenacetin-Missbrauch das pathologisch von anderen Nierenerkrankungen abgrenzbare Bild der interstitiellen Nephritis mit Papillen-Nekrosen erzeugen kann. Als mögliche Ursache wurde die Bildung des Phenacetin-Metaboliten EA sowie seiner besonders toxischen Folgemetaboliten 2-Hydroxy-EA und N-Hydroxy-EA angesehen (z. B. RAAFLAUB und DUBACH, 1972). Diese Autoren stellten die Hypothese auf, dass der Abbauweg des Phenacetins über EA möglicherweise durch einen immuntoxischen Mechanismus die Niere schädigt. Zur Erhärtung der Hypothese wurden Epikutantests auf Phenacetin und seinen Metaboliten Paracetamol und EA in Salbenform (0,3 %, 1 %, 3 % und 10 %, Vaseline als Grundlage) an 21 Patienten mit regelmäßiger Einnahme von phenacetinhaltigen Analgetica und verschiedenen Nierenkrankheiten sowie an 29 nierengesunden Patienten durchgeführt (RÜEGGER et al., 1973). Bei der Kontrollgruppe reagierten 2 Probanden schon bei der niedrigsten Konzentration von EA mit ausgeprägter Rötung der ganzen Kontaktfläche, 2 weitere mit schwacher Rötung ab 3 % EA, weitere 8 Probanden mit schwacher oder deutlicher Rötung bei 10 % EA. 5 der Kontrollprobanden reagierten ab 3 % Paracetamol, weitere 4 bei 10 % Paracetamol mit schwacher oder deutlicher Rötung. Hingegen trat bei keinem der Patienten mit regelmäßiger Phenacetin-Einnahme eine Epikutanreaktion auf. Bei den beiden empfindlichsten Probanden waren Stimulationstests in kultivierten Lymphozyten mit EA und 2-Hydroxy-EA positiv, nicht aber mit Paracetamol. Die Studie weist zwar methodische Mängel auf (Beurteilung der Reaktion nach 24 Stunden) und ist deshalb nur begrenzt bewertbar, das Ergebnis ist aber in der Tendenz unerwartet. Für dieses Ergebnis lieferten FREY et al. (1974) eine mögliche Erklärung: Im Test am Meerschweinchen kann die orale Aufnahme von EA oder Phenacetin Immuntoleranz und Desensibilisierung erzeugen. Zunächst zeigten sie, dass Meerschweinchen durch intradermale oder epikutane Applikation von EA und 2-Hydroxy-EA, nicht aber durch Phenacetin oder Paracetamol sensibilisiert werden. Mit EA lag die Sensibilisierungsschwelle bei 5 x 10 mg intradermal.

Die Challenge nach 21–35 d erfolgte epikutan mit 0,3 %, 1 % oder 3 % bzw. intradermal mit der Prüfsubstanz. Zwischen EA und 2-Hydroxy-EA traten Kreuzreaktionen auf. Im Lymphozyten-Transformationstest konnte mit EA eine deutliche und dosisabhängige Stimulation der DNA-Synthese in Lymphozyten sensibilisierter Tiere nachgewiesen werden.

Immuntoleranz wurde durch orale Verabreichung relativ hoher Dosierungen, nämlich von jeweils 50, 100 oder 200 mg EA/kg KG pro Tag für eine Dauer von 8 Wochen vor der intradermalen Applikation mit 5 x 1 mg EA erzielt (epikutane Testung nach 56/105 Tagen bzw. nach 384 Tagen). Auch die orale Verabreichung von 200 bzw. 400 mg Phenacetin/kg KG für 6 Wochen erzeugte Immuntoleranz gegen EA. Eine intravenöse Applikation mit 1 x 60 mg EA/kg KG 21 Tage vor der intradermalen Applikation bei sonst gleicher Versuchsanordnung führte nicht zur Immuntoleranz. Ebenso waren Versuche zur Desensibilisierung nur nach oraler Verabreichung erfolgreich (5 x 200 mg EA/kg KG pro Woche für 6 Wochen): Eine Woche nach Ende der oralen Behandlung waren 2 von 24 Tieren, weitere 2 Wochen später 7 von 24 Tieren desensibilisiert. In der Kontrollgruppe blieben alle Tiere sensibilisiert.

Auch die Ausprägung der Sensibilisierung sank in der behandelten Gruppe deutlich gegenüber der Kontrollgruppe. Ein neuerer Maximierungstest nach Magnusson und Kligman (OECD-Versuchsprotokoll unter GLP) mit 5 % EA intradermal bzw. unverdünnter Prüfsubstanz topisch ergab bei der Provokation mit unverdünnter bzw. 25 %iger Prüfsubstanz eine Reaktion nach 48 h bei 65 % bzw. 90 % der behandelten Tiere, bei den Kontrollen 10 % bzw. 0 %. Eine zweite Provokation mit 12 %-iger bzw. 3 %-iger Prüfsubstanz ergab eine Reaktion nach 48 h bei 25 % bzw. 5 % der Tiere (BAYER AG, 1992). Zur Prüfung auf eine Sensibilisierung vom Soforttyp wurden 8 weibliche Meerschweinchen 3 x intradermal induziert (10 % EA in Maiskeimöl, jeweils 2 x 100 µl). Nach 21–24 Tagen erfolgte eine Provokation mit 23 mg EA/m^3 in der Atemluft für ca. 30 min. Am 25. Tag wurden die Tiere getötet, Lunge und

Trachea wurden makroskopisch und histologisch untersucht. Spirometrische und histologisch-pathologische Untersuchungen ergaben keine Hinweise auf eine Sensibilisierung der Atemwege durch EA beim Meerschweinchen (BAYER AG, 1993).

3 Bewertung

Über die primäre Sensibilisierung von 4 Personen durch EA im Sinne einer Kontaktallergie liegt ein Fallbericht vor. Für diesen und in einem Testkollektiv mit anamnestisch bekannter p-Phenylendiamin-Allergie wurde auch über Kreuzreaktionen mit diesem Parastoff berichtet. Der Maximierungstest am Meerschweinchen war positiv. Die Sensibilisierung gelang auch ohne Adjuvans. Beim Meerschweinchen wurde eine Kreuzreaktion mit dem EA-Metaboliten 2-Hydroxy-EA nachgewiesen. Human- oder Meerschweinchen-Lymphozyten konnten im Transformationstest mit EA konzentrationsabhängig stimuliert werden. Die in vivo-Befunde beim Meerschweinchen und beim Menschen begründen die Einstufung von EA als sensibilisierend durch Hautkontakt (R43).

4 Literatur

[1] Bayer AG (1992): p-Phenetidin dest. – Untersuchungen auf hautsensibilisierende Wirkung bei Meerschweinchen (Maximierungstest nach Magnusson und Kligman). – Bericht Nr. 21472 vom 1.7.1992 (Autoren: M. Dreist und J. Kolb; unveröffentlicht)

[2] Bayer AG (1993): p-Phenetidin. – Orientierende Untersuchungen zur Lungensensibilisierung am Meerschweinchen nach intradermaler Induktion. – Bericht Nr. 22223 vom 30. 4. 1993 (Autor: J. Pauluhn; unveröffentlicht)

[3] Pambor, M.: Ein p-Phenetidin-haltiges Antioxydans als berufliches Ekzematogen bei der Herstellung von Spezialfuttermischungen. Dermatosen 19 (1971), 285–91

[4] Raaflaub, J und C. U. Dubach: Zur Frage der Pathogenese der chronischinterstitiellen Nephritis nach protrahiertem Schmerzmittelabusus. – Klin. Wschr. (1972) 55, 489–497

[5] Rüegger et al.: Immunologische Aspekte der Sensibilisierung auf Phenacetin. Dtsch. Med. Wschr. 98 (1973), 762–769

[6] Schubert, H., et al.: Untersuchungen zur Sensibilisierungsfähigkeit von Aethoxyquin und p-Phenetidin. Dermatol. Monatsschrift 159 (1973), 791–796

[7] VCI (1988): Verband der Chemischen Industrie (Hrsg.): VCI-Altstoffliste. Chem. Ind. – Zeitschr. für Chemie, Umwelt und Wirtschaft. – Sonderdruck aus Heft 4/88

[8] VCI (1995): Verband der Chemischen Industrie (Hrsg.): Altstoff-Grunddatensätze, Band 11. – Frankfurt/Main.

6.24 Phenol-Formaldehydharz (PFH) – (CAS-Nr. 9003-35-4)
- **Novolak:** unter saurer Katalyse im Überschuss von Phenol hergestellt
- **Resol:** unter alkalischer Katalyse im Überschuss von Formaldehyd hergestellt

1 Vorkommen
Phenol-Formaldehydharz (PFH) wurde 1872 als erster vollsynthetischer Kunststoff hergestellt, 1907 patentiert und kam unter dem Handelsnamen *Bakelit* auf den Markt. Die Harze werden in der Elektro- und Elektronikindustrie, bei der Oberflächenbeschichtung und Imprägnierung von Papier und Textilien, als Bindemittel in Farben, für technische Fasern, Industrieformen, Sandpapier und Spanplatten, als Klebstoffe und in Kombination mit anderen Kunstharzen eingesetzt [4]. Exponiert sind Beschäftigte, die mit dem nicht ausgehärteten Kunstharz umgehen.

2 Arbeitsmedizinische und experimentelle Daten
Seit 1943 sind eine Reihe von Einzelfällen von allergischem Kontaktekzem durch PFH in Klebstoffen, Laminaten, Baustoffen, Bindemittel, Korrekturpapier u.a. beschrieben worden [1, 11, 12, 16, 18, 20, 23]. MENEGHINI et al. (1961) werteten 1377 Fälle mit positiven Läppchenproben nach Berufsgruppen und Noxen aus und fanden 23 positive Reaktionen auf Phenolharz (nicht näher definiert). Es lag unter den 10 häufigsten Allergenen. Beschäftigte in der Kunstharzindustrie (16 Fälle von 45 positiven Reaktionen insgesamt) waren besonders häufig betroffen, aber auch Schreiner und Möbellackierer mit 4 von 38 positiven Reaktionen [21]. GOLDMANN (1963) fand unter 244 Fällen von allergischer Dermatitis in einem chemischen Betrieb 14 Fälle durch PFH verursacht [14]. HJORTH und FREGERT (1967) sahen insgesamt bei 2,4 % von 4508 Getesteten PFH-Allergie und wiesen darauf hin, dass entgegen früherer Annahmen Koinzidenz mit Formaldehydallergie (in 0,1 % bzw. 0,6 % dieser Fälle) eher selten sei [15]. Von 238 Exponierten antworteten 218 auf eine Fragebogenaktion und 98 gaben Hauterkrankungen an. 89 von diesen wurden getestet und 9 reagierten auf PFH (Resol) und einer auf Formaldehyd (insgesamt 4,2 % der Beschäftigten) [9]. Das in der Standardreihe getestete p-tert-Butyl-Phenol-Formaldehydharz ist kein guter Anzeiger für eine PFH-Allergie [4, 10]. BRUZE (1985) testete zusätzlich 2 Resole und sah bis 3 % Reaktionen auf ein Resol bei 440 Patienten, hingegen nur in 0,8 % Reaktionen auf p-tert-BPFH [2, 3]. Aus PF-Harzen wurden mehrere sensibilisierende Monomere (Methylol-Verbindungen) mit Molekulargewichten (MW) von 124–260 isoliert und untersucht [4, 5]. Die Reaktionsmuster fallen bei Sensibilisierten unterschiedlich aus [19]. Von 1990–1993 wurden in Finnland 1567 Fälle von berufsbedingtem allergischen Kontaktekzem registriert, davon wurden 147 (9 %) durch Kunstharz verursacht und von diesen 27 Fälle durch PFH (zusätzlich 12 durch p-tert-BPFH) [17]. In Deutschland wurden von 1992–1995 bei 2563 Patienten Novolak und 1836 Patienten Resol getestet und in 0,6 % (n = 14) positive Reaktionen auf Novolak und 0,1 % (n = 1) auf Resol festgestellt (keine Angaben zur Exposition und Relevanz) [13]. Bei 45 Probanden wurden 4–12 Pinselungen mit Phenolharz (nicht näher definiert, Konzentration nicht angegeben) auf dem Rücken durchgeführt. Nach 6–30 Tagen zeigten 19 (42 %) positive Reaktionen (positiver Epikutantest und „flare-up"). Irritationen traten nicht auf [21].
Im TINA-Test (modifizierter Meerschweinchen-Adjuvans-Test) konnten 5/21 Tiere (21 %) gegen ein PFH mit einem MW von 500 sensibilisiert werden. PFH mit einem MW von 2000 löste keine Sensibilisierung (0/25) aus. Die Induktionskonzentration betrug 5 bzw. 100 % i. m. und die Challengekonzentration 10 % [23].
BRUZE (1985) konnte für eine Reihe von Methylol-Phenol-Verbindungen im Meerschweinchen-Maximisationstest (GPMT) sensibilisierende Wirkung nachweisen. Durch 4,4-Dihydroxy-(hydroxymethyl)-diphenylmethan konnten 83 % (20/24) der Tiere sensibilisiert werden [3, 4].

3 Bewertung
Die sensibilisierende Wirkung durch Hautkontakt (R43) wird durch Fälle von allergischem Kontaktekzem und positiven Testbefunden bei Exponierten sowie Testreaktionen in niedriger Prävalenz bei konsekutiven Testungen in verschiedenen Kliniken begründet. Die Ergebnisse von experimentellen Sensibilisierungen sind unterschiedlich ausgefallen und weisen auf ein sensibilisierendes Potential der Monomeren hin. Gruppenreaktionen mit p-tert. Butyl-Formaldehyd-Harz und Formaldehyd werden wahrscheinlich durch den Gehalt an freiem Formaldehyd verursacht. Ausgehärtetes Phenol-Formaldehydharz sensibilisiert in der Regel nicht.

4 Literatur

[1] Brunner, L.: Neuere beruflich bedingte Hauterkrankungen. Berufsdermatosen 10 (1962), 61

[2] Bruze, M.: Patch testing with a mixture of 2 phenol-formaldehyde resins. Contact Dermatitis 19 (1988), 116–119

[3] Bruze, M.: Detection of contact allergy to phenol formaldehyde resins. Contact Dermatitis 14 (1986) 127

[4] Bruze, M.; Zimerson, E.: Contact allergy to 3-methylol phenol, 2,4-dimethylol phenol and 2,6-dimethylol phenol. Acta dermatol. venereol. 65 (1985), 548–551

[5] Bruze, M.: Contact sensitizers in resins based on phenol and formaldehyde. Acta dermatol. venereol. (1985) Suppl. 119, 1–83

[6] Bruze, M.: Simultaneous reactions to phenol-formaldehyde resins colophony/hydroabietyl alkohol and balsam of Peru/perfume mixture. Contact Dermatitis 14 (1986), 119–120

[7] Bruze, M.; Fregert, S.; Zimerson, E.: Contact allergy to phenol-formaldehyde resins. Contact Dermatitis 12 (1985), 81–86

[8] Bruze, M.: Sensitizing capacity of 4,4-dihydroxy-(hydroxymethyl)-diphenyl methanes in the guinea pig. Acta dermatol. venereol. 66 (1986), 110–116

[9] Bruze M.; Almgren, G.: Occupational dermatoses in workers exposed to resins based on phenol and formaldehyde. Contact Dermatitis 19 (1988) 272–277

[10] Fregert, S.: Contact allergy to phenoplastics. Contact Dermatitis 7 (1981), 170

[11] Fregert, S.; Tegner, E.: Allergic contact dermatitis due to phenolic resin in ready products. Contact Dermatitis Newsletter 12 (1972), 328

[12] Gaul, L. E.; Underwood, M.D.: The condensation of phenol and formaldehyde to produce a sensitizer unrelated to the formaldehyde component. J. Invest. Dermatol. 12(1949), 1–3

[13] Geier, J.: Informationverbund Dermatologischer Kliniken, Göttingen (pers. Mitteilung)

[14] Goldmann, P.: Betriebsbedingte Hauterkrankungen in der chemischen Industrie. Z. Haut. Geschlechtskr. 35 (1963), 14–30

[15] Hjorth, N.; Fregert, S.: Sensitivity to formaldehyde and formaldehyde resins. Contact Dermatitis Newsletter 2 (1967), 18–19

[16] Jordan, W. P.; Bourlas, M.: Contact dermatitis from typewritter paper. Cuitis 15 (1975), 594

[17] Kanerva, L.; Jolanki, R.; Toikkanen, J.; Tarvainen, K.; Estlander, T.: Statistics on occupational Dermatoses in Finland. In: Curr. Probl. Derm. vol. 23, Irritant Dermatitis. Elsner, P.; Maibach, H. I. (eds); Basel: Karger, 1995, 28–40

[18] Ketel, van W. G.: Plastics and glues. Contact Dermatitis Newsletter 16 (1974), 470

[19] Malten, K. E.: Kontaktekzeme durch Leime bei Schuhmachern und Schuhträgern. Berufsdermatosen 10 (1962), 264–268

[20] Malten, K. E.; Seutter, E.: Phenolformaldehyde resin in paper. Contact Dermatitis 11 (1984), 127–128

[21] Meneghini, C. L.; Rantuccio, F.; Ghislanconi, G.: Experimentelle ekzematöse Sensibilisierung durch Phenol- und Epoxidharz beim Menschen. Berufsdermatosen 11 (1963), 350–355

[22] Meneghini, C. L.; Rantuccio, F.; Riboldi, A.: Klinisch-allergologische Beobachtungen bei beruflichen ekzematösen Kontakt-Dermatosen. Berufsdermatosen 11 (1963), 181–202, 280–293

[23] Sonneck, H. J.: Hautschäden durch Kunstharzsäurekitte. Berufsdermatosen 12 (1964), 42

[24] Ziegler, V.; Süß, E.: The TINA test. Curr. Probl. Derm. vol. 14, Basel: Karger, 1985, 172–192

6.25 1-Phenylazo-2-naphthol

(CAS-Nr. 842-07-9) – (Solvent Yellow 14, Sudan I)

1 Vorkommen

Solvent Yellow 14 ist ein Azofarbstoff, der selbst zum Färben eingesetzt wird und als technische Verunreinigung in anderen Azofärbemitteln vorkommt [1, 2, 5].

2 Arbeitsmedizinische und experimentelle Daten

In Japan ist der Farbstoff Brillant Lake Red R die häufigste Ursache für eine pigmentierte Kontaktdermatitis durch Kosmetika. KOZUKA et al. ermittelten Solvent Yellow 14 als Hauptverunreinigung im technischen Brillantrot und als auslösendes Allergen bei 5 Personen mit pigmentierter Kontaktdermatitis. Kreuzreaktionen mit strukturverwandten Azofarbstoffen, nicht jedoch mit 1-Naphtholderiva-ten, die auch nicht als Verunreinigung nachgewiesen wurden, wurden beobachtet. Die Testungen erfolgten mit 5 % Brillantrot in Vaseline und Extrakten mit Ethylacetat (1 % in Vaseline) in verschiedenen Fraktionen sowie mit sythetisiertem 1-Phenylazo-2-naphthol (1 % in Vaseline) [4]. In einer späteren Untersuchung testeten die Autoren 8 Patienten mit pigmentierter Kontaktdermatitis durch Kosmetika mit einer Reihe von Azofarbstoffen und fanden bei allen deutliche Reaktionen auf Solvent Yellow 14 (0,1 % in Vaseline), Orange SS und schwächer ausgeprägt auf Brillant Lake Red R und andere 2-Naphtholderivate. Die Testung mit 2-Naphthol (1 % in Vaseline) war negativ. Eine Kontrollgruppe von 28 gesunden Frauen zeigte kein positiven Reaktionen auf diese Substanzen [3]. Ein pigmentiertes Kontaktekzem der Hände und Füße wurde bei einem Beschäftigten in einer Farbenfabrik durch Solvent Yellow 14 verursacht. Patchtests waren mit Solvent Yellow (0,1 % in Vaseline) und Vacancaine Red positiv, mit anderen Azofarbstoffen fraglich und mit Brillant Lake Red R negativ [2]. Von FREGERT und GRUVBERGER [1] war ein Fall von Kontaktekzem ohne Pigmentierung durch Solvent Yellow 14 bei der Verwendung in Kunststoffen beschrieben worden. SATO et al. [5] entwickelten für Stoffe, die sich schlecht für eine intradermale Applikation eignen, einen modifizierten epikutanen FCA-Test. Sie applizierten männlichen Albino-Meerschweinchen nach FCA-lnjektion und dermaler Abrasion 3-mal für 24 h Solvent Yellow 14 (0,1 %) in verschiedenen Vehikeln und nach Vorbehandlung mit Na-Laurylsulfat einmal für 48 Stunden. 21 Tage später zeigten nach offener Applikation von 1000 ppm und 100 ppm (in Aceton) 30/30 Tiere, bzw. von 10 ppm 19/30 Tiere positive Reaktionen. Auf eine Challenge-Konzentration von 1 ppm in Aceton reagierten noch 3/30 Tiere positiv. Mit Vaseline als Vehikel fielen die Ergebnisse etwas schwächer aus. Der Maximierungstest war vergleichbar konzentrationsabhängig positiv. Der Bühler-Test und der offene Epikutantest nach Klecak waren mit diesen Konzentrationen negativ.

3 Bewertung

Die Kriterien für eine Einstufung als sensibilisierend durch Hautkontakt (R43) werden durch positive Tierversuche, mehrere Einzelfallberichte über allergisches Kontaktekzem beim Menschen und Nachweis einer Kreuzreaktivität erfüllt.

4 Literatur

[1] Fregert, 5,; Gruvberger, 8.: Allergic contact dermatitis from solvent yellow 14 used in plastics. Contact Dermatits 2 (1976), 126

[2] Fujimoto, K.; Hashimoto, 5.; Kozuka, T.; Tashiro, M.; Sano, S.: Occupational pigmented contact dermatitis from azo-dyes. Contact Dermatitis 12 (1985), 15– 17

[3] Kozuka, T.; Tashiro, M.; Sano, S.; Fujimoto, K.: Nakamura, Y.: Hashimoto, S., Nakaminami, G: Pigmented contact dermatitis from azo dyes (1). Orosssensitivity in humans. Contact Dermatitis 6 (1980), 130–136

[4] Kozuka, T.; Tashiro, M.; Sano, S.; Fujimoto, K.: Nakamura, Y.: Hashimoto, S., Nakaminami, G.: Brillant Lake Red as a cause of pigmented contact dermatitis. Contact Dermatitis 5 (1979), 297–304

[5] Sato, Y.; Katsumura, Y.; lchikawa, H.; Kobyashi, T.; Kozuka, T.; Morikawa, F.; Ohta, 5.: A modified technique of giunea pig testing to identify delayed hypersensitivity allergens. Contact Dermatitis 7(1981), 225–237

6.26 Phenylhydrazin

(CAS-Nr. 100-63-0)

1 Vorkommen

Phenylhydrazin wird zur Herstellung von Arzneimitteln (Analgetica), Farbstoffen und Pigmenten, Herbiziden und Pflanzenschutzmitteln, Fotoentwickler (Phenidon) u. a. eingesetzt. Eine Anwendung ohne chemische Umsetzung findet nicht statt. Natürliches Vorkommen wurde in einigen Pflanzenarten nachgewiesen (Lorbeerbaum, Leguminosen) [1].

2 Arbeitsmedizinische und experimentelle Daten

Bald nach der Entdeckung von Phenylhydrazin wurde um 1900 aus der Arbeitsgruppe um Emil Fischer u. a. auch über Hautausschlag berichtet. Testungen erfolgten nicht. Später gab es Beobachtungen von „Hautreizungen" bei Arbeitern in der chemischen Industrie und 2 Kasuistiken über Dermatosen mit positivem Patch-Test nach Umgang mit Phenylhydrazin [zit. bei 1]. 1983 wurde von PEVNY et al. [8] über eine Primärsensibilisierung

durch Phenylhydrazin bei einem Chemiestudenten berichtet, bei dem auch Umgang und eine Gruppenallergie mit anderen Pyridin- und Hydrazinderivaten festgestellt wurden. Eine Arbeit von BORELLI und DÜNGEMANN [2] wird in diesem Zusammenhang häufig zitiert. Die Autoren testeten 300 Metallarbeiter unter anderem auch mit Phenylhydrazin und sahen bei 7,4 % positive Reaktionen, die sie selbst wegen der angeblich zu hohen Testkonzentration von 0,5 % nicht weiter bewerteten.

Über Kreuzreaktionen nach Primärsensibilisierung mit Phenylhydrazin- oder Hydrazinderivaten wird berichtet [4, 8, 9]. ROTHE [9] testete 4 von 5 Chemiestudenten mit akuter Kontaktdermatitis durch N-(chlorbenzyliden)-phenylhydrazin auch mit Phenylhydrazin (0,2 % in Aceton) und sah in einem Fall eine positive Kreuzreaktion. Nach Primärsensibilisierung durch Hydrazinderivate (in Fleckenwasser, Lötwasser) zeigten einige der Untersuchten im

Epikutantest auch Kreuzreaktionen auf Phenylhydrazin u. a. Hydrazinverbindungen [3, 6]. JADASSOHN [5] pinselte Meerschweinchen mit unverdünntem Phenylhydrazin und sah nach 3–5 Tagen Rötung und Schuppung. Pinselungen mit 10 %iger alkoholischer Lösung führten zu gleichem, etwas schwächerem Ergebnis. 2–3 Wochen später riefen Pinselungen (10 % in Alkohol) nach 24 Stunden Rötung und Schuppung und teilweise Herdreaktionen am Ort der primären Applikation hervor.

In einem offenen epikutanen Ohr-Flankentest (ohne Freud'sches Adjuvans) konnten 7 von 8 Albino-Meerschweinchen sensibilisiert werden, davon zeigten 5 schwache Reaktionen (Induktion und Challange mit 10 % Phenylhydrazin in Dinonylphthalat) [10]. MAYER [7] prüfte Kreuzreaktionen an 35 Meerschweinchen, die mit 1-Hydrazinophthalazin-HCl sensibilisiert worden waren, und sah nur bei 2 Tieren schwache Reaktionen auf Phenylhydrazin.

3 Bewertung

Die Kriterien für die Einstufung als sensibilisierend durch Hautkontakt (R43) werden durch Einzelfallbeobachtungen am Menschen, Kreuzreaktionen mit Strukturverwandten und positive Tierexperimente erfüllt.

4 Literatur

[1]   Beratergremium für umweltrelevante Altstoffe (BUA): Phenylhydrazin. BUAStoffbericht. 1994, Stuttgart: S. Hirzel

[2]   Borelli, S.; Düngemann, H.: Aktuelle Kontaktekzem-Ursachen in der Metallindustrie. Berufsdermatosen 12 (1964), 1–37

[3]   Frost, J.; Hjorth, N.: Contact dermatitis from hydrazine chloride in soldering flux. Cross sensitization to apresoline and isoniazid. Acta Derm. Venereol. 39 (1959), 82–86

[4]   Greim, H.: (Hrsg.): Gesundheitsschädliche Arbeitsstoffe. Toxikologischarbeitsmedizinische Begründungen von MAK-Werten: Phenylhydrazin. 1995, Weinheim: WILEY-VCH-Losebl.-Ausg.

[5]   Jadassohn, W.: Sensibilisierung der Haut des Meerschweinchens auf Phenylhydrazin. Klin. Wochenschr. 9 (1930), 551

[6]   Ketel, W.G. van: Contact Dermatitis from a hydrazinderivate in a stain remover. Cross sensitization to apresoline and isoniazid. Acta Derm. Venereol. 44 (1964), 49–53

[7]   Mayer, R.L.; Eismann, P.C.; Jaconia, D.:Experimental sensitization of guinea-pigs to 1-hydrazinophthalazine; with a discussion on the use of guinea-pigs for the forecast of clinical sensitizations. J. invest. Dermatol. 24 (1955), 281–291

[8]   Pevny, I.; Peter, G.: Allergisches Kontaktekzem auf Pyridin- und Hydazinderivate. Dermatosen 31 (1983), 78–83

[9]   Rothe, A.: Contact dermatitis from N-(chlorben-zylidene)phenylhydrazine. Contact Dermatitis 18 (1988), 16–19

[10] Stevens M.A.: Use of the albino guinea-pig to detect the Skin-seneitizing ability of chemicals. Br. J. industr. Med. 24 (1967), 189–202

6.27 Phenylhydrazin-HCl (CAS-Nr. 59-88-1)

(vgl. 6.26 Phenylhydrazin (CAS-Nr. 100-63-0))

6.28 Phthalsäureanhydrid (PSA)

(CAS-Nr. 85-44-9)

1 Vorkommen

Phthalsäureanhydrid – PSA wird in großem Umfang zur Herstellung von Kunststoffen eingesetzt sowohl für die Herstellung von Alkydharzen und ungesättigten Polyesterharzen als auch als Härter für Epoxidharze. Eine Exposition besteht ferner durch Freisetzung bei Pyrolyse von PVC.

2 Arbeitsmedizinische und experimentelle Daten

Es liegen tierexperimentelle Daten über die sensibilisierende Wirkung von PSA am Atemtrakt vor [SARLO et al. 1992 und 1994]: Im Meerschweinchenmodell (Exposition gegenüber PSA-Staub bei 0,5; 1,0 und 5,0 mg/m^3) fand sich ein dosisabhängiger Anstieg von spezifischen IgG-Antikörpern im ELISA. Eine Exposition von 0,5 mg/m^3 PSA-Staub führte noch zur Sensibilisierung mit Nachweis spezifischer Antikörper. Im IgE-Mausmodell konnte bei lokaler Anwendung von PSA eine IgE-Freisetzung induziert werden [DEARMAN et al. 1992]. Es liegen kasuistische Mitteilungen [MACCIA et al. 1976, FAWCETT et al. 1977, CHESTER et al. 1977, zit. nach WERNFORS et al. 1986, BERNSTEIN et al. 1984] und Studien [WERNFORS et al. 1986, BAUR et al.

1995] über expositionsabhängige Rhinitis, Bronchitis und Asthma bronchiale bei PSA-Exposition vor. Die Untersuchungsergebnisse weisen darauf hin, dass neben dem sicher im Vordergrund stehenden irritativen Mechanismus auch Überempfindlichkeitsreaktionen am Atmungsorgan von Bedeutung sind. Hierfür sprechen die Latenzzeit zwischen Expositionsbeginn und Auftreten von Beschwerden und die Erkrankungsmanifestation bei nur einem Teil der Exponierten. Die Prävalenz von spezifischen IgE-Antikörpern gegen PSA war in den untersuchten Gruppen gering. Es konnten Dosis-Wirkungs-Beziehungen zwischen spezifischem IgG und Expositionsintensität nachgewiesen werden [NIELSEN et al. 1988].

3 Bewertung

Phthalsäureanhydrid – PSA ist ein Irritans für die Atemwege. Ferner gibt es zahlreiche kasuistische Mitteilungen und Studien sowie tierexperimentelle Daten, die belegen, dass PSA Überempfindlichkeitsreaktionen am Atemtrakt hervorruft (siehe auch Begründungen der DFG 1972 und 1985).

4 Literatur

[1] Baur, X.; Czuppon, A. B., Rauluk, I.; Zimmermann, F. B.; Schmitt, B.; Egen-Korthaus, M.; Tenkhoff, N.; Degens, P. O.: A clinical and immunological study on 92 workers occupationally exposed to anhydrides. Int. Arch. Occup. Environ. Health 67 (1995), 395–403

[2] Bernstein, D. I.; Gallagher, J. S.; D'Souza, L.; Bernstein, I. L.: Heterogeneity of specific IgE responses in workers sensitized to acid anhydride compounds. J. Allergy Clin. Immunol. 74 (1984), 794–801

[3] Dearman, R. J.; Kimber, I.: Divergent immune responses to respiratory and contact chemical allergens: antibody elicited by phthalic anhydride and oxazolone. Clin. Exp. Allergy 22 (1992), 241–250

[4] Drexler, H.; Schaller, K. H.; Letzel, S.; Lehnert, G.: Skin prick tests with solutions of acid anhydrides in acetone. Int. Arch. Allergy and Immunol. 100 (1993), 251–255

[5] Fawcett, I. W.; Newman Taylor, A. J.; Pepys. J.: Asthma due to inhaled chemical agents – epoxy resin systems containing phthalic acid anhydride, trimellitic acid anhydride and triethylene tetramine. Clin. Allergy 7 (1977), 1–14

[6] Grammer, L. C.; Harris, K. E.; Chandler, M. J.; Flaherty, D.; Patterson, R.: Establishing clinical and immunologic criteria for diagnosis of occupational immunologic lung disease with phthalic anhydride and tetrachlorophthalic anhydride exposures as a model. J. Occup. Med. 29 (1987), 806–811

[7] Maccia, C. A.; Bernstein, L.; Emmet, E. A.; Brooks, S. M.: In vitro demonstration of specific IgE in phthalic anhydride hypersensitivity. Am. Rev. Resp. Dis. 113 (1976), 701–704

[8] Nielsen, J.; Bensryd, I.; Almquist, H.; Dahlqvist, M.; Welinder, H.; Alexandersson, R.; Skerfving, S.: Serum IgE and lung function in workers exposed to phthalic anhydride. Int. Arch. Occup. Environ. Health 63 (1991), 199–204

[9] Nielsen, J.; Welinder, H.; Schütz, A.; Skerfving, S.: Specific serum antibodies against phthalic anhydride occupasionally exposed subjects. J. Allergy Clin. Immunol. 82 (1988), 126–133

[10] Phthalsäureanhydrid. In: Greim, H. (Hrsg.): Gesundheitsschädliche Arbeitsstoffe. Toxikologisch-arbeitsmedizinische Begründungen von MAK-Werten. Weinheim; VCH 1985 Losebl.-Ausg.

[11] Sarlo, K.; Clark, E. D.: A tier approach for evaluating the respiratory allergenicity of low molecular weight chemicals. Fundam. Appl. Toxicol. 18 (1992), 107–114

[12] Sarlo, K.; Clark, E. D.; Ferguson, J.; Zeiss, C. R.; Hatoum, N.: Induction of type I hypersensitivity in guinea pigs after inhalation of phthalic anhydride. J. Allergy Clin. Immunol. 94 (1994), 747–756

[13] Wernfors, M.; Nielsen, J.; Schütz, A.; Skerfving, S.: Phthalic anhydride-induced occupational asthma. Int. Arch. Allergy Appl. Immun. 79 (1986), 77–82

6.29 Platinverbindungen (Chloroplatinate)
(vgl. 5.33)

1 Vorkommen

Chloroplatinate (Ammonium, Kalium-, Natriumtetra- und hexachloroplatinate) kommen in Platinraffinerien, Galvanikbetrieben, der Schmuckindustrie, der analytischen Chemie vor und werden u.a. für Elektroden und Katalysatoren verwendet.

A Atemwegserkrankungen
2.1 Arbeitsmedizinische und experimentelle Daten

Kasuistische Mitteilungen [FREEDMANN et al. 1968, ORBAEK et al. 1982] sowie epidemiologische Querschnittstudien [HUNTER et al. 1945, BIAGINI et al. 1985, MURDOCH et al. 1986, MERGET et al. 1988, VENABLES et al. 1989, BAKER et al. 1990, BROOKS et al. 1990] belegen, dass Platinkomplexsalze zu Überempfindlichkeitsreaktionen am Atemtrakt und an der Haut führen. Diese sind durch expositionsabhängige Rhinitis, asthmatische Beschwerden und Dermatitis so wie positive Haut und bronchiale Provokationstestergebnisse belegt [MURDOCH et al.

1986, BAKER at al. 1990, MERGET et al. 1991]. Der Prick-Hauttest mit Platinkomplexsalzen ist hochspezifisch. Spezifische IgE-Antikörper wurden nachgewiesen [MURDOCH et al. 1986], sind wie die Histaminfreisetzung aus Basophilen für die Diagnosestellung von untergeordneter Bedeutung [MERGET et al. 1988].

Zwischen allergenspezifischer (Platinkomplexsalze) und unspezifischer bronchialer Hyperreaktivität (Metacholin) besteht keine Korrelation [MERGET et al. 1996]. Die Häufigkeit expositionsabhängiger Beschwerden wird in der Literatur mit 27 [MERGET u.a. 1988] bis 69 % [HERBERT 1966], die positiver Hauttestergebnisse mit 14 [BIAGINI u.a. 1985, BROOKS u.a. 1990] bis 42 % [ROBERTS 1951] angegeben.

Das Risiko des Auftretens einer Platinsalzsensibilisierung war bei Atopikern nicht höher als bei Nichtatopikern, bei Rauchern gegenüber Nichtrauchern erhöht [BAKER et al. 1990].

3.1 Bewertung

Es liegen ausreichende Daten (expositionsabhängige Beschwerden, positive Haut und Provokationstestergebnisse) vor, die belegen, dass Platinkomplexsalze aggressive Allergene sind, insbesondere für die Atemwege (siehe auch GREIM, MAK-Wert-Begründungen 1979 und 1995).

B Hauterkrankungen
2.2 Arbeitsmedizinische und experimentelle Daten

Beim Umgang mit Chloroplatinaten treten expositionsabhängig bei einem nicht unerheblichen Anteil der Beschäftigten Atemwegsbeschwerden (Rhinitis, Asthma), Konjunktivitis, Urtikaria und Kontaktekzem (sog. *Platinose*) auf.

Typ-I-Reaktionen wurden durch positive Prick-Tests sowie Nachweis von spezifischem IgE und allergisches Kontaktekzem durch positive Läppchenproben nachgewiesen [GREIM, 1995]. Fälle von allergischem Kontaktekzem durch metallisches Platin z. B. Schmuck sind sehr selten [CRONIN, 1980].

3.2 Bewertung

Beobachtungen am Menschen (Kasuistiken und Prävalenzen in Exponiertengruppen) belegen die sensibilisierende Wirkung durch Einatmen (R42) und Hautkontakt (R43).

4 Literatur

[1] Baker, D. B.; Gann, P. H.; Brooks, S. M.; Gallagher, J.; Bernstein, I. L.: Crosssectional study of platinum salts sensitization among precious metals refinery workers. Am. J. Ind. Med. 18 (1990), 653–664

[2] Biagini, R. E.; Bernstein, I. L.; Gallagher, J. S.; Moorman, W. J.; Brooks, S.; Gann, P. H.: The diversity of reaginic immune responses to platinum and palladium-metallic salts. J. Allergy Clin. Immunol. 76 (1985), 794–804

[3] Brooks, S. M.; Baker, D. B.; Gann, P. H.; Jarabek, A. M.; Hertzberg, V.; Gallagher, J.: Cold air challenge and platinum skin reactivity in platinum refinery workers. Chest 97 (1990), 1401–1407

[4] Calvery, A. E.; Rees, D.; Dowdeswell, R. J.; Linnett, P. J.; Kielkowski, D.: Platinum salt sensitivity in refinery workers: Incidence and effects of smoking and exposure. Occup. Environ. Med. 52 (1995), 661–666

[5] Cronin, E.: Contact Dermatitis. Edinburgh, London, New York: Churchill Livingstone, 1980, 367–371

[6] Freedman, S. O.; Krupey, J.: Respiratory allergy caused by platinum salts. J. Allergy 42 (1968), 233–237

[7] Greim, H. (Hrsg): Gesundheitsschädliche Arbeitsstoffe. Toxikologischarbeitsmedizinische Begründungen von MAK-Werten. Platin, 1979, Platinverbindungen, 1995, Weinheim: VCH-Losebl.-Ausg.

[8] Hunter, D.; Milton, R.; Perry, K. M. A.: Asthma caused by the complex salts of platinum. Brit. J. Ind. Med. 2 (1945), 92–98

[9] International Programme on Chemical Safety (IPCS). Environmental Health Criteria 125: Platinum. World Health Organization, Geneva, 1991, 167

[10] Merget, R.; Schultze-Werninghaus, G.; Muthorst, T.; Friedrich, W.; Meier-Sydow, J.: Asthma due to the complex salts of platinum – a cross sectional survey of workers in a platinum refinery. Clinical Allergy 18 (1988), 569–580

[11] Merget, R.; Schultze-Werninghaus, G.; Bode, F.; Bergmann, E.-M.; Zachgo, W.; Meyer-Sydow, J.: Quantitative skin prick and bronchial provocation tests with platinum salt. Brit. J. Ind. Med. 48 (1991), 830–837

[12] Merget, R.; Dierske, A.; Rueckmann, A.; Bergmann, E.-M.; Schultze-Werninghaus, G.: Absence of relationship between degree of nonspecific and specific bronchial responsiveness in occupational asthma due to platinum salts. Eur. Respir. J. 9 (1996), 211–216

[13] Murdoch, R. D.; Pepys, J.; Hughes, E. G.: IgE antibody responses to platinum group metals: a large scale refinery survey. Brit. J. Ind. Med. 43 (1986), 37–43

[14] Orbaek, P.: Allergy to the complex salts of platinum. A review of the literature and three case reports. Scand. J. Work Environ. Health 8 (1982), 141–145

[15] Pepys, J.; Pickering, C.A.C.; Hughes, E.G.: Asthma due to inhaled chemical agents- complex salts of platinum. Clinical Allergy 2 (1976), 391–396

[16] Roberts, A. E.: Platinosis. Archives of Industrial Health and Occupational Hygiene 4 (1951), 549–559

[17] Venables, K. M.; Dally, M. B.; Nunn, A. J.; Stevens, J. F.; Stephens, R.; et al: Smoking and occupational allergy in workers in a platinum refinery. Brit. Med. J. 299 (1989), 939–943

6.30 Pyromellitsäuredianhydrid (PMDA)

(CAS-Nr. 89-32-7) – (1, 2, 4, 5-Benzoltetracarbonsäure)

1 Vorkommen

Pyromellitsäuredianhydrid – PMDA wird zur Herstellung wärmebeständiger Polyester, Polyamide, Polyimide und anderer Kunststoffe verwendet.

2 Arbeitsmedizinische Daten

Kasuistische Mitteilungen beschreiben zwei Asthmaerkrankungen [1] sowie ein mit IgG-Antikörpern assoziiertes *Pulmonary haemorrhage syndrome* [2, 3] nach PMDA-Exposition. Detailliert wurde ein Kollektiv von 92 Säureanhydrid-Arbeitern untersucht, von dem 86 Personen vorwiegend mit PMDA Kontakt hatten [4]. 56 Personen wiesen arbeitsplatzbezogene Beschwerden auf. Dabei stand der obere Respirationstrakt im Vordergrund (n = 44), gefolgt von Husten (n = 24), Konjunktivitis (n = 22), Nasenbluten (n = 11) und vermehrtem Auswurf (n = 9). Die Beschwerden traten meist während des ersten Expositionsjahres auf (Ausnahme Nasenbluten: stets erst nach > 15 Jahren). Unter den 90, einer Lungenfunktionsprüfung unterzogenen, meist gegen verschiedene Säureanhydride exponierten Probanden zeigten elf eine Ruheobstruktion und vier weitere einen positiven Methacholinprovokationstest. In dem Gesamtkollektiv befanden sich 15 Fälle mit Säureanhydrid-spezifischen IgE-Antikörpern.

Davon waren neun gegen das PMPA-HSA-Konjugat positiv (acht symptomatisch, einer asymptomatisch). Die IgE-Werte für PMDA-HSA stimmten gut mit Pricktestreaktionen auf PMDA-HSA überein [5]. Die Antikörperträger hatten signifikant häufiger Beschwerden als Antikörper-negative Personen. Diese immunologischen Untersuchungen wurden ebenso wie die positiv ausfallenden nasalen und bronchialen Provokationsteste mit eigens hergestellten PMDA-HSA-Konjugaten (analog anderen Säureanhydrid- und Isocyanatkonjugaten) durchgeführt.

Die Beobachtung, dass bei 44 der Beschwerdeträger keine IgE-Antikörper nachweisbar waren, spricht für erhebliche irritative Effekte von PMDA.

3 Bewertung

PMDA wirkt sensibilisierend (IgE-Antikörper nachweisbar) und v. a. in höheren Konzentrationen irritativ an den Atemwegen.

Unter ungünstigen Arbeitsbedingungen wird eine Prävalenz von Erkrankungen der oberen und/oder unteren Atemwege unter den Beschäftigten bis zu 50 % beschrieben.

4 Literatur

[1] Medway, J.: Asthma and atopy in workers with an epoxy adhesive. J Allergy Clin Immunol 1981; 68: 188–193

[2] Czuppon, A. B.; Kaplan, V.; Speich, R.; Baur, X.: Acute autoimmune response in a case of pyromellitic acid dianhydride-induced haemorrhagic alveolitis. Allergy 1994; 49: 337–341

[3] Kaplan, V.; Baur, X.; Czuppon, A. B.; Ruegger, M.; Russi, E.; Speich, R.: Pulmonary hemorrhage due to inhalation of vapor containing pyromellitic dianhydride. Chest 1993; 104: 644–645

[4] Baur, X.; Czuppon, A. B.; Rauluk, I.; Zimmermann, F. B.; Schmitt, B.; Egen-Korthaus, M.; Tenkhoff, N.; Degens, P. O.: Clinical and immunological study on 92 workers occupationally exposed to anhydrides. Int Arch Occup Environ Health 1995; 67: 395–403

[5] Baur, X.; Czuppon, A.: Diagnostic validation of specific IgE antibody concentrations, skin prick testing, and challenge tests in chemical workers with symptoms of sensitivity to different anhydrides. J Allergy Clin Immunol 1995; 10: 489–494

6.31 Quecksilberverbindungen, organisch
– Phenylquecksilbersalze
(vgl. 5.35)

6.31.1	Thiomersal	(CAS-Nr. 54-64-8)	– (Merthiolat, Ethylmercurithiosalicylat-Natriumsalz)
6.31.2	Mercurochrom	(CAS-Nr. 129-16-8)	– (Merbromine)
6.31.3	Quecksilberacetat	(CAS-Nr. 62-38-4)	
6.31.4	Quecksilberchlorid	(CAS-Nr. 100-56-1)	
6.31.5	Quecksilberborat	(CAS-Nr. 102-98-7)	
6.31.6	Quecksilbernitrat	(CAS-Nr. 55-68-5)	
6.31.7	Quecksilberpropionat	(CAS-Nr. 103-27-5)	

1 Vorkommen

Thiomersal wird verbreitet als Konservierungsmittel, so z. B. in Impflösungen, Hyposensibilisierungslösungen, Augen- und Ohrentropfen, Kontaktlinsenflüssigkeit, Augenkosmetika, Zahnputzmitteln eingesetzt und findet auch im Pflanzenschutz und in der Veterinärmedizin Verwendung [14]. Mercurochrom wird zur Wunddesinfektion eingesetzt. Phenylquecksilbersalze werden als Antiseptika, Desinfektionsmittel und Konservierungsstoffe in medizinischen Produkten, Kosmetika, Kontrazeptiva, Farben u. a. und im Pflanzenschutz verwendet [17].

Nach der Kosmetikverordnung sind Thiomersal und Phenylquecksilbersalze in 0,007 % (als Hg) nur in Schmink- und Abschminkmitteln für die Augen zugelassen und müssen deklariert werden [26].

2 Arbeitsmedizinische und experimentelle Daten

Typ-IV-Sensibilisierungen gegen Thiomersal sind sehr häufig. Bei routinemäßigen Testungen von Patienten mit Hauterkrankungen fanden sich in der Schweiz 4,2 % [27], in Österreich bis 19 % [21], in den USA bis 10,6 % positive Testreaktionen [23]. Bei der Epikutantestung hautgesunder Erwachsener wurden hohe Prävalenzen von positiven Reaktionen besonders bei jungen Menschen beobachtet [10, 13, 26, 32]. In Deutschland ergaben die Testdaten von 19.339 Patienten (Thiomersal 0,1 % in Vaseline) eine Sensibilisierungsrate von 5,7 % [30]. Auf die Testung mit 0,05 % Thiomersal in Vaseline (n = 19.454) reagierten 778 (4 %) positiv, davon 4,2 % Frauen und 3,6 % Männer [31]. Bei der Auswertung von insgesamt über 40.000 Epikutantestungen von 1990 bis 1995 lag Thiomersal an 4. Stelle der häufigsten Allergene [30]. In einer Gruppe von Schulkindern (n = 416) hatten alters- und geschlechtsabhängig 8 % bis 15,1 % positive Testreaktionen auf Thiomersal (0,1 % oder 0,05 % in Vaseline) [4]. Es handelte

sich überwiegend um klinisch nicht relevante, asymptomatische Sensibilisierungen, die vermutlich durch thiomersalhaltige Impfstoffe (z. B. Tetanus-Impfstoff) induziert worden waren [13, 29]. Offenbar treten bei erneuter Impfung in der Regel keine wesentlichen Intoleranzerscheinungen auf [1]. Es wurden nur wenige Fälle von Urtikaria oder generalisiertem Ekzem durch Impfungen beschrieben [28, 35]. Kreuzreaktionen mit anderen organischen und anorganischen Quecksilberverbindungen, insbesondere mit Ethylquecksilbersalzen, die ein struktureller Bestandteil des Thiomersal sind, wurden gefunden [8, 10, 14].

Häufiger wurde die Verursachung des insgesamt eher seltenen allergischen Kontaktekzems durch Thiomersal in Kontaktlinsenflüssigkeit beobachtet [18, 34]. Allergisches Kontaktekzem und Sofort-Typ-Reaktionen durch Mercurochrom wurden in Einzelfällen beschrieben [2, 6, 7, 18]. In einem Kinderkollektiv mit allergischer Kontaktdermatitis reagierten 15 von 54 im Läppchentest auf Merbromin [22].

Phenylquecksilbersalze wurden in Einzelfällen als Ursache von allergischem Kontaktekzem durch Aufbewahrungsflüssigkeit für Thermometer [15], durch ein Spermizid [3] oder durch gebeiztes Saatgetreide [16] nachgewiesen. Vereinzelt wurde über allergische Sofortreaktionen berichtet [25, 33]. Bei konsekutiven Testungen mit Phenylquecksilberacetat (0,05 % in Vaseline oder 100 ppm in Wasser) wurden in Deutschland 5,5 % (n=1852) bzw. 1,7 % (n = 10974) positive Reaktionen ohne Angaben zur Relevanz gefunden. Die Testzubereitung von 0,05 % in Vaseline wirkt nicht selten irritativ, deshalb sind insbesondere fragliche Reaktionen auf Phenylquecksilbersalze in diesen Konzentrationen kritisch zu bewerten [31]. Bei Kindern gehören Quecksilberverbindungen zu den häufigen Allergenen. Von 416 Schulkindern, die aus diagnostischen Gründen getestet wurden, reagierten altersabhängig bis zu 9,6 % der Mädchen und keine Jungen auf Phenylquecksilberacetat. Kreuzreaktionen mit Thiomersal und Quecksilber(ammonium)chlorid wurden beobachtet [4]. Zwischen 1977 und 1983 wurden bei der Testung mit Phenylquecksilberborat (0,025 % in Vas.) Sensibilisierungsraten von 0,7 % ermittelt [9]. Im Vergleich zu Sensibilisierungen durch Thiomersal liegen die Prävalenzen für Phenylquecksilbersalze deutlich niedriger. Ein Arzt bekam eine Urtikaria und asthmatische Beschwerden nach Kontakt mit Bettwäsche und Arbeitskleidung, die mit einem phenylquecksilberpropionathaltigen Weichspüler behandelt worden war. Der Pricktest mit 0,85 %igem Phenylquecksilberpropionat und der bronchiale Provokationstest mit insgesamt 3 mg der Substanz waren positiv, ebenso ein Prausnitz-Küster-Test an 10 Freiwilligen [25]. Nach epikutaner Induktion mit 2 % Phenylquecksilbernitrat konnten bei 24/25 Probanden positive Reaktionen mit 0,5 % Phenylquecksilbernitrat (reizende Konzentration) ausgelöst werden [20]. In einem modifizierten Draize-Test an 56 Probanden wurde 10-mal für 48–72 Stunden Phenylquecksilberacetat (0,125 % in Vas.) appliziert. 16 Probanden reagierten auf eine Auslösung mit 0,1 %, 12 auf 0,05 % und einer auf 0,01 %. Allerdings reagierten auch von 36 Kontrollpersonen 6, 2 bzw. keiner auf diese Auslösekonzentrationen [24]. In verschiedenen experimentellen Sensibilisierungen am Meerschweinchen mit Thiomersal (Maximisierungstest, FCA-Test, Optimisationstest) ließen sich in den meisten Fällen mehr als die Hälfte der Tiere sensibilisieren [zit. bei 12 u.14]. Durch einen Bühler-Test (nicht näher dokumentiert) mit Phenylquecksilberacetat wurden 14/18 Meerschweinchen sensibilisiert [5].

3 Bewertung

Die sensibilisierende Wirkung durch Hautkontakt (R43) von Thiomersal, Mercurochrom und verschiedenen Phenylquecksilbersalzen ist durch gesicherte Fallmitteilungen, zum Teil hohen Prävalenzraten bei konsekutiven Epikutantestungen und durch experimentelle Untersuchungen am Menschen und am Tier nachgewiesen. Kreuzreaktionen der organischen Quecksilberverbindungen untereinander und auch mit anorganischem Quecksilber werden gefunden.

4 Literatur

[1] Aberer, W.: Vaccination despite thiomersal sensitivity. Contact Dermatitis 24 (1991), 6–10

[2] Baradazzi, F.; Vassilopoulou, A.; Valenti, R.; Paganini, P.; Morelli, R.: Mercurochrome-indudes allergic contact dermatitis. Contact Dermatitis 23 (1990), 381–382

[3] Bonnetblanc, J.M.; Delrous, J.L.: Connubial dermatitis from phenylmercuri nitrat. Contact Dermatitis 34 (1996), 367

[4] Brasch, J.; Geier, J.: Patch test results in schoolchildren. Contact Dermatitis 37 (1997, 286–293

[5] Bühler, E.V.: Delayed contact hypersensitivity in the guinea pig. Arch. Dermatol.91 (1965), 171–175

[6] Camarasa, G.: Contact dermatitis from mercurochrome. Contact Dermatitis 2 (1976), 120

[7] Corrales Torres J.L.; de Corres, F.: Anaphylactic hypersensitivity to mercurochrome (merbrominum). Ann. Allergy 54 (1985), 230–232

[8] Fräki, J.E.; Peltonen, L.; Hopsu-Havu, V.K.: Allergy to various components of topical preparations in stasi dermatitis and leg ulcer. Contact Dermaitis 5 (1979), 97–100

[9] Gollhausen, R.; Enders, F.; Przybilla, B.; Burg, G.; Ring, J.: Trend in allergic contact sensitization. Contact Dermatitis 18 (1988), 147–154

[10] Goncalo, S.; Goncalo, M.; Azenha, A.; Barros, M.A.; Sousa Bastos, A.; Brandao F.M.; Faria. A.; Marques, M.S.J.; Pecegueiro, M.; Rodrigues, J.B.; Salgueiro, E.; Torres, V.: Allergic contact dermatitis in children. Contact Dermatitis 26 (1992), 112–115

[11] Goncalo, M; Figueiredo, A.; Goncalo, S.: Hypersensitivity to thiomersal: the sensitizing moiety. Contact Dermatitis 34 (1996), 201–203

[12] Greim, H. (Hrsg.): Gesundheitsschädliche Arbeitsstoffe. Toxikologischarbeitsmedizinische Begründungen von MAK-Werten. Quecksilberverbindungen, organische, 1998, Weinheim: VCH-Losebl.-Ausg.

[13] Hansson, H.; Möller, H.: Patch test reactions to merhtiolate in healthy young subjects. Br. J. Derm. 83 (1970), 349–356

[14] Hausen, B.M.; Brinkmann, J.; Dohn, W.: Lexikon der Kontaktallergene. Landsberg/Lech: Ecomed Fachverlag, 1992, Losebl.-Ausg.

[15] Ippen, H.: Akutes Axillarekzem durch Quecksilber-Verbindungen. Dermatosen 27 (1979), 54

[16] Jung, H.D.: Arbeitsdermatosen durch Pestizide. Dt. Gesundh.-Wesen 34 (1979), 1144–1148

[17] Kayser, D., Schlede, E. (Hrsg.): Chemikalien und Kontaktallergie – Eine bewertende Zusammenstellung. München: MMV, 1995 , Losebl.-Ausg.

[18] van Ketel, W.G.; Melzer van Riemsdijk, F.A.: Conjunctivitis due to soft lens solution. Contact Dermatitis 6 (1980), 321–324

[19] van Ketel, W.G.: Sensitization to mercury from Mercurochrome. Contact Dermatitis 6 (1980), 499

[20] Kligman, A.M.: The identification of contact allergens by human assay. III. The maximisation test: a procedure for screening and rating contact sensitizers. I. Invest. Dermatol. 47 (1966), 393–409

[21] Kränke, B.; Binder, M.; Derharsching, J.; Komericki, P.; Pirkhammer, D.; Ziegler, V.; Aberer, W.: Epiku-

tantestung mit der „Standardreihe Österreich" – Testepidemiologische Kenngrößen und Ergebnisse. Wien Klin. Wochenschr. 107 (1995), 323–330

[22] Levy, A.; Hanau, D.; Foussereau, J.: Contact dermatitis in children. Contact Dermatitis 6 (1980), 260–262

[23] Marks jr., J.G.; Belsito, D.V.; DeLeo V.A.; Fowler jr., J.F.; Fransway, A.F.; Maibach, H.I.; Mathias, T.; Nethercott, J.R.; Rietschel, R.L.; Rosenthal, L.E.; Sherertz, E.F.; Storrs, F.J.; Taylor, J.S.: North american contact dermatitis group standard tray patch test results (1992 to 1994). Am. J. Conatct Dermatitis 6 (1995), 160–165

[24] Marzulli, F. N.; Maibach, H.I.: Antimicrobials: experimental contact sensitization in man. J. Soc. Cosmet. Chem. 24 (1973), 399–421

[25] Mathews, K.M.; Pan, P.M.: Immediate type hypersensitivity to phenylmercuric compounds. Am. J. Med. 44 (1968), 310–318

[26] Nielsen, N.H.; Menné, T.: Allergic contact sensitization in an unselected Danish population. Acta Derm. Venereol. 72 (1992), 456–460

[27] Perrenoud, D.; Bircher, T.; Hunziker, H. et al.: Frequency of sensitization to 13 common preservatives in Switzerland. Contact Dermatitis 30 (1994), 276–279

[28] Pierchalla, P.; Petri, H.; Rüping, K.W.; Stary, A.: Urtikarielle Reaktion nach Injektion von H-B-Vax bei Sensibilisierung auf Thiomersal (Merthiolat). Allergologie 10 (1987), 97–99

[29] Schäfer, T.; Enders, F.; Przybilla, B.: Sensitization to thiomersal ans previous vaccination. Contact Dermatitis 32 (1995), 114–116

[30] Schnuch, A.; Geier, J.; Uter, W.; Frosch, P.J.; Lehmacher, W.; Aberer, W.; Agathos, M.; Arnold, R.; Fuchs, Th.; Laubstein, B.; Lischka, G.; Pietrzyk, P.M.; Rakoski, J.; Richter, G.; Rueff, F: National rates and regional differences in sensitization to allergens of the standard series. Contact Dermatitis 37 (1997), 200–209

[31] Schnuch, A.; Geier, J.; Uter, W.; Frosch, P.J.: Patch testing with preservatives, antimicrobials and industrial biocides. Results from a multicentre study. Br. J. Dermatol. 138 (1998), 467–476

[32] Seidenari, S.; Manzini, B.M.; Danese, P.; Motolese, A.: Patch and prick test study of 593 healthy subjects. Contact Dermatitis 23 (1990), 292–294

[33] Torresani, C.; Capari, E.; Manara, G.C.: Contact urticaria syndrome due to phenylmercuric acetate. Contact Dermatitis 29 (1993), 282–283

[34] Tosti, A.; Tosti, G.: Thiomersal: a hidden allergen in ophthalmology. Contact Dermatitis 18 (1988), 268–273

[35] Tosti, A.; Melina, M.; Bardazzi, F.: Systemic reactions due to thiomersal. Contact Dermatitis 15 (1986), 187–188

[36] Verordnung über kosmetische Mittel (Kosmetikverordnung) (Bek. Der Neufassung vom 7. 10. 1997). BGBl I, S. 2410–2448

6.32 Rohkaffeestaub

1 Vorkommen

Eine Exposition ist für Beschäftigte in der Rohkaffeeverarbeitung (Röstereien), aber auch Rohkaffee-Transport und -Lagerung (Hafenarbeiter) gegeben.

2 Arbeitsmedizinische und experimentelle Daten

1950 berichteten FIGLEY und RAWLING erstmals über 7 Erkrankungsfälle an Asthma bronchiale bei Arbeitern einer rohkaffeeverarbeitenden Fabrik.

Als ursächlich wurde in den Transportsäcken enthaltenes Rizinusantigen angesehen.

Später wurden Kreuzreaktionen zwischen Rizinus- und grüner Kaffeebohne vermutet, jedoch nicht bestätigt.

Im RAST-Hemmtest erwiesen sich Kaffee- und Rizinusbohnenextrakt als verschiedene Antigene [LEHRER et al. 1978]. FREEDMAN et al. (1961) diskutierten auch im Kaffee enthaltene Chlorogensäure als das Hauptantigen. In weiteren Mitteilungen [BRUUN 1957, LAYTON 1965] wurde als ursächliche Allergenquelle der Staub der Rohkaffeebohne ermittelt.

In der Folgezeit erschienen weitere kasuistische Mitteilungen über allergische Rhinitis und/oder Asthma bronchiale durch Rohkaffeestaub bei beruflicher Exposition [KAYE et al. 1961, KARR et al. 1978, WALLENSTEIN et al. 1983, MÜSKEN et al. 1992, TREUDLER et al. 1996]. KARR et al. (1978) untersuchten 8 Kaffeearbeiter und 8 Kontrollen. 6 Arbeiter hatten arbeitsabhängige Symptome (Asthma, Rhinitis, Konjunktivitis, Urtikaria) und positive Hauttests auf Extrakte von grüner Kaffeebohne und Fabrikstaub.

Die symptomfreien Exponierten und alle Kontrollen hatten negative Hauttests. Bei den 6 Erkrankten fanden sich IgE-Antikörper gegen grüne Kaffeebohne (GCB) und Rizinusbohne (RB) im RAST. Der Fabrikstaub enthielt sowohl GCB- als auch RB-Antigen. Der RAST-Hemmtest ergab keine Kreuzreaktion zwischen GCB und RB. WALLENSTEIN et al. (1983) berichteten über 2 Patienten (beide aus einem Betrieb), die nach beruflichem Kontakt mit Rohkaffeestaub an allergischer Rhinitis und Asthma bronchiale erkrankten.

In beiden Fällen fanden sich im Intrakutantest mit Rohkaffeeextrakten in hoher Verdünnung positive Sofortreaktionen und hohe Konzentrationen an spezifischen IgE-Antikörpern (RAST-Klassen 3 bzw. 4). Im Provokationstest (1-mal bronchial, FEV-Abfall 26 % 10 min post inhalationem mit deutlichen klinischen Erscheinungen, Testabbruch und therapeutische Gabe von Isoprenalin, im Azetylcholintest leichte unspezifische bronchiale Hyperreaktivität; 1-mal nasal mit Sekreteosinophilie und positiver Klinik wegen Kontraindikation für bronchiale Provokation) Sicherung der klinischen Aktualität.

MÜSKEN et al. (1992) berichteten über einen Patienten, der als Lagerarbeiter in einer Kaffeerösterei tätig war und an arbeitsplatzbezogenem Asthma bronchiale erkrankte. In-vivo (stark positiver Pricktest mit Rohkaffee-Frugoniextrakt vom Arbeitsplatz bei 2 negativen Kontrollen, fraglich positiver nasaler Test mit Rohkaffeestaubextrakt bei eindeutiger Klinik, jedoch negativem Rhinomanometriebefund, positiver bronchialer Provokationstest als Sofortreaktion mit FEV1-Abfall von 27 %) und in-vitro (RAST-Klasse 4 bei Rohkaffeestaubextrakt und Rizinusschrotextrakt) wurde eine Rohkaffeestauballergie belegt.

TREUDLER et al. (1996) beschrieben eine kombinierte Typ-I- und Typ-IV-Allergie bei einem in der Kaffeeindustrie arbeitenden Ingenieur, der nach 9-monatiger Exposition an arbeitsabhängiger Rhinokonjunktivitis und ekzematösen Hautveränderungen erkrankte. Es fanden sich positiver Pricktest auf grüne, nicht auf geröstete Kaffeesorten, positiver CAP-RAST auf grüne Kaffeebohne (Kl. 3), negativer auf RB, positiver nasaler Provokationstest mit Rohkaffeestäuben, positiver Epikutantest auf Rohkaffeestäube und Röstkaffeestaub. Kürzlich berichteten LEMIERE et al. (1996) über einen Patienten mit beruflichem Asthma durch gerösteten Kaffee.

Aufgrund der Ergebnisse in RAST-Hemmtests gehen die Autoren davon aus, dass im grünen und im gerösteten Kaffee dieselben Allergene, im gerösteten in geringerer Konzentration, enthalten sind. Angaben zur Prävalenz von Beschwerden im Bereich der Augen und Atemwege bei beruflichem Kontakt zu Rohkaffee schwanken zwischen 13 [THOMAS et al. 1991] und 40 % [OSTERMAN et al. 1985]. OSTERMAN et al. (1985) fanden im Rahmen einer Querschnittstudie von 129 Kaffeeröstereiarbeitern in 40 % arbeitsabhängige respiratorische Symptome und in 20 % positive Hauttests auf GCB und RB. Es fanden sich positive GCB-RAST nur bei positivem RB-RAST. Die weitere Untersuchung von 22 Kaffeeröstereiarbeitern mit expositionsabhängigen Beschwerden ergab bei 14/22 bronchiale Hyperreaktivität, bei 18/22 positive Pricktests auf partiell gereinigtem wasserlöslichen Extrakt aus GCB, bei 8/22 positive bronchiale Provokationstests und bei 7/22 positive nasale Tests, spezifisches IgE gegen GCB-Extrakt bei 11/22 und gegen RB bei 16/22. DE ZOTTI et al. (1988) fanden bei 218 Hafenarbeitern mit Exposition gegenüber grünen Kaffeebohnen in 14 % (n = 31) expositionsabhängige allergische Symptome (Auge, Nase, Bronchialsystem). 13/31 hatten eine Sensibilisierung gegen Arbeitsplatzallergene (GCB; RB, Extrakt aus Jutesäcken, die GCB enthielten). THOMAS et al. (1991) fanden bei der Untersuchung von 197 Arbeitern in der Kaffeeindustrie (80 % der Exponierten) in 13 % arbeitsabhängige Atemwegsbeschwerden (wheezing, Husten, Dyspnoe), in 30 % bronchiale Hyperreaktivität, in 54 % Atopie, in 15 % positive Pricktests auf GCB, in 14 % positive GCB-RAST, in 15 % positive RB-RAST. Eine signifikante Korrelation für arbeitsabhängige respiratorische Beschwerden bestand nur zumRB-RAST und zur Expositionsdauer.

Die Autoren schlussfolgern, dass RB als hochpotentes Allergen die Effekte anderer Einflussfaktoren (GCB, Atopie, bronchiale Hyperreaktivität, Rauchgewohnheiten) überdeckt, und die Verunreinigung mit RB das Hauptproblem für respiratorische Beschwerden in der kaffeeverarbeitenden Industrie bleibt.

ROMANO et al. (1995) fanden bei der Untersuchung von 211 Kaffeearbeitern in 10 % ausschließlich Rhinokonjunktivitis und in 16 % Asthma bronchiale, nahezu stets mit Rhinokonjunktivitis einhergehend. Die Prävalenz der Sensibilisierung (Pricktest) lag bei 15 % für GCB, bei 22 % für RB sowie bei 22 % für ubiquitäre Allergene.

Die Sensibilisierung gegenüber Berufsallergenen stieg signifikant bei ubiquitärer Sensibilisierung (Atopie) und war auch bei Rauchern häufiger als bei Nichtrauchern (2facher Anstieg des relativen Risikos).

3 Bewertung

Zahlreiche kasuistische Beobachtungen und epidemiologische Querschnittstudien belegen das Vorkommen von Atemwegserkrankungen durch grünen Kaffee. Sie sind in erster Linie IgE-bedingt, belegt durch positive Haut- und Provokationstests sowie durch den Nachweis von spezifischen IgE-Antikörpern.

4 Literatur

[1] Bruun, E.: Allergy to coffee. Acta allergologica XI (1957), 150–154

[2] Figley, K. D.; Rawling, F. A.: Castor bean: An industrial hazard as a contaminant of green coffee dust and used burlap bags. J. Allergy 21 (1950), 545–553

[3] Freedman, S. O.; Krupey, J.; Sehon, A. H.: Chlorogenic acid: An allergen in green coffee bean. Nature 192 (1961), 241

[4] Jones, R. N.; Hughes, J. M.; Lehrer, S. B.; Butcher, B. T.; Glindmeyer, H. W.; Diem, J. E.; Hammad, Y. Y.; Salvaggio, J.; Weill, H.: Lung function consequences of exposure and hypersensitivity in workers who process green coffee beans. Am. Rev. Respir. Dis. 125 (1982), 199–202

[5] Karr, R. M.; Lehrer, S. B.; Butcher, B. T.; Salvaggio, J. E.: Coffee worker's asthma: A clinical appraisal using the radioallergosorbent test. J. Allergy Clin. Immunol. 62 (1978), 143–148

[6] Kaye, M.; Freedman, S. O.: Allergy to raw coffee – an occupational disease. Canad. M. A. J. 84 (1961), 469–471

[7] Kent, R.; Lehrer, S. B.; Butcher, B. T.; Karr, R. M.; Salvaggio, J. E.: Results of skin and RAST testing of coffee factory workers. J. Allergy Clin. Immunol. 63 (1979), 212

[8] Layton, l. L.; Greene, F. C.; Panzani, R.: Allergy to green coffee. J. Allergy 36 (1965), 84–91

[9] Lehrer, S. B.; Karr, R. M.; Salvaggio, J. E.: Extraction and analysis of coffee bean allergens. Clin. Allergy 8 (1978), 217–226

[10] Lehrer, S. B.; Karr, R. M.; Salvaggio, J. E.: Analysis of green coffee bean and castor bean allergens using RAST inhibition. Clin. Allergy 11 (1981), 357–366;

[11] Lemière, C.; Malo, J.-L.; McCants, M.; Lehrer, S.: Occcupational asthma caused by roasted coffee: Immunologic evidence that roasted coffee contains the same antigens as green coffee, but at a lower concentration. J. Allergy Clin. Immunol. 98 (1996), 464–466;

[12] Müsken, H.; Bergmann, K.-Ch.; Wahl, R.; Hittmann-Cammann, F.: Allergisches Asthma durch Rohkaffeestaub. Allergologie 15 (1992), 25–28

[13] Osterman, K.; Zetterström, O.; Johansson, S. G. O.: Coffee worker's allergy. Allergy 37 (1982), 313–322;

[14] Osterman, K.; Johansson, S. G. O.; Zetterström, O.: Diagnostic tests in allergy to green coffee. Allergy 40 (1985), 336–343

[15] Patussi, V.; de Zotti, R.; Riva, G.; Fiorito, A.; Larese, F.: Allergic manifestations due to castor beans: An undue risk for the dock workers handling green coffee beans. Med. Lav. 81 (1990), 301–307

[16] Romano, C.; Sulotto, R.; Piolatto, G.; Ciacco, C.; Capellaro, E.; Falagiani, P.; Constable, D. W.; Verga, A.; Scansetti, G.: Factors related to the development of sensiziation to green coffee and castor bean allergens among coffee workers. Clin. Experim. Allergy. 25 (1995), 643–650

[17] Smith, D.; Brott, K.; Koki, G.: Respiratory impairment in coffee factory workers in the Asaro Valley of Papua New Guinea. Brit. J. Ind. Med. 42 (1985), 495–498

[18] Thomas. K. E.; Trigg, C. J.; Baxter, P.J.; Topping, M.; Lacey, J.; Crook, B.; Whitehead, P.; Bennett, J. B.; Davies, R. J.: Factors relating to the development of respiratory symptoms in coffee process workers. Brit. J. Ind. Med. 48 (1991), 314–322

[19] Treudler, R.; Tebbe, B.; Orfanos, C. E.: Kaffeeallergie. Kombinierte Typ-I- und Typ-IV-Sensibilisierung. Allergo J. 5 (1996), 30

[20] Wallenstein, G.; Schöneich, R.: Arbeitsbedingte allergische Atemwegserkrankungen durch Kaffeestaub. Dt. Gesundh.-Wesen 38 (1983), 433–435

[21] Zotti de, R.; Patussi, V.; Fiorito, A.; Larese, F.: Sensitization to green coffee bean (GCB) and castor bean (CB) allergens among dock workers. Int. Arch. Occup. Environ. Health 61 (1988), 7–12

[22] Zuskin, E.; Valic, F.; Kanceljak, B.: Immunological and respiratory changes in coffee workers. Thorax 36 (1981), 9

6.33 Schimmelpilzhaltiger Staub

1 Vorkommen

Die Klassifizierung von Schimmelpilzen beruht auf deren Reproduktionsart, so dass die im folgenden aufgeführten Arten zu unterschiedlichen biologischen Systemen gehören. Häufig vorkommende Schimmelpilze sind *Alternaria alternata, Cladosporium herbarum, Aspergillus oryzae, Aspergillus fumigatus, Penicillium notatum, Fusarium moniliforme* u. a.. Die Sporen (reproduktive Bestandteile des Pilzes) und manchmal auch das Myzel (vegetativer Teil des Pilzes), die leicht von der Luft fortgetragen werden, können allergen wirken. Schimmelpilze sind ubiquitär. Allerdings kann es unter bestimmten Bedingungen (Lagerung feuchter organischer Materialien) am Arbeitsplatz zu einer weit überdurchschnittlichen Belastung kommen [1]. Beispiele sind schimmeliges Heu, Stroh und Getreide, Sägemehl, Biomüll sowie verschmutzte Luftbefeuchter.

2 Arbeitsmedizinische und experimentelle Daten

IgE-vermittelte Allergien gegen Schimmelpilze beschreiben GAUTRIN et al. [2]. In ihrer Studie untersuchten sie 181 Angestellte einer Parkanlage im Hauttest auf acht Grasschimmelpilze. Es konnte gezeigt werden, dass die Gärtner aufgrund der beruflichen Exposition signifikant häufiger gegenüber

Schimmelpilzallergenen sensibilisiert waren als die Kontrollpersonen und überhäufig unter Symptomen wie Rhinitis und Konjunktivitis litten. Eine weitere Mitteilung [3] berichtet über den Fall eines 24-jährigen Holzarbeiters, der im Verlaufe seiner 2-jährigen Tätigkeit Asthma entwickelte. Durch Hauttest, Nachweis von spezifischen IgE-Antikörpern sowie durch bronchiale Provokation konnte nachgewiesen werden, dass der Mann gegenüber Schimmelpilzen sensibilisiert war, die sich auf dem feuchten Holz angesiedelt hatten. Auch WILHELMSSON et al. [4] ermittelten im Rahmen ihrer Untersuchungen von 268 Holzarbeitern, von denen 16 % über arbeitsplatzbezogene Beschwerden klagten, in sechs Holzwerkstätten neben Holzstaub hohe Konzentrationen an Schimmelpilzen, insbesondere der Gattung *Paecilomyces*. Sensibilisierungen gegenüber Schimmelpilzen konnten unter den Arbeitern mittels Haut- und Provokationstesten gehäuft festgestellt werden. Ein Fallbericht von GOTTLIEB et al. [5] beschreibt das Auftreten von Rhinokonjunktivitis und Asthma bei einem Mikrobiologen, der gegenüber dem Schleimschimmelpilz *Dictyostelium discoideum* exponiert war. Sowohl gegen den gesamten Pilz als auch gegen lysosomale Pilzenzyme konnten IgE-Antikörper im Blut des Mannes nachgewiesen werden. WALLENSTEIN et al. [6] wiesen in Mühlen und Bäckereien eine über das ubiquitäre Maß hinausgehende Belastung mit luftgetragenen Schimmelpilzsporen (Keimzahlen zwischen 4000 und 10000 pro m^3) nach. Vermutlich aufgrund dieser starken Exposition waren bei den betroffenen Müllern und Bäckern sowohl mittels Intrakutantest als auch mittels Provokationstest höhere Sensibi-

lisierungsraten für *Mucor, Aspergillus* und *Cladosporium* feststellbar als in einer Vergleichsgruppe ohne berufliche Schimmelpilzexposition. Neben Mühlen- und Bäckereistäuben wurden auch in organischen Stäuben von Kraftfuttermischwerken [7] sowie in denen von Geflügelzuchtbetrieben [8] hohe Konzentrationen an Schimmelpilzsporen nachgewiesen. Auch im Bereich der Müllentsorgung ist infolge derartiger Belastungen von einem erhöhten Allergierisiko auszugehen [9, 10]. Neben der IgE-vermittelten Allergie führt die Exposition gegenüber Schimmelpilzen in diesen Bereichen auch zu der Allergieform der exogen allergischen Alveolitis (EAA) vom Typ der *Farmerlunge* (Tab. 1) oder zum Krankheitsbild des ODTS *(organic dust toxic syndrome)*, das in der Regel folgenlos wieder abklingt [11, 12]. Ursächlich für die sog. *Farmer- oder Drescherlunge*, bei der sich im Serum vor allem Antikörper der Klassen IgG und IgA gegen den entsprechenden Inhalationsstoff nachweisen lassen, ist die Ansammlung von Schimmelpilzsporen im Heu- bzw. Getreidestaub. Dabei scheint die exogen allergische Alveolitis mit einer regelmäßigen Exposition gegenüber dem betreffenden Inhalationsstoff einherzugehen, während es nach einer einmaligen starken Exposition eher zur Ausbildung des ODTS-Krankheitsbildes kommt [13]. Schimmelpilze bleiben in manchen Fällen als Auslöser einer Atemwegskrankheit zunächst unerkannt. So wurde in den 60er Jahren irrtümlicher Weise ein *Byssinose*-ähnliches *(Baumwollfieber)* Krankheitsbild nach beruflicher Exposition gegenüber Federgras *(Stipa tenacissima)* beschrieben. HINOJOSA et al. [14] berichten über fünf federgrasexponierte Stuckarbeiter,

Berufsbedingte exogen allergische Alveolitiden (EAA), die durch Schimmelpilze verursacht werden [in Anlehnung an 11]

Krankheiten	Antigene	Antigenreservoir, Exposition
Farmerlunge, Drescherlunge	thermophile Aktinomyceten, *Aspergillus* sp.	Heustaub, Getreidestaub (Stroh)
Befeuchterlunge, Druckerfieber	verschiedene Schimmelpilze und Bakterien	Kontaminierte Klimaanlagen und Luftbefeuchter
Müllarbeiterlunge	*Aspergillus* sp., *Penicillium* sp. u. a. Schimmelpilze	Müll
Mälzerlunge	*Aspergillus clavatus, Mucor mucedo*	Schimmelige Gerste
Käsewascherlunge	*Penicillium casei, P. glaucum*	Schimmel auf Käselaiben
Obstbauerlunge	*Aspergillus* sp., *Penicillium* sp.	Schimmel in Lagerhallen
Spätleselunge	*Botrytis cinerea*	Schimmel auf Weinstock und Reben
Suberose	*Penicillium frequentans*	Schimmeliger Korkstaub
Holz-, Papierarbeiterlunge	Schimmelpilze	Schimmeliges Sägemehl, Papierstaub
Ahornrindenschäler-Krankheit	*Cryptostroma corticale*	Verschimmelte Baumrinde, Papierstaub
Vogelhalterlunge	Vogelproteine, Schimmelpilze	Federn, Vogelkot

die die klassischen Symptome einer EAA aufwiesen. Im immunologischen Test ließen sich bei allen Probanden neben spezifischen IgG-Antikörpern gegen Federgras auch solche gegen den Schimmelpilz *Aspergillus fumigatus* nachweisen. Aus dem Federgrasstaub konnte *Aspergillus fumigatus* als einziger Mikroorganismus isoliert werden.

3 Bewertung

Allergische Atemwegskrankheiten durch Schimmelpilze werden in der Literatur häufig beschrieben, wobei die IgE-unabhängigen Erkrankungen wie EAA und ODTS von den IgE-abhängigen zu unterscheiden sind. Personen, die im Rahmen ihrer beruflichen Tätigkeit großen Mengen an schimmeligen Stäuben ausgesetzt sind, sind erheblich mehr gefährdet als die Allgemeinbevölkerung. Insbesondere landwirtschaftliche Stäube sowie Bäckerei- und Holzstäube können weit über das ubiquitäre Maß hinausgehende Mengen an Schimmelpilzantigenen enthalten.

Es hat sich gezeigt, dass staubreduzierende Maßnahmen wie Luftabsaugvorrichtungen oder das Tragen von Filtermasken das gesundheitliche Risiko senken, jedoch nicht völlig ausschalten können [15].

Hinweis

Beruflich verursachte EAA fallen unter die Berufskrankheit Nr. 4201 Anl. zur BKV (vgl. Anhang 10.8).

4 Literatur

[1] Baur, X.; Allmers, H.: Berufsbedingte Allergien. Praxismagazin med. 3, 30–35 (1996)

[2] Gautrin, D.; Vandenplas, O.; DeWitte, J. D.; L'Archeveque, J.; Leblanc, C.; Trudeau, C.; Paulin, C.; Arnoud, D.; Morand, S.; Comtois. P.; et al.: Allergenic exposure, IgE-mediated sensitization, and related symptoms in lawn cutters. J Allergy Clin Immunol 93 (2), 437–445 (1994)

[3] Cote, J.; Chan, H.; Brochu, G.; Chan-Yeung, M.: Occupational asthma caused by exposure to neurospora in plywood factory worker. Br J Ind Med 48 (4), 279–282 (1991)

[4] Wilhelmsson, B.; Jernudd, Y.; Ripe, E.; Holmberg, K.: Nasal hypersensitivity in wood furniture workers. Rhinology 23 (4), 297–302 (1985)

[5] Gottlieb, S. J.; Garibaldi, E.; Hutcheson, P. S.; Slavin, R. G.: Occupational asthma to the slime mold Dictyostelium discoideum. J Occup Med 35 (12), 1231–1235 (1993)

[6] Wallenstein, G.; Bergmann, I.; Rebohle, E.; Gemeinhardt, H.; Thürmer, H.: Berufliche Atemtrakterkrankungen durch Schimmelpilze bei Getreidemüllern und Bäckern. Z Erkrank Atm-Org 154, 229–233 (1980)

[7] Gemeinhardt, H.; Bergmann, I.; Wallenstein, G.: Mykologische Untersuchungen zum Nachweis und zur Häufigkeit von Schimmelpilzen in landwirtschaftlichen Stäuben. Z ges Hyg 17, 745–747 (1981)

[8] Gemeinhardt, H.; Bergmann, I.: Zum Vorkommen von Schimmelpilzen im Luftstaub von Geflügelzuchtbetrieben. Zbl Mikrobiol 140, 375–379 (1985)

[9] Allmers, H.; Huber, H.; Baur, X.: Bronchopulmonale Schimmelpilz-Allergie eines Müllwerkers. (in Vorbereitung)

[10] Poulsen, O. M.; Breum, N. O.; Rebbehol, N.; Hansen, A. M.; Ivens, U. I.; van Lelieveld, D.; Malmros, P.; Matthiasen, L.; Nielsen, B. H.; Nielsen, E. M.; et al.: Collection of domestic waste. Review of occupational health problems and their possible causes. Sci Total Environ 170 (1–2), 1–19 (1995)

[11] Baur, X.: Berufsbedingte bronchopulmonale Erkrankungen. In: Fabel H (Hrsg.), Pneumologie, Urban & Schwarzenberg München, 2. Auflage, 495–518 (1995)

[12] Paky, A.; Knoblauch, A.: Staubbelastung, staubbedingte Lungenkrankheiten und Atemschutzmaßnahmen in der Landwirtschaft. Schweiz Med Wochenschr 125, 458–466 (1995)

[13] Malmberg, P.; Rask-Andersen, A.; Rosenhall, L.: Exposure to microorganisms associated with allergic alveolitis and febrile reactions to mold dust in farmers. Chest 103 (4), 1202–1209 (1993)

[14] Hinojosa, M.; Fraj, J.; DeLa Hoz, B.; Alcazar, R.; Sueiro, A.: Hypersensitivity pneumonitis in workers exoposed to esperato grass (Stipa tenacissima) fibres. J Allergy Clin Immunol 98 (5), 985–991, 1996

[15] Baur, X.: Berufskrankheit – Exogen-allergische Alveolitis. Zbl Arbeitsmedizin 43 (9), 282–283 (1993)

6.34 Spinnmilbenhaltiger Staub

1 Vorkommen

Spinnmilben *(Tetranychidae)* sind weltweit vorkommende Pflanzenparasiten. Die rote Spinnmilbe *(Panonychus ulmi)*, auch rote Baumspinne genannt, befällt überwiegend Obstbäume und Gemüsepflanzen, während die damit verwandte Art *Tetranychus urticae* auch auf verschiedenen anderen Pflanzen vorkommt.

Weitere bekannte Arten sind *Panonychus citri* und *Tetranychus telarius*.

2 Arbeitsmedizinische und experimentelle Daten

In der Literatur wurden bisher einige Fälle von beruflich bedingten allergischen Reaktionen gegen rote Spinnmilben beschrieben [1, 2, 3]. Diese Allergien manifestieren sich meist mit geringer klinischer Ausbildung, d.h. mit Konjunktivitis, Schnupfen und Hautrötung. KROIDL et al. [2] berichten über sechs Patienten mit zum Teil starkem Asthma bronchiale nach der Exposition gegenüber roten Spinnmilben der Art *Panonychus ulmi*. Alle sechs Personen, die zum Teil beruflich exponiert waren (Obstbauern), zeigten im Hauttest mit dem entsprechendem Extrakt eine Reaktion. In 50 % der Fälle waren spezifische IgE-Antikörper gegen die Spinnmilben nachweisbar. Auch die klinischen Symptome (Rhinokonjunktivitis und Asthma) eines 23-jährigen Mannes konnten auf eine Sensibilisierung gegenüber roten Spinnmilben zurückgeführt werden [1]. Dafür sprachen ein positiver Hauttest, das Vorhandensein spezifischer IgE-Antikörper sowie das Ergebnis der bronchialen Provokation mit Spinnmilbenextrakt. Der junge Mann hatte als Beschäftigter einer Baumschule mit der Spinnmilbenart *Tetranychus urticae* Kontakt. REUNALA et al. [4] beschreiben ebenfalls eine beruflich bedingte IgE-vermittelte Spinnmilbenallergie. BURCHES et al. [5] untersuchten 150 Landarbeiter, die beruflich gegenüber roten Spinnmilben exponiert waren. Im Hauttest zeigten 54 (36 %) eine positive Reaktion von denen wiederum 89 % in der konjunktivalen Provokation auf Spinnmilbenextrakt reagierten. Alle der im Hauttest positiven Personen besaßen spezifische IgE-Antikörper gegen *Tetranychus urticae* und *Panonychus citri*. Da auch IgE-Antikörper gegen die Hausstaubmilbe *Dermatophagoides pteronyssinus* nachgewiesen werden konnten, wurde eine mögliche Kreuzreaktivität zwischen Spinnmilben und Hausstaubmilben vermutet, welche durch entsprechende Inhibitionsexperimente bestätigt werden konnte. Dieses Ergebnis wird von ASHIDA und Mitarbeitern [6] bestätigt, die davon ausgehen, dass Spinnmilben neben den mit Hausstaubmilben gemeinsamen antigenen Determinanten zusätzliche spinnmilbenspezifische antigene Determinanten besitzen. SCHLEGEL und SCHULZ [7] berichten über einen Obstbauern, dessen Asthmaerkrankung und Sensibilisierung gegenüber roten Spinnmilben als Berufskrankheit anerkannt wurde.

3 Bewertung

Insbesondere Obstbauern und Beschäftigte in Gärtnereien sind z. T. stark gegenüber roten Spinnmilben exponiert. Eine Häufung berufbedingter Allergien ist die Folge. Auch wenn eine gewisse Kreuzreaktivität zwischen Hausstaubmilben und Spinnmilben besteht und eine Hausstaubmilben-Sensibilisierung in den meisten Fällen als schicksalhaft gilt, so muss doch die berufsbedingte Spinnmilben-Sensibilisierung auf eine über das ubiquitäre Maß hinausgehende Spinnmilben-Exposition zurückgeführt werden.

4 Literatur

[1] Delgado, J.; Gomez, E.; Palma, J. L.; Gonzalez, J.; Monteseirin, F. J.; Martinez, A.; Martinez, J.; Conde, J.: Occupational rhinoconjunctivitis and asthma caused by Tetranychus urticae (red spider mite). A case report. Clin Exp Allergy 24, 477–480 (1994)

[2] Kroidl, R.; Maasch, H. J.; Wahl, R.: Respiratory allergies (bronchial asthma and rhinitis) due to sensitization of type I allergy to red spider mite (Panonychus ulmi KOCH). Clin Exp Allergy 22, 958–962 (1992)

[3] Erlam, A. R.; Johnson, A. J.; Wiley, K. N.: Occupational asthma in greenhouse tomato growing. Occup Med 46, 163–164 (1996)

[4] Reunala, T.; Bjorksten, F.; Forsrom, L.; Kanerva, L.: IgE-mediated occupational allergy to a spider mite. Clin Allergy 13, 383–388 (1983)

[5] Burches, E.; Pelaez, A.; Morales, C.; Braso, J. V.; Rochina, A.; Lopez, S.; Benito, M.: Occupational allergy due to spider mites: Tetranychus urticae (Koch) and Panonychus citri (Koch). Clin Exp Allery 26, 1262–1267 (1996)

[6] Ashida, T.; Ide, T.; Tabata, S.; Kunimatsu, M.; Etoh, Y.; Yoshikawa, T.; Matsunga, T.: IgE-mediated allergy to spider mite, Panonychus citri in occupationally-exposed individuals. Arerugi 44, 1290–1296 (1995);

[7] Schlegel, J.; Schulz, V.: Berufsabhängiges Spinnmilben-Asthma. Praxis und Klinik der Pneumologie 41, 636–637 (1987)

6.35 Strahlenpilzhaltiger Staub

1 Vorkommen

Zu den Strahlenpilzen *(Aktinomyceten)* im engeren Sinne sind gram-positive Bakterien zu rechnen, die myzelartig wachsen. Es handelt sich um ubiquitäre Organismen, die besonders häufig in der Erde vorkommen, jedoch auch im Hausstaub zu finden sind [1]. Aktinomyceten können Sporen bilden, die längere Perioden der Austrocknung überstehen. Der einzige hitzeresistente sporenbildende Aktinomycet ist *Thermoactinomyces vulgaris*. Er ist thermophil

Arbeitsplätze, an denen es zur Ausbildung einer berufsbedingten exogen allergischen Alveolitis durch Aktinomyceten kommen kann [in Anlehnung an 10]

Bereich	Bearbeitete Materialien/Exposition
Landwirtschaft	Heu, Stroh, Gemüse, Futtersilos, Viehställe
Forstwirtschaft	Holzstaub, verschimmelte Holzschnitzel
Landwirtschaft und Gartenbau	Champignonanbau auf speziellem Substrat, Umgang mit Speisepilzen und Giftpilzen, Pilzkompost
Gartenbau	Umgang mit Rindenmulch
Entsorgungs-wirtschaft	Kompostierung
Entsorgungs-wirtschaft	Wertstoffsortieranlagen, mechanisch-biologische Restmüll-behandlung
Entsorgungs-wirtschaft	Biologische Sanierungsverfahren
Druckereien	u.a. Luftbefeuchter, Klimaanlagen

und gehört zu der Bakterienflora, die in feuchtem Heu und organischen Abfällen vorkommt und dort zur Selbsterhitzung führen kann. Typische Arbeitsplätze, an denen Aktinomyceten vorkommen, sind in den Bereichen Land- und Forstwirtschaft, Gartenbau und Entsorgungswirtschaft zu finden (Tab. zu 6.35).

2 Arbeitsmedizinische und experimentelle Daten

Das Einatmen von Stäuben organischer Materialien, die mit Aktinomyceten und deren Sporen kontaminiert sind, kann eine allergische Lungenerkrankung, die exogen allergische Alveolitis (EAA), hervorrufen [2, 3]. Dabei handelt es sich um eine Überempfindlichkeitsreaktion vom Typ III/IV, bei der sich im Serum vermehrt Antikörper der IgG- und IgA-Klasse gegen den betreffenden Inhalationsstoff, in diesem Falle Aktinomyceten, nachweisen lassen [4]. Beispielsweise kann Heustaub *(Farmerlunge)* Ursache einer beruflichen Sensibilisierung sein [4].

So wurden an Arbeitsplätzen von Landwirten Sporenkonzentrationen von $2,61 \pm 1,8 \times 10^9$ pro m^3 Luft gefunden, während in Referenzbereichen nur $0,21 \pm 0,2 \times 10^9$ Sporen pro m^3 zu messen waren [5]. Für die Entwicklung einer Farmerlunge sind insbesondere die Bakterienarten *Saccharopolyspora rectivirgula (= Micropolyspora faeni)* und *Thermoactinomyces vulgaris* verantwortlich.

CORMIER und LAVIOLETTE [6] geben für die Prävalenz dieser Erkrankung unter Landwirten in Ab-

hängigkeit von der Beschäftigungsregion Werte zwischen 0,3 und 15 % an. Bezüglich der Inzidenz der Farmerlunge zitieren ZEJDA und DOSMAN [7] Werte zwischen 0,02 und 0,05 % pro Jahr. KATILA et al. [8] untersuchten Milchbauern im Rahmen einer Längsschnittstudie bezüglich berufsbedingter Atemwegserkrankungen sowie des Gehaltes an IgG-Antikörpern gegen Aktinomyceten *(Thermoactinomyces vulgaris, Saccharopolyspora rectivirgula)* und gegen Schimmelpilze. Bei 70 % der Milchbauern war der Gehalt an spezifischem IgG identisch mit dem bei der ersten Untersuchung sechs Jahre zuvor. Die übrigen Probanden zeigten bezüglich der Antikörper gegen Aktinomyceten durchweg eine Zunahme, während der Gehalt an Antikörpern gegen Schimmelpilze bei einigen Milchbauern gesunken war. Personen, die innerhalb des Untersuchungszeitraumes das Krankheitsbild einer Farmerlunge entwickelt hatten, wiesen einen signifikanten Anstieg an IgG-Antikörpern gegen *Thermoactinomyces vulgaris* und *Saccharopolyspora rectivirgula* auf. In einer weiteren Studie wurde der Gehalt an spezifischen Antikörpern der Klassen IgG, IgA, IgM und IgE gegen *Thermoactinomyces vulgaris* und *Saccharopolyspora rectivirgula* bei 13 Patienten mit Farmerlunge über einen Zeitraum von 18–38 Monaten untersucht [9]. Dabei zeigte sich eine gute Korrelation zwischen dem Krankheitsverlauf und dem Gehalt der IgG- und IgA-Antikörper gegen Aktinomyceten.

3 Bewertung

Eine höhergradige Belastung der Arbeitsplatzatmosphäre mit Aktinomyceten birgt das Risiko einer exogen allergischen Alveolitis (EAA) in sich. Die Erkrankungs-Prävalenz in exponierten Kollektiven kann in solchen Fällen über 10 % betragen. Andere Überempfindlichkeitsreaktionen gegen Aktinomyceten sind dagegen ungewöhnlich. Eine Korrelation zwischen der Gesamtstaubmenge und der darin enthaltenen Zahl an Keimen ist nicht immer gegeben [10].

Aus diesem Grunde können staubreduzierende Maßnahmen wie Luftabsaugvorrichtungen oder das Tragen von Filtermasken das gesundheitliche Risiko senken, jedoch nicht völlig ausschalten [5].

Hinweis

Beruflich verursachte EAA fallen unter die Berufskrankheit Nr. 4201 Anl. zur BKV (vgl. Anhang 10.8).

4 Literatur

[1] Horak, B.; Dutkiewicz, J.; Solarz; K: Microflora and acarofauna of bed dust from homes in Upper Silesia, Poland. Ann Allergy Asth Immunol 76 (1), 41–50 (1996)

[2] Sennekamp, H. J.: Exogen allergische Alveolitis und allergische bronchopulmonale Mykosen. Georg Thieme Verlag Stuttgart, New York (1994)

[3] Bergmann, K. C.: Die Pathogenese der exogen-allergischen Alveolitis: Eine Immunregulationsstörung? Allergologie 13 (3), 85–90 (1990)

[4] Baur, X.: Berufsbedingte bronchopulmonale Erkrankungen. In: Fabel H (Hrsg.), Pneumologie, Urban & Schwarzenberg München, 2. Auflage, 495–518 (1995);

[5] Baur, X.: Berufskrankheit – Exogen-allergische Alveolitis. Zbl Arbeitsmedizin 43 (9), 282–283 (1993)

[6] Cormier, Y.; Laviolette, M.: Farmer's lung. In: Seminars in respiratory medicine. Occupational lung diesease in agriculture. – Thieme Medical Publishers 14 (1), 31–37 (1993)

[7] Zejda, J. E.; Dosman, J. A.: Respiratory disorders in agriculture. Tubercle and Lung Disease 74, 74–86 (1993)

[8] Katila, M. L.; Ojanen, T. H.; Mantyjarvi, R. A.: Significance of IgG antibodies against environmental microbial antigens in a farming population. Clin Allergy 16 (5), 459–467 (1986)

[9] Ojanen. T.; Terho, E. O.; Tukiainen, H.; Mantyjarvi, R. A.: Class-specific antibodies during follow up of patients with farmer's lung. Eur Resp J 3 (3), 257–269 (1990)

[10] Danneberg, G.: Mikroorganismen in der Arbeitsplatzathmosphäre – Aktinomyceten; Endbericht (1996). Institut für Sicherheit in der Biotechnologie (ISB, Eschborn) im Auftrag des Vereins zur Förderung der Arbeitssicherheit in Europa e.V. Kommission für Arbeitsschutz und Normung – KAN, St. Augustin

6.36 Terpentinöl

(CAS-Nr. 8006-64-2)

1 Vorkommen

Terpentinöle sind etherische Öle, die durch verschiedene Destillationsverfahren aus dem Harz (Terpentin) von Nadelhölzern (Pinusarten) gewonnen werden. Hauptbestandteile der Terpentinöle sind mono- und bicyclische gesättigte und ungesättigte Terpene wie a-Pinen, b-Pinen, d- und l-Limonen, δ-3-Caren und Camphen. Die quantitative Zusammensetzung der Terpene variiert z. T erheblich, wofür im wesentlichen die botanische Spezies und die geographische Herkunft der Ursprungspflanze sowie das Herstellungsverfahren maßgebend sind. (z.B. hoher δ-3-Caren-Anteil in ost- und nordeuropäischen, niedriger in südeuropäischen oder ostasiatischen Spezies). Unter allergologischen Gesichtspunkten sind von den Inhaltsstoffen die verschiedenen Terpene bedeutsam.

Terpentinöl und seine Derivate finden sich in Lacken, Farben, Schuhcremes, Lösungsmittel, Bodenreinigungsmitteln, Harzen, antirheumatischen Mitteln, Insektiziden und Hustenmitteln [1].

2 Arbeitsmedizinische und experimentelle Daten

Terpentinöle erwiesen sich sowohl bei humanen als auch bei tierexperimentellen Untersuchungen als sensibilisierend durch Hautkontakt. Im Maximierungstest reagierten 16 von 25 Meerschweinchen, im Maximierungstest am Menschen 18 von 25 Probanden positiv [1]. Als allergene Inhaltsstoffe wurden nicht nur δ-3-Caren, sondern auch a-Pinen, b-Pinen und Dipenten (Limonen) ermittelt, wobei dem a-Pinen bei δ-3-Caren-armem oder -freiem Terpentinöl Bedeutung zukommt [2–5]. Es stellte sich weiterhin heraus, dass nicht die genannten Terpene, sondern ihre Oxidationsprodukte (Hydroperoxide und Epoxide) sensibilisierend wirken [6–10]. Die Sensibilisierungsraten von Terpentinöl sind in den letzten 30 Jahren stetig zurückgegangen. Bis Mitte der siebziger Jahre in verschiedenen Untersuchungen mit Raten von weit über 1 % noch als bedeutendes Allergen eingestuft [11–13], nahm die Sensibilisierungshäufigkeit in der Folge ab [14, 15] und lag bei Auswertungen des IVDK (Informationsverbund Dermatologischer Kliniken) Anfang der neunziger Jahre unter 1 % [16, 17]. Das dürfte vor allem auf eine verminderte Exposition zurückzuführen sein, da Terpentinöl zunehmend durch andere Lösungsmittel ersetzt wurde, wie Testbenzin oder halogenierte Aliphate [18]. Zu berücksichtigen ist bei chronologischen oder geographischen Vergleichen allerdings, dass mit unterschiedlichen Produkten in unterschiedlichen Konzentrationen und unterschiedlichen Vehikeln getestet wurde. Diese Entwicklung ließ den Gedanken aufkommen, Terpentinöl nicht mehr standardmäßig zu testen [14, 19]. Neuere, unveröffentlichte Auswertungen der Jahre 1996 und 1997 aus dem IVDK zeigen jedoch erneut einen Anstieg der Terpentinöl-Sensibilisierungen mit Raten zwischen 2 und 3 %. Diese Daten sind als Warnhinweis zu deuten, und zwar nicht in der Art, dass Terpentinöl als Allergen erneut eine Rolle spielen würde, als vielmehr, dass offenbar eine zunehmende berufliche und nicht berufliche Exposition gegen verschiedene Terpene zu verzeichnen ist, die zu Terpen-Sensibilisierungen führt. In diesem Zusammenhang sind der „umweltverträgliche", industriell in großem Maßstab eingesetzte Lösungsstoff Limonen [20] und z. B. das im privaten Bereich zunehmend geschätzte Teebaumöl [21, 22] zu nennen.

3 Bewertung

Terpentinöl wirkt ungeachtet seiner Herkunft in seiner autooxidierten Form sensibilisierend durch Hautkontakt (R43). Terpentinöl-Allergien sind gegenwärtig weniger auf eine nennenswerte Terpentinöl-Exposition zurückzuführen, als wahrscheinlich auf andere Terpen-Expositionen im beruflichen und privaten Bereich.

4 Literatur

[1] Kayser, D.; Schlede, E. (Hrsg.): Chemikalien und Kontaktallergie – eine bewertende Zusammenstellung. München: MMV Medizin Verlag, 1995, Losebl.-Ausg.

[2] Schubert, H.; Rudzki, E.; Berova, N. et al.: Kontaktallergie auf Terpentinöl – ein Rückblick (Vortragsabstrakt). Zbl. Haut 158 (1991), 672

[3] Cachao, P.; Menezes Brandao, F.; Carmo, M.; Frazao, S.; Silva, M.: Allergy to oil of turpentine in Portugal. Contact Dermatitis 14 (1986), 205–208

[4] Romaguera, C.; Camarasa, J. M.; Grimalt, F.; Alomar, A.: Turpentine: an attempt to explain sensitization to this allergen in Spain. Contact Dermatitis 9 (1983), 384–386

[5] Lear, J. T.; Heagerty, A. H; Tan, B. B.; Smith, A. G.; English, J. S.: Transient re-emergence of oil of turpentine allergy in the pottery industry. Contact Dermatitis 35 (1996), 169–172

[6] Hellerström, S.; Lodin, A.; Rajka, G.; Swedin, B.; Widmark, G.: Sensitization of pigs with 3-carene. Acta Derm. Venereol. 43 (1963), 311–323

[7] Hellerström, S.; Thyresson, N.; Blohm, S.G.; Widmark, G.: On the nature of the eczematogenic component of oxidized delta3-carene. J. Invest. Dermatol. 24 (1955), 217–224

[8] Pirilä, V.; Kilpiö, O.; Olkkonen, A.; Pirilä, L.; Siltanen, E.: On the chemical nature of the eczematgens in oil of turpentine, V.. Dermatologica 139 (1969), 183–194;

[9] Grimm, W.; Gries, H.: Untersuchungen über die Terpentinöl-Allergie, III.. Dermatosen 18 (1970), 165–177

[10] Karlberg, A.-Th.; Dooms-Goossens, A.: Contact allergy to oxidized d-limonene among dermatitis patients. Contact Dermatitis 36 (1997), 201–206

[11] Bandmann, H.J.; Calnan, C.D.; Cronin, E.; Fregert, S.; Hjorth, N.; Magnusson, B.; Maibach, H.; Malten, K.E.; Meneghini, C.L.; Pirilä, V.; Wilkinson, D.S.: Dermatitis from applied medicaments. Arch. Dermatol. 106 (1972), 335–337

[12] Magnusson, B.; Blohm, S.G.; Fregert, S.; Hjorth, N.; Hovding, G.; Pirilä, V.; Skog, E.: Routine patch testing. III. Frequency of contact allergy at six Scandinavian clinics. Acta Derm. Venereol. 46 (1966), 396–400

[13] Fregert, S.; Hjorth, N.; Magnusson, B.; Bandmann, H.-J.; Calnan, C.D.; Cronin, E.; Malten, K.; Meneghini, C.L.; Pirilä, V.; Wilkinson, D.S.: Epidemiology of contact dermatitis. Transactions St John's Hospital Derm. Soc. 55 (1969), 17–35

[14] Cronin, E.: Oil of turpentine – a disappearing allergen. Contact Dermatitis 5 (1979), 308–311

[15] Gollhausen, R.; Enders, F.; Przybilla, B.; Burg, G.; Ring, J.: Trends in allergic contact sensitization. Contact Dermatitis 18 (1988), 147–154

[16] Schnuch, A.; Uter, W.; Lehmacher, W.; Fuchs, Th.; Enders, F.; Arnold, R.; Bahmer, F.; Brasch, J.; Diepgen, T.L.; Frosch, P.J.; Henseler, T.; Müller, St.; Peters, K.-P.; Schulze-Dirks, A.; Stary, A.; Zimmermann, J.: Epikutantestung mit der Standardserie – Erste Ergebnisse des Projektes „Informationsverbund Dermatologischer Kliniken" (IVDK). Dermatosen 41 (1993), 60–70

[17] Schnuch, A.; Geier, J.: Die häufigsten Kontaktallergene im Jahre 1994 – Auswertungen aus den Kliniken des IVDK in Zusammenarbeit mit der DKG. Dermatosen 43 (1995), 275–278

[18] Ippen, H.: Kontaktekzem zwischen Skylla und Charybdis. Dermatosen 46 (1998), 4

[19] Schnuch, A.; Geier, J.; Uter, W.; Frosch, P.J.; Lehmacher, W.; Aberer, W.; Agathos, M.; Arnold, R.; Fuchs, Th.; Laubstein, B.; Lischka, G.; Pietrzyk, P.M.; Rakoski, J.; Richter, G.; Rueff, F.: National rates and regional differences in sensitization to allergens of the standard series. Population adjusted frequencies of sensitization (PAFS) in 40.000 patients from a multicenter study (IVDK). Contact Dermatitis 37 (1997), 200–209

[20] Ippen, H.: Limonen – Dipenten, Citrus-Öle und Citrus Terpene. Teil I: Allgemeines, Vorkommen, Verwendung, Penetration, Kinetik, Metabolismus. Dermatosen 46 (1998), 18–25

[21] Buchbauer, G.: Über das Teebaumöl. Euro Cosmetics 5 (1997), 21–26

[22] Knight, T. E.; Hausen, B. M.: Melaleuca oil (tea tree oil) dermatitis. J. Am. Acad. Dermatol. 30 (1994), 423–427

6.37 Tetrachlorphthalsäureanhydrid (TCPA)

(CAS-Nr. 117-08-8)

1 Vorkommen

Tetrachlorphthalsäureanhydrid – TCPA wird als Epoxidharzhärter eingesetzt. Eine Exposition ist somit bei Personen, die entsprechende Epoxidharze herstellen bzw. verwenden (vgl. dazu Kap. 5.16), gegeben.

2 Arbeitsmedizinische und experimentelle Daten

Asthma bronchiale durch TCPA wurde erstmalig von SCHLUETER et al. 1978 beschrieben. Sie berichteten über 5 Arbeiter, die in der Epoxidharzherstellung tätig waren und an rezidivierenden Atemwegssymptomen erkrankten. Im inhalativen Provokationstest mit pulverförmigem TCPA (20 min.) kam es in 3 der durchgeführten Tests (1-mal kontraindiziert wegen Obstruktion, 1mal eindeutige Verschlechterung der PEFR im Schichtverlauf) zur signifikanten Lungenfunktionsverschlechterung (Sofort- und Spätreaktionen nach 4–6 Std.). Antikörper (geprüft IgE und IgG) konnten nicht nachgewiesen werden. 3 der 5 Patienten wurden nach Arbeitsplatzwechsel erscheinungsfrei, in 2 Fällen blieben Funktionseinschränkungen bestehen. HOWE et al. (1983) berichteten über 7 Frauen mit Asthma bronchiale, die beruflich Kontakt zu einem TCPA-haltigem Epoxidharzpulver hatten, welches zur Ummantelung elektronischer Teile verwandt wurde. Die Latenzzeit bis zur Erkrankungsmanifestation lag im Mittel bei 2 Jahren. Der Pricktest mit TCPA-Humanserumalbumin (HSA)-Konjugat war positiv (Sofortreaktion 6-mal bei 0,01 %, 1-mal bei 0,001 %; negativ bei 3 gesunden Exponierten und 3 gesunden Nichtexponierten bei 1 % TCPA-HSA). Bei allen Erkrankten waren spezifische IgE-Antikörper gegen TCPA-HSA im RAST nachweisbar (Score bei Erkrankten median 24,3; bei 7 exponierten Gesunden median 1,55; bei 8 Nichtexponierten median 1,2). Im inhalativen Provokationstest mit TCPA-Pulver (TCPA maximal 0,95 mg/m^3, empfohlener Grenzwert des Herstellers 12 mg/m^3, d.h. < 1/10 des empfohlenen Grenzwertes) trat bei 4/4 untersuchten Patienten eine signifikante Lungenfunktionsver­schlechterung (FEV1-Abfall >15 %) auf (2-mal Dual-, 2-mal isolierte Spätreaktion) bei normaler bronchialer Reaktivität (negativer Histamintest). Ein Follow up nach 4 Jahren ergab eine Besserung der Beschwerden und eine Abnahme der spezifischen IgE-Konzentration [VENABLES et al. 1987]. LISS et al. (1993) berichteten über Untersuchungsergebnisse von 52 Personen mit Kontakt zu TCPA-haltigen Epoxidharzen. 18 (35 %) gaben arbeitsplatzbezogene Atembeschwerden an, 7/52 (13 %) zeigten eine Lungenfunktionsverschlechterung im Schichtverlauf (Abnahme der FEV1 >10 %). Symptomprävalenz und Abnahme der FEV1 korrelierten mit dem Expositionsgrad (ständig, intermittierend, Umgebungsexposition). Bei 15/49 (30 %) waren spezifische IgE-Antikörper nachweisbar.

Angaben zu einer möglichen Kreuzreaktivität von TCPA zu anderen Dicarbonsäureanhydriden liegen nicht vor.

3 Bewertung

Es liegen von 3 Arbeitsgruppen Berichte über Atemwegserkrankungen/-beschwerden (Asthma bronchiale, wheezing) infolge beruflicher TCPA-Exposition vor.

Die expositionsabhängigen Atembeschwerden wurden durch bronchiale Provokation bei Konzentrationen von 1/10 des vom Hersteller empfohlenen Grenzwertes objektiviert.

Im Prick-Hauttest und RAST konnten bei Erkrankten spezifische IgE-Antikörper nachgewiesen werden.

4 Literatur

[1] Grammer, L. C.; Harris, K. E.; Chandler, M. J.; Flaherty, D.; Patterson, R.: Establishing clinical and immunologic criteria for diagnosis of occupational immunologic lung disease with phthalic anhydride and tetrachlorophthalic anhydride exposures as a model. J. Occup. Med. 29 (1987), 806–811

[2] Howe, W.; Venables, K. M.; Topping, M. D.; Dally, M. B.; Hawkins, R.; Law, S.; Newman-Taylor, A. J.: Tetrachlorophthalic anhydride asthma: Evidence for specific IgE antibody. J. Allergy Clin. Immunol. 71 (1983), 5–11

[3] Liss, G. M.; Bernstein, D.; Genesove, L.; Roos, J. O.; Lim, J.: Assessment of risk factors for IgEmediated sensitization to tetrachlorophthalic anhydride. J. Allergy Clin. Immunol. 92 (1993), 237–247

[4] Schlueter, D. P.; Banaszak, E. F.; Fink, J. N.; Barboriak J.: Occupational asthma due to tetrachlorophthalic anhydride. J. Occup. Med. 20 (1978), 183–188

[5] Venables, K. M.; Topping, M. D.; Nunn, A. J.; Howe, W.; Newman Taylor, A. J.: Immunologic and functional consequences of chemical (tetrachlorophthalic anhydride)-induced asthma after four years of avoidance of exposure. J. Allergy Clin. Immunol. 80 (1987), 212–218

[6] Venables, K.; Newman Taylor, A. J.: Exposure-response relationships in asthma caused by tetrachlorophthalic anhydride. J. Allergy Clin. Immunol. 85 (1990), 55–58

6.38 Triisobutylphosphat

(CAS-Nr. 126-71-6) – (Phosphorsäuretriisobutylester)

1 Vorkommen

Triisobutylphosphat wird als Hilfsmittel bei der Papier- und Textilherstellung verwendet [2].

2 Arbeitsmedizinische und experimentelle Daten

Die Daten zur Hautsensibilierung von Triisobutylphosphat sind den aktuellen Dokumentationen der MAK-Kommission [1] sowie der Berufsgenossenschaft der Chemischen Industrie (BG Chemie) [2] entnommen. Bei der Herstellung und beim Umgang mit Triisobutylphosphat in 2 Betrieben wurden bisher keine Fälle von Hautsensibilisierungen beobachtet. Weitere Daten zu Erfahrungen am Menschen liegen nicht vor [1, 2]. Im Maximierungstest nach Magnusson und Kligman an Meerschweinchen (OECD Richtlinie 406; Induktion intradermal 0,05 % in Paraffinöl, Induktion und Auslösung dermal 4 % in Vaseline) zeigten 9 von 10 Tieren in der Behandlungsgruppe eine positive Reaktion (sehr leichte bis starke Reaktionen). Keines der 5 Kontrolltiere zeigte Hautbefunde.

Im Bühler-Test (OECD Richtlinie 406; Induktion 75 %, Auslösung 50 % in Olivenöl) reagierten 9 von

18 Tieren mit leichten bis gut definierten Hautreaktionen, während die Kontrolltiere keine Reaktionen zeigten. In einem weiteren Bühler-Test (OECD Richtlinie 406; Induktion und Auslösung unverdünnt) kam es dagegen nicht zu Hautreaktionen als Hinweis auf eine Hautsensibilisierung. Die Ursache dieser differierenden Befunde im Bühler-Test sind anhand der vorliegenden Unterlagen nicht zu klären [1, 2].

3 Bewertung

In Tierversuchen gemäß OECD Richtlinie 406 zeigt Triisobutylphosphat ein sensibilisierendes Potential durch Hautkontakt (R43).

4 Literatur

[1] Greim, H. (Hrsg): Gesundheitsschädliche Arbeitsstoffe. Toxikologischarbeitsmedizinische Begründung von MAK-Werten. Tributylphosphat. 2000, Weinheim: VDH.Losebl.-Ausg.

[2] BG Chemie: Toxikologische Bewertung Nr. 112 – Triisobutylphosphat – Ausgabe 11/00 (2000)

6.39 N,N',N''-Tris(β-hydroxyethyl)-hexahydro-1,3,5-triazin (THT)

(CAS-Nr. 4719-04-4) – (Hexahydro-1,3,5-tris(2-hydroxyethyl)-s-triazin (HTHT), 1,3,5-Triethylolhexahydro-s-triazin)

1 Vorkommen

N,N',N''-Tris(β-hydroxyethyl)-hexahydro-1,3,5-triazin – THT wird als formaldehydabspaltendes Konservierungsmittel für wassergemischte Kühlschmierstoffe, technische Emulsionen, Desinfektionsreiniger u. ä. eingesetzt [3].

2 Arbeitsmedizinische und experimentelle Daten

Es gibt eine Reihe von Kasuistiken über allergisches Kontaktekzem durch THT und positive Epikutantestungen.

Ganz überwiegend sind Exponierte gegenüber wassergemischten Kühlschmierstoffen betroffen. In Untersuchungen größerer Exponiertengruppen wurden bei 12 bis 33 % von hautkranken und bei 5,9 bis 7,7 % von hautgesunden Exponierten positive Testreaktionen festgestellt. Auf die irritative Wirkung von THT und Möglichkeit zweifelhafter Reaktionen auf höhere Testkonzentrationen wird hingewiesen. Ein Teil der Sensibilisierten reagiert auch

auf Formaldehyd [3]. Bei eine Analyse der Testergebnisse des Informationsverbundes Dermatologischer Kliniken von 1990 bis 1993 zeigten 16 (1,4 %) von 1120 Getesteten positive Testreaktionen auf THT (1 % V). 7/14 reagierten gleichzeitig auf Formaldehyd [2].

In einer Multizenterstudie waren 1787 Patienten mit industriellen Bioziden getestet worden., darunter auch 1772 mit THT. 17 (1 %) zeigten allergische und 10 fragliche oder irritative Reaktionen [5]. Mit dem Maximisationstest ließen sich nach Induktion mit 0,5 % THT i.d. und 20 % epikutan nur mit einer Challengekonzentration von 4 % THT bei 10 % der Meerschweinchen Sensibilisierungen nachweisen.

100 % der Tiere reagierten jedoch nach intradermaler Challenge mit 1 % THT bzw. Irritation der Haut durch Abrasion oder Na-Laurylsulfat. Die hohen Raten nach irritierenden Maßnahmen werden durch schlechte Penetration des THT durch die intakte

Haut erklärt [4]. Bei einem Vergleich der Ergebnisse des Meerschweinchen-Maximisations-Testes unter anderem mit THT wurden in Kopenhagen – bei Induktion mit 1 % THT i.d. und 25 % e.c und Challenge mit 1–20 % (4/20) der Tiere und in Stockholm (0.25 % i.d., 25 % e.c, Challenge 1 %) 74 % (14/19) der Tiere sensibilisiert [1].

3 Bewertung

Die Beobachtungen am Menschen und die Ergebnisse von Tierversuchen rechtfertigen eine Einstufung mit R 43.
Die sensibilisierende Wirkung wird anscheinend durch mechanische oder chemische Irritation der Haut deutlich erhöht.

4 Literatur

[1] Andersen, K.E.; Boman, A.; Haman, K.; Wahlberg, J.E.: Guinea pig maximizations tests with formaldehyd releasers. Contact Derm. 10 (1984), 257– 266

[2] Geier, J.; Kleinhans, D.; Peters, K.-P.: Kontaktallergie durch industriell verwendete Biozide. Dermatosen 44 (1996), 154–159

[3] Greim, H. (Hrsg.): Gesundheitsschädliche Arbeitsstoffe. Toxikologischarbeitsmedizinische Begründungen von MAK-Werten. N,N';N''-Tris(b-hydroxyethyl)-hexahydro-1,3,5-triazin (THT), 1988, 1995, Weinheim: VCHLosebl.- Ausg.

[4] Poitou, P.; Marignac, B.: Sensitizing effect of Grotan BK in the guinea pig. Contact Derm. 4 (1978), 166

[5] Schnuch, A.; Geier, J.; Uter, W.; Frosch, P.J.: Patch testing with pre servatives,antimicrobials and industrial biocides. Results from a multicentre study

6.40 9-Vinylcarbazol

(CAS-Nr. 1484-13-5) – (N-Vinylcarbazol; 9H-Carbazole, 9-ethenyl)

1 Vorkommen

9-Vinylcarbazol wird als Copolymer für die Produktion von Kunststoffen verwendet. Es hat als reaktives Enamin auch in der synthetischen Chemie Bedeutung erlangt [1, 2]. Gegenwärtig wird es nur noch selten eingesetzt [3].

2 Arbeitsmedizinische und experimentelle Daten

In 2 Betrieben der Elektroindustrie traten allergische Dermatitiden bei Beschäftigten auf, die bei der isolierenden Beschichtung von elektrotechnischen Bauelementen beruflichen Kontakt mit 9-Vinylcarbazol hatten. 5 von 6 Personen mit direktem Kontakt zu 9-Vinylcarbazol erkrankten. In Kollektiven mit überwiegend indirektem Kontakt war der Anteil betroffener Personen geringer, aber ebenfalls hoch (14 von 30 bzw. 7 von 30 Personen). Wesentliche systemische Effekte, abgesehen von Fieber, traten nicht auf. Erste Hautsymptome traten binnen weniger Tage bis 3 Wochen nach dem ersten Kontakt mit 9-Vinylcarbazol auf [5]. Berichtet wurde ferner über 57 Fälle von allergischen Dermatitiden in der chemischen Industrie im Zeitraum 1955–1971, ausgelöst durch 9-Vinylcarbazol. Angaben zu Testungen wurden nicht gemacht [6]. Aus demselben Großbetrieb wurden 3 weitere Fälle im darauf folgenden Zeitraum berichtet [7]. Über zwei Fälle beruflich erworbener allergischer Dermatitis durch 9-Vinylcarbazol aus diesem Chemiebetrieb wurde bereits 1955 berichtet. Im ersten Fall handelte es sich um einen 26 Jahre alten Laborarbeiter, dessen ungeschützte Hautpartien (Hände und Gesicht)

Kontakt mit Dämpfen von 9-Vinylcarbazol gehabt hatten. Die Testreaktion mit 1 % der Substanz in Cyclohexan war stark positiv, bei 6 Kontrollpersonen hingegen negativ.
Im zweiten Fall war ein 20 Jahre alter Schlosser betroffen, der in einer Werkshalle, in der Butanol und 9-Vinylcarbazol verarbeitet wurden, beim Abriss und Verlegen von Rohrleitungen Kontakt mit Dämpfen und Stäuben von 9-Vinylcarbazol gehabt hatte. Erste Hautsymptome traten 7 Wochen nach Arbeitsaufnahme auf. Die Testreaktionen mit 9-Vinylcarbazol waren in folgenden Lösemitteln und Verdünnungen positiv bzw. negativ in Klammern: in Cyclohexan, 1 % bis 1 ppm; in Butanol 100 ppm (negativ 10 ppm); in Ethanol, 1 % bis 10 ppm (negativ 1 ppm). Die Kontrolltests mit den Lösemitteln verliefen negativ [4]. In einer älteren tierexperimentellen Studie wurden 0,2 bis 0,5 ml einer 1 %igen Lösung von 9-Vinylcarbazol in Ethanol bei Meerschweinchen täglich auf die Haut appliziert. Nach 4–6 Tagen starben ca. 80 % der Tiere unter „asthmaähnlichen Symptomen". Bei den überlebenden Tieren führte die Pinselung zur Sensibilisierung gegen 9-Vinylcarbazol [8].

3 Bewertung

Die Fallzahlen von Kontaktdermatitis im Vergleich zu den berichteten Größen der exponierten Kollektive ebenso wie die kurzen Zeiträume zwischen Erstkontakt und Ausbruch der Erkrankung deuten darauf hin, dass das Risiko einer Kontaktdermatitis für den Menschen erheblich zu sein scheint, sofern

Exposition stattfindet. In einer älteren Studie an Meerschweinchen wurde mit der wenig sensitiven Methode der Hautpinselung in hoher (toxischer) Dosierung Sensibilisierung nachgewiesen.

Für eine sensibilisierende Wirkung des polymerisierten Kunststoffes auf der Basis von 9-Vinylcarbazol als Copolymer gibt es keine Hinweise.

Die Erfahrungen am Menschen und der Tierversuch begründen die sensibilisierende Wirkung von 9-Vinylcarbazol durch Hautkontakt (R3).

4 Literatur

[1] Römpp Chemie Lexikon, CD-Version 1. Stuttgart/New York: Thieme, 1995
[2] Ullmann's Enzyklopädie der technischen Chemie, Bd. 23, S. 616–617. – 4. Auflage, Weinheim: Verlag Chemie, 1983
[3] Greim H. (Hrsg): Gesundheitsschädliche Arbeitsstoffe. Toxikologischarbeitsmediinische Begründungen von MAK-Werten. Vinylcarbazol, 1997, Weinheim: WILEY-VCH-Losebl.-Ausg.
[4] Gockell, W: Vinylcarbazol als hautschädigende Noxe in der chemischen und elektrotechnischen Industrie. – Berufsdermatosen 3 (1955), 9–14
[5] Tabershaw, I.R.; Skinner, J.B.: Dermatitis due to vinyl carbazole. – J. Industr. Hyg. 26 (1944), 313–315
[6] Goldmann, P. J: Allergene und Hautkrankheiten in der werksärztlichen Praxis eines chemischen Industriebetriebes. – Arbeitsmed. Sozialmed. Arbeitshyg. 7 (1972), 98–100
[7] A. M. Thiess: Chemie und Allergie (Werksärztliche Beobachtungen in der Großchemie BASF von 1955 – 1983). – Vortrag zum Konsultationsgespräch zwischen Vertretern aus Wissenschaft und Industrie beim Verband der Chemischen Industrie am 29.3.1984 in Frankfurt/Main, 29.03.1984, 2–13. Zit. in: 3.
[8] BASF AG: Unveröffentlichte Untersuchung. Schreiben vom 13.12.1956. – Zit. auch in: H. Zeller: Zur Prüfung epidermal sensibilisierender Stoffe im Tierversuch. – Arch. Exp. Pathol. Pharmakol. 232 (1957), 239–240

6.41 Vorratsmilbenhaltiger Staub

1 Vorkommen

Milben zählen zu den häufigsten Auslösern von allergischen Erkrankungen. Dabei wurden lange Zeit fast ausschließlich die zur Familie der *Pyroglyphidae* gehörenden Hausstaubmilben *Dermatophagoides pteronyssinus* und *D. farinae* in der Allergiediagnostik berücksichtigt. Erst in letzter Zeit werden Sensibilisierungen gegenüber Vorratsmilben, die den Familien *Glycyphagidae* und *Acaridae* hinzuzurechnen sind, häufiger beschrieben.

Zu den Vorratsmilben gehören Arten wie *Acarus siro, Lepidoglyphus destructor, Tyrophagus longior, T. palmarum, T. putrescentiae, Glycyphagus domesticus* u.a.. Diese Milben sind u.a. im Heu, Getreide und Stroh anzutreffen. Besonders oft betroffene Bereiche sind Landwirtschaft, Backgewerbe, Mühlen oder Getreidehändler.

2 Arbeitsmedizinische und experimentelle Daten

Aufgrund ihres Vorkommens in organischen Stäuben sind Landwirte von IgE-vermittelten berufsbedingten Sensibilisierungen gegenüber Vorratsmilben überhäufig betroffen [1, 2, 3]. So fanden HALLAS und GUDMUNDSSON [4] 50.000 lebende Milben in einem Kilogramm Heu, das ein Jahr lang gelagert worden war. Außer in Getreide- bzw. Heulagern konnten Vorratsmilben auch im Staub von Rinderställen [5] und in verschiedenen anderen, der zuzuordnenden Bereiche nachgewiesen werden [6]. So wurden in 0,1 g Staub eines Bauernhauses neben 150–640 Hausstaubmilben auch 6–120 Vorratsmilben gefunden [7].

Die Sensibilisierungsrate unter Landwirten, die in der Regel typische Symptome einer Typ I-Reaktion zeigen, wird von HALLAS und IVERSEN [1] zwischen 5 und 15 % angegeben.

In Übereinstimmung damit geben van HAGE-HAMSTEN et al. [2] eine Prävalenz bei 2578 schwedischen Farmern von 6,2 % und MARX et al. bei Farmern aus Wisconsin eine Prävalenz bezüglich der Sensibilisierung gegenüber Vorratsmilben von 11,2 % an [8]. Auch KROIDL und FRANK [9] führten Untersuchungen zur Beurteilung der klinisch-allergologischen Relevanz von Vorratsmilben durch. Von 39 in der Landwirtschaft tätigen Atopikern zeigten 19 (49 %) eine relevante Allergie gegen Vorratsmilben im bronchialen Provokationstest. In diesem Zusammenhang weisen die Autoren darauf hin, dass die Eingruppierung der Vorratsmilbe als Berufsallergen in der Landwirtschaft in Erwägung gezogen werden sollte.

Ein anderer Arbeitsbereich, in dem gehäuft über Vorratsmilbenallergien berichtet wird, ist das Backgewerbe, da hier Mehl und Korn verarbeitet werden [10]. So berichten de ZOTTI et al. [11], dass von 226 italienischen Bäckern und Konditoren 40 (17,7 %)

auf mindestens eine Vorratsmilbe im Hauttest reagierten. In einigen Fällen war die Sensibilisierung mit dem Auftreten von Rhinokonjunktivitis und Asthma verbunden. Auch die Hauttest-Untersuchungen von 279 Angestellten einer britischen Bäckerei [12] ergaben, dass 33 % der Personen gegenüber Vorratsmilben sensibilisiert waren.

Dieses Ergebnis wird von den Verfassern auf die kontinuierliche Exposition mit dem entsprechenden Staub zurückgeführt.

Darüber hinaus konnten BLAINEY et al. [13] für Getreidehändler eine signifikante Korrelation zwischen positiven Hauttesten gegen Vorratsmilben und arbeitsabhängigen Beschwerden feststellen. Auch unabhängig von der beruflichen Exposition werden Sensibilisierungen gegenüber Vorratsmilben festgestellt [10]. Da in diesen Fällen keine erkennbare Exposition mit Vorratsmilben vorliegt, wird eine mögliche Kreuzreaktivität zwischen Hausstaub- und Vorratsmilben diskutiert. In diesem Zusammenhang berichteten van HAGEHAMSTEN et al. [14] über das vollständige Fehlen einer Kreuzreaktion zwischen diesen beiden Milben. Im Gegensatz dazu stehen Arbeiten von TEE [10], MÜSKEN et al. [15] und HARFAST et al. [16], die eine, wenn auch schwache, Kreuzreaktivität zwischen der Hausstaubmilbe *Dermatophagoides pteronyssinus* und Vorratsmilben beschreiben.

3 Bewertung

Es wird deutlich, dass insbesondere Landwirte und z. T. auch Beschäftigte in Mühlen und Bäckereien stärker als die übrige Bevölkerung gegenüber Vorratsmilben exponiert sind. Das überhäufige Auftreten von IgE-vermittelten Atemwegsallergien ist die Folge. Auch wenn eine gewisse Kreuzreaktivität zwischen Hausstaubmilben und Vorratsmilben besteht und eine Hausstaubmilben-Sensibilisierung in den meisten Fällen als schicksalhaft gilt, so muss doch die Vorratsmilben-Sensibilisierung auf eine über das ubiquitäre Maß hinausgehende Vorratsmilben-Exposition zurückgeführt werden.

4 Literatur

[1] Hallas, T. E.; Iversen, M.: Sources of exposure to storage mites in the farming environment. Ann Agric Environ Med 3, 9–12 (1996)

[2] van Hage-Hamsten, M.; Harfast, B.; Johansson, S. G.: Dust mite allergy: an important cause of respiratory disease in farmers. Am J Ind Med 25 (1), 47–48 (1994)

[3] Franz, J. T.; Masuch, G.; Müsken, H.; Bergmann, K. C.: Untersuchungen zur Vorratsmilbenfauna von Bauernhöfen in Nordrhein-Westfalen: Ostwestfalen. Allergologie 18 (1), 25–30 (1995)

[4] Hallas, T. E.; Gudmundsson, B.: Storage Mites in hay in Iceland. Eur J Resp Dis 71 (154), 60–64 (1987)

[5] Terho, E. O.; Husman, K.; Vohlonen, I.; Rautalahti, M.; Tukiainen, H.: Allergy to storage mites or cow dander as a cause of rhinitis among finnish dairy farmers. Allergy 40, 23–26 (1985)

[6] Vieluf, D.; Pryzbilla, B.; Baur, X.; Ring, J.: Respiratory allergy and atopic eczema in a thatcher due to storage and house dust mite. Allergy 48, 212–214 (1993)

[7] Zejda, J. E.; Dosman, J. A.: Respiratory disorders in agriculture. Tubercle and Lung Disease 74, 74–86 (1993)

[8] Marx, J. J. Jr; Twiggs, J. T.; Ault, B. J.; Marchant, J.A.; Fernandez-Caldas, E.: Inhaled aeroallergen and storage mite reactivity in a Wisconsin farmer nested case-control study. Am Rev Resp Dis 147 (2), 354–358 (1993)

[9] Kroidl, R. F.; Frank, E.: Asthma bronchiale bei klinisch aktueller Sensibilisierung gegen Vorratsmilben. Untersuchungen zur Häufigkeit und zu klinischen und allergologischen Daten (im Druck)

[10] Tee, R. D.: Allergy to storage mite. Clin Exp Allergy 24, 636–640 (1994)

[11] Zotti de, R.; Larese, F.; Bovenzi, M.; Negro, C.; Molinari, S.: Allergic airway disease in Italien bakers and pastry makers. Occup Environ Med 51 (8), 548–552 (1994)

[12] Musk, A. W.; Venables, K. M.; Crook, B.; Nunn, A. J.; Hawkins, R.; Crook, G. D. W.; Graneek, B. J.; Tee, R. D.; Farrer, N.; Johnson, D. A.; Gordon, D. J.; Darbyshire, J. H.; Newman Taylor, A. J.: Respiratory symptoms, lung function, and sensitization to flour in a British bakery. Br J Ind Med 46, 636–642 (1989)

[13] Blainey, A. D.; Topping, M. D.; Ollier, S.; Davies, R. J.: Allergic respiratory disease in grain workers: The role of storage mite. J Allergy Clin Immunol 84, 296–303 (1989)

[14] van Hage-Hamsten, M.; Johansson, S. G. O.; Johansson, E.; Wiren, A.: Lack of allergenic cross-reactivity between storage mite and Dermatophagoides pteronyssinus. Clin Allergy 17, 23–31 (1987)

[15] Müsken, H.; Wahl, R.; Franz, J. T.; Masuch, G.; Sauter, C.; Bergmann, K. C.: Häufigkeit von Sensibilisierungen gegen die Raubmilbe Cheyletus eruditus und Vorratsmilben bei Patienten mit Hausstaubmilben-Sensibilisierung. Allergologie 19 (1), 29–34 (1996)

[16] Harfast, B.; van Hage-Hamsten, M.; Ansotegui, I. J.; Johansson, E.; Jeddi-Tehrani, M.; Johansson, S.G.: Monoclonal antibodies to Lepidoglyphus destructor: delineation of crossreactivity between storage mites and house dust mites. Clin Exp Allergy 22 (11), 1032–1037 (1992)

6.42.1 Zierpflanzenbestandteile – Atemwegserkrankungen

1 Vorkommen

Die Pollenallergie gehört zu den häufigsten außerberuflichen allergischen Erkrankungen. In rund einem Drittel der Fälle geht die *Rhinitis pollinosa* in ein *Pollenasthma* über [WÜTHRICH 1995]. Auslöser sind vor allem Baum-, Gräser-, Getreide- und Kräuterpollen, d.h. windbestäubte Pollen. Hinsichtlich der Verursachung berufsbedingter Pollenallergien stehen Pollen von insektenbestäubten Blumen im Vordergrund. Sie werden unter besonderen arbeitsspezifischen Bedingungen bei Gärtnern, Blumenbindern und -verkäuferinnen sowie Beschäftigten in der Züchtung beobachtet.

2 Arbeitsmedizinische und experimentelle Daten

Epidemiologische Studien zur Prävalenz von allergischen Atemwegserkrankungen in den genannten Berufsgruppen liegen nicht vor. Es handelt sich um kasuistische Beobachtungen (siehe im Folgenden) sowie um Auswertungen von Berufskrankheitengutachten [OERTMANN et al. 1995]. PIIRILÄ et al. (1994) recherchierten 90 Fälle von Atemwegserkrankungen durch 14 verschiedene Blumen.

Zahlreiche Mitteilungen finden sich über Asthma bronchiale, Rhinitis und Konjunktivitis durch Chrysanthemen [BLAMOUTIER 1956; ZUZUKI et al 1975, van WIJK et al 1989, zit. nach PIIRILÄ et al. 1994, SCHUBERT et al. 1990, PIIRILÄ et al. 1994, OERTMANN et al. 1995]. SCHUBERT et al. (1990) berichteten über 8 Fälle von Pollinosis auf Chrysanthemen bei 15 Exponierten in einem Zuchtbetrieb, die auf arbeitsspezifische Expositionsbedingungen bei der artifiziellen Befruchtung zurückgeführt wurden. Eine besonders hohe Pollenexposition wurde beim Schneiden und Sortieren der Sorten mit offener Blüte gemessen. Der Erkrankungsnachweis erfolgte durch Reibetests und Nasaltests mit nativen Pollen sowie im Intrakutan- und Pricktest mit wässrigen Chrysanthemenpollenextrakten. Bei 7/8 Erkrankten war im RAST spezifisches IgE (bis Klasse 4) nachweisbar. Die Autoren stufen Chrysanthemenpollen als aggressives Allergen ein. Die Allergose ist aufgrund der Expositionsbedingungen im außerberuflichen Bereich selten. OERTMANN et al. (1995) sicherten die berufliche Verursachung einer Chrysanthemenpollenallergose (Rhinokonjunktivitis, Asthma bronchiale) ebenfalls durch Haut- (Intrakutantest) und Provokationstests (positiver konjunktivaler, nasaler und inhalativer Test mit

wässrigem Extrakt). Sie berichteten, dass einige Patienten mit nachgewiesener berufsbedingter Pollenallergie ihre Beschwerden am Arbeitsplatz erst bekamen, wenn Blumen angeschnitten oder ausgebrochen wurden, insbesondere Chrysanthemen, Geranien und Sonnenblumen. DIENER et al. (1986) identifizierten 38 Antigene in Chrysanthemenpollenextrakten, 10 davon binden IgE-Antikörper im Serum von Patienten mit Chrysanthemenallergose. Weitere Mitteilungen liegen über Erkrankungen (Rhinitis, Konjunktivitis, Asthma bronchiale, Kontakturtikaria) durch Tulpen bei Gärtnern bzw. Blumenbindern vor [van der WERFF 1959, KRÜSMAN et al. 1987, zit. nach PIIRILÄ 1994, LAHTI 1986]. PIIRILÄ et al. (1994) fanden bei einem Blumenbinder mit Rhinitis, Asthma bronchiale, Laryngitis und Urtikaria einen positiven Pricktest auf Tulpe (Zwiebel, Stengel, Blütenblätter), einen positiven RAST auf Tulpe (Pollen, Blütenblätter, Stengel) sowie einen positiven arbeitsplatzbezogenen Provokationstest (FEV1-Abfall 28 % nach 30 min. nach 15minütigem Händeln von Tulpen). SCHUBERT et al. (1990) berichteten, dass in einem Gartenbaubetrieb zwischen 1981 und 1984 bei 7 von 22 Gärtnern nach ein bis 11 Expositionsperioden von jeweils 6 Monaten Rhinitis und Konjunktivitis, bei 2 zusätzlich asthmoide Bronchitis, auftraten, wenn sie Alpenveilchen künstlich bestäubten. Sie hatten für die Samengewinnung in den Monaten Oktober bis März alle Blüten von ca. 10.000 Topfpflanzen wöchentlich einmal über jeweils 3 Wochen zu bestäuben. Die Diagnose wurde anhand der Anamnese (Expositionsabhängigkeit der Beschwerden) und des positiven Hauttests gestellt.

Die Autoren weisen auf die besonderen Expositionsbedingungen (intensive Exposition bei der Züchtung) im Hinblick auf die hohe Erkrankungszahl (ein Drittel) hin. Erkrankungen an allergischem Asthma bronchiale sind auch durch Freesien beschrieben [van TOORENENBERGEN et al. 1984, van WIJK et al. 1989, PIIRILÄ et al. 1995]. Van TOORENBERGEN et al. (1984) berichteten über eine Atopikerin (Ekzem, Rhinokonjunktivitis, intermittierendes Asthma), die bei beruflicher Tätigkeit im Gewächshaus mit Kontakt u.a. zu Freesien an einem chronischen Asthma erkrankte. Im Serum waren hohe Konzentrationen an spezifischem IgE gegen Freesien (Blüte, Stengel) nachweisbar. Der Pricktest (drei Negativkontrollen) und die Histaminfreisetzung aus Leukozyten (eine Negativkontrolle) mit Freesienblüte und -stengel waren positiv. PIIRILÄ et al. (1994) berichteten über einen Gärtner, der über expositionsabhängige Konjunktivitis und asthmatische Beschwerden beim Schneiden von Freesien berichtete. Die Diagnose einer *Freesienallergie* wurde aus der schichtbegleitenden Lungenfunktion (PEF-Abfall 50 % im Schichtverlauf), dem positiven arbeitsplatzbezogenen Provokationstest (Schneiden von Freesien 60 min; PEF-Abfall 14 % nach 30 min., FEV1-Abfall 18 % nach 2 h), der Beschwerdefreiheit nach Karenz und der Normalisierung der bronchialen Hyperreaktivität abgeleitet. Der Pricktest mit Blumen vom Arbeitsplatz war negativ, spezifisches IgE wurde nicht bestimmt. Weitere Befunde: Gesamt-IgE normal, im Pricktest ubiquitäre Allergene negativ. Des weiteren gibt es von SCHUBERT et al. (1990) Fallbeschreibungen über Rhinitis und Konjunktivitis bei 3 von 8 Gärtnern, die bei der generativen Vermehrung von Knollenbegonien (Ausschütteln der Pollen, Bestäuben der Blüten) Kontakt zu Begonienpollen hatten. In allen drei Erkrankungsfällen fanden sich stark positive Pricktests mit einer Begonienpollenaufschwemmung in physiologischer Kochsalzlösung, einmal mit systemischem Charakter, drei Kontrollen waren negativ. Weitere Kasuistiken liegen vor zu Erkrankungen durch Kontakt zu Gerbera (Rhinitis, Asthma und Konjunktivitis; van WIJK et al. 1989, zit. nach PIIRILÄ et al. 1994), Margeriten (Rhinokonjunktivitis, Asthma, positiver Hauttest und nasaler Provokationstest mit Margeritenpollenextrakt, OERTMANN et al. 1995), Sonnenblumen (Kasuistik über Rhinitis und Asthma bronchiale bei einem ganzjährig beruflich in der Züchtung tätigen Patienten; positiver Prick, RAST und Inhalationstest mit Sonnenblumenpollenextrakt; BOUSQUET 1985) und *Spathiphyllum wallisii* (Fallbeschreibung von Rhinitis, Laryngitis, Urtikaria und Asthma mit positivem Prick und RAST mit einem Extrakt aus Blume, Pollen, Stengel und Blättern; KANERVA et al. 1995). Neben Pollen spielen für das Auftreten arbeitsabhängiger Beschwerden in den genannten Berufen weitere Phytoallergene wie Pflanzensäfte und Trockenstäube eine Rolle. Es sind Erkrankungen durch beruflichen Umgang mit Schleierkraut *(Gypsophilia panniculata)* beschrieben (Fallbeschreibung von Asthma, Rhinitis und Konjunktivitis durch TWIGGS et al. 1982; Fallbeschreibung von Rhinokonjunktivitis und Asthma von RUDOLPH et al. 1983). KASELOW (1990) berichtete über die Untersuchung von 13 Personen, die in

der Vitaminherstellung Kontakt zu Rosenhagebutten hatten. 9 gaben asthmatische und 5 rhinitische Beschwerden an. Bei 7 Personen waren Pricktest und ELISA mit Hagebuttenextrakt positiv, in 2/4 geprüften Fällen der bronchiale Provokationstest (FEV1-Abfall > 20 %, keine Spätreaktion). QIRCE et al. (1993) berichteten über einen Patienten mit Rhinitis, Konjunktivitis, Asthma und Kontakturtikaria durch beruflichen Kontakt zu Strandflieder *(Statice, Limonium tartaricum).* Es fanden sich positiver Pricktest, RAST und bronchialer Provokationstest mit einem aus getrocknetem *Limonium tartaricum* hergestellten Extrakt (negative Kontrollen). Die Histaminfreisetzung aus Leukozyten war ebenfalls positiv. Rhinitis, Konjunktivitis, Asthma bronchiale und Kontakturtikaria wurden ferner bei beruflichem Umgang mit Birkenfeige *(Ficus benjamina)*, einer weit verbreiteten Grünpflanze in öffentlichen Gebäuden und Büros, beschrieben.

Das Allergen wurde aus dem Pflanzensaft isoliert und ist in Blättern und Zweigen enthalten. Beim Schneiden oder Säubern der Pflanze besteht Kontakt zum Allergen, es wird aber auch postuliert, dass in trockener und warmer Umgebung das wasserlösliche Antigen durch Diffusion an die Oberfläche gelangt und sich an Staubpartikel bindet [BIRCHER et al. 1995].

In einer Untersuchung von 78 Pflanzenhaltern und Gärtnern waren 23 % sensibilisiert [AXELSSON et al. 1987].

3 Bewertung

Pollen und andere florale Bestandteile (Pflanzensäfte, Trockenstäube) sind berufliche Inhalationsallergene für Gärtner/innen, Floristen/innen bzw. Beschäftigte in der Pflanzenzüchtung. Es handelt sich überwiegend um IgE-bedingte Sofortreaktionen bzw. um durch Provokationstest und typische expositionsabhängige Symptomatik gesicherte Überempfindlichkeitsreaktionen. Die Erkrankungen treten insbesondere bei Atopikern auf und können mit einer Nahrungsmittelallergie assoziiert sein.

4 Literatur

[1] Axelsson, I. G. K.; Johansson, S. G. O.; Zetterström, O.: Occupational allergy to weeping fig in plant keepers. Allergy 42 (1987), 161–167

[2] Bircher, A. J.; Langauer, S.; Levy, F.; Wahl, R.: The allergen of Ficus benjamina in house dust. Clin. Exp. Allergy 25 (1995), 228–233

[3] Bousquet, J.; Dhivert, H.; Clauzel, A.-M.; Hewitt, B.; Michel, F.-B.: Occupational allergy to sunflower pollen. J. Allergy Clin. Immunol. 75 (1985), 70–74

[4] Diener, Chr.; Schlenvoigt, G.; Jäger, L.; Prater E.; Schubert, H.: Allergens of chrysanthemum pollen. Allergol. et Immunopathol. 14 (1986), 49–53

[5] Kanerva, L.; Mäkinen-Kiljunen, S.; Kiistala, R.; Granlund, H.: Occupational allergy caused by spathe flower (Spathiphyllum wallisii). Allergy 50 (1995), 174–178

[6] Kwaselow, A.; Rowe, M.; Sears-Ewald, D.; Ownby, D.: Rose hips: A new occupational allergen. J. Allergy Clin. Immunol. 85 (1990), 704–708

[7] Krüsman, W.; Hausen, B. M.: Tulpenallergie von Soforttyp mit Asthma bronchiale und Rhinokonjunktivitis. Allergologie 10 (1987), 549–551

[8] Lahti, A.: Contact urticaria and respiratory symptoms from tulips and lilies. Contact Dermatitis 14 (1986), 317–319

[9] Oertmann, C.; Bergmann, K.-Ch.: Berufsbedingte Inhalationsallergien durch Pflanzen. Allergologie 18 (1995), 185–191

[10] Piirilä, P.; Keskinen, H.; Leino, T.; Tupasela, O. Tuppurainen, M.: Occupational asthma caused by decorative flowers: Review and case reports. Int. Arch. Occup. Environ. Health 66 (1994), 131–136

[11] Quirce, S.; Garcia-Figueroa, B.; Olaguibel, J. M.; Muro, M. D.: Tabar, A. I.: Occupational asthma and contact urticaria from dried flowers of Limonium tataricum. Allergy 48 (1993), 285–290

[12] Rudolph, R.; Käfer, R.; Kunkel, G.: Ein Fall von Schleierkrautallergie. Allergologie 6 (1983), 454–456;

[13] Schubert, H.; Prater, E.; Diener, C.: Pollinosis bei Chrysanthemenzüchtern. Z. gesamte Hyg. 36 (1990), 162–163

[14] Schubert, H.; Prater, E.: Pollinosis als Berufskrankheit bei Gärtnern. Dermatol. Mschr. 176 (1990), 97–104

[15] Twiggs, J. T.; Yunginger, J. W.; Agarwal, M. K.; Reed, C. E.: Occupational asthma in a florist caused by the dried plant, baby´s breath. J. Allergy Clin. Immunol. 69 (1982), 474–477

[16] Ueda, A.; Tochigi, T.; Ueda, T.; Aoyama, K.; Manda, F.: Immediate type of allergy in statis growers. J. Allergy Clin. Immunol. 90 (1992), 742–748

[17] van Toorenenbergen, A. W.; Dieges, P. H.: Occupational Allergy in Horticulture: Demonstration of Immediate-Type Allergic Reactivity to Freesia and Paprika Plants. Int. Arch. Allergy Appl. Immunol. 75 (1984), 44–470

[18] Wüthrich, B.: Pollenallergie. Aktuelles zur Epidemiologie, Pathogenese, Diagnostik und Therapie. Dtsch. Ärztebl. 92 (1995), C 703–707

6.42.2 Zierpflanzenbestandteile – Hauterkrankungen

1 Vorkommen

Sesquiterpenlactone (STL) kommen in den Blatthaaren (Trichomen), Blättern, Stengeln, Blüten und Pollen von Korbblütlern *(Compositae)*, der zweitgrößten Pflanzenfamilie auf der Erde, aber auch in einigen anderen Pflanzenarten wie z. B. Magnoliengewächsen, Lebermoosen *(Frullania sp.)* und Lorbeer vor. Bisher wurden über 1350 verschiedene STL identifiziert [21]. Unter den Korbblütlern findet man zahlreiche Wildpflanzen (Mutterkraut, Beifuß, Wermut, Löwenzahn, Schafgarbe, Goldrute u. a.), Kräuter (Alant, Kamille, Arnika u.a.), einige Zierpflanzen (Chrysanthemen, Zinnien, Astern, Kokardenblumen, Sonnenblumen, Studentenblumen u. a.) sowie Gemüsesorten (Kopfsalat, Endivien, Artischocken, Chicorée). Pflanzenauszüge werden in Kosmetika, Wund- und Heilsalben, Shampoos, Badezusätzen, Rasierwasser, Parfums, Zahnpasten, aber auch in Bitterlikören, Kräuter-, Fruchttees und -bonbons verwendet [12]. Bei dem derzeitigen Trend zur Naturkosmetik sind diese Produkte sehr verbreitet, so dass es sowohl an Arbeitsplätzen in der Pflanzen- und Gemüsezucht, bei der Produktion und Verarbeitung von Kräuterprodukten und auch für die Allgemeinbevölkerung vielfältige Kontaktmöglichkeiten gibt.

2 Arbeitsmedizinische und experimentelle Daten

Für ungefähr die Hälfte der STL wird aufgrund von Beobachtungen am Menschen oder Strukturähnlichkeiten eine kontaktsensibilisierende Wirkung angenommen [20, 26]. Der Zusammenhang des seit langem bekannten Kontaktekzems durch Korbblütler, Lebermoos *(Frullania)* und den STL wurde 1970 von Mitchell et al. beschrieben [17, 18, 25]. Von besonderer Bedeutung für die Sensibilisierung soll eine exocyclische a-Methylengruppe am Lactonring sein, aber auch anderen Strukturen kommt offenbar sensibilisierende Wirkung zu [5, 10, 24, 26]. Gruppenreaktionen von Pflanzen und Kreuzreaktionen von STL sind wegen der Verbreitung identischer STL in unterschiedlichen Pflanzen bzw. der Strukturähnlichkeit vieler STL nahezu obligat. Sie zeigen individuelle Muster [7, 8, 13, 18]. Kreuzreaktionen mit dem a-Methyl-butyrolacton *(Tulipalin)* sollen nicht vorkommen [24, 26]. Es ist nicht möglich, ein Leitallergen für die Gruppe anzugeben, welches die breite Palette der Allergene abdeckt. In der Regel wird in der Praxis mit Pflanzenextrakten (Kurzetherextrakten), deren Gemischen oder Sesquiterpenlactongemischen (STL-Mix enthält Alantolacton, Costunolid und Dehydrocostunolid) und nicht mit definierten Einzelallergenen getestet. Deshalb wird hier die Stoffgruppe abgehandelt. Die sensibilisierenden Wirkungen einzelner STL werden in der Literatur beschrieben [12, 14]. Primärsensibilisierungen und Irritationen durch diagnostische Testungen werden insbesondere bei der Verwendung von Pflanzenteilen oder hoch dosierten, stark wirksamen STL (z. B. Alantolacton, Parthenolid, Costunolid) beobachtet [8, 22]. Es existieren zahlreiche Einzelfallberichte über STL in Pflanzen oder Pflanzenprodukten und auch Beschreibungen von Massenerkrankungen durch Wildkräuter z. B. durch *Parthenium hysterophorus* in Indien, Ambrosiaarten (Ragweed) in den USA [2, 4, 7, 15, 16, 19]. Chrysanthemenarten sind die häufigsten Ursachen für arbeitsbedingte Kontaktekzeme bei Gärtnern und Floristen [1, 9, 11]. Bei konsekutiven Testungen von 488 Patienten mit Compositenextrakt wurden 1974/75 in Dänemark in 2 % positive Reaktionen gesehen [22]. Von 1984–1990 fand HAUSEN [8] in 3,1 % von 3.851 Patienten positive Reaktionen auf ein Gemisch von Kurzetherextrakten von Korbblütlern. In einer großen Europäischen Multizenterstudie wurden in 1,6 % von 4011 getesteten Personen mit dem STL-Mix (0,1 %) positive Reaktionen gefunden [3]. In England reagierten 1,8 % von 7420 Patienten auf den STL-Mix, wobei 84 % der Reaktionen als klinisch relevant bewertet wurden [23]. STL können durch direkten oder aerogenen Kontakt sowie auch nach oraler Aufnahme der Pflanzen allergische Kontaktekzeme auslösen. Dass Kontaktekzeme durch Chrysanthemen in Japan trotz der weiten Verbreitung selten sind, wird als Folge einer Immunmodellation durch den Genus der Pflanzen als Salat erklärt [9, 26]. Bei persistierenden Lichtreaktionen findet man nicht selten auch positive Reaktionen auf STL [6, 23, 26]. Da die aerogenen Ekzeme im Sommer an freigetragenen Partien auftreten, können sie auch persistierende Lichtreaktionen imitieren [2, 13]. Es gibt wenige Hinweise auf photoallergische Wirkungen von STL, hingegen werden für andere Inhaltsstoffe der Compositae (Polyacetylene) solche Reaktionen angenommen [26]. STL kommen in der lipophilen Phase der Zellen vor.

Kontakt mit Pollen der Korbblütler kann allergisches Kontaktekzem (Typ-IV-Reaktion) auslösen [19, 27]. Die Pollenallergie vom Typ I (allergischer Schnupfen, Asthma) wird durch wasserlösliche Proteine verursacht. In verschiedenen Meerschweinchenmodellen (OET, GPMT) wurden für zahlreiche von STL bzw. Pflanzenextrakte schwache bis sehr starke sensibilisierende Wirkungen nachgewiesen [12, 14, 28].

3 Bewertung

Aufgrund der zahlreichen Fallberichte, der hohen Sensibilisierungsraten bei Ekzempatienten mit meistens klinischer Relevanz und der positiven Tierexperimente ist die sensibilisierende Wirkung durch Hautkontakt für eine Vielzahl von Sesquiterpenlactonen (STL) hinreichend belegt.

4 Literatur

[1] Bleumink, E.; Mitchell, J.C.; Geissmann, T.A.; Towers, G.H.N.: Contact hypersensitivity to sesquiterpenlactones in Chrysanthemum dermatitis. Contact Dermatitis 2 (1976), 81–88

[2] Diepgen, T.L.; Häberle, M.; Bäurle, G.: Fallstricke in der Berufsdermatologie: Das aerogene Kontaktekzem auf Pflanzen. Dermatosen 37 (1989), 23–25

[3] Ducombs, G.; Benezra, C.; Talaga, P.: Patch testing with the sesquiterpene lactone mix : A marker for contact allergy to Compositae and other sesquiterpene-lactone-containing plants. A multicenterstudy of the EECDRG. Contact Dermatitis 22 (1990), 249–252

[4] Epstein, S: Role of dermal sensitivity in ragweed contact dermatitis. Arch. Dermatol. 104 (1971), 48–55

[5] Evans, F.J.; Schmidt, R.J.: Plants and plant products that induce contact dermatitis. Planta Medica: J. Med. Plant Res. 38 (1980), 289–316

[6] Frain-Bell, W.; Johnson, B.E.: Contact allergic sensitivity to plants and the photosensitivity dermatitis and actinic reticuloid syndrome. Br. J. Dermatol. 101 (1979), 503–512

[7] Hausen, B.M.: Arnikaallergie. Hautarzt 31 (1980), 10–17

[8] Hausen, B.M.: A 6-years experience with compositae mix. Am. J. Contact Dermatitis 7 (1996), 94–9

[9] Hausen, B.M.; Schulz, K.H.: Chrysanthemen-Allergie (1. Mitteilung). Berufsdermatosen 21 (1973), 199–214

[10] Hausen, B.M.; Schmalle H.W.: Structure-activity aspects of 4 allergenic sesquiterpene lactones lacking the exocyclic a-methylene at the lactone ring. Contact Dermatitis 13 (1985), 329–332

[11] Hausen, B.M.; Oestmann, G.: Untersuchungen über die Häufigkeit berufsbedingter allergischer Hauterkrankungen auf einem Blumengroßmarkt. Dermatosen 36 (1988), 117–124

[12] Hausen, B.M.; Brinkmann, J.; Dohn, W.: Lexikon der Kontaktallergene. Landsberg/ Lech: Ecomed Fachverlag. 1992, Losebl.-Ausg. (Erg. 1997)

[13] Hjorth, N.; Roed-Petersen, J.; Thomson, K.: Airborne contact dermatitis from Compositae oleoresins simulating photodermatitis. Br. J. Dermatol. 95 (1976), 613–620

[14] Kayser, D., Schlede, E. (Hrsg.): Chemikalien und Kontaktallergie - Eine bewertende Zusammenstellung. München: MMV. 1995, Losebl.-Sammlung (Erg. 1997)

[15] Krook, G.: Occupational dermatitis from Lactuca sativa (lettuce) and Cichorium (endive). Contact Dermatitis 3 (1977), 27–36

[16] Lonkar, A.: Destroy Parthenium campaign. Contact Dermatitis 1 (1975), 390

[17] Mitchell, J.C.; Fritig, B.; Singh, B.: Allergic contact dermatitis from Frullania and Compositae. The role of sesquiterpenlactone. J. Invest. Dermatol. 54 (1970), 233–239

[18] Mitchell, J.C.; Dupuis, G.: Allergic contact dermatitis to sesquiterpenoids from the compositae family of plants. Br. J. Dermatol. 84 (1971), 139–150

[19] Mitchell, J.C.: Parthenium pollen – parthenium dermatitis. Contact Dermatitis 7 (1981), 212–213

[20] Paulsen, E.: Compositae dermatitis: A survey. Contact Dermatitis 26 (1992), 76–86

[21] Rietschel, R.L.; Fowler jr., J.F. In: Fishers Contact Dermatitis, 4th Edition, Baltimore: Williams & Wilkins. 1995, 475

[22] Roed-Petersen, J.; Hjorth, N.: Compositae sensitivity among patients with contact dermatitis. Contact Dermatitis 2 (1976), 271–281

[23] Ross, J.S.; du Peloux Menagé, H.; Hawk, J.L.; White, I.R.: Sesquiterpene lactone contact sensitivity: clinical patterns of Compositae dermatitis and relationship to chronic actinic dermatitis. Contact Dermatitis 29 (1993), 84–87

[24] Schaeffer, M.; Talaga.P.; Stampf J.L.: Cross-reactions in allergic contact dermatitis from a-methylene-g-butyrolactones: importance of the cis or trans ring junction. Contact Dermatitis 22 (1990), 32–36

[25] Shelmire, B.: Contact dermatitis from weeds. Patch testing with their oleoresins. J Am. Med. Ass. 113 (1939), 1085–1090

[26] Warshaw, E.M.; Zug, K.A.: Sesquiterpene Lactone Allergy. Am. J. Contact Dermatitis 7 (1996), 1–23

[27] Zschunke, E.: Allergische Dermatitis durch Gaillardia picta. Dermatol. Wochenschr. 132 (1955), 1321

[28] Zeller, W.; de Gols, M.; Hausen, B.M.: The sensitizing capacity of compositae Plants

[29] Guinea Pig Sensitization experiments with ornamental plants and weeds using different methods. Arch. Dermatol. Res. 277 (1985), 28–35

6.43 Tulipalin A

(CAS-Nr. 547-65-9)

1 Vorkommen

Tulipalin A kommt in einer Reihe von Pflanzen der Familien der *Liliacea* und *Alstroemeriaceae* (Ordnung *Liliales*) vor. Es gibt mehrere Tulipaline (A–D), welche in der Pflanze glycosidisch gebunden vorkommen (Tuliposide A–D) und durch hydrolytische Spaltung z. B. nach Verletzung des Pflanzengewebes und Lactonisierung gebildet werden. Tulipaline wirken auch fungizid, antibakteriell und hautreizend. Das instabile 1-Tuliposid A kann in das stabilere, antibiotisch inaktive 6-Tuliposid A umgewandelt werden [7, 19, 20, 22, 23].

2 Arbeitsmedizinische und experimentelle Daten

Seit langem sind typische Hautveränderungen bei intensivem Kontakt mit Tulpenzwiebeln beim Roden, Putzen und Sortieren bekannt und wurden besonders aus den Niederlanden als klassisches Land der Blumenzwiebelzucht beobachtet. Auf den Fingerbeeren und in der Fingernagelumgebung, unter die freien Nagelränder greifend, treten Rötung, Schuppung, Hyperkeratosen und schmerzhafte Einrisse auf. Abszesse und Nagelveränderungen wurden beschrieben [5, 8, 15, 25]. BERTWISTLE [2] prägte 1935 den Begriff *Tulpenfinger*. Die Hautveränderungen können auch auf den Händen, Unterarmen, im Gesicht (aerogene Dermatitis) und ge-

neralisiert auftreten. Reaktionen der Atemwege und Konjunktivitis wurden beschrieben [12, 26]. Van der WERFF [26] fand in Abhängigkeit von den bearbeiteten Tulpensorten bei bis zu 40 % der Beschäftigten Beschwerden. KLASCHKA et al. Sahen bei besonders intensivem Kontakt, weil die Zwiebeln zur Gewinnung langer Stengel zerschnitten wurden, bei 8 von 12 Exponierten Hauterscheinungen. 7 davon reagierten auf einen Pflastertest mit Pflanzenmaterial aller verwendeten Sorten (auf Zwiebeln stärker als auf Blütenblätter) [11]. Kontakturtikaria mit respiratorischen Symptomen durch Tulpen und Lilien traten bei einer Floristin auf. Da Epikutantests mit Pflanzenmaterial negativ und Scratchtests mit nativen Proben und nur mit wässrigem Pflanzenextrakt positiv waren, wurde ein bislang unbekanntes Protein als Ursache vermutet [12]. VERSPYCK MINJSSEN wies Tulipalin A, welches bereits durch andere Forschungsgruppen isoliert und in der Struktur aufgeklärt worden war, durch positive Epikutantests in Konzentrationen bis 0,005 % als Ursache der Tulpendermatitis nach [1,3,24]. Alle untersuchten Kultursorten enthielten das Allergen in vergleichbaren Mengen. Hohe Konzentrationen wurden in der Epidermis der weißen Zwiebelschalen, in den Narben und abnehmend in Stengeln, Blättern und Blütenblättern gefunden. Tulipalin A war identisch mit dem α-methylen-γ-butyrolacton, welches 1946 bereits aus *Erythronium americanum* isoliert worden war und sich auch aus *Erythronium denscanis* (Hundszahnlilie) darstellen ließ [24]. Tuliposid A ließ sich in unterschiedlicher Konzentration in mehreren Arten der Familien der *Liliaceae* (Tulpen, Kaiserkrone, Lilien-, Alliumsorten u.a.) und allen *Alstroemeriaceae* nachweisen. Krokusse, Hyazinthen und Narzissen haben kein Tuliposid A [19,20]. Das ebenfalls fungizide Tuliposid B (Tulipalin B) soll keine allergene Bedeutung haben [7, 20]. Alle Pflanzenarten, die Tuliposid A enthalten, zeigen in Abhängigkeit von der Konzentration, die auch saisonalen Schwankungen unterliegt, Gruppenreaktionen. Primärsensibilisierungen werden ganz überwiegend durch Tulpen und bald nach der Verbreitung von *Alstroemerien* (Inka-Lilie, Peru-Lilie) als beliebte Schnittblume auch durch diese berichtet [5,10,14,16,17,18]. Rook [15] hatte bereits 1961 Unverträglichkeit von *Alstroemerien* bei einer Floristin mit Tulpenallergie beschrieben. Tulipalin A wurde in Konzentrationen bis zu 18 % in Extrakten von Blütenblättern und Stengeln aller Alstroemeriensorten nachgewiesen und verursacht allergisches Kontaktekzem bei Gewächshausgärtnern und Floristen auf Händen, Armen und im Gesicht. In Erfurt waren 7 von 8 Frauen, die seit 3 Jahren Alstroemerien unter Glas bearbeiteten, an schwerem Kontaktekzem erkrankt. In 6 Fällen waren positive Testreaktionen mit verschiedenen Pflanzenextrakten und 0,01 % Tuliposid A und Tulipalin A in Vaseline nachweisbar.

Bei höheren Testkonzentrationen soll die Gefahr „falsch" positiver" (irritativer) Reaktionen oder aktiver Sensibilisierung bestehen, ebenso bei der Testung mit Pflanzenmaterial oder Extrakten [6]. SANTUCCI et al. fanden unter 50 Gärtnern mit Alstroemerienkontakt 3 mit allergischer Dermatitis (positive Tests mit 0,01 % 6-Tuliposid A und auf Tulipalin A in Verdünnungen bis 10-5). In den Pflanzen konnte nur 6-Tuliposid A und kein 1-Tuliposid A nachgewiesen werden [4, 18]. Die Methylengruppe in a-Stellung wird als wesentlich für die sensibilisierende Wirkung angesehen [4]. Auf steigende Prävalenz von allergischem Kontaktekzem durch die Verbreitung von Alstroemerien wird auch in den USA hingewiesen. Bei Floristen und Gärtnern wurde mittels einer Fragebogenaktion eine Prävalenz von 26 % für eine Dermatitis der Hände gefunden. Von 8 Floristen mit Handekzem hatten 3 eine Allergie gegen Alstroemerien [21]. Mehrere Untersucher empfehlen die Züchtung aller-

genarmer Tulpen und Alstroemerien, die bisher jedoch nicht gelungen ist [4, 18]. PVC-Handschuhe werden durch Tulipalin A leicht penetriert, Handschuhe aus Nitrilkautschuk sollen zum Schutz geeignet sein [13]. Über erfolgreiche experimentelle Sensibilisierungen am Probanden durch Tulpensaft wird in der Literatur berichtet (keine näheren Angaben) [zit. bei 7]. 10 von 10 Meerschweinchen (Pirbright-Stamm) konnten im offenen Epikutantest (OET) mit verschiedenen Extrakten von Blütenblättern von Alstroemerien sensibilisiert werden (Auslösung mit 0,3 bis 10 %igen Extrakten und 1 % Tulipalin A (offen) und 0,1 % (okklusiv) [6]. α-Methylen-γ-butyrolacton wird als starkes Allergen eingeschätzt [7, 9].

3 Bewertung

Allergische Reaktionen bei Exponierten und die starke Sensibilisierungspotenz im Tierversuch begründen die Bewertung als sensibilisierend durch Hautkontakt (R43).

4 Literatur

[1] Bergmann, B.H.H.; Beijersbergen, J.c.M.; Overeem, J.C., Kaars-Sijpesteijn, A.: Isolation and identification of a a-methylene butyrolactone, fungitoxic substance from tulips. Rec. Trav. Chim. Pays-Bas 86 (1967), 709–714

[2] Bertwistle, A.P.: Tulip Fingers. Br. J. Dermatol. (1935), 255

[3] Brongersma-Oosterhoff, U.W.: Structure determination of the allergic agent isolated from tulip bulbs. Rec. Trav. Chim. Pays-Bas 86 (1967), 705–708

[4] Christensen, L.P.; Kristiansen, K.: A simple HPLC method for the isolation and quantification of the allergens tuliposide A and tulipalin A in Alstroemeria. Contact Derm. 32 (1995), 199–203

[5] Cronin, E.: Sensitivity to Tulip and Alstroemeria. Contact Derm. Newsletter 11 (1972), 286

[6] Hausen, B.M.; Prater, E.; Schubert, H.: The sensitizing capacity of Alstroemeria cultivars in man and in guines pig. Contact Derm. 9 (1983), 46–54

[7] Hausen, B.M.; Brinkmann, J.; Dohn, W.: Lexikon der Kontaktallergene. Landsberg/ Lech: Ecomed Fachverlag, 1992, Losebl.-Ausg. (Erg. 1997)

[8] Hjorth, N.; Wilkinson, D.S.: Tulip Figers, Hyacinth Itch and Lily Rash. Br. J. Dermatol. 80 (1968), 696–698

[9] Kayser, D., Schlede, E. (Hrsg.): Chemikalien und Kontaktallergie – Eine bewertende Zusammenstellung. München: MMV, 1995, Losebl.-Sammlung (Erg. 1997);

[10] Ketel, W.G. van; Verspyck Mijnssen, G.A.W.; Neering, H.: Contact eczema from alstroemeria. Contact Derm. 1 (1975), 323–324

[11] Klaschka, F.; Grimm, W.; Beiersdorf, H.-U.: Tulpenkontaktekzem als Berufsdermatose. Hautarzt 15 (1964), 317–321

[12] Lahti, A.: Contact urticaria and respiratory symptoms from tulips and lilies. Contact Derm. 14 (1986), 317

[13] Marks, J.G.: Allergic contact dermatitis to Alstroemeria. Arch. Dermatol. 124 (1988), 914–916

[14] Mitchell, J.C.: Contact sensitivity to tulip and Alstroemeria. Contact Derm. 16 (1974), 506

[15] Rook, A.: Plant dermatitis. The significance of variety-specific sensitiztion. Br. J. Dermatol. 73 (1961), 283–287

[16] Rook, A.: Dermatitis from Alstromeria: Altered clinical pattern and probable increasing incidence. Contact Derm. 7 (1981), 355–356

[17] Rycroft, R.J.G., Calnan, C.D.: Alstroemeria Dermatitis. Contact Derm. 7 (1981), 284

[18] Santucci, B.; Picardo, M.; Ivarone, C.; Trogolo, C: Contact dermatitis to Alstroemeria. Contact Derm. 12 (1985), 215–219

[19] Slob, A.; Jekel, B.; de Jong, B.: On the occurrence of tuliposides in the Liliiflorae. Phytochemistry 14 (1975), 1997–2005

[20] Slob, A.: Tulip allergens in Alstroemeria ans some other Liliflorae. Phytochemistry 12 (1973), 811–815;

[21] Thibout, D.M.; Hamory, B.H.; Marks, J.G.: Dermatoses among floral shop workers. J. Am. Acad. Dermatol. 22 (1990), 54–58

[22] Tschesche R.; Kämmerer, F.-J.; Wulff, G.; Schönbeck, F.: Über die antibiotisch wirksamen Substanzen der Tulpe (Tulipa gesneriana). Tetrahedron Letters 6 (1968), 701–706

[23] Tschesche R.; Kämmerer, F.-J.; Wulff, G.: Über die Struktur der antibiotisch aktiven Substanzen der Tulpe (Tulipa gesneriana L.). Chem. Ber. 102 (1969), 2057–2071

[24] Verspyck Mijnssen, G.A.W.: Pathogenesis and causative agent of „Tulip Finger". Br. J. Dermatol. 81 (1969), 737–745

[25] Welker, H.; Welker, P.D.; Rappaport, M.D.: Dermatitis due to Tulip bulbs. J. Allergy 3 (1932), 317–320

[26] Werff, P.J. van der.: Occupational diseases among workers in the bulb industries. Acta allergol. 14 (1959), 338–355

6.44 Primin

(CAS-Nr. 119-38-0)

1 Vorkommen

Primin kommt in den feinen Drüsenhärchen an Blatt, Stengel und Blüte von diversen Primelarten vor. Allergien werden ganz überwiegend durch die bei uns als Topfpflanze gehaltene *Primula obconica* (Becherprimel) verursacht. Der Allergengehalt der einzelnen Pflanze ist stark von Jahreszcit, Licht, Wetter und anderen Wachstumsbedingungen abhängig. Die Züchtung völlig priminfreier Sorten ist bisher nicht gelungen. Die Substanz wurde um 1900 isoliert und 1927 als „Primin" bezeichnet [11]. Von SCHILDKNECHT u. a. (1967) wurde die Struktur aufgeklärt und die Substanz synthetisiert [16]. Die Vermutung, dass 2 verschiedene Allergene an der Primelallergie beteiligt sind, hat sich nicht bestätigt. Das „zweite Allergen" wurde als eine Vorstufe des Primins erkannt [11]. Primin wurde auch in Miconia spez. [zit. bei 18] und im See-Igel [11] nachgewiesen.

2 Arbeitsmedizinische und experimentelle Daten

Bald nach der Einführung der Becherprimel 1880 von China nach England und ihrer Verbreitung in Amerika und Europa häuften sich Berichte über allergischen und irritativen Hautausschlag durch Umgang mit der „Giftpflanze". SHELMIRE [zit. bei 19] fand 1939 bei 8 % der von ihm untersuchten Gärtner eine *Primeldermatitis*. ROOK et al. [19] berichteten über 25 Fälle (24 Frauen, 1 Mann), die durchschnittlich nach 17 Monaten eine Primelallergie entwickelten. Testungen mit nativem Material (Blätter) waren bei allen positiv. HAUSEN [9] gab einen historischen Überblick über die Primelallergie, in dem auf 420 Publikationen und über 4000 publizierte Fälle von Primelallergie hingewiesen wird. 1928 sei die Zahl der überempfindlichen Personen in der Allgemeinbevölkerung mit 6 % angegeben worden. Die Testung mit nativem Pflanzenmaterial und Pflanzenextrakten kann wegen des schwankenden Allergengehaltes zu falsch positiven oder falsch negativen Ergebnissen und zur aktiven Sensibilisierung nach einmaliger Testung führen [1, 2, 7]. 9 % (22/234) der Patienten, die bei der ersten Testung mit Primelextrakt negativ waren, reagierten nach einer Testwiederholung positiv [1]. Deshalb wird die Testung mit synthetischem Primin in Vaseline in einer Konzentration von 0,01 % empfohlen [2, 7, 17]. Aktive Sensibilisierungen durch die Testung sind durch diese Testsubstanz selten [13]. Das klinische Bild der Primeldermatitis kann sehr variabel sein. Überwiegend sind Gesicht, Hände und Arme betroffen [13, 20]. Es werden jedoch auch Streuungen auf Körperstellen, die keinen direkten Kontakt hatten und Photodermatitis und

erythema-exudativum-multiformeähnlicher Ausschlag beschrieben [12, 14, 21]. Die Übertragung
des Allergens kann durch direkten und indirekten
Kontakt und auch aerogen erfolgen [6].

In den sechziger Jahren wurde aus Skandinavien von
5,7 % Primelallergie und bis zu 11 % positiven Test-
ergebnissen bei Frauen in den Sommermonaten berichtet [1, 12]. In Abhängigkeit von der Beliebtheit
und Verbreitung der Becherprimel sind diese Zahlen
rückläufig. Bei routinemäßiger Testung von Primin
in der Standardreihe reagierten 1972 in München
0,9 % von 691 Ekzempatienten positiv [2]. In Spanien nahmen die Zahlen der positiven Testungen
mit Primin von 1970 bis 1980 (1 Fall) und 1981–
1984 (0,45 %) bis 1987 (4/79 = 5 % Frauen, 0/38
Männern) zu, insgesamt wurden 15 Fälle von Primeldermatitis (14 Frauen, 1 Mann) in diesem Zeitraum beobachtet [5]. 1994 waren die Fallzahlen
(1,8 % = 8 Frauen mit Primeldermatitis von 444 Patienten mit Kontaktekzem) wieder rückläufig [20].
INGBER et al. [13] fanden von 1984 bis 1989 in
Dänemark in 1,8 % (57 von 3075), LOGAN u.a. 1988
[15] in England in 1 % (34/3462) und DOOMS-
GOOSSENS et al. [4] in Belgien von 1985 bis 1989
in 0,3 % (13/4253) positive Testreaktionen auf Primin. Ganz überwiegend waren jeweils Frauen älterer Jahrgänge betroffen, die sich offenbar besonders
der Pflege der Topfpflanzen widmeten. Über beruflich verursachte Primelallergie bei Floristen und
Gärtnern wird nur noch in Einzelfällen berichtet [8,
13, 17, 20]. Von 64 Beschäftigten auf dem Hamburger Blumengroßmarkt, die arbeitsbedingte Hautveränderungen angegeben hatten, wurden 16 auch mit
Primin (0,01 %) getestet und Allergie in 2 Fällen
(3,1 % von 64) nachgewiesen [10]. Kreuzreaktionen
mit strukturähnlichen Chinonen, die in anderen
Pflanzen oder Holzarten vorkommen, z. B. Dalber-
gia-Arten, Teak *(Tectona grandis)* oder Pao ferro
(Macherium skleroxylon) sind möglich, werden jedoch selten beobachtet [11, 18]. Primin ist eines der
stärksten bekannten Allergene. Es wurde deshalb
früher auch beim Menschen häufig als Modellsub-
stanz zum Studium allergischer Reaktionen eingesetzt und eine beträchtliche Probandenzahl experimentell sensibilisiert [9]. In Abhängigkeit von
der Zubereitung und dem Allergengehalt sensibilisierten BLOCH et al. [3] durch ein- oder mehrmaliges
Einreiben mit Primelextrakt 40 (10/24) bis 100 %
(12/12) der freiwilligen Probanden. In tierexperimentellen Untersuchungen an Meerschweinchen
des Pirbright-white-Stammes erwies es sich als
stärkstes Allergen von 7 natürlich vorkommenden

Benzochinonen. Im Epikutantest (Induktion mit
1/100 molarer Lösung täglich 3 Wochen) waren mit
einer molaren Challengekonzentration von 1/500
10/10 Tiere positiv, mit 1/2000 noch 7/10 Tiere.
Nach subcutaner Induktion (1/100 molare Lösung
mit FCA, 2mal im Intervall von 4 Tagen) reagierten
auf eine molare Challengekonzentrationen von
1/500 27/27 Tieren positiv und bei 1/2000 7/10
Tieren. Aufgrund seiner Struktur wird Primin als ein
ideales Allergen angesehen [18]. HAUSEN [11] gibt
eine mittlere Reaktionsstärke (Summe der Reaktio-
nen/Zahl der Tiere) von mR >3 für den OET, GPMT
und FCAT an (keine weiteren Angaben). Die Benzo-
chinonstruktur weist auf eine ausgeprägte Sensibilisierungspotenz hin, die durch Länge, Position und
Konfiguration der aliphatischen Seitenkette modi-
fiziert wird [18].

3 Bewertung

Sensibilisierungen von Exponierten und Probanden, die starke Sensibilisierungspotenz in Tierversuchen und Struktur-Wirkungsvergleiche begründen
die Bewertung als sensibilisierend durch Hautkontakt (R43).

4 Literatur

[1]   Agrup, G.; Fregert, S.; Hjorth, N.; Ovrum, P.: Routine
      patch testing with ether extract of Primula obconica.
      Brit. J. Dermatol. 80 (1968), 497–502

[2]   Bandmann, H.-J.; Breit, R.; Fregert, S.: Kontaktaller-
      gie gegenüber Primula obconica, Häufigkeit - Aktive
      Sensibilisierung bei der Epikutantestung. Hautarzt 24
      (1973), 240–243

[3]   Bloch, B.; Steiner-Wourlich, A.: Die willkürliche Er-
      zeugung der Primelüberempfindlichkeit beim Men-
      schen. Arch Dermat. Syph 152 (1926), 283–303

[4]   Dooms-Goossens, A.; Biesemann, G.: Vandaele, M.;
      Degreff, H.: Primula dermatitis: more than one all-
      ergen? Contact Dermatitis 21 (1989), 122–124

[5]   Fernández de Corres, L.; Leanizbarrutia, I.; Munoz, D.:
      Contact dermatitis from Primula obconica Hance.
      Contact Dermatitis 16 (1987), 195–197

[6]   Fernández de Corres, L.; Leanizbarrutia, I.; Munoz, D.;
      Bernaola, G.; Fernández, E.: Contact dermatitis from
      neighbour' s primula. Contact Dermatitis 16 (1987),
      234–235

[7]   Fregert. S.; Hjorth, N.; Schulz, K.-H: Patch testing
      with synthetic Primin in persons sensitive to Primula
      obconica. Arch. Derm. 98 (1969), 144–147

[8]   Hausen, B. M.; Schulz, K. H.: Polyvalente Kontakt-
      allergie bei einer Floristin. Dermatosen 26 (1978),
      175–176

[9]   Hausen, B. M.: Primelallergie – Hintergründe und As-
      pekte. Mat. Med. Nordmark 31 (1979), 57–75

[10] Hausen, B. M.; Oestmann, G.: Untersuchungen über
      die Häufigkeit berufsbedingter allergischer Hauter-

krankungen auf einem Blumengroßmarkt. Dermatosen 36 (1988), 117–124

[11] Hausen, B. M.; Brinkmann, J.; Dohn, W.: Lexikon der Kontaktallergene. Landsberg/ Lech: Ecomed Fachverlag, 1992, Losebl.-Ausg. (Erg. 1997)

[12] Hjorth, N.: Häufige Allergene in der dermatologischen Praxis. Fortschritte prakt. Dermatol. Venerol. 6 (1970), 75–84

[13] Ingber, A.; Menné, T.: Primin standard patch testing: 5 years experience. Contact Dermatitis 23 (1990), 15–19

[14] Ingber, A.: Primula photodermatitis in Israel. Contact Dermatitis 25 (1991), 265–266

[15] Logan, R. A., White, I. R.: Primula dermatitis: prevalence, detection and outcome. Contact Dermatitis 19 (1988), 68–69

[16] Schildknecht, H.; Bayer, I.; Schmidt, H.: Struktur des Primelgiftstoffes. Ztschr. Naturforsch. 22b (1967), 36–41

[17] Schubert, H. J.; Prater, E.; Sell, M.: Patch testing with primin in white petrolatum. Contact Dermatitis 13 (1985) 286

[18] Schulz, K. H.; Garbe, I.:, Hausen, B. M.; Simatupang, M. H.: The sensitizing capacity of naturally occuring quinones. Experimental studies in Guinea pigs. II. Benzoquinones. Arch. Derm. Res. 264 (1979), 275–286

[19] Rook, A.; Harold, T.; Wilson, H.: Primula dermatitis. Brit. J. Dermatol. 1 (1965), 220–222

[20] Tabar, A. I.; Quirce, S.; García, B. E.; Rodríguez, A.; Olaguibel, J. M.: Primula dermatitis: versatility in its clinical presentation and the adventages of patch tests with sythetic primin. Contact Dermatitis. 30 (1994), 47–48

[21] Virgili, A.; Corazza, M.: Unusual primin dermatitis. Contact Dermatitis 24 (1991), 63–64

6.45 Zimtaldehyd

(CAS-Nr. 104-55-2) – (Chem. Bezeichnung: 3-Phenyl-2-propenal, Cinnamylaldehyd, cinnamaldehyde, cinnamic aldehyde, cinnamal, ß-Phenylacrolein)

1 Vorkommen

Zimtaldehyd kommt als Duftstoff und Geschmackskorrigens in Kosmetika, Pflanzenextrakten, Reinigungsmitteln, Zahnpasta, Mundwasser und Nahrungsmitteln (z. B. Getränken) [16, 22], indirekt auch nach chemischer oder metabolischer Umwandlung von Zimtalkohol [2], vor.

2 Arbeitsmedizinische und experimentelle Daten

In größeren Patientenkollektiven, die wegen des Verdachtes auf ein allergisches Kontaktekzem epikutan getestet worden waren, reagierten 0,8–9 % positiv auf Zimtaldehyd [zit. bei 13, 20], wobei regionale Unterschiede bestehen [24]. In einer europäischen Multizenter-Studie lag die Rate bei 0,9 % [5], in einer Auswertung der nordamerikanischen Kontaktallergiegruppe bei 3,1 % [16, 17], in Italien (n=1500) bei 0,2 % [23]. Die mit verschiedenen Testkonzentrationen (zwischen 0,05 und 2 %) ermittelten Ergebnisse zeigen, dass die Raten mit steigender Testkonzentration höher ausfallen [zit. bei 13]. Konzentrationen von 2 % werden wegen der hohen Zahl falsch positiver Reaktionen als zu hoch angesehen [3, 29]. Allgemein üblich ist mittlerweile die Testung mit 1 % in Vaseline [7]. Von 6.766 Patienten, die in den Jahren 1990 bis 1994 in den Kliniken des IVDK mit Zimtaldehyd (1 % in Vaselin) getestet worden waren, reagierten 131 (1,9 %) positiv [6]. Einer Berufe/Allergen-Matrix ist zu entnehmen [28], dass Zimtaldehyd als Allergen bei Ernährungsberufen [18, 27] und zahnmedizinischem Personal eine Rolle spielt. Auch bei industrieller Verwendung kann es zu Sensibilisierungen kommen [19].

In einem berufsdermatologisch selektionierten Patientengut wurde in 13 % eine berufliche Verursachung durch Zimtaldehyd angenommen [11]. In einer Studie, die von Verbrauchsartikel-Herstellern durchgeführt wurde, reagierte keiner von 3.987 Personen aus der Allgemeinbevölkerung, die mit zimtaldehydhaltigen Produkten epikutan getestet worden waren, allergisch.

Die üblicherweise in kosmetischen Produkten eingesetzten Zimtaldehyd-Konzentrationen von weniger als 1 % werden deshalb von diesen Untersuchern als sicher angesehen [1]. In einer anderen Studie reagierten hingegen Personen mit einer bekannten Zimtaldehydallergie noch im Einzelfall auf Konzentrationen von 0,02 % in Vaseline und Ethanol im Epikutantest und auf 0,1 % Zimtaldehyd in Ethanol im wiederholten Gebrauchstest (ROAT) [12]. Zimtaldehyd ist Bestandteil des standardmäßig im Epikutantest eingesetzten Duftstoffmixes, dessen Sensibilisierungsraten in den neunziger Jahren auf über 10 % angestiegen waren [25]. Bei Einzeltestung der Bestandteile gehört Zimtaldehyd zu den häufig positiven Substanzen [5, 8, 15, 22, 26]. Da Zimtaldehyd auch als Geschmackskorrigens in Nahrungsmitteln, Kaugummi und Zahnpasta vorkommt, kann es gelegentlich auch durch orale Aufnahme zu generalisierten Ekzemen oder Urticaria kommen [24]. Die Fälle von Kontakturticaria sprechen dafür, dass neben mitunter schweren kontaktekzematösen Reaktionen [9] auch Allergien vom Sofort-Typ bzw. pseudoallergische Reaktionen ausgelöst werden können [14, 27].

Im Maximierungstest an jeweils 25 Freiwilligen wurden mit einer Konzentration von 0,5 % in Vaseline zwei Sensibilisierungen, bei 2 % in Vaseline 11 Sensibilisierungen und bei 3 % in Vaseline drei Sensibilisierungen induziert [1, 20]. Im Human repeat insult patch test wurden bei den Konzentrationen 1,0 und 1,25 % in Ethanol 5/41 bzw. 5/10 Sensibilisierungen induziert [1]. Zahlreiche Tierversuche mit und ohne Adjuvans belegen die Sensibilisierungsfähigkeit der Substanz. So waren der Optimierungstest nach Maurer mit 19–20/20 Tieren positiv und der okklusive Epikutantest mit 3/5 Tieren [zit. bei 13]. Konzentrationen von 2 % zur Induktion und 0,5 % bei der Reexposition waren ausreichend [20].

Patienten mit einer Zimtaldehydallergie reagieren häufig auch auf Perubalsam [20, 22]. Da Zimtaldehyd in Perubalsam nicht vorkommen soll [10], müssen die gemeinsamen Reaktionen als Kreuzallergie mit anderen Bestandteilen (z.B. Zimtalkohol) gedeutet werden. Kreuzreaktionen mit Zimtsäure, Benzoesäure, Benzaldehyd [4, 27] sowie Benzoin [22] und Ketoprofen [21] wurden berichtet. Auswertungen des IVDK von 6.766 Patienten, die mit Zimtalkohol und gleichzeitig mit Zimtaldehyd getestet worden waren, ergaben in über 50 % der Fälle jeweils auch eine positive Reaktion auf die andere Substanz [6].

3 Bewertung

In der Allgemeinbevölkerung und in Gruppen beruflich Exponierter führt der Kontakt mit Zimtaldehyd zu einer erheblichen Zahl von Sensibilisierungen und Erkrankungen. Eine Vielzahl von Kasuistiken (allergisches Kontaktekzem und Kontakturtikaria) werden beschrieben. Die sensibilisierende Wirkung durch Hautkontakt (R43) ist auch durch Sensibilisierungsversuche am Menschen und Tierexperimente hinreichend belegt.

4 Literatur

[1] Danneman, P. J.; Booman, K. A.; Dorsky, J.; Kohrman, K. A.; Rothenstein, A. S. Sedlak, R. I.; Steltenkamp, R. J.; Thompson, G. R.: Cinnamic aldehyde: a survey of consumer patch-test sensitization. Fd. Chem. Toxic. 21 (1983), 721–725

[2] Dennis, K. J.; Shibamoto, T.: Photochemical products of trans-cinnamic alcohol: possible fromation of skin irritants and allergens. J. Toxicol. Cut. Ocular. Toxicol. 9 (1990), 149–157

[3] Fergurson, J.; Sharma, S.: Cinnamic aldehyde test concentrations [letter]. Contact Dermatitis 10 (1984), 191–192

[4] Forsbeck, M.; Skog, E.: Immediate reactions to patch tests with balsam of Peru. Contact Dermatitis 3 (1977), 201–205

[5] Frosch, P. J.; Pilz, B.; Andersen, K. E.; Burrows, D.; Camarasa, J. G.; Dooms-Goossens, A.; Ducombs, G.; Fuchs, T.; Hannuksela, M.; Lachapelle, J. M. et al.: Patch testing with fragrances: results of a multicenter study of the European Environmental and Contact Dermatitis Research Group with 48 frequently used constituents of perfumes. Contact Dermatitis 33 (1995), 333–342

[6] Geier, J.; Schnuch, A.: Reaktionen auf Zimtalkohol und Zimtaldehyd. Dermatosen 45 (1997), 29

[7] de Groot, A. C.: Patch testing. Amsterdam: Elsevier, 1986

[8] de Groot, A. C.; van-der-Kley, A. M.; Bruynzeel, D. P.; Meinardi, M. M.; Smeenk, G.; van Joost, T.; Pavel, S.: Frequency of false-negative reactions to the fragrance mix. Contact Derm. 28 (1993), 139–140

[9] Goh, C. L.; Ng, S. K.: Bullous contact allergy from cinnamon. Dermatosen 36 (1988), 186–187

[10] Hausen, B. M.; Simatupang, T.; Bruhn, G.; Evers, P.; Koenig, W. A.: Identification of New Allergenic Constituents and Proof of Evidence for Coniferyl Benzoate in Balsam of Peru. Am. J. Contact Derm. 6 (1995), 199–208

[11] Holness, D. L.; Nethercott, J. R., Patch testing in an occupational health clinic. Am. J. Contact Dermatitis 5 (1994), 150–155

[12] Johansen, J. D.; Andersen, K. E.; Rastogi, S. C.; Menné, T.: Threshold response in cinnamic-aldehyd-sensitive subjects: results and methological aspects. Contact Dermatitis 34 (1996), 165–171

[13] Kayser D.; Schlede E, (Hrsg.): Chemikalien und Kontaktallergie – eine bewertende Zusammenstellung. München: MMV, 1995, Losebl.-Ausg.

[14] Kirton, V.: Contact urticaria and cinnamic aldehyde. Contact Dermatitis 4 (1978), 374–375

[15] Larsen, W.; Nakayama, H.; Lindberg, M.; Fischer, T.; Elsner, P.; Burrows, D.; Jordan, W.; Shaw, S.; Wilkinson, J.; Marks, Jr. J. G.; Sugawara, M.; Nethercott, J.: Fragrance contact dermatitis: A worldwide multicenter investigation (part I). Am. J. Contact Dermatitis 7 (1996), 77–83

[16] Marks, Jr. J. G.: North American Contact Dermatitis Group standard tray patch test results (1992 to 1994). Am. J. Contact Derm. 7 (1996), 61

[17] Marks, Jr. J. G.; Belsito, D. V.; DeLeo, V. A.; Fowler, J. F.; Fransway, A. F.; Maibach, H. I.; Mathias, C. G. T.; Nethercott, J. R.; Rietschel, R. L.; Rosenthal, L. E.;

Shererz, E. F.; Storrs, F. J.; Taylor, J. S.: North American Contact Dermatitis Group Standard Tray Patch Test Results (1992 to 1994). Am. J. Contact Derm. 6 (1995), 160–165

[18] Meding, B.: Skin symptoms among workers in a spice factory. Contact Dermatitis 29 (1993), 202–205

[19] Nethercott, J. R.; Pilger, C.; O'Blenis, L.; Roy, A. M.: Contact dermatitis due to cinnamic aldehyde induced in a deodorant manufacturing process. Contact Dermatitis 9 (1983), 241–242

[20] Opdyke, D. L. J.: Fragrance raw materials monographs: Cinnamic aldeyhde. Food Cosm. Toxicol. 17 (1979), 253–258

[21] Pigatto, P.; Bigardi, A.; Legori, A.; Valsecchi, R.; Picardo, M.: Cross-reactions in patch testing and photopatch testing with ketoprofen, thiaprophenic acid and cinnamic aldehyde. Am. J. Contact Dermatitis 7 (1996), 220–223

[22] Rietschel R. L.; Fowler (Eds.) J. F.: Fisher's Contact Dermatitis. Baltimore: Williams & Wilkins, 1995, 4th ed.;

[23] Santucci, B.; Cristaudo, A.; Cannistraci, C.; Picardo, M.: Contact dermatitis to fragrances. Contact Dermatitis 16 (1987), 93–95

[24] Scheinman, P. L.: Allergic Contact Dermatitis to Fragrance: A Review. Am. J. Contact Dermatitis 7 (1996), 65–76

[25] Schnuch, A.; Geier, J.: Die häufigsten Kontaktallergene im Jahr 1994/Auswertung aus den Kliniken des IVDK in Zusammenarbeit mit der Deutschen Kontaktallergiegruppe. Dermatosen 43 (1995), 275–278

[26] Schnuch, A.: Nebenwirkungen kosmetischer Mittel. In: A. Beyer, D. Eis (Hrsg), Praktische Umweltmedizin. Berlin, Heidelberg, New York: Springer Verlag, 1995, Teil 8, 1–37

[27] Seite-Bellezza, D.; el-Sayed, F.; Bazex, J.: Contact urticaria from cinnamic aldehyde and benzaldehyde in a confectioner. Contact Dermatitis 31 (1994), 272–273;

[28] Shenefelt, Ph. D.: Two-way tables listing irritant or allergen versus occupation. Am. J. Contact Dermatitis 6 (1995), 105–109

[29] Speight, E. L.; Lawrence, C. M.: Cinnamic aldehyde 2 % pet. is irritant on patch testing. Contact Dermatitis 23 (1990), 379–380

6.46 Zink-dibutyldithiocarbamat

(CAS-Nr. 136-23-2) – (Bis(dibutyldithiocarbamato)zink, ZBC, ZDB)

1 Vorkommen

Zink-Dithiocarbamate werden als schnell wirkende Vulkanisationsbeschleuniger in der Gummiherstellung eingesetzt und können verbreitet in Gummiartikeln am Arbeitsplatz und im häuslichen Bereich vorkommen. Dithiocarbamate sind auch als Fungizide wirksam. Als solche können sie im Gartenbau, in der Landwirtschaft und als Konservierungsmittel in Farben, Ölen, Kühlschmiermitteln u.a. eingesetzt werden.

2 Arbeitsmedizinische und experimentelle Daten

Bei der standardmäßigen Testung mit dem Carba-Mix (ZBC, ZDC und Diphenylguanidin) wurden positive Reaktionen zwischen 0,9 und 17,3 % beobachtet [zit. bei 3]. Einige Untersucher fanden eine Relevanzrate der Testergebnisse von über 70 %. In Untersuchungen mit den Einzelsubstanzen wurden überwiegend häufiger positive Reaktionen auf ZDC als auf ZBC gesehen bzw. Gruppenreaktionen. Irritative Reaktionen des Carba-Mixes sollen durch Diphenylguanidin verursacht werden [zit. bei 3]. Bei Untersuchten mit *Gummikontaktekzem* wurden Sensibilisierungsraten bis 34,5 % auf den Carba-Mix [7] bzw. 24 % auf ZDC [8] gefunden. Die häufigste Ursache für eine Kontaktallergie gegen Zink-Dithiocarbamate sind Gummihandschuhe. Von 80 Patienten mit beruflich verursachter Gummiallergie waren 67 (84 %) durch Gummihandschuhe sensibilisiert, davon reagierten 25 % auf den Carba-Mix. 26 wurden mit einzelnen Gummichemikalien getestet und 5 davon reagierten auf ZDC [4]. Von 95 Beschäftigten in Heil- und Pflegeberufen reagierten 9,5 % und von 52 Reinigungskräften 5,8 % im Epikutantest auf den Carba-Mix. Als Ursache der Sensibilisierung wurden Gummihandschuhe angenommen [2]. Kreuzreaktionen treten mit strukturverwandten Thiuramen, die ebenfalls häufig als Vulkanisationsbeschleuniger eingesetzt werden, auf. Die Stoffklassen sollten deshalb nicht alternativ z.B. in Gummihandschuhen empfohlen werden. Der Maximierungstest an Meerschweinchen (Induktion mit 5 % und 25 %, Challenge mit 0,5 % und 2 %) war mit strukturverwandten Dithiocarbamaten, die als Fungizide eingesetzt werden, positiv (80 % bis 100 % Sensibilisierungsrate) [6]. Im Lymphknotentest (LINA) wurde an Gruppen von je 3 Mäusen und epikutaner Applikation von ZDC an 3 Tagen (2,5 % bis 10 %) konzentrationsabhängig eine schwache Proliferation nachgewiesen [5].

3 Bewertung

Die sensibilisierende Wirkung von Zink-Dithiocarbamate durch Hautkontakt (R43) wird durch die

Sensibilisierungsraten bei Gummiexponierten und in Testkollektiven sowie durch Kreuzreaktivität mit strukturverwandten Stoffen und die Ergebnisse tierexperimenteller Sensibilisierungen begründet.

4 Literatur

[1] Fuchs, T.: Gummi und Allergie. München-Deisenhofen: Dustri, 1995

[2] Gall, H.; Hutter, J.; Kaufmann, R.; Seidel, H.-J.: Epikutantest-Ergebnisse in Frauenberufen. Dermatosen 45 (1997), 160–164

[3] Greim, H. (Hrsg.): Gesundheitsschädliche Arbeitsstoffe. Toxikologischarbeitsmedizinische Begründungen von MAK-Werten. Dithiocarbamate, 1996, Weinheim: VCH-Losebl.-Ausg.

[4] von Hitzenstern J.; Heese, A.; Koch, H. U.; Peters, K.-P.; Hornstein, O. P.: Frequency, spectrum and occupa-tional relevance of type IV allergies to rubber chemicals. Contact Derm. 42 (1991), 244–252

[5] Ikarashi, Y.; Tsuchiya, T.; Nakamura, A.: Evaluation of contact sensitivity of rubber chemicals using the murine local lymph node assay. Contact Derm. 28 (1993), 77–80

[6] Matsushita, T.; Arimatsu, Y.; Nomura, S.: Experimental study on contact dermatitis caused by dithiocarbamates Maneb, Mancozeb, Zineb, and their related compounds. Int. Arch. Occup Environ. Health 37 (1976), 169–178

[7] Song, M.; Degreff, H.; de Maubeuge, J.; Dooms. Goossens, A.; Oleffe, J.: Contact-sensitivity to rubber additives in Belgium. Dermatologica 158 (1979), 163–167

[8] Wilson, H. T. H.: Rubber dermatitis. An investigation of 106 cases of contact dermatitis caused by rubber. Brit. J. Dermatol. 81 (1969), 175–179

6.47 Zink-diethyldithiocarbamat

(CAS-Nr. 14324-55-1) – (Bis(diethyldithiocarbamato)zink, Zink-N-diethyldithiocarbamat, ZDC)
vgl. 6.46 Zink-dibutyldithiocarbamat
(CAS-Nr. 136-23-2) – (Bis(dibutyldithiocarbamato)zink, ZBC, ZDB)

6.48 Zuckmückenhaltiger Staub

1 Vorkommen

Chironomidae sind eine Familie nicht-stechender Mücken (Ordnung: *Diptera*) mit weltweiter Verbreitung. Ihre Larven leben in sauerstoffarmen Gewässern und enthalten hochgradig polymorphe Hämoglobine für Sauerstoffspeicherung und -transport [15]. Kontakt besteht einerseits in wasserreichen Gebieten, in denen *Chironomidae* in großen Schwärmen auftreten (z.B. in Japan, Sudan, Wisconsin) [5, 6, 7, 9, 15, 16, 17, 18], andererseits im Rahmen der Verendung und Verarbeitung der Mückenlarven als Fischfutter. Mückenlarven werden vor allem als Trockenfutter in der Fischzucht in Deutschland häufig verwendet, so dass Fischfutterfabrikarbeiter, Zoohändler und Hobbyaquarianer exponiert sind [11, 13].

2 Arbeitsmedizinische und experimentelle Daten

Am besten untersucht ist die Art *Chironomus thummi,* die zwölf homologe Hämoglobine (Chi t 1-9) exprimiert. 1978 wurden die ersten zwei Fälle einer Allergie gegen *Chironomus thummi* beschrieben [3]. In weiteren Studien an insgesamt 2119 Personen (siehe Tabelle 1) zeigte sich, dass etwa 20 % der exponierten Personen von einer Typ-I-Sensibilisierung betroffen sind.

In dem Kollektiv aus Deutschland, das auch beruflich exponierte Personen enthält, sind sogar 33 % sensibilisiert. Patienten mit einer durch Chi t 1-9 induzierten Soforttypreaktion leiden überwiegend an Rhinitis und Konjunktivitis, aber auch an Bronchialasthma und Urtikaria. Dabei besteht eine enge Korrelation zwischen klinischen Symptomen, Haut-Prick-Tests und spezifischen IgE-Antikörpern (bestimmt mittels EAST oder RAST). Im bronchialen Provokationstest zeigte sich, dass weniger als 10 ng des Allergens bereits eine asthmatische Reaktion auslösen können [11]. Weiterhin ließ sich ein Dosis-Wirkungs-Zusammenhang zwischen Expositionsstärke einerseits und spezifischem IgE und Symptomen andererseits nachweisen.

Bei einem (geschätzten) Allergenkontakt von bis zu 5 mg/Monat zeigte sich ein Anteil von 18 % Sensibilisierter im Vergleich zu etwa 40 % Sensibilisierter bei höhergradigen Expositionen. Zu extrem hoher Exposition kommt es dabei vor allem im Rahmen beruflicher Tätigkeit (Fischfutterfabrik). Innerhalb der Erkrankten sind außerdem hohe IgE-Spiegel (>17,5 kU/l) überwiegend in den stärker exponierten Kollektiven festzustellen. Die Dauer der Exposition scheint dabei keine wesentliche Rolle zu spielen [12, 13].

Im Hinblick auf die Expositionsermittlung ist auch zu beachten, dass Studien mit 33 Chironomidenarten und Seren aus Europa, Japan und Amerika belegen, dass eine immunologische Kreuzreaktivität nahezu aller Familien besteht [8, 14].

3 Bewertung

Zuckmücken-Hämoglobine stellen strukturell, immunologisch und klinisch sehr genau untersuchte Allergene dar. Zahlreiche Studien belegen, dass etwa 20 % der exponierten Personen sensibilisiert sind. Dies gilt sowohl für den Kontakt mit den Mücken als auch den Larven; letztere sind vor allem im beruflichen Bereich relevant. Für den Umgang mit Larven wurde festgestellt, dass eine Exposition gegenüber mehr als 5 mg des Allergens Chi t 1-9 pro Monat mit einem erhöhten Anteil Sensibilisierter sowie gravierenderen Symptomen (Asthma) einhergeht.

4 Literatur

[1] Adachi, Y. et al.: Landesweite Intrakutan-Tests mit Zuckmückenextrakt bei Kindern mit Asthma bronchiale in Japan. Arerugi 1990; 39: 670–677

[2] Baur, X.; Liebers, V.: Insect hemoglobins (Chi t I) of the Diptera genus Chironomus are relevant environmental, occupational and hobby-related allergens. Int Arch Occ Environ Health 1992; 64: 185–188

[3] Baur X, Ziegler: Detection of potent insect antigens for humans: Hemoglobins (erythrocruorin) of chironomids. Naturwissenschaften 1980; 67: 365–367

[4] Ferro, G.; Corbetta, L.; Mander, A.; Pesiri, P.; Gamba, E.: Sensitivity to chironomids in the lagoon of Venice. Allergy 1993; 48: 181

[5] Gad el Rab, M.; Kay, A. B.: Widespread immunoglobulin E-mediated hypersensitivity in the Sudan to the 'green nimitti' midge, Cladotanytarsus lewisi (Diptera: Chironomidae). I. Diagnosis by radioallergosorbent test. J Allergy Clin Immunol 1980; 66: 190–197

[6] Ito, K.; Myamoto, T.; Shibuya, T.: Skin test and radioallergosorbent test with extracts of larval and adult asthmatic patients of the metropolitan area of Tokyo. Ann Allergy 1986; 57: 199–204

[7] Kagen, S.; Yunginger, J.; Johnson, R.: Lake fly allergy: Incidende of chironomid sensitivity in an atopic population. J Allergy Clin Immunol 1984; 73 (abstr): 187

[8] Kampen van, V.; Chen, Z.; Mazur, G.; Raulf, M.; Baur, X.: Epitop mapping of the insect allergen Chi t I

Tab. 1: Untersuchung zur Sensibilität von Chironomidae: Im Durchschnitt sind 20 % der exponierten Personen sensibilisiert

| Autor | Untersuchungsgruppe (n) | Land | Chironomidae Art | Exposition gegenüber | Untersuchung mittels | | Sensibilisierte (n) |
					Prick-Test (n)	IgE-Antikörper Bestimmung (n)	
Knüsel J. et al. [10] (1983)	8 Erwachsene	Deutschland	C. thummi	Larven	8	4	8
Schou C. et al. [17] (1991)	71 Erwachsene	Schweden	C. thummi	Mücken	71	71	55
Tee R.D. et al. [18] (1985)	26 Erwachsene	Schweden	C. lewisi C. thummi	Mücken	26	5	12
Adachi J. et al. [1] (1990)	718 Kinder	Japan	C. plumosus	Mücken	718	0	200
Ferro G. et al. [4] (1993)	680 Erwachsene	Italien	C. salinarius	Larven	680	0	36
Baur X. et al. [2] (1992)	290 Erwachsene	Deutschland	C. thummi	Larven	95	290	95
Baur X. et al. [2] (1992)	94 erwachsene Atopiker	Italien	C. thummi	Mücken	0	94	9
Baur X. et al. [2] (1992)	229 erwachsene Atopiker	Japan	C. thummi	Mücken	0	229	10
Baur X. et al. [2] (1992)	3 klinisch sensibilisierte Erwachsene	Wisconsin	C. thummi	Mücken	3	3	3
Gesamt	2119				1601 (75,5%)	696 (32,8%)	428 (20,2%)

component III with monoclonal antibodies. Mol Immunol 1994; 31;15:1133–1140

[9] Kino, T.; Chihara, J.; Fukuda, K.; Sasaka, X.; Shogaki, Y.; Oshima, S.: Allergy to insects in Japan. High frequency of IgE antibody response to insects (moth, butterfly, caddis fly and chironomid) in patients with bronchial asthma and immunochemical quantitation of the insect-related airborne particles smaller than 10 um in diameter. J Allergy Clin Immunol 1987; 79:857–866

[10] Knüsel, J.; Wütherich, B.: Aquarium-Allergie: Fischfutter, auch ein häusliches Allergen. Schweiz med Wochenschr 1983; 113: 658–662

[11] Liebers, V.; Baur, X.: Chironomidae haemoglobin Chi t I – characterization of an important inhalant allergen. Clin Exp Allergy 1994; 24: 100–108

[12] Liebers, V.; Raulf-Heimsoth, M.; Hoernstein, M.; Czuppon, A.; Baur. X.: Allergien am Arbeitsplatz – Dosis-Wirkungsbeziehung der spez. IgE-Bildung und CD23-Expression. Dokumentationsband über die Verhandlungen der Deutschen Gesellschaft für Arbeitsmedizin und Umweltmedizin e.V., 33. Jahrestagung in Wiesbaden vom 10. bis 13. Mai 1993, Gentner Verlag Stuttgart; 621–624

[13] Liebers, V.; Hornstein, M.; Baur, X.: Humoral immune response to the insect allergen Chi t I in aquarists and fish food factory workers. Allergy 1993; 48: 236–239

[14] Nagano, T.; Okano, M.; Ono, T.; Masuda, Y.: Analysis of antigenic determinants shared by two different allergens recognized by human T cells: house dust mite (Dermatophagoides pteronyssinus) and chironomid midge (Chironomus yoshimatsui). Allergy 1992; 47: 554–559

[15] Osmulski, P.; Leyko, W.: Structure, function and physiological role of Chironomus haemoglobin. Comp Biochem Physiol 1986; 85B: 701–722

[16] Sasa, M.: House dust mite and chironomid midges in Japan; in Myamoto T. ed.: Int Symp Mite and midge allergy. Tokyo 1988; 1–21

[17] Schou, C.; Eriksson, N.; Löwenstein, H.: IgE-binding of Chironomid-allergic patients. Allergy Clin Immunol News, Suppl. 1991; Hogrete & Huber Publishers Toronto (abstr.)

[18] Tee, R.; Cranston, P.; Dewair, M.; et al.: Evidence for haemoglobins as common allergenic determinants in IgE mediated hypersensitivity to chironomids (nonbiting midges). Clin Allergy 1985; 15: 335–343

7

Medizinisch-wissenschaftliche Begründungen zu arbeitsmedizinischen Untersuchungen bei physikalischen Einwirkungen

7.0 Einführung

Neben den Arbeitsschutzregelungen zu biologischen und gefährlichen Stoffen und der neuen Lärm-Vibrations-Arbeitsschutz-Verordnung mit ihren klassischen Anhängen gibt es verschiedenste Gefährdungen und gefahrgeneigte Tätigkeiten mit einem hohen Erkrankungs- oder Arbeitsunfallrisiko der mit derartigen Tätigkeiten beauftragten Beschäftigten, bei denen arbeitsmedizinische Untersuchungen rechtlich vorgeschrieben oder aus Gründen der Fürsorgepflicht angezeigt sind.

Die getroffene Auswahl dieser 24 Anlässe ist jeweils alphabetisch in den Kapiteln 7 bis 9 aufgearbeitet worden:

Kapitel	Gefährdungsbereich	Anzahl
7	Physikalische Einwirkungen	11
8	Branchenspezifische Tätigkeiten	5
9	Branchenübergreifende Tätigkeiten	8

Der Großteil der hier beschriebenen Begründungen wurde von einem Arbeitskreis der BAuA erarbeitet. Die zwecks Vervollständigung notwendig erachteten Untersuchungsanlässe folgten aus systematischen Gründen dem gleichen Grundschema. Für die im Kapitel 7 begründeten Untersuchungsanlässe hat sich aus den Sach- und Diskussionszwängen folgender systematischer Aufbau angeboten:

7.   **Arbeiten in/mit (Exposition/Tätigkeit)**
1   Zweck der Untersuchung
2   Medizinische Grundlagen

Hinweis

Ist der Arbeitgeber ein Arzt, der ggf. die Voraussetzungen der §§ 15 Abs. 3 BioStoffV und GefStoffV oder von § 13 Abs. 4 LärmVibrations-ArbSchV erfüllt, darf er sich nicht selbst mit der Durchführung der arbeitsmedizinischen Vorsorgeuntersuchung im eigen Betrieb beauftragen. Auf die Regelung in § 15 Abs. 3 Satz 2 GefStoffV und BioStoffV (fehlt in § 13 Abs. 4 Satz 2 LärmVibrationsArbSchV) „.... und die selbst keine Arbeitgeberpflichten gegenüber den zu untersuchenden Beschäftigten wahrnehmen" (vgl. Kap. 2 → beauftragte Ärzte) wird ausdrücklich hingewiesen.

2.1   Gefährdungspotenzial
2.2   Verursachung von Berufskrankheiten oder Arbeitsunfällen
2.3   Beeinflussung der allgemeinen Morbidität
2.4   Lebensbedrohliche akute Risiken
2.5   Beschäftigungsverbote
3   Verfügbarkeit diagnostischer Methoden
4   Präventives Potenzial
5   Rechtliche Grundlagen/Sonstige Hinweise
5.1   Rechtsvorschriften
5.2   Sonstige Hinweise
6   Auslösekriterien nach geltendem Recht
6.1   Pflichtuntersuchung
6.2   Angebotsuntersuchung
7   Quellenverzeichnis (Literatur)

7.0.1 Liste der physikalischen Einwirkungen

7.1   Arbeiten in sauerstoffreduzierter Atmosphäre
7.2   Elektromagnetische Felder
7.3   Ganzkörpervibrationen
7.4   Hand-Arm-Vibrationen
7.5   Hitzearbeiten
7.6   Ionisierende Strahlung
7.7   Kältearbeiten
7.8   Lärm
7.9   Manuelle Lastenhandhabung (Heben, Tragen, Ziehen, Schieben)
7.10 Optische Strahlung (Laser, Ultraviolett, sichtbares Licht und Infrarot)
7.11 Überdruck (Arbeiten in Druckluft/Tauchen)

7.1 Arbeiten in sauerstoffreduzierter Atmosphäre

1 Untersuchungszweck

Feststellung der Tauglichkeit für Arbeiten in sauer-stoffreduzierter Atmosphäre (vgl. auch Kap. 9.7 – G 26).

Schutz der Beschäftigten vor Gesundheitsgefähr-dungen durch Arbeiten in sauerstoffreduzierter At-mosphäre.

2 Medizinische Grundlagen

2.1 Gefährdungspotenzial

Expositionen gegenüber einer sauerstoffreduzierten Atmosphäre bei beruflichen Tätigkeiten kommen vor unter

- normalem atmosphärischem Druck (normobare Hypoxie) in Räumen und Anlagen, die u. a. für Brandschutzzwecke mit reduziertem Sauerstoff-partialdruck betrieben werden,
- erniedrigtem atmosphärischem Druck in Luft-fahrzeugen, Tätigkeiten in Unterdruckkammern oder in geographisch hoch gelegenen Gebieten (über 2000 m ü. N. N.).

Räume mit sauerstoffreduzierter Atmosphäre (EDV-Räume, Lager) sind keine ständigen Arbeitsplätze, sondern werden nur zur Kontrolle, Wartung und Reparatur begangen. Gleiches gilt für Erkundungs-gänge, Brandbekämpfungs- und Rettungsarbeiten sowie für Arbeiten in Behältern und engen Räumen. Die Aufenthaltsdauer beträgt zwischen 5 Minuten und im Ausnahmefall bis 8 Stunden. Bei bestimm-ten Einsatzbedingungen wie zum Beispiel Erkun-dungsgängen, Brandbekämpfungs- und Rettungs-arbeiten sowie bei Arbeiten in Behältern und engen Räumen ist zu beachten, dass neben dem Sauer-stoffmangel gleichzeitig eine Gefahrstoffexposition gegeben sein kann.

Arbeiten in sauerstoffreduzierter Atmosphäre füh-ren zu einem herabgesetzten Sauerstoffpartialdruck im arteriellen Blut und damit zur verminderten Sauerstoffversorgung der Körpergewebe.

In Anpassung dazu kommt es zu vertiefter Atmung, Aktivierung des sympathischen Nervensystems, Herz-Kreislauf-Veränderungen (Zunahme der Herz-frequenz, Blutdruckveränderungen, Widerstands-erhöhung im Lungenkreislauf, vermehrtem Blut-fluss in den Herzkranz- und Hirngefäßen), ver-mehrter Wasserausscheidung und bei längerer Einwirkung Stimulation der Blutbildung (Höhen-training zur Erythrozytenvermehrung). Während für Tätigkeiten unter normobarer Hypoxie arbeits-medizinische Langzeiterfahrungen noch nicht vor-liegen, gibt es ausreichende Erkenntnisse zur hy-pobaren Hypoxie bei Aufenthalten in der Höhe.

Ab ca. 1800 m ü. NN reagiert der menschliche Körper mit Kompensationsmechanismen. Der O_2-Mangel kann von Gesunden bis zu Höhen von 3000 – 3600 m (bis auf Einschränkungen des Kurzzeit-gedächtnisses ab 2400 m) weitgehend kompensiert werden. Ab ca. 4500 m Höhe muss der Atemluft zu-nehmend Sauerstoff zugemischt werden, um einen normalen pO_2 zu erreichen. In Höhen ab 5400 m wird die kritische O_2-Sättigung von 75 % unter-schritten. Über 6600 m ist der O_2-Mangel nicht mehr kompensierbar.

Das Risiko der sogenannten *Höhenkrankheit* steigt mit zunehmender Höhe bzw. fallendem Sauerstoff-partialdruck individuell unterschiedlich schnell. Das Auftreten ist auch abhängig vom Trainingszustand und der Erfahrung. Untrainierte und Unerfahrene können bereits in 1500 m Höhe Symptome auf-weisen, die bei Trainierten erst ab 4000 m Höhe zu beobachten sind. Eine vollständige Akklimatisation ist nur bis in Höhen von ca. 5300 m möglich und benötigt mehrere Wochen. Die Höhenkrankheit ist gekennzeichnet durch Kopfschmerzen, Übelkeit, Müdigkeit, Schwächegefühl, Schwindel und Schlaf-losigkeit.

Die Symptome treten innerhalb von Stunden auf. Die Beschwerden klingen nach Verlassen der Höhe in der Regel rasch wieder ab. Im Vollbild kann die Höhenkrankheit mit Handlungsunfähigkeit, Be-wusstlosigkeit und Tod einhergehen.

Entsprechend dem beschriebenen Pathomechanis-mus des Sauerstoffmangels sind Personen mit vor-bestehenden Erkrankungen (sog. Vorschäden), die mit eingeschränkter Sauerstoffversorgung einher-gehen (Lungenkrankheiten, Herz-Kreislauf-Krank-heiten, Anämie) besonders gefährdet.

Der inspiratorische und alveoläre Sauerstoffpartial-druck reduziert sich mit zunehmender Höhe wie in Tabelle 1 beschrieben (nach PAPENFUSS, 1990).

Tabelle 1: Inspiratorischer und alveolärer Sauerstoffpartialdruck

Höhe [m]	0	2000	3000	4000	5000	6000	7000	8000
pO_2 insp [kPa]	20,0	15,3	13,3	11,6	10,0	8,5	7,3	6,1
pO_2 alveol [kPa]	13,3	10,1	8,1	6,7	5,6	5,1	4,7	4,2

Besonderheiten der Exposition in Druckkabinen von Flugzeugen (vgl. auch Kap. 8.3)

Reiseaufenthalte in Luftfahrzeugen sind unter Normalbedingungen charakterisiert durch eine relativ kurze und gewöhnlich milde Hypoxie.

Moderne Passagiermaschinen fliegen in Höhen bis ca. 10.000 m. Die Maschinen sind mit Druckkabinen ausgestattet, über die in den Kabinen ein Luftdruck realisiert wird, der einem Aufenthalt in einer Höhe von etwa 8000 ft (2438 m, ca. 15 kPa $pO_{2(insp.)}$) entspricht. Zu berücksichtigen sind zusätzlich die technisch bedingte geringe Luftfeuchtigkeit in Passagiermaschinen, die zu Austrocknungserscheinungen der Schleimhäute führen können. Durch die relativ raschen Luftdruckveränderungen bei Start und Landung der Flugzeuge kommt es zu Volumenveränderungen von eingeschlossenen Gasen in luftgefüllten Körperhöhlen (z. B. Mittelohr, Nasennebenhöhlen) und zu entsprechenden Beschwerden insbesondere bei gestörter Belüftung der Körperhöhlen.

2.2 Verursachung von Berufskrankheiten oder Arbeitsunfällen

Gesundheitsstörungen durch Hypoxie (Sauerstoffmangel, Ersticken) sind in der Regel Arbeitsunfälle. Berufskrankheit: keine.

2.3 Beeinflussung der allgemeinen Morbidität

Epidemiologische Daten liegen dazu nicht vor.

2.4 Lebensbedrohliche akute Risiken

Hypoxie kann unter besonderen Umständen zum Tode führen.

2.5 Beschäftigungsverbote

§ 22 JArbSchG; § 4 MuSchG; § 4 MuSchRiV.

3 Verfügbarkeit diagnostischer Methoden

Die Einschätzung der Tauglichkeit für Arbeiten in sauerstoffreduzierter Atmosphäre und die fundierte Bewertung der möglichen Auswirkungen solcher Arbeiten erfordern insbesondere Methoden zur Diagnostik von internistischen und neurologisch-psychiatrischen Erkrankungen sowie den Einsatz von Verfahren der Leistungsdiagnostik (vgl. G 26).

– Für Tätigkeiten in sauerstoffreduzierter Atmosphäre unter normobaren Bedingungen wurde in der Fachliteratur eine vorläufige Empfehlung zur Durchführung spezieller arbeitsmedizinischer Vorsorgeuntersuchungen (ANGERER und NOWAK, 2003) publiziert.

– In der Handlungsanleitung der Länder (LV 38 des LASI) wird empfohlen, vor Aufnahme der Tätigkeit und in regelmäßigen Abständen arbeitsmedizinisch entsprechend dem berufsgenossenschaftlichen Grundsatz G 26 zu untersuchen.

– BGG 904-G26 Berufsgenossenschaftlicher Grundsatz für arbeitsmedizinische Vorsorgeuntersuchungen G 26 „Atemschutzgeräte".

– Die einschlägigen Vorschriften der Flugmedizin entsprechen den besonderen Anforderungen von Tauglichkeitsbeurteilungen.

4 Präventives Potenzial

Bei Anwendung der Technologie mit sauerstoffreduzierter Atmosphäre kommt der Gefährdungsbeurteilung besondere Bedeutung zu, die insbesondere die Sauerstoffkonzentration, die Dauer der Einwirkung und die Art der Tätigkeit (Arbeitsschwere, mögliche zusätzliche Gefahrstoffbelastungen etc.) berücksichtigen muss.

Durch arbeitsmedizinische Untersuchungen sind die individuellen Voraussetzungen für eine solche Tätigkeit und in Wiederholungsuntersuchungen die individuelle Reaktion auf diese Arbeiten festzustellen.

Insbesondere ist nach Vorerkrankungen (ererbte oder erworbene Vorschäden), die mit einer besonderen Gefährdung bei Arbeiten unter sauerstoffreduzierter Atmosphäre einhergehen können, zu fahnden und auf der Basis dieser Ergebnisse individuell bezüglich möglicher Frühsymptome und entsprechender Verhaltenmaßregeln zu beraten.

In den Nachuntersuchungen ist gezielt nach Zeichen der so genannten Höhenkrankheit und möglichen Folgen zu suchen. Durch regelmäßige Unterweisung der Beschäftigten und gegebenenfalls individuell festgelegte Verhaltensregeln sind akute und chronische Folgen von Sauerstoffmangel zu vermeiden.

5 Rechtliche Grundlagen/Sonstige Hinweise
5.1 Rechtsvorschriften

Keine.

5.2 Sonstige Hinweise

BGI 768 „Arbeitshilfe zur Durchführung von arbeitsmedizinischen Vorsorgeuntersuchungen bei fliegendem Personal (Kabine)",
BGR 190 „Benutzung von Atemschutzgeräten",
LV 38 Handlungsanleitung für die Beurteilung von Arbeiten in sauerstoffreduzierter Atmosphäre für die Arbeitsschutzverwaltungen der Länder.

6 Auslösekriterien nach geltendem Recht

6.1 Pflichtuntersuchung

Keine.

6.2 Angebotsuntersuchung

Keine.

Bei Beschwerden hat der Beschäftigte das Recht auf eine arbeitsmedizinische Untersuchung und Beratung nach § 11 ArbSchG.

7 Quellenverzeichnis

Angerer, P. und Nowak, D.: Working in permanent hypoxia for fire protection – impact on health. Int Arch Occup Environ Health 76 (2003) 87–102

BGG 904-G26 Berufsgenossenschaftlicher Grundsatz für arbeitsmedizinische Vorsorgeuntersuchungen G 26 „Atemschutzgeräte", Mai 2004

BGI 504-26 Auswahlkriterien für die spezielle arbeitsmedizinische Vorsorge nach dem Berufsgenossenschaftlichen Grundsatz G 26 „Atemschutzgeräte", BGZ, 1998

BGI 768-1 „Arbeitshilfe zur Durchführung von arbeitsmedizinischen Vorsorgeuntersuchungen bei fliegendem Personal (Kabine)", BGF, März 1999

BGI 768-2 „Arbeitshilfe zur Durchführung von arbeitsmedizinischen Vorsorgeuntersuchungen bei fliegendem Personal (Cockpit)", BGF, Juli 2005

BGR 190 „Benutzung von Atemschutzgeräten", HVBG, Fachausschuss „Persönliche Schutzausrüstungen" der BGZ, April 2004

DeHart, R.: Fundamental of Aerospace Medicine. Williams & Wilkinson: Baltimore, 3. Auflage, 2002

Ernsting, J. Aviation medicine. butterworth Heinemann: Oxford, 4. Auflage, 2002

LV 38 Handlungsanleitung für die Beurteilung von Arbeiten in sauerstoffreduzierter Atmosphäre für die Arbeitsschutzverwaltungen der Länder, Länderausschuss für Arbeitsschutz und Sicherheitstechnik (LASI), April 2005

Papenfuß, W: Luftfahrtmedizin: mit einer Einführung in die Raumfahrtmedizin/Autorenkollektiv unter der Leitung von Winfried Papenfuss. [Autoren Frauke Althoff ...].– 1. Aufl. Brandenburgisches Verl.-Haus: Berlin, 1990

Seidel, H.-J.; Bittighofer, P. M.: Checkliste XXL Arbeits- und Betriebsmedizin. – 2. Auflage, Stuttgart; New York: Georg Thieme Verlag, 1997

Siedenburg, J.: Umgebungsdruck, erniedrigt. – In: Medizinisches Lexikon der beruflichen Belastungen und Gefährdungen – Definitionen, Vorkommen, Arbeitsschutz./hrsg. Landau, K. und Pressel, G.– 1. Auflage, Gentner Verlag: Stuttgart, 2004, S. 649–660

Siedenburg, J.; Rose, D.-M.: Fliegendes Personal. – In: Handbuch der Arbeitsmedizin/hrsg. Konietzko,J.; Dupuis, H.; Letzel,S. – ecomed: Landsberg, 34 Erg. Lfg. 12/03, Kapitel IV-9.6.3

Ward, P.W.; Milledge, J.S.; West, J.B.: High Altitude medicie and physiology. Arnold, London

Wenzel, J.: Arbeiten in sauerstoffreduzierter Atmosphäre.– Caisson, 20(2005)3: S.16

7.2 Elektromagnetische Felder

1 Untersuchungszweck

Schutz der Beschäftigten vor Gesundheitsgefährdungen durch elektromagnetische Felder.

2 Medizinische Grundlagen

2.1 Gefährdungspotenzial

Gesichert sind so genannte Kurzzeitwirkungen infolge Induktion von elektrischen Strömen im Organismus, durch Absorption von Energie durch den Organismus und durch Kontaktströme. Die Wirkung elektromagnetischer Felder auf den Menschen ist abhängig vom Frequenzbereich. Bei Einwirkung niederfrequenter Felder kann es durch die induzierten Ströme im Körper zu Reizungen von Muskeln, Nerven und Sinnesorganen (z. B. Magnetophosphene, otoakustische Sensationen) kommen. Hoch-frequente elektromagnetische Felder (mit einer Frequenz von 30 kHz und höher) werden beim Eindringen in biologische Materie absorbiert und in Wärme umgewandelt.

Bei ausreichend hoher Intensität kann das bei lokaler Einwirkung zu Erkrankungen führen (z. B. *Grauer Star* der Augenlinse bei Exposition gegenüber Höchstfrequenzfeldern). Bei längerer Ganzkörpereinwirkung kommt es zur Erhöhung der Körperkerntemperatur.

Die EMF-Exposition von ruhenden Menschen über 30 Minuten, die zu einer Gesamtkörper-SAR* zwischen 1 und 4 W/kg führt, bewirkt einen Anstieg der Körpertemperatur von weniger als 1 Grad Celsius (6). Die Exposition gegenüber stärkeren Feldern, die zu SAR-Werten über 4 W/kg führt, kann

---

* SAR = spezifische Energieabsorptionsrate (Watt/kg).
  Neben der mittleren Gesamtkörper-SAR werden lokale SAR-Werte benutzt, um Energiekonzentrationen in kleineren Körperbereichen infolge besonderer Expositionsbedingungen zu bewerten und zu begrenzen

die Thermoregulationskapazität überfordern und schädliche Pegel der Gewebserwärmung hervorrufen. Bei Einhaltung der Expositionsgrenzwerte der EU-Richtlinie sind derartige Wirkungen nicht zu erwarten.

Besondere Gefährdungsmöglichkeiten bestehen für Beschäftigte, bei denen aktive oder passive Körperhilfsmittel bzw. ferromagnetische oder leitfähige Fremdkörper vorhanden sind (Auftreten von Funktionsstörungen, Kraftwirkungen oder lokaler Erwärmung des Implantates und seiner Umgebung). Bei Herzschrittmachern (HSM) stellt die gesamte Schrittmacher-Elektroden-Konfiguration eine Antenne bzw. Induktionsschleife und damit eine Empfangseinrichtung für von außen einwirkende Felder dar. Die Folgen einer Beeinflussung können in Abhängigkeit von der Funktionsweise des Implantates von kaum merklichen Unregelmäßigkeiten der Herzaktion über leichten Schwindel bis zum Bewusstseinsverlust und im Extremfall zum Tod des HSM-Trägers reichen.

Eine Sicherheit für elektromagnetische Implantate ist auch bei Einhaltung der Expositionsgrenzwerte der EU-Richtlinie nicht gegeben. Hinweise auf Schwellenwerte, oberhalb derer Funktionsstörungen von implantierten Herzschrittmachern und Defibrillatoren auftreten können, gibt die E DIN VDE 0848-3-1, Punkt 5.

Gesicherte Erkenntnisse zu chronischen Wirkungen durch EMF-Belastung liegen bis auf die zum *Grauen Star* nicht vor. Bisherige Hinweise auf andere Wirkungen sind nicht konsistent und auch die dafür angenommenen Mechanismen gelten nicht als evidenz-basiert. Deshalb werden Langzeitwirkungen (einschließlich möglicher kanzerogener Wirkungen) auf Grund einer Exposition gegenüber elektromagnetischen Feldern, für die kein schlüssiger wissenschaftlicher Beweis für einen kausalen Zusammenhang vorliegt, von der Richtlinie nicht abgedeckt.

Die nichtthermischen Effekte wurden seitens ICNIRP nicht für die Ableitung der Referenz- bzw. Grenzwerte berücksichtigt.

2.2 Verursachung von Berufskrankheiten oder Arbeitsunfällen

Katarakt durch Mikrowellen wurde in der ehem. DDR im so genannten Sonderentscheidverfahren als Berufskrankheit anerkannt. Im berufsgenossenschaftlichen Bereich sind weder vor 1990 noch nach der Wiedervereinigung solche Entscheidungen getroffen worden.

2.3 Beeinflussung der allgemeinen Morbidität

Eine Beeinflussung der allgemeinen Morbidität in epidemiologisch messbarem Ausmaß ist nicht gesichert (s. o. zu chronischen Wirkungen). Bei Trägern von aktiven und passiven Körperhilfsmitteln kann es unter Einwirkung von EMF zu Funktionsstörungen kommen.

2.4 Lebensbedrohliche akute Risiken

Bei Trägern von elektronischen Implantaten wie Herzschrittmachern können durch EMF verursachte Funktionsstörungen lebensgefährlich sein.

Außerdem können sich akute Effekte mit Überwärmung des Körpers nur bei Einwirkung sehr hochfrequenter Wechselfelder mit hohen Feldstärken ergeben, die z. B. in unmittelbarer Nähe von Telekommunikationsanlagen (z. B. Rundfunk- und Fernsehsendeanlagen) oder Radareinrichtungen auftreten.

2.5 Beschäftigungsverbote

§ 22 JArbSchG; § 4 MuSchG; § 4 MuSchRiV.

3 Verfügbarkeit diagnostischer Methoden

Da keine spezifischen Methoden bekannt sind, erfolgt die klinische Untersuchung mit in der Arbeitsmedizin üblichen Untersuchungsverfahren, z. B. BAPRO.

In der Anamnese ist insbesondere zu fragen nach:
– Elektronischen Implantaten (Herzschrittmacher, Innenohrprothesen usw.),
– passiven Implantaten (z. B. Marknägel, künstliche Gelenke),
– ferromagnetischen oder leitfähigen Fremdkörpern (z. B. auch Metallsplitter),
– Sehstörungen (Früherkennung von Grauem Star).

4 Präventives Potenzial

Die Ergebnisse von Untersuchungen von exponierten Beschäftigten haben Bedeutung für die Früherkennung von möglichen Wirkungen und die Abgrenzung arbeitsbedingter ätiologischer Anteile in der komplexen Ätiologie von gesundheitlichen Schädigungen unter Berücksichtigung der Expositionsdaten.

Bei Verdacht auf beginnenden grauen Star sind spezielle augenärztliche Untersuchungen angezeigt. Die gewonnenen Informationen gehen in gegebenenfalls erforderliche Maßnahmen zur Vermeidung und Verringerung von Risiken ein.

Bei Trägern von aktiven oder passiven Körperhilfsmitteln ist jeweils eine gesonderte Beurteilung erforderlich, um durch individuelle expositions- und implantatbezogene Beratung der Beschäftigten Funktionsstörungen vermeiden zu können. Sofern bei einem Beschäftigten die Einbringung eines aktiven Implantates geplant ist, kann bei Arbeiten mit einer künftig möglichen Gefährdung der Funktion des Implantates durch den Betriebsarzt eine Empfehlung gegeben werden, welche Implantate (z. B. Herzschrittmachertypen und -schaltungen) geeignet sind.

5 Rechtliche Grundlagen/Sonstige Hinweise

5.1 Rechtsvorschriften
Bisher keine.
Die Richtlinie 2004/40/EG befindet sich derzeit im nationalen Umsetzungsprozess. In der RL wird bezüglich einer angemessenen Gesundheitsüberwachung auf Artikel 14 der Richtlinie 89/391/EWG Bezug genommen.

5.2 Sonstige Hinweise
BGV B 11: Elektromagnetische Felder – ohne Aussagen zu Untersuchungen,
BGR B 11: Elektromagnetische Felder – ohne Aussagen zu Untersuchungen.

6 Auslösekriterien nach geltendem Recht

6.1 Pflichtuntersuchung:
Keine.

6.2 Angebotsuntersuchung:
Keine.
Bei Beschwerden hat der Beschäftigte das Recht auf eine arbeitsmedizinische Untersuchung und Beratung nach § 11 ArbSchG.

7 Quellenverzeichnis

26. Verordnung zum Bundesimmissionsschutzgesetz (Verordnung über elektromagnetische Felder – 26. BImSchV) vom 16.12.1996 (BGBl. I S. 1966)

BGG 904 Berufsgenossenschaftlicher Grundsatz für arbeitsmedizinische Vorsorgeuntersuchungen: Basisuntersuchungsprogramm – BAPRO, Mai 2004

BGR B 11: Elektromagnetische Felder – ohne Aussagen zu Untersuchungen

BGV B 11: Elektromagnetische Felder – ohne Aussagen zu Untersuchungen

DIN VDE 0848-1: Sicherheit in elektrischen, magnetischen und elektromagnetischen Feldern: Definition. Mess- und Berechnungsverfahren. 2000

E DIN VDE 0848-3-1: Sicherheit in elektrischen, magnetischen und elektromagnetischen Feldern. Schutz von Personen mit aktiven Körperhilfsmitteln im Frequenzbereich 0 Hz bis 300 GHz. Entwurf, Mai 2002

ICNIRP 1998: Guidelines for limiting exposure to time-varying electric, magnetic, and electromagnetic fields (up to 300 GHz). Health Physics 74 (4), 494–522, 1998

ICNIRP 2002: General approach to protection against non-ionizing radiation. Health Physics 82 (4), 540–548, 2002

SSK 2001: Grenzwerte und Vorsorgemaßnahmen zum Schutz der Bevölkerung vor elektromagnetischen Feldern (Empfehlung der Strahlenschutzkommission, verabschiedet in der 173. Sitzung am 04. Juli 2001), Berichte der Strahlenschutzkommission, Heft 29, Urban & Fischer, 2001

Exposure to static and low frequency electromagnetic fields, Biological effects and health consequences (0–100 kHz) – Review of the scientific evidence and health consequences. Bernhardt, J. H.; Matthes, R.; McKinlay, A.; Vecchia, P.; Veyret, B.(eds.), International Commission on Non-Ionizing Radiation Protection, 2003

IEGMP (2000). Mobile phones and health. Report of an independent expert group on mobile phones. Chairman, Sir William Stewart Chilton, NRPB. und Mobile Phones and Health. Report by the Board of NRPB. Doc NRPB 15(5) 1–116, 2004

Richtlinie 2004/40/EG des Europäischen Parlaments und des Rates vom 29. April 2004 über Mindestvorschriften zum Schutz von Sicherheit und Gesundheit der Arbeitnehmer vor der Gefährdung durch physikalische Einwirkungen (elektromagnetische Felder) (18. Einzelrichtlinie im Sinne des Artikels 16 Absatz 1 der Richtlinie 89/391/EWG), Berichtigung der Richtlinie im Amtsblatt der Europäischen Union 1.159 vom 30. April 2004

7.3 Ganzkörper-Vibrationen

1 Untersuchungszweck

Schutz der Beschäftigten vor Gesundheitsgefährdungen durch mechanische Ganzkörperschwingungen (GKV).

2 Medizinische Grundlagen

2.1 Gefährdungspotenzial

Langjährige Exposition gegenüber Ganzkörper-Schwingungen erhöht das Risiko für das Auftreten von degenerativen Erkrankungen der Lendenwirbelsäule.

Bei langjähriger Einwirkung von Ganzkörper-Schwingungen im Bereich und oberhalb einer Beurteilungsbeschleunigung von aw(8) = 0,5 ms^{-2} ist ein Gesundheitsrisiko möglich, bei langjähriger Einwirkung oberhalb einer Beurteilungsbeschleunigung von aw(8) = 0,8 ms^{-2} ist ein Gesundheitsrisiko wahrscheinlich.

Risikoerhöhende Faktoren sind: Alter zu Beginn der Exposition > 40 Jahre, vorgeneigte oder verdrehte Haltung, Stoßhaltigkeit, kurze tägliche Expositionsabschnitte mit hoher Intensität, länger dauernde Expositionszeiten mit hoher Intensität in Verbindung mit länger dauernden Expositionspausen oder Zeiten mit sehr geringer Intensität.

2.2 Verursachung von Berufskrankheiten oder Arbeitsunfällen

BK 2110 „Bandscheibenbedingte Erkrankungen der LWS durch langjährige, vorwiegend vertikale Einwirkung von GKV im Sitzen, die zur Unterlassung aller Tätigkeiten gezwungen haben, die für die Entstehung, die Verschlimmerung oder das Wiederaufleben der Krankheit ursächlich waren oder sein können".

2.3 Beeinflussung der allgemeinen Morbidität

Degenerative Erkrankungen der LWS.

2.4 Lebensbedrohliche akute Risiken

Keine.

2.5 Beschäftigungsverbot

§ 22 JArbSchG; § 4 MuSchG; § 4 MuSchRiV.

3 Verfügbarkeit diagnostischer Methoden

BGG 904-G46 Berufsgenossenschaftlicher Grundsatz für arbeitsmedizinische Vorsorgeuntersuchungen G 46 „Belastungen des Muskel- und Skelettsystems",

Grifka, J.; Dinhardt, O.; Liebers, F.: Mehrstufendiagnostik von Muskel-Skelett-Erkrankungen in der arbeitsmedizinischen Praxis,

Hartmann, B.; Spallek, M.; Liebers, F.; Schwarze, S.; Linhardt, O.: Leitfaden zur Diagnostik von Muskel-Skelett-Erkrankungen bei arbeitsmedizinischen Vorsorgeuntersuchungen.

4 Präventives Potenzial

Vermeidung der Entstehung der oben genannten Berufskrankheit,

individuelle Beratung unter Berücksichtigung des Untersuchungsbefundes,

Begrenzung der Exposition.

5 Rechtliche Grundlagen/Sonstige Hinweise

5.1 Rechtsvorschriften

Verordnung zum Schutz der Beschäftigten vor Gefährdungen durch Lärm und Vibrationen (LärmVibrationsArbSchV) vom 6. März 2007 (BGBl. I S. 261).

5.2 Sonstige Hinweise

BGI 504-46,
BGG 904-G46 „Belastungen des Muskel- und Skelettsystems".

6 Auslösekriterien nach geltendem Recht

6.1 Pflichtuntersuchung:

§ 14 Abs. 1 Nr. 2 LärmVibrationsArbSchV.

6.2 Angebotsuntersuchung:

§ 14 Abs. 3 Nr. 2 und Abs. 4 LärmVibrationsArbSchV.

7 Quellenverzeichnis

BGI 504-46 Auswahlkriterien für die spezielle arbeitsmedizinische Vorsorge nach dem Berufsgenossenschaftlichen Grundsatz G 46 „Belastungen des Muskel- und Skelettsystems", August 2005

BGG 904-G46 Berufsgenossenschaftlicher Grundsatz für arbeitsmedizinische Vorsorgeuntersuchungen G 46 „Belastungen des Muskel- und Skelettsystems", Juni 2005

Grifka, J.; Dinhardt, O.; Liebers, F.: Mehrstufendiagnostik von Muskel-Skelett-Erkrankungen in der arbeitsmedizinischen Praxis. – 2. Auflage, Schriftenreihe der Bundesanstalt für Arbeitsschutz und Arbeitsmedizin – Sonderschrift S 62, 42; Wirtschaftsverlag NW: Bremerhaven, 2005

Hartmann, B.; Spallek, M.; Liebers, F.; Schwarze, S.; Linhardt, O.: Leitfaden zur Diagnostik von Muskel-Skelett-Erkrankungen bei arbeitsmedizinischen Vorsorgeuntersuchungen. – Arbeitsmedizin Sozialmedizin Umweltmedizin, 41(2006)1: S. 5–15 sowie Erratum in 41(2006)2: S. 87

Merkblatt zur Berufskrankheit Nr. 2110 der Anlage zur Berufskrankheiten-Verordnung (BKV), Bundesarbeitsblatt 7-2005, S. 43–48

Richtlinie 2002/44/EG des Europäischen Parlaments und des Rates vom 25. Juni 2002 über Mindestvorschriften zum Schutz von Sicherheit und Gesundheit der Arbeitnehmer vor der Gefährdung durch physikalische Einwirkungen (Vibrationen) – (16. Einzelrichtlinie im Sinne des Artikels 16 Absatz 1 der Richtlinie 89/391/EWG. Amtsblatt der Europäischen Gemeinschaften L177/13–L177/19)

Seidel, H.; Griffin, M.J.: Whole-body vibration. In: Encyclopaedia of Occupational Health and Safety/Eds.: Stellman, J. M.; McCann, M.; Warshaw, L.; Brabant C.: – 4.ed. – Geneva : ILO 1998, S.50.2–50.7

Seidel, H.: On the relationship between whole-body vibration exposure and spinal health risk. Industrial Health 43, 361–377, 2005

VDI-Richtlinie 2057: Einwirkung mechanischer Schwingungen auf den Menschen, Blatt 1/Part 1: Ganzkörper-Schwingungen, Beuth Berlin, 2002

Verordnung zum Schutz der Beschäftigten vor Gefährdungen durch Lärm und Vibrationen (Lärm- und Vibrations-Arbeitsschutzverordnung – LärmVibrationsArbSchV) vom 6. März 2007 (BGBl. I S. 261)

7.4 Hand-Arm-Vibrationen

1 Untersuchungszweck

Schutz der Beschäftigten vor Gesundheitsgefährdungen durch mechanische Schwingungen auf das Hand-Arm-System.

2 Medizinische Grundlagen

2.1 Gefährdungspotenzial

Hand-Arm-Schwingungen führen zu Störungen der Durchblutung an den Händen, zu Störungen der Nervenfunktion im Bereich der Hände oder zu Knochen-Gelenk-Erkrankungen im Hand-Arm-Bereich. Hand-Arm-Schwingungen mit Frequenzen oberhalb 50 Hz führen vorwiegend zu Symptomen im Sinne der BK 2104, solche mit dominierenden Frequenzen unterhalb 50 Hz zu Symptomen im Sinne der BK 2103.

2.2 Verursachung von Berufskrankheiten oder Arbeitsunfällen

BK 2103 „Erkrankungen durch Erschütterung bei Arbeit mit Druckluftwerkzeugen oder gleichartig wirkenden Werkzeugen oder Maschinen",
BK 2104 „Vibrationsbedingte Durchblutungsstörungen an den Händen, die zur Unterlassung aller Tätigkeiten gezwungen haben, die für die Entstehung, die Verschlimmerung oder das Wiederaufleben der Krankheit ursächlich waren oder sein können".

2.3 Beeinflussung der allgemeinen Morbidität

Nein.

2.4 Lebensbedrohliche akute Risiken

Keine.

2.5 Beschäftigungsverbot

§ 22 JArbSchG; § 4 MuSchG; § 4 MuSchRiV.

3 Verfügbarkeit diagnostischer Methoden

BGG 904-G46 Berufsgenossenschaftlicher Grundsatz für arbeitsmedizinische Vorsorgeuntersuchungen G 46 „Belastungen des Muskel- und Skelettsystems",

Grifka, J.; Dinhardt, O.; Liebers, F.: Mehrstufendiagnostik von Muskel-Skelett-Erkrankungen in der arbeitsmedizinischen Praxis,

Hartmann, B.; Spallek, M.; Liebers, F.; Schwarze, S.; Linhardt, O.: Leitfaden zur Diagnostik von Muskel-Skelett-Erkrankungen bei arbeitsmedizinischen Vorsorgeuntersuchungen.

4 Präventives Potenzial

Vermeidung der Entstehung der Berufskrankheiten Nrn. 2103 und 2104 Anl. zur BKV.

5 Rechtliche Grundlagen/Sonstige Hinweise

5.1 Rechtsvorschriften

Verordnung zum Schutz der Beschäftigten vor Gefährdungen durch Lärm und Vibrationen (Lärm- und Vibrations-Arbeitsschutzverordnung – LärmVibrationsArbSchV) vom 6. März 2007 (BGBl. I S. 261).

5.2 Sonstige Hinweise

BGI 504-46,
BGG 904-G46 „Belastungen des Muskel- und Skelettsystems".

6 Auslösekriterien nach geltendem Recht

6.1 Pflichtuntersuchung

§ 14 Abs. Abs. 1 Nr. 2 LärmVibrationsArbSchV.

6.2 Angebotsuntersuchung

§ 14 Abs. Abs. 3 Nr. 2 und Abs. 4 LärmVibrations-ArbSchV.

7 Quellenverzeichnis

BGI 504-46 Auswahlkriterien für die spezielle arbeitsmedizinische Vorsorge nach dem Berufsgenossenschaftlichen Grundsatz G 46 „Belastungen des Muskel- und Skelettsystems", August 2005

BGG 904-G46 Berufsgenossenschaftlicher Grundsatz für arbeitsmedizinische Vorsorgeuntersuchungen G 46 „Belastungen des Muskel- und Skelettsystems", Juni 2005

Grifka, J.; Dinhardt, O.; Liebers, F.: Mehrstufendiagnostik von Muskel-Skelett-Erkrankungen in der arbeitsmedizinischen Praxis. – 2. Auflage, Schriftenreihe der Bundesanstalt für Arbeitsschutz und Arbeitsmedizin – Sonderschrift S 62, 42; Wirtschaftsverlag NW: Bremerhaven, 2005

Hartmann, B.; Spallek, M.; Liebers, F.; Schwarze, S.; Linhardt, O.: Leitfaden zur Diagnostik von Muskel-Skelett-Erkrankungen bei arbeitsmedizinischen Vorsorgeuntersuchungen.– Arbeitsmedizin Sozialmedizin Umweltmedizin, 41(2006)1: S. 5–15 sowie Erratum in 41(2006)2: S. 87

Merkblatt zur Berufskrankheit Nr. 2103 der Anlage zur Berufskrankheiten-Verordnung (BKV). Bundesarbeitsblatt 3-2005, S. 51

Merkblatt zur Berufskrankheit Nr. 2104 der Anlage zur Berufskrankheiten-Verordnung (BKV). Bundesarbeitsblatt 7/8-1979, S. 72

Richtlinie 2002/44/EG des Europäischen Parlaments und des Rates vom 25. Juni 2002 über Mindestvorschriften zum Schutz von Sicherheit und Gesundheit der Arbeitnehmer vor der Gefährdung durch physikalische Einwirkungen (Vibrationen) – (16. Einzelrichtlinie im Sinne des Artikels 16 Absatz 1 der Richtlinie 89/391/EWG. Amtsblatt der Europäischen Gemeinschaften L177/13–L177/19)

VDI-Richtlinie 2057: Einwirkung mechanischer Schwingungen auf den Menschen, Blatt 2/Part 2: Hand-Arm-Schwingungen, Beuth, Berlin

Verordnung zum Schutz der Beschäftigten vor Gefährdung durch Lärm und Vibrationen (Lärm- und Vibrations-Arbeitsschutzverordnung – LärmVibrationsArbSchV) vom 6. März 2007 (BGBl. I S. 261)

7.5 Hitzearbeiten

1 Untersuchungszweck

Feststellen der Hitzetauglichkeit zur Vermeidung von Arbeitsunfällen,

Schutz der Beschäftigten vor Gesundheitsgefährdungen durch Hitzebelastung.

2 Medizinische Grundlagen

2.1 Gefährdungspotenzial

2.1.1 Mäßige Hitzebelastung

bewirkt Befindlichkeitsstörungen, Konzentrations- und Leistungsabfall mit erhöhter Unfallgefahr. Bei nicht adaptierten Personen mit entsprechender Disposition kann bereits mäßige Hitzebelastung eine Instabilität der Kreislaufregulation und eine Störung der Wasser- und Elektrolytbilanz bewirken (vgl. auch *Tropentauglichkeit*, Kap. 9.8).

2.1.2 Hochgradige Hitzebelastung

(z. B. Arbeiten an Hoch- oder Glasöfen, Ofenmaurer) kann in Abhängigkeit von ihrer Art, Intensität und Dauer sowie vom Schweregrad der körperlichen Arbeit und von der Bekleidung zu einer erheblichen Beanspruchung thermoregulatorischer Funktionen (vor allem Herz-Kreislauf-System, Atmung, Schweißsekretion) sowie zu einem Anstieg der Körpertemperatur führen. Daraus können schwer-wiegende akute Gesundheitsstörungen (Kreislaufkollaps, Hitzekrämpfe, Hyperpyrexie) resultieren.

Bei Einwirkung hochgradiger Wärmestrahlung oder Kontakt mit heißen Oberflächen können Hautverbrennungen entstehen.

2.2 Verursachung von Berufskrankheiten oder Arbeitsunfällen

2.2.1 Verursachung von Arbeitsunfällen (§ 8 SGB VII)

Kreislaufkollaps, Hitzekrämpfe, Hyperpyrexie bei Hitzearbeit sowie Verbrennungen der Haut sind versicherungsrechtlich Arbeitsunfälle.

Anmerkung

Wegen der Vielzahl der Einflussfaktoren, die in der Summe die Hitzewirkung definieren, ist die Bestimmung von Richt- bzw. Grenzwerten für die Hitzebelastung kompliziert. Außer den Klimafaktoren Lufttemperatur, Wärmestrahlung, Luftfeuchtigkeit und Luftbewegung sind auch Arbeitsenergieumsatz, Bekleidung, Expositionszeit und Akklimatisationsgrad zu berücksichtigen. Für die integrative Bewertung einer Vielzahl dieser Faktoren wurden verschiedene Klimasummenmaße entwickelt, die jedoch nur eingeschränkt gültig sind.

2.2.2 Verursachung von Berufskrankheiten (§ 9 SGB VII)
Langjährige Hitzearbeit mit Einwirkung von Infrarotstrahlung auf das Auge kann die Berufskrankheit BK 2401 (Grauer Star durch Wärmestrahlung) verursachen (vgl. auch Kap. 7.10. Optische Strahlung).

2.3 Beeinflussung der allgemeinen Morbidität
Erhöhte Morbidität und Mortalität für Herz-Kreislauf-Erkrankungen und spezifische Hitzeerkrankungen bei Personen mit eingeschränkter Regulationsbreite (vorbestehende chronische Erkrankungen, hohes Lebensalter).

2.4 Lebensbedrohliche akute Risiken
Lebensbedrohliche akute Risiken wie Hitzschlag und Hitzekollaps können bei hochgradiger Hitzebelastung insbesondere bei Störungen der Thermoregulation (Erkrankungen des ZNS, Störungen der Schweißsekretion), eingeschränkter Kreislaufregulation, mangelnder Akklimatisation und inadäquatem Verhalten auftreten.

2.5 Beschäftigungsverbot
§ 22 JArbSchG; § 4 MuSchG; § 4 MuSchRiV; § 94 Abs. 2 Nr. 4 SeemG.

3 Verfügbarkeit diagnostischer Methoden
BGG 904-G30 Berufsgenossenschaftlicher Grundsatz für arbeitsmedizinische Vorsorgeuntersuchungen G 30 „Hitzearbeiten".

4 Präventives Potenzial
Ausschluss bzw. Kenntnis dispositioneller Risikofaktoren, die die Hitzetoleranz (Hitzetauglichkeit) herabsetzen. Individuelle Beratung hinsichtlich eines angemessenen Verhaltens (Akklimatisation, Trinkregime, Pausenregime, Kleidung).
Hinweise für die Primärprävention, insbesondere bezüglich Arbeitsorganisation (Akklimatisation, Arbeits-Pausen-Regime) und Hitzeschutz einschließlich persönlicher Schutzausrüstungen.

5 Rechtliche Grundlagen/Sonstige Hinweise
5.1 Rechtsvorschriften
§ 3 Abs. 1 i.V.m. Anl. 1 BGV A4,
§ 3 Abs. 1 i.V.m. Anl. 1 GUV-V A 4.

Hinweis
Nach § 8 BGV A4 ist eine Ermächtigung vorgeschrieben.

5.2 Sonstige Hinweise
BGI 504-30,
BGG 904-G30 „Hitzearbeiten".

6 Auslösekriterien nach geltendem Recht
6.1 Pflichtuntersuchung
Bei Tätigkeiten mit Überschreitung der Richtwerte nach BGI 504-30 i. V. m. BGV A4 bzw. GUV-V A 4.

6.2 Angebotsuntersuchung
Keine.
Bei Beschwerden hat der Beschäftigte das Recht auf eine arbeitsmedizinische Untersuchung und Beratung nach § 7 Abs. 1 BGV A4.

7 Quellenverzeichnis
BGG 904-G30 Berufsgenossenschaftlicher Grundsatz für arbeitsmedizinische Vorsorgeuntersuchungen G 30 „Hitzearbeiten", Juni 2004
BGI 504-30 Auswahlkriterien für die spezielle arbeitsmedizinische Vorsorge nach dem Berufsgenossenschaftlichen Grundsatz G 30 „Hitzearbeiten", 1998
BGI 579: Arbeiten unter Hitzebelastungen, 1992
BGI 899: Beurteilung von Hitzearbeit – eine Handlungshilfe für kleine und mittlere Unternehmen, 2005
DIN 33403-2: Klima am Arbeitsplatz und in der Arbeitsumgebung, Teil 2. Einfluss des Klimas auf den Wärmehaushalt des Menschen. August 2000
DIN 33403-3: Klima am Arbeitsplatz und in der Arbeitsumgebung, Teil 3: Beurteilung des Klimas im Warm- und Hitzebereich auf der Grundlage ausgewählter Klimasummenmaße. April 2004
DIN EN 27243: Warmes Umgebungsklima; Ermittlung der Wärmebelastung des arbeitenden Menschen mit dem WBGT-Index (ISO 7243:1989). Dezember 1993
DIN EN ISO 7933: Ergonomie der thermischen Umgebung – Analytische Bestimmung und Interpretation der Wärmebelastung durch Berechnung der vorhergesagten Wärmebeanspruchung (ISO 7933:2004). Dezember 2004
DIN EN ISO 12894: Ergonomie des Umgebungsklimas – Medizinische Überwachung von Personen, die einer extrem heißen oder kalten Umgebung ausgesetzt sind (ISO 12894: 2001). August 2002
DIN EN ISO 15265: Ergonomie der thermischen Umgebung Strategie zur Risikobeurteilung zur Abwendung von Stress oder Unbehagen unter thermischen Arbeitsbedingungen (ISO 15265:2004). November 2004
Rutenfranz, J., G. Wenzel, R. Singer, R. Mocellin, W. Hawel: Einfluss hoher Umgebungstemperaturen auf die Leistung und einige physiologische Größen bei einer Tracking und einer optischen Vigilanz-Aufgabe. Forschungsberichte des Landes NRW, Heft 2200, Westdeutscher Verlag, Opladen, 1971

7.6 Ionisierende Strahlung

1 Untersuchungszweck
Schutz der Beschäftigten vor Gesundheitsgefährdungen durch ionisierende Strahlen.

2 Medizinische Grundlagen
2.1 Gefährdungspotenzial
Die biologische Wirkung (stochastisches Modell) von ionisierenden Strahlen, insbesondere die krebs- und erbgutverändernde Wirkung (Mutationen, Chromosomen-Brüche und DNA-Adduktbildung) ist aus den Atomabwürfen im 2. Weltkrieg, dem Uranbergbau *(Schneeberger Lungenkrebs)* oder dem Reaktorunfall in Tschernobyl hinreichend bekannt. Neben den künstlichen Strahlenquellen der Kernspaltung, Nuklearmedizin und durch Röntgengeräte gibt es auch natürliche Strahlenquellen, insbes. Radon 222 (terrestrische Strahlengefährdung z. B. im Berg-, Hoch- oder Tiefbau – §§ 95ff StrlSchV) oder durch kosmische Strahlung beim fliegenden Personal (§ 103 StrlSchV) – (vgl. auch Kap. 8.1 und 8.3).

2.2 Verursachung von Berufskrankheiten oder Arbeitsunfällen
BK 2402, Strahlenunfälle.

2.3 Beeinflussung der allgemeinen Morbidität
Ionisierende Strahlen haben eine starke krebserzeugende und erbgutverändernde Wirkung.

2.4 Lebensbedrohliche akute Risiken
Bei Strahlenunfällen Gefahr des Strahlentodes.

2.5 Beschäftigungsverbote
§ 22 JArbSchG; § 4 MuSchG; § 4 MuSchRiV.

3 Verfügbarkeit diagnostischer Methoden
Arbeitsmedizinische Vorsorge beruflich strahlenexponierter Personen durch ermächtigte Ärzte – Richtlinie zur StrlSchV und zur RöV vom 18. Dezember 2003 (GMBl 2004, S. 350).

4 Präventives Potenzial
Vermeiden von Strahlenschäden, insbesondere der BK 2402.

5 Rechtliche Grundlagen/Sonstige Hinweise
5.1 Rechtsvorschriften
§ 12 Abs. 2 AtomG,
Strahlenschutzverordnung (StrlSchV) vom 20. Juli 2001 (BGBl. I S. 1714), geändert am 18. Juni 2002

(BGBl. I S. 1869), zuletzt geändert am 12. August 2005 (BGBl. I S. 2365) – §§ 60 bis 64, Röntgenverordnung (RöV) vom 08.01.1987 (BGBl. I, S. 114) i. d. F. der Bekanntmachung vom 30. April 2003 (BGBl. I, S. 604) – §§ 37 bis 41, § 16 BGV A4.

> **Hinweis**
> Nach § 64 StrlSchV bzw. § 41 RöV ist eine Ermächtigung vorgeschrieben.

5.2 Weitere Hinweise
AVV Strahlenpass – Allgemeine Verwaltungsvorschrift zu § 40 Abs. 2, § 95 Abs. 3 StrlSchV und § 35 Abs. 2 RöV vom 20. Juli 2004 (BAnz 2004, Nr. 142a;
Arbeitsmedizinische Vorsorge beruflich strahlenexponierter Personen durch ermächtigte Ärzte – Richtlinie zur StrlSchV und zur RöV vom 18. Dezember 2003 (GMBl 2004, S. 350),
Strahlenschutz in der Medizin – Richtlinie zur Strahlenschutzverordnung – StrlSchV vom 24. Juni 2002 (BAnz Nr. 207a),
Diagnostische Referenzwerte für radiologische und nuklearmedizinische Untersuchungen – DRW, Bekanntmachung vom 10. Juli 2003 (BAnz Nr. 143, S. 17503), Richtlinie für die physikalische Strahlenschutzkontrolle zur Ermittlung der Körperdosen – Richtlinie zur StrlSchV und RöV vom 8. Dezember 2003 (GMBl. 2004, S. 410).

6 Auslösekriterien nach geltendem Recht
6.1 Pflichtuntersuchung
Beruflich strahlenexponierte Personen der Kategorie A werden jährlich von einem Arzt nach § 41 RöV bzw. auf Grund der §§ 67, 95 oder 103 nach § 64 StrlSchV untersucht. Die ermittelten Strahlendosen und das Untersuchungsergebnis werden im Strahlenpass dokumentiert.

> **Hinweis**
> Gemäß § 12 Abs. 2 AtomG besteht für die Beschäftigten bezüglich der Vorsorgeuntersuchung eine Duldungs- und Mitwirkungspflicht.

6.2 Angebotsuntersuchung
Keine. Bei Beschwerden hat der Beschäftigte das Recht auf eine arbeitsmedizinische Untersuchung und Beratung nach § 11 ArbSchG.

7 Quellenverzeichnis

Arbeitsmedizinische Vorsorge beruflich strahlenexponierter Personen durch ermächtigte Ärzte – Richtlinie zur StrlSchV und zur RöV vom 18. Dezember 2003 (GMBl 2004, S. 350)

AVV Strahlenpass – Allgemeine Verwaltungsvorschrift zu § 40 Abs. 2, § 95 Abs. 3 StrlSchV und § 35 Abs. 2 RöV vom 20. Juli 2004 (BAnz 2004, Nr. 142a)

Diagnostische Referenzwerte für radiologische und nuklearmedizinische Untersuchungen – DRW, Bekanntmachung vom 10. Juli 2003 (BAnz Nr. 143, S, 17503)

Giesen, T., Zerlett, G.: Berufskrankheiten und medizinischer Arbeitsschutz – Ergänzbare Ausgabe mit Rechtsvorschriften, Merkblättern, Statistiken, sozialgerichtlichen Entscheidungen und Hinweisen zu § 9 Abs. 2 SGB VII, 7. Auflage, 46. Lfg. (Oktober 2006), Kohlhammer, Stuttgart, Berlin, Köln, 1988/2007

Giesen, T., G. Zerlett: Röntgenverordnung, 2. überarbeitete Auflage. W. Kohlhammer, Stuttgart, Berlin, Köln, 2006

Giesen, T., G. Zerlett: Strahlenschutzverordnung, 2. überarbeitete Auflage. W. Kohlhammer, Stuttgart, Berlin, Köln, 2006

Jansen, W., F. Schröder, H.-G. Vogt: Praktischer Strahlenschutz gemäß StrlSchV – Aufgaben, Pflichten, Lösungen für technische Anwendungen. 4. Lfg. (Sept. 2005), W. Kohlhammer, Stuttgart, Berlin, Köln, 2005

Jansen, W., F. Schröder, H.-G. Vogt: Praktischer Strahlenschutz gemäß RöV – Aufgaben, Pflichten, Lösungen für technische Anwendungen. W. Kohlhammer, Stuttgart, Berlin, Köln, 2005

Richtlinie für die physikalische Strahlenschutzkontrolle zur Ermittlung der Körperdosen – Richtlinie zur StrlSchV und RöV vom 8. Dezember 2003 (GMBl. 2004, S. 410)

Strahlenschutz in der Medizin – Richtlinie zur Strahlenschutzverordnung – StrlSchV vom 24. Juni 2002 (BAnz Nr. 207a)

7.7 Kältearbeiten

1 Untersuchungszweck

Feststellen der Kältetauglichkeit zur Vermeidung von Arbeitsunfällen,
Schutz der Beschäftigten vor Gesundheitsgefährdungen durch Kältebelastung.

2 Medizinische Grundlagen

2.1 Gefährdungspotenzial

2.1.1 Mäßige Kältebelastung

ruft infolge der kältebedingten Minderdurchblutung von Haut und Extremitäten unangenehme Kälteempfindungen sowie Einschränkungen von Beweglichkeit, Sensibilität und Geschicklichkeit mit Zunahme der Unfallgefahr hervor.

Bei entsprechender Disposition können durch Kälteeinwirkung *Kryopathien* (Kälteurtikaria, Raynaud-Phänomen u. a.) ausgelöst, bestehende Krankheiten (koronare Herzerkrankungen, Bronchialasthma, Erkrankungen des rheumatischen Formenkreises u. a.) verschlimmert und die Anfälligkeit für bestimmte Erkrankungen (Infektionen der oberen Atemwege) erhöht werden.

2.1.2 Hochgradige Kältebelastung

kann darüber hinaus in Abhängigkeit von ihrer Intensität und Dauer, von der metabolischen Wärmeproduktion und der Bekleidung schwere akute allgemeine (Hypothermie) und lokale (Erfrierungen) Gesundheitsstörungen hervorrufen. Luftbewegung und Nässe erhöhen die Gefährdung.

2.2 Verursachung von Berufskrankheiten oder Arbeitsunfällen

Erfrierungen und akute Gesundheitsschäden infolge extremer Kälte sind versicherungsrechtlich Arbeitsunfälle.

2.3 Beeinflussung der allgemeinen Morbidität

Mäßige Kältebelastung hat wegen ihres Einflusses auf die Anfälligkeit bzw. Beschwerdesymptomatik bei häufigen Erkrankungen und wegen der großen Zahl der betroffenen Arbeitsplätze eine hohe Relevanz.

2.4 Lebensbedrohliche akute Risiken

Bei hochgradiger andauernder Kältebelastung unter unkontrollierten Bedingungen gegeben (Hypothermie, *Kältetod*), jedoch sehr selten.

2.5 Beschäftigungsverbot:

§ 22 JArbSchG; § 4 MuSchG; § 4 MuSchRiV; § 94 Abs. 2 Nr. 4 SeemG.

3 Verfügbarkeit diagnostischer Methoden

BGG 904-G21 Berufsgenossenschaftlicher Grundsatz für arbeitsmedizinische Vorsorgeuntersuchungen G 21 „Kältearbeiten".

4 Präventives Potenzial

Feststellen von Erkrankungen, die die Kältetoleranz herabsetzen können, wie Herz-Kreislauf-Erkrankungen, metabolische Erkrankungen, Kryopathien. Individuelle Information über mögliche kältebedingte Gesundheitsstörungen und individuelle Beratung hinsichtlich eines angemessenen Verhaltens (geeignete Kleidung, Arbeits-Pausen-Regime, Ernährung, Vermeidung von Alkohol-, Nikotin-, Coffeinabusus, Beachtung von Medikamentennebenwirkungen).

5 Rechtliche Grundlagen/Sonstige Hinweise
5.1 Rechtsvorschriften
§ 3 Abs. 1 i.V.m. Anl. 1 BGV A4,
§ 3 Abs. 1 i.V.m. Anl. 1 GUV-V A4.

Hinweis
Nach § 8 BGV A4 ist eine Ermächtigung vorgeschrieben.

5.2 Sonstige Hinweise
BGI 504-21,
BGG 904-G21 „Kältearbeiten".

6 Auslösekriterien nach geltendem Recht
6.1 Pflichtuntersuchung
§ 3 Abs. 1 i.V.m. Anl. 1 BGV A4 bei Tätigkeiten mit hochgradiger Kältebelastung:
- Temperaturen unter –25 °C bzw. kälter als –45 °C
- unterschiedliche Nachuntersuchungsfristen für Temperaturen kälter als –25 °C bzw.
- kälter als –45°C.

6.2 Angebotsuntersuchungen
Keine.
Bei Beschwerden hat der Beschäftigte das Recht auf eine arbeitsmedizinische Untersuchung und Beratung nach § 7 Abs. 1 BGV A4.

7 Quellenverzeichnis
BGI 504-21: Auswahlkriterien für die spezielle arbeitsmedizinische Vorsorge nach dem Berufsgenossenschaftlichen Grundsatz G 21 „Kältearbeiten". 1998

BGG 904-G21: Berufsgenossenschaftlicher Grundsatz für arbeitsmedizinische Vorsorgeuntersuchungen G 21 „Kältearbeiten", BGN, April 2004

DIN 33403-5: Klima am Arbeitsplatz und in der Arbeitsumgebung, Teil 5: Ergonomische Gestaltung von Kältearbeitsplätzen. Januar 2001

DIN V EN V ISO 11079: Bewertung von Kälteumgebungen – Bestimmung der erforderlichen Isolation der Bekleidung (IREQ). Vornorm (ISO/TR 11079:1993), Mai 1998

DIN EN ISO 12894: Ergonomie des Umgebungsklimas – Medizinische Überwachung von Personen, die einer extrem heißen oder kalten Umgebung ausgesetzt sind (ISO 12894:2001). August 2002

DIN EN ISO 15265: Ergonomie der thermischen Umgebung – Strategie zur Risikobeurteilung zur Abwendung von Stress oder Unbehagen unter thermischen Arbeitsbedingungen (ISO 15265:2004). November 2004

Gebhardt, H.; Müller; B. H.: Ergonomische Gestaltung von Kältearbeitsplätzen; Arbeitswissenschaftliche Erkenntnisse Nr. 121, Hrsg: Bundesanstalt für Arbeitsschutz und Arbeitsmedizin. Dortmund: BAuA, 2000

Griefahn, B.: Arbeit in mäßiger Kälte. Bremerhaven: Wirtschaftsverlag NW, 1995 (Schriftenreihe der Bundesanstalt für Arbeitsschutz: Forschung, FB 716)

7.8 Lärm

1 Untersuchungszweck
Schutz der Beschäftigten vor Gesundheitsgefährdungen durch Lärm.

2 Medizinische Grundlagen
2.1 Gefährdungspotenzial
Gehörgefährdung: Neben akuten Gehörschäden durch sehr hohe auch nur kurzzeitig einwirkende Schalldruckpegel (Explosionstrauma, Knalltrauma = Arbeitsunfall!) kann insbesondere auch die langjährige Exposition gegenüber Schalldruckpegeln von um die 85 dB(A) zu beidseitigen irreversiblen Gehörschäden führen.
Symptome sind eine beeinträchtigte Sprachwahrnehmung, ein eingeschränktes selektives Richtungshören und z. B. erschwerte Verständigung in Gruppen. Belastende Ohrgeräusche (Tinnitus) kommen häufig vor. Epidemiologische Daten belegen, dass bei einer Exposition ab 85 dB(A) das Risiko eines Gehörschadens überproportional ansteigt (aus ISO 1999). Langjährige Einwirkungen von Lärmexpositionspegeln ab 80 dB(A) können bereits zu bleibenden Haarzellschäden im Innenohr führen.
In Folge der Gehörschädigung kann es zu Kommunikationsbeeinträchtigungen durch mangelnde Sprachverständlichkeit und zur Unfallgefährdung durch Überhören akustischer Alarmsignale oder warnender Umweltgeräusche (z. B. das Geräusch laufender Maschinen) kommen.
Es wird auch ein erhöhtes Gefährdungspotenzial für Schwerhörigkeit durch die gleichzeitige Einwirkung von Lärm und *ototoxischen Stoffen* bzw. Vibrationen (Richtlinie 2003/10/EG des Europäischen Parlaments und des Rates vom 06. Februar 2003)

diskutiert. Diese bisher von einer einzelnen brasilianischen Arbeitsgruppe beobachteten Effekte sind allerdings noch nicht allgemein anerkannt.

Zusätzlich treten durch ständigen Lärm auch unterhalb von 85 dB(A) *extraaurale Wirkungen* (physische und psychische Stressreaktionen), insbesondere auch in Bereichen mit hohen kognitiven Anforderungen, auf. Für die gesundheitsschädliche Wirkung an den Haarzellen ist es jedoch unerheblich, ob der objektiv messbare Lärm subjektiv als angenehm (z. Musik – vgl. Lärmschäden bei Berufsmusikern/Musikermedizin) oder als unangenehm (z. B. Verkehrslärm, Bohrgeräusche/Maschinenlärm) empfunden wird.

2.2 Verursachung von Berufskrankheiten oder Arbeitsunfällen

BK 2301 „Lärmschwerhörigkeit",
Knalltraumata sind nach HRR ggf. Arbeitsunfälle.

2.3 Beeinflussung der allgemeinen Morbidität

Ist hinsichtlich der extern verursachten Schwerhörigkeit und extraauraler Wirkungen gegeben.

2.4 Lebensbedrohliche akute Risiken

Keine.
Indirekt: erhöhte Unfallgefährdung durch verminderte Wahrnehmung von Warnsignalen.

2.5 Beschäftigungsverbot

§ 22 JArbSchG; § 4 MuSchG; § 4 MuSchRiV.

3 Verfügbarkeit diagnostischer Methoden

BGG 904-G20 Berufsgenossenschaftlicher Grundsatz für arbeitsmedizinische Vorsorgeuntersuchungen G 20 „Lärm".

4 Präventives Potenzial

Vermeidung der Entstehung der Berufskrankheit Nr. 2301 Anl. zur BKV.

5 Rechtliche Grundlagen/Sonstige Hinweise
5.1 Rechtsvorschriften

Verordnung zum Schutz der Beschäftigten vor Gefährdungen durch Lärm und Vibrationen (Lärm- und Vibrations-Arbeitsschutzverordnung – LärmVibrationsArbSchV) vom 6. März 2007 (BGBl. I S. 261).

5.2 Sonstige Hinweise

BGI 504-20,
BGG 904-G20 „Lärm".

6 Auslösekriterien nach geltendem Recht
6.1 Pflichtuntersuchung

§ 14 Abs. Abs. 1 Nr. 1 LärmVibrationsArbSchV.

6.2 Angebotsuntersuchung

§ 14 Abs. Abs. 3 Nr. 1 und Abs. 4 LärmVibrationsArbSchV.

7 Quellenverzeichnis

BGG 904-G20 Berufsgenossenschaftlicher Grundsatz für arbeitsmedizinische Vorsorgeuntersuchungen G 20 „Lärm", Mai 2004

BGI 504-20 Auswahlkriterien für die spezielle arbeitsmedizinische Vorsorge nach dem Berufsgenossenschaftlichen Grundsatz G 20 „Lärm", 1998

Brusis, T.: Die Lärmschwerhörigkeit und ihre Begutachtung. Demeter-Verlag, Gräfelfing, 1978

Brusis, T.; Mehrtens, G.: Vor- und Nachschäden bei Lärmschwerhörigkeit. Laryng.-Rhinol. 60 168,1981

Dieroff, H. G.: Lärmschwerhörigkeit. Verlag Gustav Fischer, Jena/Stuttgart 1994

Empfehlungen für die Begutachtung der beruflichen Lärmschwerhörigkeit, das „Königsteiner Merkblatt", HVBG, 1995

ISO 1999: (Acoustics – Determination of occupational noise exposure and estimation of noise-induced hearing impairment), 1990

Jansen, G.: Zur nervösen Belastung durch Lärm. Steinkopf, Darmstadt, 1967

Lehnhardt, E.: Die Berufsschäden des Ohres. Hauptreferat der 36. Tagung d. Dtsch. Ges. HNO-Ärzte, Hamburg 1965

Leitlinie der DGAUM: Arbeit unter Einwirkung von Lärm (Arbeitsbedingte Schädigungen durch Lärm), [http://www-dgaum.uni-rostock.de/leitlinien/laerm.htm]

Merkblatt zur BK-Nr. 2301: Lärmschwerhörigkeit. Bek. des BMA vom 20. 07. 1977 im BArbBl Fachbeilage Arbeitsschutz 8/9/1977

Pfeiffer, B. H.: Lärm – Arbeitsmedizinische Gehörvorsorge (Symposien des BIA 1980): Schriftenreihe des Hauptverbandes der gewerblichen Berufsgenossenschaften, Sankt Augustin, 1993

Pfeiffer, B. H.; Martin, R.; Niemeyer, W.: Neufassung der ISO 1999 (1984) – Zur Anwendung im System der Prävention und Begutachtung der Lärmschwerhörigkeit in der Bundesrepublik Deutschland. Zeitschrift für Lärmbekämpfung 32 (1985) 31

Plath, P.: Lärmschäden des Gehörs und ihre Begutachtung. Schlütersche Verlagsanstalt Hannover, 1991

Richtlinie 2003/10/EG des Europäischen Parlaments und des Rates vom 06. Februar 2003 über Mindestvorschriften zum Schutz von Sicherheit und Gesundheit der Arbeitnehmer vor der Gefährdung durch physikalische Einwirkungen (Lärm)

VDI-Richtlinie 2058 Blatt 2 „Beurteilung von Arbeitslärm am Arbeitsplatz hinsichtlich Gehörschäden"

Verordnung zum Schutz der Beschäftigten vor Gefährdungen durch Lärm und Vibrationen (Lärm- und Vibrations-Arbeitsschutzverordnung – LärmVibrationsArbSchV) vom 6. März 2007 (BGBl. I S. 261)

7.9 Manuelle Handhabung von Lasten (Heben, Tragen, Ziehen, Schieben)

1 Untersuchungszweck

Feststellung der gesundheitlichen und körperlichen Eignung,
Schutz der Beschäftigten vor Gesundheitsgefährdungen durch manuelle Lastenhandhabung.

2 Medizinische Grundlagen

2.1 Gefährdungspotenzial

Schädigende Wirkungen durch die manuelle Handhabung von Lasten (Heben, Tragen, Ziehen, Schieben) sind insbesondere zu erwarten durch akute (auch unfallbedingte) und chronische motorisch-biomechanische sowie statische Überbeanspruchungen oder Fehlbelastungen des gesamten Muskel-Skelett-Systems, insbesondere aber der Wirbelsäule. Die Höhe der Beanspruchung und damit die Wahrscheinlichkeit für das Auftreten von Fehl- und Überbeanspruchungen ist abhängig von verschiedenen Faktoren wie Gewicht der Last bzw. notwendige Aktionskräfte, Häufigkeit bzw. Dauer der Lastenmanipulation, Körperhaltung, Art der eingesetzten Hilfsmittel, Anforderungen an die Positioniergenauigkeit und -geschwindigkeit, allgemeine ergonomische Bedingungen, konstitutionelle Faktoren wie Alter und Geschlecht, Trainingszustand bzw. Erfahrung in der ausgeübten Tätigkeit.
Es besteht eine enge Beziehung zwischen Rückenerkrankungen und der Handhabung von Lasten im Beruf mit Odds-Ratios deutlich höher als 2 (Verursachungsanteil > 50 %). Dosis-Wirkungs-Beziehungen wurden nachgewiesen. Stärker exponierte Arbeitnehmer haben auch ein höheres Erkrankungsrisiko. Das Arbeiten in ungünstigen Körperpositionen wurde neben der Lastenhandhabung als zusätzlicher Einflussfaktor für die Entstehung von Beschwerden und Erkrankungen der Lendenwirbelsäule ermittelt.

In den Merkblättern zu den Berufskrankheiten Nrn. 2108 und 2109 Anl. zur BKV sind tabellenförmig Lastgewichte aus der nationalen und internationalen Literatur genannt, bei deren Unterschreitung i. d. R. nicht mit einem Gesundheitsschaden gerechnet werden muss. Gesundheitsschäden durch manuelle Lastenhandhabung sind in der Regel nicht monokausal bedingt. Eine Vielzahl anderer Ursachen sind als Kofaktoren zu berücksichtigen oder sind als eigenständige Ursache abzugrenzen (Alter, Konstitution, Trainingszustand, Vorerkrankungen, Freizeitverhalten, psychosoziale Situation). Pauschale Aussagen zur Dosis-Wirkungs-Beziehung sind auf Grund der Vielzahl der Einflussfaktoren nicht möglich. Komplexe Gefährdungsbeurteilungen unter Beachtung der genannten Faktoren und unter Einbeziehung des subjektiven Belastungsempfindens der Beschäftigten sind in der Regel notwendig.

2.2 Verursachung von Berufskrankheiten oder Arbeitsunfällen

BK 2107 Abrissbrüche der Wirbelfortsätze,
BK 2108 Bandscheibenbedingte Erkrankungen der Lendenwirbelsäule durch langjähriges Heben oder Tragen schwerer Lasten oder durch langjährige Tätigkeiten in extremer Rumpfbeugehaltung,
BK 2109 Bandscheibenbedingte Erkrankungen der Halswirbelsäule durch langjähriges Tragen schwerer Lasten auf der Schulter.
Weitere Berufskrankheiten durch physikalische Einwirkungen, z. B. der Nrn. 2101, 2102, 2105, 2106 oder 2110 Anl. zur BKV sind ggf. ebenso zu berücksichtigen.

2.3 Beeinflussung der allgemeinen Morbidität

Für chronische und/oder ausstrahlende Rückenbeschwerden wird bezogen auf die gesamte erwerbs-

Lastgewichte (in kg) und Aktionskräfte (in N) mit einem erhöhten Risiko für die Verursachung bandscheibenbedingter Erkrankungen der Lendenwirbelsäule (LWS)*

Tätigkeit	Frauen	Männer
Beidhändiges Heben	10 kg	20 kg
Einhändiges Heben	5 kg	10 kg
Beidhändiges Umsetzen	20 kg	30 kg
Einhändiges Umsetzen	5 kg	10 kg
Beidseitiges Tragen neben dem Körper, auf den Schultern oder dem Rücken	20 kg	30 kg
Tragen vor oder einseitig neben dem Körper	15 kg	25 kg
Ziehen	250 N	350 N
Schieben	300 N	450 N

* Quelle: Tabelle 2 im Merkblatt zur BK 2108 (BArbBl. 10/2006, S. 30)

tätige Bevölkerung der Risikoanteil, der auf häufiges Heben, Tragen, Ziehen und Schieben zurückzuführen ist, auf ca. 3 bis 10 % geschätzt (attributabler Risikoanteil).

2.4 Lebensbedrohliche akute Risiken

Erhöhte Unfallgefährdung bei Tätigkeiten mit manueller Lastenhandhabung, z. B. an Be- und Entladestellen, beim manuellen Transport selbst und durch den Gebrauch von Hilfsmitteln.

2.5 Beschäftigungsverbote

§ 22 JArbSchG; § 4 MuSchG; § 4 MuSchRiV.

3 Verfügbarkeit diagnostischer Methoden

Berufsgenossenschaftlicher Grundsatz G 46 „Belastungen des Muskel- und Skelettsystems",
Grifka, J.; Dinhardt, O.; Liebers, F.: Mehrstufendiagnostik von Muskel-Skelett-Erkrankungen in der arbeitsmedizinischen Praxis,
Hartmann, B.; Spallek, M.; Liebers, F.; Schwarze, S.; Linhardt, O.: Leitfaden zur Diagnostik von Muskel-Skelett-Erkrankungen bei arbeitsmedizinischen Vorsorgeuntersuchungen.

4 Präventives Potenzial

Erkennen, Einordnung und Bewertung von tätigkeitsbezogenen Gesundheitsstörungen,
Vermeidung der Entstehung insbes. der Berufskrankheiten der Nrn. 2107, 2108 und 2109 Anl. zur BKV,
Beratung der Arbeitnehmer zum gesundheitsbewussten und rückengerechten (ergonomischen) Verhalten beim Lastentransfer.

5 Rechtliche Grundlagen/Sonstige Hinweise
5.1 Rechtsvorschriften

Keine Regelungen.

5.2 Sonstige Hinweise

BGI 504-46,
BGG 904-G46 „Belastungen des Muskel- und Skelett-Systems",
§ 3 LastenhandhabV enthält Hinweise zur Berücksichtigung der körperlichen Eignung, ohne Aussagen zu arbeitsmedizinischen Eignungs- oder Vorsorgeuntersuchungen zu treffen.

6 Auslösekriterien nach geltendem Recht
6.1 Pflichtuntersuchung

Keine.

Es fehlen derzeit verbindliche Festlegungen für Auslösekriterien zu arbeitsmedizinischen Eignungs-

oder Vorsorgeuntersuchungen bei manueller Lastenhandhabung.

In der BGI 504-46 werden nur allgemeine Kriterien und qualitative Einzelkriterien zur Definition von Auslöseschwellen genannt. Bezeichnet werden auch Methoden zur Erfassung und Bewertung dieser Merkmale. Es fehlen jedoch quantitative Aussagen.

6.2 Angebotsuntersuchung

Keine.

Bei Beschwerden hat der Beschäftigte das Recht auf eine arbeitsmedizinische Untersuchung und Beratung nach § 11 ArbSchG. Dabei sollten der G 46 oder vergleichbare Screeningmethoden verwendet werden.

7 Quellenverzeichnis

Durchführungsanweisungen vom Oktober 1979, Ausgabe 1999 zur BG-Vorschrift „Müllbeseitigung" (BGV C27, bisher VBG 126) vom 1. Oktober 1979 in der Fassung vom 1. Januar 1997, Ausgabe 1999

BGI 582 „Sicherheit und Gesundheitsschutz bei Transport- und Lagerarbeiten" (bisher ZH 1/185)/Vereinigung der Metall-Berufsgenossenschaften [Hrsg.], 2003

BGI 695 „Merkblatt für das Handhaben von Mauersteinen" (bisher ZH 1/610)/Fachausschuss „Bau" [Hrsg.], Oktober 1992

BGI 714 „Kreuz-Weisheiten" (bisher ZH 1/654)/Steinbruchs-Berufsgenossenschaft [Hrsg.], 1995

BGV C27 „Müllbeseitigung" (bisher VBG 126), 1. Oktober 1979 in der Fassung vom 1. Januar 1997, Ausgabe 1999

BGI 504-46 Auswahlkriterien für die arbeitsmedizinische Vorsorge nach dem Berufsgenossenschaftlichen Grundsatz G 46 „Belastungen des Muskel- und Skelett-Systems", HVBG (Hrsg.)

Grifka, J.; Dinhardt, O.; Liebers, F.: Mehrstufendiagnostik von Muskel-Skelett-Erkrankungen in der arbeitsmedizinischen Praxis. – 2. Auflage, , Schriftenreihe der Bundesanstalt für Arbeitsschutz und Arbeitsmedizin – Sonderschrift S 62, 42; Wirtschaftsverlag NW: Bremerhaven, 2005

Handlungsanleitung zur Beurteilung der Arbeitsbedingungen beim Heben und Tragen von Lasten LV 9/ Länderausschuss für Arbeitsschutz und Sicherheitstechnik LASI [Hrsg.]. Saarbrücken, 2001

Handlungsanleitung zur Beurteilung der Arbeitsschutzbedingungen beim Ziehen und Schieben von Lasten LV 29/Länderausschuss für Arbeitsschutz und Sicherheitstechnik LASI [Hrsg.]. Saarbrücken, 2002

Hartmann, B.; Spallek, M.; Liebers, F.; Schwarze, S.; Linhardt, O.: Leitfaden zur Diagnostik von Muskel-Skelett-Erkrankungen bei arbeitsmedizinischen Vorsorgeuntersuchungen. – Arbeitsmedizin Sozialmedizin Umweltmedizin, 41(2006)1: S. 5–15 sowie Erratum in 41(2006)2: S. 87

Hauptverband der Gewerblichen Berufsgenossenschaften – HVBG (Hrsg.): BG 46: Belastungen des Muskel- und

Skelett-Systems. – Arbeitsmedizin, Sozialmedizin, Umweltmedizin, 40 (2005) 8:429–441

Hofmann, F.; Bolm-Audorff, U.; Dupuis, H.; Rehder, U.: Berufsbedingte Wirbelsäulenerkrankungen – Biomechanik, Epidemiologie, Exposition, Klinik und Begutachtung. – Zbl. Arbeitsmed., 52(2002): S. 78–103 [Li 2000]

Merkblatt zur BK 2107 „Abrissbrüche der Wirbelfortsätze". BArbBl., Facht. ArbSch. 2/64, S. 34

Merkblatt zur BK 2108 „Bandscheibenbedingte Erkrankungen der Lendenwirbelsäule durch langjähriges Heben oder Tragen schwerer Lasten oder durch langjährige Tätigkeiten in extremer Rumpfbeugehaltung, die zur Unterlassung aller Tätigkeiten gezwungen haben, die für die Entstehung, die Verschlimmerung oder das Wiederaufleben der Krankheit ursächlich waren oder sein können". BArbBl 10/2006, S. 30

Merkblatt zur BK 2109 „Bandscheibenbedingte Erkrankungen der Halswirbelsäule durch langjähriges Tragen schwerer Lasten auf der Schulter, die zur Unterlassung aller Tätigkeiten gezwungen haben, die für die Entstehung, die Verschlimmerung oder das Wiederaufleben der Krankheit ursächlich waren oder sein können". BArbBl 3/93 S. 53

Musculoskeletal Disorders and Workplace Factors/ed. by Bernard B.P. – Cincinnati: NIOSH, 1997, DHHS(NIOSH) Publication No 97–141, Chapter 6

Seidler, A.; Bolm-Audorff, U.; Heiskel, H.; Henkel, N.; Roth-Kuver, B.; Kaiser, U.; Bickeboller, R.; Willingstorfer, W.J.; Beck, W.; Elsner, G.: The role of cumulative physical work load in lumbar spine disease: risk factors for lumbar osteochondrosis and spondylosis associated with chronic complaints. – Occup. Environ. Medicine, 58(2001)11: S. 735–746

Verordnung über Sicherheit und Gesundheitsschutz bei der manuellen Handhabung von Lasten bei der Arbeit – Lastenhandhabungsverordnung (LasthandhabV) vom 04.12.1996 (BGBl. I S. 1842) (BGBl. III 805-3-2) zuletzt geändert durch Achte Zuständigkeitsanpassungsverordnung vom 25.11.2003 (BGBl. I S. 2304, 2342)

7.10 Optische Strahlung (Laser, Ultraviolett, sichtbares Licht und Infrarot)

1 Untersuchungszweck

Schutz der Beschäftigten vor Gesundheitsgefährdung durch optische Strahlung.

2 Medizinische Grundlagen

2.1 Gefährdungspotenzial

Optische Strahlung ist elektromagnetische Strahlung im Wellenlängenbereich zwischen 100 nm und 1 mm.

Es wird unterschieden zwischen

– *ultraviolette Strahlung (UV-Strahlung):* optische Strahlung im Wellenlängenbereich von 100 bis 400 nm. Dieser Bereich wird unterteilt in UV-A-Strahlung (315–400nm), UV-B-Strahlung (280–315 nm) und UV-C-Strahlung (100–280 nm),
– *sichtbare Strahlung:* optische Strahlung im Wellenlängenbereich von 380 bis 780 nm,
– *Infrarotstrahlung (IR-Strahlung):* optische Strahlung im Wellenlängenbereich von 780 nm bis 1 mm. Der Bereich der Infrarotstrahlung wird unterteilt in IR-A-Strahlung (780–1400 nm), IR-B-Strahlung (1400–3000 nm) und IR-C-Strahlung (3000 nm–1 mm).

2.1.1 Schädigungen, für die UV-Strahlung kausal relevant ist:

– Hornhaut-Entzündung,
– Bindehaut-Entzündung (Photokeratitis, Photokonjunktivitis, Verblitzen, Schneeblindheit) „sufficient evidence" nach EHC 160 (1994),
– Katarakt „sufficient evidence" für bestimmte Katarakt-Formen, siehe EHC 160 und KUJATH et al. (2002),
– „schwarzer Hautkrebs" (malignes Melanom) und
– „heller Hautkrebs" (Basaliom, Spinaliom, nicht pigmentiertes Melanom). – Für das Melanom-Risiko sind eher die Sonnenbrände in Kindheit und Jugend entscheidend. Arbeiter, die im Freien arbeiten (sog. Freilandarbeiten), haben eher ein verringertes Melanomrisiko, dafür ein erhöhtes Risiko für andere Hautkrebsformen (Einstufung als Karzinogen siehe Anmerkung),
– Sonnenbrand,
– Aktinische Keratose (Assoziation mit Hautkrebs gesichert, EHC 160),

Anmerkung

Zum Zusammenhang zwischen Ultraviolett-Strahlung und Hautkrebs wird auf die IARC-Monographie „Solar und Ultraviolet Radiation" (1992) verwiesen. Hier wurde die Primärliteratur ausführlich kritisch ausgewertet. Sonnenstrahlung insgesamt wird von der IARC als Gruppe-1-Karzinogen eingestuft („sufficient evidence" für Karzinogenität beim Menschen).

Die einzelnen Unterformen der UV-Strahlung wurden als Typ-2A-Karzinogene („sufficient evidence" für Karzinogenität bei Versuchstieren) eingestuft.

- Photosensibilisierung (Auswahl photosensibilisierender Substanzen, siehe EHC 160),
- Phototoxische Reaktion.

2.1.2 Schädigungen, für die Strahlung im Bereich des sichtbaren Lichtes kausal relevant ist:
- Blendung,
- Photoretinitis (Netzhautschäden v. a. durch Blaulicht und durch intensive Laserstrahlung),
- Photosensibilisierung,
- Phototoxische Reaktion.

2.1.3 Schädigungen, für die Infrarotstrahlung kausal relevant ist:
- Katarakt (Feuerstar),
- Thermische Netzhautschäden.

2.2 Verursachung von Berufskrankheiten oder Arbeitsunfällen

BK 2401 „Grauer Star durch Wärmestrahlung"; Allergisches Ekzem durch Photoallergene oder phototoxische Stoffe verursachen i. S. der BK 5101 „Schwere oder wiederholt rückfällige Hauterkrankungen, die zur Unterlassung aller Tätigkeiten gezwungen haben, die für die Entstehung, die Verschlimmerung oder das Wiederaufleben der Krankheit ursächlich waren oder sein können" (vgl. auch Kap. 6). Verblitzen ist versicherungsrechtlich ein Arbeitsunfall (BGV B2 „Laserstrahlung").

2.3 Beeinflussung der allgemeinen Morbidität
Hautkrebs häufig und zunehmend.

2.4 Lebensbedrohliche akute Risiken
Durch Einwirkung von Strahlung von Hochleistungslasern ab 25 kW thermische Wirkungen bis hin zu lebensbedrohlichen Organschädigungen. Indirekt: Unfallbegünstigung durch Blendung.

2.5 Beschäftigungsverbot
§ 22 JArbSchG; § 4 MuSchG; § 4 MuSchRiV; § 11 Abs. 1 UVV „Laserstrahlung" (BGV B2).

3 Verfügbarkeit diagnostischer Methoden
Feststellung dispositioneller Merkmale und Kofaktoren (Hauttyp, photosensibilisierende Medikamente, Umgang mit photoxischen oder photosensibilisierenden Arbeitsstoffen),
Methoden zur Früherkennung von Hautveränderungen (z. B. analog zu G 4 oder G 24), Linsentrübungen sowie Gesichtsfeldeinschränkungen durch fokale Netzhautschäden.

4 Präventives Potenzial
Vermeidung der Entstehung der Berufskrankheiten Nrn. 2401 und 5101 Anl. zur BKV.
Anhand des Hauttyps, der Familien- und der Medikamentenanamnese ist eine gezielte Beratung bei Tätigkeiten mit UV-Belastung möglich. Früherkennung von Hautveränderungen könnte die Prognose bei bösartigen Hautveränderungen verbessern. Der präventive Nutzen der Untersuchung von Netzhaut und Augenlinse ist fraglich.

5 Rechtsvorschriften/Sonstige Hinweise
5.1 Rechtsvorschriften
Derzeit keine Regelung.
Die Richtlinie enthält Angaben zur Gesundheitsüberwachung und Expositionsgrenzwerte für künstliche optische Strahlung.
Es laufen Arbeiten zur Umsetzung der EU-Richtlinie 2006/25/EG in eine staatliche Verordnung.
[In der BGV B2 „Laserstrahlung" sind lediglich augenärztliche Untersuchungen bei eingetretenem Augenschaden vorgesehen (→ Arbeitsunfall)].

5.2 Sonstige Hinweise
Nach der Herkunft wird zwischen künstlicher und natürlicher optischer Strahlung unterschieden. *Künstliche Strahlung* stammt aus Quellen, die vom Menschen geschaffen wurden.
Mit *natürlicher optischer Strahlung* meint man im Wesentlichen die Sonnenstrahlung.
Physikalisch (und biologisch) gesehen handelt es sich um dasselbe Phänomen. Hypothesen über die Wechselwirkung zwischen optischer Strahlung und Organismen gelten für künstliche und natürliche Strahlung gleichermaßen.

6 Auslösekriterien nach geltendem Recht
6.1 Pflichtuntersuchung
Keine.

6.2 Angebotsuntersuchung
Keine.
Bei Beschwerden hat der Beschäftigte das Recht auf eine arbeitsmedizinische Untersuchung und Beratung nach § 11 ArbSchG.

7 Quellenverzeichnis
Richtlinie 2006/25/EG des Europäischen Parlaments und des Rates vom 05. April 2006 über Mindestvorschriften zum Schutz von Sicherheit und Gesundheit der Arbeitnehmer vor der Gefährdung durch physikalische Einwirkungen (künstliche optische Strahlung)

(19. Einzelrichtlinie im Sinne des Artikels 16 Absatz 1 der Richtlinie 89/391/EWG)

Entwurf BGV B9 „Künstliche optische Strahlung", Fachausschussentwurf April 2002, Fachausschuss „Elektrotechnik"

BGI 5006 „Expositionsgrenzwerte für künstliche optische Strahlung" (Oktober 2004), BG für Feinmechanik und Elektrotechnik

BGV B2 „Laserstrahlung" (vormals VBG 93). Hrsg.: Hauptverband der gewerblichen Berufsgenossenschaften, Carl Heymanns Verlag, Köln, Januar 1993, mit Durchführungsanweisung vom Oktober 1995

International radiation protection association/International Non-Ionizing Radiation Committee (IRPA/INIRC): Guidelines on limits of exposure to ultraviolet radiation of wavelengths between 180 nm and 400 nm (incoherent optical radiation). Health Physics Vol. 56, No. 6, pp. 971–972, 1989; Vol. 49, No. 8, pp. 331–340, 1985

International Commission for Nonionizing radiation Protection (ICNIRP): Guidelines on UV radiation exposure limits. Health Physics Vol. 71, No. 6 (December), p. 978, 1996

International Commission for Nonionizing radiation Protection (ICNIRP): Guidelines on limits of exposure to broad-band incoherent optical radiation (0,38 to 3 μm). Health Physics 73 (3), pp. 539 – 554, 1997

American Conference of Governmental Industrial Hygienists (ACGIH): Threshold limit values for chemical substances and physical agents; Biological Exposure Indices, 1997

Commission International de l'Eclairage (CIE): Erythemale Referenzwirkungsfunktion und standardisierte Erythemdosis. CIE S007/E-1998

Siekmann, H.: Trübung der Augenlinse durch Wärmestrahlung. Tagungsband „Nichtionisierende Strahlung". 21. Jahrestagung des Fachverbandes für Strahlenschutz. 7.–9. November 1988, Köln, FS-88-47-T

Völter-Mahlknecht, S.; Rose, D.: Drexler; H.; Letzel, S.; Wehrmann, W.: Klinik und Pathogenese UV-induzierter Hauttumoren. Arbeitsmed. Sozialmed. Umweltmed. 39, 6, S. 344–349, 2004

International Programme on Chemical Safety (IPCS): Ultraviolet radiation, EHC 160, Environmental Health Criteria: 160, World Health Orgnization, 1994

Kujath, P. et. al.: Systematische Literaturstudie zum Zusammenhang zwischen UV-Strahlung und Grauem Star beim Menschen, Arbeitsmed. Sozialmed. Umweltmed. 37, 11, S. 544–555, 2002

Solar and Ultraviolet Radiation. IARC Monographs on the evaluation of carcinogenic risks to humans. Vol 55. World Health Organization, 1992

BIA-Report 2/2003, BGIA, HVBG, 2003

AUVA-Broschüre „UV-Strahlenbelastung am Arbeitsplatz" (Merkblatt M 014), www.auva.net

Merkblatt zu BK Nr. 28 der Anl. 1 zur 7. BKVO (Bek. des BMA v. 12. 6. 1963, BArbBl. Fachteil Arbeitsschutz 1963, 130 f.)

Merkblatt zu BK Nr. 5101 (Bek. des BMA v. 23. 4. 1996, BArbBl 6/1996, 22)

7.11 Überdruck (Arbeiten in Druckluft/Tauchen)

1 Untersuchungszweck

Feststellung der gesundheitlichen und körperlichen Eignung (Drucklufttauglichkeit).

Schutz der Beschäftigten vor Gesundheitsgefährdungen durch Arbeiten unter Überdruck zur Verhütung von Arbeitsunfällen (Taucherunfälle) und Berufskrankheiten *(Caisson-Krankheit).*

2 Medizinische Grundlagen

2.1 Gefährdungspotenzial

Als Einsätze in Überdruck gelten:

2.1.1 Arbeiten in Überdruck,

d. h. in über den atmosphärischen Druck hinausgehenden Umgebungsdruck von mehr als 10 kPa (0,1 bar). Nach der Druckluftverordnung ist der zulässige Überdruck auf 360 kPa (3,6 bar) begrenzt. Ausnahmen sind in den engen physiologisch bedingten Grenzen grundsätzlich möglich. Es gibt bisher nur projektbezogene Einzelerfahrungen mit Arbeitsdrücken über 3,6 bar.

2.2.2 Arbeiten unter Wasser,

bei denen der Beschäftigte über ein Tauchgerät mit der erforderlichen Atemluft versorgt wird (Tauchen). Taucherarbeiten mit Pressluft als Atemgas sind auf 50 Meter Tauchtiefe begrenzt. Andere Atemgasgemische ermöglichen Taucherarbeiten auch in größeren Tiefen.

Man unterscheidet Erkrankungen durch Überdruck/Tauchen während der Kompressions- und Isopressionsphase sowie während und nach der Dekompressionsphase.

Mit zunehmendem Umgebungsdruck werden in der Atemluft enthaltene Gase vom Körper vermehrt aufgenommen. Bei der Dekompression werden diese Gase wieder freigesetzt.

Die Dekompressionskrankheit *(Caisson-Krankheit)* entsteht infolge zu rascher Dekompression mit der Ausdehnung von Gasen (insbesondere Stickstoff) zu Gasblasen in Körperflüssigkeiten und -geweben. In der Folge kommt es zu Gerinnungsstörungen, akuten inflammatorischen Reaktionen mit Mediatorenfreisetzung, beschleunigter Aggregation von korpuskulären Blutbestandteilen, Embolien, Ödembildungen, Plasmaverlust sowie Ischämien und lokalen Gewebsdestruktionen.

Spätfolgen:
Aseptische Knochennekrosen und neurologische Störungen.
Sowohl bei Arbeit in Druckluft als auch beim Tauchen sind eine Reihe weiterer Belastungen zu beachten, die Einfluss auf die gesundheitlichen Auswirkungen der Arbeit in erhöhtem Umgebungsdruck haben:

Besonderheiten bei Arbeiten in Überdruck
Die betroffenen Beschäftigten arbeiten oft lange (Schichtdauer) und häufig täglich wiederkehrend (Arbeitseinsätze über Wochen und Monate mit wöchentlicher Unterbrechung von zusammenhängend 2 Tagen) im Überdruck. Dies kann verbunden sein mit einer unvollständigen Dekompression durch das Fehlen ausreichend langer Expositionspausen.
Bedingt durch die Technologie sind an Druckluftarbeitsplätzen Beschäftigte einer Reihe sonstiger Gefährdungen verstärkt ausgesetzt.
Zu berücksichtigten sind:
– die Unfallgefährdung (z. B. erhöhte Brandgefahr durch erhöhten pO_2-Anteil),

– hohe psychische Belastung bei Störfällen durch abgeschotteten Arbeitsbereich,
– die eingeschränkten Rettungsmöglichkeiten bei Unfällen und in Gefahrensituationen,
– die Expositionen gegenüber Gefahrstoffen (CO_2, CO, Stickoxide, Öldämpfe, Schweißrauche u. a.),
– die Lärmexposition bei veränderter Schallleitungsgeschwindigkeit,
– Exposition gegenüber mechanischen Schwingungen (Hand-Arm-Vibrationen),
– Klimaexpositionen,
– die körperlich schwere Arbeit bei Wartung und Instandsetzungsarbeiten,
– die notwendige Adaptation an die Bedingungen der Arbeit in Druckluft.
Die Inzidenz der Dekompressionserkrankungen nach Tunnelbauarbeiten unter Druck wird für Deutschland bei optimierten arbeitsmedizinischen Betreuungsbedingungen mit ca. 1 Fall pro 1.000 dekompressionspflichtigen Expositionen (unter Verwendung von hundertprozentigem Sauerstoff als Atemgas in der Dekompression) angegeben (FÖRSTER und ANGERER, 2005). Die Erfahrung zeigt aber, dass diese Zahl bei variierten Randbedingungen auch deutlich höher liegen kann.

Besonderheiten beim Tauchen
Auch wenn die Effekte von Atemluft im Überdruck sich zwischen Taucherarbeiten und Druckluftarbeit prinzipiell nicht unterscheiden, erfordern die kom-

Als Erkrankungen durch Überdruck/Tauchen gelten:

Akute Erkrankungen	Symptome
in der Kompressionsphase:	– Barotrauma (der Nasennebenhöhlen, des Mittelohrs, Gehörgangs, der Zähne, der Haut und des Gesichts und der Lunge)
	– „high pressure nervous syndrome" (HPN-Syndrome)
in der Isopressionsphase:	– Tiefenrausch (N_2-Intoxikation)
	– Sauerstoffintoxikation
	– Sauerstoffmangel
	– Intoxikation durch toxische Gase aus Verbrennung oder Produktanwendung wie CO, Lösemittel, Schweißrauche, Chemikalien allgemein
in der Dekompressionsphase:	– Dekompressionskrankheit (DCS, Caisson-Krankheit)
	– DCS Typ1 (meist zeitverzögert mehrere Stunden nach Exposition, akuter Notfall mit erheblichen Schmerzen in Gelenkstrukturen und Muskulatur; Hautsymptome mit teils schmerzhaftem Prickeln, Rötung, Marmorierung)
	– DCS Typ 2 (meist unmittelbar nach Exposition, lokale Ischämien durch Gefäßobstruktion, Raumforderung oder Rhexisblutung nach intravasaler und interstitieller Bläschenbildung, dadurch lebensbedrohliche Beeinträchtigung insbesondere der Lungenfunktion und des Zentralnervensystems (Querschnittslähmung))
	– Dekompressionstrauma (Überdehnung der Lunge mit Lungenriss, Emphysem, Pneumothorax, Luftembolie)

plexen physiologischen Prozesse die Berücksichtigung von Besonderheiten. Charakteristisch ist für Taucher, dass die Druckwechsel relativ schnell sein können und dass das Eintauchen in Flüssigkeit zusätzliche körperliche Reaktionsmechanismen auslöst.

Weitere Gefährdungen sind durch die spezifischen Bedingungen der Arbeit unter Wasser bedingt. Dabei handelt es sich u. a. um Belastungen durch:

– Tragen der Taucherausrüstung (Tauchgerät, Kommunikationsgeräte, Schutzkleidung, Ausrüstung, Arbeitsgeräte),
– eingeschränkte Kommunikationsmöglichkeiten,
– eingeschränkte Orientierung bei unsichtigem Wasser,
– eingeschränkte Rettungsmöglichkeiten bei technischen Defekten und beim Auftreten von Gesundheitsstörungen,
– Einsatz von unterschiedlichen Atemgasgemischen (Pressluft, O_2, Helium),
– *Tiefenrausch*,
– Hyperoxie beim Tauchen mit Kreislaufgeräten,
– Einsatz in großer Tiefe (>30 m),
– erhöhter Atemwegswiderstand durch verdichtete Luft (Pressluft),
– Arbeiten unter Wasser,
– Hypothermie durch Abkühlung im kalten Wasser,
– veränderte Bewegungsmöglichkeiten durch Wegfall der Schwerkraft,
– psychische Belastungen (eingeschränkte Sicht/Dunkelheit/Gefahr von Panik unter Wasser),
– Unfallrisiken (Arbeiten in Strömungen und an Hindernissen, Gefahr des Verhakens, Unterwassersprengarbeiten, Bewegung von Schiffsschrauben und Ruderblättern, Arbeit an Ansaugöffnungen),
– körperlich schwere Arbeit, Erschöpfung,
– Belastung durch Gefahrstoffe, Mikroorganismen,
– Feuchtarbeit,
– hohe Eigenverantwortung,
– Witterung außerhalb des Wassers.

Einer Abschätzung des Divers Alert Network Europe (DAN Europe Report, 1999) zufolge beträgt die Inzidenz von schwereren Tauchunfällen ca. 1 pro 360 Tauchern bzw. 1 DCI-Fall pro ca. 26.000 Tauchgängen (~3,8 Fälle pro 100.000 Tauchgänge, DAN Europe Report 1999). In der Royal Navy (Großbritannien) lag die Inzidenz von Dekompressionserkrankungen (DCI) in den Jahren 1995 bis 1999 bei 18,8 Fällen pro 100.000 Tauchgängen und die Inzidenz der *Barotraumata* der Lunge bei 7,5 pro 100.000 Tauchgängen. Die Inzidenz steigt mit zunehmender Tauchtiefe und zunehmendem Dekompressionsstress (BENTON, 2001). Insbesondere das Auftreten leichterer Gesundheitsstörungen wird wahrscheinlich sowohl für das Tauchen als auch die Arbeit in Druckluft unterschätzt.

2.2 Verursachung von Berufskrankheiten und Arbeitsunfällen

BK 2201 „Erkrankungen durch Arbeit in Druckluft" *(Caisson-Krankheit)*.
Kreislaufstörungen, Dekompressionszwischenfälle und sonstige Taucherunfälle sind versicherungsrechtlich Arbeitsunfälle.

2.3 Beeinflussung der allgemeinen Morbidität

Dazu liegen keine epidemiologischen Daten vor.

2.4 Lebensbedrohliche akute Risiken

Einer Einschätzung des HSE (Großbritannien) zufolge ist Tauchen eine gefährliche Tätigkeit mit hohem Risikopotenzial. Die Rate an tödlichen Unfällen lag in Großbritannien für das Tauchen im Offshore-Sektor bzw. im Küstenbereich mit 20–40 Fällen per 100.000 (Expositionen) beträchtlich höher als in der Baubranche oder der Landwirtschaft. Die Rate der tödlichen Unfälle für professionelles Tauchen im Allgemeinen wird auf 6–7 Fälle per 100.000 (Expositionen) geschätzt (HSE, 2006).

2.5 Beschäftigungsverbot

§ 9 DruckLuftV; § 22 JArbSchG; § 4 MuSchG; §§ 4 und § 5 Abs. 1 Nr. 6 MuSchRiV.

3 Verfügbarkeit diagnostischer Methoden

BGG 904-G31 Berufsgenossenschaftlicher Grundsatz für arbeitsmedizinische Vorsorgeuntersuchungen G 31 „Überdruck" durch einen ermächtigten Arzt gem. § 13 DruckLV.

4 Präventives Potenzial

Alle Arbeiten in Druckluft sowie Tauchen unterliegen als gefährliche Arbeiten einer Reihe von technischen, organisatorischen und medizinischen Einschränkungen und Verboten entsprechend der Druckluftverordnung bzw. BGV C23 „Taucherarbeiten".
Zur Vermeidung von Tauchunfällen und langfristigen Gesundheitsschäden durch das Tauchen werden hohe Anforderungen an die Qualifikation, die gesundheitliche und körperliche Eignung und das Verhalten der Taucher gestellt. Bei Vorliegen

dauerhafter gesundheitlicher Bedenken besteht ein Beschäftigungsverbot für Arbeiten unter Überdruck. Zusätzlich dient die Untersuchung (Vorsorge-Anteil der Nachuntersuchungen) der Früherkennung akuter und chronischer Erkrankungen infolge der Arbeit unter Überdruck.

5 Rechtliche Grundlagen/Sonstige Hinweise
5.1 Rechtsvorschriften
Verordnung über Arbeiten in Druckluft (Druckluftverordnung – DruckluftV) vom 04.10.1972 (BGBl. I S.1909 und BGBl. III S. 7108–33), zuletzt geändert am 21.06.2005 (BGBl I S. 1666), § 3 Abs. 1 i.V.m. Anl. 1 BGV A4.

Hinweis
Die besondere Gefährlichkeit erfordert die gesundheitliche Überwachung und gegebenenfalls Notfallversorgung (Tauch- oder Dekompressionszwischenfall) von Arbeitnehmern am Arbeitsplatz durch einen *ermächtigten* Arzt. Eine Voraussetzung für die Erteilung der Ermächtigung ist u. a., dass der „Druckluftarzt" selber *drucklufttauglich* ist

5.2 Sonstige Hinweise
RAB 25 – Regeln zum Arbeitsschutz auf Baustellen: Arbeiten in Druckluft (Konkretisierungen zur Druckluftverordnung),
Richtlinie für die ärztliche Untersuchung von Arbeitnehmern, die mit Arbeiten in Druckluft beschäftigt werden, Bundesministerium für Arbeit und Soziales (Hrsg.), BArbBl., Fachteil Arbeitsschutz, 4-1973, S. 194,
BGG 904-G31 „Überdruck",
BGI 504-31,
BGI 690 Merkblatt für die Behandlung von Erkrankungen durch Arbeiten in Überdruck (Arbeiten in Druckluft, Taucherarbeiten),
BGV C23 Taucharbeiten mit Durchführungsanweisung.

6 Auslösekriterien nach geltendem Recht
6.1 Pflichtuntersuchung
§§ 10, 11 Druckluftverordnung,
§ 3 i. V. m. Anlage 1 BGV A4 (Taucher).
Bei Taucherarbeiten sind Erst- und Nachuntersuchungen (mit einer Frist von 12 Monaten) als Pflichtuntersuchung vorgeschrieben.

6.2 Angebotsuntersuchung
Keine.
Bei Beschwerden hat der Beschäftigte das Recht auf eine arbeitsmedizinische Untersuchung und Beratung nach § 11 ArbSchG bzw. § 7 Abs. 1 BGV A4.

7 Quellenverzeichnis
Alnor, P.C., R. Herget, J. Seusing: Drucklufterkrankungen. Barth, München, 1964

Benton, P. J.: Incidence of decompression illness and other diving related medical problems amongst royal Navy divers 1995–1999.– Operational medical issues in Hypo- and Hyperbaric Conditions; 01. Juni 2001, 2001: S. 29-1 – 29-4

BGG 904-G31 Berufsgenossenschaftlicher Grundsatz für arbeitsmedizinische Vorsorgeuntersuchungen G 31 „Überdruck"

BGI 504-31 Auswahlkriterien für die spezielle arbeitsmedizinische Vorsorge nach dem Berufsgenossenschaftlichen Grundsatz G 31 „Überdruck"

BGI 690 Merkblatt für die Behandlung von Erkrankungen durch Arbeiten in Überdruck (Arbeiten in Druckluft, Taucherarbeiten), HVBG, Ausschuss Arbeitsmedizin (Hrsg.), Oktober 1996

BGV C23 Unfallverhütungsvorschrift „Taucharbeiten", HVBG (Hrsg.), Oktober 1979, i. d. Fassung vom Januar 2001

DAN Europe report 1999, [https://www.daneurope.org/eng/dan_report_1999.pdf]

Durchführungsanweisung (DA) zur Unfallverhütungsvorschrift Taucharbeiten BGV C23 vom 01.10.1979 in der Fassung vom 01.01.2001, HVBG (Hrsg.), Januar 2001

Förster, W.; Angerer, P.: Drucklufterkrankungen bei niedrigen Arbeitsdrücken – heute noch ein Problem? Erfahrungen mit 100% Sauerstoff-Dekompression bei Druckluftarbeit; In: Baumgartner, E.; Stork, J.: (Hrsg.) Verh. Dtsch. Ges. Arbeitsmed. 44, 783–786, 2004

Hoffmann, B.; Hauptverband der gewerblichen Berufsgenossenschaften HVGB, St. Augustin, 2005: Persönliche Mitteilung zur Häufigkeit von Unfällen bei Tauchern in den Jahren 2002 und 2003

HSE Diving Health Strategy to 2010
http://www.hse.gov.uk/diving/divingstrat2010.pdf

Klingmann, Ch., K. Tetzlaff (Hrsg.): Moderne Tauchmedizin. Gentner, Stuttgart, 2006

Leitlinien Tauchunfall/Gesellschaft für Tauch- und Überdruckmedizin e.V. (Hrsg.). http://www.uni-duesseldorf.de/WWW/AWMF/ll/072-001.htm, erstellt 13. 10. 2002, überarbeit 02. 10. 2005, gültig bis Oktober 2008

Leitlinie „Arbeit in Druckluft"/Deutsche Gesellschaft für Arbeitsmedizin und Umweltmedizin e.V. , DGAUM (Hrsg.). – http://www.uniduesseldorf.de/WWW/AWMF/ll/002-011.htm, erstellt 1998, überarbeitet 18. 08. 2005

Merkblatt zur BK Nr. 2201 „Erkrankungen durch Arbeit in Druckluft". BArbBl., Fachteil Arbeitsschutz 1964, 33;

Neubauer, B.: Berufe mit Arbeiten unter erhöhtem Umgebungsdruck. – Arbeitsmed Sozialmed Umweltmed.– 36(2001)11: S.565–568

RAB 25 – Regeln zum Arbeitsschutz auf Baustellen: Arbeiten in Druckluft (Konkretisierungen zur Druckluftverordnung)/Ausschuss für Sicherheit und Gesundheitsschutz auf Baustellen (ASGB) (Hrsg.), Stand 12. 11. 2003, BArbBl. 3/2004, S. 48

Richtlinie für die ärztliche Untersuchung von Arbeitnehmern die mit Arbeiten in Druckluft beschäftigt werden, Bundesministerium für Arbeit und Soziales (Hrsg.), BArbBl., Fachteil Arbeitsschutz, 4-1973, S. 194

Weidauer H., Ch. Klingmann (Hrsg.): Tauchmedizin aktuell. Gentner, Stuttgart, 2004

Medizinisch-wissenschaftliche Begründungen zu arbeitsmedizinischen Untersuchungen bei branchenspezifischen Tätigkeiten

8

8.0 Einführung

Neben den Arbeitsschutzregelungen zu biologischen und gefährlichen Stoffen und der neuen Lärm-Vibrations-Arbeitsschutz-Verordnung mit ihren klassischen Anhängen gibt es verschiedenste Gefährdungen und gefahrgeneigte Tätigkeiten mit einem hohen Erkrankungs- oder Arbeitsunfallrisiko der mit derartigen Tätigkeiten beauftragten Beschäftigten, bei denen arbeitsmedizinische Untersuchungen rechtlich vorgeschrieben oder aus Gründen der Fürsorgepflicht angezeigt sind.

Die getroffene Auswahl dieser 24 Anlässe ist jeweils alphabetisch in den Kapiteln 7 bis 9 aufgearbeitet worden:

Kapitel	Gefährdungsbereich	Anzahl
7	Physikalische Einwirkungen	11
8	Branchenspezifische Tätigkeiten	5
9	Branchenübergreifende Tätigkeiten	8

Der Großteil der hier beschriebenen Begründungen wurde von einem Arbeitskreis der BAuA erarbeitet. Die zwecks Vervollständigung notwendig erachteten Untersuchungsanlässe folgten aus systematischen Gründen dem gleichen Grundschema. Für die im Kapitel 8 begründeten Untersuchungsanlässe hat sich aus den Sach- und Diskussionszwängen folgender systematischer Aufbau angeboten:

8.x   Arbeiten in/mit (Exposition/Tätigkeit)

1   Zweck der Untersuchung
2   Medizinische Grundlagen
2.1   Gefährdungspotenzial
2.2   Verursachung von Berufskrankheiten oder Arbeitsunfällen
2.3   Beeinflussung der allgemeinen Morbidität
2.4   Lebensbedrohliche akute Risiken
2.5   Beschäftigungsverbote
3   Verfügbarkeit diagnostischer Methoden
4   Präventives Potenzial
5   Rechtliche Grundlagen/Sonstige Hinweise
5.1   Rechtsvorschriften
5.2   Sonstige Hinweise
6   Auslösekriterien nach geltendem Recht
6.1   Pflichtuntersuchung
6.2   Angebotsuntersuchung
7   Quellenverzeichnis (Literatur)

8.0.1 Liste der branchenspezifischen Tätigkeiten

8.1   Bergbau
8.2   Berufskraftfahrer
8.3   Fliegendes Personal
8.4   Land- und Forstwirtschaft
8.5   Schädlingsbekämpfung

8.1 Bergbau

1 Untersuchungszweck
Feststellen der Bergtauglichkeit,
Schutz der Beschäftigten vor Gesundheitsgefährdungen durch Arbeiten unter Tage.

2 Medizinische Grundlagen

2.1 Gefährdungspotenzial
Der Beruf des Bergmannes zählt zu den ältesten Handwerken der Menschheit. Die gesundheitlichen Probleme der Bergleute fanden schon immer großes Interesse bei den zeitgenössischen Ärzten. Bereits ab 1530 werden die technischen und Arbeitshygienischen Voraussetzungen zum einen und typische Berufskrankheiten aus dem Bergbau erkannt und beschrieben (vgl. Abschnitt 2.2).
Heute richten sich die Arbeitsverfahren nach dem zu gewinnenden Material (Erz, Mineralien, Kohle) und dem hohen Grad an halb- oder vollautomatischer Mechanisierung. Steinstaub (Silikose), Erstickungsgase (Methan), Hitze, Lärm, Einsatz von Gefahrstoffen und Sprengmitteln, körperliche Schwerarbeit in ungünstigen Zwangshaltungen oder Schichtarbeit prägen das Berufsbild des Bergmechanikers (Hauer) und der zahlreichen Betriebshandwerker (Maurer, Schlosser, Elektriker etc.) unter Tage und auch über Tage. Entsprechend hoch bzw. abgestuft sind die Tauglichkeitsanforderungen in den bergrechtlichen Eignungsuntersuchungen für Tätigkeiten unter Tage und obertägig (viele der heute gültigen Arbeitsschutzvorschriften und Untersuchungsanlässe – vgl. Liste in Anhang 10.1 – haben sich aus dem Bergbau entwickelt):
- Tauglich für alle Arbeiten,
- Tauglich für Arbeiten an staubarmen Betriebspunkten,
- Tauglich für Arbeiten an staubfreien Betriebspunkten,
- Tauglich für bestimmte Arbeiten über Tage.

Neben der Feststellung der sog. Bergtauglichkeit treten Fragestellungen zur arbeitsmedizinischen Vorsorge (Früherkennung der u. g. Berufskrankheiten und anderer arbeitsbedingter Erkrankungen – sog. Vosorgeaspekt) hinzu (vgl. dazu Untersuchungskatalog u. a. nach GesBergV). Der Vorsorgeaspekt greift aber erst nachrangig, wenn nämlich zuvor die Bergtauglichkeit (Eignung) attestiert wurde (vgl. auch DruckluftV, Kap. 7.11).
Neben den i. P. bei allen Arten bergmännischer Tätigkeiten auftretenden Gesundheitsgefahren, sind noch die besonderen Einwirkungen durch das gewonnene Material, insbes. bei Erzen (z. B. Blei, Kupfer, Uran/Pechblende – *Schneeberger Lungenkrebs*) oder durch Radon-haltige Ausdünstungen des Gesteins (terrestrische Strahlung, vgl. § 95 StrlSchV u. Kap. 7.6) zu beachten.

2.2 Verursachung von Berufskrankheiten und Arbeitsunfällen
- nahezu alle Berufskrankheiten, besonders typisch oder häufig: Nrn. 1315, 2101 bis 2104, 2301, 2402; 3103, 4101, 4102, 4111, 6001 Anl. zur BKV,
- Hohes Verletzungsrisiko.

2.3 Beeinflussung der allgemeinen Morbidität
Entfällt.

2.4 Lebensbedrohliche akute Risiken
Gegeben durch tödlich verlaufende Arbeitsunfälle und zahlreiche tödlich verlaufende Berufskrankheiten.

2.5 Beschäftigungsverbot
Mangelnde Bergtauglichkeit.
§ 24 JArbSchG; § 22 JArbSchG; § 4 MuSchG; § 4 MuSchRiV;

3 Verfügbarkeit diagnostischer Methoden
Arbeitsmedizinische Vorsorge beruflich strahlenexponierter Personen durch ermächtigte Ärzte – Richtlinie zur StrlSchV und zur RöV vom 18. Dezember 2003 (GMBl 2004, S. 350),
Berufsgenossenschaftliche Grundsätze für arbeitsmedizinische Vorsorgeuntersuchungen, insbes.: G 1.1, G 20, G 25, G 27, G 30, G 46,
Plan für die Durchführung der ärztlichen Untersuchungen im Steinkohlenbergbau (i.d.F. v. Juli 1992), zuletzt geändert am 26.6.2000. (in Überarbeitung);
Bergverordnung zum Schutz der Gesundheit gegen Klimaeinwirkungen (Klima-Bergverordnung – KlimaBergV) vom 9. Juni 1983 (BGBl. I S. 685),
Richtlinien der Bezirksregierung Arnsberg, Abteilung Bergbau und Energie in NRW, über die Anforderungen an Maschinenführer von Schacht- und Schrägförderanlagen im Sinne des § 2 der Bergverordnung für Schacht- und Schrägförderanlagen vom 05. November 2004.

4 Präventives Potenzial
Vermeiden von Arbeitsunfällen und Berufskrankheiten.

5 Rechtliche Grundlagen/Sonstige Hinweise

5.1 Rechtsvorschriften

Plan für die Durchführung der ärztlichen Untersuchungen im Steinkohlenbergbau (i.d.F. v. Juli 1992), zuletzt geändert am 26.6.2000 (in Überarbeitung),

Bergverordnung zum gesundheitlichen Schutz der Beschäftigten (Gesundheitsschutz-Bergverordnung – GesBergV) (vom 31. Juli 1991). BGBl. I S. 1751, zuletzt geändert durch Verordnung vom 18. Oktober 1999 (BGBl. I S. 2059),

Bergverordnung zum Schutz der Gesundheit gegen Klimaeinwirkungen (Klima-Bergverordnung – KlimaBergV) vom 9. Juni 1983 (BGBl. I S. 685),

Bergverordnung für Schacht- und Schrägförderanlagen (BVOS) (vom 4. Dezember 2003), Amtsblatt Arnsberg 2004 Nr. 5,

Ggf. § 95 Abs. 11 StrlSchV.

> **Hinweis**
>
> Für die Durchführung und die Überwachung des Bergrechts einschließlich der *Ermächtigung* von Ärzten nach § 3 Abs. 1 GesBergV ist das Bergamt bzw. die Bergaufsicht – nicht die Gewerbeaufsicht! – zuständig. Eine Voraussetzung für die Erteilung der Ermächtigung ist die *Bergerfahrenheit* des Arztes.

5.2 Sonstige Hinweise

Arbeitsmedizinische Vorsorge beruflich strahlenexponierter Personen durch ermächtigte Ärzte – Richtlinie zur StrlSchV und zur RöV vom 18. Dezember 2003 (GMBl 2004, S. 350),

AVV Strahlenpass – Allgemeine Verwaltungsvorschrift zu § 40 Abs. 2, § 95 Abs. 3 StrlSchV und § 35 Abs. 2 RöV vom 20. Juli 2004 (BAnz 2004, Nr. 142a),

Merkblatt zum Untersuchungsbogen und zur ärztlichen Bescheinigung nach den Anlagen 2 und 3 der Klima-Bergverordnung vom 9. Juni 1983 (BGBl. I S. 685),

Richtlinien der Bezirksregierung Arnsberg, Abteilung Bergbau und Energie in NRW, über die Anforderungen an Maschinenführer von Schacht- und Schrägförderanlagen im Sinne des § 2 der Bergverordnung für Schacht- und Schrägförderanlagen (vom 05. November. 2004),

Richtlinie für die physikalische Strahlenschutzkontrolle zur Ermittlung der Körperdosen – Richtlinie zur StrlSchV und RöV vom 8. Dezember 2003 (GMBl. 2004, S. 410),

Strahlenschutz in der Medizin – Richtlinie zur Strahlenschutzverordnung – StrlSchV vom 24. Juni 2002 (BAnz Nr. 207a).

6 Auslösekriterien nach geltendem Recht

6.1 Pflichtuntersuchung

§ 66 Nr. 4 d BBergG,

§ 2 GesBergV,

§ 12 KlimaBergV.

6.2 Angebotsuntersuchung

Keine.

Bei Beschwerden hat der Beschäftigte das Recht auf eine arbeitsmedizinische Untersuchung und Beratung nach § 11 ArbSchG.

7 Quellenverzeichnis

Arbeitsmedizinische Vorsorge beruflich strahlenexponierter Personen durch ermächtigte Ärzte – Richtlinie zur StrlSchV und zur RöV vom 18. Dezember 2003 (GMBl 2004, S. 350)

AVV Strahlenpass – Allgemeine Verwaltungsvorschrift zu § 40 Abs. 2, § 95 Abs. 3 StrlSchV und § 35 Abs. 2 RöV vom 20. Juli 2004 (BAnz 2004, Nr. 142a)

Bergverordnung zum gesundheitlichen Schutz der Beschäftigten (Gesundheitsschutz-Bergverordnung – GesBergV) vom 31. Juli 1991 (BGBl. I S. 1751), zuletzt geändert am 23. Dezember 2004 (BGBl. I S. 3758)

Bergverordnung für Schacht- und Schrägförderanlagen (BVOS) (v. 4. Dezember 2003), Amtsblatt Arnsberg 2004 Nr. 5

Bergverordnung zum Schutz der Gesundheit gegen Klimaeinwirkungen (Klima-Bergverordnung – KlimaBergV) vom 9. Juni 1983 (BGBl. I S. 685)

Giesen, T., G. Zerlett: Strahlenschutzverordnung, 2. überarbeitete Auflage. W. Kohlhammer, Stuttgart, Berlin, Köln, 2006

Giesen, T., Zerlett, G.: Berufskrankheiten und medizinischer Arbeitsschutz - Ergänzbare Ausgabe mit Rechtsvorschriften, Merkblättern, Statistiken, sozialgerichtlichen Entscheidungen und Hinweisen zu § 9 Abs. 2 SGB VII, 7. Auflage, 46. Lfg. (Oktober 2006), Kohlhammer, Stuttgart, Berlin, Köln, 1988/2007

Georg, R., R. Haus, K. Porezag: Eisenerzbergbau in Hessen. 2. Aufl., Förderverein Besucherbergwerk Fortuna, Wetzlar, 1986;

Hauptverband der gewerblichen Berufsgenossenschaften – HVBG (Hrsg.): Berufsgenossenschaftliche Grundsätze für Arbeitsmedizinische Vorsorgeuntersuchungen. 3. Aufl., Gentner, Stuttgart, 2004

Merkblatt zum Untersuchungsbogen und zur ärztlichen Bescheinigung nach den Anlagen 2 und 3 der Klima-Bergverordnung vom 9. Juni 1983 (BGBl. I S. 685)

Merkblatt zur Berufskrankheit Nr. 1315 Anl. zur BKV. BArbBl.

Merkblatt zur Berufskrankheit Nr. 2101 Anl. zur BKV. BArbBl. Facht. ArbSch. 2/63, 24

Merkblatt zur Berufskrankheit Nr. 2102 Anl. zur BKV.
BArbBl. 2/90, 135
Merkblatt zur Berufskrankheit Nr. 2103 Anl. zur BKV.
BArbBl. Facht. ArbSch. 2/63, 21
Merkblatt zur Berufskrankheit Nr. 2104 Anl. zur BKV.
BArbBl. 7–8/79, 72
Merkblatt zur Berufskrankheit Nr. 2301 Anl. zur BKV.
BArbBl. Facht. ArbSch. 8.9/77, 204
Merkblatt zur Berufskrankheit Nr. 2402 Anl. zur BKV.
BArbBl. 7–8/91, 72
Merkblatt zur Berufskrankheit Nr. 3103 Anl. zur BKV.
BArbBl. Facht. ArbSch. 6/63, 133
Merkblatt zur Berufskrankheit Nr. 4101 Anl. zur BKV.
BArbBl. 4/98, 61
Merkblatt zur Berufskrankheit Nr. 4102 Anl. zur BKV.
BArbBl. 4/98, 63
Merkblatt zur Berufskrankheit Nr. 4111 Anl. zur BKV.
BArbBl. 12/97, 35
Merkblatt zur Berufskrankheit Nr. 6101 Anl. zur BKV.
BArbBl. Facht. ArbSch. 6/62, 136

Plan für die Durchführung der ärztlichen Untersuchungen im Steinkohlenbergbau (i.d.F. v. Juli 1992), zuletzt geändert am 26.6.2000. (in Überarbeitung)
Reuss – Grotefend – Dapprich: Das Allgemeine Berggesetz. 10. Aufl., C. Heymanns, Köln, 1953
Richtlinien der Bezirksregierung Arnsberg, Abteilung Bergbau und Energie in NRW, über die Anforderungen an Maschinenführer von Schacht- und Schrägförderanlagen im Sinne des § 2 der Bergverordnung für Schacht- und Schrägförderanlagen (v. 05. November. 2004)
Richtlinie für die physikalische Strahlenschutzkontrolle zur Ermittlung der Körperdosen – Richtlinie zur StrlSchV und RöV vom 8. Dezember 2003 (GMBl. 2004, S. 410)
Strahlenschutz in der Medizin – Richtlinie zur Strahlenschutzverordnung – StrlSchV vom 24. Juni 2002 (BAnz Nr. 207a)

8.2 Berufskraftfahrer (Fahrgastbeförderung, Gütertransport, Gefahrguttransporte)

(vgl. Kap. 9.4)

1 Untersuchungszweck

Feststellung der Fahrtauglichkeit.,
Schutz der Beschäftigten vor Gesundheitsgefährdungen durch Fahrtätigkeiten im Straßenverkehr.

2 Medizinische Grundlagen

2.1 Gefährdungspotenzial

Die Bestimmungen zur Fahrtauglichkeit nach der Fahrerlaubnisverordnung (FeV) dienen vorrangig dem Schutz Dritter. Insbesondere bei der Erteilung der Fahrerlaubnis zur Fahrgastbeförderung (§ 48 FeV) für Taxen, Mietwagen, Krankenkraftwagen, oder Personenkraftwagen im Linienverkehr (ÖPNV) oder bei gewerbsmäßigen Ausflugfahrten oder Ferienziel-Reisen werden strenge Anforderungen an das Sehvermögen und die gesundheitliche Eignung des Berufskraftfahrers gestellt (§§ 11 bis 14 i. V. m. Anlagen 4 bis 6 FeV). Im Einzelnen vgl. Kap. 9.4 „Fahr-, Steuer- und Überwachungstätigkeiten".

2.2 Verursachung von Berufskrankheiten und Arbeitsunfällen

Verletzungsrisiko durch Verkehrsunfälle. Unfälle sind je nach Situation Arbeitsunfälle (AU) oder Wegeunfälle (vgl. dort in Kap. 2).

2.3 Beeinflussung der allgemeinen Morbidität

Entfällt.

2.4 Lebensbedrohliche akute Risiken

Ggf. tödlicher Verlauf der Verkehrsunfallfolgen.

2.5 Beschäftigungsverbot

Mangelnde Fahrtauglichkeit.
§ 22 JArbSchG; § 4 MuSchG; § 4 MuSchRiV.

3 Verfügbarkeit diagnostischer Methoden

BGG 904-G25 Berufsgenossenschaftlicher Grundsatz für arbeitsmedizinische Vorsorgeuntersuchungen G 25 „Fahr-, Steuer- und Überwachungstätigkeiten",
Berufsgenossenschaft für Fahrzeughaltungen – BGF (Hrsg.): Verkehrsmedizinische Untersuchungen nach der Fahrerlaubnis-Verordnung (EU-Führerschein). 2. Aufl., BGF, Hamburg, 1999,
„Begutachtungs-Leitlinien zur Kraftfahrereignung" des Gemeinsamen Beirats für Verkehrsmedizin beim Bundesministerium für Verkehr, Bau- und Wohnungswesen und beim Bundesministerium für Gesundheit (2000),
VDV-Schrift 714 „Leitlinien für die Feststellung der Betriebsdiensttauglichkeit in Verkehrsunternehmen".

4 Präventives Potenzial

Vgl. Kap. 9.4 „Fahr-, Steuer- und Überwachungstätigkeit" – insbes. Vermeiden von Verkehrsunfällen (Schutz Dritter und der Schutz von Sachgütern) und die Reduzierung des eigenen Verletzungsrisikos.

Neben den Anforderungen an das Sehvermögen und die gesundheitliche Eignung werden insbesondere bei der Fahrgastbeförderung zusätzliche

Anforderungen an das Gefahren- und Verantwortungsbewusstsein sowie die Zuverlässigkeit gestellt, um ein Unfallrisiko zu minimieren.

5 Rechtliche Grundlagen/Sonstige Hinweise

5.1 Rechtsvorschriften

Fahrerlaubnis-Verordnung (FeV) vom 18. August 1998 (BGBl. I S. 2214), zuletzt geändert durch Drittes Gesetz zur Änderung des Straßenverkehrsgesetzes und anderer straßenverkehrsrechtlicher Vorschriften vom 14. August 2005 (BGBl. I S. 2412); Verordnung über den Betrieb von Kraftfahrtunternehmen im Personenverkehr (BOKraft).

5.2 Sonstige Hinweise

„Begutachtungs-Leitlinien zur Kraftfahrereignung" des Gemeinsamen Beirats für Verkehrsmedizin beim Bundesministerium für Verkehr, Bau- und Wohnungswesen und beim Bundesministerium für Gesundheit (2000),
Berufsgenossenschaft für Fahrzeughaltungen – BGF (Hrsg.): Verkehrsmedizinische Untersuchungen nach der Fahrerlaubnis-Verordnung (EU-Führerschein). 2. Aufl., BGF, Hamburg, 1999,
VDV-Schrift 714 „Leitlinien für die Feststellung der Betriebsdiensttauglichkeit in Verkehrsunternehmen".

6 Auslösekriterien nach geltendem Rech

6.1 Pflichtuntersuchung

FeV,
Verordnung über den Betrieb von Kraftfahrtunternehmen im Personenverkehr (BOKraft).

6.2 Angebotsuntersuchung

Keine.
Bei Beschwerden hat der Beschäftigte das Recht auf eine arbeitsmedizinische Untersuchung und Beratung nach § 11 ArbSchG.

7 Quellenverzeichnis

Akerstedt, T. u. a.: Consensus statement: Fatigue and accidents in transport operations. J. Sleep Res. 9 (2000) 395

Arbeitskreis Alertness – Management: Vorgaben und Entwicklung von Modellen für die Gestaltung von Arbeitszeitsystemen im Transportbereich, http://www.alertness-management.de

Aust, B.: Gesundheitsförderung in Verkehrsunternehmen: Betriebs- und mitarbeiterbezogene Maßnahmen im Fahrdienst. Hrsg.: Berufsgenossenschaft der Straßen-, U-Bahnen und Eisenbahnen (BG BAHNEN), 2. Aufl. 2002

BGG 904-G25 Berufsgenossenschaftlicher Grundsatz für arbeitsmedizinische Vorsorgeuntersuchungen G 25 „Fahr-, Steuer- und Überwachungstätigkeiten"

BGI 784 „Kommentar zum G 25 Berufsgenossenschaftlicher Grundsatz für arbeitsmedizinische Vorsorgeuntersuchungen Fahr-, Steuer- und Überwachungstätigkeiten", Hrsg.: Berufsgenossenschaft der Straßen-, U-Bahnen und Eisenbahnen (BG Bahnen)

BGI 585 „Beurteilung beruflicher Möglichkeiten von Personen mit Epilepsie"

„Begutachtungs-Leitlinien zur Kraftfahrereignung" des Gemeinsamen Beirats für Verkehrsmedizin beim Bundesministerium für Verkehr, Bau- und Wohnungswesen und beim Bundesministerium für Gesundheit (2000)

Berufsgenossenschaft für Fahrzeughaltungen – BGF (Hrsg.): Verkehrsmedizinische Untersuchungen nach der Fahrerlaubnis-Verordnung (EU-Führerschein). 2. Aufl., BGF, Hamburg, 1999

Bigert, C., Gustavsson, P.; Hallquist, J.; Hogstedt, Ch.; Lewné, M.; Plato, N.; Reuterwall, Ch.; Schéele, P.: Myocardial infarction among professional drivers. Epidmiology 14 (2003) 333–339

Cassel, W.; Ploch, T.; Becker, C.; Dugnus, D.; Peter, J.H.; von Wichert, P.: Risk of traffic accidents in patients with sleep-disordered breathing: reduction with nasal CPAP. Eur Respir J 9 (1969) 2606 – 2611

European Foundation for the Improvement of Living and Working Condition (Ed.): EU road freight transport sector: Work and employment conditions, Dublin 2004

Fahrerlaubnis-Verordnung (FeV) (v. 18. August 1998). BGBl. I S. 2214, zuletzt geändert durch Drittes Gesetz zur Änderung des Straßenverkehrsgesetzes und anderer straßenverkehrsrechtlicher Vorschriften vom 14. August 2005 (BGBl. I S. 2412)

Hannerz, H.; Tüchsen, F.: Hospital admissions among male drivers in Denmark. Occup Environ Med 58 (2001) 253–260

Kompier, M. A. J.: Bus drivers: Occupational stress and stress prevention. Working paper. CONDI/T/WP.2/1996. Geneva: ILO, http://www.ilo.org/public/english/protection/condtrav/publ/wc-mk-96.htm

Lange, J; Groth, J.: Sicherheits- und Gesundheitsschutzdefizite im Speditionsgewerbe. Bremerhaven: Wirtschaftsverl. NW. 2005. (Schriftenreihe der Bundesanstalt für Arbeitsschutz und Arbeitsmedizin, Fb 1056)

Orth, M., Duchna, H.-W.; Leidag, M.; Widdig, W.; Rasche, K.; Bauer, T.T.; Walther, J.W.; deZeeuw, J.; Malin, J-P.; Schultze-Werninghaus, G. and Kotterba, S.: Driving simulator and neuropsychological testing in OSAS before and unter CPAP therapy. Eur Respir J 26 (2005) 898–903

Peter, R., H. Geißler and J. Siegrist: Associations of effort-reward imbalance at work and reported symptoms in different groups of male and female public transport workers. Stress Medicine 14 (1998) 175–182

Roth, J.-J.; Schygulla, M.; Dürholt, H.; Nachreiner, F.; Pankonin, Ch.: Betriebs- und Arbeitszeiten beim

Gütertransport und bei der Personenbeförderung. Bremerhaven: Wirtschaftsverl. NW. 2004. (Schriftenreihe der Bundesanstalt für Arbeitsschutz und Arbeitsmedizin, Fb1033)

Stadler, P. und A. Silo: Psychomentale Fehlbelastungen bei Busfahrern im Öffentlichen Personennahverkehr. Zbl Arbeitsmed 55 (2005) 138–160

Terán-Santos, J., A. Jiménez-Goméz, J. Cordero-Guevara and the Cooperative Group Burgos-Santander: The association between sleep apnea and the risk of traffic accidents. New Engl. J. Med. 340 (1999) 847–851

VDV-Schrift 714 „Leitlinien für die Feststellung der Betriebsdiensttauglichkeit in Verkehrsunternehmen"

Verordnung über den Betrieb von Kraftfahrtunternehmen im Personenverkehr (BOKraft)

Winkleby, M.A., D.R. Ragland, J.M. Fisher and S.L. Syme: Excess risk of sickness and disease in bus drivers: A review and synthesis of epidemiological studies. Int. J Epid. 17 (1988) 255–262

Young, T., M. Palta, J. Dempsey, J. Skatrud, St. Weber and S. Badr: The occurrence of sleep-disordered breathing among middle-aged adults. New Engl. J. Med. 328 (1993) 1230–1235

8.3 Fliegendes Personal

1 Untersuchungszweck

Feststellen der Flugtauglichkeit,
Schutz der Beschäftigten vor Gesundheitsgefährdungen bei Tätigkeiten in der Luftfahrt.

2 Medizinische Grundlagen

2.1 Gefährdungspotenzial

2.1.1 Besonderheiten der Exposition in Druckkabinen von Flugzeugen

Reiseaufenthalte in Luftfahrzeugen sind unter Normalbedingungen charakterisiert durch eine relativ kurze und gewöhnlich *milde Hypoxie*. Moderne Passagiermaschinen fliegen in Höhen bis ca. 10.000 m. Die Maschinen sind mit Druckkabinen ausgestattet, über die in den Kabinen ein Luftdruck realisiert wird, der einem Aufenthalt in einer Höhe von etwa 8000 ft (2438 m, ca. 15 kPa $pO_{2(insp.)}$) entspricht.

Zu berücksichtigen sind zusätzlich die technisch bedingte geringe Luftfeuchtigkeit in Passagiermaschinen, die zu Austrocknungserscheinungen der Schleimhäute führen können. Durch die relativ raschen Luftdruckveränderungen bei Start und Landung der Flugzeuge kommt es zu Volumenveränderungen von eingeschlossenen Gasen in luftgefüllten Körperhöhlen (z. B. Mittelohr, Nasennebenhöhlen) und zu entsprechenden Beschwerden insbesondere bei gestörter Belüftung der Körperhöhlen (vgl. auch Kap. 7.1).

2.1.2 Einwirkung von kosmischer Strahlung

(vgl. → Fliegendes Personal (§ 103 StrlSchV) in Kap. 2 und Kap. 7.6).

2.1.3 Sonstige Gesundheitsgefährdungen

durch Fahr-, Steuer- und Überwachungstätigkeiten, vgl. Kap. 9.4.

2.2 Verursachung von Berufskrankheiten und Arbeitsunfällen

Absturzfolgen sind versicherungsrechtlich Arbeitsunfälle.

Durch die Einwirkung kosmischer Strahlung verursachte Strahlenschäden i. S. der BK Nr. 2402 Anl. zur BKV.

2.3 Beeinflussung der allgemeinen Morbidität

Entfällt.

2.4 Lebensbedrohliche akute Risiken

Abstürze mit Todesfolge.

2.5 Beschäftigungsverbot

Mangelnde Flugtauglichkeit.
§ 22 JArbSchG; § 4 MuSchG; § 4 MuSchRiV.

3 Verfügbarkeit diagnostischer Methoden

Arbeitsmedizinische Vorsorge beruflich strahlenexponierter Personen durch ermächtigte Ärzte – Richtlinie zur StrlSchV und zur RöV vom 18. Dezember 2003 (GMBl 2004, S. 350),

Erste Durchführungsverordnung zur Luftverkehrs-Zulassungs-Ordnung (1. DV LuftVZO) (vom 15. April 2003). Bundesanzeiger Beilage, 55, Nr. 82a,

BGG 904-G25 Berufsgenossenschaftlicher Grundsatz für arbeitsmedizinische Vorsorgeuntersuchungen G 25 „Fahr-, Steuer- und Überwachungstätigkeiten",

BGI 768-1 Arbeitshilfe zur Durchführung von arbeitsmedizinischen Vorsorgeuntersuchungen bei fliegendem Personal (Kabine),

BGI 768-2 Arbeitshilfe zur Durchführung von arbeitsmedizinischen Vorsorgeuntersuchungen bei fliegendem Personal (Cockpit).

4 Präventives Potenzial
- Vermeiden von Arbeitsunfällen,
- Vermeiden einer Berufskrankheit der Nr. 2402 Anl. zur BKV,
- vgl. auch Kap. 9.4 „Fahr-, Steuer- und Überwachungstätigkeit".

5 Rechtliche Grundlagen/Sonstige Hinweise
5.1 Rechtsvorschriften
LuftVZO.

> **Hinweis**
> Für die Untersuchung von Piloten bedarf es einer besonderen Anerkennung (vgl. Ermächtigung) als Fliegerarzt durch das Luftfahrtbundesamt.

5.2 Sonstige Hinweise
Erste Durchführungsverordnung zur Luftverkehrs-Zulassungs-Ordnung (1. DV LuftVZO) (vom 15. April 2003), Bundesanzeiger Beilage, 55, Nr. 82a.

6 Auslösekriterien nach geltendem Recht
6.1 Pflichtuntersuchung
LuftVZO.

6.2 Angebotsuntersuchung
Keine.
Bei Beschwerden hat der Beschäftigte das Recht auf eine arbeitsmedizinische Untersuchung und Beratung nach § 11 ArbSchG.

7 Quellenverzeichnis
Arbeitsmedizinische Vorsorge beruflich strahlenexponierter Personen durch ermächtigte Ärzte – Richtlinie zur StrlSchV und zur RöV vom 18. Dezember 2003 (GMBl 2004, S. 350)
Erste Durchführungsverordnung zur Luftverkehrs-Zulassungs-Ordnung (1. DV LuftVZO v. 15. April 2003). Bundesanzeiger 2003, Beilage, 55, Nr. 82a
BGG 904-G25 Berufsgenossenschaftlicher Grundsatz für arbeitsmedizinische Vorsorgeuntersuchungen G 25 „Fahr-, Steuer- und Überwachungstätigkeiten"
BGI 585 „Beurteilung beruflicher Möglichkeiten von Personen mit Epilepsie"
BGI 768-1 Arbeitshilfe zur Durchführung von arbeitsmedizinischen Vorsorgeuntersuchungen bei fliegendem Personal (Kabine)
BGI 768-2 Arbeitshilfe zur Durchführung von arbeitsmedizinischen Vorsorgeuntersuchungen bei fliegendem Personal (Cockpit)

8.4 Land- und Forstwirtschaft

1 Untersuchungszweck
Feststellung der gesundheitlichen und körperlichen Eignung zur Verrichtung gefährlicher und gefahrgeneigter Arbeiten,
Schutz der Beschäftigten vor Gesundheitsgefährdungen durch Tätigkeiten in der Land- und Forstwirtschaft

2 Medizinische Grundlagen
2.1 Gefährdungspotenzial
2.1.1 Landwirtschaft
Das Betreiben von Ackerbau, Viehzucht und Viehhaltung ist so alt wie die Menschheit. Bodenbearbeitung, Bodennutzung und Pflanzenschutz sowie Halten, Züchten und Pflegen von Nutz- und anderen Tieren differieren je nach Art des Bodens, der Landschaft und des Klimas.

2.1.1.1 Im Acker- und Pflanzenbau
fallen Arbeiten der Bestellung, der Pflege und Ernte von Getreide, Hack- und Ölfrüchten sowie von sonstigen Feldfrüchten an. Nach Aufgang der Saat

sind Pflegearbeiten in Form der mechanischen Bodenbearbeitung sowie ggf. der Einsatz von chemischen Unkraut- und Schädlingsbekämpfungsmittel (Insektizide, Pestizide – vgl. Anhang III Nr. 4 GefStoffV und auch Kap. 8.5). Erntearbeiten verschiedener Gemüsesorten (Spargelstechen) oder Salate bedingen trotz vermehrtem Einsatz von Erntemaschinen vielfach Zwangshaltungen. Produkte bzw. Futtermittel werden bei der Lagerung oder Silierung vielfach durch Begasung konserviert (vgl. Anhang III Nr. 5 GefStoffV und auch Kap. 9.3). In bäuerlichen Kleinbetrieben (oftmals Familien- oder Nebenerwerbsbetriebe) kommt es infolge des verminderten Maschineneinsatzes zu häufigen Belastungen beim Lastentransfer der Gebinde für Saatgut, Düngemittel oder der Endprodukte beim Verkauf.

2.1.1.2 Die Tierhaltung
ist durch das regelmäßige Füttern und die Pflege der Nutztiere, vielfach im Zeittakt, durch Lastentransfer und Kontakt mit den Tieren (vgl. BSE, Vogelgrippe

o. ä.) und ihren Ausscheidungen (Gülle, Mist) geprägt. Bestimmte Verletzungs- und Gesundheitsgefährdungen durch Eigenschlachtung werden hier nicht betrachtet.

Neben dem Einsatz oft hoch rotierender Geräte und Maschinen, die das Unfallrisiko prägen, sind typische gesundheitsschädliche Tätigkeiten und Einwirkungen in der Landwirtschaft u. a.:

- Allergisierende Stoffe (vgl. Kap. 6):
  - pflanzlicher Herkunft,
  - tierischer Herkunft,
- Begasungen nach Anh. III Nr. 5 GefStoffV (vgl. Kap. 9.3),
- Fahr- und Steuertätigkeiten,
- Infektionserreger (vgl. Kap. 3),
- Körperliche Schwerarbeit,
- Manueller Lastentransfer,
- Natürliche optische Strahlung,
- Pestizide,
- Schädlingsbekämpfung nach Anh. III Nr. 4 GefStoffV (vgl. Kap. 8.5),
- Witterungseinflüsse (Freilandarbeiten),
- Zwangshaltungen (Gemüseanbau, Erntearbeiten).

2.1.2 Forstwirtschaft/Waldarbeiter

Mit dem Landwirt inhaltlich verwandt ist der Waldarbeiter (Forstwirt), der mit Hege und Pflege insbesondere des Baumbestandes, der Holzernte und anderer Waldprodukte beschäftigt ist.

Zum Schutz des Waldbestandes werden Zäune und andere Schutzvorrichtungen gerade an jungen Pflanzen verbaut, um Tierfraß, den Befall mit Insekten (Schädlingen) oder Pilzen und Schäden durch extreme Witterungsverhältnisse zu verhindern.

Dabei werden u. a. chemische Mittel (vgl. Anhang III Nr. 4 GefStoffV) eingesetzt.

Die Holzernte mit Fällen und Entasten, das Sortieren des Holzes und sein Abtransport sind trotz des hohen Maschineneinsatzes, der wiederum das Unfallrisiko steigert, körperlich anstrengend und belastend, insbesondere für den Stütz- und Bewegungsapparat. Das Allergie-Risiko, besonders bei Atopikern durch Hölzer oder Blütenpollen, das Infektionsrisiko (Zecken/FSME, Tollwut durch Tierbiß) und die Einwirkung natürlicher optischer Strahlung (Freilandberufe/Landsmannhaut) sind bei den nach den UVV'en der LBG'en bzw. der öffentlichen UVT's vorgeschriebenen Eignungs- und Vorsorgeuntersuchungen von besonderer arbeitsmedizinischer Relevanz. Neben dem Einsatz oft hoch rotierender Ge-

räte und Maschinen sowie das Arbeiten in großer Höhe, die das Unfallrisiko prägen, sind typische gesundheitsschädliche Tätigkeiten und Einwirkungen in der Forstwirtschaft u. a.:

- Allergisierende Stoffe (vgl. Kap. 6):
  - pflanzlicher Herkunft,
  - tierischer Herkunft,
- Baumfällarbeiten und Baumpflege (Absturzgefährdung),
- Fahr- und Steuertätigkeiten,
- Infektionserreger (vgl. Kap. 3),
- Körperliche Schwerarbeit,
- Manueller Lastentransfer,
- Natürliche optische Strahlung,
- Pestizide,
- Schädlingsbekämpfung nach Anh. III Nr. 4 GefStoffV (vgl. Kap. 8.5),
- Teilkörpervibrationen (Motorsägen etc.),
- Witterungseinflüsse,
- Zwangshaltungen (Aufforstung, Erntearbeiten).

2.2 Verursachung von Berufskrankheiten und Arbeitsunfällen

Berufskrankheiten durch zahlreiche gefährliche und biologische Arbeitsstoffe sowie physikalische Einwirkungen, insbes. der Nrn. 2103, 2104, 2108, 2109, 3102, 4201, 4301 oder 5101 Anl. zur BKV, hohes Verletzungsrisiko, insbes. in der Forstwirtschaft.

2.3 Beeinflussung der allgemeinen Morbidität

Entfällt.

2.4 Lebensbedrohliche akute Risiken

Arbeitsunfälle; FSME; Tollwut.

2.5 Beschäftigungsverbot

Mangelnde gesundheitliche oder körperliche Eignung (z. B. Maschinentauglichkeit).
§ 7 BGV A1; § 22 JArbSchG; § 4 MuSchG; § 4 MuSchRiV.

3 Verfügbarkeit diagnostischer Methoden

UVV „Forsten" des GUV Hessen (Entwurf, nicht veröffentlicht),

UVV der LBG „Sicherheitstechnische und arbeitsmedizinische Betreuung und spezielle arbeitsmedizinische Vorsorge bei besonderer Gesundheitsgefährdung am Arbeitsplatz" (VSG 1.2),

UVV der Gartenbau-Berufsgenossenschaft „Sicherheitstechnische und arbeitsmedizinische Betreuung und spezielle arbeitsmedizinische Vorsorge bei besonderer Gesundheitsgefährdung am Arbeitsplatz" (UVV 1.2),

G-Grundsätze zur Früherkennung der o. g. Berufskrankheiten, z. B. G 23; G 24; G 42; G 46,

Bundesministerium für Arbeit und Sozialordnung (Hrsg.): Neufassung der Empfehlung des BMA zur Durchführung der Eignungsuntersuchung von Befähigungsscheinbewerbern für Begasungen (Hinweis auf veraltete Rechtsgrundlage), BArbBl. 12/95, 41 u. 4/96, 46.

4 Präventives Potenzial

Vermeiden und Früherkennen der o. g. Berufskrankheiten und Arbeitsunfallrisiken,

Impfangebot nach BioStoffV (Tetanus, FSME, Tollwut).

5 Rechtliche Grundlagen/Sonstige Hinweise

5.1 Rechtsvorschriften

BioStoffV,

GefStoffV,

LärmVibrationsArbSchV,

§ 2 UVV „Arbeitsmedizinische Vorsorge" GUV VA4,

§ 1 UVV „Forsten" GUV VC 51

1. Als ständig Beschäftigter gilt ein Waldarbeiter, der mehr als 4 Monate im Forstwirtschaftsjahr beschäftigt ist.
2. Ein Unternehmer wird nicht Arbeitnehmer im Sinne dieses Absatzes, wenn er in Nachbarschaftshilfe einem anderen Unternehmer eine Arbeit zu erledigen hilft oder als Unternehmer Hand- und Spanndienste für die Gemeinde versieht. Das gleiche gilt für Unternehmer, die als Mitglieder einer Waldbesitzer-Gemeinschaft, einer Erzeuger-Gemeinschaft, eines Maschinenringes oder eines ähnlichen Zusammenschlusses arbeiten.
3. Die Feststellung kann jeder approbierte Arzt treffen. Nach Möglichkeit sind damit Betriebsärzte oder Arbeitsmediziner zu betrauen.

UVV der LBG „Sicherheitstechnische und arbeitsmedizinische Betreuung und spezielle arbeitsmedizinische Vorsorge bei besonderer Gesundheitsgefährdung am Arbeitsplatz" (VSG 1.2),

UVV der Gartenbau-Berufsgenossenschaft „Sicherheitstechnische und arbeitsmedizinische Betreuung und spezielle arbeitsmedizinische Vorsorge bei besonderer Gesundheitsgefährdung am Arbeitsplatz" (UVV 1.2).

5.2 Sonstige Hinweise

Bei Untersuchungen sind die Hinweise des Merkblattes „Arbeitsmedizinische Vorsorge und Bera-

tung im Forstbereich" (GUV-I 8520, bisher GUV 21.13) zu Grunde zu legen.

Homepage des BUK [www.unfallkassen.de],

Homepage des BLB [www.lsv.de],

Amtl. Merkblätter zu den o. g. Berufskrankheiten.

6 Auslösekriterien nach geltendem Recht

6.1 Pflichtuntersuchung

§ 15a BioStoffV,

§ 16 GefStoffV,

§ 14 Abs. 1 Nrn. 1 u. 2 LärmVibrationsArbSchV,

§ 3 UVV „Arbeitsmedizinische Vorsorge" BGV A4,

§ 2 UVV „Arbeitsmedizinische Vorsorge" GUV VA4,

§ 1 UVV „Forsten" GUV VC 51,

UVV der LBG „Sicherheitstechnische und arbeitsmedizinische Betreuung und spezielle arbeitsmedizinische Vorsorge bei besonderer Gesundheitsgefährdung am Arbeitsplatz" (VSG 1.2),

UVV der Gartenbau-Berufsgenossenschaft „Sicherheitstechnische und arbeitsmedizinische Betreuung und spezielle arbeitsmedizinische Vorsorge bei besonderer Gesundheitsgefährdung am Arbeitsplatz" (UVV 1.2),

Ggf. Feststellung der Eignung nach Anhang III Nr. 4.4 Abs. 4 Nr. 3 GefStoffV,

Ggf. Feststellung der Eignung nach Anhang III Nr. 5.3.1 Abs. 2 Nr. 2 GefStoffV.

6.2 Angebotsuntersuchung

§ 15 a BioStoffV,

§ 16 GefStoffV,

§ 14 Abs. 3 und Abs.4 LärmVibrationsArbSchV,

§ 7 Abs. 1 UVV „Arbeitsmedizinische Vorsorge" BGV A4/GUV VA4,

UVV der LBG „Sicherheitstechnische und arbeitsmedizinische Betreuung und spezielle arbeitsmedizinische Vorsorge bei besonderer Gesundheitsgefährdung am Arbeitsplatz" (VSG 1.2),

UVV der Gartenbau-Berufsgenossenschaft „Sicherheitstechnische und arbeitsmedizinische Betreuung und spezielle arbeitsmedizinische Vorsorge bei besonderer Gesundheitsgefährdung am Arbeitsplatz" (UVV 1.2).

Bei Beschwerden hat der Beschäftigte zusätzlich das Recht auf eine arbeitsmedizinische Untersuchung und Beratung nach § 11 ArbSchG.

7 Quellenverzeichnis

Bundesministerium für Arbeit und Sozialordnung (Hrsg.): Neufassung der Empfehlung des BMA zur Durchführung der Eignungsuntersuchung von Befähigungsscheinbewerbern für Begasungen (Hinweis auf veraltete Rechtsgrundlage), BArbBl. 12/95, 41 u. 4/96, 46

Bundesverband der landwirtschaftlichen Berufsgenossenschaften, Hauptstelle für Sicherheit und Gesundheitsschutz (Hrsg.): Betriebsärztl. Betreuung in der landwirtschaftlichen Unfallversicherung (CD-ROM: Prävention auf einen Blick (4), Sicherheit und Gesundheitsschutz in Landwirtschaft, Forstwirtschaft und Gartenbau), Kassel, o. J.

Bundesverband der landwirtschaftlichen Berufsgenossenschaften – BLB (Hrsg.): Waldarbeit. BLB, Kassel, 11/2005

Bundesverband der Unfallkassen – BUK (Hrsg.): UVV „Arbeitsmedizinische Vorsorge" GUV VA4, München, 1993

Bundesverband der Unfallkassen – BUK (Hrsg.): UVV „Forsten" GUV VC 51;, München, 1997;

Bundesverband der Unfallkassen – BUK (Hrsg.): Merkblatt „Arbeitsmedizinische Vorsorge und Beratung im Forstbereich" (GUV-I 8520, bisher GUV 21.13)

Bundesverband der Unfallkassen [www.unfallkassen.de]; Hauptverband der gewerblichen Berufsgenossenschaften – HVBG (Hrsg.): Berufsgenossenschaftliche Grundsätze für Arbeitsmedizinische Vorsorgeuntersuchungen. 3. Aufl., Gentner, Stuttgart, 2004

Merkblatt zur Berufskrankheit Nr. 2103 Anl. zur BKV. BArbBl. 3/05, 51

Merkblatt zur Berufskrankheit Nr. 2104 Anl. zur BKV. BArbBl. 7–8/79, 72;

Merkblatt zur Berufskrankheit Nr. 2108 Anl. zur BKV. BArbBl. 10/06, 30

Merkblatt zur Berufskrankheit Nr. 2109 Anl. zur BKV. BArbBl. 3/93, 53

Merkblatt zur Berufskrankheit Nr. 3102 Anl. zur BKV. BArbBl. 10/03, 26;

Merkblatt zur Berufskrankheit Nr. 4201 Anl. zur BKV. BArbBl. 11/89, 63

Merkblatt zur Berufskrankheit Nr. 4301 Anl. zur BKV. BArbBl. 7–8/79, 73

Merkblatt zur Berufskrankheit Nr. 5101 Anl. zur BKV. BArbBl. 6/96, 22

Lundehn, J-R, D. Westphal, H. Kieczka, B. Krebs, S. Löcher-Bolz, W. Maasfeld, E-D. Pick: Einheitliche Grundsätze zur Sicherung des Gesundheitsschutzes für den Anwender von Pflanzenschutzmitteln. Mitteilungen der Biologischen Bundesanstalt für Land- und Forstwirtschaft, Heft 277, Kommissionsverlag Parey, Berlin, 1992

Spitzenverbände der Landwirtschaftlichen Sozialversicherung, [www.lsv.de]

Unfallverhütungsvorschrift „Forsten" (VSG 4.3)

Unfallverhütungsvorschrift der LBG „Sicherheitstechnische und arbeitsmedizinische Betreuung und spezielle arbeitsmedizinische Vorsorge bei besonderer Gesundheitsgefährdung am Arbeitsplatz" (VSG 1.2)

UVV der Gartenbau-Berufsgenossenschaft „Sicherheitstechnische und arbeitsmedizinische Betreuung und spezielle arbeitsmedizinische Vorsorge bei besonderer Gesundheitsgefährdung am Arbeitsplatz" (UVV 1.2)

Verordnung zum Schutz der Beschäftigten vor Gefährdungen durch Lärm und Vibrationen (Lärm- und Vibrations-Arbeitsschutzverordnung – LärmVibrationsArbSchV) vom 6. März 2007 (BGBl. I S. 261)

8.5 Schädlingsbekämpfung nach Anhang III Nr. 4 GefStoffV

1 Untersuchungszweck

Feststellung der körperlichen und geistigen Eignung nach Anhang III Nr. 4.4 Abs. 4 Nr. 3 GefStoffV, Schutz der Beschäftigten vor Gesundheitsgefährdungen durch Tätigkeiten als Schädlingsbekämpfer.

2 Medizinische Grundlagen

2.1 Gefährdungspotenzial

Für die Schädlingsbekämpfung mit sehr giftigen, giftigen und gesundheitsschädlichen Stoffen und Zubereitungen nach Anhang III Nr. 4 GefStoffV können 12 Stoffklassen zum Einsatz kommen (am 1.1.2000 zugelassen: 271 einzelne Wirkstoffe in 1.153 Zubereitungen (vgl. auch Kap. 5.36).

3 Verfügbarkeit diagnostischer Methoden

– Analoge Anwendung der Empfehlung des BMA zur Durchführung von Eignungsuntersuchungen

von Befähigungsscheinbewerbern für Begasungen. BArbBl. 12/1995, S. 41,

– Vgl. Anlage 6 zur TRGS 512 (hier nicht abgedruckt),

– Berufsgenossenschaftlicher Grundsatz G 26 für Tragen von Atemschutz.

4 Präventives Potenzial

Zur Schädlingsbekämpfung dürfen nur solche Stoffe und ihre Zubereitungen verwendet werden, die von der Biologischen Bundesanstalt für Land- und Forstwirtschaft zugelassen sind. Der Schädlingsbekämpfer muss mit dem Umgang von Schädlingsbekämpfungsmitteln und den dazu bestehenden Vorschriften soweit vertraut sein, dass er den sicheren Umgang mit Schädlingsbekämpfungsmitteln beurteilen kann. Er ist für den bestimmungsgemäßen Ablauf der Schädlingsbekämpfung verantwortlich. Die Eignungsuntersuchung dient dem Vermeiden von Störfällen und akuten Vergiftungen einschließlich dem Schutz Dritter.

Zusätzlich Aufklärung über allgemeine und besondere (z.B. bei Hautkontakt) Gesundheitsgefahren und Frühsymptome von allergischen Erkrankungen oder Vergiftungen.

5 Rechtliche Grundlagen/Sonstige Hinweise

5.1 Rechtsvorschriften

Anhang III Nr. 4.4 Abs. 4 Nr. 3 GefStoffV.

5.2 Sonstige Hinweise

TRGS 512, Anlage 6,
TRGS 523.

6 Auslösekriterien

6.1 Pflichtuntersuchung

Eignungsuntersuchung nach Anhang III Nr. 4.4 Abs. 4 Nr. 3 GefStoffV.

Hinweis

Die nach Anhang III Nr. 4.4 Abs. 4 Nr. 3 durchzuführende Eignungsuntersuchung ist keine Vorsorgeuntersuchung i. S. v. § 15 GefStoffV (vgl. Angebotsuntersuchung).

6.2 Angebotsuntersuchung

Nach Anhang V Nr. 2.2 Nr. 1 GefStoffV für Beschäftigte mit Tätigkeiten als Schädlingsbekämpfer.

7 Quellenverzeichnis

(vgl. auch Kap. 5.36)

Biologische Bundesanstalt für Land- und Forstwirtschaft. Bundesrepublik Deutschland. Informationsaustausch in Anlehnung an Artikel 12 Abs. 2 der Richtlinie 91/414/EWG, 2. Liste der Wirkstoffe in zugelassenen Pflanzenschutzmitteln (Stand 01.01.2000). http://ww.bba.de

Bundesministerium für Arbeit und Soziales (Hrsg.): TRGS 512 „Begasungen". BArbBl. 6/2004, S. 54

Bundesministerium für Arbeit und Soziales (Hrsg.): TRGS 513 „Begasungen mit Ethylenoxid und Formaldehyd in Sterilisations- und Desinfektionsanlagen". BArbBl. 2/2000, S. 80

Bundesministerium für Arbeit und Soziales (Hrsg.): TRGS 523 „Schädlingsbekämpfung mit sehr giftigen, giftigen und gesundheitsschädlichen Stoffen und Zubereitungen". BArbBl. 9/2001, S. 86

BMA (Hrsg.): Empfehlung des BMA zur Durchführung von Eignungsuntersuchungen von Befähigungsscheinbewerbern für Begasungen. BArbBl. 12/1995, S. 41

9

**Medizinisch-wissenschaftliche
Begründungen
zu arbeitsmedizinischen Untersuchungen
bei branchenübergreifenden Tätigkeiten**

9.0 Einführung

Neben den Arbeitsschutzregelungen zu biologischen und gefährlichen Stoffen und der neuen Lärm-Vibrations-Arbeitsschutz-Verordnung mit ihren klassischen Anhängen gibt es verschiedenste Gefährdungen und gefahrgeneigte Tätigkeiten mit einem hohen Erkrankungs- oder Arbeitsunfallrisiko der mit derartigen Tätigkeiten beauftragten Beschäftigten, bei denen arbeitsmedizinische Untersuchungen rechtlich vorgeschrieben oder aus Gründen der Fürsorgepflicht angezeigt sind.

Die getroffene Auswahl dieser 24 Anlässe ist jeweils alphabetisch in den Kapiteln 7 bis 9 aufgearbeitet worden:

Kapitel	Gefährdungsbereich	Anzahl
7	Physikalische Einwirkungen	11
8	Branchenspezifische Tätigkeiten	5
9	Branchenübergreifende Tätigkeiten	8

Der Großteil der hier beschriebenen Begründungen wurde von einem Arbeitskreis der BAuA erarbeitet. Die zwecks Vervollständigung notwendig erachteten Untersuchungsanlässe folgten aus systematischen Gründen dem gleichen Grundschema. Für die im Kapitel 9 begründeten Untersuchungsanlässe hat sich aus den Sach- und Diskussionszwängen folgender systematischer Aufbau angeboten:

9.x Arbeiten in/mit (Exposition/Tätigkeit)
1   Zweck der Untersuchung
2   Medizinische Grundlagen
2.1 Gefährdungspotenzial
2.2 Verursachung von Berufskrankheiten oder Arbeitsunfällen
2.3 Beeinflussung der allgemeinen Morbidität
2.4 Lebensbedrohliche akute Risiken
2.5 Beschäftigungsverbote
3   Verfügbarkeit diagnostischer Methoden
4   Präventives Potenzial
5   Rechtliche Grundlagen/Sonstige Hinweise
5.1 Rechtsvorschriften
5.2 Sonstige Hinweise
6   Auslösekriterien nach geltendem Recht
6.1 Pflichtuntersuchung
6.2 Angebotsuntersuchung
7   Quellenverzeichnis (Literatur)

9.0.1 Liste der branchenübergreifenden Tätigkeiten

9.1   Arbeiten an Bildschirmgeräten
9.2   Arbeiten im kontaminierten Beeich
9.3   Begasungen
9.4   Fahr-, Steuer- und Überwachungstätigkeiten
9.4.1   Anhang zu 9.4:
         Rechtsvorschriften und sonstige Hinweise zu Fahr-, Steuer- und Überwachungstätigkeiten
         (Öffentlicher Verkehr und Bergbau)
9.4.1.1 A) Straßenverkehr
9.4.1.2 B) Schienengebundener und sonstiger spurgeführter Verkehr
9.4.1.3 C) Wasserstraßen-Verkehr – See
9.4.1.4 D) Wasserstraßen-Verkehr – Binnengewässer
9.4.1.5 E) Luftverkehr
9.4.1.6 F) Fahr-, Steuer- und Überwachungstätigkeiten im Bergbau
9.5   Nachtarbeit
9.6   Tätigkeiten mit Absturzgefahr
9.7   Tragen von Atemschutzgeräten
9.8   Tropentauglichkeit (Arbeitsaufenthalt im Ausland unter besonderen klimatischen und gesundheitlichen Belastungen)

9.1 Arbeiten an Bildschirmgeräten

1 Untersuchungszweck

Feststellen der Seh- und Farbtüchtigkeit, Schutz der Beschäftigten vor Gesundheitsgefährdungen durch Bildschirmarbeit.

2 Medizinische Grundlagen

2.1 Gefährdungspotenzial

Ein nicht ausreichendes oder nicht ausreichend korrigiertes Sehvermögen führt am Bildschirmarbeitsplatz zu erhöhten Belastungen des Sehorgans. In Abhängigkeit von Intensität und Dauer der Tätigkeit können hierdurch asthenopische Beschwerden wie Kopfschmerzen, brennende und tränende Augen und Flimmern vor den Augen auftreten.

Durch ein unzureichendes Sehvermögen werden mittelbar Beschwerden am Bewegungssystem ausgelöst. Hauptursachen sind Zwangshaltungen und in Verbindung mit Bewegungsmangel (Büroarbeitsplatz) häufig ein muskuläres Trainingsdefizit der Beschäftigten.

Bisher fehlt der *wissenschaftliche Nachweis* einer Verursachung chronischer Krankheiten insbesondere des Bewegungssystems durch Bildschirmarbeit. Aus repräsentativen Studien (BERNARD, NISOH 1997) ergeben sich Hinweise auf Muskel-Skelett-Beschwerden, die auch im Zusammenhang mit der Bildschirm-Arbeit gehäuft auftreten.

Insbesondere ist hier auf hoch-repetitive Tätigkeiten wie die bildschirmgestützte Dateneingabe (sog. Sekretärinnenkrankheit – Tendovaginitis, oder ein CTS) hinzuweisen.

2.2 Verursachung von Berufskrankheiten und Arbeitsunfällen

Berufskrankheiten der Nrn. 2101 oder 2106 Anl. zur BKV.

2.3 Beeinflussung der allgemeinen Morbidität

Mittelbar infolge von Zwangshaltungen gehäuftes Auftreten von Beschwerden des Stütz- und Bewegungsapparates (Schultergürtel, WS, RSI – Repetive strain injury (engl.) – schmerzhafte Bewegungseinschränkung der oberen Extremität infolge von Tätigkeiten an Tastenschreibgeräten).

2.4 Lebensbedrohliche akute Risiken

Keine.

2.5 Beschäftigungsverbot

Entfällt.

3 Verfügbarkeit diagnostischer Methoden

BGG 904-G37 Berufsgenossenschaftlicher Grundsatz für arbeitsmedizinische Vorsorgeuntersuchungen G 37 „Bildschirmarbeitsplätze".

> **Hinweis**
> Der G 37 enthält höhere Anforderungen, als nach § 6 Bildschirmarbeitsverordnung (BildscharbV) gefordert wird.

4 Präventives Potenzial

Eine sinnvolle Prävention von Beschwerden im Bereich des Sehvermögens erfolgt durch regelmäßige, standardisierte Untersuchung der Augen und des Sehvermögens. Bei Bedarf ist eine angemessene Korrektur durch den Augenarzt zu veranlassen.

Weiterhin ist die optimale ergonomische Gestaltung der Arbeitsplätze eine grundlegende präventive Maßnahme gegen Beschwerden am Bewegungsapparat. Hierbei spielt neben der Gestaltung und Anordnung der Arbeitsmittel auch die Arbeitsorganisation eine elementare Rolle. Im Mittelpunkt steht hier die Arbeitsgestaltung mit positiven Effekten von wiederholten, kurzen Arbeitsunterbrechungen. Ein allgemeinpräventives Potenzial ergibt sich aus der sinnvollen Kombination der ausführlichen Erhebung der Vorgeschichte einschließlich der Vorerkrankungen und der Arbeitsbedingungen, die bei Bedarf durch eine klinische Untersuchung des Stütz- und Bewegungsapparates ergänzt wird (vgl. G 46).

Von zentraler Bedeutung ist die Information und Motivation der Beschäftigten am Bildschirmarbeitsplatz zur Teilnahme an muskulären Trainingsprogrammen und verhaltenspräventiven Maßnahmen am Arbeitsplatz selbst. Die Beschäftigten haben in erforderlichem Umfang Anspruch auf eine „Bildschirmbrille", wenn bestimmte Sehstörungen vorliegen, die spezielle Sehhilfen notwendig machen und „normale" Sehhilfen nicht geeignet sind.

5 Rechtliche Grundlagen/Sonstige Hinweise

5.1 Rechtsvorschriften

§ 6 Bildschirmarbeitsverordnung (BildscharbV).

5.2 Sonstige Hinweise

BGI 504-37,
BGG 904-G37 „Bildschirmarbeitsplätze",

BGI 785 „Berufsgenossenschaftlicher Grundsatz für arbeitsmedizinische Vorsorgeuntersuchungen ‚Bildschirmarbeitsplätze' G 37 (mit Kommentar)",
BGI 742 „Arbeiten an Bildschirmgeräten",
BGI 650 „Bildschirm- und Büroarbeitsplätze – Leitfaden für die Gestaltung",
Bundesvereinigung der Deutschen Arbeitgeberverbände (BDA): Leitfaden zur Brillenversorgung für die Bildschirmarbeit, September 1997.

6 Auslösekriterien nach geltendem Recht

6.1 Pflichtuntersuchung
Keine.

6.2 Angebotsuntersuchung
§ 6 BildscharbV,
Bei Beschwerden hat der Beschäftigte zusätzlich das Recht auf eine arbeitsmedizinische Untersuchung und Beratung nach § 11 ArbSchG.

7 Quellenverzeichnis

Verordnung über Sicherheit und Gesundheitsschutz bei der Arbeit an Bildschirmgeräten (Bildschirmarbeitsverordnung – BildscharbV), BGBl I 1996, 1843, zuletzt geändert durch Art. 304 V v. 25.11.2003 I 2304

BGG 904-G37 Berufsgenossenschaftlicher Grundsatz für arbeitsmedizinische Vorsorgeuntersuchungen G 37 „Bildschirmarbeitsplätze"

BGI 504-37 Auswahlkriterien für die spezielle arbeitsmedizinische Vorsorge nach dem Berufsgenossenschaftlichen Grundsatz G 37 „Bildschirmarbeitsplätze"

BGI 785 der Verwaltungs-BG: Berufsgenossenschaftlicher Grundsatz für arbeitsmedizinische Vorsorgeuntersuchungen „Bildschirmarbeitsplätze" G 37 (mit Kommentar)

BGI 742 „Arbeiten an Bildschirmgeräten", Vereinigung der Metall-BG, 2003

BGI 650 der Verwaltungs-BG: Bildschirm- und Büroarbeitsplätze – Leitfaden für die Gestaltung

BAuA: Gesünder arbeiten in Call Centern. Eine modulare Handlungshilfe für Call Center der gewerblichen Wirtschaft und Service Center der öffentlichen Verwaltung. Dortmund/Berlin/Dresden 2004

Bolm-Audorff, J. et al.: Arbeitsmedizinische Untersuchungen bei Call Center-Beschäftigten, Hamburg 2002

Bundesvereinigung der Deutschen Arbeitgeberverbände (BDA): Leitfaden zur Brillenversorgung für die Bildschirmarbeit. September 1997

Caffier, G.: Probleme des Sitzarbeitsplatzes, in: Arbeitsmedizinische Aspekte der modernen Büroarbeit, Schriftenreihe der BAfAM, Tagungsbericht 5, 37–49, Berlin 1994

Elsner; G. et al.: Betriebsärztliche Untersuchungen bei Bildschirmarbeitern. In: Zbl. Arbeitsmed 48 (1998), 330–337

Ertel; M. et al.: Auswirkungen der Bildschirmarbeit auf Gesundheit und Wohlbefinden, BAuA-Fb 762, Dortmund/Berlin 1997

Heinicke, K.: Kontrolle von Bildschirmarbeitsplätzen in Dienstleistungsbetrieben (Banken, Versicherungen und Call-Center. Auswertung der Schwerpunktaktion 2001/2001, Mitteilung Nr. 12/2002 des Sächsischen Landesinstituts für Arbeitsschutz und Arbeitsmedizin

Hilla, W.; Muncker, H.: Die Umsetzung der Bildschirmarbeitsverordnung – nur eine Brillen- oder Kostenfrage?, Arbeitsmed. Sozialmed. Umweltmed. 33 (1998)3, 111–115

Jansen, N.: Arbeitsbedingungen im Call Center. Belastungen und Beanspruchungen im Outbound-Bereich 2001, Bremerhaven 2001

Krüger, D. et al.: Bewegungsergonomie bei Arbeitsplätzen mit informationsverarbeitenden Dienstleistungen. Schriftenreihe der BAuA, Fa 37, Dortmund/Berlin 1997

Lakemeyer, M. et al.: Photogene Epilepsie und Bildschirmarbeitsplatz – ein Widerspruch? in: 42. Jahrestagung der DGAUM 2002, 436–438

Petersen, J.: Informations- und Kommunikationstechnologie – Herausforderung für die arbeitsmedizinische Vorsorge. Gesundheitsmanagement im Unternehmen in: 41. Jahrestagung der DGAUM 2001, 548–550

Richenhagen, G. et al.: Handbuch der Bildschirmarbeit: mit einer Kommentierung der BildscharbV. 3., aktualisierte und erg. Aufl., Neuwied; Kriftel: Luchterhand 2002

Bernard, B. et.al: Musculoskeletal Disorders and Workplace Factors – A Critical Review of Epidemiologic Evidence for Work-Related Musculoskeletal Disorders of the Neck, Upper Extremity, and Low Back, NIOSH 1997 (U.S. Department of Health and Human Services – Public Health Service Centers for Disease Control and Prevention)

9.2 Arbeiten in kontaminierten Bereichen

1 Untersuchungszweck
Schutz der Beschäftigten vor gesundheitsschädlichen Einwirkungen bei Arbeiten in kontaminierten Bereichen.

2 Gefährdungspotenzial
Nach TRGS 524 sind kontaminierte Bereiche solche Bereiche, die Gefahrstoffe in einem die Menschen und/oder die Umwelt schädigendem Ausmaß ent-

halten, z.B. Grundstücke, Produktionsanlagen, Ablagerungen, baulichen Anlagen, Gegenstände, Erzeugnisse, Boden, Wasser oder Luft. Arbeiten in kontaminierten Bereichen betreffen

- Altlastensanierung,
- Bauarbeiten in kontaminierten Bereichen,
- Tätigkeiten auf, an und in Deponien, ohne Einlagerung von Deponiegut,
- Brandschadensanierung, Beräumung kalter Brandstellen,
- Sanierung von Anlagen und Geräten,
- Abwracken von Schiffen oder Fahrzeugen,
- Abbruch oder Sanierung von Gebäuden,
- Abbruch von Anlagen,
- Untersuchungen in kontaminierten Bereichen. Dazu zählen auch alle vorbereitenden, begleitenden sowie abschließenden Tätigkeiten wie
  - Begehen der kontaminierten Gebäude und Anlagen zur Inspektion,
  - Probenahmen, u.a. Material- und Luftproben,
  - Reinigen kontaminierter Geräte ,
- Innerbetrieblicher Transport, Zwischenlagerung und Entsorgung kontaminierter Materialien sowie vergleichbare Arbeiten.

Vorsorgeuntersuchungen bei ASI-Arbeiten (Asbestsanierung) sind hier nicht angesprochen (vgl. dazu Anhänge V und III Nr. 2.4 GefStoffV – Kap. 5 und TRGS 519).

Das Gefährdungspotenzial lässt sich nicht – wie in anderen Bereichen – durch ein gut dokumentiertes Berufskrankheiten-Geschehen begründen. Es ist bei diesen Tätigkeiten grundsätzlich von einer Mischexposition auszugehen, oft auch mit krebserzeugenden Stoffen.

Hautsensibilisierende, hautresorptive und hautschädigende Stoffe finden sich häufig in kontaminierten Bereichen. Trotz Einsatzes von technischen Schutzmaßnahmen und persönlicher Schutzausrüstung sind Befindlichkeitsstörungen wie Kopfschmerzen, Übelkeit, Inappetenz und Schwindel dokumentiert. Das Tragen persönlicher Schutzausrüstung stellt für sich genommen eine erhebliche zusätzliche Belastung dar. Zudem handelt es sich häufig um Stoffe, für die bereits ein Verwendungsverbot nach Anhang IV GefStoffV besteht und für die daher Regelungen zu Vorsorgeuntersuchungen (Anhang V GefStoffV) nicht mehr vorgesehen sind.

Die derzeit verfügbare Messtechnik kann eine gleichzeitige, sichere und kontinuierliche Überwachung und Einhaltung verschiedenster Grenzwerte an derartigen Standorten nicht gewährleisten. Das im Vorfeld gemessene Gefahrstoffprofil basiert auf der Zuverlässigkeit der Sanierungserkundung des Geländes, wird in der Regel in der Matrix Boden gemessen und sagt nichts über die zu erwartende Luftbelastung aus.

Grundlage für die Auswahl von Vorsorgeuntersuchungen ist die projektbezogene Gefährdungsbeurteilung in Verbindung mit dem *Arbeits- und Sicherheitsplan* (Feige-Munzig, 1999).

Wenn eine eindeutige Bewertung nicht möglich ist, muss von der höchstmöglichen Gefährdung für Beschäftigte ausgegangen werden. In jeder Phase der Arbeiten sind daher Einzelfallentscheidungen zu treffen.

3 Verfügbarkeit diagnostischer Methoden

Wegen der oben dargestellten komplexen und häufig nicht sicher erfassbaren Gefahrstoffbelastung am Arbeitsplatz, soll bei Arbeiten in kontaminierten Bereichen eine engmaschige arbeitsmedizinische Vorsorge stattfinden. Bewährt hat sich das Untersuchungsprogramm nach dem *„Leitfaden der arbeitsmedizinischen Betreuung von Arbeitnehmern in kontaminierten Bereichen"* (RUMLER und KÖNIG, 1993). Das Untersuchungsprogramm ist projektabhängig ggf. durch gefahrstoffspezifische Untersuchungen (vgl. G-Sätze) inklusive Biomonitoring zu ergänzen.

4 Präventives Potenzial

Früherkennung insbesondere der Berufskrankheiten Nrn. 1302, 4302 oder 5101 Anl. zur BKV, ansonsten stoffbezogen.

Arbeitsmedizinische Untersuchungen, inklusive Biomonitoring können aktuelle Gefahrstoffaufnahmen sowie frühe Gesundheitsstörungen im Stadium der Reversibilität erfassen und dazu führen, die Maßnahmen der Primärprävention zu verbessern.

Hinweis

Der Betriebsarzt nach § 2 ASiG sollte stets auch der mit den Untersuchungen beauftragte Arzt nach § 15 Abs. 3 GefStoffV sein. Nur so erlangt er durch die zusammenfassende Beurteilung der Untersuchungs- und der Begehungsergebnisse der entsprechenden Arbeitsplätze hohe Beratungskompetenz, insbesondere für die Auswahl geeigneter persönlicher Schutzausrüstung, bei Festsetzung von Pausenzeiten, bei der Festlegung eines Hygieneregimes (Schwarz-Weiß-Anlage) und bei der Überprüfung der Effektivität der Schutzausrüstung.

Die ärztlich-arbeitsmedizinische Beratung ist bei Arbeiten in kontaminierten Bereichen besonders wichtig. Wegen der mit den menschlichen Sinnen häufig nicht wahrnehmbaren Gefahrstoffbelastungen, muss die Beratung mögliche Gefährdungen und die Notwendigkeit von Schutzmaßnahmen ausreichend bewusst machen und deren Akzeptanz fördern.

5 Rechtsgrundlagen/Sonstige Hinweise
5.1 Rechtsvorschriften
Keine.

5.2 Sonstige Hinweise
BGR 128: Regeln für Sicherheit und Gesundheitsschutz bei Arbeiten in kontaminierten Bereichen, Hauptverband der gewerblichen Berufsgenossenschaften,
Rumler, R.; König, K.: Leitfaden der arbeitsmedizinischen Betreuung von Arbeitnehmern in kontaminierten Bereichen. Tiefbau-Berufsgenossenschaft, Arbeitsmedizinischer Dienst, 2. Auflage, 1993.

6 Auslösekriterien
6.1 Pflichtuntersuchung
keine Regelung vorgesehen.

6.2 Angebotsuntersuchung
Keine.
Bei Beschwerden hat der Beschäftigte das Recht auf eine arbeitsmedizinische Untersuchung und Beratung nach § 11 ArbSchG.

7 Literatur
[1] Regeln für Sicherheit und Gesundheitsschutz bei Arbeiten in kontaminierten Bereichen BGR 128, Hauptverband der gewerblichen Berufsgenossenschaften
[2] Auswahlkriterien für die spezielle arbeitsmedizinische Vorsorge BGI 504, Hauptverband der gewerblichen Berufsgenossenschaften
[3] Sanierung und Arbeiten in kontaminierten Bereichen TRGS 524, Bundesarbeitsblatt 3/1998, S. 60 ff.
[4] Rumler, R.; König, K.: Leitfaden der arbeitsmedizinischen Betreuung von Arbeitnehmern in kontaminierten Bereichen. Tiefbau-Berufsgenossenschaft, Arbeitsmedizinischer Dienst, 2. Auflage, 1993

9.3 Begasungen nach Anhang III Nr. 5 GefStoffV

1 Untersuchungszweck
Feststellen der körperlichen und geistigen Eignung nach Anhang III Nr. 5.3.1. Abs. 2 Nr. 2 GefStoffV als Begasungsleiter,
Schutz der Beschäftigten vor Gesundheitsgefährdungen durch Tätigkeiten mit Begasungsmittel – vgl. dazu Kap. 5.7.

2 Medizinische Grundlagen
2.1 Gefährdungspotenzial
Begasungen sind Verfahren zur Schädlingsbekämpfung (vgl. Kap. 5.36 und auch 8.5) wie Entwesung oder Entseuchung mit den in Anhang III Nr. 5.1 GefStoffV genannten Stoffen einschließlich aller Arbeiten, die im Zusammenhang mit dem sicheren Verwenden eines Begasungsmittels erforderlich sind.
Dazu gehören insbesondere die Überwachung der Vorbereitungsarbeiten, das Einbringen des Begasungsmittels, die Überwachung der Begasung sowie die Lüftung und die Freigabe begaster Räume oder Güter sowie die Entnahme und Entsorgung der verwendeten Trägermaterialien.

In Deutschland sind nach Anhang III Nr. 5.1 GefStoffV folgende Stoffe und ihre Zubereitungen als Begasungsmittel zugelassen (Einzelheiten dazu vgl. Kap. 5.7):
1. Cyanwasserstoff (Blausäure),
2. Phosphorwasserstoff,
3. Ethylenoxid,
4. Formaldehyd und
5. Sulfuryldifluorid (Sulfurylfluorid).

3 Verfügbarkeit diagnostischer Methoden
– Empfehlung des BMA zur Durchführung von Eignungsuntersuchungen von Befähigungsscheinbewerbern für Begasungen. BArbBl. 12/1995, S. 41,
– Vgl. Anlage 6 zur TRGS 512 (hier nicht abgedruckt),
– Berufsgenossenschaftlicher Grundsatz G 26 für das Tragen von Atemschutz.

4 Präventives Potenzial
Als Begasungsmittel dürfen nur solche Stoffe und ihre Zubereitungen verwendet werden, die von der

Biologischen Bundesanstalt für Land- und Forstwirtschaft zugelassen sind. Der Begasungsleiter
muss mit dem Umgang von Begasungsmitteln und
den dazu bestehenden Vorschriften soweit vertraut
sein, dass er den sicheren Umgang mit Begasungsmitteln beurteilen kann. Er ist für den bestimmungsgemäßen Ablauf der Begasung verantwortlich. Die Eignungsuntersuchung dient dem Vermeiden von Störfällen und akuten Vergiftungen einschließlich dem Schutz Dritter. Zusätzlich Aufklärung über allgemeine und besondere (z.B. bei
Hautkontakt) Gesundheitsgefahren und Frühsymptome von Vergiftungen.

5 Rechtliche Grundlagen/Sonstige Hinweise
5.1 Rechtsvorschriften
Anhang III Nr. 5.3.1. Abs. 2 Nr. 2 GefStoffV.

5.2 Sonstige Hinweise
TRGS 512,
TRGS 513.

6 Auslösekriterien
6.1 Pflichtuntersuchung
Eignungsuntersuchung nach Anhang III Nr. 5.3.1.
Abs. 2 Nr. 2 GefStoffV.

Hinweis
Die nach Anhang III Nr. 5.3.1 Abs. 2 Nr. 2 durchzuführende Eignungsuntersuchung ist keine Vorsorgeuntersuchung i. S. v. § 15 GefStoffV (vgl.
Angebotsuntersuchung).

6.2 Angebotsuntersuchung
Nach Anhang V Nr. 2.2 Nr. 2 GefStoffV für Beschäftigte, die Begasungsmittel einsetzen.

7 Quellenverzeichnis
(vgl. auch Kap. 5.7)
Biologische Bundesanstalt für Land- und Forstwirtschaft.
  Bundesrepublik Deutschland. Informationsaustausch
  in Anlehnung an Artikel 12 Abs. 2 der Richtlinie
  91/414/EWG, 2. Liste der Wirkstoffe in zugelassenen
  Pflanzenschutzmitteln (Stand 01.01.2000).
  http://ww.bba.de
Bundesministerium für Arbeit und Soziales (Hrsg.): TRGS
  512 „Begasungen". BArbBl. 6/2004, S. 54
Bundesministerium für Arbeit und Soziales (Hrsg.): TRGS
  513 „Begasungen mit Ethylenoxid und Formaldehyd
  in Sterilisations- und Desinfektionsanlagen". BArbBl.
  2/2000, S. 80
BMA (Hrsg.): Empfehlung des BMA zur Durchführung von
  Eignungsuntersuchungen von Befähigungsscheinbewerbern für Begasungen. BArbBl. 12/1995, S. 41

9.4 Fahr-, Steuer- und Überwachungstätigkeiten

1 Untersuchungszweck
Arbeitsmedizinische Untersuchungen der Beschäftigten mit Fahr-, Steuer- und Überwachungstätigkeiten
dienen in diesem Kapitel insbesondere der innerbetrieblichen Arbeitssicherheit und dem Gesundheitsschutz sowohl hinsichtlich der Beschäftigten
selbst (Verhütung von Arbeitsunfällen bei gefahrgeneigten Tätigkeiten) als auch dem von ggf. betroffenen Dritten (Kunden, Kollegen) oder Sachgütern
(z. B. Betriebsanlagen). Nicht Gegenstand dieses
Abschnittes sind verkehrsrechtliche (Straße, Schiene,
Wasser, Luft) Regelungen, die für die jeweiligen Fahr-
und Steuerungsaufgaben besondere Tauglichkeitsanforderungen beschreiben (vgl. dazu Anhang 9.4 oder
Kap. 8). Soweit Beschäftigte nach verkehrsrechtlichen
Regelungen untersucht werden, können relevante Befunde aus diesen Untersuchungen für die arbeitsmedizinische Beurteilung herangezogen werden.

2 Medizinische Grundlagen
2.1 Gefährdungspotenzial
Mangelnde Eignung zur Ausübung von Fahr-,
Steuer- und Überwachungstätigkeiten, z. B. Störungen des Seh- und Hörvermögens, Anfallsleiden,
Schlafapnoe oder KHK, aber auch mangelnde Zuverlässigkeit oder unzureichendes Gefahrenbe-
wusstsein bzw. Verantwortungsgefühl erhöhen das
Unfallrisiko (z. B. als „menschliches Versagen") bei
derartigen sog. gefahrgeneigten Tätigkeiten.
Hierbei geht das Risiko für den Eintritt eines Schadens weniger von der Tätigkeit an sich, sondern
vielmehr von dem diesen Anforderungen nicht
gewachsenen Individuum aus.
Dieses führt zu Unsicherheiten, die als Stressfaktor
für sich dann das Risiko, bei einem Unfall oder
Störfall nicht angemessen reagieren zu können, erhöhen.
Zusätzlich gehen Fahr-, Steuer- und Überwachungstätigkeiten häufig mit weiteren stressindu-
zierenden Faktoren wie Schichtarbeit, Arbeit unter
hohem Zeitdruck, erzwungener körperlicher Inakti-
vität/Bewegungsmangel, Alleinarbeit, hohen Kon-
zentrations- und Aufmerksamkeits-Dauer-Anfor-
derungen einher. Diese Belastungsfaktoren führen

zur vorzeitigen Ermüdung (Cave: *Sekundenschlaf*) und können die Unfallgefährdung weiter erhöhen.

2.2 Verursachung von Berufskrankheiten oder Arbeitsunfälle

Insbesondere Fahrtätigkeiten bergen als sog. gefahrgeneigte Tätigkeiten ein hohes Arbeitsunfall-Risiko,

keine Berufskrankheit.

2.3 Beeinflussung der allgemeinen Morbidität

Bei Personen mit Fahrtätigkeiten haben kardiovaskuläre, muskuloskelettale und andere chronische Krankheiten wie Diabetes mellitus, gastrointestinale Erkrankungen und psychische Störungen besondere Bedeutung (Winkleby u. a. 1988, Kompier 1996, Peter u. a. 1998, Hannerz und Tüchsen 2001, Bigert u. a. 2003).

Die Morbidität wird auch bestimmt durch eine teilweise hohe Unfallgefährdung. Letztere ist bei bestimmten Gesundheitsstörungen deutlich gesteigert. Beim Schlaf-Apnoe-Syndrom, das nach Young u. a. in etwa 2 % der Frauen und 4 % der Männer vorkommt, ist die Häufigkeit von Straßenverkehrsunfällen signifikant erhöht (OR zwischen 7,2 und 11,1 in Abhängigkeit von den angewandten diagnostischen Kriterien (Teran-Santos u. a.)).

Entsprechend fordert die European Sleep Research Society die Untersuchung und Diagnose medizinischer Bedingungen, die zu Schläfrigkeit führen können, als Bestandteil der Routine von Fahrerlaubnisuntersuchungen (Akerstedt u. a. 2000) – Der Anhang zur FeV wurde dementsprechend ergänzt.

2.4 Lebensbedrohliche akute Risiken

In Unfallsituationen gegeben.

2.5 Beschäftigungsverbote

Feststellung der mangelnden Eignungsvoraussetzungen,

§ 7 ArbSchG,

Anhang 2 Nr. 3.1 i. V. m. § 3 BetrSichV,

§ 7 Abs. 2 BGV A1 „Grundsätze der Prävention",

§ 22 JArbSchG; § 4 MuSchG; § 4 MuSchRiV,

§ 94 Abs. 2 Nr. 4 SeemG.

3 Verfügbarkeit diagnostischer Methoden

BGG 904-G25 Berufsgenossenschaftlicher Grundsatz für arbeitsmedizinische Vorsorgeuntersuchungen G 25 „Fahr-, Steuer- und Überwachungstätigkeiten",

Begutachtungs-Leitlinien zur Kraftfahrereignung, – auch für die Beurteilung von Steuer- und Überwachungstätigkeiten geeignet,

BGI 585 „Beurteilung beruflicher Möglichkeiten von Personen mit Epilepsie".

4 Präventives Potenzial

Die im G 25 empfohlenen Methoden gestatten die Früherkennung von Defiziten im Anforderungsprofil und weiterer Gesundheitsstörungen, die zu einer erhöhten Unfallgefahr beitragen können oder die durch arbeitsbedingte Belastungen bei Fahr-, Steuer- und Überwachungstätigkeiten verschlimmert werden können.

Durch frühzeitiges Erkennen sich entwickelnder Gesundheitsstörungen können unmittelbare Beiträge zur Prävention von (Arbeits-)Unfällen geleistet werden. So konnte bei Personen mit Schlaf-Apnoe-Syndrom durch CPAP-Behandlung die Unfallhäufigkeit und die Häufigkeit von Konzentrationsfehlern in Fahrsimulatoruntersuchungen signifikant gesenkt werden (Orth u. a. 2005). Bei 59 Personen, die wegen Schlaf-Apnoe-Syndrom mit CPAP behandelt wurden, fiel die per Fragebogen ermittelte Unfallhäufigkeit im Straßenverkehr von 0,8 Unfällen pro 100.000 km vor der Behandlung auf 0,15 pro 100.000 km im ersten Jahr der Behandlung (Cassel u. a. 1996).

5 Rechtliche Grundlagen/Sonstige Hinweise
5.1 Rechtsvorschriften

Für den Arbeitsschutz keine; andere Rechtsvorschriften, siehe Anhang 9.4 oder 10.1.

5.2 Sonstige Hinweise

Nur Arbeitsschutz (andere Hinweise vgl. Anhang 9.4):

BGI 504-25,

BGG 904-G25 „Fahr-, Steuer- und Überwachungstätigkeiten".

BGI 784 „Kommentar zum G 25 Berufsgenossenschaftlicher Grundsatz für arbeitsmedizinische Vorsorgeuntersuchungen Fahr-, Steuer- und Überwachungstätigkeiten",

GUV-I 8727 Gefährdungs- und Belastungskatalog. Führen von Fahrzeugen,

Bestimmungen zur Feststellung der Eignung durch den Arbeitgeber, die aber keine Untersuchungspflicht durch einen Arzt enthalten:

– § 7 ArbSchG,
– Anhang 2 Nr. 3.1 der Betriebssicherheitsverordnung (BetrSichV) – Betrieb von selbst fahrenden mobilen Arbeitsmitteln,

- § 7 BGV A1 „Grundsätze der Prävention",
- § 29 UVV „Krane" (BGV D 6),
- § 7 UVV „Flurförderzeuge" (BGV D 27),
- § 35 Abs. 1 UVV „Fahrzeuge" (BGV D 29),
- § 24 Abs. 1 UVV „Schienenbahnen" (BGV D 30),
- § 21 UVV „Seilschwebebahnen und Schlepplifte" (BGV D 31),
- § 5 Abs. 3 und § 6 Abs. 1 UVV „Arbeiten im Bereich von Gleisen" (BGV D 33),
- § 74 UVV „Luftfahrt" (BGV C 10).

6 Auslösekriterien nach geltendem Recht

6.1 Pflichtuntersuchung

Im Arbeitsschutzrecht gibt es keine Rechtsgrundlagen für Pflichtuntersuchungen.

Für den öffentlichen Verkehr und den Bergbau sind sog. Eignungsuntersuchungen gesetzlich festgelegt – vgl. Kap. 8.1, 8.2 und Anhang 9.4.

6.2 Angebotsuntersuchung

Keine.

Bei Beschwerden hat der Beschäftigte das Recht auf eine arbeitsmedizinische Untersuchung und Beratung nach § 11 ArbSchG.

7 Quellenverzeichnis

BGV A1 Unfallverhütungsvorschrift „Grundsätze der Prävention", HVBG, 2004

BGG 904-G25 Berufsgenossenschaftlicher Grundsatz für arbeitsmedizinische Vorsorgeuntersuchungen G 25 „Fahr-, Steuer- und Überwachungstätigkeiten", Mai 2004

BGI 504-25 Auswahlkriterien für die spezielle arbeitsmedizinische Vorsorge nach dem Berufsgenossenschaftlichen Grundsatz G 25 „Fahr-, Steuer- und Überwachungstätigkeiten", 199;

Entwurf der BGI 504-25, 2004

BGI 784 „Kommentar zum G 25 Berufsgenossenschaftlicher Grundsatz für arbeitsmedizinische Vorsorgeuntersuchungen Fahr-, Steuer- und Überwachungstätigkeiten", Hrsg.: Berufsgenossenschaft der Straßen-, U-Bahnen und Eisenbahnen (BG Bahnen)

BGI 585 „Beurteilung beruflicher Möglichkeiten von Personen mit Epilepsie"

Akerstedt, T. u. a.: Consensus statement: Fatigue and accidents in transport operations. J. Sleep Res. 9 (2000) 395

Arbeitskreis Alertness – Management: Vorgaben und Entwicklung von Modellen für die Gestaltung von Arbeitszeitsystemen im Transportbereich, http://www.alertness-management.de

Aust, B.: Gesundheitsförderung in Verkehrsunternehmen: Betriebs- und mitarbeiterbezogene Maßnahmen im Fahrdienst. Hrsg.: Berufsgenossenschaft der Straßen-, U-Bahnen und Eisenbahnen (BG BAHNEN), 2. Aufl. 2002

Bigert, C., Gustavsson, P.; Hallquist, J.; Hogstedt, Ch.; Lewné, M.; Plato, N.; Reuterwall, Ch.; Schéele, P.: Myocardial infarction among professional drivers. Epidmiology 14 (2003) 333–339

Cassel, W.; Ploch, T.; Becker, C.; Dugnus, D.; Peter, J.H.; von Wichert, P.: Risk of traffic accidents in patients with sleep-disordered breathing: reducktion with nasal CPAP. Eur Respir J 9 (1969) 2606 – 2611

European Foundation for the Improvement of Living and Working Condition (Ed.): EU road freight transport sector: Work and employment conditions, Dublin 2004

Hannerz, H.; Tüchsen, F.: Hospital admissions among male drivers in Denmark. Occup Environ Med 58 (2001) 253–260

Kompier, M. A. J.: Bus drivers: Occupational stress and stress prevention. Working paper. CONDI/T/WP.2/1996. Geneva: ILO, http://www.ilo.org/public/english/protection/condtrav/publ/wc-mk-96.htm

Lange, J; Groth, J.: Sicherheits- und Gesundheitsschutzdefizite im Speditionsgewerbe. Bremerhaven: Wirtschaftsverl. NW. 2005. (Schriftenreihe der Bundesanstalt für Arbeitsschutz und Arbeitsmedizin, Fb 1056)

Orth, M., Duchna, H.-W.; Leidag, M.; Widdig, W.; Rasche, K.; Bauer, T.T.; Walther, J.W.; deZeeuw, J.; Malin, J-P.; Schultze-Werninghaus, G. and Kotterba, S.: Driving simulator and neuropsychological testing in OSAS before and unter CPAP therapy. Eur Respir J 26 (2005) 898–903

Peter, R., H. Geißler and J. Siegrist: Associations of effort-reward imbalance at work and reported symptoms in different groups of male and female public transport workers. Stress Medicine 14 (1998) 175–182

Roth, J.-J.; Schygulla, M.; Dürholt, H.; Nachreiner, F.; Pankonin, Ch.: Betriebs- und Arbeitszeiten beim Gütertransport und bei der Personenbeförderung. Bremerhaven: Wirtschaftsverl. NW. 2004. (Schriftenreihe der Bundesanstalt für Arbeitsschutz und Arbeitsmedizin, Fb 1033)

Stadler, P. und A. Silo: Psychomentale Fehlbelastungen bei Busfahrern im Öffentlichen Personennahverkehr. Zbl Arbeitsmed 55 (2005) 138–160

Terán-Santos, J., A. Jiménez-Goméz, J. Cordero-Guevara and the Cooperative Group Burgos-Santander: The association between sleep apnea and the risk of traffic accidents. New Engl. J. Med. 340 (1999) 847–851

Winkleby, M.A., D.R. Ragland, J.M. Fisher and S.L. Syme: Excess risk of sickness and disease in bus drivers: A review and synthesis of epidemiological studies. Int. J Epid. 17 (1988) 255–262

Young, T., M. Palta, J. Dempsey, J. Skatrud, St. Weber and S. Badr: The occurrence of sleep-disordered breathing among middle-aged adults. New Engl. J. Med. 328 (1993) 1230–1235

9.4.1 Anhang zu 9.4
Rechtsvorschriften und sonstige Hinweise
zu Fahr-, Steuer- und Überwachungstätigkeiten
(Öffentlicher Verkehr und Bergbau)

9.4.1.1 A) Straßenverkehr
Fahrerlaubnis-Verordnung (FeV) vom 18. August 1998 (BGBl. I S. 2214), zuletzt geändert am 14. August 2005 (BGBl. I S. 2412),
Verordnung über den Betrieb von Kraftfahrtunternehmen im Personenverkehr (BOKraft),
„Begutachtungs-Leitlinien zur Kraftfahrereignung" des Gemeinsamen Beirats für Verkehrsmedizin beim Bundesministerium für Verkehr, Bau- und Wohnungswesen und beim Bundesministerium für Gesundheit (2000),
VDV-Schrift 714 „Leitlinien für die Feststellung der Betriebsdiensttauglichkeit in Verkehrsunternehmen".

9.4.1.2 B) Schienengebundener und sonstiger spurgeführter Verkehr
Eisenbahn-Bau- und Betriebsordnung (EBO) (vom 08. Mai 1967). BGBl. II S. 1563, zuletzt geändert durch Artikel 106 Gesetz zur Umbenennung Bundesgrenzschutz in Bundespolizei vom 21. Juni 2005 (BGBl. I S.1818, 1836),
Eisenbahn-Bau- und Betriebsordnung für Schmalspurbahnen (ESBO) (vom 25. Februar 1972). BGBl. I S. 269, zuletzt geändert durch Artikel 107 Gesetz zur Umbenennung Bundesgrenzschutz in Bundespolizei vom 21. Juni 2005 (BGBl. I S.1818, 1836),
Anordnung/Verordnung über den Bau und Betrieb von Anschlussbahnen des jeweiligen Bundeslandes (BOA, z. B. § 22 Verordnung über den Betrieb von Anschlussbahnen (BOA) vom 31. Oktober 1966, Gesetz und Verordnungsblatt für das Land Nordrhein-Westfalen, S. 488),
Verordnung über den Bau und Betrieb der Straßenbahnen (Straßenbahn-Bau- und Betriebsordnung) (BOStrab) (vom 11. Dezember 1987). BGBl. I S. 2648, zuletzt geändert durch Art. 52a des Gesetzes vom 27. April 2002. BGBl. I S. 1467.

9.4.1.3 C) Wasserstraßen-Verkehr – See
Verordnung über die Seediensttauglichkeit (v. 19. August 1970). BGBl. I S. 1241, zuletzt geändert durch Artikel 60 des Gesetzes vom 21. August 2002 (BGBl. I S. 3322),
Verordnung über die seeärztliche Untersuchung der Seelotsen (Seelotsenuntersuchungsverordnung – SeeLotUntV) (vom 12. März 1998). BGBl. I S. 511,

Verordnung über die Eignung und Befähigung zum Führen von Sportbooten auf den Seeschifffahrtsstraßen (Sportbootführerscheinverordnung-See) (vom 20. Dezember 1973). BGBl. I S. 1314 in der Fassung der Bekanntmachung vom 19. März 2003 (BGBl I S. 367), zuletzt geändert durch Elfte Verordnung zur Änderung seeverkehrsrechtlicher Vorschriften (vom 18. Februar 2004). BGBl. I S. 300, 307,
Verordnung über Befähigungszeugnisse zum Führen von Hafenfahrzeugen (Hafenpatentverordnung – Hamburger HafPatVo vom 16. Februar 1982). HmbGVBl. 1982, S. 32, zuletzt geändert durch Verordnung vom 17. Juli 2001 (HmbGVBl. S. 248).

9.4.1.4 D) Wasserstraßen-Verkehr – Binnengewässer
Verordnung über Befähigungszeugnisse in der Binnenschifffahrt (Binnenschifferpatentverordnung – BinSchPatentV) vom 15. Dez. 1997 (BGBl. I S. 3066), zuletzt geändert am 31. Okt. 2006 (BGBl. I S. 2407),
Verordnung zur Einführung der Rheinschiffsuntersuchungsordnung (RheinSchUEV) (v. 19. Dezember 1994). BGBl. II S. 3822, zuletzt geändert durch Zweite Verordnung zur Änderung Rheinschifffahrtspolizeilicher Vorschriften (vom 06. Mai 2003). BGBl. II S. 473,
Verordnung über das Führen von Sportbooten auf den Binnenschifffahrtsstraßen (Sportbootführerscheinverordnung – Binnen – SportbootFüV-Bin) (v. 22. März 1989). BGBl. I S. 536, zuletzt geändert durch Vierte Verordnung zur Änderung schifffahrtspolizeilicher Vorschriften (vom 28. Februar 2001). BGBl. I S. 338.

9.4.1.5 E) Luftverkehr
Erste Durchführungsverordnung zur Luftverkehrs-Zulassungs-Ordnung (1. DV LuftVZO) (vom 15. April 2003). Bundesanzeiger Beilage, 55, Nr. 82a,
BGI 768-1 Arbeitshilfe zur Durchführung von arbeitsmedizinischen Vorsorgeuntersuchungen bei fliegendem Personal (Kabine),
BGI 768-2 Arbeitshilfe zur Durchführung von arbeitsmedizinischen Vorsorgeuntersuchungen bei fliegendem Personal (Cockpit).

9.4.1.6 F) Fahr-, Steuer- und Überwachungstätigkeiten im Bergbau
Plan für die Durchführung der ärztlichen Untersuchungen im Steinkohlenbergbau (idF v. Juli 1992), zuletzt geändert am 26.6.2000. (in Überarbeitung) ;
Bergverordnung zum gesundheitlichen Schutz der Beschäftigten (Gesundheitsschutz-Bergverordnung – GesBergV) (vom 31. Juli 1991). BGBl. I S. 1751,

zuletzt geändert durch Verordnung vom 18. Oktober 1999 (BGBl. I S. 2059),
Bergverordnung für Schacht- und Schrägförderanlagen (BVOS) (vom 4. Dezember 2003), Amtsblatt Arnsberg 2004 Nr. 5,

Richtlinien der Bezirksregierung Arnsberg, Abteilung Bergbau und Energie in NRW, über die Anforderungen an Maschinenführer von Schacht- und Schrägförderanlagen im Sinne des § 2 der Bergverordnung für Schacht- und Schrägförderanlagen (vom 05. November. 2004).

9.5 Nachtarbeit

1 Untersuchungszweck
Schutz der Beschäftigten vor Gesundheitsgefährdungen durch Nachtarbeit mittels Feststellung der Nachtschichttauglichkeit.

2 Medizinische Grundlagen

2.1 Gefährdungspotenzial
Nachtarbeit ist die Verrichtung einer Erwerbstätigkeit in der Zeit zwischen 23:00 Uhr und 06:00 Uhr. Nachtarbeitnehmer i. S. von § 2 Abs. 3 bis 5 Arbeitszeitgesetzes (ArbZG) sind Personen, die regelmäßig in dieser Zeit mehr als 2 Stunden in Nacht oder Wechselschicht oder an mindestens 48 Tagen im Kalenderjahr Nachtarbeit leisten.

Nach dem Belastungs-Beanspruchungs-Konzept besteht die gleiche objektive Belastung für alle Personen darin, dass zeitverschoben zur Circadianperiodik (Biorhythmus) der physiologischen Funktion gearbeitet werden muss, ohne dass die Möglichkeit zur Anpassung der biologischen Rhythmik an die veränderte Arbeits- und Lebensweise innerhalb längerer Zeitabschnitte, wie z. B. bei permanenter Nachtschicht von bis zu 21 Tagen ohne dazwischen geschaltete Freischichten besteht.

Das Ausbleiben der Anpassung wird dadurch verursacht, dass die für die Circadianperiodik beim Menschen bedeutsamen Zeitgeber (kognitive Zeitgeber und soziale Zeitgeber) bei Nachtarbeit nicht verschoben werden können, da Nachtarbeitnehmer immer über die aktuelle Uhrzeit und das soziale Verhalten der übrigen Bevölkerung informiert bleiben. Die Circadianperiodik, nach der zahlreiche Funktionen im Körper ablaufen, wird durch Nachtarbeit gestört. Dagegen hat eine Verschiebung der Arbeitszeit auf die zweite Tageshälfte (so genannte Spätschicht) ohne nachfolgende Verschiebung der Schlafzeit (d. h. Schlafbeginn vor 01:00 Uhr) keinen störenden Einfluss auf die Circadianperiodik.

Schichtarbeit unter Einfluss von Nachtarbeit kann zu Gesundheitsstörungen oder Erkrankungen führen. Langjährige arbeitsmedizinische Erfahrungen und wissenschaftliche Untersuchungen lassen erkennen, dass für die Tolerierung von Nachtarbeit ohne negative gesundheitliche Auswirkung folgende Faktoren von besonderer Bedeutung sind:
- ausreichende Wohnverhältnisse, vor allem gute, geräuschgeschützte Schlafmöglichkeiten,
- Berücksichtigung individueller Eigenschaften (z. B. Schlafgewohnheiten),
- Akzeptanz der Schichtarbeit durch den Arbeitnehmer selbst und seine Familie.

Es gibt keine spezifische Erkrankung durch Nachtarbeit. Häufig genannte Beschwerden sind:
- Schlafstörungen,
- Appetitlosigkeit,
- Magenbeschwerden,
- Innere Unruhe, Nervosität,
- bei Schlafdefizit vorzeitige Ermüdung.

Nachtarbeitnehmer weisen zwar statistisch ein höheres Risiko für Magengeschwüre, und Zwölffingerdarmgeschwüre auf, doch besteht keine einfache Kausalität. Die übrigen Risikofaktoren für diese Erkrankungen sind zu berücksichtigen.

2.2 Verursachung von Berufskrankheiten und Arbeitsunfällen
Bei vorzeitiger Ermüdung erhöhtes Risiko für Arbeits- und Wegeunfälle.

2.3 Beeinflussung der allgemeinen Morbidität
Entfällt.

2.4 Lebensbedrohliche akute Risiken
Keine.

2.5 Beschäftigungsverbot
Beschäftigungsverbote gelten für die Zeit zwischen 20:00 Uhr und 06:00 Uhr:
- § 14 JArbSchG (mit Ausnahmen),
- § 8 MuSchG (mit Ausnahmen).

3 Verfügbarkeit diagnostischer Methoden
Anhaltspunkte zur Durchführung arbeitsmedizinischer Untersuchungen bei Nachtarbeitnehmern gemäß § 6 Abs. 3 Arbeitszeitgesetz (ArbZG), BArbBl. 10/1995, S. 79.

4 Präventives Potenzial

Der Arbeitgeber hat den Nachtarbeitnehmer auf dessen Verlangen auf einen für ihn geeigneten Arbeitsplatz umzusetzen, wenn nach medizinischer Feststellung die weitere Verrichtung von Nachtarbeit den Arbeitnehmer in seiner Gesundheit gefährdet, sofern nicht dringende betriebliche Erfordernisse entgegenstehen (§ 6 Abs. 4 Buchstabe a ArbZG).

5 Rechtliche Grundlagen/Sonstige Hinweise

5.1 Rechtsvorschriften

§ 6 Abs. 3 Arbeitszeitgesetz (ArbZG).

5.2 Sonstige Hinweise

Anhaltspunkte zur Durchführung arbeitsmedizinischer Untersuchungen bei Nachtarbeitnehmern gemäß § 6 Abs. 3 Arbeitszeitgesetz (ArbZG), BArbBl. 10/1995, S. 79.

6 Auslösekriterien nach geltendem Recht

6.1 Pflichtuntersuchung

Keine.

6.2 Angebotsuntersuchung

Arbeitsmedizinische Untersuchung vor Beginn und danach in regelmäßigen Zeitabständen von nicht weniger als 3 Jahren.
Bei Nachtarbeitnehmern nach Vollendung des 50. Lebensjahr in jährlichem Abstand.

7 Quellenverzeichnis

Bundesministerium für Arbeit und Sozialordnung – BMA (Hrsg.): Anhaltspunkte zur Durchführung arbeitsmedizinischer Untersuchungen bei Nachtarbeitnehmern gemäß § 6 Abs. 3 Arbeitszeitgesetz (ArbZG), BArbBl. 10/1995, S. 79

Homberger, S., Knauth, P.: Gesundheitliche und soziale Auswirkungen von Schichtplanumstellungen auf die Schichtarbeit. Z. Arb. Wiss. 47 (1993), 202–212

Knauth, P. Schichtarbeit. In: Florian, H. J. et al. (Hrsg.): Arbeitsmedizin aktuell. Fach 2.3, Fischer, Stuttgart, 1992, 9–30

Knutsson, A., Akerstedt, T., Jonsson, B., Orth-Gomer, K.: Increased risk of ischaemic heart disease in shift workers. Lancet (1986), 89–91

Pluto, R., Süßengut, E., Zober, A.: Auswirkungen einer Umstellung von 3 x 12 Stunden- auf 4 x 12 Stunden-Schichtarbeit auf subjektive Befindlichkeitsparameter. In: G. Triebig und O. Stelzer (Hrsg.): Arbeitsmedizin und Umweltmedizin: Bericht über die 33. Jahrestagung der Deutschen Gesellschaft für Arbeitsmedizin, Wiesbaden, 10. bis 13. Mai 1993; Gentner, Stuttgart, 1993, 247–252

Rutenfranz, J., Knauth, P., Agersbach, D.: Arbeitsmedizinische Feststellungen zu Befindlichkeitsstörungen und Erkrankungenbei Schichtarbeit. Arbeitsmed. Sozialmed. Präv.med. 15 (1980), 32–40

Rutenfranz, J.: Occupational health measures for night- and shiftworkers. J. Hum. Ergol. 11 (1982) Suppl., 67–86

Schieber, H., Pluto, R., Germann, C., Messerer, P., Zober, A.: Preventive occupational medical examinations of shift workers. In: G. Costa et al. (eds): Shiftwork: health, sleep and performance: Proceedings of the IXth international symposium on night and shift work, Verona, Italy, 1989. Lang, Frankfurt, 1990, 608–616

Schuckmann, F.: Arbeitsmedizinische Untersuchungen bei Wechselschichtarbeiten unter besonderer Berücksichtigung der 12-Stunden-Schicht. In: R. Kreuz und C. Piekarski (Hrsg.): Arbeitsmedizinische Aspekte der Arbeits(-zeit)organisation: Bericht über die 32. Jahrestagung der Deutschen Gesellschaft für Arbeitsmedizin, Köln, 18. bis 21. Mai 1992. Gentner, Stuttgart, 1992, 328–331

Tüchsen, F.: Working hours and ischaemic heart disease in Danish man: a 4-year cohort study of hospitalization. Int. J. Epidemiol 22 (1993), 215–221

Tüchsen, F., Jeppesen, H.J., Bach, E.: Employment status, nondaytime work and gastric ulcer in men. Int. J. Epidemiol 22 (1994), 366–370

9.6 Tätigkeiten mit Absturzgefahr

1 Untersuchungszweck

Schutz der Gesundheit der Beschäftigten durch Feststellen der gesundheitlichen und körperlichen Eignung für Tätigkeiten an Arbeitsplätzen mit Absturzgefahr (Verhütung von Arbeitsunfällen).

2 Medizinische Grundlagen

2.1 Gefährdungspotenzial

Maßgeblich ist nicht die Höhe über dem Erboden, sondern die mögliche Absturzhöhe, z. B. auch Absturz in Schächte. Bei Tätigkeiten – auch kurzzeitigen – auf hochgelegenen Arbeitsplätzen, bei denen aus arbeitstechnischen Gründen kein vollständiger Schutz durch sicherheitstechnische Maßnahmen gewährleistet werden kann, also ungesichert bzw. nicht vollständig gesichert gearbeitet werden muss, ist von einer erhöhten Absturzgefährdung auszugehen.

Beispiele für Tätigkeiten mit erhöhter Absturzgefährdung sind das Arbeiten an Freileitungen, Masten, Schornsteinen, Türmen und Dächern sowie das Auf-, Um- und Abbauen von Gerüsten, Baumarbeiten in der Land- und Forstwirtschaft etc.

Bei Tätigkeiten auf hochgelegenen Arbeitsplätzen, bei denen sicherheitstechnische Maßnahmen wie Seitenschutz, Auffangeinrichtungen oder bestimmungsgemäßer Umgang mit Persönlichen Schutzausrüstungen (PSA) gegen Absturz wirksam sind, ist keine erhöhte Absturzgefährdung anzunehmen.

Dennoch können bei derartigen Tätigkeiten trotz der Verwendung Persönlicher Schutzausrüstungen gegen Absturz, Gesundheitsgefährdungen gegeben sein. Zusätzlich wirken bei Tätigkeiten an hochgelegenen Arbeitsplätzen mit Absturzgefahr häufig Stress-induzierende Faktoren wie hohe Konzentrations- und Aufmerksamkeitsanforderungen oder auch Zwangshaltungen gesundheitsschädlich.

Die Beurteilung des Gefährdungspotenzials einer konkreten Tätigkeit ergibt sich aus der nach § 5 ArbSchG durchzuführenden Gefährdungsbeurteilung, die die Kenntnis des Arbeitsplatzes und der vorhandenen Randbedingungen voraussetzt.

Das Absturzrisiko ist zusätzlich erhöht bei Vorliegen von Gesundheitsstörungen, insbesondere Gleichgewichts- oder Sehstörungen.

Bei nachstehend genannten Funktionsstörungen oder Erkrankungen bestehen gesundheitliche Bedenken gegen Arbeiten an hochgelegenen Arbeitsplätzen mit Absturzgefahr (vgl. BGG 904-G41):
- *Altophobie* (Höhenangst),
- Tretversuchs-Lateralschwankungen ab 20 cm oder einer Seitenabweichung weiter als 80° nach rechts oder 70° nach links,
- Stehversuchs-Längsschwankungen ab 12 cm und/oder Stehversuchs-Querschwankungen ab 10 cm,
- chronische Schwindelanfälle (Drehschwindel) mit schweren elektronystagmographisch nachweisbaren vestibulookulären oder retinookulären Augenbewegungsstörungen,
- tanzende Bilder, Bilderverschwimmen,
- erhebliche Einschränkung der Beweglichkeit, der groben Kraft oder der Sensibilität einer für die Durchführung der Tätigkeit wichtigen Gliedmaße,
- Erkrankungen oder Veränderungen des Herzens oder des Kreislaufs mit Einschränkung der Leistungs- oder Regulationsfähigkeit, Blutdruckveränderungen stärkeren Grades, Zustand nach Herzinfarkt oder Schlaganfall,

- Anfallsleiden in Abhängigkeit von Art, Häufigkeit, Prognose und Behandlungsstand der Anfälle,
- Stoffwechselkrankheiten, insbesondere zu Hypoglykämien neigender medikamentös behandelter Diabetes mellitus, sowie Erkrankungen der Schilddrüse, der Epithelkörperchen oder der Nebennieren,
- Korrigierte Sehschärfe unter 0,7/0,7 oder 1,0/0,5 in der Ferne,
- Einschränkungen des normalen Gesichtsfeldes,
- Hörvermögen unter 3 m Umgangssprache beiderseits,
- Gemüts- oder Geisteskrankheiten, auch wenn diese abgeklungen sind, jedoch ein Rückfall nicht hinreichend sicher ausgeschlossen werden kann, abnorme Wesensart oder abnorme Verhaltensweisen erheblichen Grades, Debilität,
- Alkohol-, Suchtmittel-, Medikamentenabhängigkeit.

2.2 Verursachung von Berufskrankheiten oder Arbeitsunfällen
Absturzunfälle sind versicherungsrechtlich Arbeitsunfälle.

2.3 Beeinflussung der allgemeinen Morbidität
Nein.

2.4 Lebensbedrohliche akute Risiken
Sind gegeben bei Absturzunfällen, seit vielen Jahren sind ca. 1/3 aller tödlichen Arbeitsunfälle Abstürze.

2.5 Beschäftigungsverbote
Mangelnde Höhentauglichkeit.
§ 7 Abs. 2 BGV A1 „Grundsätze der Prävention";
§ 22 JArbSchG; § 4 MuSchG; § 4 MuSchRiV;
§ 94 Abs. 2 Nr. 4 SeemG.

3 Verfügbarkeit diagnostischer Methoden
BGG 904-G41 Berufsgenossenschaftlicher Grundsatz für arbeitsmedizinische Vorsorgeuntersuchungen G 41 „Arbeiten mit Absturzgefahr".

4 Präventives Potenzial
Prävention von Absturzunfällen durch Überprüfung der gesundheitlichen und körperlichen Voraussetzungen für Tätigkeiten mit Absturzgefahr und ggf. Verbot der Ausübung dieser Tätigkeiten.
Bei Tätigkeiten mit erhöhter Absturzgefahr gemäß BGI 504-41 in Verbindung mit GUV-V A 4, Anlage 1 (gilt nur für Eisenbahn-Unfallkasse).

Erhöhte Absturzgefahr ist insbesondere für die in BGI 504-41, Ziffer 4 genannten oder mit ihnen vergleichbaren Betriebsarten, Arbeitsplätze oder Tätigkeiten anzunehmen.

Beratung im Hinblick auf die Unfallrisiken und ein risikobewusstes Verhalten mit der erforderlichen Aufmerksamkeit sowie der Benutzung der Absturzsicherungen.

5 Rechtliche Grundlagen/Sonstige Hinweise

5.1 Rechtsvorschriften

§ 3 Abs. 1 i. V. mit Anlage 1 GUV-V A 4 (nur für den Bereich der Eisenbahn-Unfallkasse).

5.2 Sonstige Hinweise

§ 7 ArbSchG,
§ 7 BGV A1 „Grundsätze der Prävention",
BGI 504-41,
BGG 904-G41 „Arbeiten mit Absturzgefahr",
BGI 585.

6 Auslösekriterien nach geltendem Recht

6.1 Pflichtuntersuchung

Mit Ausnahme der GUV-V A 4 der Eisenbahn-Unfallkasse keine.

6.2 Angebotsuntersuchung

Keine.

Bei Beschwerden hat der Beschäftigte das Recht auf eine arbeitsmedizinische Untersuchung und Beratung nach § 11 ArbSchG.

7 Quellenverzeichnis

BGI 504-41 Auswahlkriterien für die spezielle arbeitsmedizinische Vorsorge nach dem Berufsgenossenschaftlichen Grundsatz G 41 „Arbeiten mit Absturzgefahr", 1998

BGG 904-G41 Berufsgenossenschaftlicher Grundsatz für arbeitsmedizinische Vorsorgeuntersuchungen G 41 „Arbeiten mit Absturzgefahr", Mai 2004

BGI 585 Empfehlungen zur Beurteilung beruflicher Möglichkeiten von Personen mit Epilepsie, HVBG, Dezember 1999

Claussen, C. F.: Gleichgewichtsprüfungen und Arbeitsmedizin. Verhdlg. GNA Bd. 8 (1981) 107–150

Claussen, C. F.: Epidemiologische und arbeitsmedizinische Erkenntnisse zur Entwicklung eines Berufsgenossenschaftlichen Grundsatzes „Absturzgefahr". In: Schriftenreihe des Hauptverbandes der gewerblichen Berufsgenossenschaften, Arbeitsmedizinisches Kolloquium des HVBG am 15. Mai 1981 in Berlin, 41–63

9.7 Tragen von Atemschutzgeräten

1 Untersuchungszweck

Schutz der Gesundheit der Beschäftigten durch Feststellen der gesundheitlichen und körperlichen Eignung für das Tragen von belastenden Atemschutzgeräten (Verhütung von Arbeitsunfällen).

2 Medizinische Grundlagen

2.1 Gefährdungspotenzial

Die Benutzung von Atemschutzgeräten führt in Abhängigkeit von deren Gewicht und Erhöhung des Atemwegswiderstandes zu einer zusätzlichen körperlichen Belastung. Die wesentlichen Beanspruchungsparameter werden durch die Organsysteme der Atemwege und des Herz-Kreislauf-Systems, bei schwerem Atemschutz auch des Stütz- und Bewegungsapparates repräsentiert.

Bei der Bewertung der Belastung sind neben den Geräteeigenschaften und den Eigenschaften der übrigen verwendeten persönlichen Schutzausrüstung außerdem die Arbeitsschwere, die klimatischen Bedingungen, die räumlichen Verhältnisse sowie Art, Dauer und Häufigkeit der Arbeitsaufgabe, die unter Atemschutz zu verrichten ist, zu berücksichtigen. Während bei leichten Geräten die physiologischen Auswirkungen relativ gering sind, können schwerere Geräte deutliche Beeinträchtigungen (z. B. Reduktion der maximalen Leistung um 20 % oder vergleichbare Anstiege der Herzfrequenz bei submaximaler Belastung; RAVEN zitiert nach HODOUS) verursachen.

Die sich aus dem zu tragenden Gewicht des Gerätes (bis zu ca. 25–30 kg, sog. schwerer Atemschutz, inklusive sonstiger persönlicher Schutzausrüstung, ggf. sogar Vollschutz) und der Atmung gegen den Widerstand des Atemschutzgerätes (insbesondere bei Filtergeräten) ergebenden Effekte sind eine Beeinträchtigung der Ventilation, Erhöhung der Atemarbeit und erhöhte Beanspruchung des Herz-Kreislauf-Systems. So fanden KORZEC und MÜLLER bei vergleichenden Untersuchungen verschiedener Filtergeräte, die über jeweils insgesamt eine Stunde, davon 30 Minuten bei 50 Watt Fahrradergometerbelastung, getragen wurden, eine Pulserhöhung um ca. 6 Pulse/Minute während der Fahrradergometerarbeit. Von den Autoren werden aus der Literatur vergleichend Herzfrequenzerhöhungen um 1 bis 12

Pulse/Minute zitiert. Bei ähnlichen Untersuchungen (insgesamt 2 Stunden Versuchsdauer) fanden ZIMMERMANN u. a. einen durchschnittlichen Anstieg der Sauerstoffaufnahme um 10 % bei einem allmählichen Anstieg von 7 auf 15 % zwischen erstem und drittem Versuchsabschnitt von jeweils 30 Minuten Dauer einer Belastung entsprechend 25–30 % der maximalen Sauerstoffaufnahme der Probanden.

Während sich aus leichten Lungenfunktionsstörungen im Allgemeinen keine Beschränkungen ergeben, kann es bei Probanden mit ausgeprägten Störungen der Atemwege oder Erkrankungen der Lungen zu einem Abfall der arteriellen Sauerstoffsättigung kommen, wie z. B. für Pneumokoniose Grad 2 in RAVEN u. a. beschrieben.

Bei ausgeprägten obstruktiven Atemwegserkrankungen ist insbesondere die zusätzliche Erhöhung des Atemwegswiderstandes durch das Atemschutzgerät zu beachten.

2.2 Verursachung von Berufskrankheiten oder Arbeitsunfällen

Akute Erkrankungen unter dem Einsatz von Atemschutzgeräten sind versicherungsrechtlich Arbeitsunfälle.

2.3 Beeinflussung der allgemeinen Morbidität

Die Beeinflussung der allgemeinen Morbidität in epidemiologisch messbarem Ausmaß ist infolge des begrenzten Umfangs der Anwendung von Atemschutzgeräten nicht zu bewerten.

2.4 Lebensbedrohliche akute Risiken

Die zusätzliche Belastung durch Atemschutzgeräte kann in besonderen Situationen (z. B. Einsatz von Personen mit Vorschädigung von Herz-Kreislauf, Atemwege und Lungen oder neurologischen Erkrankungen wie Anfallsleiden bei nicht steuerbaren Rettungsaktionen mit hoher körperlicher Anstrengung) lebensgefährlich sein.

2.5 Beschäftigungsverbote

Mangelnde Eignung zum Tragen von Atemschutzgeräten (§ 7 ArbSchG; § 7 Abs. 2 BGV A1), § 12 Abs. 1 BGV A4 , § 22 JArbSchG; § 4 MuSchG; § 4 MuSchRiV, § 94 Abs. 2 Nr. 4 SeemG.

3 Verfügbarkeit diagnostischer Methoden

BGG 904-G26 Berufsgenossenschaftlicher Grundsatz für arbeitsmedizinische Vorsorgeuntersuchungen G 26 „Atemschutzgeräte".

4 Präventives Potenzial

Die retrospektive Analyse von 5569 Vorsorgeuntersuchungen wegen Tragen von Atemschutzgeräten in einem amerikanischen Energieunternehmen ergab, dass insgesamt in 1,3 % der Fälle Einschränkungen (→ gesundheitliche Bedenken) ausgesprochen wurden (Pappas u. a. 1999). Die häufigsten Gründe waren (erworbene) Vorschäden wie:

- Klaustrophobie,
- Lungenkrankheiten,
- Herzkrankheiten und
- Hautkrankheiten im Gesichtsbereich.

Nur in 9 Fällen (0,16 %) wurde das Tragen von Atemschutzgeräten gänzlich untersagt (wegen Schwangerschaft, Brustschmerz bei Belastung, ausgeprägter Hypertonie, Vorhofflimmern bzw. kürzlich durchgeführter urologischer Operation). Die meisten Entscheidungen basierten auf der ärztlichen Anamnese.

Die körperliche Untersuchung trug in 25 % der Fälle zu den Restriktionen bei, die Spirometrie in 17 %.

Diese niedrigen Raten von Bedenken gegen das Tragen von Atemschutzgeräten lassen nach Ansicht der Autoren erwarten, dass einerseits viele Personen mit chronischen Krankheiten Atemschutzgeräte anwenden (nur „leichter" Atemschutz) und andererseits dadurch hervorgerufene adverse Ereignisse eher selten sind. Für die konkrete Ausgestaltung der Eignungsuntersuchungen zu diesem Thema werden aber Daten über Art und Häufigkeit adverser Effekte für notwendig gehalten und gefordert.

Weiteres präventives Potenzial kann in Nachuntersuchungen gewonnen werden, sofern die Ergebnisse mit anderen arbeitsmedizinischen Vorsorgeuntersuchungen (z. B. Biomonitoring bei Gefahrstoffbelastung zum Nachweis der Wirksamkeit des persönlichen Atemschutzes) zusammengeführt werden.

5 Rechtliche Grundlagen/Sonstige Hinweise
5.1 Rechtsvorschriften

§ 3 Abs. 1 i.V.m. Anl. 1 BGV A4,
§ 3 Abs. 1 i.V.m. Anl. 1 GUV-V A4,
§ 6 i.V.m. Anhang 1 VSG 1.2.

Hinweis

Nach § 8 BGV A4 ist eine *Ermächtigung* vorgeschrieben.

5.2 Sonstige Hinweise

Feuerwehr-Dienstvorschrift 7,
BGR 190: Benutzung von Atemschutzgeräten,
BGG 904-G26 „Atemschutzgeräte",
BGI 504-26.

6 Auslösekriterien nach geltendem Recht

6.1 Pflichtuntersuchung

Arbeitsmedizinische Untersuchungen sind nach BGV A4 bei Tätigkeiten an Arbeitsplätzen durchzuführen, bei denen die Arbeitsplatzbedingungen das Tragen von Atemschutzgeräten zwingend erforderlich machen (Auswahlkriterien siehe BGI 504-26).

6.2 Angebotsuntersuchung

Keine.
Bei Beschwerden hat der Beschäftigte das Recht auf eine arbeitsmedizinische Untersuchung und Beratung nach § 7 Abs. 1 BGV A4.

7 Quellenverzeichnis

BGG 904-G26 Berufsgenossenschaftlicher Grundsatz für arbeitsmedizinische Vorsorgeuntersuchungen G 26 „Atemschutzgeräte", Mai 2004

BGI 504-26 Auswahlkriterien für die spezielle arbeitsmedizinische Vorsorge nach dem Berufsgenossenschaftlichen Grundsatz G 26 „Atemschutzgeräte", BGZ, 1998

BGR 190 „Benutzung von Atemschutzgeräten", HVBG, April 2004

Hauptverband der gewerblichen Berufsgenossenschaften – HVBG (Hrsg.): Forschungsbericht Atemschutz, Teil I: Belastbarkeitsvoraussetzungen für Träger von Atemschutzgeräten – Zur arbeitsmedizinischen Risikobeurteilung bei Trägern von Pressluftatmern. HVBG, Sankt Augustin, 1980

Hauptverband der gewerblichen Berufsgenossenschaften – HVBG (Hrsg.): Forschungsbericht Atemschutz, Teil II: Belastbarkeitsvoraussetzungen für Träger von Atemschutzgeräten – Kardio-zirkulatorische und pulmonale Beanspruchung durch Filtergeräte. HVBG, Sankt Augustin, 1983

Hodous, T.K.: Screening prospective workers for the ability to use respirators. J. Occup. Med. 28 (1986) 1074–1080

Korzec, T. und B.H. Müller: Kardio-pulmonale Beanspruchung durch das Tragen von Atemschutz-Filtergeräten. Z.Arb.wiss. 50 (1996) 147–153

Pappas, G.P., T.K. Takaro, B. Stover, N. Beaudet, M. Salazar, J. Calcagni, D. Shoop and S. Barnhart: Respiratory protective devices: Rates of medical clearance and causes for work restirctions. Am. J. Ind. Med. 35 (1999) 390–394

Raven, P.B., A.T. Dodson and T.O. Davis: The physiological consequences of wearing industrial respirators: A review. Am. Ind. Hyg. Assoc. J. 40 (1979) 517–534

Zimmerman, N.J., C. Eberts, G. Salvendy and G. McCabe: Effects of respirators on performance of physical, psychomotor and cognitive tasks. Ergonomics 34 (1991) 321–334

9.8 Tropentauglichkeit – Arbeitsaufenthalt im Ausland
unter besonderen klimatischen und gesundheitlichen Belastungen

1 Untersuchungszweck

Schutz der Beschäftigten vor Gesundheitsgefährdungen durch besondere klimatische und gesundheitliche Belastungen durch Feststellen der gesundheitlichen Eignung, der sog. Tropentauglichkeit (Verhütung von Arbeitsunfällen) und ggf. Impfungen.

2 Medizinische Grundlagen

2.1 Gefährdungspotenzial

Zwischen 30° nördlicher und 30° südlicher Breite liegen die „warmen Länder". Hitze, Feuchtigkeit und Sonneneinstrahlung schaffen ein Klima, in dem sich der Mensch, insbesondere der Nord- und Mitteleuropäer akklimatisieren muss. Das gilt insbesondere für die Tropen (zwischen 23°27' nördlicher und südlicher Breite). Ein Aufenthalt in größeren Höhen kann zusätzliche Anpassungsvorgänge erfordern. Der physisch und psychisch gesunde Mensch ist im Regelfall den klimatischen Belastungen, insbesondere nach einer Akklimatisierungsphase, gewachsen. Auch nicht völlig Gesunde können in warme Gegenden bzw. Tropen reisen und dort arbeiten, sofern sie hierzu ärztlich beraten wurden und eine ärztliche Betreuung im Zielland gewährleistet ist („Keine gesundheitlichen Bedenken unter bestimmten Voraussetzungen").

Mit ungünstigen klimatischen und hygienischen Bedingungen sowie mit unzureichender ärztlicher Versorgung ist in einigen südosteuropäischen und asiatischen Ländern, die nicht den Tropen oder Subtropen angehören, aber auch in den Polarregionen zu rechnen. Die Beschäftigten benötigen vor ihrem Einsatz zusätzlich eine qualifizierte individuelle tropenmedizinische Beratung. Dabei sind das zu erwartende Risiko nach Region, Jahreszeit, Tätigkeit, Hygienesituation sowie Resistenz der Erreger und Verträglichkeit von Medikamenten zu beurteilen und entsprechende Empfehlungen aus-zusprechen.

Bei Arbeitsaufenthalt im Ausland über einen längeren Zeitraum kommt im Hinblick auf den nicht immer vergleichbaren Standard des Arbeits-schutzes bei Fremdfirmen (für deutsche Firmen gelten auch im Ausland die gleichen Arbeitsschutz-vorschriften wie im Inland) und der gesundheit-lichen Versorgung im Ausland sowie der arbeits-medizinischen Betreuung eine besondere Bedeu-tung zu.

Tropenkrankheiten

In den Tropen und Subtropen kommen besondere Infektionskrankheiten (BK 3104) vor und heimische Infektionen haben hier eine höhere Inzidenz (vgl. auch Kap. 3 und 4).

> **Hinweis**
> Die Bestimmungen der BioStoffV gelten im Aus-land nur dann, wenn dort entsprechende Tätig-keiten, z. B. im Gesundheitsdienst oder Hilfs-dienste (z. B. Katatropheneinsatz) ausgeübt wer-den (ungezielte Tätigkeiten).

Einige Zielländer verlangen bei der Einreise neben dem Visum den Nachweis von bestimmten Imp-fungen. Auskünfte dazu erteilen die Botschaften der Länder oder Tropenmedizinische Einrichtungen.

> **Hinweis**
> Die Gelbfieberimpfung z. B. darf als ggf. vor-geschriebene Impfung im internationalen Reise-verkehr nur durch offizielle Gelbfieberimpfstel-len zertifiziert werden (vgl. Kap. 3.15).

Es gibt Tropenkrankheiten, die schon bei kurzen Aufenthalten erworben werden und nicht erkannt und unbehandelt zum Tode oder schweren gesund-heitlichen Schäden führen können (Malaria, Amö-biasis, Schistosomiasis). Andere Infektionen bedür-fen der langfristigen Exposition (Filariosen).

Einige Tropenkrankheiten haben neuerdings eine eigene Dynamik entwickelt. So nimmt die Malaria weltweit zu. In einigen Regionen, die vor kurzer Zeit noch malariafrei waren, breitet sich die Krank-heit wieder aus.

Die Überträgermücken haben Resistenzen ent-wickelt, die eine kostengünstige Bekämpfung er-schweren.

Bei dem Erreger der gefährlichen Malaria tropica hat sich zusätzlich in weiten Teilen der Erde eine Resistenz gegenüber mehreren Medikamenten aus-gebildet (vgl. Kap. 4.2.3 bis 4.2.5).

2.2 Verursachung von Arbeitsunfällen und Berufskrankheiten

Berufskrankheit der Nr. 3104 „Tropenkrankheiten, Fleckfieber" Anlage zu BKV,

Erkrankungen durch Hitze oder Kälte (vgl. auch Kap. 7.5 oder 7.7), z. B. Hitzschlag, Nierenversagen, Erfrierungen sind versicherungsrechtlich → Ar-beitsunfälle.

2.3 Beeinflussung der allgemeinen Morbidität

Ist gegeben (Infektionskrankheiten, Einschleppen von Seuchen bei der Rückkehr, s. oben).

2.4 Lebensbedrohliche akute Risiken

Sind gegeben (Kreislaufversagen, Hitzschlag, Nie-renversagen, Erfrierungen, s. oben).

2.5 Beschäftigungsverbot

Mangelnde Tropentauglichkeit (§ 7 ArbSchG; § 7 Abs. 2 BGV A1),

§ 12 Abs. 1 BGV A4,

§ 22 JArbSchG; § 4 MuSchG; § 4 MuSchRiV,

§ 94 Abs. 2 Nr. 4 SeemG.

3 Verfügbarkeit diagnostischer Methoden

BGG 904-G35 Berufsgenossenschaftlicher Grund-satz für arbeitsmedizinische Vorsorgeuntersuchun-gen G 35 „Arbeitsaufenthalt im Ausland unter besonderen klimatischen und gesundheitlichen Be-lastungen".

Lehrinhalte der Tropen- und Reisemedizinischen Seminare für Ärzte zum Erwerb der Zusatzbezeich-nung Tropenmedizin.

4 Präventives Potenzial

Bei der Untersuchung ist festzustellen, ob gesund-heitliche Bedenken gegen einen Arbeitsaufenthalt in diesen Gebieten bestehen.

Die Nachuntersuchung, insbesondere die Rückkehr-untersuchung, hat das Ziel, Erkrankungen (Berufs-krankheiten), die in diesen Gebieten entstehen kön-nen, frühzeitig zu erkennen.

Impfungen, prophylaktische Medikation, Hygiene und gesundheitsbewusste Lebensführung können Infektionskrankheiten verhindern.

Die Beratung vor dem Arbeitsaufenthalt im Ausland durch einen Arzt mit besonderen Fachkenntnissen soll über die besonderen klimatischen und gesundheitlichen Belastungen und über die ärztliche Versorgung am vorgesehenen Tätigkeitsort informieren.

5 Rechtliche Grundlagen/Sonstige Hinweise

5.1 Rechtsvorschriften

§ 3 Abs. 1 i.V.m. Anl. 1 BGV A4,
§ 3 Abs. 1 i.V.m. Anl. 1 GUV-V A4.
Jeweils „Arbeitsaufenthalt im Ausland unter besonderen klimatischen und gesundheitlichen Belastungen"

> **Hinweis**
> Nach § 8 BGV A4 ist eine Ermächtigung vorgeschrieben. Voraussetzung für die Erteilung der Ermächtigung sind u. a. tropenmedizinische Kenntnisse und Erfahrungen (Kurs).

5.2 Sonstige Hinweise

Arbeitsmedizinisch wird ungeachtet der Dauer des Arbeitsaufenthaltes bei besonderen Bedingungen je nach Einsatzort und Einsatzart (z. B. bei besonders schlechter ärztlicher Versorgung, ständig wechselndem Einsatzort, besonders hoher Infektionsgefahr, besonderer beruflicher Belastung) eine ärztliche Untersuchung für erforderlich gehalten.
BGG 904-G35 „Arbeitsaufenthalt im Ausland unter besonderen klimatischen und gesundheitlichen Belastungen",
BGI 504-35.

6 Auslösekriterien nach geltendem Recht

6.1 Pflichtuntersuchung

§ 3 i. V. m. Anlage 1 BGV A4 und den konkretisierenden Ausführungen der BGI 504-35: Bei Aufenthalt in den Tropen und Subtropen und Regionen mit besonderen klimatischen und gesundheitlichen Belastungen Erstuntersuchung bei Aufenthalten von mehr als 3 Monaten im Jahr vor der ersten Ausreise, regelmäßige Nachuntersuchungen alle 24 – 36 Monate zur erneuten Feststellung der Tropentauglichkeit. Bei erneuter Ausreise Nachuntersuchung nur, wenn die Rückkehreruntersuchung länger als ein Jahr zurückliegt.
Die Rückkehreruntersuchung dient insbesondere der Früherkennung von ggf. im Ausland erwor-

benen Infektionskrankheiten und sollte spätestens 8 Wochen nach Beendigung eines Auslandsaufenthaltes, dessen Dauer 1 Jahr überschreitet, durchgeführt werden.

6.2 Angebotsuntersuchung

Keine.
Bei Beschwerden hat der Beschäftigte das Recht auf eine arbeitsmedizinische Untersuchung und Beratung nach § 7 Abs. 1 BGV A4.

7 Quellenverzeichnis

Braun, R.; Burchard, G. D.; Fröhlich, E.; Nothdurft, H. D.: [Ed.] Reise- und Tropenmedizin Kursbuch für Weiterbildung, Praxis und Beratung. Schattauer Verlag 2004;

CRM-Handbuch Reisemedizin. Hrsg. Centrum für Reisemedizin Düsseldorf im Eigenverlag, jährlich 2 x aktualisierte Ausgabe

Diesfeld, H. J.; Krause, G.; Teichmann, D.: Praktische Tropen- und Reisemedizin Patientenberatung und Empfehlungen zur Diagnose und Therapie von Tropenerkrankungen. Thieme Verlag Stuttgart, 2003

Eddleston, M.; Pierini, S.: Oxford handbook of tropical medicine. Oxford University Press 2004

Epidemiologisches Bulletin. RKI. http://www.rki.de/INFEKT/EPIBULL/EPI.HTM.

Hahn; Falke; Kaufmann; Ullmann: Medizinische Mikrobiologie und Infektiologie. 4. Auflage. Springer Verlag Berlin Heidelberg New York. 2001

Infektionskrankheiten von A–Z. RKI; RKI: Ratgeber – Merkblatt für Ärzte. www.rki.de Rubrik: Gesundheit und Infektionskrankheiten Stichwort: Infektionskrankheiten (A–Z)

Info-Dienst Reisemedizin aktuell Hrsg. Centrum für Reisemedizin Düsseldorf im Eigenverlag, alle 14 Tage aktualisierte Ausgabe

Kretschmer; Kusch; Scherbaum: Reisemedizin Beratung in ärztlicher Praxis. Urban & Fischer, München, Jena 2004

Marre; Mertens; Trautmann; Vanek: Klassische Infektiologie. Urban & Fischer. München, Jena 2000

Murray; Baron; Pfaller; Tenover; Yolken,: Manual of clinical microbiology. ASM Press. Washington, D.C. 1999

Mikulicz, U.: Arbeitsaufenthalt im Ausland – oder: Reisemedizin ist mehr als Tropenmedizin. Arbeitsmed. Sozialmed. Umweltmed. 38(2003)5, 294–296

Steffen, R.: Einschleppung bedeutender Infektionskrankheiten und Konsequenzen für die Immunisationsprophylaxe vor Auslandreisen. Internist 31(1990), 373–377

WHO: International Travel and Health (Vaccination requirements and Health advice). Genf. Jährlich aktualisierte Ausgabe

10.1 Rechtsvorschriften, nach denen Personen (Beschäftigte, Arbeitnehmer, Versicherte) wegen der Ausübung einer beruflichen Tätigkeit ärztlich untersucht werden[1]

Regelung in §	Rechtsvorschrift	Art der Untersuchung (a), Qualifikationsanforderung an die Ärzte, die diese Untersuchungen durchführen dürfen (b) bzw. zusätzlich erforderliche Ermächtigung (c)
§ 3	Arbeitssicherheitsgesetz (ASiG)	a) allgemeine arbeitsmedizinische Vorsorge; b) arbeitsmedizinische Fachkunde[2]; c) keine Ermächtigung erforderlich;
§ 6 Abs. 3	Arbeitszeitgesetz (ArbZG)	a) Arbeitsmedizinische Untersuchung; b) arbeitsmedizinische Fachkunde[2]; c) keine Ermächtigung erforderlich;
§ 11	Arbeitsschutzgesetz (ArbSchG)	a) Arbeitsmedizinische Untersuchung; b) arbeitsmedizinische Fachkunde[2]; c) keine Ermächtigung erforderlich;
§ 6 Abs. 1	Bildschirmarbeitsverordnung (BildscharbV)	a) Feststellung der Sehtüchtigkeit; b) Fachkundige Person (vgl. Kap. 9.1) c) keine Ermächtigung erforderlich;
§ 14	Lärm- und Vibrations-Arbeitsschutzverordnung (LärmVibrationsArbSchV)	a) spez. arbeitsmedizinische Vorsorge; b) Arzt nach § 13 Abs. 4 LärmVibrationsArbSchV; c) keine Ermächtigung erforderlich;
§§ 10 u. 11	Druckluftverordnung (DruckluftV)	a) Feststellung der gesundheitlichen Eignung; b 1) arbeitsmedizinische Fachkunde[2]; b 2) drucklufttauglich und besondere Kenntnisse als Druckluftarzt; c) Ermächtigung durch die Behörde;
§§ 15 u. 15a i. V. m. Anhang IV	Biostoffverordnung (BioStoffV);	a) spez. arbeitsmedizinische Vorsorge; b) Arzt nach § 15 Abs. 3 BioStoffV; c) keine Ermächtigung erforderlich;
§ 19 Abs. 3 Nr. 12 a) u. b)	Chemikaliengesetz (ChemG)	– Ärztlich zu untersuchen; – Pflichten des Arztes
§§ 15 u. 16 i. V. m. Anhang V	Gefahrstoffverordnung (GefStoffV)	a) spez. arbeitsmedizinische Vorsorge; b) Arzt nach § 15 Abs. 3 GefStoffV; c) keine Ermächtigung erforderlich;
Anhang III Nr. 4.4 Abs. 4 Nr. 3	GefStoffV- Schädlingsbekämpfung	a) [körperlich und geistig geeignet]; b) Arzt nach § 15 Abs. 3 GefStoffV; c) keine Ermächtigung erforderlich;
Anhang III Nr. 5.3.1 Abs. 2 Nr. 2	GefStoffV- Begasungen	a) [körperlich und geistig geeignet]; b) Arzt nach § 15 Abs. 3 GefStoffV; c) keine Ermächtigung erforderlich;
§ 30 Abs. 2 Nr. 9. a) u. b)	Gentechnik-Gesetz (GenTG)	– Ärztlich zu untersuchen; – Pflichten des Arztes
§ 12 Abs. 5 u. 8 i. V. m. Anhang VI	Gentechnik-Sicherheits-Verordnung (GenTSV)	a) spez. arbeitsmedizinische Vorsorge; b) Arzt nach § 15 Abs. 3 BioStoffV; c) keine Ermächtigung erforderlich;

[1] Beispielhafte Aufzählung ohne Anspruch auf Vollständigkeit
[2] Die Arbeitsmedizinische Fachkunde wird in der UVV „Betriebsärzte" (BGV A 2) i. V. m. der Weiterbildungsordnung für Ärzte (WBO-Ä) näher definiert
[3] Die Eignung wird i. d. R. anhand des bg'lichen Grundsatzes G 25 festgestellt
[4] Die Ermächtigung von Ärzten „ad personam" ist nicht mehr vorgesehen

Regelung in §	Rechtsvorschrift	Art der Untersuchung (a), Qualifikationsanforderung an die Ärzte, die diese Untersuchungen durchführen dürfen (b) bzw. zusätzlich erforderliche Ermächtigung (c)
§ 12 Abs. 1 Nrn. 3 u. 4	Atomgesetz (AtomG)	– ärztliche Untersuchung durch besonders ermächtigte Ärzte
§§ 37 u. 40	Röntgenverordnung (RöV)	a) spez. arbeitsmedizinische Vorsorge; b) arbeitsmedizinische Fachkunde[2]; c) Ermächtigung erforderlich;
§§ 67, 68 u. 70	Strahlenschutzverordnung (StrlSchV)	a) spez. arbeitsmedizinische Vorsorge; b) arbeitsmedizinische Fachkunde[2]; c) Ermächtigung erforderlich;
§§ 26 u. 43 Abs. 1	Infektionsschutzgesetz (IfSG)	a) [Ärztliches Zeugnis]; b) Amtsarzt; c) keine Ermächtigung erforderlich;
§ 66 Nr. 4 c	Bundesberggesetz (BBergG)	Arbeitsmedizinischer Dienst
§ 3 i.V.m. § 2	Gesundheitsbergverordnung (GesBergV)	a) Feststellung der Bergtauglichkeit; b 1) arbeitsmedizinische Fachkunde[2]; b 2) bergtauglich und Bergerfahrenheit als besondere Voraussetzungen; c) Ermächtigung durch die Behörde;
§ 12 Abs. 5	Klima-Bergverordnung (KlimaBergV)	a) Feststellung der gesundheitlichen Eignung; b 1) arbeitsmedizinische Fachkunde[2]; b 2) bergtauglich und Bergerfahrenheit als besondere Voraussetzungen; c) Ermächtigung durch die Behörde;
§ 81 Abs. 1	Seemannsgesetz (SeemannsG)	Feststellung der Seediensttauglichkeit durch den von der See-BG ermächtigten Arzt
§ 5 i.V.m. §§ 1 u. 7	Verordnung über die Seediensttauglichkeit (SeediensttauglichkeitsV)	a) Feststellung der gesundheitlichen Eignung; b 1) arbeitsmedizinische Fachkunde[2]; b 2) besondere Kenntnisse der gesundheitlichen Anforderungen im Schiffsdienst; c) Ermächtigung durch die See-BG;
§ 16 Abs. 2 Nr. 2 i.V.m. Anlage B 2 RheinpatV	Binnenschifferpatent-verordnung (BinSchPatentV)	Ärztliches Zeugnis über die körperliche und geistige Eignung durch einen Arzt vom[4]: – Arbeitsmed. Dienst der Verwaltungs- oder See-BG, – Arbeitsmed. Dienst der Wasser- u. Schifffahrtsverwaltung des Bundes bzw. der Länder oder – hafenärztlichen Dienst
Kap. 2, § 201 Abs. 2a sowie § 202 Abs. 2a i.V.m. Anlagen B 1 und B 2	Rheinpatentverordnung (RheinPatV)	Ärztliches Zeugnis über die körperliche und geistige Eignung durch einen Arzt vom[4]: – Arbeitsmed. Dienst der Verwaltungs- oder See-BG, – Arbeitsmed. Dienst der Wasser- u. Schiffahrtsverwaltung des Bundes bzw. der Länder oder – hafenärztlichen Dienst
§ 24 a Abs. 4 i.V.m. § 24 a Abs. 1 und § 24 Abs. 3 Nr. 2	Luftverkehrs-Zulassungs-Ordnung (LuftVZO)	a) fliegerärztliches Tauglichkeitszeugnis; b) Leiter der Fliegerärztlichen Untersuchungsstelle: – Arzt für Allgemeinmedizin; – Arzt für Innere Medizin; – Arzt für Arbeitsmedizin c) Anerkennung durch Luftfahrt Bundesamt oder Landesbehörde

Regelung in §	Rechtsvorschrift	Art der Untersuchung (a), Qualifikationsanforderung an die Ärzte, die diese Untersuchungen durchführen dürfen (b) bzw. zusätzlich erforderliche Ermächtigung (c)

§ 125	Verordnung über Luftfahrt-personal (LuftPersV)	a) fliegerärztlichesTauglichkeitszeugnis;
		b) Leiter der Fliegerärztlichen Untersuchungsstelle:
		    – Arzt für Allgemeinmedizin;
		    – Arzt für Innere Medizin;
		    – Arzt für Arbeitsmedizin
		c) Anerkennung durch Luftfahrt Bundesamt oder Landesbehörde

§§ 11 bis 14 i. V. m. Anlagen 4 bis 6	Fahrerlaubnisverordnung (FeV)	a) Feststellung der Eignung; b 1) keine zusätzliche Fachkunde erforderlich; b 2) Sonderregelung für Untersuchung der Augen; c) keine Ermächtigung erforderlich;
§ 57 Abs. 1 Nr. 3	Personenbeförderungsgesetz (PBefG)	[Anforderungen an die Befähigung, Eignung]
§§ 32 bis 35 oder § 42	Jugendarbeitsschutzgesetz (JArbSchG)	a) Ärztliche Untersuchung zur Feststellung der Eignung; b) keine besondere Fachkunde erforderlich; c) keine Ermächtigung erforderlich;
	Jugendarbeitsschutz-untersuchungsverordnung (JArbSchUV)	s. JArbSchG
§ 15 Abs. 1 Nr. 3	Siebtes Buch Sozialgesetzbuch (SGB VII)	(Arbeitsmedizinische Untersuchung und sonstige arbeitsmedizinische Maßnahmen)
§ 7 Abs. 2 i. V. m. § 15 Abs. 2	Unfallverhütungsvorschrift (UVV) „Grundsätze der Prävention" (BGV A 1)	a) Feststellung der Arbeitsfähigkeit bei Alkohol- oder Drogeneinfluss; b) keine besondere Fachkunde erforderlich; c) keine Ermächtigung erforderlich;
§ 2 i. V. m. § 8	UVV „Arbeitsmedizinische Vorsorge" (BVG A 4 /GUV A 4)	a) spez. arbeitsmedizinische Vorsorge; b) arbeitsmedizinische Fachkunde[2]; c) Ermächtigung durch die zuständige Berufsgenossenschaft;
§ 29	UVV „Krane" (BGV D 6)	a) Feststellung der Eignung[3]; b) arbeitsmedizinische Fachkunde[2]; c) Ermächtigung durch die Berufsgenossenschaft
§ 57	UVV „Stetigförderer" (VBG 10)	a) Feststellung der Eignung[3]; b) arbeitsmedizinische Fachkunde[2]; c) Ermächtigung durch die Berufsgenossenschaft
§ 24	UVV „Schienenbahnen" (BGV D 30)	a) Feststellung der Eignung[3]; b) arbeitsmedizinische Fachkunde[2]; c) Ermächtigung durch die Berufsgenossenschaft
§ 21	UVV „Seilschwebebahnen und Schlepplifte" (BGV D 31)	a) Feststellung der Eignung[3]; b) arbeitsmedizinische Fachkunde[2]; c) Ermächtigung durch die Berufsgenossenschaft
§ 30 Abs. 1	UVV „Fahrzeuge" (BGV D 29)	a) Feststellung der Eignung; b) arbeitsmedizinische Fachkunde[2]; c) Ermächtigung durch die Berufsgenossenschaft
§ 21	UVV „Flurförderzeuge" (BGV D 27)	a) Feststellung der Eignung[3]; b) arbeitsmedizinische Fachkunde[2]; c) Ermächtigung durch die Berufsgenossenschaft
§ 4 Abs. 3	UVV „Arbeiten im Bereich von Gleisen" (BGV D 33)	a) Feststellung der Eignung[3]; b) arbeitsmedizinische Fachkunde[2]; c) Ermächtigung durch die Berufsgenossenschaft

Regelung in §	Rechtsvorschrift	Art der Untersuchung (a), Qualifikationsanforderung an die Ärzte, die diese Untersuchungen durchführen dürfen (b) bzw. zusätzlich erforderliche Ermächtigung (c)
§ 30	UVV „Bagger, Lader, Planiergeräte, Schürfgeräte und Spezialmaschinen des Erdbaues (Erdbaumaschinen)" (VBG 40)	a) Feststellung der Eignung[3]; b) arbeitsmedizinische Fachkunde[2]; c) Ermächtigung durch die Berufsgenossenschaft
§ 74	UVV „Luftfahrt" (BGV C 10)	a) Feststellung der Eignung[3]; b) arbeitsmedizinische Fachkunde[2]; c) Ermächtigung durch die Berufsgenossenschaft

10.2 Anhang IV BioStoffV[1]

Verpflichtende arbeitsmedizinische Vorsorgungsuntersuchungen nach § 15a Abs. 1[2]

(1) Arbeitsmedizinische Vorsorgeuntersuchungen sind zu veranlassen

1. bei gezielten Tätigkeiten mit den in Absatz 2 Spalte 1 genannten biologischen Arbeitsstoffen oder

2. bei nicht gezielten Tätigkeiten mit den in Absatz 2 Spalte 1 genannten biologischen Arbeitsstoffen in den in Spalte 2 genannten Bereichen unter den Expositionsbedingungen der Spalte 3.

(2) Untersuchungsanlässe

BiologischerArbeitsstoff	Expositionsbedingungen	Bereiche nicht gezielterTätigkeiten
Biologische Arbeitsstoffe der Risikogruppe 4	– Kompetenzzentren zur medizinischen Untersuchung, Behandlung und Pflege von Menschen	Tätigkeiten mit Kontakt zu erkrankten oder krankheitsverdächtigen Personen
	– Pathologie	Obduktion, Sektion von verstorbenen Menschen oder Tieren, bei denen eine Erkrankung durch biologische Arbeitsstoffe der Risikogruppe 4 oder ein entsprechender Krankheitsverdacht vorlag
	– Forschungseinrichtungen/Laboratorien	regelmäßige Tätigkeiten mit Kontaktmöglichkeit zu infizierten Proben oder Verdachtsproben bzw. zu erregerhaltigen oder kontaminierten Gegenständen oder Materialien
Bordetella Pertussis* Masernvirus* Mumpsvirus* Rubivirus* Varizella-Zoster-Virus (VZV)*	– Einrichtungen zur medizinischen Untersuchung, Behandlung und Pflege von Kindern sowie zur vorschulischen Kinderbetreuung	regelmäßiger, direkter Kontakt zu Kindern
	– Forschungseinrichtungen/Laboratorien	regelmäßige Tätigkeiten mit Kontaktmöglichkeit zu infizierten Proben oder Verdachtsproben bzw. zu erregerhaltigen oder kontaminierten Gegenständen oder Materialien
Borrelia burgdorferi	– Tätigkeiten als Wald- oder Forstarbeiter	Tätigkeiten in niederer Vegetation
Bacillus anthracis* Bartonella – bacilliformis – quintana – henselae Borrelia burgdorferi sensu lato Brucella melitensis Burkholderia pseudomallei (Pseudomonas pseudomallei) Chlamydia pneumoniae Chlamydophila psittaci (aviäre Stämme) Coxiella burnetii Francisella tularensis* Gelbfieber* Helicobacter pylori Influenza A + B*	– Forschungseinrichtungen/ Referenzlaboratorien	regelmäßige Tätigkeiten mit Kontaktmöglichkeiten zu infizierten Tieren/Proben, Verdachtsproben bzw. krankheitsverdächtigen Tieren sowie zu erregerhaltigen oder kontaminierten Gegenständen oder Materialien, wenn dabei der Übertragungsweg gegeben ist

* impfpräventabel

---

[1] Fundstelle des Originaltextes: BGBl. I 2004, S. 3810 - 3812 i. d. F. vom 6. März 2007 (BGBl. I S. 261)

[2] vgl. auch Kap. 3

BiologischerArbeitsstoff	Expositionsbedingungen	Bereiche nicht gezielterTätigkeiten
Japanenzephalitisvirus* Leptospiraspezies* Treponema pallidum (Lues) Tropheryma whipplei Trypanosoma cruzi Yersinia pestis* Poliomyelitisvirus* Schistosoma mansoni Streptococcus pneumoniae* vibrio cholerae*		
Frühsommer-meningoenzephalitis-(FSME)-Virus*	in Endemiegebieten: – Land-, Forst- und Holzwirtschaft, Gartenbau	regelmäßige Tätigkeiten in niederer Vegetation und in Wäldern
	– Tierhandel, Jagd	Tätigkeiten mit regelmäßigem direkten Kontakt zu freilebenden Tieren
	– Forschungseinrichtungen/Laboratorien	regelmäßige Tätigkeiten mit Kontaktmöglichkeiten zu infizierten Proben oder Verdachtsproben bzw. zu erregerhaltigen oder kontaminierten Gegenständen oder Materialien, wenn der Übertragungsweg gegeben ist
Hepatitis-A-Virus (HAV)*	– Behinderten- und geriatrische Einrichtungen, Kinderstationen	Tätigkeiten mit regelmäßigen Kontakt mit Stuhl im Rahmen – der Pflege von Kleinkindern, – der Betreuung älterer und behinderter Personen
	– Stuhllaboratorien – Kläranlagen/Kanalisation	regelmäßige Tätigkeiten mit Stuhlproben Tätigkeiten mit regelmäßigem Kontakt zu fäkalienhaltigen Abwässern oder mit fäkalienkontaminierten Gegenständen
	– Forschungseinrichtungen/Laboratorien	regelmäßige Tätigkeiten mit Kontaktmöglichkeit zu infizierten Proben oder Verdachtsproben bzw. zu erregerhaltigen oder kontaminierten Gegenständen oder Materialien
Hepatitis-B-Virus (HBV)* Hepatitis-C-Virus (HCV)	– Einrichtungen zur medizinischen Untersuchung, Behandlung und Pflege von Menschen und Betreuung von Behinderten, einschließlich der Bereiche, die der Versorgung bzw. der Aufrechterhaltung dieser Einrichtungen dienen	Tätigkeiten, bei denen es regelmäßig und in größerem Umfang zu Kontakt mit Körperflüssigkeiten, -ausscheidungen oder -gewebe kommen kann, insbesondere Tätigkeiten mit erhöhter Verletzungsgefahr oder Gefahr von Verspritzen und Aerosolbildung
	– Notfall- und Rettungsdienste – Pathologie – Forschungseinrichtungen/Laboratorien	regelmäßige Tätigkeiten mit Kontaktmöglichkeit zu infizierten Proben oder Verdachtsproben bzw. zu erregerhaltigen oder kontaminierten Gegenständen oder Materialien oder Verdachtsproben
Mycobacterium – tuberculosis* – bovis*	– Tuberkuloseabteilungen und andere pulmologische Einrichtungen	Tätigkeiten mit regelmäßigem Kontakt zu erkrankten oder krankheitsverdächtigen Personen
	– Forschungseinrichtungen/Laboratorien	regelmäßige Tätigkeiten mit Kontaktmöglichkeit zu infizierten Proben oder Verdachtsproben bzw. zu erregerhaltigen oder kontaminierten Gegenständen oder Materialien

BiologischerArbeitsstoff	Expositionsbedingungen	Bereiche nicht gezielterTätigkeiten
Salmonella Typhi	– Stuhllaboratorien	regelmäßige Tätigkeiten mit Stuhlproben
Tollwutvirus*	– Forschungseinrichtungen/Laboratorien	Tätigkeiten mit regelmäßigem Kontakt zu erregerhaltigen oder kontaminierten Gegenständen, Materialien und Proben oder infizierten Tieren
	– Gebiete mit Wildtollwut	Tätigkeiten mit regelmäßigem Kontakt zu frei-lebenden Tieren

10.3 Anhang VI (zu § 12) GenTSV[1, 2]

Arbeitsmedizinische Vorsorge

1. Der Betreiber hat für Beschäftigte, die gentechnische Arbeiten mit humanpathogenen Organismen durchführen, eine angemessene arbeitsmedizinische Vorsorge sicherzustellen. Diese umfasst die in § 8, § 12 Abs. 2a, § 15 und § 15a in Verbindung mit Anhang IV der Biostoffverordnung genannten Regelungen und Maßnahmen.

2. Die Nummer 1 findet auch Anwendung auf Arbeiten nach § 12 Abs. 5 Satz 5.

3. Das Bundesministerium für Arbeit und Soziales kann nach Anhörung der Zentralen Kommission für die biologische Sicherheit die vom Ausschuss für Biologische Arbeitsstoffe zur arbeitsmedizinischen Vorsorge ermittelten Regeln und Erkenntnisse im Gemeinsamen Ministerialblatt bekannt geben.*

10.3.1 Liste der biologischen Arbeitsstoffe nach der TRBA 310

Nr.	Organismus/GVO	Risiko-gruppe	Patho-genität	Impfung	Asser-vierung	ngU	Weitere Hinweise zu Vorsorgeuntersuchungen
4.1	**Bakterien**						
4.1.1	Escherichia coli EHEC	2 3**	H, T	nein	nein	nein	
4.1.2	Mycoplasma pneumoniae	2	H	nein	nein	nein	
4.1.3	Neisseria meningitidis (vgl. 3.28)	2	H	(ja)	nein	nein	Beim Umgang mit Meningokokken bestehen für deutlich und dauerhaft abwehrgeschwächte Beschäftigte gesundheitliche Bedenken.
4.1.4	Staphylococcus aureus	2	H, T	nein	nein	nein	Beim Umgang mit S. aureus bestehen für abwehrgeschwächte Beschäftigte (auch Diabetiker) gesundheitliche Bedenken.
4.1.5	Staphylococcus epidermidis	2	H	nein	nein	nein	
4.1.6	Streptococcus agalactiae	2	H, T	nein	nein	nein	bei Schwangerschaft kulturelle Untersuchung auf Besiedlung mit S. agalactiae
4.1.7	Streptococcus pneumoniae (vgl. 3.34)	2	H, T	(ja)	nein	nein	Untersuchung auf bestimmte Risikofaktoren, insbesondere Zustand nach Milzexstirpation
4.1.8	Streptococcus pyogenes	2	H, T	nein	nein	nein	Untersuchung auf Folgezustände von akutem rheumatischen Fieber und akuter Glomerulonephritis

---

[1] Fundstelle des Originaltextes: BGBl. I 2007, S. 270
[2] vgl. auch Kap. 4
* Anmerkung: vgl. TRBA 310

Nr.	Organismus/GVO	Risiko-gruppe	Patho-genität	Impfung	Asser-vierung	ngU	Weitere Hinweise zu Vorsorgeuntersuchungen
4.2	**Parasiten**						
4.2.1	Entamoeba histolytica	2	H, T	nein	nein	nein	
4.2.2	Leishmania major	2	H	nein	nnein	nein	Beim Umgang mit L. major bestehen für abwehrgeschwächte Beschäftigte gesundheitliche Bedenken.
4.2.3	Plasmodium falciparum	3*	H	nein	nein	nein	
4.2.4	Plasmodium malariae	2	H	nein	nein	nein	
4.2.5	Plasmodium ovale P. vivax	2	H	nein	nein	nein	
4.2.6	Toxoplasma gondii	2	H, T	nein	nein	nein	Beim Umgang mit T. gondii bestehen für deutlich und dauerhaft abwehrgeschwächte Beschäftigte und für seronegative Schwangere gesundheitliche Bedenken.
4.2.7	Trypanosoma brucei gambiense	2	H, T	nein	nein	nein	
4.2.8	Trypanosoma brucei rhodesiense	3*	H, T	nein	nein	nein	
4.2.9	Trypanosoma cruzi (vgl. 3.38)	3	H, T	nein	nein	ja	regelmäßige Untersuchungen auf Antikörper
4.3	**Pilze**						
4.3.1	Aspergillus fumigatus	2	H, T	nein	nein	nein	Beim Umgang mit A. fumigatus können für Beschäftigte mit klinisch relevanter Typ-I-Sensibilisierung gegen Schimmelpilze, mit anamnestisch bekannter exogen-allergischer Alveolitis oder chronischen Erkrankungen der Atemwege gesundheitliche Bedenken bestehen.
4.3.2	Candida albicans	2	H, T	nein	nein	nein	
4.3.3	Candida tropicalis	2	H, T	nein	nein	nein	
4.3.4	Fusarium oxysporum, F. solani, F. verticilloides	2	H, T	nein	nein	nein	Für Beschäftigte mit bekannter Schimmelpilzallergie, chronischen Erkrankungen der Atemwege oder unter ständiger Gabe von Immunsuppressiva kann der Umgang mit Fusarium oxysporum, F. solani und F. verticilloides eine Gefährdung der Gesundheit bedeuten.

Nr.	Organismus/GVO	Risiko- gruppe	Patho- genität	Impfung	Asser- vierung	ngU	Weitere Hinweise zu Vorsorgeuntersuchungen
4.4	**Viren**						
4.4.1	Adenovirus (HAd, VI-47)	2	H	nein	nein	nein	für immunsupprimierte Beschäftigte bestehen gesundheitliche Bedenken
4.4.2	Affen Foamy-Virus	2	H	nein	nein	nein	
4.4.3	Animale Retroviren – GVO	1 1–2	H	nein	nein	nein	
4.4.4	Epstein-Barr-Virus (EBV)	2	H	nein	nein	nein	
4.4.5	Hepatitis B-Virus (HBV) (vgl. 3.17)	3**	H	ja	nein	nein	Leberzirrhose, Leberzellkarzinom
4.4.6	Hepatitis C-Virus (HCV) (vgl. 3.18)	3**	H	nein	nein	ja	Leberzirrhose, Leberzellkarzinom
4.4.7	Humanes Cytomegalie-Virus (HCMV)	2	H	nein	nein	nein	Beim Umgang mit HCMV bestehen für deutlich und dauerhaft abwehrgeschwächte Beschäftigte und für seronegative Schwangere gesundheitliche Bedenken.
4.4.8	Humanes Immun- defizienz-Virus Typ 1 und Typ 2 (HIV-1, HIV-2)	3**	H	nein	nein	ja	Hohe Variabilität lässt Rückschlüsse auf die Infektionsquelle zu.
4.4.9	Semliki Forest-Virus (SFV)	2	H	nein	nein	nein	für immunsupprimierte Beschäftigte bestehen gesundheitliche Bedenken
4.4.10	Sindbis-Virus (SINV)	2	H	nein	nein	nein	
4.4.11	Vaccinia-Virus (vgl. 3.29)	2	H, T	nein	nein	nein	Beim Umgang mit Vaccinia-Virus bestehen für Immunsupprimierte, Beschäftigte mit Ekzemen oder Schwangere gesundheitliche Bedenken.

10.4 Anhang V GefStoffV[1, 2]

Arbeitsmedizinische Vorsorgeuntersuchungen

Inhaltsübersicht

Anhang V Nr. 1

Liste der Gefahrstoffe

- Acrylnitril
- Alkylquecksilber
- Alveolengängiger Staub (A-Staub)
- Aromatische Nitro- und Aminoverbindungen
- Arsen und Arsenverbindungen
- Asbest
- Benzol
- Beryllium
- Blei und anorganische Bleiverbindungen
- Bleitetraethyl und Bleitetramethyl
- Cadmium und Cadmiumverbindungen
- Chrom-VI-Verbindungen
- Dimethylformamid
- Einatembarer Staub (E-Staub)
- Fluor und anorganische Fluorverbindungen
- Glycerintrinitrat und Glykoldinitrat (Nitroglycerin/Nitroglykol)
- Hartholzstaub
- Kohlenstoffdisulfid
- Kohlenmonoxid
- Mehlstaub
- Methanol
- Nickel und Nickelverbindungen
- Polycyclische aromatische Kohlenwasserstoffe (Pyrolyseprodukte aus organischem Material)
- weißer Phosphor (Tetraphosphor)
- Platinverbindungen
- Quecksilber und anorganische Quecksilberverbindungen
- Schwefelwasserstoff
- Silikogener Staub
- Styrol
- Tetrachlorethen
- Toluol
- Trichlorethen
- Vinylchlorid
- Xylol

Anhang V Nr. 2

Listen der Tätigkeiten

2.1 Tätigkeiten, bei denen Vorsorgeuntersuchungen zu veranlassen sind:

1. Feuchtarbeit von regelmäßig 4 Stunden oder mehr pro Tag,
2. Schweißen und Trennen von Metallen bei Überschreitung einer Luftkonzentration von 3 Milligramm pro Kubikmeter Schweißrauch,
3. Tätigkeiten mit Belastung durch Getreide- und Futtermittelstäube bei Überschreitung einer Luftkonzentration von 4 Milligramm pro Kubikmeter einatembarem Staub,
4. Tätigkeiten mit Belastung durch Isocyanate, bei denen ein regelmäßiger Hautkontakt nicht vermieden werden kann oder eine Luftkonzentration von 0,05 Milligramm pro Kubikmeter überschritten wird,
5. Tätigkeiten mit Belastung durch Labortierstaub in Tierhaltungsräumen und -anlagen,
6. Tätigkeiten mit Benutzung von Naturgummilatexhandschuhen mit mehr als 30 Mikrogramm Protein pro Gramm im Handschuhmaterial,
7. Tätigkeiten mit Belastung durch unausgehärtete Epoxidharze und Kontakt über die Haut oder die Atemwege.

2.2 Tätigkeiten, bei denen Vorsorgeuntersuchungen anzubieten sind:

1. Schädlingsbekämpfung nach Anhang III Nr. 4,
2. Begasungen nach Anhang III Nr. 5,
3. Tätigkeiten mit folgenden Stoffen oder deren Gemischen:
   - n-Hexan,
   - n-Heptan,
   - 2-Butanon,
   - 2-Hexanon,
   - Methanol,
   - Ethanol,
   - 2-Methoxyethanol,
   - Benzol,
   - Toluol,
   - Xylol,
   - Styrol,

---

[1] Fundstelle des Originaltextes: BGBl. I 2004, S. 3805 u. 3806 i. d. F. vom 6. März 2007 (BGBl. I S. 261)

[2] Vgl. auch Kap. 5

- Dichlormethan,
- 1,1,1-Trichlorethan,
- Trichlorethen,
- Tetrachlorethen,

4. Tätigkeiten mit krebserzeugenden oder erbgutverändernden Stoffen oder Zubereitungen der Kategorie 1 oder 2,

5. Feuchtarbeit von regelmäßig mehr als 2 Stunden,

6. Schweißen und Trennen von Metallen bei Einhaltung einer Luftkonzentration von 3 Milligramm pro Kubikmeter Schweißrauch,

7. Tätigkeiten mit Belastung durch Getreide- und Futtermittelstäube bei Überschreitung einer Luftkonzentration von 1 Milligramm pro Kubikmeter einatembarem Staub.

10.4.1 TRGS 101
Ausgabe Januar 2007

Begriffsbestimmungen

Die Technischen Regeln für Gefahrstoffe (TRGS) geben den Stand der Technik, Arbeitsmedizin und Arbeitshygiene sowie sonstige gesicherte wissenschaftliche Erkenntnisse für Tätigkeiten mit Gefahrstoffen, einschließlich deren Einstufung und Kennzeichnung, wieder. Sie werden vom *Ausschuss für Gefahrstoffe (AGS)* aufgestellt und von ihm der Entwicklung entsprechend angepasst. Die TRGS werden vom Bundesministerium für Arbeit und Soziales (BMAS) im gemeinsamen Ministerialblatt bekannt gegeben.

Diese TRGS enthält Begriffsbestimmungen zur Verordnung zum Schutz vor gefährlichen Stoffen (Gefahrstoffverordnung – GefStoffV).

Inhalt

 1 Abfälle
 2 Aerosol
 3 Arbeitgeber
 4 Arbeitsbedingungen
 5 Arbeitsbereich
 6 Arbeitsmedizinische Vorsorge
 7 Arbeitsmedizinisch-toxikologische Beratung
 8 Arbeitsmittel
 9 Arbeitsplatzgrenzwert (AGW)
10 Arbeitsstoff
11 Ausgesetztsein
12 Beförderung
13 Beschäftigte
14 Betriebe
15 Biologischer Grenzwert (BGW)
16 Biomonitoring
17 Biozid-Produkte
18 Biozid-Wirkstoffe
19 Branchen- oder tätigkeitsspezifische Hilfestellungen
20 CAS-Nummer
21 Chemische Arbeitsstoffe
22 Dampf
23 EINECS
24 Einführer
25 Einstufung
26 ELINCS
27 Erzeugnisse
28 Exposition
29 Fachkundige
30 Gas
31 Gefährlichkeitsmerkmale
32 Gefährdung
33 Gefährdungsbeurteilung
34 Gefahrstoffe
35 Gefahrstoffverzeichnis
36 Hautkontakt
37 Hersteller
38 Innerbetriebliche Beförderung
39 Instandsetzung
40 Inverkehrbringen
41 Kollektive Schutzmaßnahmen
42 Kontamination
43 Lagern
44 Mitgelieferte Gefährdungsbeurteilung
45 Persönliche Schutzausrüstung
46 Physikalisch-chemische Einwirkung
47 Schutzmaßnahmen
48 Stand der Technik
49 Staub
50 Stoffe
51 Substitution
52 Tätigkeit
53 Verfahrens- und stoffspezifisches Kriterium
54 Verwenden
55 Wartung
56 Wechselwirkungen
57 Wirksamkeit von Schutzmaßnahmen
58 Zubereitungen

1 Abfälle

Abfälle sind alle beweglichen Sachen, die unter die in Anhang I des Kreislaufwirtschafts- und Abfallgesetzes aufgeführten Gruppen fallen und deren sich ihr Besitzer entledigt, entledigen will oder entledigen muss. Abfälle zur Verwertung sind Abfälle, die verwertet werden; Abfälle, die nicht verwertet werden, sind Abfälle zur Beseitigung (§ 3 Abs. 1 KrW/AbfG).

Erläuterung

Besondere Anforderungen ergeben sich bei der Entsorgung von gefährlichen Abfällen. Zu ihnen zählen z.B. gesundheitsgefährdende, umweltgefährdende, explosionsfähige oder brennbare Stoffe sowie Stoffe, die Krankheitserreger übertragen können.

2 Aerosol

Aerosol ist ein Stoffgemisch, das aus einem gasförmigen Dispersionsmittel und flüssigen oder festen (kolloiden) Bestandteilen besteht. Die dispersen Bestandteile bezeichnet man als Schwebstoffe. Sind sie flüssig spricht man von Nebel; sind sie fest, so liegen Staub oder Rauch vor.

3 Arbeitgeber

Arbeitgeber sind natürliche und juristische Personen und rechtsfähige Personengesellschaften, die Beschäftigte nach § 2 Abs. 2 ArbSchG beschäftigen. Dem Arbeitgeber stehen der Unternehmer ohne Beschäftigte sowie der Auftraggeber und Zwischenmeister im Sinne des Heimarbeitsgesetzes gleich (§ 2 Abs. 3 ArbSchG; § 3 Abs. 4 GefStoffV).

4 Arbeitsbedingungen

Arbeitsbedingungen sind alle organisatorischen, technischen und witterungsbedingten Einflüsse, einschließlich deren physikalischen, chemischen und biologischen Faktoren, bei Tätigkeiten auf die Beschäftigten.

5 Arbeitsbereich

Der Arbeitsbereich ist der räumlich oder organisatorisch begrenzte Teil eines Betriebes, in dem gleichartige Tätigkeiten mit Gefahrstoffen von einem oder mehreren Beschäftigten ausgeführt und in einer Gefährdungsbeurteilung zusammengefasst werden können. Er kann einen oder mehrere Arbeitsplätze bzw. Arbeitsverfahren umfassen.

Erläuterung

Bei der Beurteilung der Tätigkeiten mit Gefahrstoffen innerhalb des Arbeitsbereiches sind auch die Einflüsse der Arbeitsumgebung zu berücksichtigen, wie z.B. Kälte, Hitze, Luftfeuchtigkeit, Wärmestrahlung u.a.

6 Arbeitsmedizinische Vorsorge

Arbeitsmedizinische Vorsorge umfasst alle zur Verhütung arbeitsbedingter Gesundheitsgefahren erforderlichen arbeitsmedizinischen Maßnahmen (§ 15 Abs. 1 GefStoffV).

7 Arbeitsmedizinisch-toxikologische Beratung

Die arbeitsmedizinisch-toxikologische Beratung nach § 14 Abs.3 GefStoffV ist Bestandteil der Unterweisung der Beschäftigten. Sie enthält Hinweise auf besondere Gesundheitsgefahren bei Tätigkeiten mit bestimmten Gefahrstoffen und auf Angebotsuntersuchungen nach § 16 Abs.3 GefStoffV. Falls aus arbeitsmedizinischen Gründen erforderlich findet die Beratung unter Beteiligung des *Arztes nach § 15 Abs. 3 GefStoffV (möglichst der Arzt, der nach § 2 ASiG zum Betriebsarzt bestellt wurde, bzw. mit dem eine Bedarfsbetreuung nach § 2 Abs. 4 BGV A2 vereinbart wurde)* statt.

Erläuterung

Die Beteiligung des *Arztes nach § 15 Abs. 3 GefStoffV* (Betriebsarztes) an der arbeitsmedizinisch-toxikologischen Beratung entscheidet der Arbeitgeber im Rahmen der Gefährdungsbeurteilung.

8 Arbeitsmittel

Arbeitsmittel sind Werkzeuge, Maschinen, Anlagen und Geräte, die bei Tätigkeiten Verwendung finden.

9 Arbeitsplatzgrenzwert (AGW)

Der „Arbeitsplatzgrenzwert" ist der Grenzwert für die zeitlich gewichtete durchschnittliche Konzentration eines Stoffes in der Luft am Arbeitsplatz in Bezug auf einen gegebenen Referenzzeitraum. Er gibt an bei welcher Konzentration eines Stoffes akute oder chronische schädliche Auswirkungen auf die Gesundheit im Allgemeinen nicht zu erwarten sind. (§3 Abs. 6 GefStoffV)

10 Arbeitsstoff

Arbeitsstoffe sind chemische und biologische Arbeitsstoffe, die bei der Arbeit verwendet, hergestellt oder bearbeitet werden.

Erläuterung

Hierzu gehören alle Stoffe und Zubereitungen (z.B. Materialien, Werkstoffe und Werkstücke) die von und mit Arbeitsmitteln bearbeitet werden, die zur Benutzung von Arbeitsmitteln erforderlich sind oder bei der Bereitstellung/Benutzung von Arbeitsmitteln entstehen können. Zu den Arbeitsstoffen zählen alle Einsatzstoffe, Hilfsstoffe, Zwischenprodukte, Endprodukte, Reaktionsprodukte, Abfälle, unabsichtlich entstehende Stoffe, Verunreinigungen und Gegenstände, die bearbeitet werden.

11 Ausgesetzt sein

Im Sinne der GefStoffV sind Beschäftigte aufgrund von Tätigkeiten einem Gefahrstoff ausgesetzt,
- wenn eine über die Luftverunreinigung der Umgebungsluft („Hintergrundbelastung") hinausgehende inhalative Belastung oder
- wenn ein Hautkontakt gegenüber hautgefährdenden, hautresorptiven oder hautsensibilisierenden Gefahrstoffen

besteht.

Erläuterung

Der Arbeitgeber hat zu ermitteln, ob im Arbeitsbereich der Beschäftigten Stoffe freigesetzt werden, die auf Tätigkeiten mit Gefahrstoffen zurückzuführen sind. Entsprechendes gilt für Tätigkeiten im Gefahrenbereich.

12 Beförderung

Der Begriff „Beförderung" nach §2 Abs. 2 GGBefG umfasst den Vorgang der Ortsveränderung einschließlich der Übernahme und der Ablieferung des Gutes.
Zur Beförderung gehören auch zeitweilige Aufenthalte im Verlauf der Beförderung, Vorbereitungs- und Abschlusshandlungen (Verpacken und Auspacken der Güter, Be- und Entladen).

Erläuterung

Dazu gehören auch Beförderungsvorgänge innerhalb des Betriebs, die zum Be- und Entladen des Beförderungsmittels notwendig sind sowie die Beförderung in Rohrleitungen.

13 Beschäftigte

Beschäftigte sind
1. Arbeitnehmerinnen und Arbeitnehmer,
2. die zu ihrer Berufsausbildung Beschäftigten,
3. arbeitnehmerähnliche Personen im Sinne des § 5 Abs. 1 des Arbeitsgerichtsgesetzes, ausgenommen, die in Heimarbeit Beschäftigten und die ihnen Gleichgestellten,
4. Beamtinnen und Beamte,
5. Richterinnen und Richter,
6. Soldatinnen und Soldaten,
7. die in Werkstätten für Behinderte Beschäftigten.
   (§ 2 Abs. 2 ArbSchG)

Den Beschäftigten stehen die in Heimarbeit Beschäftigten sowie Schüler, Studenten und sonstige Personen, insbesondere an wissenschaftlichen Einrichtungen Tätige, die Tätigkeiten mit Gefahrstoffen durchführen, gleich (§ 3 Abs. 5 GefStoffV).

Erläuterung

Zu den Beschäftigten zählen auch Praktikanten. Mitarbeitende Arbeitgeber, Unternehmer ohne Beschäftigte und Selbstständige zählen nicht zu den „sonstigen Personen".

14 Betrieb

Der Begriff „Betrieb" umfasst den Ort, an dem Tätigkeiten vorgenommen werden. Dies können umschlossene Räume, Fahrzeuge oder Arbeitsplätze im Freien sein.

Erläuterung

Arbeitsplätze im Freien sind z. B. Baustellen sowie Arbeitsplätze in der Forst- und Landwirtschaft.

15 Biologischer Grenzwert (BGW)

Der Biologische Grenzwert ist der Grenzwert für die toxikologisch-arbeitsmedizinisch abgeleitete Konzentration eines Stoffes, seines Metaboliten (Umwandlungsprodukts) oder eines Beanspruchungsindikators im entsprechenden biologischen Material, bei dem im Allgemeinen die Gesundheit eines Beschäftigten nicht beeinträchtigt wird (§ 3 Abs. 7 GefStoffV).

16 Biomonitoring

Biomonitoring ist die Untersuchung biologischen Materials der Beschäftigten zur Bestimmung von Gefahrstoffen, deren Metaboliten oder deren biochemischen bzw. biologischen Effektparametern.

Erläuterung

Biomonitoring hat das Ziel, die innere Belastung und die Gesundheitsgefährdung von Beschäftigten zu erfassen, die erhaltenen Analysewerte mit entsprechenden Werten zu vergleichen und geeignete Maßnahmen vorzuschlagen, um die innere Belastung und die Gesundheitsgefährdung zu verringern (s. a. TRGS 710 und TRGS 903).

17 Biozid-Produkte

Biozid-Produkte sind Biozid-Wirkstoffe und Zubereitungen, die einen oder mehrere Biozid-Wirkstoffe enthalten, in der Form, in welcher sie zum Verwender gelangen, die dazu bestimmt sind, auf chemischem oder biologischem Wege Schadorganismen zu zerstören, abzuschrecken, unschädlich zu machen, Schädigungen durch sie zu verhindern oder sie in anderer Weise zu bekämpfen, und die einer Produktart zugehören, die in Anhang V der Richtlinie 98/8/EG des Europäischen Parlaments und des Rates vom 16. Februar 1998 über das Inverkehrbringen von Biozid-Produkten (ABl. EG Nr. L 123 S. 1) in der jeweils geltenden Fassung aufgeführt ist, und nicht einem der in Artikel 1 Abs. 2 der Richtlinie 98/8/EG aufgeführten Ausnahmebereiche unterfallen (§ 3b Abs. 1 ChemG).

18 Biozid-Wirkstoffe

Biozid-Wirkstoffe sind Stoffe mit allgemeiner oder spezifischer Wirkung auf oder gegen Schadorganismen, die zur Verwendung als Wirkstoff in Biozid-Produkten bestimmt sind; als derartige Stoffe gelten auch Mikroorganismen einschließlich Viren oder Pilze mit entsprechender Wirkung und Zweckbestimmung (§ 3b Abs. 1 ChemG).

19 Branchen- oder tätigkeits-spezifische Hilfestellungen

Branchen- oder tätigkeitsspezifische Hilfestellungen sind von Fachgremien erarbeitete und konkret auf bestimmte Tätigkeiten, Verfahren oder Gefahrstoffe bezogene Empfehlungen.

Erläuterung

Sie unterstützen den Arbeitgeber bei der Erfüllung der Anforderungen der Gefahrstoffverordnung. Branchen- oder tätigkeitsspezifische Hilfestellungen können z.B. von staatlichen Stellen, den Trägern der gesetzlichen Unfallversicherung, den Sozialpartnern, von Verbänden oder Organisationen erarbeitet werden.

20 CAS-Nummer

Die CAS-Nummer ist eine vom Chemical Abstract Service vergebene Nummer zur Identifizierung einer chemischen Verbindung.

21 Chemische Arbeitsstoffe

„Chemische Arbeitsstoffe" sind alle chemischen Elemente und Verbindungen, einzeln oder in einem Gemisch, wie sie in der Natur vorkommen oder durch eine Arbeitstätigkeit hergestellt, verwendet oder freigesetzt werden – einschließlich der Freisetzung als Abfall – unabhängig davon, ob sie absichtlich oder unabsichtlich erzeugt und ob sie in Verkehr gebracht werden (Art. 2a RL 98/24/EG).

Erläuterung

Zu den chemischen Arbeitsstoffen gehören auch Zubereitungen und bestimmte Erzeugnisse.

22 Dampf

Dampf ist die Gasphase eines Stoffes, die im thermischen Gleichgewicht zu ihrer festen oder flüssigen Phase steht.

23 EINECS

EINECS (European Inventory of Existing Chemical Substances) ist das europäische Altstoffverzeichnis mit über 100.000 Stoffeintragungen. Dieses Verzeichnis enthält die endgültige Liste aller Stoffe, bei denen davon ausgegangen wird, dass sie sich am 18. September 1981 in der Europäischen Gemeinschaft im Verkehr befanden. Es wurde am 15. Juni 1990 im EG-Amtsblatt veröffentlicht und enthält 82.000 definierte Stoffe und 18.000 Stoffe mit unbekannter oder veränderlicher Zusammensetzung. EINECS ist ein geschlossenes Verzeichnis, d.h. dass das Verzeichnis nicht ergänzt wird. Im EINECS aufgeführte Stoffe unterliegen nicht dem Anmeldeverfahren des Chemikaliengesetzes für neue Stoffe. Bei gefährlichen Stoffen, die im Europäischen Verzeichnis der auf dem Markt vorhandenen chemi-

schen Stoffe (EINECS, Abl. C 146A, 15.6.1990), vermerkt sind, werden auch die EINECS-Nummern angegeben. Diese Nummer ist siebenstellig vom Typ
2XX-XXX-X oder 3XX-XXXx und beginnt mit
200-001-8.

24 Einführer

Ein Einführer (Importeur) ist eine natürliche oder juristische Person oder eine nicht rechtsfähige Personenvereinigung, die einen Stoff, eine Zubereitung
oder ein Erzeugnis in den Geltungsbereich des Chemikaliengesetzes (Bundesrepublik Deutschland) verbringt. Wer lediglich einen Transitverkehr unter zollamtlicher Überwachung durchführt, gilt nicht als
Einführer. Während des Transitverkehrs darf keine
Be- oder Verarbeitung erfolgen (§ 3 Nr. 8 ChemG).

25 Einstufung

Einstufung ist die Zuordnung zu einem Gefährlichkeitsmerkmal (§ 3 Nr. 6 ChemG).

Erläuterung
Die Einstufung kann die Zuordnung zu einem
oder mehreren Gefährlichkeitsmerkmalen umfassen.

26 ELINCS

ELINCS (European List of Notified Chemical Substances) ist das europäische Verzeichnis der neuen
Stoffe, d. h. der Stoffe, die nach dem 18. September
1981 in der Europäischen Gemeinschaft in Verkehr
gebracht wurden.
Bei gefährlichen Stoffen, die nach dieser Richtlinie
gemeldet wurden, wird auch die Nummer des Stoffes
in der Europäischen Liste der angemeldeten Stoffe
(Elincs) angegeben. Diese Nummer ist siebenstellig
vom Typ XXX-XXX-X und beginnt mit 400-010-9.

27 Erzeugnisse

Erzeugnisse sind Stoffe oder Zubereitungen, die bei
der Herstellung eine spezifische Gestalt, Oberfläche
oder Form erhalten haben, die deren Funktion mehr
bestimmen als ihre chemische Zusammensetzung
(§ 3 Nr. 5 ChemG).

Erläuterung
Granulate, Flocken, Späne und Pulver sind in der
Regel keine Erzeugnisse sondern Stoffe oder
Zubereitungen in der für die Verwendung be-
stimmten Form.

28 Exposition

Inhalative Exposition ist das Vorhandensein eines
gefährlichen Stoffes in der Luft im Atembereich des
Beschäftigten. Sie wird beschrieben durch die Angabe von Konzentration und zugehörigem zeitlichen Bezug (Dauer der Exposition).
Eine dermale Exposition liegt vor, wenn Hautkontakt gegenüber Gefahrstoffen besteht. Sie wird beschrieben durch die Menge und Konzentration des
Stoffes auf der Haut, Lage und Ausdehnung der be-
netzten Fläche, sowie Dauer und Häufigkeit des
Hautkontaktes.

29 Fachkundige für die Durchführung der Gefahrstoff-
verordnung

Fachkundige nach §7 Abs. 7 GefStoffV für die
Durchführung der Gefährdungsbeurteilung sind
Personen, die aufgrund ihrer fachlichen Ausbildung
oder Erfahrung ausreichende Kenntnisse über
Tätigkeiten mit Gefahrstoffen haben und mit den
Vorschriften soweit vertraut sind, dass sie die Arbeitsbedingungen vor Beginn der Tätigkeit beurteilen und die festgelegten Sicherheitsmaßnahmen bei
der Ausführung der Tätigkeiten überprüfen können.
Fachkundige Personen sind insbesondere der Betriebsarzt und die Fachkraft für Arbeitssicherheit.

30 Gas

Gas ist ein Stoff im komplett gasförmigen Zustand,
Nach der Definition im Gefahrstoff- und Gefahrgutrecht müssen Stoffe, die als Gase klassifiziert werden bei 50 °C einen Dampfdruck von mehr als 3 bar
haben oder bei 20 °C und einem Druck von 101,3 kPa
vollständig gasförmig vorliegen.

31 Gefährlichkeitsmerkmale

Gefährlichkeitsmerkmale beschreiben die gefährlichen Eigenschaften chemischer Stoffe und
Zubereitungen. Nach § 3a ChemG sind dies:
1. explosionsgefährlich,
2. brandfördernd,
3. hochentzündlich,
4. leichtentzündlich,
5. entzündlich,
6. sehr giftig,
7. giftig,
8. gesundheitsschädlich,
9. ätzend,
10. reizend,
11. sensibilisierend,
12. krebserzeugend,
13. fortpflanzungsgefährdend,

14. erbgutverändernd,
15. umweltgefährlich.

32 Gefährdung

Gefährdung ist die Wahrscheinlichkeit, dass der potenzielle Schaden unter den gegebenen Verwendungs- und/oder Expositionsbedingungen auftritt (Art. 2 Buchst. h RL 98/24/EG)

Erläuterung

In der RL 98/24/EG wird hierfür der Begriff „Risiko" benutzt. Der in der RL 98/24/EG benutzte Begriff „Gefahr" als Übersetzung des englischen Begriffes „hazard" wird dort definiert als „Gefahr ist die einem chemischen Arbeitsstoff innewohnende Eigenschaft, potentiell Schaden zu verursachen". Dieser Begriff hat im deutschen Rechtsbereich eine hiervon abweichende Bedeutung und wird in der GefStoffV daher nicht benutzt.

33 Gefährdungsbeurteilung

Die Gefährdungsbeurteilung ist die systematische Ermittlung und Bewertung relevanter Gefährdungen der Beschäftigten mit dem Ziel, erforderliche Maßnahmen für Sicherheit und Gesundheit bei der Arbeit festzulegen.

34 Gefahrstoffe

„Gefahrstoffe" im Sinne der GefStoffV sind
1. Stoffe und Zubereitungen, die mindestens eines der 15 Gefährlichkeitsmerkmale nach § 3a ChemG oder sonstige chronisch schädigende Eigenschaften besitzen. Ihnen sind Stoffe und Zubereitungen und Erzeugnisse gleichgestellt, bei deren Herstellung oder Verwendung Stoffe und Zubereitungen mit solchen Merkmalen oder Eigenschaften entstehen.
2. Stoffe, Zubereitungen und Erzeugnisse, die explosionsfähig sind oder bei deren Herstellung und Verwendung explosionsfähige Stoffe und Zubereitungen entstehen.
3. Nicht als gefährliche Stoffe und Zubereitungen eingestufte chemische Arbeitsstoffe, die aufgrund ihrer physikalisch-chemischen, chemischen oder toxikologischen Eigenschaften und der Art und Weise, wie sie am Arbeitsplatz verwendet werden oder dort vorhanden sind, für die Sicherheit und die Gesundheit der Beschäftigten ein Risiko darstellen können (Art. 2b der Richtlinie 98/24/EG).

35 Gefahrstoffverzeichnis

Das Gefahrstoffverzeichnis ist eine Auflistung der im Betrieb verwendeten Gefahrstoffe mit Verweis auf die entsprechenden Sicherheitsdatenblätter.

36 Hautkontakt

Hautkontakt ist der direkte Kontakt der Haut mit Flüssigkeiten, Pasten, Feststoffen, einschließlich der Benetzung der Haut mit Spritzern oder der Kontakt mit kontaminierter Arbeitskleidung oder kontaminierten Oberflächen. Zum Hautkontakt zählt auch der Kontakt von Aerosolen, Gasen und Dämpfen mit der Haut.

37 Hersteller

Ein Hersteller ist eine natürliche oder juristische Person oder eine nicht rechtsfähige Personenvereinigung, die einen Stoff, eine Zubereitung oder ein Erzeugnis herstellt oder gewinnt (§ 3 Nr. 7 ChemG).

38 Innerbetriebliche Beförderung

Innerbetriebliche Beförderung ist jede Ortsveränderung innerhalb des Betriebsgeländes mit ortsfesten oder beweglichen Fördermitteln wie z. B. Bandförderer, Elevatoren, Förderschnecken, pneumatischen Fördereinrichtungen, Fahrzeugen und Flurförderzeugen.

Erläuterung

Die innerbetriebliche Beförderung unterliegt der Gefahrstoffverordnung soweit sie keine Beförderung im Sinne des Gefahrgutrechts darstellt.

39 Instandsetzung

Instandsetzung umfasst Maßnahmen zur Rückführung eines defekten Arbeitsmittels in den funktionsfähigen Sollzustand, z.B. Austausch von abgenutzten oder defekten Teilen gegen vorgegebene Ersatzteile.

40 Inverkehrbringen

Inverkehrbringen ist die Bereitstellung für Dritte, so z.B. das Anbieten zum Erwerb, die Abgabe an Anwender und Verbraucher. Im Sinne der Richtlinie 67/548/EWG ist auch die Einfuhr in das Zollgebiet der Europäischen Gemeinschaft als Inverkehrbringen zu betrachten (§ 3 Nr. 9 ChemG).

41 Kollektive Schutzmaßnahmen

Kollektive Schutzmaßnahmen zum Schutz der Beschäftigten sind technische und organisatorische,

Erläuterung

Zu diesen Maßnahmen gehören z.B. geschlossene Systeme, Absaugung, Brandschutz, Explosionsschutz. Sie haben Vorrang vor persönlichen Schutzmaßnahmen.

nicht auf den einzelnen Beschäftigten bezogene Maßnahmen.

42 Kontamination

Kontamination ist die Verunreinigung von Arbeitsstätten, Arbeitsbereichen, Einrichtungen, Maschinen, Werkzeugen, Arbeitskleidung, der Haut der Beschäftigten oder der Atemluft mit gefährlichen Stoffen.

43 Lagern

Lagern ist das Aufbewahren zur späteren Verwendung sowie zur Abgabe an Andere. Es schließt die Bereitstellung zur Beförderung ein, wenn die Beförderung nicht binnen 24 Stunden nach der Bereitstellung oder am darauffolgenden Werktag erfolgt. Ist dieser Werktag ein Samstag, so endet die Frist mit Ablauf des nächsten Werktages (§ 3 Abs. 4 GefStoffV).

44 Mitgelieferte Gefährdungsbeurteilung

Die mitgelieferte Gefährdungsbeurteilung ist eine Hilfestellung des Herstellers oder Inverkehrbringers zur Gefährdungsbeurteilung für eine Tätigkeit mit Gefahrstoffen, die der Arbeitgeber bei der Festlegung der Maßnahmen übernehmen kann, wenn er die Tätigkeit entsprechend der Vorgaben durchführt.

45 Persönliche Schutzausrüstung

Persönliche Schutzausrüstungen sind Ausrüstungen, die zum Schutz vor Gefahren für Sicherheit und Gesundheit der Beschäftigten bestimmt sind und von den Beschäftigten benutzt oder getragen werden, sowie jede mit demselben Ziel verwendete und mit der persönlichen Schutzausrüstung verbundene Zusatzausrüstung.

46 Physikalisch-chemische Einwirkung

Physikalisch-chemische Einwirkungen sind

1. unmittelbare Wirkungen der physikalisch-chemischen Eigenschaften von Stoffen, Zubereitungen oder Erzeugnissen, z.B. Erfrierungen, Verätzungen

sowie

2. durch Stoffe, Zubereitungen und Erzeugnisse aufgrund ihrer physikalisch-chemischen Eigenschaften (z.B. Brennbarkeit) oder chemischen Eigenschaften (z.B. Instabilität) hervorgerufene Ereignisse mit vorrangig physikalisch-chemischer Wirkung, z.B. Brände, Explosionen.

47 Schutzmaßnahmen

Schutzmaßnahmen sind Maßnahmen des Arbeitsschutzes zur Verhütung von Unfällen bei der Arbeit und arbeitsbedingten Gesundheitsgefahren. Sie werden im Rahmen der Gefährdungsbeurteilung als technische, organisatorische oder persönliche Schutzmaßnahmen festgelegt.

48 Stand der Technik

Der „Stand der Technik" ist der Entwicklungsstand fortschrittlicher Verfahren, Einrichtungen oder Betriebsweisen, der die praktische Eignung einer Maßnahme zum Schutz der Gesundheit und zur Sicherheit der Beschäftigten gesichert erscheinen lässt. Bei der Bestimmung des Standes der Technik sind insbesondere vergleichbare Verfahren, Einrichtungen oder Betriebsweisen heranzuziehen, die mit Erfolg in der Praxis erprobt worden sind (§ 3 Abs. 10 GefStoffV).

49 Staub

Staub besteht aus kleinen Feststoffpartikeln, die sich aufwirbeln lassen und für einige Zeit als Staub/Luft-Gemisch erhalten bleiben.

50 Stoffe

Stoffe sind chemische Elemente oder chemische Verbindungen, wie sie natürlich vorkommen oder hergestellt werden, einschließlich der zur Wahrung der Stabilität notwendigen Hilfsstoffe und der durch das Herstellungsverfahren bedingten Verunreinigungen, mit Ausnahme von Lösungsmitteln, die von dem Stoff ohne Beeinträchtigung seiner Stabilität und ohne Änderung seiner Zusammensetzung abgetrennt werden können. (§3 Nr.1 ChemG)

51 Substitution

Substitution bezeichnet den Ersatz eines Gefahrstoffes oder Verfahrens durch einen Arbeitsstoff oder ein Verfahren mit einer insgesamt geringeren Gefährdung für den Beschäftigten.

52 Tätigkeit

Eine Tätigkeit ist jede Arbeit, bei der Stoffe, Zubereitungen oder Erzeugnisse im Rahmen eines

Prozesses einschließlich Produktion, Handhabung, Lagerung, Beförderung, Entsorgung und Behandlung verwendet werden oder verwendet werden sollen oder bei der Stoffe oder Zubereitungen entstehen oder auftreten. Hierzu gehören insbesondere das Verwenden im Sinne des § 3 Nr. 10 ChemG sowie das Herstellen. Tätigkeiten im Sinne der GefStoffV sind auch Bedien- und Überwachungsarbeiten, sofern diese zu einer Gefährdung von Beschäftigten durch Gefahrstoffe führen können (§ 3 Abs. 3 GefStoffV).

53 Verfahrens- und stoffspezifische Kriterien (VSK)

Verfahrens- und stoffspezifische Kriterien (VSK) beschreiben für definierte Tätigkeiten mit Gefahrstoffen den Stand der Technik, der Arbeitshygiene und der Schutzmaßnahmen unter Berücksichtigung der Art, des Ausmaßes und der Dauer der inhalativen und der dermalen Exposition, sowie der Brand- und Explosionsgefahren.

54 Verwenden

Unter dem Begriff „Verwenden" wird das Gebrauchen, Verbrauchen, Lagern, Aufbewahren, Be- und Verarbeiten, Abfüllen, Umfüllen, Mischen, Entfernen, Vernichten und das innerbetriebliche Befördern zusammengefasst (§ 3 Nr. 10 ChemG).

55 Wartung

Wartung umfasst alle Maßnahmen zur Bewahrung des Sollzustandes eines Arbeitsmittels.

Erläuterung

Hierbei kann der Sollzustand z.B. durch Reinigung, Schmierung bewahrt werden. Der Sollzustand ist der durch die Gefährdungsbeurteilung oder die sicherheitstechnische Bewertung festgelegte sichere Zustand für die weitere Benutzung oder den weiteren Betrieb.

56 Wechselwirkungen

Wechselwirkung i. S. der GefStoffV ist die gegenseitige Beeinflussung der Wirkung von zwei oder mehreren Gefahrstoffen. Die Wirkung kann dadurch verstärkt werden.

Erläuterung

Dabei ist zu berücksichtigen, dass sich auch Wechselwirkungen zwischen Stoff und Arbeitsmittel, Arbeitsbereich und Arbeitsweise ergeben können.

57 Wirksamkeit von Schutzmaßnahmen

Eine Schutzmaßnahme ist dann wirksam, wenn sie die Gefährdung der Beschäftigten beseitigt oder auf ein Mindestmaß verringert.

58 Zubereitungen

Zubereitungen sind Gemenge, Gemische und Lösungen, die aus zwei oder mehreren Stoffen bestehen (§ 3 Nr. 4 ChemG).

Erläuterung

Wässrige Lösungen sind Zubereitungen; dieses gilt auch für Säuren und Basen.

Erläuterung der verwendeten Abkürzungen:

ArbSchG	Arbeitsschutzgesetz
ChemG	Chemikaliengesetz
GefStoffV	Gefahrstoffverordnung
KrW/AbfG	Kreislaufwirtschafts- und Abfallgesetz

Hinweis

Die in der TRGS 101 „Begriffsbestimmungen" vorgenommenen Definitionen richten sich ausschließlich an den Geltungsbereich der GefStoffV und können nicht verallgemeinert werden.

10.4.2 TRGS 540

Ausgabe Februar 2000

Hinweis

Bearbeitete Fassung des Originals der Neufassung der TRGS 540. Die bekanntgemachte Neufassung enthält keine inhaltlichen Neuerungen, es wurden lediglich redaktionelle Anpassungen und Klarstellungen vorgenommen – vgl. auch Anhang 10.4.6 und Kap. 6.

Sensibilisierende Stoffe

Die Technischen Regeln für Gefahrstoffe (TRGS) geben den Stand der Technik, Arbeitsmedizin und Arbeitshygiene sowie sonstige gesicherte wissenschaftliche Erkenntnisse für Tätigkeiten mit Gefahrstoffen, einschließlich deren Einstufung und Kennzeichnung, wieder. Sie werden vom *Ausschuss für Gefahrstoffe (AGS)* aufgestellt und von ihm der Entwicklung entsprechend angepasst. Die TRGS werden vom Bundesminister für Arbeit und Soziales (BMAS) im gemeinsamen Ministerialblatt bekannt gegeben. Diese TRGS beschreibt Schutzmaßnahmen beim Umgang mit sensibilisierenden Stoffen.

Inhalt

1 Anwendungsbereich
2 Hinweise und Erläuterungen
3 Ersatz von sensibilisierenden Stoffen
4 Schutzmaßnahmen
5 Arbeitsmedizinische Betreuung und Vorsorge

1 Anwendungsbereich

(1) Diese TRGS ist anzuwenden beim Umgang mit Stoffen

a) die in der Liste nach § 4 a Abs. 1 GefStoffV in Verbindung mit Anhang I der Richtlinie 67/548/EWG 1 als sensibilisierend eingestuft und mit den R-Sätzen R 42, R 43 oder R 42/43 zu kennzeichnen sind,

b) die nach § 4 a Abs. 3 GefStoffV in Verbindung mit Anhang VI der Richtlinie 67/548/EWG vom Hersteller, Einführer oder sonstigem Inverkehrbringer als sensibilisierend einzustufen und mit den R-Sätzen R 42, R 43 oder R 42/43 zu kennzeichnen sind,

c) die in der TRGS 907 „Verzeichnis sensibilisierender Stoffe" als nicht abschließende Liste enthalten sind.

(2) Diese TRGS ist anzuwenden beim Umgang mit Zubereitungen, die nach § 4b GefStoffV in Verbin-

dung mit der Richtlinie 88/379/EWG als sensibilisierend einzustufen und mit den R-Sätzen R 42, R 43 oder R 42/43 zu kennzeichnen sind.

(3) Diese TRGS gilt auch für den Umgang mit

a) Zubereitungen und Erzeugnissen, die zwar nicht als sensibilisierend gekennzeichnet sind, in denen aber sensibilisierende Stoffe enthalten sind und freigesetzt werden können,

b) Stoffe, Zubereitungen und Erzeugnisse, wenn beim Umgang mit ihnen (z.B. durch chemische Reaktionen einzelner Bestandteile) sensibilisierende Stoffe entstehen können.

Die erforderlichen Informationen können unter Anwendung des § 16 Abs. 3 GefStoffV beim Lieferanten eingeholt werden.

(4) Für Schutzmaßnahmen beim Umgang mit Mehlstaub in Backbetrieben gilt die im Literaturverzeichnis genannte Handlungsanleitung „Mehlstaub in Backbetrieben" Handlungsanleitung der Länderarbeitsschutzbehörden und der Berufsgenossenschaft Nahrungsmittel und Gaststätten, 11.96 1) .

Die Texte der zitierten EU-Richtlinien sowie ihrer Änderungen und Anpassungen sind im Internet unter folgenden Adressen zu finden:

Beispiel

http://europa.eu.int/eur-lex/de/lif/dat/1991/ de_391L0155.html

Konsolidierte Fassungen (RL mit eingearbeiteten Änderungen und Anpassungen) sind enthalten im „Kompendium Einstufung und Kennzeichnung" (Rw 28) und werden ständig aktuell gehalten. Anhang I der RL 67/548/EWG (Stoffliste) wird wie bisher als RW 23 in der Schriftenreihe der BAuA im bisherigen Format als eigenständige Veröffentlichung herausgegeben. Beide Werke – Rw 28 und Rw 23 – sind auch in DV-Form verfügbar und erhältlich beim Wirtschaftsverlag NW, Postfach 101110, 27511 Bremerhaven, Tel. (0471) 945440, Fax (0471) 9454477, E-Mail NWVerlag@t-online.de

2 Hinweise und Erläuterungen

(1) Diese TRGS beschreibt zunächst einen Katalog von Maßnahmen, die bei Auftreten sensibilisierender Stoffe mit Wirkung an den Atemwegen und/ oder der Haut am Arbeitsplatz zu beachten sind. Dieser Maßnahmenkatalog gilt für alle sensibilisie-

renden Stoffe, auch bei Ersatzstoffen mit geringerer sensibilisierender Wirkung, und konkretisiert die allgemeinen Umgangsvorschriften der Gefahrstoffverordnung.

Er ist nach Feststellung und Bewertung der jeweiligen Arbeitsbereichssituation anzuwenden. Die notwendigen Maßnahmen sind stoff- und arbeitsplatzbezogen auszuwählen.

(2) In Nummer 5 wird auf die arbeitsmedizinische Betreuung beim Umgang mit sensibilisierenden Stoffen eingegangen. Diese ist besonders wichtig bei Stoffen, bei denen arbeitsmedizinische, allergologische oder epidemiologische Erkenntnisse darüber vorliegen, dass ein erhöhtes Risiko bezüglich der sensibilisierenden Wirkung an den Atemwegen und/oder der Haut besteht (Anlagen 2 und 4). In Anlage 1 werden medizinische Begriffe erläutert sowie allergische Krankheiten und dazugehörige Beschwerden dargestellt, um die Aufmerksamkeit dafür zu fördern.

(3) Die Anlagen 2 bis 4 sind unter präventiv arbeitsmedizinischen Gesichtspunkten erstellt. Die Auflistung von Stoffen und Stoffgruppen ist weder einer Einstufung noch einer Ersatzstoffliste gleichzusetzen. Die TRGS 907 enthält ein Verzeichnis von Stoffen, die nach wissenschaftlichen Erkenntnissen als sensibilisierend nach Anhang VI der Richtlinie 67/548/EWG einzuordnen, jedoch zum Teil noch nicht mit den entsprechenden R-Sätzen eingestuft sind. In der TRGS 908 sind die Begründungen für diese Bewertungen zu finden.

(4) Werden gleichzeitig Arbeiten im feuchten Milieu ausgeführt oder längere Zeit Handschuhe getragen, ist die TRGS 531 „Gefährdung der Haut durch Arbeiten im feuchten Milieu (Feuchtarbeit)" zu beachten.

(5) Auf die Berufsgenossenschaftliche Information (BGI) 524 (ZH 1/34) „Polyurethanherstellung/Isocyanate" beim Umgang mit isocyanathaltigen Gefahrstoffen wird hingewiesen.

3 Ersatz von sensibilisierenden Stoffen

3.1 Ersatzstoffe

(1) Der Arbeitgeber muss nach § 16 Abs. 2 GefStoffV ermitteln, ob für den von ihm vorgesehenen Verwendungszweck Stoffe, Zubereitungen, Erzeugnisse oder Verfahren mit einem geringeren gesundheitlichen Risiko verfügbar sind.

(2) Ist dem Arbeitgeber die Verwendung dieser Stoffe, Zubereitungen, Erzeugnisse oder Verfahren zumutbar und ist die Substitution zum Schutz von Leben und Gesundheit der Arbeitnehmer erforder-

lich, so darf er nur diese verwenden (siehe auch Nummer 2 Abs. 1).

(3) Chromathaltige Zemente oder chromathaltige zementhaltige Zubereitungen sind durch chromatarme zu ersetzen, wie in der TRGS 613 „Ersatzstoffe, Ersatzverfahren und Verwendungsbeschränkungen für chromathaltige Zemente und chromathaltige zementhaltige Zubereitungen" beschrieben.

(4) Gepuderte Naturgummilatexhandschuhe sind durch puderfreie und allergenarme Latexhandschuhe oder andere geeignete Handschuhe zu ersetzen.

(5) Dauerwellmittel, die Ester der Thioglykolsäure enthalten (sog. saure Dauerwelle), dürfen nicht angewandt werden. Sie sind durch Mittel mit nicht sensibilisierenden Inhaltsstoffen oder, wenn solche noch nicht zu Verfügung stehen, mit weniger stark sensibilisierenden Stoffen (z.B. Salzen der Thioglykolsäure) zu ersetzen.

(6) Desinfektionsmittel, die aus sensibilisierenden Stoffen (Formaldehyd, Glutaraldehyd) bestehen oder solche enthalten, sind durch andere für die spezielle Anwendung geeignete und nicht bzw. weniger sensibilisierende Desinfektionsmittel zu ersetzen. Die TRGS 513 und 522 bleiben unberührt.

(7) Beim Einsatz von Kühlschmierstoffen sind solche mit nichtsensibilisierenden Komponenten oder solche mit geringerer sensibilisierender Wirkung zu verwenden.

3.2 Gestaltung der Herstellungs- und Verwendungsverfahren

Kann auf die Verwendung sensibilisierender Stoffe nach Nummer 3.1 dennoch nicht verzichtet werden, dürfen diese am Ende der Reaktion oder eines Arbeitsvorgangs als Verunreinigungen oder Beimengungen im isolierten End- oder Zwischenprodukt nur in einer Konzentration enthalten sein, die nach dem Stand der Technik unvermeidbar ist.

3.3 Verwendung von Stoffen und Zubereitungen in expositionsarmer Verwendungsform

(1) Ist der Einsatz weniger gefährlicher Ersatzstoffe nicht möglich, hat der Arbeitgeber nach § 16 Abs. 2 GefStoffV zu prüfen, ob die vorgesehenen Stoffe oder Zubereitungen in expositionsarmer Verwendungsform eingesetzt werden können. Hierzu gehören Pellets, Granulate, Pasten, Lösungen, Kunststoffummantelungen aber auch Abgabe in verlorenen Verpackungen, die unmittelbar in den Verarbeitungsprozess eingebracht werden können.

Hat die Ermittlung des Arbeitgebers ergeben, dass die Stoffe oder Zubereitungen in expositionsarmer

Verwendungsform verfügbar sind, hat er diese zu verwenden.

(2) Sind Ersatzstoffe ohne sensibilisierende Wirkung nicht verfügbar, ist zu prüfen, ob Produkte oder Zubereitungen erhältlich sind, die den sensibilisierenden Stoff in geringerer Konzentration enthalten oder die Atemwege bzw. Haut weniger reizen.

3.4 Auswahl von Verfahren nach § 16 Abs. 2 Nr. 2 GefStoffV

(1) Durch eine geeignete Auswahl von Bearbeitungs-, Verarbeitungs- und Anwendungsverfahren kann das Auftreten oder Freisetzen von atemwegsensibilisierenden Stoffen erheblich reduziert werden. Hierzu gehören u.a. Tauchverfahren und Nassbearbeitungsverfahren mit langsam umlaufenden Maschinen.

(2) Werden Stoffe, Zubereitungen oder Arbeitsmittel in Verwendungsformen angeboten, die den Kontakt mit dem hautsensibilisierenden Stoff verringern (z.B. ummantelte nickelhaltige Arbeitsgeräte, Backmittel oder Futtermittel in Granulaten oder Pellets, verlorene Verpackungen, sowie Friseurchemikalien, Kleber und Kunstharze mit Applikatoren), sollen diese verwendet werden.

4 Schutzmaßnahmen

4.1 Allgemeine Grundsätze

(1) Die Konzentration von sensibilisierenden Stoffen ist nach § 19 GefStoffV zu minimieren. Bei atemwegsensibilisierenden Stoffen gibt die Einhaltung von Luftgrenzwerten in der Regel keine Sicherheit gegen das Auftreten allergischer Reaktionen, daher ist das Minimierungsgebot von besonderer Bedeutung.
Der direkte Hautkontakt mit hautsensibilisierenden Stoffen ist möglichst zu vermeiden bzw. nach Art und Dauer zu minimieren, soweit dieses nach dem Stand der Technik möglich ist.

(2) Ist die Sicherheitstechnik eines Arbeitsverfahrens fortentwickelt worden, hat sich diese bewährt und erhöht sich die Arbeitssicherheit hierdurch erheblich, so hat der Arbeitgeber das nicht entsprechende Arbeitsverfahren soweit zumutbar innerhalb einer angemessenen Frist dieser Fortentwicklung anzupassen.

4.2 Technische Maßnahmen

(1) Die Herstellung und Verwendung der Stoffe nach Nummer 1 sollte, soweit nach dem Stand der Technik möglich, in geschlossenen Anlagen erfolgen, wenn produkt- oder verfahrensspezifische Maßnahmen eine Freisetzung der Stoffe nicht verhindern.

(2) Die Eingabe- und Abfüllstellen einschl. der Probenahmenvorrichtungen sind, soweit nach dem Stand der Technik möglich, als geschlossene Systeme auszuführen. Ist das nicht möglich, sind diese Stellen mit örtlicher Absaugung, die beim Öffnen des Systems wirksam wird, zu versehen. Allgemeine Lüftungstechnische Maßnahmen (wie z.B. die Raumentlüftung) sind beim Umgang mit diesen Stoffen nicht ausreichend. Die Eingabe, die Probenahme und das Abfüllen sind nach dem Stand der Technik so zu betreiben (z.B. drucklos), dass eine Aerosolbildung, Verstaubung oder das Austreten von Dämpfen vermieden wird. Direkter Hautkontakt ist zu vermeiden.

(3) Wiege-, Mischarbeitsplätze und vergleichbare Bereiche, sind soweit möglich getrennt von anderen Betriebsteilen als geschlossene Arbeitsplätze (z.B. Einkapselung in Kabinen) einzurichten. Ist eine Automatisierung der Tätigkeiten nach dem Stand der Technik nicht möglich, sind die Arbeitsbereiche räumlich abzutrennen und mit Lokalabsaugungen an der Eingabe- oder Entnahmestelle zu versehen. Darüber hinaus ist der Arbeitsbereich mit einer Lüftung auszurüsten, die gegenüber den übrigen Arbeitsbereichen einen leichten Unterdruck erzeugt, um das Austreten sensibilisierender Gefahrstoffe zu verhindern. Die Arbeitsplätze sind mit Arbeitsmitteln auszustatten, die durch ihre Konstruktion (z.B. Formgebung der Schaufel, Wiegeschalen u. ä.) eine Freisetzung bzw. Ausbreitung des Gefahrstoffes und den direkten Haukontakt vermeiden. Zur Gestaltung dieser Arbeitsplätze liegen in der Praxis erprobte Verfahren (z.B. „Luftreinhaltung an Wiege- und Mischarbeitsplätzen", BAuA, Dortmund 1993) vor.

(4) Stationäre und nicht stationäre Arbeitsplätze, an welchen atemwegsensibilisierende Stoffe be- oder verarbeitet werden, sind von anderen Arbeitsbereichen nach Möglichkeit abzutrennen und mit einer ausreichend dimensionierten Lokalabsaugung auszurüsten.

(5) In Arbeitsbereichen, in denen mit atemwegsensibilisierenden Stoffen umgegangen wird, darf abgesaugte Luft nicht zurückgeführt werden. Kann auf die Luftrückführung nicht verzichtet werden, ist die TRGS 560 „Luftrückführung beim Umgang mit krebserzeugenden Gefahrstoffen" anzuwenden.

4.3 Organisatorische Maßnahmen

(1) Arbeitsplätze und Arbeitsbereiche, an denen mit sensibilisierenden Stoffen umgegangen wird, sind soweit dies die Natur des Betriebes gestattet, räumlich von anderen Arbeitsbereichen zu trennen und

entsprechend zu kennzeichnen. Ein mit einem Abzug ausgerüsteter Arbeitsplatz in einem Labor ist als räumlich getrennter Arbeitsbereich zu sehen.

(2) In Lagerräumen sind keine Abfüll-, Umfüll- und ähnliche Tätigkeiten zu verrichten. Muss aus betrieblichen Gründen davon abgewichen werden, ist Nummer 4.2 zu beachten.

(3) In Arbeitsbereichen, in denen mit sensibilisierenden Stoffen umgegangen wird, sollen sich nur die mit den Arbeiten betrauten Beschäftigten aufhalten. Die Zahl der in diesen Arbeitsbereichen tätigen Beschäftigten ist so gering wie möglich zu halten.

(4) In Arbeitsbereichen, in denen mit sensibilisierenden Stoffen umgegangen wird, sollen nur die dort benötigten Werkzeuge und Geräte aufbewahrt werden. Um eine Verschleppung sensibilisierender Stoffe in andere Arbeitsbereiche zu vermeiden, sollen verschmutzte Geräte nur nach vorheriger Reinigung in anderen Arbeitsbereichen benutzt werden. Soweit möglich, sind Einwegausrüstungen (wie z.B. Putzlappen, geeignete Handschuhe und Gefäße) zu verwenden.

(5) Erzeugnisse, die sensibilisierende Stoffe enthalten, sind so zu gestalten, dass eine weitere Bearbeitung mit expositionsintensiven Tätigkeiten wie z.B. das Entgraten von Kunststoffteilen vermieden werden kann.

(6) Die Weiterverarbeitung von Produkten, die unter Verwendung sensibilisierender Stoffe hergestellt wurden, soll, soweit technisch möglich, erst nach vollständigem Ablauf der chemischen Reaktion erfolgen (z.B. Aushärtung von Kunststoffen).

(7) Die Lagerung sensibilisierender Stoffe hat in gekennzeichneten und in, soweit möglich, bruchsicheren (Original)behältern zu erfolgen. Bei Teilmengenentnahme sind wieder verschließbare Behälter einzusetzen. Auf die Stapelhöhe und die Sicherung gegen Herabfallen ist zu achten.

(8) Arbeitsplätze und Arbeitsbereiche, in welchen mit einer Freisetzung von oder Verunreinigung mit sensibilisierender Stoffe gerechnet werden muss (z.B. Eingabe- und Abfüllstellen, Wiege- und Mischarbeitsplätze, Lagerräume) sind hinsichtlich ihrer Einrichtung und der verwendeten Materialien so zu gestalten, dass sie leicht gereinigt werden können.

(9) Die mit sensibilisierenden Stoffen verunreinigten Arbeitsbereiche einschl. der Verbindungswege, sind arbeitstäglich zu reinigen. Nach unbeabsichtigtem Freisetzen der Stoffe ist eine Reinigung unmittelbar vorzunehmen.

(10) Falls ein Arbeitsplatz mit zeitweiser Verwendung von sensibilisierenden Stoffen verschmutzt wurde, soll er vor Aufnahme anderer Arbeiten gründlich gereinigt werden.

(11) Die Reinigung ist so vorzunehmen, dass Expositionen durch die Stoffe vermieden werden. Es sind geeignete Adsorptionsmittel und/oder Industriestaubsauger mindestens Klasse C zu verwenden. Die Art der Reinigung und des Reinigungsmittels ist vom Arbeitgeber festzulegen. Zur sachgerechten Reinigung der Arbeitsbereiche und der Arbeitsmittel ist eine Arbeitsanweisung mit konkreter Nennung der Reinigungsmittel und der Reinigungsverfahren zu erstellen.

(12) Mit sensibilisierenden Stoffen verunreinigte Materialien einschließlich Putz-, Adsorptions- und Reinigungsmittel sind in wiederverschließbaren Behältern aufzubewahren.

(13) Unmittelbar nach Gebrauch sind die Behälter, die sensibilisierende Stoffe enthalten, erneut dicht zu schließen. Produktreste auf dem Gebinde sind zu vermeiden, ggf. hat die Reinigung an der Entnahmestelle zu erfolgen.

(14) Bei der Herstellung von gebrauchsfertigen Lösungen (z.B. Kühlschmierstoffe, Desinfektions-, Konservierungs- und Reinigungsmittel) ist die exakte Dosierung sicherzustellen.

4.4 Persönliche Schutzausrüstungen

(1) Ist trotz der Maßnahmen nach Nummer 3 bis Nummer 4.3 mit allergischen Reaktionen gegenüber sensibilisierenden Stoffen zu rechnen, hat der Arbeitgeber wirksame und hinsichtlich der Trageeigenschaften geeignete persönliche Schutzausrüstung, wie Arbeitskleidung, Schutzhandschuhe, Schutzbrille, Atemschutz zur Verfügung zu stellen und diese in gebrauchsfähigem, hygienisch einwandfreiem Zustand zu halten. Privatkleidung soll nicht getragen werden, um die Kontaktzeit mit dem sensibilisierenden Stoff nicht zu verlängern und eine Verschleppung in den Privatbereich zu vermeiden. Die Schutzausrüstung ist außerhalb des Arbeitsbereiches zu lagern, um eine Verschmutzung zu verhindern. Geeignete persönliche Schutzausrüstung ist dem Sicherheitsdatenblatt zu entnehmen, bzw. muss beim Hersteller/Lieferanten erfragt werden. Bei Überschreiten der Grenzwerte oder expositionsintensiven Tätigkeiten, wie Wartungs-, Instandhaltungs- und Reinigungsarbeiten müssen persönliche Schutzausrüstungen, insbesondere Atemschutz und Schutzhandschuhe getragen werden.

(2) Bei der Auswahl geeigneter Handschuhe beim Umgang mit hautsensibilisierenden Stoffen sind die DIN EN 374 (Anforderung an Chemikalienschutzhandschuhe) und die Berufsgenossenschaftliche Regeln für Sicherheit und Gesundheit bei der Arbeit (BGR) 195 (ZH 1/706) bzw. GUV 20.17 (Regeln für den Einsatz von Schutzhandschuhen) zu berücksichtigen.

Die Tragedauer von flüssigkeitsdichten Handschuhen ist auf das notwendige Maß zu beschränken, adäquater Hautschutz ist anzuwenden.

Bei der Auswahl und Anwendung von Schutzhandschuhen ist auf folgende Kriterien zu achten:

- Sie müssen beständig und undurchlässig gegenüber dem jeweils verwendeten Arbeitsstoff sein. Hinweise des Herstellers auf die Verwendbarkeit des Schutzhandschuhes unter Berücksichtigung des Arbeitsstoffes sind zu beachten, danach sind sie zu wechseln.
- Sie müssen so reißfest sein, dass sie bei der normalen Arbeitsbelastung nicht beschädigt werden.
- Sie sollen so elastisch und dünn sein, dass sie das Tastgefühl nicht unnötig beeinträchtigen.
- Sie müssen in Größe und Passform den Händen der Anwender entsprechen.
- Naturgummilatexhandschuhe müssen puderfrei und allergenarm sein.
- Handschuhe sollen nur auf sauberer und trockener Haut getragen werden.
- Beschädigte oder innen verschmutzte Handschuhe müssen unverzüglich gewechselt werden.
- Verunreinigte Handschuhe sind nach Gebrauch zu entsorgen.

(3) Beim Umgang mit hautsensibilisierenden Stoffen sollte besonderer Wert auf den Hautschutz nach dem 3-Punkte-Programm (Hautschutz – Hautreinigung – Hautpflege) gelegt werden. Für die Maßnahmen ist ein Hautschutzplan zu erstellen; Anleitungen dazu gibt die BGR 197 (ZH 1/708) „Regeln für den Einsatz von Hautschutz".

(4) Bezüglich des Einsatzes von Atemschutz ist die BGR 190 (ZH 1/701) bzw. GUV 20.14 „Regeln für den Einsatz von Atemschutzgeräten" zu beachten. Bei staubförmigen atemwegsensibilisierenden Stoffen sind mindestens Partikelfilter der Schutzstufe P2 bzw. FFP2 zu verwenden. Auf die individuelle Anpassung vor dem Gebrauch, z.B. an die Nasenform bei partikelfiltrierenden Halbmasken (FFP2), ist besonders zu achten. Das Tragen von Atemschutz darf nach § 19 Abs. 5 GefStoffV keine ständige Maßnahme sein.

4.5 Maßnahmen der Hygiene

(1) Am Arbeitsplatz oder in räumlicher Nähe soll eine Waschgelegenheit zur Verfügung stehen. Zur Körperreinigung nach der Arbeit sollen, insbesondere bei staubenden sensibilisierenden Stoffen, Dusch- und Umkleidegelegenheiten zur Verfügung stehen.

(2) Die Arbeitskleidung soll vom Arbeitgeber regelmäßig (mindestens 1 x wöchentlich) gereinigt werden. Bei stark verschmutzter oder getränkter Arbeitskleidung besteht ein erhöhtes Risiko bezüglich sensibilisierender Wirkung. Es sind daher geeignete Maßnahmen (z.B. unverzügliches Wechseln der Kleidung) zu ergreifen, die in der Betriebsanweisung festzulegen sind.

(3) Arbeitskleidung sowie Schutzausrüstungen und Straßenkleidung sollen getrennt aufbewahrt werden (siehe auch Nummer 4.4 Abs. 1).

(4) Mit hautsensibilisierenden Stoffen benetzte Hautpartien sind unmittelbar zu reinigen. Ein Eintrocknen der Stoffe auf der Haut ist unbedingt zu vermeiden.

4.6 Betriebsanweisung und Unterweisung

(1) Für den Umgang mit sensibilisierenden Stoffen nach Nummer 1 ist eine Betriebsanweisung gemäß § 20 GefStoffV und der TRGS 555 zu erstellen.

(2) In der Betriebsanweisung und bei der Unterweisung sind die Arbeitnehmer auf die besonderen Gefahren und Maßnahmen zur Vermeidung und Verminderung der Belastung durch sensibilisierende Stoffe hinzuweisen. Bei der Unterweisung ist möglichst der nach § 15 Abs. 3 GefStoffV beauftragte Arzt hinzuzuziehen. Insbesondere ist auf die Notwendigkeit einer ärztlichen Konsultation (vgl. oben, möglichst Betriebsarzt) nach Auftreten von Beschwerden, wie beginnende Hautveränderungen besonders an den Händen, Fließschnupfen, Augenjucken, Kurzatmigkeit oder Luftnot hinzuweisen.

(3) Bei Arbeiten von Dritten hat der Auftraggeber den Auftragnehmer über die besonderen Gefahren durch sensibilisierende Stoffe hinzuweisen. Er muss dem Auftragnehmer alle Informationen mitteilen, die zur Festlegung der notwendigen Schutzmaßnahmen und zur Erstellung der Betriebsanweisung aufgrund der Stoffeigenschaften notwendig sind. In diesem Zusammenhang wird auf den § 8 „Zusammenarbeit mehrerer Arbeitgeber" des Arbeitsschutzgesetzes hingewiesen.

5 Arbeitsmedizinische Vorsorge

(1) Die Anlagen 2, 3 und 4 dieser TRGS listen Stoffe auf, die nach arbeitsmedizinischer Erfahrung be-

sonders häufig und/oder schnell zu Sensibilisierung an den Atemwegen bzw. an der Haut führen. Sie erheben keinen Anspruch auf Vollständigkeit, geben aber Hinweise auf besondere Gefährdungsmöglichkeiten durch sensibilisierende Stoffe. Anlage 2 enthält die besonders häufig und/oder besonders schnell an den Atemwegen sensibilisierend wirkenden Stoffe. Anlage 3 listet in Spalte 1 Berufe mit erhöhtem Risiko für allergische Kontaktekzeme auf. Spalte 2 enthält entsprechend zugeordnete Arbeitsstoffe. In Spalte 3 sind Stoffe aufgeführt, die aus arbeitsmedizinischer Sicht für Prävention und Diagnostik von allergischen Kontaktekzemen bedeutsam sein können. Die Nennung von Stoffgruppen ist ein Hinweis, dass sich in diesen Gruppen mehrere sensibilisierende Stoffe befinden, ohne dass alle Stoffe sensibilisierend sein müssen. Anlage 4 gibt Hinweise zum Vorkommen von hautsensibilisierenden Stoffen in Arbeitsstoffen. Sie ist unter praktischen Gesichtspunkten aufgrund von Häufigkeitsanalysen erstellt worden.

(2) Die sensibilisierende Wirkung von Arbeitsstoffen ist im Rahmen der arbeitsmedizinischen Betreuung von Beschäftigten, die Umgang mit diesen Stoffen haben, besonders zu beachten. Dabei sollen Arbeitnehmer unter Berücksichtigung ihrer individuellen Disposition gezielt über die Gefährdung und die Möglichkeiten der Prävention beraten werden. Durch gezielte Frühdiagnostik und geeignete Maßnahmen kann die Entwicklung ausgeprägter, nicht mehr rückbildungsfähiger allergischer Krankheiten verhindert werden.

(3) Spezielle arbeitsmedizinische Vorsorgeuntersuchungen nach § 15 GefStoffV sind für die in Anhang V GefStoffV genannten Stoffe durchzuführen. Bei Umgang mit Isocyanaten ist die Untersuchung nach dem Berufsgenossenschaftlichen Grundsatz G 27 „Isocyanate" unter Berücksichtigung der in BGI 504.27 (ZH 1/600.27) festgelegten Auswahlkriterien durchzuführen. Die Untersuchungen für andere atemwegsensibilisierenden Stoffe sollen nach dem Berufsgenossenschaftlichen Grundsatz G 23 (Obstruktive Atemwegserkrankungen) in Verbindung mit BGI 504.23 (ZH 1/600.23) erfolgen.

Die Untersuchungen beim Umgang mit hautsensibilisierenden Stoffen sollen nach dem Berufsgenossenschaftlichen Grundsatz G 24 (Hauterkrankungen, mit Ausnahme von Hautkrebs) in Verbindung mit BGI 504.24 (ZH 1/600.24) erfolgen.

Anlagen

Anlage 1: Erläuterung medizinischer Begriffe und Sachverhalte mit Bezug zur sensibilisierenden Wirkung von Gefahrstoffen

Anlage 2: Stoffe, die besonders häufig und/oder besonders schnell an den Atemwegen zu Sensibilisierung und allergischen Erkrankungen führen

Anlage 3: Berufe mit erhöhtem Risiko für die Entstehung eines allergischen Kontaktekzems

Anlage 4: Stoffe mit erhöhtem Risiko für die Entstehung eines allergischen Kontaktekzems

Anlage 1

Erläuterung medizinischer Begriffe und Sachverhalte mit Bezug zur sensibilisierenden Wirkung von Gefahrstoffen.

Allergie

Eine Allergie ist eine erworbene spezifische Reaktionsveränderung des Organismus auf der Basis einer krankhaften Immunreaktion (Sensibilisierung), die durch eine exogene Substanz verursacht wird. Bei fortgesetzter Exposition können charakteristische Krankheiten auch dann resultieren, wenn der gegebenenfalls vorhandene Luftgrenzwert eingehalten wird. Dosis-Wirkungs-Beziehungen für solche Reaktionen liegen, soweit sie überhaupt schon bekannt sind, in sehr niedrigen Konzentrationsbereichen (Mikro- bzw. Nanogramm-Bereich) und sind bei Grenzwertfestlegungen in der Regel noch nicht berücksichtigt.

Allergische Krankheiten der Atemwege

Darunter werden Krankheiten verstanden, die durch atemwegsensibilisierende Stoffe hervorgerufen werden. Dies sind der allergische Schnupfen (*Rhinopathie* – vgl. BK 4301 – *Rhinitis allergica*) mit Nasenjucken, Niesreiz, Niessalven, Fließschnupfen und Nasenverstopfung und das *allergische Asthma bronchiale* mit anfallartiger Luftnot und pfeifenden Atemgeräuschen. Begleitend ist oft auch eine *Blepharokonjunktivitis* (Augenbindehautentzündung) vorhanden.

Seltener werden fieberhafte Lungenerkrankungen (*allergische Alveolitis*, z.B. Farmerlunge) o. ä. – vgl. BK 2101 – beobachtet.

Allergischer Schnupfen und allergisches Asthma durch pflanzliche und tierische Allergene werden gehäuft bei Personen mit Atopie beobachtet. Das Auftreten allergischer Atemwegsbeschwerden ist abhängig vom Grad der Sensibilisierung sowie von Art, Konzentration und sensibilisierender Potenz des an den Atemwegen sensibilisierend wirkenden Stoffes. Bei bestehender Allergie genügen meist sehr geringe Mengen eines sensibilisierenden Stoffes, um Beschwerden auszulösen.

Allergische Krankheiten der Haut

Eine Sensibilisierung durch Hautkontakt tritt überwiegend als *allergisches Kontaktekzem* mit Rötung, Knötchen, Bläschen und Juckreiz an den entsprechenden Hautarealen auf. Ekzeme anderer Ursachen, z.B. durch Einwirkung von Irritantien *(irritatives Kontaktekzem)*, können häufig äußerlich nicht vom allergischen Kontaktekzem unterschieden werden. Beide fallen unter die BK 5101, wenn sie beruflich (mit-) verursacht sind.

Die Manifestation des allergischen Ekzems wird von der Beschaffenheit der Haut (Vorschädigungen), der Dauer und Konzentration der Einwirkung und dem Grad der Sensibilisierung bestimmt. Bei zusätzlicher Exposition gegenüber hautschädigenden Faktoren (Nässe, Irritantien) erhöht sich das Risiko für ein allergisches Kontaktekzem. Wenn der Gefahrstoff als Staub, Gas, Dampf oder Aerosol vorliegt, können aerogene Kontaktekzeme entstehen. Seltener tritt auch Kontakturtikaria (Rötung, Schwellung, Quaddeln, Juckreiz) auf, die als Krankheitsbild vom Ekzem abzutrennen ist und besonders bei Personen mit atopischer Diathese auftritt.

Atemwegsensibilisierende Stoffe

Als atemwegssensibilisierende Stoffe treten vorwiegend pflanzliche und tierische Eiweiße, seltener niedermolekulare chemische Substanzen in Erscheinung. Sie können eine spezifische Überempfindlichkeit am Atemtrakt hervorrufen. Bei einer Vielzahl von Stoffen kommt es im Rahmen der Überempfindlichkeitsreaktion zu einer spezifischen Antikörperbildung. Berufsgruppen mit besonderem Risiko sind Bäcker, Müller, Silo- und Transportarbeiter, die Umgang mit Mehl-, Getreide- und Futtermittelstäuben haben, Laborbeschäftigte mit beruflichem Tierkontakt, Beschäftigte im Gesundheitswesen mit Kontakt zu Naturlatex, Holzarbeiter und Tischler sowie Beschäftigte in der chemischen, pharmazeutischen und Kunststoffindustrie, die Umgang mit an den Atemwegen sensibilisierend wirkenden Stoffen haben.

Atopie

Atopie (Synonym: atopische Diathese) ist die anlagebedingte (ererbte) Bereitschaft, gegen von außen auf die Haut oder die Atemwege einwirkende

Substanzen (z.B. Pollen, Schimmelpilze, Hausstaub-milben) Überempfindlichkeitsreaktionen zu entwickeln.

Hautsensibilisierende Stoffe

Durch Hautkontakt sensibilisieren überwiegend nie-dermolekulare Stoffe wie z.B. Metallionen, Amine, Kunststoffmonomere und viele andere, die nach Reaktion mit körpereigenen Eiweißen zur Bildung von spezifisch sensibilisierten Immunzellen führen. Nach wiederholtem Hautkontakt kann mit zeitlicher Verzögerung am Einwirkort, gelegentlich mit Streu-reaktionen an anderen Stellen, allergisches Kon-taktekzem auftreten.

Die Sensibilisierung ist abhängig von der Intensität des Kontaktes und der sensibilisierenden Potenz des Stoffes. Bei bestehender Sensibilisierung genügen meist sehr geringe Mengen der entsprechenden Stoffe, um Hautreaktionen auszulösen. UV-Licht-sensibilisierende Stoffe (Photoallergene) können in Verbindung mit Sonnenlichtexposition zur Über-empfindlichkeit führen.

Pseudoallergische Reaktion

Einige Stoffe können Überempfindlichkeitsreaktio-nen an den Atemwegen oder der Haut mit ähnli-chen Beschwerden verursachen wie echte Allergien, ohne dass bisher ein spezieller Immunmechanismus nachgewiesen werden konnte.

Hinweis

Die in der TRGS 540 vorgenommenen Definitio-nen richten sich ausschließlich an den Geltungs-bereich der GefStoffV und können nicht verall-gemeinert werden.

Anlage 2

Stoffe, die besonders häufig und/oder besonders schnell an den Atemwegen zu Sensibilisierung und allergischen Erkrankungen führen:

Dicarbonsäureanhydride
Hexahydrophthalsäureanhydrid
Maleinsäureanhydrid
Phthalsäureanhydrid
Pyromellitsäureanhydrid
Tetrachlorphthalsäureanhydrid
Trimellitsäureanhydrid
Enzymhaltige Stäube
Futtermittel- und Getreidestäube
Isocyanate
Labortierstaub
Mehlstäube
Weizen
Roggen
Soja
Naturgummilatexhaltiger Staub
Platinverbindungen (Chloroplatinate)
Zuckmückenhaltiger Staub

Anlage 3

Berufe mit erhöhtem Risiko für die Entstehung eines allergischen Kontaktekzems

Die Arbeitsstoffe in Spalte 3 sind zusammengestellt worden, um die Aufmerksamkeit auf Stoffe zu lenken, die aus arbeitsmedizinischer Sicht für Prävention und Diagnostik von allergischen Kontaktekzemen bedeutsam sein können. Die Auflistung von Stoffen und Stoffgruppen ist weder einer Einstufung noch einer Ersatzstoffliste gleichzusetzen. Die Nennung von Stoffgruppen ist ein Hinweis, dass sich in diesen Gruppen mehrere sensibilisierende Stoffe finden, ohne dass alle Stoffe der Gruppe sensibilisierend sein müssen.

Vorkommen sensibilisierender Stoffe

Berufe	Vorkommen	Sensibilisierende Stoffe (Kontaktallergene)
Bäcker, Konditoren	Teige; Aromen und Gewürze; Konservierungsmittel, Antioxydantien, Reinigungsmittel	Weizen-, Roggen-, Sojamehl, zugesetzte (Pilz-)Amylase Vanille, Bittermandel, Anis, Orangenschalenextrakt, Zimt u.a Benzoesäure, Sorbinsäure, Parabene, Octyl-, Propyl-, Dodecylgallat Desinfektionsmittel, Konservierungsstoffe[3]
Bauarbeiter, Maurer, Isolierer, Fliesenleger, Estrichleger	Zement, Frischbeton Kunstharze	Chrom-[2] und Kobaltverbindungen unausgehärtete Epoxidharze, Härter, Isocyanate
Fotolaboranten, Entwickler	Fotochemikalien Gummihandschuhe	p-substituierte aromatische Amine, Metol, Phenidon, Hydrochinon, Chromverbindungen[2], Formaldehyd, Akzeleratoren[1], Naturgummilatex
Friseure	Dauerwellmittel Haarfarben Blondiermittel Haarwaschmittel Gummihandschuhe	Ester und Salze der Thioglykolsäure, Fixiermittel p-Phenylendiamin, p-Toluylendiamin u.a. Färbemittel, Resorcin, Persulfate, Konservierungsstoffe[3], Duftstoffe, Pflanzenextrakte, Emulgatoren, Akzeleratoren[1], Naturgummilatex
Galvaniseure	galvanische Bäder Gummihandschuhe	Nickel-, Chrom-[2], Kobaltverbindungen Akzeleratoren[1], Naturgummilatex
Gärtner, Floristen	Zierpflanzen Pflanzenschutzmittel	Primeln, Chrysanthemen u.a. Asteraceae, Alstroemerien, Tulpenzwiebeln u.a. Carbamate, Thiurame, Pyrethrum u.a.
Gummihersteller und -verarbeiter	Gummichemikalien	Naturgummilatex, Thiurame, Thiocarbamate, Mercaptobenzothiazole, p-substituierte Amine (IPPD u. a.), Kolophonium
Heil- und Pflegeberufe	Desinfektionsmittel Medikamente Gummihandschuhe u.a. Gummiartikel	Formaldehyd, Glutardialdehyd, Quecksilberverbindungen, Chlorkresol, u.a. Antibiotika, Lokalanästhetika, Phenothiazine (Photoallergene), ätherische Öle, Akzeleratoren[1], Naturgummilatex
Holzbearbeiter, Tischler, Zimmerer	Hölzer Klebstoffe Beizen Holzschutzmittel	Palisander, Teak, Ebenholz, Cocobolo u.a. unausgehärtete Formaldehydharze, Epoxidharze, Acrylate; Kolophonium, Chromverbindungen[2], Azofarbstoffe u.a. Chromverbindungen[2], Insektizide, Fungizide
Köche, Küchenhilfen	Lebensmittel Reinigungsmittel Gummihandschuhe	Mehl, Enzyme, Fleisch, Fische, Krustentiere, Gemüse, Gewürze, Konservierungsstoffe[3], Farbstoffe Desinfektionsmittel, Konservierungsstoffe[3] Akzeleratoren[1], Naturgummilatex
Kunststoffarbeiter	Kunstharze	unausgehärtete Epoxidharze, Härter, Acrylate, Melamin-, Harnstoff-, Phenol-Formaldehydharze, Isocyanate, Kobaltbeschleuniger, Peroxide

Vorkommen sensibilisierender Stoffe (Fortsetzung)

Berufe	Vorkommen	Sensibilisierende Stoffe (Kontaktallergene)
Landwirtschaftliche Berufe	Futtermittelstäube	Getreide, Medikamente u. Futtermittelzusätze (Olaquindox,
	Tierhaare, -speichel, -urin	Phenothiazine, Antibiotika)
	Pflanzenbestandteile	tierische Proteine
	Gummiartikel	Akzeleratoren[1]
	Desinfektionsmittel	Formaldehyd, Chloramin u. a.
	Melkfett	Osmaron B, Lanolin
	Pflanzenschutzmittel	
Leder-, Fellverarbeitung	Gerbstoffe, Klebstoffe	Chromverbindungen[2]
	Imprägniermittel	Kolophonium, p-tert.-Butylphenolformaldehydharz
	Färbemittel	unausgehärtete Kunstharze, Azofarbstoffe u.a.
Löter, Elektroniker	Lötmittel, Metallkleber	Kolophonium
	Metalle	unausgehärtete Epoxidharze, Acrylate, Härter
		Nickel, Kobalt u. a.
Maler, Lackierer, Anstreicher, Fußbodenleger	Farben	unausgehärtete Kunstharze, Terpentinöl u. -ersatzstoffe,
	Zement	Chrom-[2] und Kobaltverbindungen
	Klebstoffe	unausgehärtete Formaldehydharze, Epoxidharze, Acrylate,
		Isocyanate
		Kolophonium
Metallarbeiter	Kühlschmierstoffe (insbesondere wassergemischte)	Konservierungsstoffe[3], einzelne emulgierende und vor Korrosion schützende Stoffe[4], Duftstoffe[5]
	Metalle	Nickel, Kobalt u.a.
	Metallkleber	unausgehärtete Epoxidharze, Härter, Acrylate
Reinigungsdienste	Reinigungsmittel	Konservierungsmittel[3]
	Desinfektionsmittel	Formaldehyd, Glutardialdehyd u.a.,
	Fußbodenpflegemittel	Wachse, Terpentinöl u. -ersatzstoffe,
	Gummihandschuhe	Akzeleratoren[1], Naturgummilatex
Textilhersteller und -verarbeiter	Textilfarben, Beizen	Azofarbstoffe u. a., Chromverbindungen[2]
	Appreturen, Spezialausrüstungen	unausgehärtete Formaldehydharze, Acrylate, Polyurethane
	Gummifäden	Akzeleratoren[1], Naturgummilatex
	Kleidungszubehör	Nickel, Kobalt
Zahntechniker	Dentalchemikalien	unausgehärtete Acrylate und Mischharze, Nickel, Kobalt, Palladium, Amalgam

[1] Thiurame, Benzothiazole, Dithiocarbamate; Alterungsschutzmittel u.a.

[2] Für die Auslösung von allergischem Kontaktekzem haben hauptsächlich Chrom-VI-Verbindungen Bedeutung, weil sie gut durch die Haut penetrieren.

[3] Formaldehyd, Glutardialdehyd, 5-Chlor-2-methyl-2,3-dihydroisothiazol-3-on und 2-Methyl-2,3-dihydroisothiazol-3-on (Gemisch 3:1), 1,2-Dibrom-2,4-dicyanbutan, 1-(3-Chlorallyl)-3,5,7-triaza-1-azonia-adamantanchlorid, Bronopol (Verwendungsverbot in Kühlschmierstoffen in Deutschland, s. TRGS 611 und GefStoffV), Imidazolidinylharnstoff, Parabene, Chloracetamid, N-Methylolchloracetamid, 1,3,5-Tris(2-hydroxyethyl)-hexahydrotriazin, p-Chlor-m-kresol, 1,2-Benzothiazol-3-(2H)-on, 2-Octyl-2H-isothiazol-3-on u.a.

[4] einige Amine und Fettsäurealkanolamide, Wollwachsalkohole und ihre Abkömmlinge, Kolophonium und einige Tallöle.

[5] z. B. Citral (jedoch nicht in Kombination mit Limonen), Hydroxycitronellal, Isoeugenol, Phenylacetaldehyd.

Anlage 4

Stoffe mit erhöhtem Risiko für die Entstehung eines allergischen Kontaktekzems

Sensibilisierende Stoffe	Vorkommen
Acrylharze (unausgehärtet)	Ein- und Mehrkomponenten-Kleber und -Füllstoffe, Zahnprothesenmaterial, Aminhärter, Kunststoffe bei der Polymerisation
Ammoniumthioglykolat	Dauerwellmittel
Dithiocarbamate	Gummiartikel, Pestizide
(Chlor)Methylisothiazolinon	Konservierungsmittel in wässrigen Lösungen und Emulsionen
Chromverbindungen	galvanische Lösungen, Gerbstoffe, Holzschutzmittel, Zement, Mörtel
Duftstoffe	parfümierte Arbeitsstoffe, z.B. Reinigungsmittel, Kühlschmiermittel
Epoxidharze (unausgehärtet)[1]	Zweikomponenten-Kleber, Farben, Laminiermittel, Gießharze
Formaldehyd	Desinfektions- und Konservierungsmittel, Kunststoffe
Glutardialdehyd	Desinfektions- und Konservierungsmittel
Glycerylmonothioglykolat	sog. „saure Dauerwelle"
Kolophonium[1]	Löthilfsmittel, Klebstoffe
Naturgummilatex[1]	Gummihandschuhe u.a. Gummiartikel
lösliche Nickelverbindungen bzw. Nickel auf Oberflächen, aus denen mehr als 0,5 mg Nickel/cm^2/Woche freigesetzt werden (pos. Dimethylglyoxim-Test)	galvanische Lösungen, vernickelte Oberflächen und Nickellegierungen bei intensivem und längerem Hautkontakt, insbesondere bei Feuchtarbeit
Persulfate[1]	Blondiermittel
p-Phenylendiamin, p-Toluylendiamin	Oxidationshaarfarben, selten Druckfarben, technische Gummisorten
Thiurame	Gummi, Pestizide

[1] Stoffe, die häufiger auch als Staub, Gas oder Dampf aerogene allergische Kontaktekzeme auslösen können

10.4.3 TRGS 903

Ausgabe Dezember 2006

Hinweis

Die TRGS 903 wurde lediglich redaktionell an die Gefahrstoffverordnung angepasst, eine Neufassung ist in Arbeit.

Biologische Grenzwerte

Die Technischen Regeln für Gefahrstoffe (TRGS) geben den Stand der Technik, Arbeitsmedizin und Arbeitshygiene sowie sonstige gesicherte wissenschaftliche Erkenntnisse für Tätigkeiten mit Gefahrstoffen, einschließlich deren Einstufung und Kennzeichnung, wieder. Sie werden vom *Ausschuss für Gefahrstoffe (AGS)* aufgestellt und von ihm der Entwicklung entsprechend angepasst. Die TRGS werden vom Bundesministerium für Arbeit und Soziales im gemeinsamen Ministerialblatt bekannt gegeben.

Diese TRGS enthält biologische Grenzwerte nach § 3 Abs. 7 Gefahrstoffverordnung (GefStoffV).

Inhalt

1 Begriffsbestimmungen und Erläuterungen
2 Anwendung von biologischen Grenzwerten
3 Liste der biologischen Grenzwerte

1. Begriffsbestimmungen und Erläuterungen

(1) Der biologische Grenzwert (BGW) ist der Grenzwert für die toxikologisch-arbeitsmedizinisch abgeleitete Konzentration eines Stoffes, seines Metaboliten oder eines Beanspruchungsindikators im entsprechenden biologischen Material, bei dem im Allgemeinen die Gesundheit eines Beschäftigten nicht beeinträchtigt wird. (§ 3 Abs. 7 GefStoffV).

(2) Biologische Grenzwerte sind als Höchstwerte für gesunde Einzelpersonen konzipiert. Sie werden unter Berücksichtigung der Wirkungscharakteristika der Stoffe in der Regel für Blut und/oder Urin aufgestellt. Maßgebend sind dabei arbeitsmedizinisch-toxikologisch fundierte Kriterien des Gesundheitsschutzes.

Biologische Grenzwerte gelten in der Regel für eine Belastung mit Einzelstoffen.

(3) Biologische Grenzwerte können als Konzentrationen, Bildungs- oder Ausscheidungsraten (Menge/Zeiteinheit) definiert sein. Wie bei den Arbeitsplatzgrenzwerten (AGW) wird in der Regel eine Stoffbelastung von maximal 8 Stunden täglich und 40 Stunden wöchentlich zugrunde gelegt.

(4) Allergische Erscheinungen können nach Sensibilisierung, z. B. der Haut oder der Atemwege, je nach persönlicher Disposition unterschiedlich schnell und stark durch Stoffe verschiedener Art ausgelöst werden. Die Einhaltung des biologischen Grenzwertes gibt keine Sicherheit gegen das Auftreten derartiger Reaktionen.

(5) Bei den in dieser TRGS enthaltenen, vom BMAS nach Beratung durch den AGS bekannt gemachten Werten werden Vorschläge der Senatskommission zur Prüfung gesundheitsschädlicher Arbeitsstoffe der Deutschen Forschungsgemeinschaft berücksichtigt. Die von der DFG-Kommission vorgeschlagenen Werte sind in ihrer aktuellen Mitteilung veröffentlicht[1]. Die zugehörigen Begründungen werden ebenfalls fortlaufend veröffentlicht[2].

2 Anwendung von biologischen Grenzwerten

2.1 Zusammenhänge zwischen Arbeitsplatzgrenzwerten und biologischen Grenzwerten

Unter laborexperimentellen Bedingungen bestehen bei inhalativer Aufnahme im Fließgleichgewicht eines Stoffes mit Funktionen der Pharmakokinetik formulierbare Beziehungen zwischen den biologischen Grenzwerten und Arbeitsplatzgrenzwerten. Aufgrund der am Arbeitsplatz bestehenden Randbedingungen sind jedoch im konkreten Fall aus dem stoffspezifischen biologischen Wert nicht ohne weiteres Rückschlüsse auf die bestehende Stoffkonzentration in der Arbeitsplatzluft zulässig.

Dementsprechend entbindet die Einhaltung von biologischen Grenzwerten nicht von einer Überwachung der Stoffkonzentration in der Luft. Dies gilt insbesondere für lokal reizende und ätzende Stoffe.

2.2 Hinweise zur Überwachung und zur Beurteilung von Untersuchungsdaten

(1) Biologische Grenzwerte dienen insbesondere im Rahmen spezieller ärztlicher Vorsorgeuntersuchungen dem Schutz der Gesundheit am Arbeitsplatz. Sie geben eine Grundlage für die Beurteilung der Bedenklichkeit oder Unbedenklichkeit vom Organismus aufgenommener Stoffmengen ab. Neben den sonstigen ärztlichen Befunden sind dabei insbesondere zu berücksichtigen

– die Dynamik pathophysiologischer Vorgänge,
– kurzfristig der Einfluss von Erholungszeiten,
– langfristig der Einfluss von Alterungsvorgängen,
– die speziellen Arbeitsplatzverhältnisse.

(2) Der durch die Aufstellung von biologischen Grenzwerten erstrebte individuelle Gesundheitsschutz kann durch die periodische, quantitative Bestimmung der Stoffe bzw. ihrer Stoffwechselprodukte in biologischem Material oder biologischer Parameter überwacht werden. Die dabei verwendeten Untersuchungsmethoden sollten für die Beantwortung der anstehenden Frage diagnostisch hinreichend spezifisch und empfindlich, für den Beschäftigten zumutbar und für den Arzt praktikabel sein. Der Zeitpunkt der Probengewinnung ist so zu planen, dass diese den Expositionsverhältnissen am Arbeitsplatz sowie dem pharmakokinetischen Verhalten des jeweiligen Stoffes gerecht wird („Messstrategie"). In der Regel wird insbesondere bei kumulierenden Stoffen eine Probengewinnung am Ende eines Arbeitstages nach einer längeren Arbeitsperiode (Arbeitswoche) dieser Forderung Rechnung tragen.

(3) Bei der Anwendung der Analysenmethoden ist die Qualitätssicherung nach TRGS 710[3] zu beachten. Auf die von der Arbeitsgruppe „Analytische Chemie" der DFG-Kommission zusammengestellten Sammlung von Analysemethoden wird hingewiesen[4].

(4) Die Beurteilung der Ergebnisse von Analysen in biologischem Material muss grundsätzlich dem Arzt vorbehalten bleiben. Im Übrigen gelten insbesondere die §§ 15 und 16 GefStoffV über arbeitsmedizinische Vorsorgeuntersuchungen. Bei der Bewertung der Messergebnisse durch den Arzt müssen auch solche Befunde Beachtung finden, die zwar den biologischen Grenzwert noch unterschreiten, aber oberhalb einer für die Allgemeinbevölkerung geltenden Hintergrundbelastung liegen. Hieraus können im Einzelfall unter Umständen nicht nur individuelle Besonderheiten abgeleitet werden, sondern es können sich auch wichtige Hinweise auf Gefährdungen am Arbeitsplatz ergeben.

Abkürzungen und Symbole in der Liste der biologischen Grenzwerte
Untersuchungsmaterial
B   = Vollblut
E   = Erythrozyten
P/S = Plasma/Serum
U   = Urin

Probennahmezeitpunkt
a) keine Beschränkung
b) Expositionsende, bzw. Schichtende
c) bei Langzeitexposition: nach mehreren vorangegangenen Schichten
d) vor nachfolgender Schicht
e) nach Expositionsende:...Stunden

Literatur

1   Mitteilungen der Senatskommission zur Prüfung gesundheitsschädlicher Arbeitsstoffe der Deutschen Forschungsgemeinschaft, zu beziehen bei WILEY-VCH Verlag GmbH; D-69451 Weinheim

2   Arbeitsmedizinisch-toxikologische Begründungen für BAT-Werte, zu beziehen bei WILEY-VCH Verlag GmbH, D-69451 Weinheim

3   TRGS 710 „ Biomonitoring" Ausgabe Februar 2000 (BArbBl. Heft 2/2000 S. 60–62)

4   DFG-Senatskommission zur Prüfung gesundheitsschädlicher Arbeitsstoffe. Band 2: Analysen im biologischen Material. Loseblattwerk; WILEY-VCH, Weinheim

Liste der biologischen Grenzwerte (BGW)

Arbeitsstoff [CAS-Nr.]	Parameter	BGW	Untersuchungs-material	Probennahme-zeitpunkt
Aceton [67-64-1]	Aceton	80 mg/l	U	b
Acetylcholinesterase-Hemmer	Acetylcholinesterase	Reduktion der Aktivität auf 70 % des Bezugswertes	E	b, c
Aluminium [7429-90-5]	Aluminium	200 µg/l	U	b
Anilin [62-53-3]	Anilin (ungebunden)	1 mg/l	U	b, c
	Anilin (aus Hämoglobin-Konjugat freigesetzt)	100 µg/l	B	b, c
Blei [7439-92-1]	Blei	400 µg/l 300 µg/l (Frauen < 45 J.)	B	a
Bleitetraethyl [78-00-2]	Diethylblei	25 µg/l, als Pb berechnet	U	b
	Gesamtblei (gilt auch für Gemische mit Bleitetramethyl)	50 µg/l	U	b
Bleitetramethyl [75-74-1]	s. Bleitetraethyl			
2-Brom-2-chlor-1,1,1-trifluorethan (Halothan) [151-67-7]	Trifluoressigsäure	2,5 mg/l	B	b
2-Butanon (Ethylmethylketon) [78-93-3]	2-Butanon	5 mg/l	U	b, c
1-Butanol [71-36-3]	!-Butanol 1-Butanol	2 mg/g Kreatinin 10 mg/g Kreatinin	U U	d c
2-Butoxyethanol [111-76-2]	Butoxyessigsäure	100 mg/l	U	c
2-Butoxyethylacetat [112-07-2]	Butoxyessigsäure	100 mg/l	U	c
p-tert-Butylphenol (PTB) [98-54-4]	PTBP	2 mg/l	U	b
Chlorbenzol [108-90-7]	Gesamt-4-Chlorkatechol Gesamt-4-Chlorkatechol	35 mg/g Kreatinin 175 mg/g Kreatinin	U U	d b
Cyclohaxan [110-82-7]	Gesamt-1,2-Cyclo-haxandiol	170 mg/g Kreatinin	U	c, b
1,2-Dichlorbenzol [95-50-1]	1,2-Dichlorbenzol 3,4- und 4,5-Dichlor-katechol	140 µg/l 150 mg/g Kreatinin	B U	b b
1,4-Dichlorbenzol [106-46-7]	Gesamt-2,5-Dichlorphenol	150 mg/g Kreatinin 30 mg/g Kreatinin	U	b d
Dichlormethan [75-09-2]	Co-Hb Dichlormethan	5 % 1 mg/l	B B	b b
N,N-Dimethylacetamid [127-19-5]	N-Methylacetamid	30 mg/g Kreatinin	U	c, b
Dimethylformamid [68-12-2]	N-Methylformamid	35 mg/l	U	b
Diphenylmethan-4,4'-diisocyanat[5] [101-68-8]	4,4'-Diamino-diphenylmethan	10 µg/g Kreatinin	U	b

Liste der biologischen Grenzwerte (Fortsetzung)

Arbeitsstoff [CAS-Nr.]	Parameter	BGW	Untersuchungsmaterial	Probennahmezeitpunkt
2-Ethoxyethanol [110-80-5]	Ethoxyessigsäure	50 mg/l	U	c, b
2-Ethoxyethylacetat [111-15-9]	Ethoxyessigsäure	50 mg/l	U	c, b
Ethylbenzol [100-41-4]	Ethylbenzol	1 mg/l	B	b
	Mandelsäure plus Phenylglyoxylsäure	800 mg/g Kreatinin	U	b
Ethylenglykoldinitrat [628-96-6]	Ethylenglykoldinitrat	0,3 µg/l	B	b
Fluorwasserstoff [7664-39-3] und anorganische Fluorverbindungen (Fluoride)	Fluorid	7,0 mg/g Kreatinin	U	b
		4,0 mg/g Kreatinin	U	d
Glycerintrinitrat [55-63-0]	1,2-Glycerindinitrat	0,5 µg/l	P/S	b
	1,3-Glycerindinitrat	0,5 µg/l	P/S	b
n-Hexan [110-54-3]	2,5-Hexandion plus 4,5-Dihydroxy-2-hexanon	5 mg/l	U	b
2-Hexanon (Methyl-n-butylketon) [591-78-6]	2,5-Hexandion plus 4,5-Dihydroxy-2-hexanon	5 mg/l	U	b
Kohlendisulfid (Schwefelkohlenstoff) [75-15-0]	2-Thiothiazolidin-4-carboxylsäure (TTCA)	8 mg/l	U	b
Kohlenmonoxid [630-08-0]	CO-Hb	5 %	B	b
Lindan (γ-1,2,3,4,5,6-Hexachlorcyclohexan) [58-89-9]	Lindan	25 µg/l	P/S	b
Mangan [7439-96-5] und seine anorganischen Verbindungen	Mangan	20 µg/l	B	c, b
Methanol [67-56-1]	Methanol	30 mg/l	U	c, b
4-Methylpentan-2-on (Methylisobutylketon) [108-10-1]	4-Methyl-pentan-2-on	3,5 mg/l	U	b
Nitrobenzol [98-95-3]	Anilin (aus Hämoglobin-Konjugat freigesetzt)	100 µg/l	B	c
Parathion [56-38-2]	p-Nitrophenol plus	500 µg/l	U	c
	Acetylcholinesterase	Reduktion der Aktivität auf 70 % des Bezugswertes	E	c
Phenol [108-95-2]	Phenol	300 mg/l	U	b
2-Propanol [67-63-0]	Aceton	50 mg/l	B	b
	Aceton	50 mg/l	U	b
iso-Propylbenzol (Cumol) [98-82-8]	2-Phenyl-2-propanol	50 mg/g Kreatinin	U	b
	iso-Propylbenzol	2 mg/l	B	b

Liste der biologischen Grenzwerte (Fortsetzung)

Arbeitsstoff [CAS-Nr.]	Parameter	BGW	Untersuchungs-material	Probennahme-zeitpunkt
Quecksilber	Quecksilber	25 µg/l	B	a
[7439-97-6] metallisches und seine anorganischen Quecksilberverbindungen	Quecksilber	100 µg/l	U	a
Quecksilber, organische Quecksilberverbindungen	Quecksilber	100 µg/l	B	a
Styrol [100-42-5]	Mandelsäure plus Phenylglyoxylsäure	600 mg/g Kreatinin	U	c, b
Tetrachlorethen (Perchlorethylen) [127-18-4]	Tetrachlorethen	1 mg/l	B	d
Tetrachlormethan (Tetrachlorkohlenstoff) [56-23-5]	Tetrachlormethan	70 µg/l	B	c, b
Tetrahydrofuran [109-99-9]	Tetrahydrofuran	2 mg/l	U	b
Toluol [108-88-3]	Toluol	1,0 mg/l	B	b
	o-Kresol	3,0 mg/l	U	c, b
1,1,1-Trichlorethan (Methylchloroform) [71-55-6]	1,1,1- Trichlorethan	550 µg/l	B	c, d
Trichlorethylen (Trichlorethen) [79-01-6]	Trichlorethanol	5 mg/l	B	b, c
	Trichloressigsäure	100 mg/l	U	b, c
Vanadiumpentoxid [1314-62-1]	Vanadium	70 µg/g Kreatinin	U	c, b
Xylol (...) [1330-20-7]	Xylol	1,5 mg/l	B	b
	Methylhippur-(Tolur-)säure	2 g/l	U	b

[5] BGW reflektieren die Gesamtkörperbelastung eines inhaltaiv, dermal usw. aufgenommenen Arbeitsstoffes. Bei beruflicher Exposition gegen MDI erfasst der Parameter 4,4-'Diaminodiphenylmethan (MDA) im Harn alle Komponenten eines komplexen MDI-Gemisches, da sowohl Monomere als auch Oligomere des MDI unabhängig vom Aufnahmeweg zu monomerem MDA abgebaut werden. Dem gegenüber berücksichtigt der AGW für MDI nur den monomeren Anteil. Der von der Senatskommission der DFG zur Prüfung gesundheitsschädlicher Arbeitsstoffe erarbeitete Wert ist auf der Basis einer Korrelation vom AGW für MDI abgeleitet. Diese Korrelation ergibt sich aus mehreren arbeitsmedizinischen Studien am Menschen. In solchen Expositionsszenarien, bei denen eine überwiegend inhalative Aufnahme von MDI erfolgt und das Verhältnis zwischen Monomeren und Oligo- bzw. Polymeren etwa demjenigen entspricht, das in der Ableitung des AGW zugrunde lag, entspricht der BGW dem AGW. Falls eine ungewöhnliche Verteilung zwischen monomeren und polymeren Anteilen im Sinne einer übermäßigen Vermehrung der Polymere oder falls eine verstärkte dermale Aufnahme vorliegt, führt dies zu einer Erhöhung des Parameters im biologischen Material. Insofern befindet man sich bei Einhaltung des BGW in diesen Fällen „auf der sicheren Seite".
Die Einhaltung des BGW bietet somit im Vergleich zum AGW einen zusätzlichen Schutz bei ungewöhnlich hoher Exposition gegen Oligo- bzw. Polymere des MDI und bei verstärkter dermaler Exposition.

10.4.4 TRGS 905

Ausgabe Juli 2005, berichtigt BArbBl. Heft 8/9-2005

Verzeichnis krebserzeugender, erbgutverändernder oder fortpflanzungsgefährdender Stoffe

Die Technischen Regeln für Gefahrstoffe (TRGS) geben den Stand der Technik, Arbeitsmedizin und Arbeitshygiene sowie sonstige gesicherte wissenschaftliche Erkenntnisse für Tätigkeiten mit Gefahrstoffen, einschließlich deren Einstufung und Kennzeichnung, wieder. Sie werden vom *Ausschuss für Gefahrstoffe (AGS)* aufgestellt und von ihm der Entwicklung entsprechend angepasst. Die TRGS werden vom Bundesministerium für Arbeit und Soziales im gemeinsamen Ministerialblatt bekannt gegeben.

Diese TRGS enthält ein Verzeichnis von Stoffen, die auf der Grundlage gesicherter wissenschaftlicher Erkenntnisse als krebserzeugend, erbgutverändernd oder fortpflanzungsgefährdend der Kategorien 1, 2 oder 3 entsprechend den Kriterien des Anhangs VI der RL 67/548/EWG eingestuft wurden. Die TRGS 905 führt Stoffe auf, die nicht im Anhang I der Richtlinie 67/548/EWG genannt sind sowie Stoffe, für die der AGS eine von der RL 67/548/EWG abweichende Einstufung beschlossen hat).

Inhalt

1 Hinweise auf Vorschriften der Gefahrstoffverordnung
2 Besondere Stoffgruppen
3 Verzeichnis krebserzeugender, erbgutverändernder oder fortpflanzungsgefährdender Stoffe
4 Verzeichnis krebserzeugender Stoffe Kategorien 1 oder 2 mit stoffspezifischen Konzentrationsgrenzen für die Einstufung von Zubereitungen dieser Stoffe
5 Verzeichnis der CAS-Nummern

1 Hinweise auf Vorschriften der Gefahrstoffverordnung

(1) Ergänzende Schutzmaßnahmen bei Tätigkeiten mit krebserzeugenden, erbgutverändernden und fruchtbarkeitsgefährdenden Gefahrstoffen der Kategorien 1 und 2 nach Anhang VI der RL 67/548/EWG sind im § 11 GefStoffV festgelegt.

(2) Im Sicherheitsdatenblatt nach § 6 GefStoffV zu den in der Liste nach Nummer 3 genannten Stoffen ist auf die entsprechende Wirkung dieser Stoffe hinzuweisen.

(3) Für Tätigkeiten mit krebserzeugenden, erbgutverändernden oder fortpflanzungsgefährdenden Gefahrstoffen gelten die Beschäftigungsbeschränkungen nach § 5 der Verordnung zum Schutz der werdenden Mütter am Arbeitsplatz und § 22 des Jugendarbeitsschutzgesetzes.

2 Besondere Stoffgruppen

2.1 Krebserzeugende Arzneistoffe

Von krebserzeugenden Eigenschaften der Kategorien 1 oder 2 ist bei therapeutischen Substanzen auszugehen, denen ein gentoxischer Wirkungsmechanismus zugrunde liegt. Erfahrungen in der Therapie mit alkylierenden Zytostatika wie Cyclophosphamid, Ethylenimin, Chlornaphazin sowie mit arsen- und teerhaltigen Salben, die über lange Zeit angewendet worden sind, bestätigen dies insofern, als bei so behandelten Patienten später Tumorneubildungen beschrieben worden sind.

2.2 Passivrauchen am Arbeitsplatz

Passivrauchen wurde nach den Kriterien der GefStoffV in Verbindung mit den dort in Bezug genommenen Richtlinien der EG bewertet, die Begründung ist als Bekanntmachung des AGS zugänglich unter [www.baua.de/de/Themen-von-A-Z/Gefahrstoffe/TRGS/Begruendungen-905-906.html]. Maßnahmen zum Schutz der Arbeitnehmer am Arbeitsplatz werden durch das Arbeitsschutzgesetz und die Arbeitsstättenverordnung geregelt.

2.3 Anorganische Faserstäube (außer Asbest)

(1) Dieser Abschnitt gilt für Fasern mit einer Länge > 5 µm, einem Durchmesser < 3 µm und einem Länge-zu-Durchmesser-Verhältnis von > 3:1 (WHO-Fasern). Er gilt für Fasern aus Glas, Stein, Schlacke oder Keramik und die anderen in diesem Abschnitt genannten Fasern (ausgenommen Asbest).

(2) Die Bewertung der glasigen WHO-Fasern erfolgt nach den Kategorien für krebserzeugende Stoffe in Anhang VI Nr. 4.2.1 der RL 67/548/EWG und auf der Grundlage des Kanzerogenitätsindexes KI, der sich für die jeweils zu bewertenden WHO-Fasern aus der Differenz zwischen der Summe der Massengehalte (in v.H.) der Oxide von Natrium, Kalium, Bor, Calcium, Magnesium, Barium und dem doppelten Massengehalt (in v.H.) von Aluminiumoxid ergibt.

KI = Σ Na, K, B, Ca, Mg, Ba-Oxide – 2x Al-Oxid

a) Glasige WHO-Fasern mit einem Kanzerogenitätsindex KI ≤ 30 werden in die Kategorie 2 eingestuft.

b) Glasige WHO-Fasern mit einem Kanzerogenitätsindex KI > 30 und < 40 werden in die Kategorie 3 eingestuft.

c) Für glasige WHO-Fasern erfolgt keine Einstufung als krebserzeugend, wenn deren Kanzerogenitätsindex KI ≥ 40 beträgt.

(3) Die Einstufung der glasigen WHO-Fasern kann auch durch einen Kanzerogenitätsversuch mit intraperitonealer Applikation, vorzugsweise mit Faserstäuben in einer arbeitsplatztypischen Größenverteilung, vorgenommen werden. Dies empfiehlt sich insbesondere für WHO-Fasern mit einem Kanzerogenitätsindex KI ≥ 25 und < 40.

– Wird für glasige WHO-Fasern mit einem Kanzerogenitätsindex KI ≤ 30 in einem Kanzerogenitätsversuch nach Satz 1 mit einer Dosis von 1 x 10^9 WHO-Fasern eine krebserzeugende Wirkung beobachtet, erfolgt eine Einstufung in Kategorie 2. Dagegen erfolgt eine Einstufung in Kategorie 3, wenn in diesem Kanzerogenitätsversuch keine krebserzeugende Wirkung beobachtet wurde.

– Wird für glasige WHO-Fasern mit einem Kanzerogenitätsindex KI > 30 und < 40 in einem Kanzerogenitätsversuch nach Satz 1 mit einer Dosis von 1 x 10^9 WHO-Faser eine krebserzeugende Wirkung beobachtet, erfolgt eine Einstufung in Kategorie 2. Dagegen erfolgt eine Einstufung in Kategorie 3, wenn bei einer Dosis von 1 x 10^9 WHO-Fasern keine krebserzeugende Wirkung beobachtet wurde. In diesem Fall empfiehlt es sich, zusätzlich einen Kanzerogenitätsversuch nach Satz 1 mit einer Dosis von 5 x 10^9 WHO-Fasern durchzuführen. Wird bei dieser Dosis eine krebserzeugende Wirkung der Faserstäube nachgewiesen, wird die Einstufung in Kategorie 3 beibehalten. Dagegen erfolgt keine Einstufung der WHO-Fasern, wenn in diesem Kanzerogenitätsversuch keine krebserzeugende Wirkung beobachtet wurde.

– Wird für glasige WHO-Fasern mit einem Kanzerogenitätsindex KI ≥ 40 in einem Kanzerogenitätsversuch nach Satz 1 mit einer Dosis von 5 x 10^9 WHO-Fasern eine krebserzeugende Wirkung beobachtet, erfolgt eine Einstufung in Kategorie 3. Dagegen erfolgt keine Einstufung der WHO-Fasern, wenn in diesem Kanzerogenitätsversuch keine krebserzeugende Wirkung beobachtet wurde.

(4) Die Einstufung der glasigen WHO-Fasern kann auch durch Bestimmung der in-vivo-Biobeständigkeit erfolgen. Danach erfolgt eine Einstufung in die Kategorie 3 der krebserzeugenden Stoffe, wenn für glasige WHO-Fasern nach intratrachealer Instillation von 4 x 0,5 mg Fasern in einer Suspension eine Halbwertzeit von mehr als 40 Tagen ermittelt wurde. Die WHO-Fraktion der instillierten Faserprobe sollte einen mittleren geometrischen Durchmesser von 0,6 µm oder mehr aufweisen. Faserproben mit kleinerem Durchmesser können geprüft werden, falls dies mit dem geringeren Durchmesser des Ausgangsmaterials begründet werden kann. Die Halbwertzeit sollte mit der nichtlinearen exponentiellen Regression gemäß ECB/TM27 rev. 7 berechnet werden. Falls nach den dort genannten Kriterien eine biphasige Eliminationskinetik zur Beschreibung der Retentionsdaten erforderlich ist, ist die Halbwertzeit der langsamen Eliminationsphase zur Bewertung heranzuziehen. Kriterien für die Einstufung in die Kategorie 2 sind noch zu erarbeiten.

(5) Folgende Typen von WHO-Fasern, für die positive Befunde aus Tierversuchen (inhalativ, intratracheal, intrapleural, intraperitoneal) vorliegen, werden in die Kategorie 2 eingestuft:

– Attapulgit
– Dawsonit
– künstlich hergestellte anorganische einkristalline Fasern (Whisker) aus:
  – Aluminiumoxid
  – Siliziumkarbid
  – Kaliumtitanaten

(6) Alle anderen anorganischen Typen von WHO-Fasern werden in die Kategorie 3 eingestuft, wenn die vorliegenden tierexperimentellen Ergebnisse (einschließlich Daten zur Biobeständigkeit) für eine Einstufung in die Kategorie 2 nicht ausreichen. Dies betrifft derzeit folgende:

– Halloysit
– Magnesiumoxidsulfat
– Nemalith
– Sepiolith
– anorganische Faserstäube, soweit nicht erwähnt (ausgenommen Gipsfasern und Wollastonitfasern).

3 Verzeichnis krebserzeugender, erbgutverändernder oder fortpflanzungsgefährdender Stoffe

(1) Das Verzeichnis enthält

a) Stoffe, die auf der Grundlage gesicherter wissenschaftlicher Erkenntnisse als krebserzeugend, erbgutverändernd oder fortpflanzungsgefährdend der Kategorien 1, 2 oder 3 entsprechend den Kriterien des Anhangs VI der RL 67/548/EWG eingestuft wurden, und die in Anhang I der RL 67/548/EWG noch nicht aufgeführt sind,

b) Stoffe die auf der Grundlage gesicherter wissenschaftlicher Erkenntnisse als krebserzeugend, erbgutverändernd oder fortpflanzungsgefährdend der Kategorien 1, 2 oder 3 entsprechend den Kriterien des Anhangs VI der RL 67/548/EWG eingestuft wurden, für die aber in Anhang I der RL 67/548/EWG abweichende Einstufungen aufgeführt sind.

(2) Das nachfolgende Verzeichnis ist eine nationale Ergänzung zu Anhang I der RL 67/548/EWG; beide Listen sind zu beachten. Die in dieser TRGS enthaltenen nationalen Bewertungen durch den AGS erfolgen zum Schutz der Beschäftigten am Arbeitsplatz, so dass der Arbeitgeber die erforderlichen Maßnahmen treffen kann. Zur Information der Arbeitgeber dient die Aufnahme entsprechender Hinweise in das Sicherheitsdatenblatt nach § 6 GefStoffV in Verbindung mit der Richtlinie 91/155/EWG. Für die in dieser TRGS aufgeführten Stoffe wird eine entsprechende EU-Legaleinstufung angestrebt.

(3) Die Einträge in den Spalten bedeuten:

K   krebserzeugend

M   erbgutverändernd

R_F fruchtbarkeitsgefährdend (Beeinträchtigung der Fortpflanzungsfähigkeit (Fruchtbarkeit))

R_E Fruchtschädigend (entwicklungsschädigend)

1–3   Kategorien nach Anhang VI der Richtlinie 67/548/EWG

–   aufgrund der vorliegenden Daten konnte eine Zuordnung zu den Kategorien 1–3 nach Anhang VI der Richtlinie 67/548/EWG nicht vorgenommen werden

H   hautresorptiv

a (...) Abweichung von der Legaleinstufung gemäß Anhang I der RL 67/548/EWG (Kennbuchstaben der Gefahrenbezeichnungen aus der Legaleinstufung)

b   Begründungen zur Bewertung dieser Stoffe wurden vom AGS erarbeitet und sind zugänglich als Bekanntmachungen des AGS unter [www.baua.de/de/Themen-von-A-Z/Gefahrstoffe/TRGS/Begruendungen-905-906.html]

g   kann Krebs erzeugen beim Einatmen (R49)

C   ätzend

F   leichtentzündlich

F+   hochentzündlich

T   giftig

T+   sehr giftig

Xi   reizend

Xn   gesundheitsschädlich

Die TRGS 905 führt nur Stoffe auf, die durch andere Vorschriften nicht entsprechend geregelt sind.

Eine Liste der Änderungen und Ergänzungen befindet sich unter [www.baua.de/de/Themen-von-A-Z/Gefahrstoffe/TRGS/TRGS-905.html].

Eine Gesamtliste aller als krebserzeugend, erbgutverändernd oder fortpflanzungsgefährdend bewerteter Stoffe findet sich u.a. unter [www.baua.de/de/Themen-von-A-Z/Gefahrstoffe/Einstufung-und-Kennzeichnung/CMR-Gesamtliste.html].

Stoffidentität			Bewertung des AGS				Hinweise
Bezeichnung	EG-Nr.	CAS-Nr.	K	M	RF	RE	
1-Allyloxy-2,3-epoxypropan	203-442-4	106-92-3	2	–	3	–	a(K3,M3,R_F3), b
3-Amino-9-ethylcarbazol	205-057-7	132-32-1	3				
Arsenige Säure		36465-76-6	1				a(T)
Arzneistoffe, krebserzeugende; siehe Nummer 2.1							
Azofarbstoffe mit einer krebserzeugenden Aminkomponente (R 45). (Zubereitungen von Azofarbstoffen mit einer krebserzeugenden Aminkomponente der Kategorie 1 oder 2 sind nach § 3 Abs. 2 GefStoffV und TRGS 905 Nr. 4 entsprechend ihrem Gehalt an potentiell durch reduktive Azospaltung freisetzbarem krebserzeugenden Amin und dem Gehalt des Azofarbstoffes in der Zubereitung als krebserzeugend einzustufen (R 45)).							

Stoffidentität			Bewertung des AGS				Hinweise
Bezeichnung	EG-Nr.	CAS-Nr.	K	M	RF	RE	
1,2-Benzoldicarbonsäure, Di-C6-8-verzweigte Alkylester, C7-reich	276-158-1	71888-89-6	–	–	3	2	b
1,2-Benzoldicarbonsäure, Di-C7-9-verzweigte und lineare Alkylester	271-083-0	68515-41-3	–	–	–	3	b
1,2-Benzoldicarbonsäure, Di-C9-11-verzweigte und lineare Alkylester	271-085-1	68515-43-5	–	–	–	3	b
2,2'-Bioxiran	215-979-1	1464-53-5	2	2	3	–	a(K2,M2), b, H
Biphenyl-3,3',4,4'-tetrayltetraamin	202-110-6	91-95-2	3				
Salze von Biphenyl-3,3',4,4'-tetrayltetraamin			3				
1,3-Bis(2,3-epoxypropoxy)benzol	202-987-5	101-90-6	2				a(K3,M3), H
1,2-Bis(2-methoxyethoxy)ethan	203-977-3	112-49-2	–	–	2	2	a(R_F3,R_E2), b
Bis(pentabromphenyl)ether	214-604-9	1163-19-5	3	–	–	–	b
Blei-Metall (bioverfügbar)	231-100-4	7439-92-1			3	1	
2-Brom-2-chlor-1,1,1-trifluorethan	205-796-5	151-67-7			–	2	b
Bromethan	200-825-8	74-96-4	2				a(K3)
Bromoform	200-854-6	75-25-2	3				a(T)
1,4-Butansulton	216-647-9	1633-83-6	3				
1-n-Butoxy-2,3-epoxypropan	219-376-4	2426-08-6	–	2	–	–	H, a(K3,M3), b
1-tert-Butoxy-2,3-epoxypropan	231-640-0	7665-72-7	–	3	–	–	H, b
Cadmium-Verbindungen (bioverfügbar, in Form atembarer Stäube/Aerosole), ausgenommen die namentlich in den Listen genannten			2				a(Xn)
Cadmium (bioverfügbar, in Form atembarer Stäube/Aerosole)	231-152-8	7440-43-9	2				
Cadmiumcyanid	208-829-1	542-83-6	2				a(T+), H
Cadmiumdiformiat	224-729-0	4464-23-7	2				a(T)
Cadmiumhexafluorosilicat(2-)	241-084-0	17010-21-8	2				a(T)
Cadmiumiodid	232-223-6	7790-80-9	2				a(T)
4,4'-Carbonimidoylbis(N,N-dimethylanilin)	207-762-5	492-80-8	2	3	–	–	a(K3), b
4,4'-Carbonimidoylbis(N,N-dimethylanilin)-Hydrochlorid	219-567-2	2465-27-2	2	3	–	–	b
Chlorfluormethan (R 31)	209-803-2	593-70-4	2				
(3-Chlor-2-hydroxypropyl)trimethyl-ammoniumchlorid	222-048-3	3327-22-8	3	–	–	–	b
3-Chlor-2-methylpropen	209-251-2	563-47-3	3				a(C)
1-Chlor-2-nitrobenzol	201-854-9	88-73-3	3	–	3	–	
4-Chlor-o-toluidin, s. auch Nummer 4	202-441-6	95-69-2	1	3	–	–	a(K2,M3), H
4-Chlor-o-toluidin-Hydrochlorid	221-627-8	3165-93-3	1	3	–	–	a(K2,M3), H
5-Chlor-o-toluidin	202-452-6	95-79-4	3				
α-Chlortoluol	202-853-6	100-44-7	2	3	–	3	a(K2), b
α-Chlortoluole-Gemisch			1				b
Cobalt-Verbindungen (bioverfügbar, in Form atembarer Stäube/Aerosole), ausgenommen die in dieser Liste bzw. in Anhang I der RL 67/548/EWG namentlich aufgeführten Cobaltverbindungen sowie mit Ausnahme von Hartmetallen, Cobalt-haltigen Spinellen und organischen Cobalt-Sikkativen			3	–	–	–	b

Stoffidentität			Bewertung des AGS				Hinweise
Bezeichnung	EG-Nr.	CAS-Nr.	K	M	RF	RE	
Cobalt-Metall (bioverfügbar, in Form atembarer Stäube/Aerosole) mit Ausnahme von Hartmetallen, Cobalt-haltigen Spinellen und organischen Cobalt-Sikkativen	231-158-0	7440-48-4	3	–	–	–	a(Xn), b
Cobalt(II)acetat-Tetrahydrat (bioverfügbar, in Form atembarer Stäube/Aerosole)		6147-53-1	2	3	2	–	b, g
Cobaltcarbonat (bioverfügbar, in Form atembarer Stäube/Aerosole)	208-169-4	513-79-1	2	3	2	–	b, g
Cobaltdichlorid (bioverfügbar, in Form atembarer Stäube/Aerosole)	231-589-4	7646-79-9	2	3	2	–	a(K2), b, g
Cobalt(II)nitrat-Hexahydrat (bioverfügbar, in Form atembarer Stäube/Aerosole)		10026-22-9	2	3	2	–	b, g
Cobaltoxid (bioverfügbar, in Form atembarer Stäube/Aerosole)	215-154-6	1307-96-6	3	–	–	–	a(Xn), b
Cobalt(II)sulfat-Heptahydrat (bioverfügbar, in Form atembarer Stäube/Aerosole)		10026-24-1	2	3	2	–	b, g
Cobaltsulfid (bioverfügbar, in Form atembarer Stäube/Aerosole)	215-273-3	1317-42-6	3	–	–	–	a(Xi), b
Dibutylphthalat (DBP)	201-557-4	84-74-2	–	–	2	2	a(R_E2,R_F3), b
Dichloracetylen		7572-29-4	2				a(K3)
1,2-Dichlormethoxyethan	255-500-3	41683-62-9	–	3	–	–	b
1,3-Dichlorpropen (cis- und trans-)	208-826-5	542-75-6	2	3	–	–	a(T), H
2,2-Dichlor-1,1,1-trifluorethan (R 123)	206-190-3	306-83-2	3	–	–	–	b
Dicyclohexylnitrosamin (DCHNA)		947-92-2	–	3	–	–	b
1,1-Difluorethen (R 1132a)	200-867-7	75-38-7	3				
Diglycidylether	218-802-6	2238-07-5	3				
N,N-Dimethylacetamid	204-826-4	127-19-5			3	2	a(R_E2), b, H
Dimethylhydrogenphosphit	212-783-8	868-85-9	3				
Dinitronaphthaline (alle Isomeren)	248-484-4	27478-34-8	3				
C.I. Direct Blue 218	277-272-4	73070-37-8	3	–	–	–	
1,2-Epoxybutan	203-438-2	106-88-7	2				a(K3), H
1-Epoxyethyl-3,4-epoxycyclohexan	203-437-7	106-87-6	2				a(T), b, H
2,3-Epoxypropyltrimethylammoniumchlorid	221-221-0	3033-77-0	2	3	–	–	b
Ethen	200-815-3	74-85-1	–	3	–	–	a(F+), b
Ethylenthioharnstoff (ETU)	202-506-9	96-45-7	3	–			a(R_E2)
Faserstäube, anorganische (außer Asbest); siehe Nummer 2.3							b
1,1,2,3,4,4-Hexachlor-1,3-butadien	201-765-5	87-68-3	3				
Holzstaub (ausgenommen Hartholzstaub, siehe dazu TRGS 906)			3				
Lindan	200-401-2	58-89-9	3	–			a(T), b, H
4,4'-Methylendiphenyldiisocyanat (in Form atembarer Aerosole, A-Fraktion)	202-966-0	101-68-8	3	–	–	–	a(Xn), b
Techn. („Polymeres") MDI (pMDI) (in Form atembarer Aerosole, A-Fraktion)		9016-87-9	3	–	–	–	b
N-Methylolchloracetamid	220-598-9	2832-19-1	–	3	–	–	b
Morpholin-4-carbonylchlorid	239-213-0	15159-40-7	2				a(K3)
Nickel-Salze, löslich			1	–			
Nickelacetat	206-761-7	373-02-4	1	–			
Nickelchlorid	231-743-0	7718-54-9	1	–			

Stoffidentität			Bewertung des AGS				Hinweise
Bezeichnung	EG-Nr.	CAS-Nr.	K	M	RF	RE	
Nickelsulfat	232-104-9	7786-81-4	1	–			a(K3)
2-Nitro-4-aminophenol	204-316-1	119-34-6	3				
2-Nitro-p-phenylendiamin	226-164-5	5307-14-2	3				
Nitropyrene (Mono-, Di-, Tri-, Tetra-) (Isomere)	226-868-2	5522-43-0	3				
Olaquindox	245-832-7	23696-28-8	3	2	3	–	b
Ozon	233-069-2	10028-15-6	3	–	–	–	
Passivrauchen (siehe auch Nummer 2.2)			1	3	–	1	b
Pentachlorphenol	201-778-6	87-86-5	2	3	–	2	a(K3), b, H
Salze von Pentachlorphenol			2				a(K3), H
4-(Phenylazo)benzol-1,3-diamin	207-803-7	495-54-5	–	3			b
4-Phenylazophenylen-1,3-diaminmonohydrochlorid	208-545-8	532-82-1	–	3			b
Polychlorierte Biphenyle	215-648-1	1336-36-3	3		2	2	H, a(Xn), b
iso-Propylglycidylether	223-672-9	4016-14-2	–	3	–	–	H, b
Steroidhormone:							b
Androgene			3	–	1	2	
Anabolika			3	–	1	2	
Schwache Androgene			–	–	3	3	
Glucocorticoide			–	–	3	1	
Estrogene			3	–	1	3	
Gestagene			3	–	1	2	
Schwache Gestagene/Estrogene			–	–	3	3	
1,1,2,2-Tetrachlorethan	201-197-8	79-34-5	3	3	–	–	a(T+)
Tetrachlorethylen	204-825-9	127-18-4	3	–	–	3	a(K3), b
α,α,α,4-Tetrachlortoluol	226-009-1	5216-25-1	2	–	2	–	a(K2,R$_F$3), H, b
N,N,N',N'-Tetramethylacridin-3,6-yldiamin-hydrochlorid und	200-614-0	65-61-2	–	3	–	–	b
N,N,N',N'-Tetramethylacridin-3,6-diamin-monohydrochlorid, Verbindung mit Zinkdichlorid	233-353-6	10127-02-3					
[(Tolyloxy)methyl]oxiran	247-711-4	26447-14-3	3	3			a(M3)
2,3,4-Trichlorbut-1-en	219-397-9	2431-50-7	2				a(K3)
Trichlormethan	200-663-8	67-66-3	2	3	–	3	a(K3), b
1,2,3-Trichlorpropan (siehe auch Nummer 4)	202-486-1	96-18-4	2	3	2	–	a(K2,R$_F$2), H, b
Trimethylphosphat	208-144-8	512-56-1	3	2			
2,4,7-Trinitrofluorenon	204-965-0	129-79-3	3				
2,4,6-Trinitrotoluol (und Isomeren in technischen Gemischen)	204-289-6	118-96-7	3				a(T), H
Tris(2-chlorethyl)phosphat	204-118-5	115-96-8	2	–	2	–	a(K3), b
1,3,5-Tris(oxiranylmethyl)-1,3,5-triazin-2,4,6 (1H,3H,5H)-trion	219-514-3	2451-62-9	–	2	3	–	a(M2), b
Vinylacetat	203-545-4	108-05-4	3				a(F)
4-Vinylcyclohexen	202-848-9	100-40-3	3	–	3	–	
2,4-Xylidin	202-440-0	95-68-1	3				a(T), H

4 Verzeichnis krebserzeugender Stoffe Kategorien 1 oder 2 mit stoffspezifischen Konzentrationsgrenzen für die Einstufung von Zubereitungen dieser Stoffe

(1) Zubereitungen sind als krebserzeugend Kategorie 1 oder 2 im Sinne des § 3 Abs. 2 der GefStoffV anzusehen, sofern der Massengehalt – bei gasförmigen Stoffen der Volumengehalt – an einem krebserzeugenden Stoff gleich oder größer als 0,1 vom Hundert beträgt, soweit nicht in Anhang I der Richtlinie 67/548/EWG andere stoffspezifische Konzentrationsgrenzen festgelegt sind. Abweichend von Satz 1 gelten für die im nachfolgenden Verzeichnis genannten krebserzeugenden Stoffe die jeweils zuge-ordneten besonderen Gehaltsgrenzen für den Massengehalt in der Zubereitung in Hundertteilen.

(2) Für Zubereitungen mit den im nachfolgenden Verzeichnis genannten krebserzeugenden Stoffen ist ein Sicherheitsdatenblatt nach § 6 GefStoffV zu übermitteln, wenn die Konzentration des Stoffes in der Zubereitung gleich oder größer als die in der Liste genannte Konzentrationsgrenze ist.

(3) In diesem Verzeichnis werden nur Stoffe genannt, für die nach Beschluss des AGS niedrigere Konzentrationsgrenzwerte als in der Richtlinie 1999/45/EG festgelegt anzuwenden sind.

Stoffidentität Bezeichnung	EG-Nr.	CAS-Nr.	Konzentrationsgrenzen in %
4-Aminobiphenyl	202-177-1	92-67-1	0,01
Salze von 4-Aminobiphenyl			0,01
6-Amino-2-ethoxynaphthalin			0,01
Salze von Benzidin	208-519-6	531-85-1	0,01
	208-520-1	531-86-2	
	244-236-4	21136-70-9	
	252-984-8	36341-27-2	
Benzo[a]pyren	200-028-5	50-32-8	0,005
Bis(chlormethyl)ether	208-832-8	542-88-1	0,0005
4,4'-Bi-o-toluidin	204-358-0	119-93-7	0,05
Salze von 4,4'-Bi-o-toluidin	210-322-5	612-82-8	0,05
	265-294-7	64969-36-4	
	277-985-0	74753-18-7	
2,4-Butansulton	214-325-2	1121-03-5	0,01
Chlormethyl-methylether	203-480-1	107-30-2	0,01
4-Chlor-o-toluidin, s. auch Nummer 3	202-441-6	95-69-2	0,01
2,2'-Dichlordiethylsulfid		505-60-2	0,01
3,3'-Dimethoxybenzidin	204-355-4	119-90-4	0,05
Salze von 3,3'-Dimethoxybenzidin			0,05
Dimethylcarbamoylchlorid	201-208-6	79-44-7	0,0005
Dimethylnitrosamin	200-549-8	62-75-9	0,0001
Hexamethylphosphorsäuretriamid	211-653-8	680-31-9	0,0005
6-Methoxy-m-toluidin	204-419-1	120-71-8	0,01
N-Methyl-bis(2-chlorethyl)amin	200-120-5	51-75-2	0,01
Salze von 2-Naphthylamin	209-030-0	553-00-4	0,01
	210-313-6	612-52-2	
4-Nitrobiphenyl	202-204-7	92-93-3	0,01
N-Nitrosodi-n-butylamin	213-101-1	924-16-3	0,0001
N-Nitrosodiethylamin	200-226-1	55-18-5	0,0001
Nitrosodipropylamin	210-698-0	621-64-7	0,0001
N-Nitrosodi-i-propylamin		601-77-4	0,0005
N-Nitrosoethylphenylamin		612-64-6	0,0001
2,2'-(Nitrosoimino)bisethanol	214-237-4	1116-54-7	0,0005
N-Nitrosomethylethylamin		10595-95-6	0,0001

Stoffidentität			Konzentrations-
Bezeichnung	EG-Nr.	CAS-Nr.	grenzen in %
N-Nitrosomethylphenylamin	210-366-5	614-00-6	0,0001
N-Nitrosomorpholin		59-89-2	0,0001
N-Nitrosopiperidin	202-886-6	100-75-4	0,0001
N-Nitrosopyrrolidin	213-218-8	930-55-2	0,0005
2,3,7,8-Tetrachlordibenzo-p-dioxin	217-122-7	1746-01-6	0,0000002
Tetranitromethan	208-094-7	509-14-8	0,001
4-o-Tolylazo-o-toluidin	202-591-2	97-56-3	0,01
1,2,3-Trichlorpropan,	202-486-1	96-18-4	0,01
s. auch Nummer 3			
α,α,α-Trichlor-toluol	202-634-5	98-07-7	0,01

5 Verzeichnis der CAS-Nummern

CAS-Nr.	Bezeichnung	Verzeichnis in Nummer
50-32-8	Benzo[a]pyren	4
51-75-2	N-Methyl-bis(2-chlorethyl)amin	4
55-18-5	N-Nitrosodiethylamin	4
58-89-9	Lindan	3
59-89-2	N-Nitrosomorpholin	4
62-75-9	Dimethylnitrosamin	4
65-61-2	N,N,N',N'-Tetramethylacridin-3,6-yldiaminydrochlorid	3
67-66-3	Trichlormethan	3
74-85-1	Ethen	3
74-96-4	Bromethan	3
75-25-2	Bromoform	3
75-38-7	1,1-Difluorethen (R 1132a)	3
79-34-5	1,1,2,2-Tetrachlorethan	3
79-44-7	Dimethylcarbamoylchlorid	4
84-74-2	Dibutylphthalat (DBP)	3
87-68-3	1,1,2,3,4,4-Hexachlor-1,3-butadien	3
87-86-5	Pentachlorphenol	3
88-73-3	1-Chlor-2-nitrobenzol	3
91-95-2	Biphenyl-3,3'-4,4'-tetrayltetraamin	3
92-67-1	4-Aminobiphenyl	4
92-93-3	4-Nitrobiphenyl	4
95-68-1	2,4-Xylidin	3
95-69-2	4-Chlor-o-toluidin	3, 4
95-79-4	5-Chlor-o-toluidin	3
96-18-4	1,2,3-Trichlorpropan	3, 4
96-45-7	Ethylenthioharnstoff	3
97-56-3	4-o-Tolylazo-o-toluidin	4
98-07-7	α,α,α-Trichlor-toluol	4
100-40-3	4-Vinylcyclohexen	3
100-44-7	α-Chlortoluol	3
100-75-4	N-Nitrosopiperidin	4
101-68-8	4,4'-Methylendiphenyldiisocyanat (in Form atembarer Aerosole, A-Fraktion)	3
101-90-6	1,3-Bis(2,3-epoxypropoxy)benzol	3
106-87-6	1-Epoxyethyl-3,4-epoxycyclohexan	3

CAS-Nr.	Bezeichnung	Verzeichnis in Nummer
106-88-7	1,2-Epoxybutan	3
106-92-3	1-Allyloxy-2,3-epoxypropan	3
107-30-2	Chlormethyl-methylether	4
108-05-4	Vinylacetat	3
112-49-2	1,2-Bis(2-methoxyethoxy)ethan	3
115-96-8	Tris(2-chlorethyl)phosphat	3
118-96-7	2,4,6-Trinitrotoluol	3
119-90-4	3,3'-Dimethoxybenzidin	4
119-34-6	2-Nitro-4-aminophenol	3
119-93-7	4,4'-Bi-o-toluidin	4
120-71-8	6-Methoxy-m-toluidin	4
127-18-4	Tetrachlorethylen	3
127-19-5	N,N-Dimethylacetamid	3
129-79-3	2,4,7-Trinitrofluorenon	3
132-32-1	3-Amino-9-ethylcarbazol	3
151-67-7	2-Brom-2-chlor-1,1,1-trifluorethan	3
306-83-2	2,2-Dichlor-1,1,1-trifluorethan (R 123)	3
373-02-4	Nickelacetat	3
492-80-8	4,4'-Carbonimidoylbis(N,N-dimethylanilin)	3
495-54-5	4-(Phenylazo)benzol-1,3-diamin	3
505-60-2	2,2'-Dichlordiethylsulfid	4
509-14-8	Tetranitromethan	4
512-56-1	Trimethylphosphat	3
513-79-1	Cobaltcarbonat	3
531-85-1	Salze von Benzidin	4
531-86-2	Salze von Benzidin	4
532-82-1	4-Phenylazophenylen-1,3-diaminmonohydrochlorid	3
542-75-6	1,3-Dichlorpropen	3
542-83-6	Cadmiumcyanid	3
542-88-1	Bis(chlormethyl)ether	4
553-00-4	Salze von 2-Naphthylamin	4
563-47-3	3-Chlor-2-methylpropen	3
593-70-4	Chlorfluormethan (R 31)	3
601-77-4	N-Nitrosodi-i-propylamin	4
612-52-2	Salze von 2-Naphthylamin	4
612-64-6	N-Nitrosoethylphenylamin	4
612-82-8	Salze von 4,4'-Bi-o-toluidin	4
621-64-7	Nitrosodipropylamin	4
614-00-6	N-Nitrosomethylphenylamin	4
680-31-9	Hexamethylphosphorsäuretriamid	4
868-85-9	Dimethylhydrogenphosphit	3
924-16-3	N-Nitrosodi-n-butylamin	4
930-55-2	N-Nitrosopyrrolidin	4
947-92-2	Dicyclohexylnitrosamin (DCHNA)	3
1116-54-7	2,2'-(Nitrosoimino)bisethanol	4
1121-03-5	2,4-Butansulton	4
1163-19-5	Bis(pentabromphenyl)ether	3
1307-96-6	Cobaltoxid	3
1317-42-6	Cobaltsulfid	3
1336-36-3	Polychlorierte Biphenyle	3

CAS-Nr.	Bezeichnung	Verzeichnis in Nummer
1464-53-5	2,2'-Bioxiran	3
1633-83-6	1,4-Butansulton	3
1746-01-6	2,3,7,8-Tetrachlordibenzo-p-dioxin	4
2238-07-5	Diglycidylether	3
2426-08-6	1-n-Butoxy-2,3-epoxypropan	3
2431-50-7	2,3,4-Trichlorbut-1-en	3
2451-62-9	1,3,5-Tris(oxiranylmethyl)-1,3,5-triazin-2,4,6(1H,3H,5H)-trion	3
2465-27-2	4,4'-Carbonimidoylbis(N,N-dimethylanilin)-Hydrochlorid	3
2832-19-1	N-Methylolchloracetamid	3
3033-77-0	2,3-Epoxypropyltrimethylammoniumchlorid	3
3165-93-3	4-Chlor-o-toluidiniumchlorid	3
3327-22-8	(3-Chlor-2-hydroxypropyl)trimethylammoniumchlorid	3
4016-14-2	iso-Propylglycidylether	3
4464-23-7	Cadmiumdiformiat	3
5216-25-1	α,α,α,4-Tetrachlortoluol	3
5307-14-2	2-Nitro-p-phenylendiamin	3
5522-43-0	Nitropyrene	3
6147-53-1	Cobalt(II)acetat-Tetrahydrat	3
7439-92-1	Blei-Metall	3
7440-43-9	Cadmium	3
7440-48-4	Cobalt-Metall	3
7572-29-4	Dichloracetylen	3
7646-79-9	Cobaltdichlorid	3
7665-72-7	1-tert-Butoxy-2,3-epoxypropan	3
7718-54-9	Nickelchlorid	3
7786-81-4	Nickelsulfat	3
7790-80-9	Cadmiumiodid	3
9016-87-9	Techn. MDI (in Form atembarer Aerosole) (unter „4,4'-Methylendiphenyldiisocyanat")	3
10026-22-9	Cobalt(II)nitrat-Hexahydrat	3
10026-24-1	Cobalt(II)sulfat-Heptahydrat	3
10028-15-6	Ozon	3
10127-02-3	N,N,N',N'-Tetramethylacridin-3,6-diaminmonohydrochlorid, Verbindung mit Zinkdichlorid	3
10595-95-6	N-Nitrosomethylethylamin	4
15159-40-7	Morpholin-4-carbonylchlorid	3
17010-21-8	Cadmiumhexafluorosilicat(2-)	3
21136-70-9	Salze von Benzidin	4
23696-28-8	Olaquindox	3
26447-14-3	[(Tolyloxy)methyl]oxiran	3
27478-34-8	Dinitronaphthaline	3
36341-27-2	Salze von Benzidin	4
36465-76-6	Arsenige Säure	3
41683-62-9	1,2-Dichlormethoxyethan	3
64969-36-4	Salze von 4,4'-Bi-o-toluidin	4
68515-41-3	1,2-Benzoldicarbonsäure, Di-C7-9-verzweigte und lineare Alkylester	3
68515-43-5	1,2-Benzoldicarbonsäure, Di-C9-11-verzweigte und lineare Alkylester	3
71888-89-6	1,2-Benzoldicarbonsäure, Di-C6-8-verzweigte Alkylester, C7-reich	3
73070-37-8	C.I. Direct Blue 218	3
74753-18-7	Salze von 4,4'-Bi-o-toluidin	4

10.4.5 **TRGS 906**

Ausgabe Juli 2005, zuletzt geändert und ergänzt März 2007

Verzeichnis krebserzeugender Tätigkeiten oder Verfahren nach § 3 Abs. 2 Nr. 3 GefStoffV

Die Technischen Regeln für Gefahrstoffe (TRGS) geben den Stand der Technik, Arbeitsmedizin und Arbeitshygiene sowie sonstige gesicherte wissenschaftliche Erkenntnisse für Tätigkeiten mit Gefahrstoffen, einschließlich deren Einstufung und Kennzeichnung, wieder. Sie werden vom *Ausschuss für Gefahrstoffe (AGS)* aufgestellt und von ihm der Entwicklung entsprechend angepasst. Die TRGS werden vom Bundesministerium für Arbeit und Soziales im gemeinsamen Ministerialblatt bekannt gegeben. Diese TRGS enthält, ein Verzeichnis von Tätigkeiten oder Verfahren, die im Anhang I der Richtlinie 2004/37/EG oder vom AGS als krebserzeugend Kategorie 1 oder 2 bezeichnet werden.

Inhalt

1 Hinweise auf Vorschriften der Gefahrstoffverordnung
2 Verzeichnis krebserzeugender Tätigkeiten oder Verfahren

1 Hinweise auf Vorschriften der Gefahrstoffverordnung

(1) Für die in dieser TRGS aufgeführten Tätigkeiten oder Verfahren gilt die GefStoffV, insbesondere die Schutzvorschriften des Dritten und Vierten Abschnittes der Gefahrstoffverordnung.

(2) Im Sicherheitsdatenblatt zu Stoffen und Zubereitungen nach § 6 der GefStoffV ist auch auf die Tätigkeiten oder Verfahren, die in dem Verzeichnis nach Nummer 2 bezeichnet werden, hinzuweisen (siehe auch TRGS 220).

2 Verzeichnis krebserzeugender Tätigkeiten oder Verfahren nach § 3 Abs. 2 Nr. 3 der Gefahrstoffverordnung

Bezeichnung	Hinweise*
Herstellung von Auramin	1.
Tätigkeiten oder Verfahren, bei denen Beschäftigte krebserzeugenden polyzyklischen aromatischen Kohlenwasserstoffen ausgesetzt sind, die in Pyrolyseprodukten aus organischem Material (z.B. Steinkohlenruß, Steinkohlenteer oder Steinkohlenteerpech) vorhanden sein können. Es ist zulässig, als Bezugssubstanz für Pyrolyseprodukte mit krebserzeugenden polyzyklischen aromatischen Kohlenwasserstoffen den Stoff Benzo(a)pyren zu wählen.	2.; s. auch TRGS 551
Tätigkeiten oder Verfahren, bei denen Beschäftigte Staub, Rauch oder Nebel beim Rösten oder bei der elektrolytischen Raffination von Nickelmatte ausgesetzt sind.	3.
Starke-Säure-Verfahren bei der Herstellung von Isopropylalkohol	4.; s. auch Verbot der Herstellung nach Anh. IV Nr. 16 GefStoffV
Tätigkeiten oder Verfahren, bei denen Beschäftigte Hartholzstäuben ausgesetzt sind.	5.; s. auch Anlage 1 s. auch TRGS 553
Tätigkeiten oder Verfahren, bei denen Beschäftigte in Bereichen arbeiten, in denen Dieselmotoremissionen freigesetzt werden	s. auch TRGS 554
Tätigkeiten oder Verfahren, bei denen Beschäftigte alveolengängigen[1] Stäuben aus kristallinem Siliciumdioxid in Form von Quarz und Cristobalit ausgesetzt sind.	a)

* die Ziffern und Buchstaben in der Spalte Hinweise bedeuten:

　1 – 5 Lfd. Nr. nach Anhang I der RL 2004/37/EG;

　a) Begründungen zur Bewertung dieser Tätigkeiten oder Verfahren wurden vom AGS erarbeitet und sind zugänglich als Bekanntmachung des AGS unter www.baua.de/prax/

[1] DIN/EN 481 „Festlegung der Teilchengrößenverteilung zur Messung luftgetragener Partikel", Brüssel 1993; BGIA-Arbeitsmappe „Messung von Gefahrstoffen", Herausgeber: Berufsgenossenschaftliches Institut für Arbeitsschutz – BGIA, Erich Schmidt Verlag

Anlage

Anlage 1: Verzeichnis der Harthölzer

Anlage 1 zu TRGS 906

Verzeichnis einiger Hartholzarten nach Anhang I Nr. 5 der Richtlinie2004/37/EG

Quelle: Band 62 der vom Internationalen Krebsforschungszentrum (IARC) veröffentlichten Monographie zur Evaluierung von Krebsrisiken für den Menschen: Wood Dust and Formaldehyde, Lyon, 1995;

(siehe auch: 119. Verordnung des Bundesministers für Wirtschaft und Arbeit, mit der die Verordnung über Grenzwerte für Arbeitsstoffe und über krebserzeugende Arbeitsstoffe (Grenzwerteverordnung 2003 – GKV 2003), geändert wird; Bundesgesetzblatt für die Republik Österreich Jahrgang 2004 Teil II, ausgegeben am 10. März 2004 S. 1–7).

Als „Harthölzer" werden dort aufgeführt:
- Afrikanisches Mahagony (Khaya)
- Afrormosioa (Pericopis elata)
- Ahorn (Acer)
- Balsa (Ochroma)
- Birke (Betula)
- Brasilianisches Rosenholz (Dalbergia nigra)
- Buche (Fagus)
- Ebenholz (Diospyros)
- Eiche (Quercus)
- Erle (Alnus)
- Esche (Fraxinus)
- Hickory (Carya)
- Iroko (Chlorophora excelsa)
- Kastanie (Castanea)
- Kaurikiefer (Agathis australis)
- Kirsche (Prunus)
- Limba (Terminalia superba)
- Linde (Tilia)
- Mansonia (Mansonia)
- Meranti (Shorea)
- Nyaoth (Palaquium hexandrum)
- Obeche (Triplochiton scleroxylon)
- Palisander (Dalbergia)
- Pappel (Populus)
- Platane (Platanus)
- Rimu, Red Pine (Dacrydium cupressinum)
- Teak (Tectona grandis)
- Ulme (Ulmus)
- Walnuss (Juglans)
- Weide (Salix)
- Weißbuche (Carpinus)

10.4.6 TRGS 907
Ausgabe Oktober 2002

Hinweis
Bei der Neufassung wurden einige redaktionelle Anpassungen vorgenommen. Stoffe, die mittlerweile in Anhang I der RL 67/548/EWG entsprechend aufgenommen sind, wurden in den Listen gestrichen, einige neue Einträge vorgenommen. Begründungen zur Bewertung von Stoffen als sensibilisierend finden sich u.a. unter: www.baua.de/prax/.

Verzeichnis Sensibilisierender Stoffe
Die Technischen Regeln für Gefahrstoffe (TRGS) geben den Stand der sicherheitstechnischen, arbeitsmedizinischen, hygienischen sowie arbeitswissenschaftlichen Anforderungen an Gefahrstoffe hinsichtlich Inverkehrbringen und Umgang wieder. Sie werden vom *Ausschuss für Gefahrstoffe (AGS)* aufgestellt und von ihm der Entwicklung angepasst. Die TRGS werden vom Bundesministerium für Arbeit und Sozialordnung im Bundesarbeitsblatt (BArbBl) bekannt gegeben.
Diese TRGS enthält ein Verzeichnis von Stoffen, bei denen davon auszugehen ist, dass sie nach gesicherten wissenschaftlichen Erkenntnissen als sensibilisierend gemäß den Kriterien der Gefahrstoffverordnung (GefStoffV) einzuordnen sind, die jedoch bisher noch nicht mit den entsprechenden R-Sätzen eingestuft sind. Die Bekanntmachung erfolgt nach Beratung durch den Ausschuss für Gefahrstoffe (AGS).

Inhalt
1 Hinweise auf Vorschriften der Gefahrstoffverordnung
2 Kriterien zur Bewertung der sensibilisierenden Wirkung von Stoffen
3 Verzeichnis sensibilisierender Stoffe

1 Hinweise auf Vorschriften der Gefahrstoffverordnung
(1) Für den Umgang mit sensibilisierenden Stoffen sind die allgemeinen Umgangsvorschriften des Fünften Abschnittes der GefStoffV zu beachten.
(2) Handelt es sich bei den sensibilisierenden Stoffen auch um krebserzeugende oder erbgutverändernde Gefahrstoffe der Kategorien 1 oder 2, sind über die Vorschriften nach Absatz 1 hinaus auch die besonderen Vorschriften für den Umgang mit diesen Stoffen in den §§ 36 und 37 zu beachten.

2 Kriterien zur Bewertung der sensibilisierenden Wirkung von Gefahrstoffen
(1) Die Entwicklung einer Allergie wird von mehreren Einflussfaktoren bestimmt. Dazu gehören das Sensibilisierungsvermögen des Gefahrstoffes bzw. seiner im Organismus entstehenden Metabolite, die Konzentration, Dauer und Art der Einwirkung, die genetisch determinierte Disposition der Exponierten und der aktuelle Zustand der Gewebe, auf die der sensibilisierende Gefahrstoff trifft. Die Feststellungen zum Sensibilisierungsvermögen eines Stoffes werden abgeleitet aus medizinischen Erfahrungen über Krankheitserscheinungen beim Menschen, aus speziellen Tests im Tierversuch oder aus Struktur-Wirkungs-Betrachtungen über die jeweilige Substanz.
(2) Die in dieser TRGS vorgeschlagenen Einstufungen erfolgen auf der Grundlage der in der EU vereinbarten Kriterien für die Kennzeichnung von Gefahrstoffen mit R42 bzw. R43: R42 Sensibilisierung durch Einatmen möglich, – aufgrund des Nachweises, dass der Stoff oder die Zubereitung spezifische Überempfindlichkeit am Atemtrakt hervorrufen kann,
– aufgrund von positiven Ergebnissen aus geeigneten Tierversuchen,
– wenn der Stoff ein Isocyanat ist, es sei denn, es liegt ein Nachweis darüber vor, dass der Stoff keine Überempfindlichkeit am Atemtrakt bewirkt.
R43 Sensibilisierung durch Hautkontakt möglich,
– wenn praktische Erfahrungen zeigen, dass Stoffe oder Zubereitungen eine Sensibilisierung bei einer erheblichen Anzahl von Personen durch Hautkontakt hervorrufen können
– wenn positive Ergebnisse aus einem geeigneten Tierversuch vorliegen.
(3) Bei Anwendung der in der ChemPrüfV beschriebenen Adjuvans-Prüfmethode zur Sensibilisierung der Haut oder vergleichbarer Adjuvans-Tests gilt ein Ergebnis bei mindestens 30 % der Versuchstiere als positiv. Bei anderen Prüfmethoden gilt ein Ergebnis von 15 % als positiv.

3 Verzeichnis sensibilisierender Stoffe
(1) Die Listen in Nummer 3.1 und 3.2 enthalten eine Auswahl von Arbeitsstoffen, die häufig und/oder besonders schnell sensibilisieren und für Berufserkrankungen Bedeutung haben. Die Bekanntma-

chung der Stoffe dieser Listen erfolgt durch den AGS. Die Listen schränken die Verpflichtung der Hersteller und Inverkehrbringer nicht ein, Stoffe als sensibilisierend zu kennzeichnen, wenn ihnen dazu entsprechende Kenntnisse vorliegen.

(2) In der Rubrik Synonyme/Einzelsubstanzen/Untergruppen/-arten sind bei Gruppenbezeichnungen wie „Hölzer" und „Zierpflanzen" als Präzisierung zu verstehende Einzelsubstanzen bzw. einzelne Arten aufgelistet. Im Übrigen werden nur ausgewählte, in der Praxis gebrauchte bzw. der präzisen chemischen Charakterisierung dienende Synonyme erwähnt. In den Listen sind zur schnellen Orientierung auch die entsprechenden Empfehlungen der MAK-Kommission aufgeführt.

(3) Weitere sensibilisierende Stoffe sind in Anhang I der RL 67/548/EWG aufgeführt.

(4) Maßnahmen zum Schutz der Beschäftigten beim Umgang mit sensibilisierenden Stoffen sind der TRGS 540 „Sensibilisierende Stoffe" zu entnehmen. Begründungen zur Bewertung von Stoffen als sensibilisierend finden sich u.a. unter [www.baua.de/prax].

3.1 Stoffe, bei denen nach gesicherter wissenschaftlicher Erkenntnis von einer atemwegsensibilisierenden Wirkung auszugehen ist und die in Anhang I der RL 67/548/EWG noch nicht mit R42 bzw. R42/43 eingestuft sind.

Sensibilisierender Stoff	EG-Nr.	CAS-Nr.	MAK-Kommission	Synonyme/Einzelsubstanzen/Untergruppen/-arten
Futtermittel- und Getreidestäube				
Getreidemehlstäube			Sa	
von Roggen und Weizen				
Holzstäube			Sah	Holzarten: *Thuja plicata*, Riesenlebensbaum, Rotzeder, *Triplochiton scleroxylon*, Abachi, Obeche *Terminalia superba*, Limba
Labortierstaub				
Naturgummilatexhaltiger Staub			Sah	
Nutztierstaub				
Rohkaffeestaub				
Schimmelpilzhaltiger Staub				
Spinnmilbenhaltiger Staub				rote Spinnmilbe
Strahlenpilzhaltiger Staub				
Vorratsmilbenhaltiger Staub				
Zierpflanzenbestandteile				Pollen u. a. Bestandteile von Chrysantheme, Alpenveilchen, Freesie, Tulpe, Margerite, Begonie, Sonnenblume, Hagebutte, Mimose, Schleierkraut, Birkenfeige
Zuckmückenhaltiger Staub				

Sa = Atemwegssensibilisierender Stoff
Sah = Atemwegs- und hautsensibilisierender Stoff

3.2 Stoffe, bei denen nach gesicherter wissenschaftlicher Erkenntnis von einer sensibilisierenden Wirkung durch Hautkontakt auszugehen ist und die in Anhang I der RL 67/548/EWG noch nicht mit R43 bzw. R42/43 eingestuft sind.

Sensibilisierender Stoff	EG-Nr.	CAS-Nr.	MAK-Kommission	Synonyme/Einzelsubstanzen/Untergruppen/-arten
4-Aminophenol	204-616-2	123-30-8		p-Aminophenol
N-(4-Aminophenyl)aniline	202-951-9	101-54-2		p-Aminodiphenylamin; N-Phenyl-p-phenylendiamin
Ammoniummercaptoacetat	226-540-9	5421-46-5		Ammoniumthioglykolat, Mercaptoessigsäure, Ammoniumsalz
Benzalkoniumchlorid		8001-54-5		N-Alkyl-N-benzyl-N,N-dimethylammonium-chlorid
2-Brom-2-(brommethyl)pentan-dinitril	252-681-0	35691-65-7	Sh	1,2-Dibrom-2,4-dicyanbutan, 2-Brom-2-(brommethyl) glutardinitril, BCB, Methyldibromoglutaronitrile
1-Chlor-2,4-dinitrobenzol	202-551-4	97-00-7		2,4-Dinitrochlorbenzol, DNCB
Chlorpromazin	200-045-8	50-53-3	SP	2-Chlor-10-(3-(dimethylamino)propyl)-phenol-thiazin
Chlorpromazinhydrochlorid	200-701-3	69-09-0	SP	2-Chlor-10-(3-(dimethylamino)propyl)-phenol-thiazin
N-Cyclohexyl-N'-phenyl-pphenylendiamin	202-984-9	101-87-1		
Glycerylmonothioglykolat		30518-84-9	Sh	Mercaptoessigsäuremonoester mit 1,2,3-Propantriol, Thioglykolsäure-α-monoglycerylester
Hölzer, Holzstaub				Holzarten:
			Sh	*Acacia melanoxylon*, tropische Akazie
			Sh	*Brya ebenus*, Cocusholz,
			Sh	*Chlorophora excelsa*, Iroko, Kambala
			Sh	*Dalbergia latifolia*, ostindischer Palisander
			Sh	*Dalbergia melanoxylon*, afrikanisches Grenadillholz
			Sh	*Dalbergia nigra*, Rio Palisander
			Sh	*Dalbergia retusa*, Cocobolo
			Sh	*Dalbergia stevensonii*, Honduras Palisander
			Sh	*Distemonanthus benthamianus*, Ayan, Movingui
			Sh	*Grevillea robusta*, australische Silbereiche
			Sh	*Khaya anthotheca*, afrikanisches Mahagoni
			Sh	*Macherium scleroxylon*, Santos Palisander
			Sh	*Mansonia altissima*, Bété
			Sh	*Paratecoma peroba*, Peroba do campo, Peroba jaune
			Sh	*Tectona grandis*,Teak
			Sah	*Thuja plicata*, Riesenlebensbaum, Rotzeder
			Sah	*Triplochiton scleroxylon*, Abachi, Obeche
N-Methyl-N,2,4,6-tetranitroanilin	207-531-9	479-45-8		N-Methyl-N,2,4,6-tetranitrobenzolamin, N-Pikryl-N-methylnitramin, Nitramin, Tetralit, Tetryl
Naturgummilatex			Sah	
2-Nitro-p-phenylendiamin	226-164-5	5307-14-2	Sh, H	o-Nitro-p-phenylendiamin
Olaquindox	245-832-7	23696-28-8	SP	Olaquindox, N-(2-Hydroxyethyl)-3-methyl-2-chinoxalincarboxamid-1,4-dioxid

Sensibilisierender Stoff	EG-Nr.	CAS-Nr.	MAK-Kommission	Synonyme/Einzelsubstanzen/Untergruppen/-arten
p-Phenetidin	205-855-5	156-43-4		4-Ethoxyanilin
Phenol-Formaldehydharz		9003-35-4		Novolak, Resol
Platinverbindungen (Chloroplatinate)			Sah	
Quecksilberverbindungen, organisch			Sh	Thiomersal, Mercurochrom, Phenylquecksilbersalze (-acetat, -chlorid, -borat, -nitrat, -benzoat)
Triisobutylphosphat	204-798-3	126-71-6		
Zierpflanzenbestandteile				Allergene: Sesquiterpenlactone in Chrysanthemen u.a. Korbblütlern Tulipalin A in Tulpen, Alstroemerien u.a. Primin in *Primula obconica*

Sh = Hautsensibilisierender Stoff

Sah = Atemwegs- und hautsensibilisierender Stoff

SP = Photosensibilisierender Stoff

H   = Hautresorption

10.4.6.1 Alphabetisches Verzeichnis der sensibilisierenden Stoffe nach TRGS 540 oder 907 i. S. von Anhang V Nr. 1 und 2 GefStoffV (vgl. Kap. 6)

Sensibilisierender Stoff	CAS-Nr.	BArbBl./Heft/S.
4-Aminodiphenylamin	101-54-2	7–8/99, S. 76
4-Aminophenol	123-30-8	PDF, 22 KB
Ammoniumpersulfat	7727-54-0	7–8/99, S. 77
Ammoniumthioglykolat	5421-46-5	7–8/99, S. 76
Benzalkoniumchlorid	8001-54-5	7–8/99, S. 78
2-Chloracetamid	79-07-2	7–8/99, S. 81
2-Chlor-10-(3-(dimethyl-amino)-propyl)-phentothiazin (Chlorpromazin)	69-09-0	7–8/99, S. 80
1-Clor-2,4-dinitrobenzol (DNCB)	97-00-7	PDF, 13 KB
5-Chlor-2-methyl-2,3-dihydro-isothia-zol-3-on (CMI) und	26172-55-4	7–8/99, S. 82
2-Methyl-2,3-dihydrothiazol-3-on (MI)	2682-20-4	
– (Gemisch im Verhältnis 3:1)	55365-84-9	
1,2- Cyclohexandicarbonsäureanhydrid (HHPA)	85-42-7	1/98, S. 41
N-Cyclohexyl-N'-phenyl-p-phenylendiamin	101-87-1	PDF, 12 KB
1,2-Dibrom-2.4-dicyanbutan (BCB)	35691-65-7	7–8/99, S.83
Futtermittel und Getreidestäube	–	1/98, S. 42
Getreidemehlstäube von Roggen und Weizen	–	1/98, S. 43
Glycerylmonothioglykolat (GMTG)	30518-84-9	7–8/99, S. 83
Hölzer und Holzstäube	–	7–8/99, S. 66
N-(2-Hydroxyethyl)-3-methyl-2-chonoxalin-carboxamid-1,4-dioxid (Olaquindox)	23696-28-8	7–8/99, S. 84
Labortierstaub	–	1/98, S. 45
N-Methyl-N,2,4,6-tetranitroanilin (Tetryl)	479-45-8	2/2000, S. 90
Naturgummilatex und Naturgummilatex-haltiger Staub	–	7–8/99, S. 69
o-Nitro-p-phenylendiamin	5307-14-2	7–8/99, S. 85
Nutztierstaub	–	1/98, S. 47
p-Phenetidin	156-43-4	PDF, 20 KB
Phenol-Formaldehydharz	9003-35-4	7–8/99, S. 87
1-Phenylazo-2-naphthol	842-07-9	2/2000, S. 91
Phenylhydrazin	100-63-0	2/2000, S. 91
Phenylhydrazin-HCl	59-88-1	2/2000, S. 91

Sensibilisierender Stoff	CAS-Nr.	BArbBl./ Heft/S.
Phthalsäureanhydrid (PSA)	85-44-9	1/98, S. 48
Platinverbindungen (Chlorplatinate)	–	7–8/99, S. 70
Pyromellitsäureanhydrid (PMDA)	89-32-7	1/98, S. 49
Quecksilberverbindungen, organisch	7439-97-6	7–8/99, S. 86
Thiomersal	54-64-8	7–8/99, S. 86
Mercurochrom	129-16-6	7–8/99, S. 86
Quecksilber-acetat	62-38-4	7–8/99, S. 86
Quecksilber-chlorid	100-56-1	7–8/99, S. 86
Quecksilber-borat	102-98-7	7–8/99, S. 86
Quecksilber-nitrat	55-68-5	7–8/99, S. 86
Quecksilber-propionat	103-27-5	7–8/99, S. 86
Rohkaffestaub	–	1/98, S. 50
Schimmelpilzhaltiger Staub	–	1/98, S. 51
Spinnmilbenhaltiger Staub	–	1/98, S. 52
Strahlenpilzhaltiger Staub	–	1/98, S. 52
Terpentinöl	8006-64-2	7–8/99, S. 87
Tetrachlorphthalsäureanhydrid (TCPA)	117-08-8	1/98, S. 53
Triisobutylphosphat	126-71-6	PDF, 9 KB
N,N',N'-Tris(β-hydroxyethyl)-hexahydro-1,3,5-triazin (THT)	4719-04-4	7-8/99, S. 88
9-Vinylcarbazol	1484-13-5	2/2000, S. 92
Vorratsmilbenhaltiger Staub	–	1/98, S. 54
Zierpflanzenbestandteile	–	7–8/99, S. 71
– Tulipalin A	547-65-9	7–8/99, S. 71
– Primin	119-38-0	7–8/99, S. 71
Zimtaldehyd	104-55-2	7–8/99, S. 89
Zink-dibutyldithiocarbamat (ZBC/ZDB)	136-23-2	7–8/99, S. 90
Zink-diethyldithiocarbamat (ZDC)	14324-55-1	7–8/99, S. 90
Zuckmückenhaltiger Staub	–	1/98, S. 56

10.5 Anlage 1 der Unfallverhütungsvorschrift (UVV) „Arbeitsmedizinische Vorsorge"

(BGV A4 – früher VBG 100) – vom 1. April 1993

G = Berufsgenossenschaftlicher Grundsatz zur Durchführung von Arbeitsmedizinischen Vorsorgeuntersuchungen

Grau unterlegte Untersuchungsanlässe sind Eignungsuntersuchungen.

G	Gefahrstoffe und gefährdende Tätigkeiten	Nachuntersuchungsfristen		Nachgehende Untersuchungen (in Monaten)
		erste NU (in Monaten)	weitere NU (in Monaten)	
40	Acrylamid	60	60	60
40	Acrylnitril	12 – 24	12 – 24	60
40	o-Aminoazotoluol	60	60	60
40	4-Aminobiphenyl	6 – 9	6 – 12	60
40	Salze von 4-Aminobiphenyl	6 – 9	6 – 12	60
40	2-Amino-4-Nitrotoluol	6 – 9	6 – 12	60
	Antifouling Farben	6	12	–
40	Antimontrioxid[2]	60	60	60
31	Aromatische Nitro- und Aminoverbindungen	6 – 9	6 – 12	–
16	Arsenpentoxid, arsenige Säure, Arsensäure und deren Salze, (Arsenite, Arsenate)[2]	6	12	60
16	Arsentrioxid (siehe Diarsentrioxid)			
1.2	Asbest[2] Chrysotil, Amphibol-Asbeste (Aktinolith, Amosit, Anthophyllit, Krokydolith, Tremolit)	12 – 36	12 – 36	60
26	Tragen von Atemschutzgeräten[9]			
26	Personen bis 50 Jahre	36	36	–
26	Personen über 50 Jahre:			
26	Gerätegewicht bis 5 kg	24	24	–
26	Gerätegewicht über 5 kg	12	12	–
35	Arbeitsaufenthalt im Ausland unter besonderen klimatischen und gesundheitlichen Belastungen	24 – 36	24 – 36	–
40	Auramin, techn.	60	60	60
40	Azofarbstoffe, mit krebserzeugender Aminkomponente	60	60	60
40	Benzidin (4,4'-Daminobiphenyl)	6 – 9	6 – 12	60
40	Salze von Benzidin	6 – 9	6 – 12	60
8	Benzol	2	3 – 6	60
40	Benzo(a)pyren[4]	24 – 36	24 – 36	60
40	Beryllium[2]	60	60	60
40	Berylliumverbindungen[2]	60	60	60
43	Arbeiten im Bereich der Biotechnologie	12	12	–
40	Bis(chlormethyl)ether	60	60	60
2	Blei oder seine Verbindungen (ausgenommen sind Bleitetraethyl, Bleitetramethyl)	Ärztliche	Biologische	Ärztliche
2	Bleikonzentration in der Luft über 75 µg/m³ oder Bleikonzentration im Blut zwischen 50 und 60 µg/100 ml		12	6 12
2	Bleikonzentration in der Luft zwischen 75 und 100 µg/m³ und Bleikonzentration im Blut bis zu 50 µg/100 ml	12	12	12
2	Bleikonzentration im Blut über 60 µg/100 ml bis 70 µg/100 ml	Unverzüglich[5]	6	12

G	Gefahrstoffe und gefährdende Tätigkeiten	Nachuntersuchungsfristen		Nachgehende
		erste NU (in Monaten)	weitere NU (in Monaten)	Untersuchungen (in Monaten)
3	Bleialkyle	3 – 6	12 – 24	–
	– Bleitetraethyl			
	– Bleitetramethyl			
44	Buchenholzstaub	60	60	60
40	1,3-Butadien	60	60	60
40	2,4-Butansulton	60	60	60
32	Cadmium und seine Verbindungen	12 – 18	12 – 24	60
32	Cadmiumchlorid[2]	12 – 18	12 – 24	60
32	Cadmiumoxid[10]	12 – 18	12 – 24	60
32	Cadmiumsulfat[10]	12 – 18	12 – 24	60
32	Calciumchromat[2]	6 – 9	12 – 24	60
	Chlordimethylether siehe Chlormethyl-methylether			
40	p-Chloranilin[10]	60	60	60
40	1-Chlor-2,3-epoxypropan(Epichlorhydrin)	60	60	60
40	Chlorfluormethan	60	60	60
40	N-Chlorformylmorpholin	60	60	60
40	Chlormethyl-methylether[1] (Chlordimethylether)	60	60	60
40	4-Chlor-o-toluidin	6 – 9	6 – 12	60
40	Chrom(III)-Chromate[2]	6 – 9	12 – 24	60
15	Chrom(VI)-Verbindungen, ausgenommen: Calciumchromat, Chrom(III)-Chromate, Strontiumchromat, Zinkchromat	6 – 9	12 – 24	60
40	Cobalt und seine Verbindungen[10]	60	60	60
40	Cobalt[2, 3] (als Cobaltmetall, Cobaltoxid und Cobaltsulfid)	60	60	60
40	2,4-Diaminoanisol	60	60	60
	4,4'-Diaminobiphenyl siehe Benzidin			
40	4,4'-Diaminodiphenylmethan und -dihydrochlorid	60	60	60
40	2,4-Diaminotoluol (2,4-Toluylendiamin)	60	60	60
40	o-Dianisidin siehe 3,3'-Dimethoxybenzidin			
16	Diarsentrioxid (Arsentrioxid)	6	12	60
40	Diazomethan	60	60	60
40	1,2-Dibrom-3-chlorpropan	60	60	60
40	1,2-Dibromethan (Ethylendibromid)	60	60	60
40	Dichloracetylen	60	60	60
40	3,3'-Dichlorbenzidin	6 – 9	6 – 12	60
40	Salze von 3,3'-Dichlorbenzidin	6 – 9	6 – 12	60
40	1,4-Dichlorbuten-2	60	60	60
40	2,2-Dichlordiethylsulfid	60	60	60
40	1,2-Dichlorethan (Ethylenchlorid)	60	60	60
40	2,2-Dichlor-4,4-methylendianilin 4,4'-Methylen-bis(2-chloranilin)	6 – 9	6 – 12	60
40	Salze von 2,2'-Dichlor-4,4'-methylendianilin (Salze von 4,4'-Methylen bis(2-chloranilin)	6 – 9	6 – 12	60
40	1,3-Dichlor-2-propanol[10]	60	60	60
40	1,3-Dichlorpropen (cis- und trans)	60	60	60
40	Dieselmotor-Emissionen	60	60	60

G	Gefahrstoffe und gefährdende Tätigkeiten	Nachuntersuchungsfristen		Nachgehende
		erste NU (in Monaten)	weitere NU (in Monaten)	Untersuchungen (in Monaten)
40	Diethylsulfat	60	60	60
40	3,3'-Dimethoxybenzidin (o-Dianisidin)	60	60	60
40	Salze von 3,3'-Dimethoxy-benzidin (Salze von o-Dianisidin)	60	60	60
40	3,3'-Dimethylbenzidin (o-Tolidin)	60	60	60
40	Salze von 3,3'-Dimethylbenzidin (Salze von o-Tolidin)	60	60	60
40	Dimethylcarbamoylchlorid	60	60	60
	3,3'-Dimethyl-4,4' diaminodiphenylmethan	6 – 9	6 – 12	60
40	N,N-Dimethylhydrazin	60	60	60
40	1,2-Dimethylhydrazin	60	60	60
40	Dimethylnitrosamin (N-Nitrosodimethylamin)	60	60	60
40	Dimethylsulfamoylchlorid	60	60	60
40	Dimethylsulfat	60	60	60
	2,6-Dinitrotoluol	6 – 9	9 – 12	60
44	Eichenholzstaub	60	60	60
	Epichlorhydrin siehe 1-Chlor-2,3-epoxipropan			
40	1,2-Epoxybutan[10] (1,2-Butylenoxid)	60	60	60
40	1,2-Epoxypropan (1,2-Propylenoxid)	60	60	60
40	Ethylcarbamat	60	60	60
	Ethylendibromid siehe 1,2-Dibromethan			
	Ethylenchlorid siehe 1,2-Dichlorethan			
40	Ethylenimin	60	60	60
40	Ethylenoxid	60	60	60
34	Fluor und seine anorganischen Verbindungen	12	12	–
40	Hexamethylphosphorsäuretriamid	60	60	60
41	Hitzearbeiten Personen bis 50 Jahre	60	60	–
41	Hitzearbeiten Personen über 50 Jahre	24	24	–
40	Hydrazin	60	60	60
42	Tätigkeiten mit Infektionsgefährdung	12	36	–
40	Iodmethan (Methyliodid)	60	60	–
	Ionisierende Strahlung (vgl. Regelungen in StrlSchV und RöV)			Nachgehende Untersuchungen sind nur auf Verlangen der BG erforderlich: 60
27	Isocyanate	3 – 6	12 – 24	–
21	Kältearbeiten – 25 °C bis – 45 °C	6	12	–
21	Kälter als – 45 °C	3	6	–
7	Kohlenmonoxid (Nachuntersuchungen sind nur in den Fällen des § 5 Abs. 3 notwendig)			
20	Tätigkeiten im Lärm[7, 9] 90 dB > L_{Ar} = 85 dB	12	60	–

G	Gefahrstoffe und gefährdende Tätigkeiten	Nachuntersuchungsfristen		Nachgehende
		erste NU (in Monaten)	weitere NU (in Monaten)	Untersuchungen (in Monaten)
20	90 dB > L_{Ar} = 90 dB	12	36	–
20	Die Durchführung des audiometrischen Siebtests als Bestandteil der arbeitsmedizinischen Vorsorgeuntersuchung kann außer vom ermächtigten Arzt auch von hierfür besonders ausgebildeten Hilfskräften unter Leitung und Aufsicht des ermächtigten Arztes vorgenommen werden.			
10	Methanol	12 – 18	12 – 24	
40	2-Methylaziridin (Propylenimin)	60	60	60
40	N-Methyl-bis(2-chlorethyl)amin	60	60	60
28	Methylchlorid siehe Monochlormethan			
	4,4'-Methylen-bis(2-chloranilin) siehe 2,2'-Dichlor-4,4'-methylendianilin			
40	4,4'-Methyl-bis(N,N-dimethylanilin)	60	60	60
28	Monochlormethan (Methylchlorid)	3 – 6	12 – 18	–
40	2-Naphthylamin	6 – 9	6 – 12	60
40	Salze von 2-Naphthylamin	6 – 9	6 – 12	60
38	Nickel[2, 3] (als Nickelmetall, Nickelsulfid und sulfidische Erze, Nickeloxid und Nickelcarbonat) sowie	36 – 60	36 – 60	60
38	Nickelverbindungen in Form atembarer Tröpfchen	12 – 24	12 – 24	60
38	Nickeltetracarbonyl	12 – 24	12 – 60	60
40	5-Nitroacenaphthen	6 – 9	6 – 12	60
40	4-Nitrodiphenyl	60	60	60
5	Nitroglycerin oder Nitroglykol	3 – 6	6 – 18	–
40	2-Nitronaphthalin	6 – 9	6 – 12	60
40	2-Nitropropan	60	60	60
40	N-Nitrosodiethanolamin	60	60	60
40	N-Nitrosodiethylamin	60	60	60
	N-Nitrosodimethylamin siehe Dimethylnitrosamin			
40	N-Nitrosodi-i-propylamin	60	60	60
40	N-Nitrosodi-n-butylamin	60	60	60
40	N-Nitrosodi-n-propylamin	60	60	60
40	N-Nitrosoethylphenylamin	60	60	60
40	N-Nitrosomethylethylamin	60	60	60
40	N-Nitrosomethylphenylamin	60	60	60
40	N-Nitrosomorpholin	60	60	60
40	N-Nitrosopiperidin	60	60	60
40	N-Nitrosopyrrolidin	60	60	60
	Oberflächenbehandlung in Räumen und Behältern – Fristen werden vom ermächtigten Arzt festgelegt			
40	4,4'-Oxidianilin (ODA)	6 – 9	6 – 12	60
	Peche siehe Benzo(a)pyren			
	Pentachlorethan	3 – 6	6	–
40	Pentachlorphenol[10]	60	60	60
17	Perchlorethylen siehe Tetrachlorethen			
12	Phosphor, weißer	6 – 9	12 – 18	–

G	Gefahrstoffe und gefährdende Tätigkeiten	Nachuntersuchungsfristen		Nachgehende
		erste NU (in Monaten)	weitere NU (in Monaten)	Untersuchungen (in Monaten)
40	3-Propanolid (1,3-Propiolacton)	60	60	60
40	1,3-Propansulton	60	60	60
	1,3-Propiolacton			
	siehe auch 3-Propanolid			
	Propylenimin			
	siehe 2-Methylaziridin			
	1,2-Propylenoxid			
	siehe 1,2-Epoxypropan			
9	Quecksilber:			
9	Alkyl-Quecksilberverbindungen	3 – 6	6 – 12	–
9	Quecksilbermetall und sonstige Quecksilberverbindungen	6 – 9	6 – 12	–
–	Röntgenstrahlung			
	siehe Ionisierende Strahlung			
6	Schwefelkohlenstoff	3 – 6	6 – 18	-
11	Schwefelwasserstoff	6 – 12	12 – 24	-
39	Schweißrauche	36	36	-
1.1	Silikogener Staub	36	36	-
1.1	Strahlmittel	36	36	-
40	Strontiumchromat[2]	6 – 9	12 – 24	60
31	Taucherarbeiten	12	12	-
40	2,3,7,8-Tetrachlordibenzo-p-dioxin	60	60	60
18	Tetrachlorethan	3 – 6	6	-
17	Tetrachlorethen (Tetrachlorethylen, Perchlorethylen)	12 – 18	12 – 24	
17	Tetrachlorethylen siehe Tetrachlorethen			
13	Tetrachlorkohlenstoff	3 – 6	6	-
13	Tetrachlormethan siehe Tetrachlorkohlenstoff			
40	4,4'-Thiodianilin (THDA)	6 – 9	6 – 12	60
	Thomasphosphat	2	6 – 12	60
			2. und 3. Nach-	
			untersuchung:	
			2 weitere Nach-	
			untersuchungen:	
			12	
	o-Tolidin siehe 3,3'-Dimethylbenzidin			
40	o-Toluidin	6 – 9	6 – 12	60
29	Toluol	12 – 18	12 – 24	–
	2,4-Toluylendiamin			
	siehe 2,4-Diaminotoluol			
40	2,3,4-Trichlorbuten-1	60	60	60
14	Trichlorethen (Trichlorethylen)	12 – 18	12 – 24	–
	Trichlorethylen			
	siehe Trichlorethen			
31	2,4,5-Trimethylanilin	6 – 9	6 – 12	60
36	Vinylchlorid	6 – 12	12 – 24	60
40	4-Vinyl-1,2-cyclohexendiepoxid	60	60	60
29	Xylole	12 – 18	12 – 24	–
40	Zinkchromate	6 – 9	12 – 24	60
	(einschl. Zinkkaliumchromat)[2]			
40	Sonstige krebserzeugende Gefahrstoffe[6]	60	60	60

[1] Die Einstufung bezieht sich auf den technischen Chlormethyl-methylether, der nach vorliegenden Erfahrungen bis zu 7 vom Hundert Bis(chlormethyl)ether als Verunreinigung enthalten kann.

[2] Wenn beim Umgang der Stoff in atembarer Form (bei Asbest als Feinstaub) auftreten kann.

[3] Legierungen sind hierbei nicht erfasst.

[4] Als Bezugssubstanz für krebserzeugende policyclische aromatische Kohlenwasserstoffe (PAH) in Pyrolyseprodukten aus organischem Material.

[5] Die ärztliche Untersuchung kann so lange zurückgestellt werden, bis sich im Anschluss an eine erneute Bestimmung des Blutbleispiegels, die innerhalb eines Monats erfolgt, zeigt, dass der Wert von 60 µg/100 ml Blut weiterhin überschritten wird.

[6] Der Begriff „sonstige krebserzeugende Gefahrstoffe" (mit einer einheitlichen Nachuntersuchungsfrist von ≤ 60 Monaten) steht im Anhang V der Gefahrstoffverordnung stellvertretend für alle krebserzeugenden Gefahrstoffe des Anhang II, die in Anhang V nicht als Einzelsubstanz genannt werden.

[7] Bei der Berufsgenossenschaft Druck und Papierverarbeitung lautet bei einem Beurteilungspegel $L_{Ar} \geq 85$ dB die Frist für alle weiteren Nachuntersuchungen: 36 Monate.

[8] Bei der Berufsgenossenschaft Druck und Papierverarbeitung lauten die Fristen für die erste, zweite und dritte Nachuntersuchung jeweils: 12 Monate, für alle weiteren Nachuntersuchungen 12 – 24 Monate.

[9] Im Geltungsbereich der Gesundheitsschutz-Bergverordnung (GesBergV) werden andere Fristen für Nachuntersuchungen genannt.

[10] Nach Anlage 1 zur TRGS 500 „Schutzmaßnahmen beim Umgang mit krebserzeugenden Gefahrstoffen, die nicht in Anhang II der GefStoffV aufgeführt sind Zuordnung zu den Gefährdungsgruppen".

10.6 Berufsgenossenschaftliche Grundsätze für Arbeitsmedizinische Vorsorgeuntersuchungen

G-Nr.	Berufsgenossenschaftlicher Grundsatz	Berufskrankheit (Anlage BKV)[1]
G 1.1	Silikogener Staub	4101/4102/ 4111/4112
G 1.2	Asbesthaltiger Staub	4103/4104/4105
G 1.3	Künstliche Mineralfasern	–
G 1.4	Alveolengängiger Feinstaub bzw. einatembarer Staub	4111/4302
G 2	Blei oder seine Verbindungen	1101
G 3	Bleialkyle	1101
G 4	Hautkrebs	5102
G 5	Nitroglycerin oder Nitroglykol	1309
G 6	Schwefelkohlenstoff	1305
G 7	Kohlenmonoxid	1201
G 8	Benzol	1303/1317
G 9	Quecksilber oder seine Verbindungen	1102
G 10	Methanol	1306
G 11	Schwefelwasserstoff	1202
G 12	Phosphor (weißer)	1109/1307
G 13	Tetrachlormethan (Tetrachlorkohlenstoff)	1302
G 14	Trichlorethylen	1302/1317
G 15	Chrom-VI-Verbindungen	1103
G 16	Arsen oder seine Verbindungen	1108
G 17	Tertachlorethylen (Perchlorethylen)	1302
G 18	Tetrachlorethan oder Pentachlorethan	1302
G 19	Laserstrahlung (entfallen)	–
G 20	Lärm	2301
G 21[3]	Kältearbeiten	Arbeitsunfall
G 22	Säureschäden der Zähne	1312
G 23	Obstruktive Atemwegserkrankungen	4301/4302/4111
G 24	Hauterkrankungen (mit Ausnahme von Hautkrebs)	5101
G 25[4]	Fahr-, Steuer- und Überwachungstätigkeiten	–
G 26[4]	Atemschutzgeräte	–
G 27	Isocyanate	1315
G 28	Monochlormethan (Methylchlorid)	1302
G 29	Benzolhomologe (Toluol, Xylole)	1303
G 30[3]	Hitzearbeiten	Arbeitsunfall/ 2401
G 31[3, 4]	Überdruck (Taucherarbeiten)	Arbeitsunfall/ 2201
G 32	Cadmium oder seine Verbindungen	1104
G 33	Aromatische Nitro- oder Aminoverbindungen	1301
G 34	Fluor oder seine anorganischen Verbindungen	1308
G 35[3]	Arbeitsaufenthalt im Ausland (Tropentauglichkeit)	3104
G 36	Vinylchlorid	1302
G 37[3]	Bildschirm-Arbeitsplätze	–
G 38	Nickel oder seine Verbindungen	4109
G 39	Schweißrauche	4302
G 40	Krebserzeugende Gefahrstoffe (allgemein)	–
G 41[3]	Arbeiten mit Absturzgefahr	Arbeitsunfall

G-Nr.	Berufsgenossenschaftlicher Grundsatz	Berufskrankheit (Anlage BKV)[1]
G 42	Infektionskrankheiten – allgemein	3101/3102/3103
G 43	Biotechnologie	3101
G 44	Buchen- und Eichenholzstaub	4203/4301/4302
G 45	Styrol (in Vorbereitung)	1303
G 46[2, 3]	Belastungen des Muskel- und Skelettsystems	2101/2102/2103/ 2104/2105/2106/ 2107/2108/2109/ 2110 [2112]

[1] Berufskrankheiten-Verordnung (BKV) i. d. F. vom 5. September 2002 (BGBl. I S. 3541)

[2] Vorsorge (V):   individueller Gesundheitsschutz, nur die Person des Beschäftigten betreffend/Schutz vor arbeitsbedingten Erkrankungen einschließlich Berufskrankheiten

[3] Eignung (E):   a) Feststellung der gesundheitlichen, körperlichen oder psychomentalen Eignung zur Verrichtung bestimmter gefährdender bzw. gefahrgeneigter Tätigkeiten/Unfallschutz

[4] Eignung (E):   b) wie a), aber Schutz von Leben und Gesundheit Dritter, bzw. Schutz von Sachgütern steht im Vordergrund

10.7 Liste der Leitlinien der Deutschen Gesellschaft für Arbeitsmedizin und Umweltmedizin e. V. (DGAUM)

10.7.0	Vorbemerkungen zu Zielen der Leitlinien und das Leitlinienprinzip in der Arbeitsmedizin
10.7.1	Arbeiten unter Einwirkung von Blei und seinen Verbindungen
10.7.2	Arbeiten unter Einwirkung von Cadmium und seinen Verbindungen
10.7.3	Arbeiten unter Einwirkung von Quecksilber und seinen Verbindungen
10.7.4	Arbeiten unter Einwirkung von Benzol, seinen Homologen oder Styrol
10.7.5	Arbeiten unter Einwirkung von Kohlenmonoxid
10.7.6	Arbeiten unter Einwirkung von Schwefelkohlenstoff
10.7.7	Arbeiten unter Einwirkung von Asbeststaub
10.7.8	Arbeiten unter Einwirkung von Lärm
10.7.9	Audiometrie in der Arbeitsmedizin
10.7.10	Arbeiten unter Einwirkung von mechanischen Schwingungen (Ganzkörperschwingungen; Teilkörperschwingungen)
10.7.11	Arbeit unter Einwirkung von Wärmestrahlung
10.7.12	Arbeiten in Überdruck
10.7.13	Arbeiten mit Gefahr einer Infektion mit Hepatitis-Viren (A, B, C, D, E)
10.7.14	Lungenfunktionsprüfungen in der Arbeitsmedizin
10.7.15	Nutzung der Herzschlagfrequenz bei arbeitswissenschaftlichen Untersuchungen
10.7.16	Blutdruckmessung in der Arbeitsphysiologie
10.7.17	Elektromyographie in der Arbeitsmedizin
10.7.18	Untersuchung der Händigkeit
10.7.19	Messung des Fettgehaltes des menschlichen Körpers
10.7.20	Arbeitsmedizinische Vorsorgeuntersuchungen bei Belastung durch atembaren alveolengängigen Staub
10.7.21	Herzrhythmusanalyse in der Arbeitsmedizin
10.7.22	Arbeit unter Einwirkung von organischen Phosphorverbindungen (Organophosphaten)
10.7.23	Prävention arbeitsbedingter obstruktiver Atemwegserkrankungen
10.7.24	Arbeitsplatzbezogener Inhalationstest (AIT)
10.7.25	Nacht- und Schichtarbeit
10.7.26	Human-Biomonitoring
10.7.27	Arbeitsmedizinische Vorsorge

Hinweis

Weitere Leitlinien befinden sich in Bearbeitung. „Medizinische Leitlinien bei akuten Einwirkungen von chemischen Substanzen" (z. B. Vergiftungen) wurden von der Abteilung Arbeitsmedizin und Gesundheitsschutz der BASF AG, Ludwigshafen erarbeitet. *[Quelle: www.dgaum.de – Stand: 30. 4. 2007]*

10.8 Liste der Berufskrankheiten*

Nr.	Berufskrankheit der Anlage zur BKV
1	**Durch chemische Einwirkungen verursachte Krankheiten**
11	**Metalle oder Metalloide**
1101	Erkrankungen durch Blei oder seine Verbindungen
1102	Erkrankungen durch Quecksilber oder seine Verbindungen
1103	Erkrankungen durch Chrom oder seine Verbindungen
1104	Erkrankungen durch Cadmium oder seine Verbindungen
1105	Erkrankungen durch Mangan oder seine Verbindungen
1106	Erkrankungen durch Thallium oder seine Verbindungen
1107	Erkrankungen durch Vanadium oder seine Verbindungen
1108	Erkrankungen durch Arsen oder seine Verbindungen
1109	Erkrankungen durch Phosphor oder seine anorganischen Verbindungen
1110	Erkrankungen durch Beryllium oder seine Verbindungen
12	**Erstickungsgase**
1201	Erkrankungen durch Kohlenmonoxid
1202	Erkrankungen durch Schwefelwasserstoff
13	**Lösemittel, Schädlingsbekämpfungsmittel (Pestizide) und sonstige chemische Stoffe**
1301	Schleimhautveränderungen, Krebs oder andere Neubildungen der Harnwege durch aromatische Amine
1302	Erkrankungen durch Halogenkohlenwasserstoffe
1303	Erkrankungen durch Benzol, seine Homologe oder durch Styrol
1304	Erkrankungen durch Nitro- oder Aminoverbindungen des Benzols oder seiner Homologe oder ihrer Abkömmlinge
1305	Erkrankungen durch Schwefelkohlenstoff
1306	Erkrankungen durch Methylalkohol (Methanol)
1307	Erkrankungen durch organische Phosphorverbindungen
1308	Erkrankungen durch Fluor oder seine Verbindungen
1309	Erkrankungen durch Salpetersäure
1310	Erkrankungen durch halogenierte Alkyl- Aryl- oder Alkylaryloxide
1311	Erkrankungen durch halogenierte Alkyl-, Aryl- oder Alkylarylsulfide
1312	Erkrankungen der Zähne durch Säuren
1313	Hornhautschädigung des Auges durch Benzochinon
1314	Erkrankungen durch para-tertiär-Butylphenol
1315	Erkrankungen durch Isocyanate, die zur Unterlassung aller Tätigkeiten gezwungen haben, die für die Entstehung, die Verschlimmerung oder das Wiederaufleben der Krankheit ursächlich waren oder sein können
1316	Erkrankungen der Leber durch Dimethylformamid
1317	Polyneuropathie oder Enzephalopathie durch organische Lösemittel oder deren Gemische
[1318]	Durch Benzol verursachte Erkrankungen des Blutes, des blutbildenden Systems und des lymphatischen Systems.

* Die vom Ärztlichen Sachverständigenbeirat „Berufskrankheiten" beim BMAS empfohlenen Krankheiten zur Aufnahme in die Liste sind in […] gesetzt.

Nr.	Berufskrankheit der Anlage zur BKV

2 **Durch physikalische Einwirkungen verursachte Krankheiten**

21 **Durch mechanische Einwirkungen**

2101 Erkrankungen der Sehnenscheiden oder des Sehnengleitgewebes sowie der Sehnen- oder Muskelansätze

2102 Meniskusschäden nach mehrjährigen andauernden oder häufig wiederkehrenden, die Kniegelenke überdurchschnittlich belastenden Tätigkeiten

2103 Erkrankungen durch Erschütterung bei der Arbeit mit Druckluftwerkzeugen oder gleichartig wirkenden Werkzeugen oder Maschinen

2104 Vibrationsbedingte Durchblutungsstörungen an den Händen, die zur Unterlassung aller Tätigkeiten gezwungen haben, die für die Entstehung, die Verschlimmerung oder das Wiederaufleben der Krankheit ursächlich waren oder sein können

2105 Chronische Erkrankungen der Schleimbeutel durch ständigen Druck

2106 Druckschädigung der Nerven

2107 Abrissbrüche der Wirbelfortsätze

2108 Bandscheibenbedingte Erkrankungen der Lendenwirbelsäule durch langjähriges Heben oder Tragen schwerer Lasten oder durch langjährige Tätigkeiten in extremer Rumpfbeugehaltung, die zur Unterlassung aller Tätigkeiten gezwungen haben, die für die Entstehung, die Verschlimmerung oder das Wiederaufleben der Krankheit ursächlich waren oder sein können

2109 Bandscheibenbedingte Erkrankungen der Halswirbelsäule durch langjähriges Tragen schwerer Lasten auf der Schulter, die zur Unterlassung aller Tätigkeiten gezwungen haben, die für die Entstehung, die Verschlimmerung oder das Wiederaufleben der Krankheit ursächlich waren oder sein können

2110 Bandscheibenbedingte Erkrankungen der Lendenwirbelsäule durch langjährige, vorwiegend vertikale Einwirkung von Ganzkörperschwingungen im Sitzen, die zur Unterlassung aller Tätigkeiten gezwungen haben, die für die Entstehung, die Verschlimmerung oder das Wiederaufleben der Krankheit ursächlich waren oder sein können

2111 Erhöhte Zahnabrasionen durch mehrjährige quarzstaubbelastende Tätigkeiten

[2112] Gonarthrose durch eine Tätigkeit im Knien oder vergleichbarer Kniebelastung mit einer kumulativen Einwirkungsdauer während des Arbeitslebens von mindestens 13000 Stunden und einer Mindesteinwirkungsdauer von insgesamt einer Stunde pro Schicht.

22 **Druckluft**

2201 Erkrankungen durch Arbeit in Druckluft

23 **Lärm**

2301 Lärmschwerhörigkeit

24 **Strahlen**

2401 Grauer Star durch Wärmestrahlung

2402 Erkrankungen durch ionisierende Strahlen

3 **Durch Infektionserreger oder Parasiten verursachte Krankheiten sowie Tropenkrankheiten**

3101 Infektionskrankheiten, wenn der Versicherte im Gesundheitsdienst, in der Wohlfahrtspflege oder in einem Laboratorium tätig oder durch eine andere Tätigkeit der Infektionsgefahr in ähnlichem Maße besonders ausgesetzt war

3102 Von Tieren auf Menschen übertragbare Krankheiten

3103 Wurmkrankheit der Bergleute, verursacht durch Ankylostoma duodenale oder Strongyloides stercoralis

3104 Tropenkrankheiten, Fleckfieber

Nr.	Berufskrankheit der Anlage zur BKV
4	**Erkrankungen der Atemwege und der Lungen, des Rippenfells oder des Pericards**
41	**Erkrankungen durch anorganische Stäube**
4101	Quarzstaublungenerkrankung (Silikose)
4102	Quarzstaublungenerkrankung in Verbindung mit aktiver Lungentuberkulose (Siliko-Tuberkulose)
4103	Asbeststaublungenerkrankung (Asbestose) oder durch Asbeststaub verursachte Erkrankung der Pleura
4104	Lungenkrebs oder Kehlkopfkrebs – in Verbindung mit Asbeststaublungenerkrankung (Asbestose) – in Verbindung mit durch Asbeststaub verursachter Erkrankung der Pleura oder – bei Nachweis der Einwirkung einer kumulativen Asbestfaserstaub-Dosis von mindestens 25 Faserjahren (25 x 106 [(Fasern/m^3) x Jahre])
4105	Durch Asbest verursachtes Mesotheliom des Rippenfells, des Bauchfells oder des Pericards
4106	Erkrankungen der tieferen Atemwege und der Lungen durch Aluminium oder seine Verbindungen
4107	Erkrankungen an Lungenfibrose durch Metallstäube bei der Herstellung oder Verarbeitung von Hartmetallen
4108	Erkrankungen der tieferen Atemwege und der Lungen durch Thomasmehl (Thomasphosphat)
4109	Bösartige Neubildungen der Atemwege und der Lungen durch Nickel oder seine Verbindungen
4110	Bösartige Neubildungen der Atemwege und der Lungen durch Kokereirohgase
[4110]	Lungenkrebs durch polyzyklische aromatische Kohlenwasserstoffe bei Nachweis der Einwirkung einer kumulativen Dosis von mindestens 100 Benzo[a]pyren-Jahren [(mg/m^3) x Jahre]
4111	Chronische obstruktive Bronchitis oder Emphysem von Bergleuten unter Tage im Steinkohlenbergbau bei Nachweis der Einwirkung einer kumulativen Dosis von in der Regel 100 Feinstaubjahren [(mg/m^3) x Jahre]
4112	Lungenkrebs durch die Einwirkung von kristallinem Siliziumdioxid (SiO$_2$) bei nachgewiesener Quarzstaublungenerkrankung (Silikose oder Siliko-Tuberkulose)
[4113]	Lungenfibrose durch extreme und langjährige Einwirkung von Schweißrauchen und Schweißgasen – (Siderofibrose)
42	**Erkrankungen durch organische Stäube**
4201	Exogen-allergische Alveolitis
4202	Erkrankungen der tieferen Atemwege und der Lungen durch Rohbaumwoll-, Rohflachs- oder Rohhanfstaub
4203	Adenokarzinome der Nasenhaupt- und Nasennebenhöhlen durch Stäube von Eichen- oder Buchenholz
43	**Obstruktive Atemwegserkrankung**
4301	Durch allergisierende Stoffe verursachte obstruktive Atemwegserkrankungen (einschließlich Rhinopathie), die zur Unterlassung aller Tätigkeiten gezwungen haben, die für die Entstehung, die Verschlimmerung oder das Wiederaufleben der Krankheit ursächlich waren oder sein können
4302	Durch chemisch-irritativ oder toxisch wirkende Stoffe verursachte obstruktive Atemwegserkrankungen, die zur Unterlassung aller Tätigkeiten gezwungen haben, die für die Entstehung, die Verschlimmerung oder das Wiederaufleben der Krankheit ursächlich waren oder sein können
5	**Hautkrankheiten**
5101	Schwere oder wiederholt rückfällige Hautkrankheiten, die zur Unterlassung aller Tätigkeiten gezwungen haben, die für die Entstehung, die Verschlimmerung oder das Wiederaufleben der Krankheit ursächlich waren oder sein können
5102	Hautkrebs oder zur Krebsbildung neigende Hautveränderungen durch Ruß, Rohparaffin, Teer, Anthrazen, Pech oder ähnliche Stoffe
6	**Krankheiten sonstiger Ursache**
6101	Augenzittern der Bergleute
[x	**Synkanzerogenese]**
[xxxx]	Synkanzerogenese von PAH und Asbest

10.9 Gebührenordnung für Arbeitsmediziner/Betriebsärzte

Der Gebührenrahmen für arbeitsmedizinische Tätigkeiten und Leistungen, soweit sie nicht im vertragsärztlichen Bereich nach SGB V erbracht werden, richtet sich nach der amtlichen Gebührenordnung für Ärzte – GOÄ. Nach Maßgabe von § 11 Bundesärzteordnung (BÄO) sind in der GOÄ „Mindest- und Höchstsätze für die ärztlichen Leistungen festzusetzen". In § 5 Abs. 2 GOÄ wird dem Arzt ein Ermessensspielraum bei der Bestimmung der Gebühren eingeräumt. In besonderen Fällen können nach „billigem Ermessen" durch Anwendung eines Steigerungsfaktors (Multiplikators) höher abgerechnet werden. Innerhalb des Gebührenrahmens wurde eine Regelspanne bis zum 2,3-fachen (Begründungsschwelle) eingeführt. Soll dieser Satz überschritten werden, ist dies durch die Besonderheit des Einzelfalles nach § 2 Abs. 5 GOÄ zu begründen [Deutsches Ärzteblatt, 99 (2002), 28–29, S. C 1571].

Der Betriebsarzt kann mit dem Unternehmer frei über die Höhe und Art der Vergütung betriebsärztlicher Leistungen verhandeln. Entweder wird ein Stundenhonorar pauschal vereinbart oder als Vergütungsanspruch ein Liquidationsrecht nach Maßgabe der GOÄ vereinbart.

Als Basis für ein Stundenhonorar für Leistungen (Tätigkeiten, die bisher nicht in der GOÄ enthalten sind, wie Betriebsbegehung, Beratung des Arbeitgebers etc. – cave Umsatzsteuerpflicht) müssen nach GOÄ Analogbewertungen, d. h. nach Art, Kosten- und Zeitaufwand gleichwertige Leistungen als Vergütungsgrundlage herangezogen werden.

Die ärztliche, sog. klinische Leistung im Rahmen insbesondere von arbeitsmedizinischen (Vorsorge-) Untersuchungen oder Begutachtungen (Anamneseerhebung, körperliche und apparative Untersuchung, Beratungsgespräch) richtet sich im Wesentlichen nach der GOÄ.

Als Service hat der Verband Deutscher Betriebs- und Werksärzte (VdBW) – Berufsverband Deutscher Arbeitsmediziner für seine Mitglieder dazu eine geschützte Seite im Internet eingestellt, in der i. P. alle arbeitsmedizinischen bzw. betriebsärztlichen Leistungen aufgeführt sind. In der Tabelle zu Kap. 10.9 sind einige Positionen, teils vereinfachend auf- oder abgerundet, zur Orientierung genannt.

Für ein Stundenhonorar bieten sich auch Analogbewertungen nach den Regularien M1 = 50 Euro/h, M2 = 60 Euro/h, M3 = 85 Euro/h des JVEG (Justizvergütungs- und Entschädigungsgesetz – vgl. Anlage 10.10) an, das für Sachverständigentätigkeit (Gutachten) vor den Gerichten Anwendung findet.

Welches System der Leistungshonorierung für den Arzt gewählt wird, ist letztendlich Verhandlungssache der Vertragsparteien.

Quellen

www.Bundesaerztekammer.de

www.vdbw.de (Autoren: Hausmann, Rogall, Walden)

Hausmann, O., U. Rogall: Gebührenordnung für Ärzte – Anwendung für spezielle arbeitsmedizinische Vorsorgeuntersuchungen. VDBW, Beilage zu Rundschreiben II/2001

Karbe-Hamacher, S.: Gebührenordnung für Betriebsärzte – gibt es dafür eine Chance? Arbeitsmed.Sozialmed.Umweltmed. 33 (1998) 1, S. 28–34

Gebührenordnung für Betriebsärzte*

Nr.	Spezifikation	Punkt zahl	Euro
7001	**Arbeitsmedizinische Betreuung nach § 3 ASiG bis zur Mindesteinsatzzeit nach BGV A 2 (o. ä.)** **a) zeitbezogene Berechnung** je angefangene 30 Min. – ohne spezielle arbeitsmedizinische Vorsorgeuntersuchungen	900	52,45
7002	**Arbeitsmedizinische Betreuung nach § 3 ASiG bis zur Mindesteinsatzzeit nach BGV A 2** **b) personenbezogene Berechnung** – je 0,1 Einsatzstunde/Mitarbeiter/Jahr – ohne spezielle arbeitsmedizinische Vorsorgeuntersuchungen – mindestens jedoch pro Mitarbeiter/Jahr	180 180	10,50 10,50
7003	**Zusätzliche, über die Mindesteinsatzzeiten hinausgehende arbeitsmedizinische Betreuung bei besonderen Aufgabenstellungen auf Aufforderung des Betriebes (sog. Bedarfsbetreuung)** je AE (1 Arbeitseinheit = 15 Min.)	450	26,25
7004	**Arbeitsmedizinische Begehung außerhalb der Mindesteinsatzzeit mit Berichterstattung** je AE (1 Arbeitseinheit = 15 Min.)	450	26,25
7010	**Gefährdungsbeurteilung nach Arbeitsschutzgesetz** und Bewertung von Messergebnissen mit kurzer gutachterlicher Stellungnahme zur gesundheitlichen Gefährdung; je Arbeitsplatz, Belastungsart oder Messergebnis	800	46,60
7011	**Arbeitsmedizinische Beratung eines Betriebes beim Abbau betrieblicher Gefährdungsfaktoren** – ggf. mit Durchführung orientierender Messungen am Arbeitsplatz und Gefährdungsbeurteilung nach ArbSchG; je Arbeitsplatz, Belastungsart oder Messergebnis	450	26,25
7012	**Unterweisung nach § 12 ArbSchG (o. ä.) auf Anforderung des Betriebes** Kurze Mitarbeiterinformation bzgl. Gehörschutz, Hautschutz, Ergonomie; je Gefährdungsart	800	46,60
7013	**Mitarbeiterschulung, Vorträge, Seminare** Durchführung und Vorbereitung zeitbezogen nach Aufwand – je 0,5 Std.	900	52,45
7014	**Durchführung von arbeitsmedizinischen Seminaren/Mitarbeiterschulungen** – personenbezogen bis 10 Mitarbeitern – personenbezogen ab 10 Mitarbeiter	180 120	10,50 7,00
7020	**Arbeitsmedizinische Beratung eines Mitarbeiters bei arbeitsplatzbedingten Beschwerden** oder Beeinträchtigungen oder bei beruflichen Eingliederungs- bzw. Wiedereingliederungsverfahren; je AE (1 Arbeitseinheit = 15 Min.)	450	26,25
7021	**Arbeitsmedizinische Stellungnahme für den Betrieb bei arbeitsplatzbedingten Beschwerden** oder Beeinträchtigungen eines Mitarbeiters oder bei beruflichen Eingliederungs- bzw. Wiedereingliederungsverfahren; je AE (1 Arbeitseinheit = 15 Min.)	900	52,45
7022	**Arbeitsmedizinische Beurteilung von Fremdbefunden** (z. B. Röntgenbilder, Laborergebnisse, Fachärztliche Gutachten)	300	17,50
7024	**Arbeitsmedizinische Stellungnahme bei Anfragen von Versicherungsträgern, Behörden oder Gerichten** zu Fragen der Arbeitsfähigkeit, Schwerbehinderung, Berufsunfähigkeit o. ä. mit schriftl. Stellungnahme; nach Aufwand je Std.	1500	87,50
7025	**Arbeitsmedizinische Stellungnahme bei Anfragen von Gerichten** zu Fragen der Arbeitsfähigkeit, Berufsfähigkeit/Leistungsprofil o. ä., evt. mit Untersuchung des Mitarbeiters; nach Aufwand je Std. (vgl. auch JVEG - M 3, Anlage 10.10)	1500	87,50

* Umrechnungsfaktor 0,0582873 Cent [Deutsches Ärzteblatt 3/2002, S. 179 und 7/2002, S. 327]

Nr.	Spezifikation	Punkt zahl	Euro
	Analog GOÄ, Abschnitt B III		
29	**Gesundheitsuntersuchung zur Früherkennung von Krankheiten** bei einem Erwachsenen - einschließlich Untersuchung zur Erhebung des vollständigen Status (Ganzkörperstatus), Erörterung des individuellen Risikoprofils und verhaltensmedizinisch orientierter Beratung	440	25,65
32	**Untersuchung nach §§ 32 bis 35 und 42 Jugendarbeitsschutzgesetz (JArbSchG) i. V. m. Jugendarbeitsschutzuntersuchungs-Verordnung (JArbSchUV)** Eingehende, das gewöhnliche Maß übersteigende Untersuchung - einschl. einfacher Hör-, Seh-, und Farbsinnprüfung; Urinuntersuchung auf Eiweiß, Zucker und Erythrocyten; Beratung des Jugendlichen; schriftl. gutachtl. Äußerung; Mitteilung für den Personensorgeberechtigten; Bescheinigung für den Arbeitgeber	400	23,31
34	**Erörterung der Auswirkung von betrieblichen Gefährdungen** auf die Lebensgestaltung und die betrieblichen und individuellen präventiven Gesundheitsmaßnahmen (max. 20 Min.)	300	17,50
	Wegezeiten		
	Als Entschädigung für Besuche im Betrieb oder Hausbesuche von Patienten im Rahmen arbeitsmedizinisch-kurativer Tätigkeit erhält der Arzt folgende Wegepauschalen, Wegegelder und Reisekostenentschädigungen; hierdurch sind Zeitversäumnisse und die durch den Besuch bedingten Mehrkosten abgegolten:		
1.	Die **Wegepauschale** ist abrechenbar bei einer Entfernung bis zu 2 km zwischen Praxisstelle des Arztes und Besuchsstelle:		
1.1	Wegepauschale bei Tage (08:00 bis 20:00 Uhr)		10,00
1.2.	Wegepauschale bei Nacht (20:00 bis 08:00 Uhr)		20,00
2.	**Wegegeld** ist abrechenbar bei einer Entfernung von mehr als 2 bis zu 25 km zwischen Praxisstelle des Arztes und Besuchsstelle (mindestens die Wegepauschale nach Pos. 1.1 oder 1.2):		
2.1	Wegegeld bei Tage (08:00 bis 20:00 Uhr)		
2.1.1	Wegegeld bei Tage (08:00 bis 20:00 Uhr): 2 km		3,58
2.1.2	Wegegeld bei Tage (08:00 bis 20:00 Uhr): 5 km		6,64
2.1.3	Wegegeld bei Tage (08:00 bis 20:00 Uhr): 10 km		10,23
2.1.4	Wegegeld bei Tage (08:00 bis 20:00 Uhr): 25 km		15,34
2.2.	Wegegeld pro km bei Nacht (20:00 bis 08:00 Uhr)		5,00
3.	Bei Besuchen über eine Entfernung von 25 km zwischen Praxisstelle des Arztes und Besuchsstelle tritt an die Stelle des Wegegeldes eine **Reisekostenentschädigung**. Als Reisekostenentschädigung erhält der Arzt:		
3.1	0,26 Cent für jeden zurückgelegten Kilometer, wenn er einen eigenen Kraftwagen benutzt.		0,26
3.2	Bei der Benutzung anderer Verkehrsmittel die tatsächlichen Aufwendungen		
3.3	Bei Abwesenheit bis zu 8 Std.		51,13
3.4	Bei Abwesenheit von mehr als 8 Std. je Tag		102,26
3.5	Ersatz der Kosten für notwendige Übernachtungen, mindestens je Übernachtung		100,00
	Besucht der Arzt auf einem Wege mehrere Betriebe oder Patienten, so betragen Wegepauschalen, Wegegelder und Reisekostenentschädigungen je Besuchsstelle die Hälfte der genannten Beträge. Werden mehrere Betriebe oder Patienten in demselben Gebäude oder Anwesen (z. B. Industriegebiet) besucht, darf der Arzt Wegepauschalen, Wegegelder und Reisekostenentschädigungen nur einmal und nur anteilig berechnen.		

10.10 Vergütungen nach dem JVEG

Mit dem Justizvergütungs- und Entschädigungsgesetz – JVEG, das am 1. April 2004 in Kraft getreten ist, wurde das alte → *Gesetz über Entschädigung von Zeugen und Sachverständigen (ZSEG)* abgelöst. Für ärztliche Sachverständige sind eigenständige Honorargruppen gebildet worden (§ 9 JVEG), die zugleich eine Kategorisierung ärztlicher Sachverständigengutachten beinhalten. Die Gliederung in M 1, M 2, M 3 gibt die unterschiedlichen Schwierigkeitsgrade als Grundlage für die unterschiedlichen Stundensätze ärztlicher Sachverständiger wieder. Das Sachverständigenhonorar wird für jede Stunde der für die Gutachtenerstellung erforderlichen Zeit, beginnend beim Aktenstudium (ca. 100 Blatt/h), einschließlich notwendiger Reise- und Wartezeiten, bis zur Auswertung und Diktat des Gutachtens gewährt. Wenn eine begonnene Stunde lediglich weniger oder bis zu 30 Min. beansprucht, wird der halbe Stundensatz angesetzt. Auf Antrag kann das Gericht davon abweichende Honorarsätze durch gerichtlichen Beschluss festlegen.

Eine beispielhafte Zuordnung medizinischer Gutachten zu den Honorargruppen enthält die nachstehende Übersicht zu § 9 JVEG (Auszug):

Anlage zu § 9 JVEG

Nr.	Gegenstand medizinischer Gutachten	Honorar in Euro/h
M 1	Einfache gutachtliche Beurteilung ... – zur Minderung der Erwerbsfähigkeit (MdE) nach einer Monoverletzung – in Gebührenrechtsfragen – zur Haft-, Verhandlungs- oder Vernehmungsfähigkeit	50,00
M 2	Beschreibende (Ist-Zustands-)Begutachtung nach standardisiertem Schema ohne Erörterung spezieller Kausalzusammenhänge mit einfacher medizinischer Verlaufsprognose ... – in Verfahren nach dem SGB IX (Grad der Behinderung, GdB) – zur Minderung der Erwerbsfähigkeit (MdE) und zur Invalidität (BU, EU)/verminderte E. – zu spurenkundlichen oder rechtsmedizinischen Fragestellungen mit Befunderhebung (z. B. bei Verletzungen und anderen Unfallfolgen) – zu Unterhaltsstreitigkeiten aufgrund einer Erwerbs- oder Arbeitsunfähigkeit – zu rechtsmedizinischen und toxikologischen Fragestellungen im Zusammenhang mit der Feststellung einer Beeinträchtigung der Fahrtüchtigkeit durch Alkohol, Drogen, Medikamente oder Krankheiten – zu neurologisch-psychologischen Fragestellungen in Verfahren nach der FeV	60,00
M 3	Gutachten mit hohem Schwierigkeitsgrad (Begutachtung spezieller Kausalzusammenhänge und/oder differenzialdiagnostischer Probleme und/oder Beurteilung der Prognose und/oder Beurteilung strittiger Kausalitätsfragen) ... – zu Berufskrankheiten und zur Minderung der Erwerbsfähigkeit (MdE) bei besonderen Schwierigkeiten – zum Kausalzusammenhang bei problematischen Verletzungsfolgen – zu ärztlichen Behandlungsfehlern – in Verfahren zur Anordnung einer Maßregel der Besserung und Sicherung (in Verfahren zur Entziehung der Fahrerlaubnis zu neurologisch/psychologischen Fragestellungen) – zur Geschäfts-, Testier- oder Prozessfähigkeit – Verfahren zur Regelung von Sorge- und Umgangsrechten – zu rechtmedizinischen, toxikologischen und spurenkundlichen Fragestellungen im Zusammenhang mit einer abschließenden Todesursachenklärung, ärztlichen Behandlungsfehlern oder einer Beurteilung der Schuldfähigkeit – zur Schuldfähigkeit bei Schwierigkeiten der Persönlichkeitsdiagnostik	85,00

Anlage zu § 10 JVEG

Die Gebührensätze für die Abrechnung sonstiger ärztlicher (arbeitsmedizinischer) Leistungen und Aufwendungen sind in den §§ 5, 6, 7, 10 und 12 und Anlage zu § 10 JVEG, dort insbes. die Abschnitte 2 und 3 geregelt (Auszug):

Nr.	Bezeichnung der Leistung	Honorar in Euro
	Abschnitt 2: Befund	
200	Ausstellung eine Befundscheins oder Erteilung einer schriftlichen Auskunft ohne nähere gutachtliche Äußerung	21,00
201	Die Leistung der in Nr. 200 genannten Art ist außergewöhnlich umfangreich: Das Honorar beträgt	bis zu 44,00
202	Zeugnis über einen ärztlichen Befund mit von der heranziehenden Stelle geforderten kurzen gutachtlichen Äußerung oder Formbogengutachten, wenn sich die Fragen auf Vorgeschichte, Angaben und Befund beschränken und nur ein kurzes Gutachten erfordern	38,00
203	Die Leistung der in Nr. 202 genannten Art ist außergewöhnlich umfangreich: Das Honorar beträgt	bis zu 75,00
	Abschnitt 3: Untersuchungen, Blutentnahme	
300	Untersuchung eines Lebensmittels, Bedarfsgegenstands, Arzneimittels, von Luft, von Gasen, Böden, Klärschlämmen, Wässern oder Abwässern und dgl. und eine kurze gutachtliche Äußerung: Das Honorar beträgt für jede Einzelbestimmung je Probe	4,00 bis 51,00
301	Die Leistung der in Nr. 300 genannten Art ist außergewöhnlich umfangreich oder schwierig: Das Honorar beträgt	bis zu 1.000,00
302	Mikroskopische, physikalische, chemische, toxikologische, bakteriologische, serologische Untersuchung, wenn das Untersuchungsmaterial von Menschen oder Tieren stammt: Das Honorar beträgt je Organ oder Körperflüssigkeit *Das Honorar umfasst das verbrauchte Material, soweit es sich um geringwertige Stoffe handelt, und eine kurze gutachtliche Äußerung.*	5,00 bis 51,00
303	Die Leistung der in Nr. 302 genannten Art ist außergewöhnlich umfangreich oder schwierig: Das Honorar beträgt	bis zu 1.000,00
304	Herstellung einer DNA-Probe und ihre Überprüfung auf Geeignetheit (z. B. Hochmolekularität, humane Herkunft, Ausmaß der Degradation, Kontrolle des Verlaufs) *Das Honorar umfasst das verbrauchte Material, soweit es sich um geringwertige Stoffe handelt, und eine kurze gutachtliche Äußerung.*	bis zu 205,00
305	Elektrophysiologische Untersuchung eines Menschen *Das Honorar umfasst eine kurze gutachtliche Äußerung und den mit der Untersuchung verbundenen Aufwand.*	13,00 bis 115,00
306	Raster-elektronische Untersuchung eines Menschen oder einer Leiche, auch mit Analysenzusatz *Das Honorar umfasst eine kurze gutachtliche Äußerung und den mit der Untersuchung verbundenen Aufwand.*	13,00 bis 300,00
307	Blutentnahme *Das Honorar umfasst eine Niederschrift über die Feststellung der Identität.*	9,00

[Quelle: Deutsches Ärzteblatt, 101 (2004) 24, S. C 1414]

10.11 Muster-Vertrag für Arbeitsmediziner/Betriebsärzte

(Muster-) Vertrag

zwischen

Dr. med. ... – Facharzt für Arbeitsmedizin,
Muster-Str. 00, D-00000 Musterhausen;
Tel./MF: 00000/00000

im weiteren Auftragnehmer genannt

und

Praxis/Fa.

_____

Name des Betriebes/der Firma

_____   _____

Straße, PLZ, Ort   Tel./MF:

im weiteren Auftraggeber genannt,

wird folgendes vereinbart:

§ 1 Tätigkeitsbeschreibung

(1) Der Auftragnehmer übernimmt ab dem 01. ... 200x die Aufgaben eines Betriebsarztes nach dem Arbeitssicherheitsgesetz (ASiG) und nach der Unfallverhütungsvorschrift (UVV) „Betriebsärzte und Fachkräfte für Arbeitssicherheit" des zuständigen Trägers der gesetzlichen Unfallversicherung in der jeweils geltenden Fassung, sowie nach den sonstigen geltenden Arbeitsschutz- und Unfallverhütungsvorschriften.

(1a) Eine Güteprüfung durch die GQB ist erfolgt/nicht erfolgt.

(2) Der Auftragnehmer wird hiermit zum Betriebsarzt des Auftraggebers gemäß § 2 Abs. 1 ASiG bestellt. Ihm werden nach § 2 Abs. 1, 2. Halbsatz ASiG die in § 3 ASiG genannten Aufgaben übertragen.

(2a) Im Falle der anlassbezogenen Bedarfsbetreuung nach § 2 Abs. 4 i. V. m. Anlage 3 BGV A2 werden Zusatzvereinbarungen getroffen. Diese Vereinbarungen sind Bestandteil des Vertrages.

(3) Der Auftragnehmer berät den Auftraggeber umfassend in arbeitsmedizinischer Hinsicht, insbesondere hinsichtlich der Betriebsanlagen, der technischen Arbeitsmittel, der Arbeitsverfahren, der gefährlichen und biologischen Arbeitsstoffe, der physikalischen Einwirkungen, zu Fragen der psychomentalen und psychosozialen Fehlbelastungen, in Fragen der Ergonomie, der Arbeitsplatzgestaltung, der Schutzmittel und Schutzvorkehrungen einschließlich der persönlichen Schutzausrüstung (PSA), der Organisation der Ersten Hilfe, der allgemeinen und speziellen arbeitsmedizinischen Vorsorgeuntersuchungen, der betrieblichen Präventionsprogramme und in weiteren Fragen des medizinischen und sozialen Arbeitsschutzes.

(4) Der Auftragnehmer ist dem Praxisinhaber/Unternehmer/verantwortlichen Geschäftsführer/Betriebsleiter zugeordnet. Dieser unterrichtet ihn über alle Umstände, die für die Tätigkeit als Betriebsarzt von Bedeutung sind.

(5) Der Auftragnehmer übt seine betriebsärztliche Tätigkeit weisungsfrei nach Maßgabe der gesetzlichen Vorschriften, des ärztlichen Berufsrecht und dem arbeitsmedizinischen Erkenntnisstand aus.

(6) Die nach § 2 Abs. 2 ASiG erforderlichen Einrichtungen werden vom Auftraggeber/nicht/zur Verfügung gestellt. Gegenüber dem Personal dieser Einrichtungen ist der Auftragnehmer weisungsbefugt. Über die Verwendung eigener Einrichtungen, Arbeitsmittel und Personal entscheidet der Auftragnehmer. Kosten hierfür werden dann in Rechnung gestellt, wenn der Auftraggeber keine Einrichtungen, Arbeitsmittel oder Personal zur Verfügung stellt.

(7) Die betriebsärztliche Tätigkeit muss in nachvollziehbarer Weise dokumentiert werden. Ein Tätigkeitsbericht wird jährlich dem Auftraggeber zuge-

stellt, es sei denn, dass nach Abs. 2a anderes vereinbart wurde.

(8) Dem Auftragnehmer werden zusätzlich die im Folgenden aufgeführten Aufgaben, die nicht auf die unter § 4 Abs. 1 vereinbarten Einsatzzeiten aufgerechnet werden dürfen, übertragen:

1. Durchführung der arbeitsmedizinischen Vorsorge.
1a. Durchführung ggf. erforderlicher spezieller arbeitsmedizinischer Vorsorgeuntersuchungen gemäß einschlägiger Rechtsvorschriften.
1b. Dazu wird er gemäß §§ 15 Abs. 3 GefStoffV bzw. BioStoffV oder § 13 Abs. 4 LärmVibrations-ArbSchV beauftragt.
2. Durchführung ggf. erforderlicher Untersuchungen nach dem Jugendarbeitsschutzgesetz;
3. Durchführung ggf. erforderlicher arbeitsmedizinischer Untersuchungen nach dem Arbeitszeitgesetz;
4. Durchführung ggf. erforderlicher Eignungs-Untersuchungen gemäß einschlägiger sonstiger Vorschriften, die sich z. B. aus dem Verkehrsrecht ergeben;
5. Durchführung von Eignungs- und/oder Einstellungsuntersuchungen, soweit der Auftraggeber diese für erforderlich hält.

(9) Erkenntnisse aus der vertraglichen Tätigkeit dürfen nur mit Zustimmung des Auftraggebers außerhalb des Vertragsverhältnisses verwertet werden.

§ 2 Anwesenheit im Betrieb

(1) Der Auftragnehmer ist in der Gestaltung seiner Arbeits- und Anwesenheitszeiten frei. Er vereinbart mit dem Auftraggeber die Zeiten, in denen er erreichbar (A), bzw. im Betrieb anwesend (B) ist, und zwar
A) Jeden Mustertag eines Monats
   von 00.00 bis 00.00 Uhr,
B) Sonstige Zeiten nach besonderer Vereinbarung.

(2) Der Auftragnehmer darf Einrichtungen des Betriebes oder Geschäftsräume des Auftraggebers, die nicht für den Publikumsverkehr offen sind, nur in seiner Eigenschaft als Betriebsarzt betreten.

§ 3 Verhinderung

(1) Im Falle einer Verhinderung zu den vereinbarten Zeiten nach § 2 Abs. 1 hat der Auftragnehmer auf eigene Kosten einen Vertreter zu bestellen, wenn eine Verschiebung der vereinbarten Termine nicht möglich ist.

(2) Vorhersehbare vorübergehende Verhinderungen, z. B. Urlaub während der unter § 2 Abs. 1 vereinbarten Zeiten, sind rechtzeitig bekannt zugeben.

§ 4 Honorar

(1) Für die erforderliche Einsatzzeit nach der Unfallverhütungsvorschrift (UVV) „Betriebsärzte und Fachkräfte für Arbeitssicherheit" des zuständigen Unfallversicherungträgers bei XX Beschäftigten von XX Stunden/Jahr bzw. XX Stunden alle X Jahre erhält der Auftragnehmer ein Honorar von XXX,00 Euro pro Stunde, insgesamt XXX,00 Euro pro Kalenderjahr.

(2) Die nach § 1 Abs. 8 Nummer 1 bis 5 sowie nach § 3 Abs. 1 Nr. 2 ASiG ggf. durchzuführenden ärztlichen/arbeitsmedizinischen Untersuchungen gehören *nicht* zur Einsatzzeit nach Abs. 1. Die dafür erforderlichen Aufwendungen werden gesondert nach der GOÄ mit dem 2,3-fachen Satz, bzw. der Honorar-Empfehlung der Bundesärztekammer oder des Verbands Deutscher Betriebs- und Werksärzte e. V. – VDBW abgerechnet.

(3) Notwendige Fahrtkosten des Auftragnehmers zum Betrieb/zur Firma des Auftraggebers werden pauschal mit 0,50 Euro je gefahrenen Kilometer, mindestens jedoch mit 10,00 Euro je Fahrt erstattet.

(4) Notwendige auswärtige fachärztliche Zusatzuntersuchungen, Laborleistungen oder Röntgenuntersuchungen werden gesondert wie nach Abs. 2 in Rechnung gestellt.

(5) Das Honorar und/oder der Betrag der Liquidation wird/monatlich/jeweils zum Quartalsende/einmal im Jahr/auf das vereinbarte Konto überwiesen:

Musterbank
BLZ: 000 000 00
Kto-Nr.: 00 00 000 000

§ 5 Berufshaftpflicht

Für seine ärztliche Tätigkeit hat der Auftragnehmer eine angemessene Berufshaftpflicht-Versicherung abgeschlossen. Die Aufwendungen dafür sind mit dem Honorar abgegolten.

§ 6 Fachkunde

(1) Der Auftragnehmer versichert, dass er als Facharzt für Arbeitsmedizin/Facharzt für XXXXXmedizin i. V. m. der Zusatzbezeichnung Betriebsmedizin die erforderliche Fachkunde nach § 4 ASiG bzw. § 3 UVV „Betriebsärzte und Fachkräfte für Arbeitssicherheit" sowie nach §§ 15 Abs. 3 GefStoffV und BioStoffV bzw. nach § 13 Abs. 4 LärmVibrations-ArbSchV und die ggf. vorgeschriebene Ermächtigung zur Durchführung ggf. erforderlich werdender spezieller arbeitsmedizinischer Untersuchungen im Rahmen dieses Vertrages besitzt bzw. beantragt.

Kopien der Urkunde der zuständigen Ärztekammer sowie der erhaltenen Ermächtigungen werden dem Vertrag als Anlagen beigefügt.

(2) Der Auftragnehmer verpflichtet sich unter Berücksichtigung der betrieblichen Belange zur Teilnahme an notwendigen Fortbildungsmaßnahmen. Für die Durchführung seiner ärztlichen Fortbildung ist er nach Maßgabe des ärztlichen Berufsrechts selbst verantwortlich.

§ 7 Vertragsdauer/Änderung/Kündigung

(1) Der Vertrag ist auf unbestimmte Zeit geschlossen.

(2) In den ersten XXX Jahren ist eine Kündigung mit einer Frist von sechs Monaten zum Jahresende des XXX Jahres ohne Angabe von Gründen zulässig. Nach Ablauf dieser Probezeit beträgt die Kündigungsfrist sechs Monate zum Ende des darauf folgenden Jahres; erstmals kann diese Kündigung zum 31. Dezember 200X ausgesprochen werden.

(3) Nebenabreden und Änderungen des Vertrages bedürfen der Schriftform.

Musterhausen, den 00. ... 200x

_____   _____
Auftraggeber   Auftragnehmer

Anlagen:
Anlage 1   Urkunde der Ärztekammer ...
Anlage 2   Zusatzvereinbarungen nach § 1 Abs. 2a
Anlage 3   Zusatzvereinbarung nach § 1 Abs. 8 Nr. 1a

11 Quellenverzeichnis/Literatur

Arbeitsgruppe Aufstellung von Grenzwerten im biologischen Material (Hrsg.): Biologisches Monitoring in der Arbeitsmedizin. Gentner, Stuttgart, 2000;

Ärztekammer Nordrhein (Hrsg.): Berufsordnung für die nordrheinischen Ärztinnen und Ärzte. ÄkNo, Düsseldorf, 2005;

Ärztekammer Nordrhein (Hrsg.): Fortbildungsordnung für die nordrheinischen Ärztinnen und Ärzte. Rhein. Ärzteblatt 3/2005: 70–73, 2005;

Brüning, T., T. Giesen, V. Harth, Y. Ko, G. Leng, J. Lewalter, B. Pesch: Bewertung von Suszeptibilitätsparametern in der Arbeits- und Umweltmedizin. Arbeitsmed. Sozialmed. Umweltmed. 39 (2004) 1, 4–11;

Buschhausen-Denker, G., U. Höfer: Pflichtenheft biologische Arbeitsstoffe. ecomed, Landsberg, 2006;

Bundesärztekammer (Hrsg.): Muster-Weiterbildungsordnung i. d. F. der Beschlüsse des 106. u. 107. Deutschen Ärztetages. Deutsches Ärzteblatt, 101 (2004) 22,

Bundesärztekammer (Hrsg.): Gebührenordnung für Betriebsärzte. [www.baek.de/30/Arbeitsmedizin/05Gebuehr.html];

Bundesärztekammer (Hrsg.): Qualitätssicherung der quantitativen Bestimmungen im Laboratorium. Neue Richtlinien der Bundesärztekammer. Dtsch. Ärzteblatt. 85 (1988) A699–A712 ;

Bundesärztekammer (Hrsg.): Ergänzung der „Richtlinien der Bundesärztekammer zur Qualitätssicherung in medizinischen Laboratorien". Dtsch. Ärzteblatt 91 (1994), C159–C161;

Bundesärztekammer (Hrsg.): Ergänzung der „Richtlinie der Bundesärztekammer zur Qualitätssicherung quantitativer laboratoriumsmedizinischer Untersuchungen". Dtsch. Ärzteblatt 99 (2002).17, C 923;

Bundesanstalt für Arbeitsmedizin – BAfAM (Hrsg.): Vertragsgestaltung für Arbeitsmediziner. Schriftenreihe der BAfAM, Fb 02.003, NW Verlag, Bremerhaven, 1993;

Bundesanstalt für Arbeitsschutz und Arbeitsmedizin – BAuA (Hrsg.): Begründungen der Untersuchungsanlässe – aufgestellt vom Arbeitskreis „Rechtsreform arbeitsmedizinischer Vorsorgeuntersuchungen". Berlin, 2006 (nicht veröffentlicht);

Bundesministerium für Arbeit und Soziales – BMAS (Hrsg.): Technische Regel für Biologische Arbeitsstoffe – TRBA 310 „Arbeitsmedizinische Vorsorgeuntersuchungen nach Anhang VI Gentechnik-Sicherheitsverordnung". Schriftenreihe der Bundesanstalt für Arbeitsschutz und Arbeitsmedizin – Rw 26, 2. Aufl. NW Verlag, Bremerhaven, 1998;

Bundesministerium für Arbeit und Soziales – BMAS (Hrsg.): Technische Regel für Gefahrstoffe – TRGS 710 „Biomonitoring" BArbBl. 2/2000, S. 60;

Bundesministerium für Arbeit und Soziales – BMAS (Hrsg.): Technische Regel für Gefahrstoffe – TRGS 903 „Biologische Arbeitsplatztoleranzwerte – BAT-Werte". Ausgabe April 2001, zuletzt geändert 5/2004, BArbBl. 5/2004, S. 62;

Bundesministerium für Arbeit und Soziales – BMAS (Hrsg.): Übersicht über das Sozialrecht 2006. 3. Aufl., BW Bildung und Wissen, Nürnberg, 2006;

Bundesministerium für Arbeit und Soziales – BMAS (Hrsg.): Übersicht über das Arbeitsrecht/Arbeitsschutzrecht 2007. BW Bildung und Wissen, Nürnberg, 2007;

Bundesministerium für Gesundheit und Soziale Sicherung – BMGS (Hrsg.): Anhaltspunkte für die ärztliche Gutachtertätigkeit im sozialen Entschädigungsrecht und nach dem Schwerbehindertenrecht (Teil 2 SGB IX). BMGS, Bonn, 2005;

Deutsche Forschungsgemeinschaft – DFG (Hrsg.): Biologische Arbeitsplatz-Toleranz-Werte (BAT-Werte) – Arbeitsmedizinisch-toxikologische Begründungen. 7. Lfg. 1994, VCH-Verlagsgesellschaft, Weinheim, 1994

Deutsche Forschungsgemeinschaft – DFG (Hrsg.): Gesundheitsschädliche Arbeitsstoffe – Toxikologisch-arbeitsmedizinische Begründungen von MAK-Werten. 43. Lfg. 2007, Wiley-VCH-Verlag, Weinheim, 2007;

Giesen, T., H. P. Viethen: Genomanalyse bei Arbeitnehmern – arbeitsmedizinische und arbeitsrechtliche Aspekte. Zbl. Arbeitsmed., 39 (1989) 1, 2–8;

Giesen, T.: Arbeitsbedingte Erkrankungen – rechtliche und medizinische Aspekte. Vortrag auf der Fortbildungsveranstaltung des Landesverbandes Südwestdeutschland der gewerblichen Berufsgenossenschaften, Homburg/Saar, 29. Juni 1994;

Giesen, T., Schäcke, G.: Neue Berufskrankheiten-Verordnung – BKV, Schriftenreihe Zentralblatt für Arbeitsmedizin, Heft 17, Haefner, Heidelberg, 1998;

Giesen, T.: Umgang mit infektiösen Beschäftigten im Gesundheitswesen – Aufgaben des Betriebsarztes. Zbl. Arbeitsmed. 52 (2002) 8: 278–283;

Giesen, T.: Nachdenken im Spannungsfeld Arbeitsmedizin aus der Sicht des Bundesministeriums für Arbeit und Sozialordnung. Vortrag und Diskussion auf der akademischen Feierstunde zum 40-jährigen Bestehen des Institutes für Arbeitshygiene/Arbeitsmedizin der Technischen Universität, Dresden, 20. September 2002;

Giesen, T.: Arbeitsmedizinische Fachkunde. Kap. 2.5 in: Triebig, G., M. Kentner, R. Schiele (Hrsg.), Arbeitsmedizin – Handbuch für Theorie und Praxis. Gentner, Stuttgart, 2003, S. 133–142;

Giesen, T.: Ärztliche Untersuchungen von Arbeitnehmern – Rechtslage und Systematik. In: Florian, H.-J., Franz, J., Zerlett, G. (Hrsg.) Handbuch Betriebsärztlicher Dienst – Grundlagen-Praxis-Organisation, Kap. IV-1.0, Loseblatt, 73. Lfg. 8/2003, Ecomed, Landsberg, 2003;

Giesen, T.: Ärztliche Untersuchungen von Arbeitnehmern. Kap. 12.1 in: Triebig, G., M. Kentner, R. Schiele (Hrsg.), Arbeitsmedizin – Handbuch für Theorie und Praxis. Gentner, Stuttgart, 2003, S. 861–871;

Giesen, T. et al.: in Deutsche Forschungsgemeinschaft – Analyses of Hazardous Substances in Biological Materials – Vol. 9: Angerer, J., Müller, M. (Hrsg.): Special Issue: Marker of Susceptibility. Wiley-VCH, Weinheim, 2004;

Giesen, T., E. Brinkmann: Die Aufgaben des Arztes nach dem neuen Gefahrstoffrecht. Zbl. Arbeitsmed. 55 (2005) 12: 406–412;

Giesen, T., Zerlett, G.: Berufskrankheiten und medizinischer Arbeitsschutz – Ergänzbare Ausgabe mit Rechtsvorschriften, Merkblättern, Statistiken, sozialgerichtlichen Entscheidungen und Hinweisen zu § 9 Abs. 2 SGB VII, 7. Auflage, 46. Lfg. (Oktober 2006), Kohlhammer, Stuttgart, Berlin, Köln, 1988/2007;

Giesen, T., G. Zerlett: Röntgenverordnung, 2. überarbeitete Auflage. W. Kohlhammer, Stuttgart, Berlin, Köln, 2006;

Giesen, T., G. Zerlett: Strahlenschutzverordnung, 2. überarbeitete Auflage. W. Kohlhammer, Stuttgart, Berlin, Köln, 2006;

Hauptverband der gewerblichen Berufsgenossenschaften – HVBG (Hrsg.): Berufsgenossenschaftliche Grundsätze für arbeitsmedizinische Vorsorgeuntersuchungen, 3. Auflage, Gentner, Stuttgart, 2004;

Janning, R.: Arbeitsmedizinische Vorsorgeuntersuchungen und das Recht auf informationelle Selbstbestimmung, Zbl. Arbeitsmed. 47 (1997) 358–363

Karbe-Hamacher, S.: Gebührenordnung für Betriebsärzte – gibt es dafür eine Chance? Arbeitsmed. Sozialmed. Umweltmed. 33 (1998) 1: 28–34;

Klingmann, Ch., K. Tetzlaff (Hrsg.): Moderne Tauchmedizin. Gentner, Stuttgart, 2006;

Konietzko, J., H. Dupuis, S. Letzel, D. Nowak (Hrsg.): Handbuch Arbeitsmedizin. 43. Lfg. September 2006, ecomed, Landsberg, 2006;

Landau, K., G. Pressel (Hrsg.): Medizinisches Lexikon der beruflichen Belastungen und Gefährdungen. Gentner, Stuttgart, 2004;

Landau, K. (Hrsg.): Lexikon Arbeitsgestaltung – Best Practice im Arbeitsprozess. Gentner, Stuttgart, 2007;

Lewalter, J., Neumann, H.-G.: Biologische Arbeitsstoff-Toleranzwerte (Biomonitoring). Teil XII. Die Bedeutung der individuellen Empfindlichkeit beim Biomonitoring, Arbeitsmed. Sozialmed. Umweltmed., 33 (1998) 352–364

Mehrhoff, F. (Hrsg.): Disability Management. Gentner, Stuttgart, 2004;

Norpoth, K., H.-J. Woitowitz (Hrsg.): Beruflich verursachte Tumoren – Grundlagen der Entscheidung zur BK-Verdachtsanzeige. Deutscher Ärzte-Verlag, Köln, 1994;

Pschyrembel: Klinisches Wörterbuch. 258. Aufl. de Gruyter, Berlin, 1998;

Ratzel, R., H.-D. Lippert: Kommentar zur Musterberufsordnung der Deutschen Ärzte (MBO). 2. Aufl., Springer-Verlag, Berlin, Heidelberg, New York, 1998;

Rüdiger, H.W.: Genetische Untersuchungen in der arbeitsmedizinischen Toxikologie. In: J. Konietzko, H. Dupuis, S. Letzel, D. Nowak (Hrsg.), Handbuch der Arbeitsmedizin, 42. Erg. Lfg. (Mai 2006), 1–8, ecomed, Landsberg, 2006

Scheuch, K., D. Szadkowski, C. Piekarski, O. Schiele, F. Kochan, T. Giesen, G. Maintz: Positionen zu arbeitsmedizinischer Forschung und Praxis im Zusamenhang mit Psychomentaler Belastung und Beanspruchung im Beruf. Arbeitsmed. Sozialmed. Umweltmed. 35 (2000) 1, 21–26;

Scheuch, K., T. Giesen: Rahmenbedingungen des Arbeits- und Gesundheitsschutzes. Vortrag und Podiumsdiskussion an der Sächsischen Akademie für ärztliche Fortbildung der Ärztekammer Sachsen, Dresden, 13. Januar 2007;

Schierbaum, B. (1997): Ärztliche Untersuchungen an Arbeitnehmern. Arbeitsrecht im Betrieb 8/97: 458–467;

Schoeller, A.: Wegfall von Ermächtigungen zu arbeitsmedizinischen Vorsorgeuntersuchungen nach dem Gefahrstoffrecht – Konsequenzen für Ärztinnen und Ärzte. Deutsches Ärztebl. 102 (2005): C 1869–1870;

Scholz, J. F., H. Wittgens (Hrsg.): Arbeitsmedizinische Berufskunde. 2. Aufl., Gentner, Stuttgart, 1992;

Seidel, H.-J., P. M. Bittighofer: Arbeits- und Betriebsmedizin. 2. Aufl., Thieme, Stuttgart, New York, 2002;

Triebig, G., G. Lehnert (Hrsg.): Neurotoxikologie in der Arbeitsmedizin und der Umweltmedizin. Gentner, Stuttgart, 1998;

Triebig, G., M. Kentner, R. Schiele (Hrsg.): Arbeitsmedizin – Handbuch für Theorie und Praxis. Gentner, Stuttgart, 2003;

Verband Deutscher Betriebs- und Werksärzte – VDBW (Hrsg): Die Grundlagen des betriebsärztlichen Dienstes – Teil 3 Musterverträge. Neuauflage 08/1992, VDBW, Karlsruhe, 1992;

Verband Deutscher Betriebs- und Werksärzte – VDBW (Hrsg): Gebührenordnung für Ärzte – Anwendung für spezielle arbeitsmedizinische Vorsorgeuntersuchungen. VDBW, Karlsruhe, Rundschreiben II/2001;

Vogt, G.: Ärztliche Selbstverwaltung im Wandel. Deutscher Ärzte-Verlag, Köln, 1998;

Weber, A., G. Hörmann (Hrsg.): Psychosoziale Gesundheit im Beruf. Gentner, Stuttgart, 2007;

Weidauer H., Ch. Klingmann (Hrsg.): Tauchmedizin aktuell. Gentner, Stuttgart, 2004;

Wlotzke, O.: Arbeitnehmerschutzrecht. In: Münchener Handbuch zum Arbeitsrecht, 5. Abschnitt, Beck, München, 1993, 1367–1570

Stichwortverzeichnis

12

12 Stichwortverzeichnis

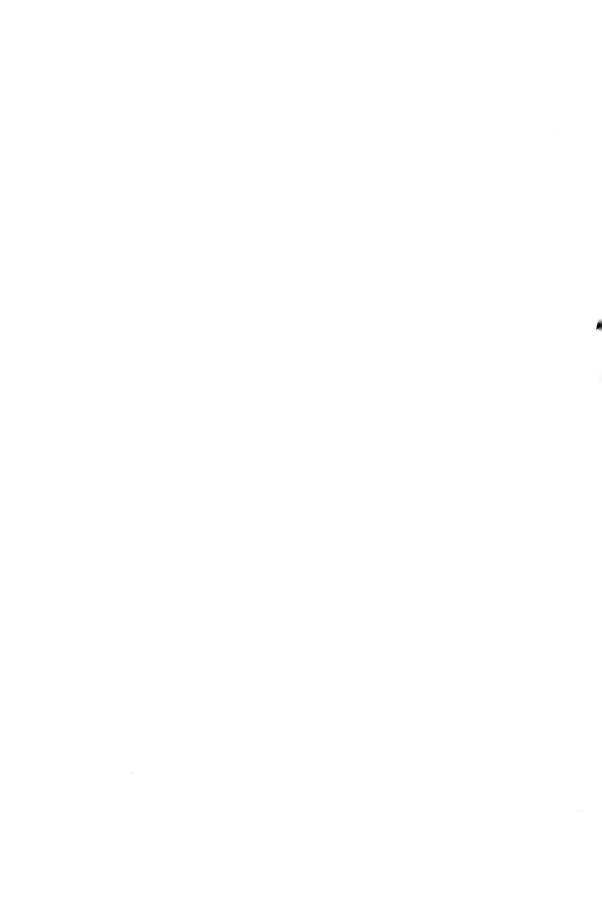